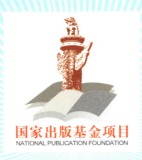

"十三五"国家重点出版物出版规划项目

线粒体生物医学：
靶向线粒体防治人体重大疾病的研究

丛书总主编　刘健康
丛书副总主编　龙建纲

"十三五"国家重点出版物出版规划项目

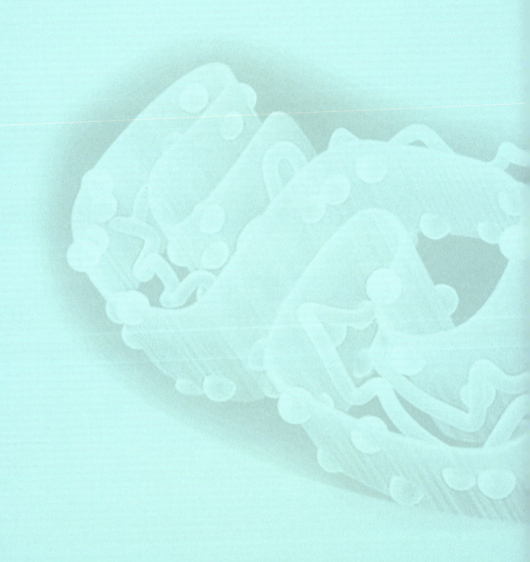

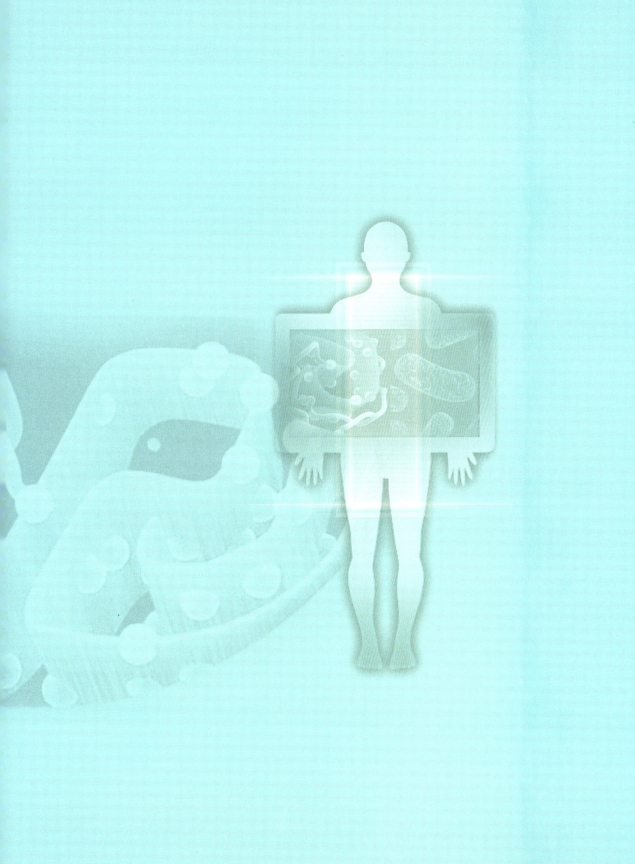

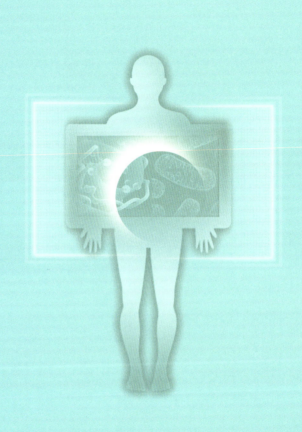

"十三五"国家重点出版物出版规划项目

线粒体生物医学：靶向线粒体防治人体重大疾病的研究

丛书总主编　刘健康
丛书副总主编　龙建纲

线粒体与衰老

主　审　赵保路
主　编　刘健康　冯智辉
副主编　王　钊

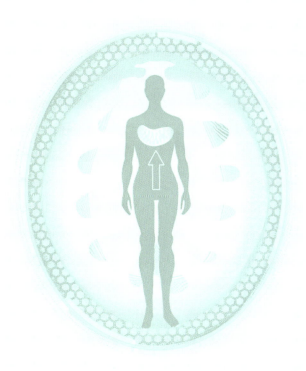

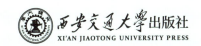

西安交通大学出版社
XI'AN JIAOTONG UNIVERSITY PRESS

图书在版编目(CIP)数据

线粒体与衰老/刘健康,冯智辉主编. —西安:西安交通大学出版社,2024.5

(线粒体生物医学:靶向线粒体防治人体重大疾病的研究)

ISBN 978-7-5693-3746-4

Ⅰ.①线… Ⅱ.①刘… ②冯… Ⅲ.①线粒体-医学-研究 Ⅳ.①R329.2

中国国家版本馆 CIP 数据核字(2024)第 086411 号

XIANLITI YU SHUAILAO

书　　名	线粒体与衰老
主　　编	刘健康　冯智辉
责任编辑	郭泉泉　张家源
责任校对	李　晶
责任印制	张春荣　刘　攀
装帧设计	程卫文　伍　胜　任加盟
出版发行	西安交通大学出版社 (西安市兴庆南路 1 号　邮政编码 710048)
网　　址	http://www.xjtupress.com
电　　话	(029)82668357　82667874(市场营销中心) (029)82668315(总编办)
传　　真	(029)82668280
印　　刷	西安五星印刷有限公司
开　　本	787 mm×1092 mm　1/16　印张 29.75　字数 633 千字
版次印次	2024 年 5 月第 1 版　2024 年 5 月第 1 次印刷
书　　号	ISBN 978-7-5693-3746-4
定　　价	398.00 元

如发现印装质量问题,请与本社市场营销中心联系。

订购热线:(029)82665248　(029)82667874

投稿热线:(029)82668803

版权所有　侵权必究

线粒体生物医学：靶向线粒体防治人体重大疾病的研究

编撰委员会

顾 问
林其谁　程和平　宁　光　郭爱克　陈志南　郭子建　王学敏
赵保路　陈　佺　管敏鑫　Douglas C. Wallace　Bruce N. Ames

主任委员
刘健康

副主任委员
刘树森　杨铁林　冯智辉　龙建纲　王昌河　高　峰　郑　铭
沈伟利　邢金良　药立波　张　勇　赵　琳　刘华东　施冬云

丛书总主编
刘健康

丛书副总主编
龙建纲

丛书总审
林其谁　程和平　宁　光　郭子建
王学敏　赵保路　陈　佺　管敏鑫
Douglas C. Wallace　Bruce N. Ames

丛书秘书
崔　莉

编委会成员

（按姓氏拼音排序）

鲍登克	薄 海	曹 可	曹雯丽	常珂玮	车佳行	陈 洋
陈厚早	程 序	程丹雨	崔玉婷	丁 虎	董珊珊	杜冬玥
段媛媛	樊 璠	范 强	封 琳	冯 红	冯梦雅	冯智辉
付 炎	高 丹	高 峰	高 晶	高 静	高佩佩	谷习文
顾禹豪	郭 旭	郭 燕	韩 笑	韩戍君	侯 晨	侯占武
胡绍琴	胡亚冲	黄高建	黄启超	霍靖骁	贾 石	姜 宁
焦凯琳	鞠振宇	康家豪	康新江	李 华	李 嘉	李国华
李积彬	李子阳	林文娟	刘 甲	刘 坚	刘 静	刘 洋
刘 泳	刘华东	刘健康	刘树森	刘中博	柳絮云	龙建纲
楼 静	鲁卓阳	吕 斌	吕伟强	庞文陶	裴育芳	彭韵桦
戚 瑛	秦兴华	曲 璇	权 磊	任婷婷	申 童	申亮亮
沈 岚	沈伟利	施冬云	时 乐	宋 茜	宋默识	苏 田
孙 琼	唐小强	同 婕	王 莉	王 谦	王 严	王 钊
王 珍	王 震	王变变	王昌河	王乃宁	王显花	王雪强
韦安琪	吴 晋	吴美玲	吴轩昂	武丽涛	谢文俊	邢金良
邢文娟	徐 杰	徐春玲	徐华栋	许 洁	薛意冰	闫文俊
闫星辰	杨 飞	杨铁林	药立波	曾孟琦	张 蕾	张 星
张 伊	张 勇	张富洋	张观飞	张海锋	张爽曦	张田田
张子怡	赵 斐	赵 琳	赵保路	赵黛娜	赵云罡	郑 铭
周嘉恒	周幸春	朱剑军	朱栩栋			

《线粒体与衰老》

编委会

主　编　刘健康　冯智辉
副主编　王　钊
编　委　（按姓氏笔画排序）
　　　　　王　钊（清华大学）
　　　　　王雪强（康复大学/西安交通大学）
　　　　　冯智辉（西安交通大学）
　　　　　吕伟强（西安交通大学）
　　　　　刘健康（康复大学/西安交通大学）
　　　　　许　洁（西安交通大学）
　　　　　崔玉婷（西安交通大学）
　　　　　曾孟琦（康复大学/西安交通大学）
　　　　　曹　可（西安交通大学）
　　　　　曹雯丽（西安交通大学）
秘　书　崔玉婷（西安交通大学）

线粒体生物医学：靶向线粒体防治人体重大疾病的研究

编辑委员会

丛书总编辑

李 晶　张永利　赵文娟

丛书编辑

李 晶　张永利　赵文娟　张沛烨
秦金霞　郭泉泉　肖 眉　张家源

序 一

在生命科学界，线粒体研究是一个历久弥新的前沿方向和热点领域。线粒体作为真核细胞特有的细胞器，不仅为人体生命活动提供能量，而且作为细胞死亡调控中心和活性氧生成中心的地位也得到了证实。从微观尺度看，单细胞内线粒体数以千计，它们运动和迁移、分裂和融合、增殖和降解，形成动态网络；又有线粒体基因组，它与核基因组相互调控，构成人类的双遗传系统。在宏观尺度上，生命活动的最基础、最核心问题——生长、发育、生殖、遗传、代谢、衰老、死亡，无一不与线粒体生物学密切相关。人类已知的与线粒体损伤和功能紊乱相关的疾病已涵盖了诸如神经-肌肉疾病、记忆-视力-听力丧失、出生缺陷、心血管疾病、肥胖、糖尿病、胃肠病、酒精中毒、神经退行性疾病、肿瘤等各大门类。也正因如此，线粒体研究具有引人入胜的魅力，为基础突破提供深刻而丰富的命题，为医学发展指引新的方向，靶向线粒体的药物研发也方兴未艾。

自线粒体研究兴起以来，我国科学家在线粒体领域的贡献不可忽视。近年来，随着青年科学家队伍的壮大，研究成果日益丰硕，但尚未见到系统的相关研究著作。由刘健康作为总主编、龙建纲作为副总主编，联合国内外近 20 所著名大学和研究所编撰的"线粒体生物医学：靶向线粒体防治人体重大疾病的研究"丛书正是为了系统展示我国在线粒体研究领域的成果和贡献而编写的。该丛书共分为 10 卷，内容涵盖了线粒体生物医学导论、线粒体遗传病、线粒体与衰老、线粒体与心血管疾病、线粒体与神经退行性疾病、线粒体与代谢、线粒体与肿瘤、线粒体与运动、线粒体与营养、线粒体研究方法学等方面的研究成果。

该丛书力求瞄准线粒体生物学与医学研究的前沿热点，系统地汇总和梳理了线粒体功能障碍与重大疾病关系的研究，反映了国内外线粒体医学研究领域的重大原创成果与未来动向。同时，丛书的作者阵容汇集了我国在线粒体领域一流的专家和学者，他们在该领域具有深厚的学术造诣和丰富的实践经验，既涉及线粒体生物学的基础理论，又可纵览线粒体相关疾病的诊断和治疗。

我相信，该丛书的出版可填补国内在该领域系统性研究的空白，为我国线粒体领域的发展注入新的动力。恭逢科教兴国大时代，衷心祝愿该丛书能助力我国科学家在线粒体研究领域不断取得重大原创突破，并产出切实的应用成果，为人类生命健康事业做出应有的贡献。

中国科学院院士
北京大学国家生物医学成像科学中心主任
北京大学分子医学南京转化研究院院长
2023 年 12 月

序 二

线粒体是真核生物中极为重要的细胞器,被称为"细胞能量代谢的工厂"。线粒体中有复杂的能量代谢网络,可产生细胞活动所需的高能磷酸化合物 ATP。线粒体还涉及氨基酸、脂肪酸、血红素等重要化合物的合成,以及活性氧自由基的生成。它在真核生物多种细胞活动中起着核心作用,对细胞的生存与死亡起到了重要的调控作用,可调控细胞凋亡、坏死、焦亡、铁坏死,还起到了信号转导中心的作用。线粒体有自身的转录机器,即线粒体 RNA 聚合酶体系;线粒体有自身的翻译机器,即线粒体核糖体。线粒体基因组(mtDNA)可转录、切割生成 22 个线粒体 tRNA,2 个线粒体 rRNA,以及 13 个 mRNA。线粒体内膜上行使氧化磷酸化功能的 5 个大复合物中大部分蛋白质组分是核编码的,转录后出核翻译成蛋白质进入线粒体,有 13 个蛋白质组分是线粒体基因组编码的。线粒体是高度动态的,当线粒体遭受代谢或环境应激时,为保持其良好的功能,线粒体可以融合、分裂或通过线粒体特殊的自噬——线粒体自噬清除损坏的线粒体。线粒体功能障碍将引起天然免疫系统的激活,以及非细菌性的慢性炎症,从而导致各种疾病,如神经退行性疾病、2 型糖尿病、心脑血管病、肿瘤等。这些疾病的发生、发展都受到遗传与表观遗传的调控。

高等真核生物有两套染色体 DNA 基因组,即核基因组及线粒体基因组。尽管这两个基因组中的 DNA 都会发生突变,但与年龄相关的退行性疾病与生活方式、运动、营养、睡眠、环境有密切关系,所以表观遗传调控起了关键作用。核基因组的表观遗传调控包括染色体 DNA 甲基化、组蛋白修饰、染色体重塑、非编码 RNA 调控,人类虽对其已研究多年,但线粒体基因组的表观遗传调控(包括线粒体 DNA 甲基化、线粒体中各类 RNA 的修饰,以及线粒体中的非编码 RNA 调控)机制还远不清楚,这一点非常值得关注。核基因组及线粒体基因组通过代谢物可以互作。

"线粒体生物医学:靶向线粒体防治人体重大疾病的研究"丛书内容涵盖了线粒体发生、发展与生命起源,线粒体结构、形态学、网络与动态,线粒体质量控制,线粒体遗传学,线粒体的生理学功能,线粒体与能量代谢,线粒体与衰老,以及线粒体功能缺失与各类型疾病,包括神经退行性疾病、心血管疾病、代谢性疾病、肿瘤等的病理学机制。丛书内容丰富、数据详实,既包含基础理论,又介绍了该领域的国际前沿。

该套丛书的作者大多为我国在线粒体研究领域长期辛勤耕耘且取得重要成就的科学家,其中一些人甚至是我国在该领域的开创者和引领者。

我相信，这套丛书的出版可为科技工作者，特别是年轻的大学生、研究生提供难得的优秀的教科书及参考书，也必将推动我国在线粒体生物学与医学领域的研究走向国际前沿，助力健康中国的国家重大战略需求。

中国科学院院士 施蕴渝

2024 年 3 月

总 序

线粒体是包括人类在内所有真核生物细胞质中特别重要的细胞器,对它的研究已经经历了两个多世纪。从 1774 年发现氧及其与生命呼吸功能开始,到 1858 年在显微镜下观察到肌肉细胞内的线粒体,并一直持续到 21 世纪的两百多年间,全球近百家著名实验室和数以万计的研究人员对线粒体学的基础研究做出了大量历史性的重要贡献。1978 年,诺贝尔化学奖获得者 Peter D. Mitchell 的"化学渗透偶联学说";1997 年,Paul D. Boyer 与 John E. Walker 共同分享诺贝尔化学奖 F_1-ATP 酶的"亚基结合旋转变化机制"及其酶晶体结构的成功验证。线粒体研究一直以呼吸链氧化磷酸化 ATP 合成为中心并以生物能力学为主旋律在不断深入和持续发展。但到了 20 世纪 90 年代,越来越多的研究发现,线粒体除为人体生命活动提供能量外,其作为细胞死亡调控中心和活性氧生成中心的地位被证实,在细胞代谢网络和细胞信号网络中的主导和调控作用也被广泛认同。线粒体结构的动态性,使它在细胞中不断分裂和融合、增殖和降解,在生物发生的双遗传系统控制时,密切联系着细胞多种功能以适应机体的不同需要,构成了线粒体学与生物的生长、发育、生殖、遗传、代谢、衰老、死亡及人体线粒体疾病的相互关系。线粒体疾病过去主要指病变发生在人体各种器官和组织的细胞线粒体内,是线粒体 DNA 和/或核 DNA 编码的线粒体蛋白基因变异引起的线粒体结构和呼吸链氧化磷酸化功能损伤的遗传性疾病。然而,目前所说的线粒体疾病包括与线粒体损伤相关的各种疾病,如神经-肌肉疾病,记忆、视力、听力丧失和体力下降,以及出生缺陷、心血管疾病、肥胖、糖尿病、胃肠病、酒精中毒、神经退行性疾病、肿瘤等几乎所有疾病。因而,线粒体已成为 21 世纪细胞生物学的研究中心,是生命科学和基础分子医学中的新前沿,涉及生命科学的所有基本问题。目前,线粒体相关研究已成为全球生命科学研究领域的一个热点,特别是近 10 年来,发表的相关论文数量每年超过 1 万篇,并以约 10% 的速率持续增长,重大科学发现在该领域不断涌现。

线粒体生物医学在国内外研究的快速发展,国外线粒体医学的相关研究著作虽不少,但尚未见到系统的相关研究著作,也不适合国内线粒体医学研究领域的传播。国内出版带有"线粒体"关键词的书罕见,且经典的生物化学、细胞生物学和基础医学等教科书中的有关内容早已远远不能反映当前线粒体研究进展的全貌,满足不了国内线粒体医学研究领域快速发展和专业领域读者的需求。我们 2012 年出版了《线粒体医学与健康》一书,受到了众多从事线粒体生物医学研究的专家和学者的广泛欢迎。近年来,我们紧追国内外线粒体领域的研究动向,与众多团队和专家学者交流、沟通,于 2013 年提出"线粒体生物医学:靶向线粒体防治人体重大疾病的研究"丛书(以下简称"丛书")出版计划,并于 2016 年被列入"十三五"国家重点出版物出版规划项目。

在编写过程中,我们本着符合"牢牢把握高质量发展要求,着力打造代表国家水平的优秀出版项目"的指导思想，符合自然科学与工程领域"反映自然科学各领域具有国际领先水平或国内一流水平的研究成果，对强化基础理论研究、前瞻性基础研究、引领性原创研究具有重要意义的出版项目"的基本要求，符合"坚持正确导向，代表国家水平，体现创新创造"的相关要求，我们又将丛书分别申报了"陕西出版资金资助项目"和"国家出版基金项目"，并先后于2019年和2020年成功获得两项基金的资助。

丛书力求瞄准线粒体生物学与医学研究的前沿热点，于是我们组织了国内外线粒体医学研究领域内优秀的专家学者，同时聘请了多位该领域的国际权威专家担任顾问、主审或分卷主编。丛书分别从线粒体生物医学导论、线粒体遗传病、线粒体与衰老、线粒体与心血管疾病、线粒体与神经退行性疾病、线粒体与代谢、线粒体与肿瘤、线粒体与运动、线粒体与营养、线粒体研究方法学等方面展示了国内外多个知名团队的研究成果，围绕线粒体生物学与医学的基础和临床研究，系统地汇总和梳理了线粒体功能障碍与重大疾病关系的研究，追踪了国际上最新的线粒体医学研究热点和方向，揭示了线粒体在生成、代谢、退变、降解等方面的最新科学发现以及线粒体与人体衰老和重大疾病等发生、发展的相关机制。

丛书可作为我国生命科学及医学方面的本科生、研究生，以及有志于与人类疾病和健康相关领域的基础和临床科技工作者认识、了解线粒体基本知识及其与人类健康关系的参考资料，并可促进线粒体生物医学研究队伍在我国的发展和壮大，也将有利于在国内对线粒体疾病相关知识的普及，对推进我国卫生健康领域某些重大疾病的预防、诊断和早期治疗具有重要的理论意义和实践意义。希望丛书的出版，能为打造我国线粒体研究的学科高地、提升我国在线粒体生物学与医学领域的学术研究水平提供重要支撑。

值此丛书即将出版之际，我们非常激动和感慨，但更多的是发自心底的感谢：衷心地感谢各卷的主编、副主编和所有的编委；衷心感谢丛书参编单位的大力支持，包括西安交通大学、空军军医大学、海军军医大学、浙江大学、中国科学院昆明动物研究所、中国科学院动物研究所、中国科学院生物物理研究所、中国科学院上海生物化学与细胞生物学研究所、华东师范大学、北京大学、清华大学、复旦大学、天津体育学院、上海交通大学、康复大学、加利福尼亚大学伯克利分校、南加利福尼亚大学、宾夕法尼亚大学等。我们更要把最特殊的感谢给予西安交通大学出版社医学分社的各位编辑老师，是他们十多年的精心策划，使丛书先后入选"十三五"国家重点出版物出版规划项目、"陕西出版资金资助项目"和"国家出版基金项目"并获得资助，也是他们经过五年多的辛勤耕耘，使得丛书能够顺利编审完成并出版。

最后，但也是最深切地感谢五年来关心和支持丛书编写的线粒体领域的同仁和朋友们，没有你们的支持和鼓励，就不会有丛书的出版和问世！再次说声："谢谢您！"

刘健康　龙建纲
2023 年 12 月

前　言

在生命的舞台上，衰老无疑是不可避免的一幕。从微小的细菌到复杂的人类，每个生命体都经历着从诞生到衰老的过程。衰老如同时间的无情雕刻刀，在每一个生命体的身上留下痕迹。科学家们一直试图揭开衰老的神秘面纱，了解其背后的机制，寻找对抗它的方法。随着生物学相关学科的飞速发展，尤其是衰老生物学领域的深入研究，我们对于衰老的理解正在逐步深入。

线粒体在生物学的世界中扮演着至关重要的角色，作为细胞的核心组件，这些微小的细胞器直接影响到细胞的能量代谢、细胞信号转导和细胞死亡等过程，是细胞生死存亡的关键。然而，对于线粒体的研究，尤其是它与衰老的关系，长期以来并未得到足够的重视。近年来，随着新技术、新方法的不断涌现，人们逐渐认识到，线粒体在衰老过程中的重要调控作用远超想象。《线粒体与衰老》这本书就是为了全面、深入地探讨线粒体与衰老的紧密联系，系统性总结当前线粒体与衰老研究领域的最新研究成果，为广大的科研工作者、学者和感兴趣的读者提供一个权威、全面的参考资料。随着全球人口老龄化的加剧，衰老研究的重要性日益凸显。通过揭示衰老的机制，我们有望找到延缓衰老、提高人类生活质量的方法。此外，对于衰老机制的深入理解还将有助于预防和治疗与衰老相关的疾病，如心血管疾病、内分泌与代谢性疾病、神经退行性疾病及癌症等。因此，《线粒体与衰老》的编撰具有重要的现实意义和科学价值。我们期望能够为抗衰老研究提供新的思路和方法，推动相关领域的发展。

《线粒体与衰老》共分为10章，从不同角度探讨了线粒体与衰老之间的关系。第1章以"炼丹和克隆"开篇，从"人为什么会衰老？""压力促进衰老的线粒体-自由基-端粒理论"和"如何使线粒体健康？"等方面带领读者了解了衰老的研究历程和基本概念。第2章介绍了衰老的代表性学说，包括衰老概述、自由基衰老学说、端粒学说、DNA损伤修复学说、线粒体损伤学说、免疫衰老学说及其他学说等。第3章探讨了衰老与程序性死亡之间的关系，揭示了两者之间的密切联系，同时探讨了线粒体在其中的调控作用。第4章至第7章聚焦于线粒体与衰老的关系，分别从线粒体自噬、线粒体蛋白质稳态、线粒体通透性及线粒体基因组等多角度深入剖析了线粒体是如何调控衰老的。第8章介绍了Sirtuin蛋白家族与衰老的关系，为读者揭示了这一重要去乙酰化蛋白家族在衰老及其相关退行性病变发生发展中的作用。第9章探讨了延缓衰老的药物研发，介绍了当前抗衰老药物的研究进展和前景。第 10 章介绍了生物学衰老的研究设计与方法，为读者提供了研究衰老的有效手段和工具。

在《线粒体与衰老》的编撰过程中，我们得到了众多专家学者的大力支持和帮助。首先，我们要感谢所有参与本书撰写的作者们，他们的辛勤工作和认真撰稿是本书得以完成的基础。同时，我们要感谢审稿专家们的严谨把关和宝贵意见，使本书的内容更加准确和深入。此外，我们还要感谢出版社编辑们的精心策划和耐心指导，使本书得以顺利出版。在此，我们对所有支持本书编撰工作的人员表示衷心的感谢！

希望《线粒体与衰老》能够为广大读者提供一个全面、深入、权威的学术视角，激发更多人对衰老研究的兴趣和热情，共同推动人类健康事业的进步与发展。最后，再次感谢各位专家学者和读者的支持与关注！

刘健康　冯智辉

2024 年 3 月

目 录

第1章 从炼丹到克隆：健康长寿，路在何方？ 1

1.1 绪言 1
- 1.1.1 炼丹：追求健康长寿甚至长生不老一直是人们的梦想 1
- 1.1.2 克隆：一个革命性的突破 1

1.2 人为什么会衰老？ 2
- 1.2.1 端粒与衰老 2
- 1.2.2 环境与寿命 3
- 1.2.3 热量限制与延缓衰老 4
- 1.2.4 热量限制并不能延长动物寿命 6
- 1.2.5 压力可促进衰老，减压可以减缓衰老 7

1.3 压力促进衰老的线粒体-自由基-端粒理论 11
- 1.3.1 应激、糖皮质激素、衰老与年龄相关性疾病 11
- 1.3.2 衰老与脑的应激损伤 15
- 1.3.3 应激与脑的氧化性损伤 17
- 1.3.4 应激相关性衰老加速的氧化损伤假说 19
- 1.3.5 代谢与平衡稳态的网络调控 22
- 1.3.6 神经递质平衡与氧化还原分子的相互作用及其他激素平衡 26
- 1.3.7 线粒体是心理社会经历与生物应激反应之间的潜在交汇点 28
- 1.3.8 端粒-线粒体衰老假说 30

1.4 如何使线粒体健康？ 31
- 1.4.1 运动与线粒体健康 31
- 1.4.2 线粒体营养素与线粒体健康 33
- 1.4.3 从我国的"打鸡血运动"到国外的"输血抗衰老" 35

1.5 结论与展望 36
- 1.5.1 结论 36
- 1.5.2 展望 37

第2章 衰老的代表性学说 45

2.1 衰老概述 45

		2.1.1 对衰老的认识	45
		2.1.2 衰老的定义	47
		2.1.3 衰老理论概述	49
	2.2	自由基衰老学说	52
		2.2.1 自由基的发展	52
		2.2.2 自由基的来源	53
		2.2.3 自由基对衰老的影响	55
		2.2.4 损伤的链式反应	57
		2.2.5 生物体的应对方法	57
	2.3	端粒学说	60
		2.3.1 端粒学说的发现	60
		2.3.2 复制性衰老	62
		2.3.3 端粒与端粒酶的作用机制	64
		2.3.4 端粒与无限增殖细胞——癌细胞	67
	2.4	DNA损伤修复学说	69
		2.4.1 DNA损伤修复机制的发现	69
		2.4.2 DNA损伤	70
		2.4.3 DNA修复	71
		2.4.4 DNA损伤修复反应与细胞衰老	71
		2.4.5 DNA损伤修复反应的主要信号通路	72
	2.5	线粒体损伤学说	73
		2.5.1 线粒体的结构和功能	73
		2.5.2 线粒体功能异常与衰老	74
	2.6	免疫衰老学说	77
		2.6.1 免疫系统	77
		2.6.2 衰老与免疫系统	79
		2.6.3 炎性衰老	81
	2.7	其他学说	82
		2.7.1 基因程控学说	82
		2.7.2 体细胞突变学说	83
		2.7.3 神经内分泌学说	83
		2.7.4 交联学说	84
		2.7.5 差误成灾学说	84
		2.7.6 羰基毒害学说	85

第3章　衰老与程序性死亡 ········ 93
3.1 细胞程序性死亡的一般形式 ········ 93
3.1.1 细胞凋亡 ········ 93
3.1.2 程序性细胞坏死 ········ 95
3.1.3 自噬性细胞死亡 ········ 96
3.1.4 其他程序性死亡 ········ 96
3.2 凋亡相关调控蛋白 ········ 97
3.2.1 Bcl-2家族蛋白 ········ 98
3.2.2 细胞色素c ········ 101
3.2.3 Smac蛋白 ········ 103
3.2.4 Omi/HtrA2 ········ 104
3.2.5 核酸内切酶G ········ 105
3.2.6 细胞AIF ········ 106
3.3 线粒体、衰老与程序性死亡 ········ 107
3.3.1 线粒体代谢与程序性死亡 ········ 108
3.3.2 线粒体自噬与细胞衰老 ········ 114
3.3.3 细胞凋亡与衰老 ········ 117
3.4 发育与衰老过程中的程序性死亡 ········ 119
3.5 程序性死亡与衰老相关疾病 ········ 120
3.5.1 程序性死亡与癌症 ········ 120
3.5.2 程序性死亡与神经退行性疾病 ········ 121
3.5.3 程序性死亡与老年性黄斑病变 ········ 123
3.6 寿命调节中的程序性死亡 ········ 123
3.7 衰老中的程序性死亡失调 ········ 126

第4章　线粒体自噬与衰老 ········ 139
4.1 自噬的发现 ········ 140
4.2 自噬的分类 ········ 141
4.3 自噬相关蛋白及其信号通路 ········ 143
4.3.1 自噬相关蛋白 ········ 143
4.3.2 自噬的信号通路 ········ 145
4.4 线粒体自噬与衰老 ········ 148
4.4.1 线粒体自噬的分子机制 ········ 148
4.4.2 衰老与线粒体自噬 ········ 158
4.5 自噬与疾病 ········ 162

    4.5.1 自噬与肿瘤 ·· 162
    4.5.2 神经退行性疾病与自噬 ·· 167
    4.5.3 衰老与自噬 ·· 171

第 5 章 线粒体蛋白质稳态与衰老 ··· 185
  5.1 线粒体蛋白酶与衰老 ·· 185
    5.1.1 线粒体蛋白酶 ·· 185
    5.1.2 线粒体蛋白酶调控线粒体过程 ·· 188
    5.1.3 线粒体蛋白酶的质量控制 ·· 189
  5.2 衰老相关的线粒体蛋白 ··· 191
    5.2.1 线粒体基质蛋白酶 Lon 的简介及意义 ······································ 191
    5.2.2 线粒体基质蛋白酶 Clp 的简介及意义 ······································ 194
    5.2.3 线粒体蛋白质的质量控制 ·· 195
  5.3 泛素-蛋白酶体系统与线粒体蛋白稳态 ··· 199
    5.3.1 UPS ·· 199
    5.3.2 UPS 调控线粒体蛋白质稳态 ··· 202
    5.3.3 UPS 降解细胞质侧蛋白机制 ··· 204
    5.3.4 UPS 降解线粒体内部蛋白机制 ·· 205
    5.3.5 线粒体调控 UPS ··· 206
    5.3.6 UPS 与自噬溶酶体系统 ··· 208
  5.4 mtUPR 与衰老 ·· 211
    5.4.1 mtUPR ·· 211
    5.4.2 触发 mtUPR 的条件 ·· 212
    5.4.3 mtUPR 的调节机制 ··· 213
    5.4.4 mtUPR 与线粒体功能 ·· 215
    5.4.5 mtUPR 与衰老 ·· 215

第 6 章 线粒体通透性与衰老 ·· 225
  6.1 线粒体膜通透性转换孔 ··· 225
    6.1.1 氧化应激与衰老 ··· 225
    6.1.2 线粒体膜通透性转换孔概述 ··· 226
    6.1.3 MPTP 的结构 ··· 227
  6.2 MPTP 在衰老及衰老退行性疾病中的异常激活 ···································· 230
  6.3 MPTP 参与年龄相关性疾病的证据 ·· 231
    6.3.1 心脏损伤与 MPTP ·· 232
    6.3.2 AD 与 MPTP ·· 232

  6.3.3 PD 和 MPTP ………………………………………………………………… 234

  6.3.4 HD 与 MPTP ………………………………………………………………… 234

  6.3.5 肿瘤与 MPTP ………………………………………………………………… 235

 6.4 NAD$^+$、MPTP 与衰老 ……………………………………………………………… 237

  6.4.1 NAD$^+$ 的合成与消耗 ……………………………………………………… 238

  6.4.2 NAD$^+$ 的含量与衰老 ……………………………………………………… 241

  6.4.3 NAD$^+$ 的含量与 MPTP …………………………………………………… 242

 6.5 ROS 产生、MPTP 和衰老 …………………………………………………………… 243

  6.5.1 过量的 ROS 可能通过 MPTP 的开放流入细胞质 ………………………… 243

  6.5.2 ROS 的产生增强 MPTP 的激活 …………………………………………… 244

 6.6 Ca^{2+} 稳态、MPTP 与衰老 ………………………………………………………… 245

 6.7 膜电位、MPTP 与衰老 …………………………………………………………… 246

 6.8 MPTP 的分子组成与衰老 ………………………………………………………… 247

 6.9 MPTP 的生理作用 ………………………………………………………………… 250

  6.9.1 MPTP 在心脏发育中的作用 ………………………………………………… 250

  6.9.2 MPTP 在神经系统发育中的作用 …………………………………………… 251

 6.10 热量限制与 MPTP ……………………………………………………………… 252

第 7 章 线粒体基因组与衰老 …………………………………………………………… 273

 7.1 线粒体基因组与衰老概述 ………………………………………………………… 274

 7.2 ROS 诱导的 mtDNA 突变与衰老 ………………………………………………… 279

  7.2.1 ROS 的产生与 mtDNA 突变 ……………………………………………… 279

  7.2.2 mtDNA 突变与衰老的临床研究 …………………………………………… 282

  7.2.3 ROS 的恶性循环理论 ………………………………………………………… 284

 7.3 p53、TERT 和 microRNA 等分子对衰老的调控作用 …………………………… 286

  7.3.1 p53 与线粒体 ………………………………………………………………… 286

  7.3.2 p53 与自噬 …………………………………………………………………… 287

  7.3.3 p53 与 mtDNA ……………………………………………………………… 288

  7.3.4 线粒体和端粒的相互作用 …………………………………………………… 289

  7.3.5 MicroRNA（miRNA）与线粒体 …………………………………………… 292

 7.4 线粒体表观遗传学与衰老 ………………………………………………………… 294

  7.4.1 nDNA 胞嘧啶甲基化 ………………………………………………………… 294

  7.4.2 mtDNA 胞嘧啶甲基化 ……………………………………………………… 295

  7.4.3 nDNA 与 mtDNA N6 甲基腺嘌呤修饰 …………………………………… 297

  7.4.4 DNA 甲基化与衰老 ………………………………………………………… 298

7.5 操纵线粒体基因组的新技术 ··· 302
7.5.1 细胞核异位表达 mtDNA 编码基因 ··· 303
7.5.2 选择性抑制 mtDNA 突变体 ·· 303
7.5.3 野生型 mtDNA 递送至线粒体 ·· 304

第8章 Sirtuin 蛋白家族与衰老 ·· 314
8.1 Sirtuin 蛋白家族的介绍 ·· 314
8.1.1 Sirtuin 蛋白家族的发现 ··· 314
8.1.2 Sirtuin 蛋白家族的酶活性 ·· 315
8.1.3 影响 Sirtuin 蛋白活性的因素 ·· 316
8.1.4 哺乳动物 Sirtuin 蛋白的生理活性 ·· 317
8.2 Sirtuin 蛋白参与调控机体衰老 ··· 326
8.2.1 Sirtuin 蛋白通过影响染色质浓缩和基因表达参与机体衰老 ······· 328
8.2.2 Sirtuin 蛋白通过影响 DNA 修复参与机体衰老 ······························ 329
8.2.3 Sirtuin 蛋白通过影响氧化应激和能量代谢参与机体衰老 ············ 330
8.2.4 Sirtuin 蛋白通过影响线粒体生成参与机体衰老 ···························· 332
8.2.5 Sirtuin 蛋白通过与其他衰老相关蛋白的相互作用参与机体衰老 ··· 333
8.3 通过调控 Sirtuin 蛋白影响机体衰老的措施 ·· 337
8.3.1 通过热量限制延缓机体衰老 ·· 337
8.3.2 通过给予天然和人工合成化合物延缓机体衰老 ···························· 339
8.3.3 通过适度体育锻炼延缓机体衰老 ·· 342
8.4 Sirtuin 蛋白参与神经退行性疾病的发生、发展 ·· 342
8.4.1 Sirtuin 蛋白参与 AD 的发生发展 ··· 342
8.4.2 Sirtuin 蛋白参与 PD 的发生、发展 ·· 345
8.5 Sirtuin 蛋白参与血管衰老 ·· 345
8.5.1 SIRT1 参与血管衰老 ··· 346
8.5.2 其他 Sirtuin 蛋白参与血管衰老 ·· 348
8.6 Sirtuin 蛋白参与年龄相关的恶性肿瘤的发生、发展 ·· 349
8.6.1 SIRT1 参与肿瘤的发生、发展的两面性 ··· 349
8.6.2 SIRT2 通过调节有丝分裂检查点参与肿瘤的发生、发展 ············· 350
8.6.3 SIRT3 和 SIRT4 作为线粒体 Sirtuin 蛋白参与肿瘤的发生、发展 ·· 351
8.6.4 SIRT6 通过调控基因组不稳定性参与肿瘤的发生、发展 ············· 351
8.6.5 SIRT7 通过调控 rRNA 转录参与肿瘤的发生、发展 ····················· 352

第9章　延缓衰老的药物研发 ... 367
9.1　抗衰老药物研究 ... 367
9.2　第一类抗衰老药物 ... 368
9.2.1　雷帕霉素和 mTOR 抑制剂 ... 368
9.2.2　清除衰老细胞的药物 Senolytic ... 372
9.2.3　二甲双胍 ... 376
9.2.4　阿卡波糖 ... 377
9.2.5　亚精胺 ... 378
9.2.6　NAD^+ 的激活剂 ... 379
9.2.7　锂 ... 380
9.3　第二类抗衰老药物 ... 381
9.3.1　非甾体抗炎药 ... 381
9.3.2　逆转录酶抑制剂 ... 382
9.3.3　系统性循环因子 ... 383
9.3.4　肠道微生物 ... 385
9.3.5　氨基葡萄糖 ... 387
9.3.6　甘氨酸 ... 387
9.3.7　17α-雌二醇 ... 388
9.3.8　天然抗氧化剂 ... 388
9.4　人体干预衰老的途径 ... 388
9.5　抗衰老药物的研发展望 ... 390

第10章　生物学衰老的研究设计与方法 ... 404
10.1　生物学衰老的分子检测 ... 405
10.1.1　衰老相关 β 半乳糖苷酶检测 ... 405
10.1.2　DNMT 检测 ... 406
10.1.3　端粒长度分析 ... 406
10.2　细胞衰老的诱导方法 ... 409
10.2.1　衰老细胞的培养 ... 410
10.2.2　外源性因素诱导细胞衰老 ... 411
10.2.3　转基因技术诱导细胞衰老 ... 411
10.3　细胞衰老的干预方法 ... 413
10.3.1　热量限制模拟 ... 413
10.3.2　外源性端粒酶过表达 ... 415

  10.3.3 核移植技术在细胞衰老干预中的应用 …………………………… 416
  10.3.4 核酶在细胞衰老干预中的应用 ………………………………… 417
 10.4 个体衰老与寿命研究的动物模型 ………………………………………… 418
  10.4.1 酵母细胞模型在寿命研究中的应用 …………………………… 418
  10.4.2 果蝇模型在营养基因组学和寿命研究中的应用 ……………… 419
  10.4.3 小鼠模型在抗衰老药物开发中的应用 ………………………… 420
 10.5 组学技术在衰老研究中的应用 …………………………………………… 423
  10.5.1 酵母模型中抗衰老基因的筛选 ………………………………… 423
  10.5.2 DNA 微阵列技术在衰老研究中的应用 ………………………… 423
  10.5.3 消减杂交技术在衰老基因筛选中的应用 ……………………… 424
  10.5.4 二维凝胶蛋白质组学在衰老研究中的应用 …………………… 425
  10.5.5 代谢组学在衰老研究中的应用 ………………………………… 425
  10.5.6 基于 lacZ 报告位点的体细胞突变分析 ………………………… 426
 10.6 群体衰老的研究方法 ……………………………………………………… 427
  10.6.1 基于 WGCNA 分析的种群寿命研究 …………………………… 427
  10.6.2 生理-心理-社会三维人体衰老度评价 ………………………… 428
索　引 …………………………………………………………………………………… 446

第 1 章
从炼丹到克隆：健康长寿，路在何方？

1.1 绪言

1.1.1 炼丹：追求健康长寿甚至长生不老一直是人们的梦想

从古到今，不管是古代帝王（如秦始皇、汉武帝），还是普通百姓，一直有追求健康长寿甚至长生不老的梦想。人们想尽千方百计，寻找各种灵丹妙药，企图永远年轻、永不衰老。然而遗憾的是，从秦朝到清朝，在我国的 400 多个皇帝中，平均寿命约为 40 岁，只有 9 位皇帝的寿命超过 70 岁。有不少皇帝可能是死于服用"仙丹"，其中最著名的是秦始皇（享年 49 岁），后人推测他是服用含有重金属水银的丹药而去世的。唐朝是炼丹服食之风最为盛行的朝代，至少有 5 位皇帝可能因服用"仙丹"而中毒丧命，他们分别是唐太宗、唐宪宗、唐穆宗、唐武宗和唐宣宗。可见，因梦想长生不老而服食"仙丹"，是这些皇帝寿命不长的一个主要原因。

在科学水平低下的时代，人们愚昧迷信，认为服食"仙丹"即可求得长生不老。我们不禁要问：炼丹炉里炼出的"仙丹"究竟是什么？在古代，炼丹的原料是铅砂、硫黄、水银，经过加工提炼而成的"仙丹"的主要成分是砷（As）、汞（Hg）、铅（Pb）。这些成分都是毒性极大的重金属，极其微量便会对人体造成巨大伤害。但是，包括皇帝在内的古人为什么前赴后继地相信"仙丹"呢？原因就在于追求长生不老。

1.1.2 克隆：一个革命性的突破

在人类追求健康长寿的历程中，一个革命性的突破是 1997 年克隆羊的问世[1]，它给人们带来了很多希望，如：①通过克隆达到长生不死的目的；②无须借助手术或药物，只需用克隆体替换患病的部位（如脑、心脏、肾脏、肝脏、上肢、下肢等），即可在无免疫排斥的条件下治疗各种癌症及其他病症；③创造超级智能的人类等。

但与此同时，克隆技术还存在许多问题，如：①绵羊多莉的寿命较短，而造成这一结果的原因还尚待研究；②克隆技术在伦理方面存在巨大争议，如果克隆人问世，那么作为人类，是否可以用他（或她）的器官来替换生病的器官呢？因此，目前全世界禁止进行克隆人研究；③目前克隆技术并不成熟，尚待发展，距离帮助人类实现健康长寿还有很长的路要走。

经过千万年的追梦历程，人们终于明白，要想长生不老是不可能的，但活得健康、活得长寿是可能的。只是健康长寿，路在何方呢？

1.2 人为什么会衰老？

针对"人为什么会衰老"这个问题，科学家已经提出了300多种理论与假设，但没有一个理论或假设能令人完全信服。只有在回答这一问题的漫漫征途中，科学家才可能确定改善衰老过程中人类健康且副作用最小的药物靶标。衰老的特征是逐渐丧失生理完整性，导致器官功能受损、死亡易感性疾病（包括癌症、糖尿病、心血管疾病和神经退行性疾病等）的发生率增加。目前，在科学界，大家较为认可的衰老"九大标志"有基因组不稳定、端粒磨损、表观遗传改变、蛋白稳态丧失、营养感应失调、线粒体功能障碍、细胞衰老、干细胞衰竭和细胞间通讯改变[2]。2023年增添了"大自噬失能、慢性炎症和生态失调"三个标志，更新为"十二大标志"（López-Otín C, et al. Cell Metab, 2023）。这些标志代表了不同生物体（特别是哺乳动物）衰老的共同特征。遗憾的是，这"十二大标志"错综复杂，很难在科学界形成共识，因而也很难在实践中得到应用。

1.2.1 端粒与衰老

获得诺贝尔生理学或医学奖的端粒学说，当初给人们带来了无限希望。端粒是线性染色体末端的保护结构，可保护染色体末端免受核酸降解和脱氧核糖核酸（deoxyribonucleic acid, DNA）修复活性的影响，对于防止基因组不稳定来说非常重要。在每次分裂过程中，端粒都会由于 DNA 聚合酶的功能障碍而不能完全复制自身的染色体，使得复制的 DNA 序列可能会丢失。细胞复制时的端粒缩短，可导致永久性细胞周期停滞，这被称为复制性衰老（replicative senescence）。另外，溶核活性可导致端粒腐蚀。端粒缩短会触发 DNA 损伤检查点，从而介导细胞衰老（cell senescence）。端粒酶是一种逆转录酶，由 RNA 和蛋白质组成，它以自身 RNA 为模板合成端粒重复序列，加到新合成的 DNA 链的末端。在人类中，端粒酶仅在胚胎形成的最初几周内普遍表达，随后在大多数细胞类型中被下调。正确的端粒长度设定对于长期生存至关重要。端粒长度的缩短与年龄的增长有关，可增加疾病的发病率和死亡率。端粒的长度储备必须足够避免细胞的过早衰老和与年龄有关的疾病进展加速[3]。端粒的缩短和损伤是目前最受认可的细胞衰老理论。截至2022年4月20日，研究端粒的文章已达34000多篇，仅与"端粒与衰老"相关的文章也已达8100多篇。2022年2月14日，Fabrizio d'Adda di Fagagna 团队[4]在《自然·细胞生物学》（*Nature Cell Biology*）上在线发表题为《端粒功能障碍在衰老和年龄相关疾病中的作用》（"Telomere dysfunction in ageing and age-related diseases"）的综述，系统总结了目前已有的大量证据，回顾了端粒功能障碍在人类衰老和与衰老相关疾病中的作用，为认识端粒功能障碍对衰老及疾病的广泛影响提出了统一观点。

研究人员认为，只要找到抑制端粒缩短的药物，就能抑制衰老，实现健康长寿。但非常遗憾的是，抑制端粒缩短的药物往往会导致癌症发生，原因在于，因端粒缩短而被限制的细胞复制潜能可抑制肿瘤形成，即细胞分裂导致的端粒缩短阻碍了人类肿瘤的发生与发展[5]。

1.2.2　环境与寿命

从图1-1中可看出，平均预期寿命与地域密切相关：欧美人的预期寿命从1950年的67岁增长到2050年的82岁；亚洲人的预期寿命从1950年的40岁增长到2050年的75岁；非洲人的预期寿命从1950年的40岁增长到2050年的68岁；而个别地方仍然只有40～50岁。这是为什么呢？首先，寿命不仅与基因遗传紧密相关，还与表观遗传紧密相关。什么是表观遗传？举个简单的例子：没有任何血缘关系但共同生活很久的夫妻随着年龄的增长，脸部五官和体型会越来越相似，因为他们长期生活在同一个环境中，保持着相似的生活习惯和饮食习惯，同时在长久的相处中，不自觉地互相模仿对方的微表情，使其脸部的肌肉分布相似，这种种原因就是表观遗传学，它们虽然不会改变基因序列，但会修饰碱基，例如甲基化等，而这些修饰就会改变蛋白的表达，从而达到与基因遗传同样的目的。这也说明，表观遗传学在衰老和健康长寿中扮演了极其重要的角色（请参看本书第7章"7.4　线粒体表观遗传学与衰老"的相关内容）。

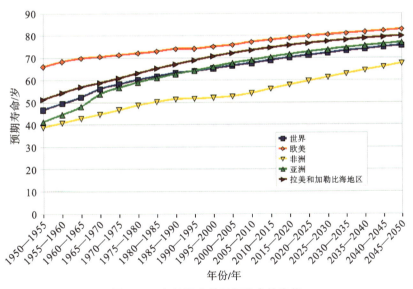

图1-1　各地区人类预期寿命的变化

人类寿命的极限是多少？100岁？115岁？还是更长？这无人知晓！因为无人知晓且环境与饮食等表观遗传又如此重要，所以人们尝试使用各种方法延缓衰老，如打太极拳、打坐、进食素食、跳广场舞等。遗憾的是，大多数延缓衰老的方法是无效的或者效果不明确的。目前，科学界发现并证实有效的延缓衰老的一个方法是少吃，少吃既可以减肥，还可以长寿。

1.2.3 热量限制与延缓衰老

1. 热量限制研究的历史较为悠久

20世纪30年代[6]，研究人员发现，如果实施热量限制（calorie restriction），则某些啮齿动物的寿命可延长40%。随后，研究人员又发现，终身进行热量限制的啮齿动物，其寿命可延长50%，并且在生命的开始阶段逐渐减少影响。热量限制可降低罹患癌症、神经退行性疾病、自身免疫性疾病、心血管疾病和2型糖尿病的风险。一次性体细胞理论指出，生物体的衰老归因于生长、繁殖与DNA修复维持之间的进化权衡。该理论认为，衰老是一个动态过程，它包含随机损害与修复两个方面。在生命延续过程中，机体受到来自外部和内部的各种伤害，衰老的过程就是伤害不断积累的过程。当体细胞修复不能满足需要时，过多的损害将导致细胞死亡。与此同时，修复是一个消耗能量的过程。根据一次性体细胞理论的观点，热量限制是作为一种躯体保护反应而进化，使动物能够在食物短缺的时期中生存的方法。热量限制期间生殖功能的关闭与该理论一致，但该现象的其他特征与该理论不太一致，并且有人认为，在啮齿动物中，它可能主要是驯化的产物。从转录组到整个动物的生理和行为，热量限制都对动物产生着深远的影响。大量实验已表明，热量限制是除遗传操作以外最强有力的延缓衰老的方法，被称为衰老研究领域最重大的发现。同时，热量限制还可推迟和降低多种老龄相关疾病（如肿瘤、心血管疾病、2型糖尿病等）的发病率。目前，热量限制已经成为研究衰老机制及干预措施的一个重要模型，并且不少研究已经着手探索如何在人类生活中实行热量限制。

对低等模式生物（如酵母、果蝇、线虫等）进行的大量研究已经发现，热量限制能够延长平均寿命和最大寿限。因为在这些低等模式生物上进行的遗传操作较为容易，所以它们也成为热量限制机制研究的重要模型，很多热量限制作用通路的确定均在这些低等模式生物上完成。大鼠和小鼠是利用率最高的哺乳动物，而大量研究表明，热量限制能不同程度地延长多种品系鼠的最大寿限，从30%到56%不等。

那么，热量限制对于寿限较长的物种（大于3年）是否也有同样的作用呢？对狗、牛等进行的研究发现，热量限制也能延长它们的最大寿限。Kealy等对Labrador Retrievers狗从出生后第8个星期开始给予25%的热量限制，结果发现热量限制可降低狗的血糖、血胰岛素、血浆甘油三酯水平，延长最大寿限，并推迟慢性疾病发病的时间。

灵长类动物在进化上与人类更为接近，可为热量限制延缓人类衰老提供更为有力的证据。19世纪80年代后期开展的灵长类动物（如Rhesus猴及Squirrel猴）的热量限制研究表明，它们的寿限平均在40年左右，尚未观察到热量限制对其最大寿限的影响，但据报道，热量限制引起的生理和生化反应，与在啮齿类动物相似，与未限食组相比，血浆胰岛素水平、体温、血胆固醇水平、血压、血甘油三酯水平等下降，而血高密度蛋白水平、血浆脱氢表雄酮水平、胰岛素受体敏感性等升高，这提示热量限制对灵长类动物可能具有相同的功效。刘光慧等[7]于2020年发表在《细胞》(Cell)上的一项研究表明,"七分饱"有助于减轻慢性炎症,延缓衰老。研究人员把中老年大鼠随机分为两组:第一组为对照组,按需食用,第二组为节食组,每天只能吃"七分饱"。结果表明,节食组大鼠不仅肉眼可见地变苗条了,而且各种指征都比同龄大鼠显得更加"年轻"。

在有关人类的研究中,最杰出的研究之一是CALERIE试验,该试验是将健康人分为低热量组和对照组的随机临床试验。因为该试验仅持续了2年,所以无法直接测量其对寿命的影响,但对年龄相关疾病风险的典型指标的影响具有借鉴意义。按照试验计划,低热量组应该减少25%的摄入量,但实际上,他们平均只能减少约12%的摄入量。尽管如此,该组仍表现出明显的生理指标改善,包括胆固醇水平和血压水平的降低,以及胰岛素敏感性指数的改善。

迄今为止,还没有设计严格的在人类终身实行热量限制的干预研究。但是,日本冲绳地区长寿人群可被看作是人类终身实行热量限制的群体,为热量限制是否能延缓人类衰老提供了重要资料。冲绳地区人口的死亡率为世界最低,百岁老人的比例为世界最高,与60～64岁的美国人相比,冲绳人的死亡率要低50%,心脏病、脑卒中、癌症等患者的死亡率比日本其他地区及美国低30%～40%。相关研究认为,这主要源于冲绳人的饮食结构,他们的饮食主要由蔬菜、谷物、水果、大豆及鱼类组成,冲绳人每日消耗的总热量比日本其他地区的低20%,比美国低40%。该发现提示,长期热量限制对健康的作用有明确的价值,问题是冲绳地区虽然百岁老人很多,但缺少达到人类最大寿限甚至越过人类最大寿限的百岁老人。1991年,美国启用"生物圈2号"实验室,8名科研人员首次进驻与外界完全隔离的密闭生态系统。该试验持续大约2年,虽然最终以失败告终,但有一些惊人的发现。例如,虽然密闭生态系统的生态链不完整,食物供应不足,但各位科研人员未发生营养缺乏。他们的血压、血糖、血清胆固醇水平等各项指标都发生了不同程度的年轻化。

2. 热量限制的副作用

热量限制虽然在延缓生物衰老和预防老年相关疾病方面具有突出效果,但已有的研究表明,热量限制可引起多种健康问题,如低血压、体重过低、性欲缺乏、月经不调、生育能力减退、骨质疏松、畏冷和精神障碍(如抑郁、易怒、焦虑等情绪异常及一些行为异常)等。

热量限制下的动物体重减轻,是由白色脂肪组织的改变造成的。通常,进行热量限制的动物的活动方式会发生改变,以便在每天喂食前更加活跃,但总活动量可能会保持不变或降低。关于热量限制对静息代谢率(resting metabolic rate, RMR)的影响已经引起了很多争论。RMR是通过测定维持人体正常功能和体内稳态的能量,再加上交感神经系统活动所消耗的能量而得来的。调控热量限制的信号通路主要包括四种,即胰岛素样生长因子(insulin-like growth factors-1, IGF-1)/胰岛素信号转导途径、Sirtuin蛋白途径、AMP依赖的蛋白激酶(adenosine 5′-monophosphate-activated protein kinase, AMPK)途径及哺乳动物雷帕霉素靶蛋白(mammalian target of rapamycin, mTOR)途径。这些途径可能相互作用,在调节热量限制反应的不同方面发挥着重要作用。究竟它们是如何对健康发挥益处的尚待研究，其中已知的降低氧化应激和增强自噬活动，是热量限制有益作用的重要组成部分。然而，长期热量限制对人类生理机能会产生与动物相似的副作用，包括长期忍受饥饿、体温降低导致感到寒冷和性欲减退等。

随着现代生物学（包括基因组学、蛋白组学和代谢组学）的快速发展，热量限制延缓衰老的机制研究取得了重大进展。其最重要的发现就是动物和人体试验证实热量限制可以降低代谢速率，并减少活性氧（reactive oxygen species，ROS）的产生[8]，但是这一发现亦在意料之中。首先，科学家早已发现寿命长短与代谢速率成反比，乌龟这一生物便是典型代表；其次，Harman博士于1956年提出的自由基衰老理论（free radical theory of aging，FRTA），其核心内容便是代谢过程的副产物自由基。大量自由基成为细胞内的"黑恶势力"，它们可以造成脂质、蛋白质和核酸氧化损伤，这些损伤的积累就导致了衰老，因此抗氧化剂就成为"惩治罪恶势力的英雄"！但是，细胞内的抗氧化并非单纯简单地依赖抗氧化剂，细胞内自身的氧化还原稳态是维持细胞功能活性的关键。遗憾的是，目前"抗氧化"一词已经被市场化，而"抗氧化剂"已成为一些商家推销抗衰老保健品的噱头。

众所周知，食物摄入量的减少会降低机体代谢率，促使机体热量消耗的能力适应性降低，进而形成低摄入、低消耗的代谢循环，致使机体体重降低。作为代谢率降低的伴随效应，自由基的产生在热量限制的条件下进一步降低，机体因降低的自由基损伤率而获得寿命的延长。尽管目前尚缺乏测量自由基损伤的最佳方法，但生化分析能够显示出热量限制可导致较低水平的蛋白质和DNA损伤。这表明热量限制有可能改善衰老过程，同时有可能降低与年龄有关的疾病的发生风险。然而，在热量限制的相关研究中，对照组的设置和选择是目前存在的最大争议之一，这是被测物种中普遍存在的问题。虽然实验组动物的饮食受到高度限制，但许多研究都允许对照组按需食用。对照组最终消耗的食物通常比正常情况下消耗得更多，这可能导致许多与体重有关的疾病和整体健康状况的恶化。将热量受限的动物与该组进行比较时，很难将热量受限引起的任何益处与对照组饮食的有害影响区分开。

1.2.4 热量限制并不能延长动物寿命

1. 自由基理论的局限

经过60多年的发展，抗氧化剂得以普及甚至滥用，但科学家们终于深入了解到：①氧自由基在衰老和抗衰老过程中既有损伤作用，又有信号功能，与其产生的条件、速度和浓度有关；②以温和方式产生的低剂量的ROS作为信号分子，对健康和延长寿命发挥着有益的效果，而高速度产生的较高剂量的ROS无疑对健康和延长寿命是有害的，是引起衰老的一个重要因素；③维持体内氧化/抗氧化的平衡可以使身体保持健康，但抗氧化剂不能延长寿命，过多服用反而有害。如果ROS会损害我们的细胞，那抗氧化剂为什么不起作用？Nick Lane博士认为，ROS刺激细胞发出氧化应激信号，而抗氧化剂会干扰这些信号的传导。ROS 就像烟雾探测器，或者至少是烟雾，组织或细胞检测到烟雾并作出相应的反应。抗氧化剂的问题在于它们实际上会禁用烟雾探测器，因而这不是一件好事。烟雾探测器会引起压力反应，而压力反应会改变对细胞具有保护作用的各种基因的表达。因此，更多的 ROS 经常会产生保护性的应激反应，从而抑制这些压力反应，并使细胞存活更长的时间。

因为人们认识到了 ROS 的双面性和广泛性，所以使得自由基医学研究面临着巨大的挑战。因此，研究自由基生物学与医学的科学家应另辟蹊径。

2. 热量限制真能延长动物寿命吗？

事实上，所有声称能通过药物改变基因及限制热量能延长动物寿命的试验结果，都只能在寿命因各种应急压力被缩短了的动物中获得，而不可能在正常寿命的动物中获得。1994 年，Orr 等[9]将铜锌超氧化物歧化酶基因导入 Drosophila melanogaster 果蝇，使转基因株具有 3 个拷贝的 *Sod* 基因，其寿命比野生型延长大约 30%。但这一结果在后期的实验中无法重复，经仔细检查发现每步实验都是可靠的，唯一的区别就是早先得到令人兴奋的延长寿命结果的果蝇本身寿命较短，而后来重复实验结果的果蝇寿命本身较长。课题组利用两个具有长寿遗传背景下的果蝇，即 yw 突变株和俄勒冈州 R 株，制作果蝇总数超过 90000 只的抗氧化酶过表达株系。尽管铜锌超氧化物歧化酶和过氧化氢酶（catalase，CAT）的过表达显著增加了果蝇中该类酶的活性，但对长寿的 yw 果蝇株的存活率没有有利影响，反而与俄勒冈州 R 株的野生型果蝇的寿命略有减少有关。在相同的遗传背景下引入编码锰超氧化物歧化酶或硫氧还蛋白还原酶也未能导致寿命延长。这些研究显示，主要抗氧化酶的活性提高并不会降低长寿果蝇的衰老速度，尽管在相对短寿的果蝇中可能会产生某些影响[10]。

Mockett 等[11]的实验是在果蝇线粒体中过表达锰超氧化物歧化酶基因，希望减缓氧化损伤的发生并延长其生存期。他们通过显微注射和转基因产生了 15 条过表达锰超氧化物歧化酶的实验品系，但遗憾的是，这些品系的平均寿命不但没有延长，反而略有缩短（4%～5%），而代谢率、体力活动水平或其他抗氧化酶的水平也没有补偿性变化；线粒体过氧化氢的释放速率、蛋白质氧化损伤及对 100% 氧气或饥饿条件的抵抗力也没有差异。唯一有影响的是过表达锰超氧化物歧化酶的实验组对中等热应力的抵抗力略有提高。这些结果提示果蝇中锰超氧化物歧化酶活性水平似乎接近正常条件下所需的最佳水平，只有在压力较大的条件下较高水平的酶才有一定的保护作用。

1.2.5 压力可促进衰老，减压可以减缓衰老

1. 热量限制的效果来源于减轻压力

尽管已有数万篇（截至 2022 年 4 月 22 日，在 PubMed 上，热量限制的相关文献有 10544 篇，而饮食限制的相关文献有 34640 篇）文献研究了热量限制延长实验动物（包括线虫、果蝇、小鼠、大鼠甚至猴子）的平均寿命，但热量限制真的能延长

寿命吗？笔者的回答是"不能！"为什么？笔者的回答是"因为正常对照组不正常！"所谓的正常对照动物并不是真正的正常动物。这主要因为国外动物保护主义组织反对用动物做实验，科学界为了既让这些组织满意，又要开展造福人类的研究，妥协的做法就是保证动物的福利，要让动物过得像人类一样幸福，还不能像人类一样有任何压力，动物要生活在良好的环境中(温度保持在 25 ℃，光照 12 h/黑暗 12 h)，可以随意吃喝，没饥饿，没等待，没追求，也就没幸福，因此它们的心理和生理状态都是异常的。它们随意吃喝、不运动、无压力的生活方式自然会损害身体健康，可能导致肥胖和相关代谢疾病的发生。因此，它们的寿命可能比自然环境下的同类短。

我国春秋战国时期有个民间传说，伍子胥在躲避追杀时，为了过昭关，一夜愁白了头；法国国王路易十六的妻子玛丽·安托瓦内特在法国大革命期间被捕后，头发一夜变白；金庸在《射雕英雄传》中借一灯大师之口，描述才十八九岁的瑛姑因"惊惧、忧愁、悔恨、失望、伤心，诸般心情夹攻，鬓边竟现出了无数白发……见她头发一根一根地由黑变灰，由灰变白"。头发变白是衰老的最典型标志。一夜愁白头，尽管有一定的夸张成分，但压力催人老是大家公认的事实。

2. 压力与表观遗传学

长期以来，科学家就假定压力与衰老之间可以通过表观遗传学联系在一起。表观遗传学研究结果显示，应激源激活的生化过程可以影响基因组功能和复杂的表型，包括与衰老相关的结果。目前人们已经发现，一些生活方式因素，例如饮食、肥胖、体育锻炼、吸烟、饮酒、环境污染物、社会心理压力和夜班工作等，可能会改变表观遗传模式。到目前为止，尽管大多数研究集中在 DNA 甲基化上，只有少数研究探讨了与组蛋白修饰和 miRNA 相关的生活方式因素，但已有充分的证据表明，生活方式因素可能会通过表观遗传机制影响人类健康[12]。

越来越多的证据表明，表观遗传变化是应激源与基因组相互作用导致 DNA 结构、基因表达和行为稳定变化的关键机制。Park 等[13]通过评估与压力相关的表观遗传变化及与抑郁之间的关系发现，下列基因中与压力相关的表观遗传变化同时与抑郁相关：*Nrc31*、*Slca4*、*Bdnf*、*Fkbp5*、*Ska2*、*Oxtr*、*Lingo3*、*Pou3f1* 和 *Itgbl*。而糖皮质激素信号转导(如 *Nr3c1*、*Fkbp5*)、血清素能信号转导(如 *Slc6a4*)和神经营养蛋白(如 *Bdnf*)基因的表观遗传学改变可能是最有希望的治疗靶点。

相关研究表明，生物年龄可能受到多种因素的影响，包括暴露于社会心理压力中。在可能受到压力影响的生物学年龄(biological age)标记中，表观遗传衰老的测量可以是基于 DNA 甲基化的年龄预测因子，可以在包括大脑在内的各种组织中进行测量，并且可以预测期望寿命(lifespan)与健康(healthspan)。相关证据表明，暴露于多种类型的社会心理压力(包括早期生活压力)、累积的压力经历、较低的社会经济地位及加速的表观遗传衰老对健康和疾病有重要影响。因此，研究逆境对表观遗传的影响可能会为衰老相关疾病状态的发病机理及疾病的防治提供重要依据[14]。Zannas[15]提出了一个概念性的力学框架，探讨了应力如何驱动易感基因组位点的表观遗传变化，从而在衰老表观基因组上发挥系统级的作用，同时还调节与衰老过程相关的分子的表达。

为什么早期生活逆境与生活后期对身心健康的长期影响有关？表观遗传机制可在发育过程中编程特定于细胞类型的基因表达，可以通过多种方式对一个基因组进行编程，从而在体内不同细胞和器官中产生多种多样的稳定基因表达谱。DNA甲基化是DNA的一种酶促共价修饰，已成为研究的主要表观遗传机制之一。表观遗传过程参与将早期生命经验的影响嵌入基因组，介导社会环境和后来的行为表型有关。因此，表观遗传机制介导围产期逆境的终身影响，对精神卫生障碍的早期发现、预防和干预具有潜在的吸引力[16]。已有大量证据表明，怀孕期间的紧张经历对母亲和婴儿的未来心理健康会产生长期影响。人类流行病学和动物研究表明，子宫内或生命早期的紧张经历可能会增加表观遗传调控，从而增加患神经系统疾病和精神疾病的风险。表观遗传机制，如miRNA表达、DNA甲基化和组蛋白修饰，很容易响应压力经历和不利的环境因素而发生变化。表观遗传调控的改变可能会影响胎儿内分泌的编程和几代人的大脑发育。Babenko等[17]讨论了人类研究和动物模型中应激暴露的跨代表观遗传的证据，强调了产前压力暴露、胎盘和大脑中miRNA表达与DNA甲基化的相关变化之间的复杂作用，以及可能与生活中后期发生的精神分裂症、多动症、自闭症、焦虑或抑郁相关疾病风险甚至衰老加速等密切相关。

人们认为，早期和成人应激暴露与情绪调节相关基因的表观遗传学改变有关，如参与调节HPA轴活性的糖皮质激素受体基因（*Nr3c1*）或负责血清素能神经传递的5-羟色胺转运体基因（*Slc6a4*）。来自表观遗传学研究的数据表明，某些抗抑郁药（如氟西汀和依西酞普兰）或情绪稳定剂（如丙戊酸）的作用机制至少部分与表观遗传过程有关。基因的表观遗传学变化被认为是有前途的诊断工具，可作为促进精神疾病诊断和治疗的生物标志物。因此，表观遗传学研究将揭示情感障碍的神经生物学基础，并可能为患有情绪障碍和其他精神障碍的患者开辟新的药理途径[18]。

总之，越来越多的证据表明，环境和生活方式因素可能会影响表观遗传机制，如DNA甲基化、组蛋白乙酰化和miRNA表达，其中生活方式因素包括营养、行为、压力、身体活动、工作习惯、吸烟和饮酒等。这为我们理解人类的寿命与图1-1中所显示的与地域相关的结果提供了合理的解释，也为我们通过表观遗传学提高健康寿命、防治疾病提供了可行的思路和策略。

3. 压力与干细胞衰竭

哈佛大学干细胞和再生生物学教授Ya Chieh Hsu（许雅婕）团队尝试解释其中的缘由：压力激活了部分与战斗/逃跑反应有关的神经元，进而导致了毛囊色素再生干细胞的永久性损伤[19]。与人类的黑头发一样，小黑鼠的毛发之所以能乌黑亮丽，是因为毛囊底部的黑素细胞所合成的黑色素的作用。毛囊中的黑素干细胞（melanocyte stem cell，MSC）相当于黑素细胞的"储库"，会在受到激活后分化出黑素细胞。当头发再生时，一些干细胞转化为色素生成细胞，为头发着色。如果缺少黑素细胞，或是不能正常合成黑色素，那么新长出来的头发便会发白。遍布皮肤每个毛囊的交感神经系统负责人体的战斗/逃跑反应。研究人员发现，压力导致交感神经释放化学物质去甲肾上腺素（norepinephrine，NE），这些NE会被附近的再生色素干细胞吸收掉，导致黑素干细胞过度激活。黑素干细胞全部转化为色素生成细胞，过早地耗尽了库存。由于黑素干细胞迅速减少，后续没有新分化的黑素细胞，新长出的毛发就"没墨"了。更深远的影响是，因为压力导致黑素细胞的"储库"消失，所以毛发色素的损失不是一时的，而是永久的。这从黑素干细胞耗竭的角度解释了头发变白的机制，但压力造成的衰老应该是全身性的，因此其他干细胞的耗竭也许是必然的。

4. 应激与衰老最直接的证据是发现应激可使端粒缩短

加州大学旧金山分校的Ellisa Epel博士是一位心理学家，她与端粒发现者Blackburn博士的实验室合作，发现压力可以使端粒缩短，这令她惊奇和不解，因为她和美国大多数科学家认为，压力可以导致抑郁症，但并没有人认为压力可以促进衰老，然而端粒缩短显然是一个衰老指标。后来她在写论文查文献时发现，原来笔者早在1994年就提出了压力加速衰老的氧化损伤机制和观点。这些年来，她一直专注于该领域的研究，并与压力领域的专家Bruce S. McEwen合作，做了大量工作，提出了压力加速衰老的氧化损伤机制与线粒体密切相关。

大量研究表明，慢性压力会损害身体健康，提高心血管疾病的发生风险和降低机体免疫力，但其确切机制尚待研究。Epel等[20]证实了压力通过加速细胞衰老速率来影响健康的假设。他们以健康的绝经前女性为研究对象，发现长期处于较大心理压力的女性的外周血中大量单核细胞处于氧化应激状态，同时其端粒酶活性较低、端粒长度较短。与较小心理压力的女性相比，较大心理压力女性的端粒平均缩短至少10年。这些发现对于理解在细胞水平上压力如何促进与年龄有关的疾病的早期发作具有启示意义。

在Shalev等[21]的综述中，他们将生命周期各个时期的压力和精神疾病与端粒侵蚀联系在一起，其中产前压力与新生儿和成人的端粒长度密切相关。之后，他们还提出了儿童期创伤与某些端粒缩短而造成的精神障碍密切相关。这些研究表明了端粒在寿命期内缩短与相关健康风险行为之间的关系，以及该如何进一步缓解压力对端粒的负面影响。

5. 压力暴露与白细胞端粒长度

白细胞端粒长度是免疫系统功能强弱的标志，这是因为它对社会心理压力等非常敏感。儿童和成年期的压力暴露与端粒长度较短有关。经评估175名自闭症儿童母亲终身压力暴露量，并比较基线和2年后时测量其白细胞端粒长度发现，白细胞端粒长度缩短与压力暴露量密切有关。如将终身应激源分为急性生活事件和慢性困难，则只有更多的慢性困难（特别是儿童早期的慢性困难）才能显著缩短白细胞端粒长度[22,23]。

相关研究表明，精神疾病（主要是抑郁）和较短的端粒之间存在着紧密关联，但这种关系尚未得到充分了解。Epel和Prather[24]评估了端粒DNA损伤的证据，发现端粒DNA损伤是造成精神疾病的主要因素之一，而慢性心理压力也在其中发挥了重要作用。有证据表明,压力、端粒缩短和精神疾病之间存在三元关系,这种关系在几代人中逐渐增强和发展。这些复杂的相互关系非常重要,因为它们对精神疾病(尤其是抑郁症)的预防和治疗具有重要意义。目前,已有多条证据表明端粒可以充当内源性和外源性应激的传感器[24]。

1.3 压力促进衰老的线粒体-自由基-端粒理论

当今社会人人都有压力,无人可以幸免,而少吃(即热量限制)的作用就是减少压力。热量限制不会延长真实寿命,也就是说,热量限制对衰老本身没有任何作用,但它确实可以通过缓解压力,将由于压力缩短的寿命恢复到正常寿命。笔者团队经过长期研究,提出了压力促进衰老的线粒体-自由基-端粒理论。

1.3.1 应激、糖皮质激素、衰老与年龄相关性疾病

1. 应激与适应

应激(stress)又称"压力""紧张",是指个体身心感受到威胁后体内平衡被干扰的一种状态。长期以来,应激就与胃溃疡、十二指肠溃疡、高血压、心血管疾病、脑血管疾病、癌症、衰老、衰老加速的发生与发展密切相关。干扰力或输入称"应激原(stressor)",而反作用力或输出称"适应"。应激原,是指能引起机体或细胞产生应激反应的刺激因素。应激可分为生理应激和心理应激两类。其中,心理应激似乎是下丘脑-垂体-肾上腺(the hypothalamic-pituitary-adrenal axis, HPA or HTPA axis)轴的较有力的激活剂。而生理和心理应激结合起来可进一步加重应激反应。

应激能影响生理机能的很多方面,并严重危害身体健康。在心血管系统中,应激刺激着儿茶酚胺的释放,进而激活β受体,引起心率加快、心肌收缩增强、心输出量和血压增加。在消化系统中,应激既可刺激肥胖的诱发因子咀嚼和饮食,又可抑制食欲,进而造成神经性厌食。在血液系统中,应激可引起白细胞计数、血小板计数、血黏度、血纤维蛋白原水平及抗凝因子Ⅴ和Ⅷ水平的增加。在生殖系统中,一般水平的应激就能破坏生殖功能。中枢神经系统是应激的调节中心,但是同时又影响着它的功能。HPA轴(释放糖皮质激素)和交感神经的肾上腺髓质系统(释放儿茶酚胺)共同控制应激造成的生理和行为反应。同时,应激可造成脑边缘系统的严重变化。脑边缘系统(包括海马和嗅球)与下丘脑功能紧密相关。不同的应激原造成不同的情绪反应。强烈和持久的情绪反应可诱发中枢神经系统疾病,包括有心理混乱和精神疾病。应激系统的激活会造成行为和生理的变化,这些变化使器官不得不去适应它。适应行为包括改变认知和注意力广度,增加警觉性,调整感觉阈值,增加瞬时记忆,使感觉更敏锐,导致应激诱发的痛觉消失及进食和生殖行为的抑制。伴随应激产生的生理适应包括将氧和营养物质输向中枢神经系统和身体受激部位,毒性产物的脱毒,心血管心音的改变,刺激反馈系统,使应激的有害作用降至最

低[25]。Seeman 及其同事[26-27]提出用变构停止来描述对应激的适应过程，它们根据调节系统范围中重要的生理活性反应的水平参数发展了一套测量变构停止负荷的办法。变构停止负荷是许多参数之和，这种方法似乎是评估衰老过程中的主要危险因素较复杂的方法。下面所列举的是一些与应激有关的心理的、生理的、行为的症状（表 1-1）。

表 1-1 压力的症状

心理症状	生理症状	行为症状
焦虑	紧张	不耐烦
孤独	落枕	粗心大意
无聊	肌无力	唉声叹气
无助	皮肤潮红	不爱笑
激进	慢性消化不良	食欲大增/大减
躁动不安	头晕	喝酒买醉
反应过度	胃痛	失眠
丧失动力	冒冷汗	不爱交谈

2. 应激的模型

在动物研究中，最常用的应激模型包括热和冷应激、束缚应激、环境应激、隔离应激[28]。在人类研究中，因为识别功能的重要作用、社会文化的不同，所以应激试验需要从心理学和社会学推导出来的理论模式来确认。在现代的流行病学研究广泛被试验过的概念中，"社会支持"或"社会隔离"[29]是依据 2 种不同的理论模式产生的长期工作应激模型，"控制模型"和"努力与回报不平衡模型"[30]应该得到大家的特别关注。其中，"努力与回报不平衡模型"特别有趣，因为它用违反社会交换的一个基本法则（即互惠和公平法则）将应激反应概念化。已有证据表明，努力与回报不平衡将增加心血管疾病和精神病的发生风险[31]。

3. 应激与衰老

在 20 世纪 50—60 年代，有研究人员提出衰老是来自机体一生中经历的应激的积累[32]。Pare[33]发现，暴露在 48 d 的温和振动应激中的老鼠表现出与衰老类似的生理变化。例如，在游泳实验中，相比没有受应激的老鼠，受应激的老鼠更疲倦，游泳能力下降。同时，在游泳实验结束后的 130 d，受应激的老鼠仍旧表现出疲倦，这说明应激可以造成持续影响。在这里有两个假设：①重复暴露在应激刺激中可以进一步加速衰老；②年老的器官更不容易适应应激。但是这些假设也存在一些问题：①这个假设假定应激是衰老的唯一原因；②它没有提出机理，例如"应激积累"是什么？Selye 及其同事[34]曾提出和表证了衰老是系统适应性缺失。衰老的老鼠皮质酮含量升高，适应应激的能力和从应激中恢复的能力发生衰退。皮质酮是在老鼠应激的神经病理过程中起关键作用的一种主要的糖皮质激素,这提示大脑和垂体对循环系统中皮质酮的负反馈因年老而丧失敏感性[28]。研究人员已经观察到,年老的老鼠和长期暴露在高水平皮质酮状态中的老鼠,海马神经元的丧失形式是相似的[35]。皮质酮激素使海马结构敏感,由于葡萄糖运输受到抑制,造成细胞中能量降低,使得海马神经元不可能从同时发生的神经损伤中存活下来[36-37]。

4. 应激、癌症与免疫系统

应激与癌症的发生、发展密切相关,而免疫力的降低在其中发挥重要作用。毫无疑问,长期抑郁使身体免疫力降低,易感染其他疾病,甚至诱发癌症,进而缩短寿命。因此,有人认为,减少应激是降低癌症患者死亡率的方法之一,并且曾有人假设,通过各种方法缓解和防止长期应激,可能是防治癌症的有效方法之一[38]。事实上,随着检测技术的快速发展,早发现、早治疗,使得肿瘤不再是不治之症。但初次治疗后,一些癌细胞逃过了治疗并隐藏在患者的身体中,这些休眠癌细胞的重新激活是导致癌症复发的"元凶",是造成癌症患者死亡的主要原因之一。对于这些癌细胞是何时、如何从休眠状态下被重新唤醒的问题,Michela Perego 和其他合作者[39]利用肺癌和卵巢癌细胞的休眠模型,发现了一种由压力和中性粒细胞介导的休眠癌细胞再激活机制。已知炎症反应能促进肿瘤细胞的生长,并且在炎症反应中具有重要功能的髓源性细胞(myeloid cell)也是肿瘤微环境的主要成分。髓源性细胞包括巨噬细胞、树突状细胞、多形核中性粒细胞(polymorphonuclear neutrophils,PMN)和单核细胞。短期的压力能够增强免疫系统,但长期的压力则会抑制免疫系统并导致病毒感染风险的增加,还会导致更高的心率、血压,以及炎症反应、胰岛素抵抗和腹部肥胖,因此也会增加患心血管疾病、糖尿病的风险。Michela Perego 等的研究证明,压力激素导致多形核中性粒细胞迅速释放 S100A8/A9,S100A8/A9 激活髓过氧化物酶,髓过氧化物酶又氧化修饰脂质,被修饰的脂质由多形核中性粒细胞释放并上调休眠癌细胞的成纤维细胞生长因子受体(fibroblast growth factor receptor,FGFR)通路,因为 FGFR 通路高表达与促进细胞分裂、癌症发生密切相关,从而使休眠癌细胞重新激活并形成新的癌症病变,即癌症复发,所以压力控制是癌症治疗需要注重的因素,如对正在接受癌症治疗的患者进行压力激素监测可能是十分重要的。

心理应激对免疫系统也会产生很多不利影响,包括炎症因子的生成与分泌。细胞免疫性在调节创伤修复中具有重要作用。炎症因子,如白介素-1(interleukin-1,IL-1)、白介素-8(interleukin-8,IL-8)和肿瘤坏死因子(tumor necrosis factor,TNF)可帮助机体抵抗感染,修复受伤组织和提高吞噬细胞的重建和活力[40]。长期应激可改变老鼠和人类体液和细胞对流感病毒的免疫反应,包括改变机体的抗体动力学、炎症反应和病毒诱发的白介素-2(interleukin-2,IL-2)的分泌。应激可以进一步加重老鼠因年老所致的免疫反应性降低[41]。心理应激在重度抑郁症的开始和发展进程中发挥重要的推进作用[42]。重度抑郁症患者的肾上腺皮质功能亢进可引发免疫抑制。然而糖皮质激素不是总对免疫起抑制作用，有时也可以增强免疫反应中的某些成分。

5. 应激和糖皮质激素的矛盾现象

应激与 HPA 轴的激活有关。长期应激首先激活下丘脑，促进促肾上腺皮质激素释放激素(corticotropin releasing hormone，CRH)分泌，作用于垂体；垂体前叶再分泌促肾上腺皮质激素(adreno cortico tropic hormone，ACTH)，作用于肾上腺；肾上腺皮质释放皮质醇；皮质醇通过血液循环调节身体各部位的反应。此外，长期压力可通过负向反馈进行自我调节。研究人员在衰老的老鼠中也观察到了同样的作用，在这些老鼠中，海马发生病理学改变，记忆发生衰退，而 HPA 轴活性或循环糖皮质激素含量升高[43]。对这些糖皮质激素含量的升高，过去研究人员曾经认为是身体器官抵抗应激的一种生理功能。氢化可的松作为人体的主要糖皮质激素，具有免疫抑制活性，可以调控对应激的适应反应和机体的新陈代谢。然而，目前的研究结果与传统的观点相悖，中等含量至高含量的糖皮质激素也可以抑制免疫防御机制，例如它具有抗炎和抗过敏的活性。进行饮食限制的大鼠肾上腺皮质激素水平较高，表现为在昼夜高峰期间游离皮质酮含量升高。因此，这种高肾上腺皮质激素状态可能增强了整个生命过程中的细胞和机体动态平衡，其方式类似于急性应激反应，从而延缓了衰老[44]。

Munck 和他的同事[45]澄清了糖皮质激素在不同含量下的允许和抑制作用。在基础水平，允许作用常常是刺激作用，是那些对应激有"允许"的反应或正常化反应。而在高含量水平，抑制作用是糖皮质激素的主要生理功能，根据它自身活化的防御机制促使身体抵抗损伤，防止过度。机体存在许多被糖皮质激素抑制所分泌的防御反应的调节剂，包括抗利尿激素、胰岛素，以及炎症因子 IL－1、IL－2、白介素－3(interleukin－3，IL－3)、白介素－6(interleukin－6，IL－6)和 γ-干扰素等，所有这些只要过量，则都是危险的。糖皮质激素以 2 种相反的方式，一方面抑制，另一方面生成调解剂并同时诱发它的抗体，调节剂的活性是氢化可的松浓度的函数，可以用双向和钟形曲线来描述。根据这些发现，研究人员提出：允许作用和抑制作用可看成是互补的作用，并列起来似乎很矛盾，但是通过这种作用糖皮质激素在基本浓度至应激诱导的浓度的整个大范围中调节防御机理[46]，进而防止了过量威胁体内平衡的一些反应。

6. 大脑衰老的糖皮质激素假说

大脑衰老的糖皮质激素假说是 20 世纪 70 年代晚期提出来的，那时人们认识到大脑的某些器官含糖皮质激素受体[47]。这种假说认为，脑的衰老是由长时间受糖皮质激素的调控所导致的。随着科学的进步，科学家发现糖皮质激素调节神经元毒性的细胞机制可能受钙离子体内平衡的调控[48]。也就是说，被糖皮质激素调节的钙内流增加可能损伤神经元的功能，因此，长时间钙内流的累积作用可以造成脑结构退化。

1.3.2 衰老与脑的应激损伤

1. 衰老的自由基理论

在 20 世纪 50 年代,Harman 博士[49-50]根据他的发现,即衰老和离子辐射对突变、癌和细胞损伤具有相同的作用,提出了"衰老的自由基理论"。这个理论指出,在机体代谢中产生的活性氧[包括自由基带给生物分子(如脂质,蛋白质和核酸)]的氧化损伤是导致衰老的主要原因。表 1-2 列出了一些常用的生物大分子氧化损伤标志物。Harman 博士提出了"线粒体是衰老的生物钟"的概念。这个假说在 20 世纪 80 年代才引起大多人的注意。60 多年后,愈来愈多的研究证据支持该理论。Beckman 和 Ames[51]在一篇综述中详细地介绍了该理论的发展,并认为衰老的自由基理论已经成熟。氧化剂(包括自由基)对生物大分子的氧化损伤,被假设为一种内源性的氧化损伤,不仅造成衰老,还引发各种疾病,特别是与年龄有关的退行性疾病。目前所发展形成的衰老的自由基理论是根据氧化剂和衰老的进化理论的关系、氧化剂和细胞体突变理论的关系和氧化剂与衰老的线粒体理论的关系,进一步改进和推论所获得的。

表 1-2 常用的生物大分子氧化损伤标志物

脂质氧化损伤产物	蛋白氧化损伤产物	核酸氧化损伤产物
脂褐素	氧化的蛋白酶,如谷氨酰胺合成酶	胸腺嘧啶二醇
醛类,包括丙二醛	氧化的低密度脂蛋白	8-羟基鸟嘌呤
4-羟基壬醛	氧化的 α1-蛋白酶抑制剂	5-羟甲基尿嘧啶

2. 衰老与脑的氧化损伤

在以下原因[52]的影响下,脑组织更容易受到氧化损伤:①脑组织是一个极度耗氧的人体器官,它大约占了人体耗氧量的 1/5;②神经元的脂质膜中含有大量的可氧化的多不饱和脂肪酸;③脑组织内抗氧化剂含量少;④脑组织铁含量高,它会随着年龄的增长不断积累在大脑中,反映机体的年龄,同时它也是生成氧化物的有力催化剂。

随着脑组织的老化,脂质、蛋白质和 DNA 的氧化损伤不断累积。在膜的结构、生物化学参数、功能的活性中,许多改变可能与这些损伤的积累有关。这些改变包括膜的流动性改变、某些抗氧化剂的防御和酶的活性受到干扰,以及线粒体的机能异常[53-54]。

3. 衰老和脑部线粒体功能异常

伴随年龄增长出现的线粒体能量代谢损伤,导致神经元更易受到兴奋性毒性的危害。在老年期痴呆中,大脑利用葡萄糖的能量下降。Sohal 等[55]测量了沙土鼠大脑中的线粒体的超氧化物和过氧化物的生成速度,证明了氧化物和超氧化物歧化酶含量(superoxide dismutase, SOD)会随着年龄的增加而增加,而谷胱甘肽

(glutathione，GSH)含量会随着年龄增加而下降。

线粒体产生的氧化物似乎是氧化损伤的主要来源，氧化损伤随年龄的增长而累积，同时线粒体的各种功能随年龄的增长而下降[56]，而跨线粒体内膜质子泄漏的固有速度、膜流动性下降、心脂的含量和功能下降、心脂支持线粒体内膜中的蛋白质功能都在其中发挥重要作用。乙酰左旋肉碱(acetyl l - carnitine)作为脂肪酸的一个线粒体运输者，可以逆转细胞功能中与年龄增长相关的衰退，而在促进细胞腺苷三磷酸(adenosine triphosphate，ATP)的生成中发挥一部分作用[57]。这些证据支持了年龄相关的因氧化损伤产生的线粒体缺损的累积是由于细胞、组织和器官衰老造成的假说。

4. Werner 综合征和氧化损伤

Werner 综合征又称成人早老综合征，是一种罕见的遗传性疾病，主要累及皮肤、结缔组织、内分泌、代谢系统、免疫系统和神经系统，一般在人类早期发病。其症状有头发发灰、掉头发、白内障、动脉粥样硬化、2 型糖尿病、癌症、骨质疏松症等。之前的研究表明，Werner 综合征曾与孤立的纤维细胞中氧化蛋白质含量的升高有关[58]。虽然近期的研究发现 WRN 基因是 Werner 综合征的致病基因，但是就这一点不能立即提出一个氧化病原学，将来的科学研究也许会揭开主要缺陷与观察到的离体对氧化损伤敏感之间的联系。

5. 抗氧化剂对脑衰老和氧化损伤的作用

衰老中所涉及的氧化损伤使大量科学家关注于探索补充氧化剂方面的研究。Harman[59]证明了抗氧化剂(如β-巯基乙胺，半胱氨酸和羟基胺)可延长 C3H 雌性老鼠或 AKR 雄性老鼠的半存活期；证明了β-巯基乙胺和丁羟基甲苯可增加平均生命跨度和降低雄性 LAF1 老鼠的死亡率[60]；发现了丁羟基甲苯可增加 BALB/c 老鼠的平均存活期，而这些抗氧化剂都是通过降低过早死亡的风险而发挥作用的[61]。

现在研究最多的用于神经系统疾病的抗氧化剂是维生素 E，但是补充维生素 E 是否真的有利于神经系统疾病还有待进一步证明[62]。长期给予 N-叔丁基-α-苯基硝酮(PBN，一种自由基捕获剂)的快速衰老小鼠，即 SAM 品系小鼠，其寿命会被延长[63]，这支持了氧化损伤在加速衰老表型中起重要作用的假说。同时，长期给予 PBN 的蒙古沙土鼠的蛋白质羰基化水平降低，谷氨酰胺合成酶和中性蛋白质酶的活性增加。在水迷宫实验中，长期给予 PBN 的蒙古沙土鼠的暂时和空间记忆较好[64]。这些证据表明，自由基捕获剂可恢复衰老的组织受到的氧化损伤，因此研究人员认为自由基清除剂对抗衰老加速有一定效果，但仍需更多实验进一步确认。

其他抗氧化剂(如甲氧芬酯及其衍生物)可增加实验动物的平均寿命和改善实验动物的学习能力。例如，司来吉兰，作为单胺氧化酶 B(monoamine oxidase B，MAO - B)抑制剂，通过抑制 MAO - B 而阻止多巴胺的降解，增加多巴胺的含量，补充神经元合成多巴胺能力的不足，同时，它还可以提高 SOD 的活性，增强机体的抗氧化能力[65]。目前，司来吉兰已经被用于治疗帕金森病。此外，辅酶 Q10 和烟酰胺(nicotinamide)已被证明能保护抵抗 MPTP(1-methyl-4-phenyl-1,2,3,6-tetrahydropyridine，1-甲基-4-苯基-1,2,3,6-四氢吡啶)诱导的神经毒性[66]。而 MPTP 本身并没有毒性，仅仅是一种能通过血-脑屏障的普通脂溶性有机化合物。但是，当 MPTP 进入大脑后，会被神经胶质细胞产生的 MAO-B 代谢成有毒的阳离子 MPP^+(1-甲基-4-苯基吡啶)。MPP^+ 能够杀死大脑中黑质致密部产生多巴胺的神经细胞，诱导帕金森综合征。然而，到目前为止，所有的能延长动物寿命的实验都是在寿命较短的实验鼠身上进行的，因此只能延长平均寿命而很难延长最大寿命，期望将来能有更多的真正能延长正常动物及长寿命动物的实验。

限制饮食是已被证实的可以延长寿命、预防癌症的一种方法，目前认为该方法可能是通过抗氧化机制(即抑制铁的积累，降低氧的消耗)抑制氧自由基的生成。在衰老老鼠的饲料中添加乙酰左旋肉碱可以部分恢复肝线粒体的功能和其活动能力[57]，并增强老鼠的抗应激反应[67]。多吃水果和蔬菜，并辅以抗氧化剂有利于推迟老年疾病的发生，如神经退行性疾病，这是因为水果和蔬菜是抗氧化剂的丰富来源，它们含有较多的维生素、类黄酮、植物多酚、矿物质及微量元素。

1.3.3 应激与脑的氧化性损伤

1. 应激与脑局部缺血

应激可能引起脑某些区域暂时的缺血、缺氧，导致脑血管收缩、大脑皮质血流量下降。情绪应激引起的暂时性血压升高可以减弱大脑的脉管系统(脉管系统可以把氧气、营养物质及激素等物质运送到全身各器官、组织及细胞，同时将各细胞、组织和器官的代谢产物运送到肺、肾、皮肤等排泄器官并排出体外)功能，从而增加脑中风的发病率。这里，血压升高与肾上腺分泌的加快及 HPA 轴活性的增强有关。在中风实验模型中，结扎单侧或双侧颈动脉，模仿情绪应激可观察到的瞬时局部缺血，引起一次颈动脉窦反射，导致瞬时血压升高和局部脑血流减少[68]，大脑中部分区域出现缺氧、缺血性损伤，而这似乎是由钙动员、一氧化氮合酶(nitric oxide synthase, NOS)活性增加和产生氧化物的细胞毒性所引起的。然而有趣的是，情绪应激所引起瞬时局部缺血也可能引起相同的病理改变，因此有必要进一步研究以证实此相关性。

2. 应激与脂质过氧化物

依据应激所造成的生理、病理影响，脑部的相关性代谢增高也可能导致氧化产物增多和生物大分子的氧化性损伤加重。急、慢性情绪应激引起的脑氧化损害的证据有助于揭开应激状态下与刺激代谢的氧化性副产物的生成增多、氧化损伤增强和神经元缺失相关的机制。

短期痛苦情绪应激可引起一个短暂的脂质过氧化物水平的增高[69]。将老鼠限制在鼠笼 1 h 后，可以造成短期制动应激，此时它们下丘脑和肝脏的脂质氧化产物硫代巴比妥酸反应产物(thiobarbituric acid reactive substances, TBARS)水平增高[70]。24 h 的束缚情绪应激可引起 Wistar 大鼠的脑、肝和心脏的 TBARS 水平增高。行为方式、消化道黏膜更新和TBARS水平的增高，都说明制动、禁饮、禁食均是高强度应激。科学家利用旷场试验发现实验动物的行为特点与应激状态下各组织中的TBARS水平呈正相关[71]。Sosnovskiǐ等[71]比较了雄性急性冠状动脉综合征（august copenhagen irish，ACI）大鼠和Wistar大鼠的脑组织各区域（下丘脑、顶枕叶、感觉运动和边缘区皮质）、心脏、肝脏和肾上腺中的TBARS水平，发现ACI大鼠对情绪应激更敏感。强迫隔离制动12 h的ACI大鼠只有下丘脑和肝脏TBARS水平增高，另外一些组织（如胸腺和肾上腺）中TBARS水平增高与情绪应激的指数及其相对重量的变化有关。而且，C57BL/6和BALB/c小鼠在旷场试验中对情绪应激的反应也不同，但它们的F_1杂合子（C57BL/6×BALB/c）与C57BL/6种系的应激反应相似。研究人员已发现，不同种系原来的脂质和脂质过氧化物量不同，但是C57BL/6鼠和F_1杂合子表现出相似的动力学变化。因此不同种系以特异性脂质过氧化产物动力学为特征。

应激可以引起胃底TBARS水平增高、羰基化蛋白含量增多及谷胱苷肽含量减少，这表明应激能引起广泛的氧化损伤。应激还可引起时间依赖性的线粒体SOD活性增高和过氧化物酶活性降低，此两者均与胃溃疡的严重性呈正相关[72]。经受30 min冷应激的实验鼠肝、心和胃的TBARS水平增高、共轭二烯烃含量增多，同时脑、心和胃的巯基化合物含量减少[73]。Erin等[74]也发现冷的束缚应激可诱发溃疡形成，肝和脑干的谷胱甘肽水平降低及肝、胃的脂质过氧化物水平增高。

雄性SD（sprague dawley）鼠的束缚应激会诱发严重的胃出血，同时血浆TBARS水平明显增高，铁结合、铁氧化保护和自由基清除活性降低[75]。8 h的束缚应激可使脑内的过氧化物含量明显增多。在脑皮质膜用自旋标记研究膜流动性，发现制动应激诱发膜近表面层和膜蛋白结构的微黏度增加，而致膜双分子层核心的微黏度降低。用特异性凝胶色谱聚焦分光法测得经历8 h束缚应激的实验鼠的脑皮质、小脑、海马和中脑中脂质过氧化物含量显著增多，其中海马增多最明显。

3. 应激对抗氧化酶和蛋白氧化性损伤

长期的情绪应激可激活谷胱甘肽过氧化酶，并降低SOD和谷胱甘肽转移酶活性。Sosnovskiǐ等[76]测定了接受1 h束缚应激的成年雄性ACI大鼠脑皮质、杏仁核、下丘脑和中脑的SOD、谷胱甘肽过氧化酶、谷胱甘肽还原酶的活性，结果发现下丘脑和杏仁核是机体抵御氧化应激最强烈的区域。此外，其他实验还表明经历应激的老鼠的脑组织中Na^+-K^+-ATP酶活性降低，而脑皮质、下丘脑、纹状体和延髓的氧化蛋白水平也发生了显著增高[75]。此外，该研究还发现束缚应激可导致线粒体中的脂质过氧化物含量较细胞质中的明显增多[75]。

4. 应激与DNA损伤及修复

在应激动物肝脏中，致癌物或烷化剂所诱导的DNA损伤修复酶，即6-氧-甲基嘌呤-DNA甲基转移酶（6-methylguanine DNA methyltransferase，MGMT）的水平明显降低。Kiecolt Glaster等[77]对淋巴细胞中DNA修复的研究表明，受X射线照射的高度应激人体中淋巴细胞的DNA修复能力相较于轻度应激人体显著减弱。

这为应激致癌提供了直接证据。接受情感应激的老鼠的肝脏细胞核中一种DNA氧化损伤生物指标，即8-羟基-2-脱氧鸟苷（8-hydroxy-2-deoxyguanosine，8-OHDG）的水平显著升高[78]，8-OHDG是自由基（如羟自由基、单线态氧等）攻击DNA分子中的鸟嘌呤碱基第8位碳原子而产生的一种氧化性加合物。同时该研究还发现，从束缚应激后的大脑皮质、中脑和海马中提取出来的nDNA中的8-OHDG水平增高，尽管其增高仅在大脑皮质中比较显著。

5. 应激中抗氧化剂的干预作用

抗氧化剂可减少应激引起的氧化损伤。维生素E、尿酸、SOD、白蛋白、乙醇、2,6-二叔丁基对甲酚都被证明可抵抗应激所致的血浆和肝脏的氧化损伤。

特异性游离自由基清除剂（如苯甲酸盐或二甲亚砜）和自由基结合剂（如PBN）都能显著抑制胃溃疡的发生。作为一种非毒性金属螯合剂，去铁胺可以保护黏膜，以免产生剂量依赖性应激性溃疡，金属螯合剂可以通过螯合剂分子与金属离子的强结合作用，将金属离子包合到螯合剂内部，变成稳定的、分子量更大的化合物，从而阻止金属离子起作用。胃组织中TBARS水平的增高和过氧化酶的失活也可被谷胱甘肽和维生素E等抗氧化剂和铁螯合剂DFO抑制。有研究表明，应激可使羟基生成量增加5倍，这表明应激性溃疡与氧化损伤有关。

还原性谷胱甘肽可抑制应激所致的胃出血，使脑内氧化损伤和抗氧化防御反应失调。谷胱甘肽合成抑制剂丁硫堇磺氧亚胺（D,L-buthionine-S,R-sulfoximine，BSO）可使老鼠大脑内谷胱甘肽衰竭并加重脂质、蛋白质和DNA的氧化损伤[75]。饮食中添加具有抗氧化活力的维生素可以通过增高内源性抗氧化酶水平和调控热休克相关基因 $HSP-70$ 的表达来保护老鼠组织免受氧化应激的侵害[79]。

1.3.4 应激相关性衰老加速的氧化损伤假说

衰老的应激原理提示衰老是生命体一生中应激反应的累积结果。这种累积作用的分子机理还不清楚，最近大多数有关应激导致衰老的机制研究焦点已集中在对神经元损伤有促进作用的糖皮质激素上。

1. 应激所致代谢率改变

体外糖皮质激素可减少神经元中糖摄入量和能量代谢[80]。目前，研究人员对于应激是否可减少机体脑组织内的能量代谢并不清楚。但是现有的证据表明，应激可加快脑代谢。应激状态下，代谢率增大，正常人每天需要的能量大约是2000 kcal，但重度烧伤患者每天需要高达5000 kcal的能量。这么多能量是由应激导致儿茶酚胺、糖皮质激素及一些炎症因子的释放，刺激肌肉、脂肪、肝脏释放能量物质，同时抑制包括生长、消化、繁殖、免疫等的合成代谢过程而提供的。应激状态下，糖原减少，而糖异生、血糖、脂肪酸和氨基酸水平增高。另外，细胞对应激的反应是通过减少特异性应激蛋白的合成来实现的，如热休克蛋白和调节糖代谢的蛋白，这些蛋白的减少可提供迅速的应激保护或者参与细胞修复过程（图1-2）。

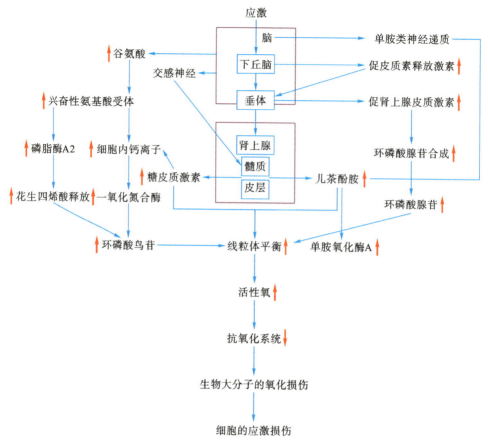

图 1-2 应激引起的代谢改变及其引发的生物学后果

2. **应激相关性衰老加速的氧化损伤假说**

与其他生命现象一样，代谢也包括权衡替换，正常代谢的氧化副产物对脂质、蛋白质和 DNA 都有损伤。哺乳动物的寿命与其耗氧率呈负相关。氧利用增多时，组织和细胞的氧聚集及自由基反应水平都升高。科学界曾经认为，正常代谢所导致的氧化损伤是衰老及衰老有关疾病（如癌症、心血管疾病、免疫力下降、脑功能不良和白内障等）的主要原因。鉴于衰老相关疾病与应激相关疾病的相似性（图 1-3），我们在 Harman 博士的自由基衰老理论的基础上，提出应激引起代谢-ROS-氧化损伤增加，进而导致衰老加速的假设（图 1-4）。

糖皮质激素和儿茶酚胺增加是为了满足伴随着糖、脂肪和蛋白质代谢增强的能量生成和消耗的增加。但是，应激所致分解代谢的慢性活动最终可能是破坏性、损伤性的。正常代谢利用氧，并生成氧化物，如过氧化物、氨基过氧化物及羟基等，都可造成氧化损伤。应激相关性氧化损伤的实验以及正常代谢中的权衡替换引起的氧化损伤是衰老的主要原因的证据都表明应激能刺激氧化物大量生成。因此，应激可增加与正常有氧代谢有关的氧化物负担，并可增加氧化物对脂类、蛋白质和 DNA 的损伤。应激和氧化物含量增加的关系提示应激在应激相关性衰老加速和年龄相关性疾病发生时氧化物含量增多的过程中起着重要作用。氧化损伤增加是衰老加速和年龄相关性疾病虽不唯一却很重要的原因之一(图1-2、表1-3)。

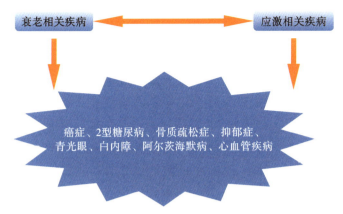

图1-3 应激相关疾病与衰老相关疾病的相似性

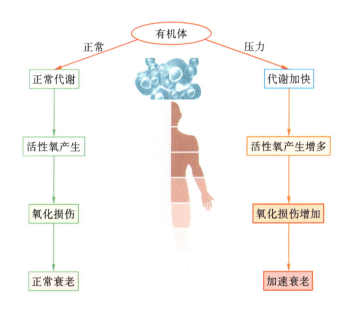

图1-4 自由基衰老理论及其在应激引起的加速衰老中的应用

表1-3 由应激所致的含量增加的代谢物

多肽激素	单胺类及其代谢物	氨基酸	其他
促肾上腺皮质激素释放激素	去甲肾上腺素和3-甲氧基4-羟基苯乙二醇	谷氨酸	花生四烯酸代谢物
促肾上腺皮质激素	多巴胺和二羟苯乙酸和高香草酸	天冬氨酸	淋巴因子
糖皮质激素	血清素和5-羟基吲哚-3-乙酸	牛磺酸	前列腺素
β-内啡肽	肾上腺素	γ-氨基丁酸	胰高血糖素
		乳酸盐	胰岛素
			白介素-1、白介素-2
			缓激肽和组胺

与应激有关的激素、神经递质、氧化还原分子及其他相关的介质的改变见图1-2。需要指出的是，尽管神经递质属于激素范畴，但由于传统认为激素是细胞释放到血液中被运送到达一定距离的靶细胞发挥作用的化学信使，而神经递质是神经元释放到神经突触之间后对其效应细胞(分泌细胞，肌肉细胞和其他神经元)发挥作用的化学信使，同时鉴于应激对大脑的重要影响及神经递质的一些独特性，我们将其从激素中分离出来单独讨论。这些发现提示应激和自身平衡的适应是由氧化物和抗氧化物、兴奋性神经递质和抑制性神经递质、应激激素和抗应激激素之间的平衡及这些物质之间的相互作用支配的(图1-5)。

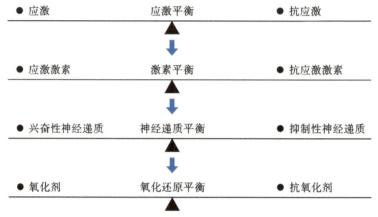

图1-5 应激相关平衡

1.3.5 代谢与平衡稳态的网络调控

1. 激素平衡、氧化物平衡、神经递质平衡及其相互作用

正常生理代谢需要消耗氧气生成 ATP，为机体供应能量，但是这个过程会产生副产物——ROS，如其失控或过量，则会危害机体正常的生命活动。ROS（包括超氧阴离子、过氧化氢和羟基自由基等）的形成是通过向氧气分子连续添加电子来实现的。细胞色素氧化酶在线粒体产生能量的过程中相当有效地添加了 4 个电子，但是其中一些有毒的中间体仍是不可避免的副产物[81]。正常有氧呼吸的结果是线粒体消耗氧气，并通过逐步将其还原以产生 H_2O。ROS 被有目的地利用于生命体系中，其中包括细胞色素 P450 和过氧化酶的铁基在活性部位的反应，体内乙醇氧化的羟基、核苷的代谢、氧化作用、吞噬作用、羧基化合物和羟基化合物的反应，过氧化物酶和还原型辅酶Ⅰ(reduced nicotinamide adenine dinucleotide，NADH)氧化酶的作用，通过多不饱和脂肪酸氧化合成二十烷类，如前列腺素和白三烯[82]。

一氧化氮是氧自由基具有双面性最好的佐证[83]。一方面，一氧化氮是谷氨酸的作用产物，具有神经毒性，可与过氧化物反应生成过氧化氮，氧化损伤生物大分子。另一方面，一氧化氮可增强神经元抵御神经毒性的能力并调节由休克所致的神经功能紊乱。更重要的是，一氧化氮是一种具有多种功能的稀有神经递质，可以调控学习和记忆。与传统的神经递质不同，一氧化氮不是贮存在囊泡中，而是在神经元中按需生成，并由神经末梢弥散释放。很明显，一氧化氮看似相悖的特性归功于其作为氧自由基的双面性。

线粒体电子传递链的副产物在机体衰老和年龄相关的退化性疾病中起重要作用，受衰老的自由基理论的影响，氧自由基的这种负面特性在过去 20 年中得到了深入研究。氧化还原平衡为细胞所必需，氧化物过多或不足都可引起机体的代谢紊乱。衰老和年龄相关的退化性疾病的发生、发展可能是由氧化物生成过多引起，无论何时何地，当氧化物生成过多时，用抗氧化剂干预和抑制就成为理所当然（尽管并不完全正确）的方式，局部缺血/再灌注所导致的损伤便是氧化还原平衡失调的很好的例证。

神经突触的兴奋性毒性是神经退化过程中的一种普遍方式。例如，过去常认为导致帕金森病（Parkinson disease，PD）的神经元功能障碍的 MPTP，在黑质纹状体-多巴胺能神经元（黑质区的多巴胺能神经元能够投射到纹状体，形成黑质-纹状体通路，也就是说，多巴胺能神经元的胞体在黑质，而投射出去的纤维在纹状体这个脑区）功能障碍中似乎是通过 N-甲基-D-天冬氨酸（N-methyl-D-aspartic acid，NMDA）受体来发挥神经毒性作用的。在实验动物中使用 NMDA 受体拮抗剂可保护黑质免受 MPTP 的代谢产物 MPP^+ 的神经毒性作用[84]。此外，β-淀粉样肽的神经毒性作用导致皮质神经元死亡，提示其可能在阿尔茨海默病（Alzheimer disease，AD）的发病中起作用[85]。

谷氨酸和天冬氨酸的神经兴奋性毒性可能是通过氧化产物介导的。科学界曾经认为，这些氨基酸激活 NMDA 受体，引起线粒体钙内流，依次激活能引起花生四烯酸级联反应（从花生四烯酸合成前列腺素、血栓烷、前列环素和白三烯的反应）的钙非依赖型磷脂酶 A2（iPLA2）和生成氧化产物的其他通路。这些通道中包括神经元一氧化氮合成酶（nNOS）的激活，该酶是在 NMDA 受体激活的过程中通过钙内流被激活的。一氧化氮和超氧阴离子自由基共同的产物可以生成具有高效能的氧化剂过氧亚硝酸盐，而过氧化物可能在钙稳态紊乱时生成增多，并激活花生四烯酸级联反应，产生氧化物，改变细胞膜的流动性，进而影响离子通道转运蛋白质和其他膜相关性蛋白质的功能[86]。

氧化产物作为 NMDA 受体激活的结果，可能是非依赖性的刺激能引起前述结果的兴奋性氨基酸的释放。氧化产物可以传播并增强钙流，引起细胞毒性作用。有人指出，年老的沙土鼠的行为障碍可能是由脑内广泛的氧化损伤引起的，可能是一种兴奋性通路活动异常的继发性疾病[64]。Hchulz 等[87]发现，给予老鼠 PBN 后，可以减弱由 NMDA 和 MPP^+ 所致的纹状体兴奋性毒性作用，这为氧自由基引起兴奋性毒性作用提供了直接的证据，并且提示抗氧化剂在治疗和干预兴奋性毒性所参与的神经疾病中具有应用前景。因此，应激所致脑氧化损伤可能由兴奋性毒性作用所致。

2. 激素平衡和其与氧化物及神经递质平衡的相互作用

代谢增加是机体对应激所作的重要的适应性反应。调控应激的一个重要的激素是儿茶酚胺，儿茶酚胺分泌的增加是应对应激的一个快速反应。儿茶酚胺是含有邻苯二酚（即儿茶酚）的胺类化合物，包括多巴胺、去甲肾上腺素、肾上腺素及它们的衍生物。与糖皮质激素一样，可利用肾上腺素或去甲肾上腺素制造应激模型。儿茶酚胺在应激的适应和损害过程中起着重要作用。儿茶酚胺激素的平衡可通过激活β-肾上腺素和抑制α-肾上腺素来调控。而它们之间的平衡是由受体兴奋或抑制、G-蛋白兴奋或抑制、cAMP产物的兴奋或抑制共同调节的。如果这些仍不足以平衡β-肾上腺素的活性，则可以通过激活另一种拮抗剂环磷酸鸟苷（cyclic guanosine monophosphate，cGMP）来控制环磷酸腺苷（cyclic adenosine monophosphate，cAMP）的含量。已知类固醇激素能够在应激过程中调节儿茶酚胺的活性，以限制其所导致的损伤。

糖皮质激素在糖、蛋白质、脂肪的代谢中起重要作用，因此，正如Cannon在21世纪初所指出的那样，糖皮质激素在对应激的恐惧、逃跑、战斗等反应中起重要作用。糖皮质激素、肾上腺素和去甲肾上腺素促进能量物质释放入血浆中并抑制糖摄取、脂肪酸贮存和蛋白质合成。另外，糖皮质激素在维持生理稳态和功能方面具有重要作用，它可以调节脑区参与应激反应，否则将会导致应激损伤[46,88]。例如，库欣综合征（Cushing syndrome，CS）患者由多种原因引起肾上腺皮质长期分泌过多糖皮质激素，导致满月脸、多血质外貌、向心性肥胖、痤疮、紫纹、高血压、继发性糖尿病和骨质疏松等。基础水平的糖皮质激素可参与能量代谢、生长和发育。在脑细胞代谢中，糖皮质激素具有多种功能：可调节糖磷脂脱氢酶活性，刺激谷氨酸合成，增加5-羟色胺水平，提高Na^+-K^+-ATP酶活性，增加脑内DNA、RNA和蛋白质的合成。

如果皮质醇水平低下，则不能满足机体基本防御系统的需求，不能保护机体免受应激损伤的侵害，最终导致心血管系统、消化系统、呼吸系统、中枢神经系统等功能失调。相关研究表明，在切除肾上腺后，糖皮质激素分泌被抑制的老鼠海马中的齿状回和锥体神经元缺失[89]。Sloviter等[90]将SD大鼠予以束缚应激且（或）实施双侧肾上腺切除术，测定脂质、蛋白质和DNA的氧化损伤及单胺神经递质转运量的改变。与应激结果相同，肾上腺切除术可引起老鼠多处脑部的脂质过氧化水平和蛋白质氧化水平升高。另外，肾上腺切除术可以增强应激所致氧化损伤和单胺神经递质运转的增加。这些证据表明，长期应激可导致脑部氧化损伤，应激水平的糖皮质激素和低于基础水平的糖皮质激素都可引起氧化损伤。这些发现为糖皮质激素矛盾提供了可能的解释，并提示在切除肾上腺的老鼠的实验中所观察到的氧化损伤增加和海马神经元缺失可能是对HPA轴反馈体系的干涉。这个干涉将导致下丘脑和垂体活动增加，从而引起CRH和ACTH释放增加。

因为生物体内任何一种物质的增加都具有有害影响，所以激素平衡首先由负反馈进行调控，当血浆中糖皮质激素到了某一特定水平时，就会通过负反馈抑制垂体和下丘脑中CRH和ACTH的释放，从而抑制糖皮质激素的进一步释放。如果在慢性应激时负反馈作用不能进行，则应激激素平衡可能是由其他激素（包括儿茶酚胺）或者由这些应激激素的拮抗剂所维持的。例如，脱氢异雄酮（dehydroepiandrosterone，

DHEA)被认为是皮质醇的天然拮抗剂,由 17-α-羟基-16-β-甲基孕烯醇生成,现今科学界认为 DHEA 是雌激素的前体,是一种具有广泛生物活性效能的雄激素。血浆 DHEA 水平随年龄下降,而皮质醇水平相对保持不变。因此,皮质醇/DHEA 值随年龄增加,这导致年龄相关性疾病或皮质醇增多疾病发生、发展的风险增大,这些疾病包括白内障、骨质疏松症及内因性抑郁症等。Hechter 等[91]在 CS 患者的慢性皮质醇过多机制上探索了其他方面的病理发展过程,他们相信有一种生理性拮抗剂可以抵制皮质醇的这种作用,而 DHEA 就是这种拮抗剂。DHEA 的抗糖皮质作用可以解释 DHEA 的多种生理活性,如其对应激、肥胖、糖尿病和急性致死性病毒感染的免疫反应和保护作用。不同病理生理状态时的 DHEA 水平升高可能都与糖皮质激素有关。因此,DHEA 抗糖皮质激素的作用机制可能是 DHEA 与糖皮质激素受体结合,通过直接调控糖皮质激素受体而介导其抗糖皮质激素效应,或者 DHEA 与血浆中不同靶组织的膜结合,并直接调控不同的酶及第二信使通道[92]。

据研究发现,DHEA 或其硫酸盐脱氢异雄酮硫酸盐(DHEA-S)都能干预体外和体内海马中 NMDA 的神经毒性[93]。因为具有兴奋性毒性的氨基酸在脑局部缺血或其他神经损伤后释放增加,所以降低 DHEA 水平可能增加衰老和应激所致的脑组织受损的可能性。

除了 DHEA,现今科学界认为雌激素也是具有神经保护作用的抗氧化剂。17-β-雌二醇、17-α-雌二醇及一些雌激素生成物都均阻止细胞内过氧化物累积,最终抑制由 β-淀粉样肽、谷氨酸、过氧化氢及 D-Buthionine-(S,R)-sulfoximine 所致的初级神经元氧化损伤、海马细胞及具有器官特异性的海马切片中的神经细胞的变性[94-95]。此外,更令人感兴趣的是,雌激素影响神经母细胞瘤细胞和淀粉样前体蛋白(amyloid precusor protein,APP)转染的肾 293 细胞的生长、成熟和 β-淀粉样蛋白(amyloid β-protein,Aβ)的产生。雌激素还可减轻海马神经元的兴奋性毒性作用、氧化损伤及 Aβ 的毒性作用,而皮质醇可加重上述损伤[96]。作为抗氧化剂,雌激素可以抑制线粒体中的脂质过氧化。

糖皮质激素是否可作为氧化剂,目前还不清楚。但是,糖皮质激素与兴奋性氨基酸所致的破坏过程密切相关。例如,外源性兴奋性毒性作用可以引起海马细胞功能缺失,而该缺失可因皮质酮水平的升高而加重,也可因双侧肾上腺切除术而减弱。一过性缺血可引起内源性兴奋性氨基酸水平升高,导致神经元功能缺失,而该缺失既可因皮质醇水平的升高而加重,也可因双侧肾上腺的切除而减轻[67]。糖皮质激素的生理性增多可促进老鼠海马内谷氨酸的累积及由卡因酸所致的兴奋性氨基酸的累积[97]。累积的兴奋性氨基酸可引起如上所述的氧化剂所产生的兴奋性毒性作用。糖皮质激素加强兴奋性氨基酸毒性作用的一个可能原因是其限制了细胞生成 ATP 的能力,而该能量是钙离子通过 NMDA 受体进入细胞所必需的。另外,糖皮质激素可以抑制糖利用,并且间接地加重与氧化物有关的脂肪酸的氧化。

糖皮质激素也能抑制海马的糖摄取,具有中度的能量易脆性。能量代谢的缺陷可能最终产生慢性兴奋性毒性。当这种易脆性与神经源性损伤同时发生时，神经元就不能胜任包括维持谷氨酸和钙的损伤链在内的艰巨任务，这就引起了更多的神经元损伤。糖皮质激素在发生神经源性损伤时可增加谷氨酸的释放和钙流，加重钙依赖性细胞支架损伤。因此，糖皮质激素可能加重钙依赖性氧化损伤。氧化损伤作用、应激中的能量代谢及衰老近来已引起了人们足够的注意。

另一个证据是糖皮质激素在体外可加重氧化应激所致的海马神经元细胞死亡。Aβ在AD的病程进展中发挥着主要作用。溶解状态的Aβ在短时间内可促使神经突生长，提高神经元的存活率，而沉积状态的Aβ对神经元起相反的作用，可引起与AD相似的病理变化——神经突退缩和神经元变性。兴奋性氨基酸-谷氨酸是通过增加细胞内的过氧化物而引起神经细胞氧化死亡的。Bell等提出糖皮质激素可以增加Aβ和谷氨酸所致小鼠海马神经元细胞系（HT22细胞）和原代神经元的易脆性。这种加强作用能被特异性糖皮质激素受体拮抗剂 RU48 阻滞。他们的实验结果表明，与年龄相关的糖皮质激素自身稳态的改变似乎能使海马神经元对氧化损伤更为易感。

在海马中皮质类固醇可增加钙依赖性后超极化、游离钙的活动电位及电压门控钙离子流，糖皮质激素和氧化物平衡之间存在的另一个重要且直接的联系就是建立在这个发现之上的。众所周知，兴奋性毒性作用和线粒体自由基生成之间的重要联系可能是钙离子流，置于高钙浓度溶液中的线粒体与经兴奋性毒性影响的神经元细胞所产生的自由基的水平相似[98]。线粒体是与神经退行性紊乱有关的兴奋性毒性作用的主要靶点。此外，皮质类固醇在衰老的海马神经元中对钙依赖性后超极化起着更大影响，这种影响很可能由更多的钙离子流引起。

一方面，假设与钙离子相关的氧化物是通过与兴奋性毒性作用所产生的氧化物有关的第二信使通路生成的，则可发现老鼠的不同脑区在休息和情感应激状态下 cAMP 和 cGMP 含量将会改变[99]。另一方面，糖皮质激素可能扮演着抗氧化剂的角色，以抑制炎症反应引起的前列腺素的生成，并且它也是自由基的一个重要来源。另外，糖皮质激素能通过使细胞膜固定或流动来抵抗氧化作用。这种固定特性被认为是脊神经节损伤时合成的糖皮质激素发挥保护作用的基础[100]。线粒体中由儿茶酚胺所致的脂质过氧化能被类固醇激素有效抑制，这些激素包括雌激素和糖皮质激素。糖皮质激素和雌激素被认为是抗氧化剂。因为它们不但在局部缺血损伤中具有保护作用，而且可调控应激中儿茶酚胺的分泌。

1.3.6 神经递质平衡与氧化还原分子的相互作用及其他激素平衡

1. 氨基酸类神经递质

神经递质是帮助信号从一个神经细胞传递到另外一个神经细胞的化学物质。它与突触后细胞膜上的特异性受体相结合，影响突触后神经元的膜电位或引起效应细胞的生理效应，从而完成突触信息传递。神经元以紧密配合的连接互相联系，称作突触。在大多数情况下，神经元间的联系是由被称为神经递质的化学物质介导的。

当传导细胞中一个电冲动到达突触时,神经递质的小囊泡就通过膜将神经递质释放入突触间隙,然后神经递质与靶细胞表面的特殊受体结合,从而诱导出一定的电流加强或抑制动作电位的形成。兴奋和抑制突触的过程均对氧化物敏感。这个经典的神经递质机制不同于已经讨论过的含氮氧化物神经递质的平衡。应激可诱导天冬氨酸、谷氨酸、牛磺酸和γ-氨基丁酸(γ-aminobutyric acid,GABA)等神经递质的释放。在这些递质中,兴奋性神经递质是指对神经元有兴奋作用,能让神经元更容易产生动作电位的神经递质,包括肾上腺素和去甲肾上腺素;抑制性神经递质是指对神经元有抑制作用,能降低神经元产生动作电位的可能性的神经递质,包括血清素和GABA。

一方面,突触外谷氨酸水平的升高可引起兴奋性毒性,而GABA的代偿性出现则可降低兴奋性毒性作用。另一方面,兴奋性突触传递的减低可降低兴奋性,伴随的抑制剂的减少可提高兴奋性[101]。这表明中枢抑制机制是预防应激诱导损伤的基本机制。此结果已被协同的GABA能、多巴胺能和含血清素的及其他的脑的抑制系统证实。例如,GABA是由谷氨酸在谷氨酸脱羧酶的作用下形成的,痛苦的情绪应激可增加谷氨酸的合成和鼠脑内GABA的增多,表明GABA能系统在应激状态下易激活。服用GABA的代谢产物γ-羟丁酸可抑制痛苦情绪应激引起的肾上腺皮质酮浓度升高。因此,抑制性GABA能系统的激活与应激抑制兴奋性毒性同时发生。

2. 单胺类神经递质

蓝斑核(locus coeruleus,LC)是脑中合成去甲肾上腺素的主要部位。与横核紧密连接的边缘多巴胺系统在激动/增强/应答现象中被激活,同时也受应激状态下LC-NE/交感神经系统的刺激。应激状态下,LC-NE/交感神经系统会对许多神经递质作出应答,包括5-羟色胺、乙酰胆碱、GABA和阿片肽等。据报道,在几个应激模型中,去甲肾上腺素、多巴胺、5-羟色胺水平普遍升高和在脑内不同部位它们的倒置比例增大[102-104]。被释放的神经递质不断被再摄入突触前膜或被氧化及被MAO-B降解。过氧化氢和超氧化物似乎是这些氧化作用的副产品。儿茶酚胺所引起的神经系统损害主要通过儿茶酚胺的氧化作用来实现[105]。

在几种应激模型中,除了不同脑区去甲肾上腺素、多巴胺、5-羟色胺水平和代谢率普遍升高外,在年老和应激老鼠中,MAO-B的活性也发生改变。老年老鼠脑中的MAO-B水平较高,而MAO-A的水平较低,情绪应激可提高年轻老鼠和年老老鼠脑内的MAO活性[106]。抑制MAO活性的药物——司来吉兰具有神经保护作用。因此,这里可引出一个假说:MAO活性的副产品——氧化物的产生可能与神经退行性病变有关。

另一个儿茶酚胺作为氧化剂的证据来自于它在前列腺素形成中的作用。前列腺素是在磷脂酶作用下由磷脂释放的花生四烯酸形成的。前列腺素是二十碳不饱和脂肪酸花生四烯酸经酶促代谢产生的一类脂质介质。花生四烯酸在各种生理和病理刺激下经PLA2催化,并经细胞膜膜磷脂释放,在环氧化酶(cyclooxygenase,COX)

的环氧化活性和过氧化活性的作用下依次转变为前列腺素中间代谢产物 PGG2 和 PGH2，然后经过下游不同的前列腺素合成酶的作用代谢生成各种有生物活性的前列腺素，包括 PGI2、PGE2、PGF2α、PGD2、血栓素 A2。这些酶的活性很大程度上依赖于细胞内的钙离子水平。前列腺素合成的强度也依赖钙离子的转移。游离脂肪酸的释放与氧化物的生成和氧化损伤有关，因为花生四烯酸和氧化物加强谷氨酸的释放而抑制其被神经元和神经胶质的摄取灭活，所以形成了一个恶性循环。

一方面，单胺类神经递质通过它们的双向性来维持平衡。它们很容易被氧化，生成具有强烈神经毒性的半醌；另一方面，这些单胺类又有较强的抗氧化作用，表现出神经保护性。这两者之间的平衡是通过一个非常复杂的机制发挥作用的，其中抗坏血酸盐、一氧化氮和阻止半醌形成的机制均起作用。这个假说表明，在突触形成和突触消失的谷氨酸能突触微平衡中可能由儿茶酚胺抗氧化效应调节，然而，此机制的一些功能障碍可能产生过量的神经毒性氧化物，在一些神经变性、紊乱的疾病（如精神分裂和癫痫）中起作用。

Symthies[107]提出了关于儿茶酚胺和谷氨酸相互作用的新观点，他认为，这些神经递质通过它们自己的特异性受体单独发挥效应。然而，儿茶酚胺可以通过溢出效应（一个细胞的 NMDA 受体能被邻近细胞轴突末梢释放的谷氨酸通过相似的途径而刺激，称溢出效应）而对其他受体产生其他作用。在脑内某些区域处于中间输出神经元的棘突里有两个联系，一个是谷氨酸能末梢，另一个是毗邻的非突触多巴胺能末梢，这两个末梢只有 1～2 μm 的距离，这样，多巴胺突触小节（NE 系统中的 NE 突触小节）可以通过氧化剂（过氧化物和过氧化氢的羟基）调节毗邻谷氨酸能突触的氧化还原状态。过氧化氢能在某些情况下通过突触后神经元弥散入突触间隙，进而转变成超氧化物或羟基。Edelmm 和 Gally[108]认为，过氧化氢有突触调节作用。也有明确证据证明了纹状体的多巴胺可以拮抗谷氨酸的神经毒性[109]。

5-羟色胺应对应激的反应机制现在还不清楚。去甲肾上腺素和 5-羟色胺是抑制性还是兴奋性神经递质，目前还没有定论，但在许多情况下它们表现出对神经元的抑制效应。因此，单胺类扮演了兴奋性神经递质的拮抗剂是可能的。此假定的基础包括：①多巴胺和谷氨酸能通过非突触机制互相作用，而且事实上，多巴胺受体的激活抑制了谷氨酸的释放；②已知糖皮质激素可通过调节其合成酶或者脑内受体的密度而作用于 5-羟色胺。抑制 5-羟色胺摄取而升高脑中血清素活性的药物在抑郁症发病中是有效的。

1.3.7 线粒体是心理社会经历与生物应激反应之间的潜在交汇点

1. 线粒体是衰老的生物钟？

Harman 博士于 1972 年提出线粒体可能是控制衰老的生物钟。线粒体是维持生命的多功能细胞器，可产生生命所需的能量并产生适应压力的信号，心理压力可对线粒体的结构和功能产生重要影响，因此，线粒体成为心理社会经历与生物应激反应之间的潜在交汇点。一个新兴的概念提出，线粒体可以感知并整合，将心理社会和行为因素转化为细胞和分子修饰。长期以来，心理压力会诱导代谢和神经内分泌介体，并导致线粒体的结构和功能重新校准，并构成线粒体的同种异体负荷。临床上，线粒体功能障碍会影响在心身过程中起作用的大脑、内分泌系统和免疫系统，这提示它们之间有共同的潜在机制。线粒体功能障碍也通过释放丝裂霉素和其他代谢产物而促进全身生理调节。在细胞水平，线粒体信号转导可影响基因表达和表观遗传修饰，并调节细胞衰老的速率。这项证据表明，线粒体的同种异体负荷代表了一种潜在的亚细胞机制，可将心理社会经历及由此产生的消极的和积极的情绪反应转化为具有临床意义的生物学变化和生理变化。将线粒体整合到生物行为学和心身学研究中，为研究心理社会因素如何影响整个生命周期的人类健康和福祉提供了新的可能性[110]。

2. 压力对线粒体有重大不利影响

多项研究显示，心理压力对线粒体有重大不利影响。急性应激和慢性应激会影响线粒体生物学的各个方面，而慢性应激会导致线粒体之间的分子和功能重新校准。表征这种亚细胞应激状态的适应性线粒体变化，称为线粒体同种异体负荷。为了确定心理社会压力源、情绪状态、产生的神经内分泌和免疫过程及与人体心身研究相关的线粒体能量学之间的联系，需要对特定线粒体结果进行敏感测量的前瞻性研究。

压力影响线粒体主要由于以下4个原因：①在分子、表观遗传、细胞、细胞器和全身水平都需要能量，以维持应激反应的组成部分；②线粒体产生并代谢糖皮质激素和其他类固醇激素；③线粒体对神经内分泌和代谢应激介质有反应；④实验性地控制线粒体功能会改变对心理压力的生理和行为反应。因此，线粒体是内分泌细胞器，其提供能量和信号以实现和指导压力适应。调节社会行为的神经回路及心理病理过程也受到线粒体能量的影响。将压力作为一种能源驱动的过程的综合观点为研究整个生命周期的适应和调节机制提供了新的机会[111]。

3. 人类白细胞线粒体健康的功能指标

长期的生活压力可以损害身体各项机能，但潜在的细胞机制尚不清楚。慢性应激可能会诱导线粒体重新校准，从而导致每个细胞的线粒体含量或线粒体质量发生变化。Picard等[112]提出了人类白细胞线粒体健康的功能指标。人类白细胞线粒体健康的功能指标整合了核和线粒体DNA(mitochondrial DNA，mtDNA)编码的线粒体呼吸链各组分的酶活性和mtDNA拷贝数。他们通过比较自闭症患儿(属于高压力照护者)的健康母亲与神经病患儿(属于对照组)的健康母亲，利用三重健康指数来检验以下假设：日常情绪状态和护理压力会影响线粒体功能。人类白细胞线粒体健康的功能指标优于单独的线粒体健康的功能指标。夜间积极情绪升高与人类白细胞线粒体健康的功能指标升高有关，而夜间积极情绪也是护理与人类白细胞线粒体健康的功能指标之间联系的中介。人类白细胞线粒体健康的功能指标与积极情绪相关，这在人类中首次表明线粒体可能会对最近几天内的情绪状态作出反应。日常情绪和长期护理压力与线粒体的功能有关。线粒体健康可能代表了心理压力与健康之间的联系。

应激既与氧化产物生成增多相关,也与激素(包括神经递质)、氧化物及其他应激介质失衡所致的氧化损伤有关,还与应激相关的代谢或分解过程的改变所致的应激相关产物的相互作用有关。生物大分子氧化损伤的积累可加速衰老和引起年龄有关的疾病,如神经退行性疾病。而这需要与训练有关的研究来支持此假说。如果社会流行病学家能从原本身体健康而由于应激导致疾病危险升高的中年人群中分出亚型,那么我们就可以通过测定氧化损伤标记物来推测内源性氧化损伤的增加对加速衰老和衰老相关疾病进展的影响。此外,目前已经发现一些延缓应激和与衰老有关的神经退行性病变的几种策略,包括使激素保持或恢复稳态和氧化还原平衡,如降低内源性兴奋性氨基酸水平、阻断 NMDA 受体、降低糖皮质激素水平、摄入食用性抗氧化剂和大量水果、蔬菜而抑制氧化物的形成。

1.3.8 端粒-线粒体衰老假说

端粒-线粒体衰老假说是根据线粒体和端粒之间的直接关系而假设端粒——线粒体衰老轴的存在。首先,人们发现,端粒对 ROS 比较敏感,ROS 水平升高会导致端粒缩短和功能障碍;而端粒功能障碍会抑制过氧化物酶体增殖物激活受体 γ(peroxisome proliferator activated-receptor γ,PPARγ)基因表达,使线粒体生物生成减少和功能降低、ATP 生成减少和 ROS 增加;其次,端粒 DNA 损伤还可激活一些信号转导途径并降低抗衰老的 *SIRT1* 基因的表达。综合以上结果,形成了一个以端粒损伤为因、线粒体损伤为果的衰老假说[113-114]。

线粒体是细胞的能量工厂和内分泌亚细胞细胞器,因此可作为压力感受器和传感器,以传递信号调控激素、免疫细胞因子和氧化还原分子的稳态,以及这些物质之间的相互作用。应激导致的激素、免疫因子和氧化还原分子稳态的丧失和这些系统的过度相互作用最终可能导致线粒体功能障碍、氧化损伤增加、端粒酶活性降低及端粒长度缩短。

我们结合自由基衰老理论、线粒体-端粒衰老理论等,以及"应激引起代谢-ROS-氧化损伤增加导致衰老加速"的假设,提出以下假设:①线粒体充当应激感受与传感器,以传递信号调控激素、免疫细胞因子和氧化还原分子的稳态,以及这些物质之间的相互作用;②短期强烈应激或长期慢性应激将会诱导线粒体功能障碍,导致 ROS 和氧化损伤增加,加重正常有氧代谢的氧化负担,导致端粒酶活性降低和端粒长度缩短,从而导致衰老加速,可以称为"应激加速衰老的线粒体-自由基-端粒假说"(图 1-6)。基于此假设,我们建议以线粒体为靶点,通过线粒体营养物质和运动来调节氧化还原信号,增强线粒体功能(改善线粒体稳态),这可能是对抗压力、延缓与压力有关的衰老加速及预防与压力有关的疾病的有效策略。

线粒体充当应激传感器,调节与应激相关的激素、神经递质、氧化还原平衡及它们之间的相互作用。线粒体功能障碍可能会导致氧化还原失衡,从而产生更多的 ROS,而 ROS 可能会使端粒酶失活并缩短端粒,从而加速衰老。

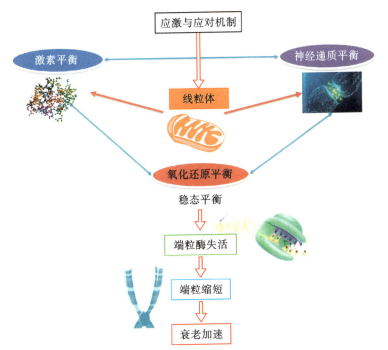

图 1-6 应激加速衰老的线粒体-自由基-端粒假说

1.4 如何使线粒体健康？

线粒体既是能量"发电厂"，也是产生 ROS 的场所。ROS 生成后，首先攻击线粒体，造成线粒体损伤，引发各种疾病。因此，我们认为"线粒体健康是生命之本，线粒体损伤是万病之源"，据此进一步提出"线粒体健康，细胞就健康；细胞健康，人体就健康"的观点。

1.4.1 运动与线粒体健康

体育活动和体育运动对人类的整体健康状况起着重要作用。众所周知，经常运动有助于降低发生各种健康问题的风险，如心血管疾病、2 型糖尿病和癌症。运动会在骨骼肌组织中可引起各种各样的分子适应，如纤维类型转换或其他代谢改变，这些适应是基于运动引起的骨骼肌转录组的变化。在运动过程中，多种表观遗传修饰[包括 DNA 和组蛋白修饰，以及特定小核糖核酸（micro ribonucleic acid，micro RNA）的表达]及其通过代谢变化和信号传递事件调控之间发生复杂的相互作用，即在不改变 DNA 碱基序列的情况下诱导基因表达模式改变的途径，可能在控制骨骼肌转录模式中起主要作用。新出现的证据表明，体育锻炼会影响人类的 DNA 甲基化，急性和慢性运动都可以高度组织特异性和基因特异性的方式显著影响 DNA 甲基化[115]。越来越多的证据表明，可训练性等特征不仅取决于遗传密码，而且取决于表观遗传信号。通过 DNA 甲基化和组蛋白修饰等机制，表观遗传信号在基因表达的调节中起重要作用。运动的早期反应（如代谢和成肌基因的转录增加）在介导骨骼肌的后续适应中很重要，而运动引起的降低DNA甲基化和促进组蛋白乙酰化已成为增加转录的重要原因[116]。因此，表观遗传修饰可作为设计和管理优化和个性化训练方案的标志，预测训练适应性的预后工具，甚至可作为"运动模拟物"设计的目标。

随着年龄的增长，骨组织会发生明显的组成、结构和代谢的改变，从而可能导致骨质疏松症。骨质疏松症是最普遍的骨病，其特征是进行性骨衰弱和脆性骨折的风险增加。运动能够通过保持骨骼质量和强度、防止骨骼细胞死亡和提供抗衰老作用而影响骨骼健康。尽管骨质疏松症这种代谢疾病通常与衰老和更年期有关，但有研究证实，负重活动（尤其是在青春期进行的活动）能够产生导致骨骼合成代谢的显著成骨反应，因此，在成熟过程中实施的运动干预可能非常有益。相关人类衰老和表观遗传学的最新研究表明，在寿命的第40年后进行锻炼仍然很重要，可能的原因是运动能改善与衰老相关的端粒缩短和DNA甲基化模式[117]。

适当的运动可以增强线粒体功能，但是何为"适当的运动"是一个极其复杂的问题，完全因人而异。另外，对大多数人来说，每天运动也是一项难以完成的任务。

提起运动，人们就会想到在运动场或跑步机上跑得气喘吁吁、大汗淋淋，但大家可能忽略了世界卫生组织曾将跳舞称为"世界上最好的运动"。创造性艺术是最好的减压方式，因为它可以降低皮质醇水平，皮质醇是压力的指标。艺术可以诱发人们积极的心理状态，以一种新颖的方式激发我们的思维和情感，从而让我们感觉良好。

一项发表在《神经科学和生物行为评论》（*Neuroscience and Biobehavioral Reviews*）上的回顾性研究结果表明，对老年人来说，舞蹈可以增强神经的可塑性。神经的可塑性能通过一种补偿机制改变大脑的结构和功能[118]。舞蹈有以下几点益处：①因为舞者必须记住不同的舞步，与音乐结合，所以可能会影响认知和大脑功能，如创造力、情商及社交；②在某些情况下，舞蹈与情感相互作用，可能会引起美好的回忆，使人更加乐观和充满幸福，达到减压的效果；③舞蹈可能是避免无聊的一种锻炼方式。另一项发表在《心理公报》（*Psychological Bulletin*）上的研究结果表明，在一系列的体育活动中使用音乐能使人产生积极情绪，增强身体表现，减少劳累，提高生理机能，尽管影响幅度很小[119]。

感知艺术，可以先从听音乐、跳舞、画画、写作等开始，它们不仅能帮助人们放松身心，还能帮助人们降低死亡风险。一项发表在《英国医学杂志》（*BMJ*）上的题为《生与死的艺术：英国老龄化纵向研究中艺术参与与死亡率之间关联的14年随访分析》（"The art of life and death: 14 year follow-up analyses of associations between arts engagement and mortality in the English Longitudinal Study of Ageing"）[120]的文章探讨了50岁及以上英国成年人不同艺术参与度与其死亡率之间的关系，整个随访期为14年。研究人员将艺术活动分为剧院、音乐会、歌剧、博物馆、美术馆和展览，而参与其中任何一项活动的频率被分类为从不、不频繁（每年1次或2次）、频繁（每月1次或更多）。随访期间，有29.8%的参与者死亡，而且与女性相比，男性在随访期内死亡的可能性更大。在从不参与文化活动的人中，有47.5%的人在随访期内死亡，但是在很少参与和频繁参与艺术活动的人中，只有18.6%的人死亡。与不参加艺术活动的人群相比，那些偶尔参加艺术活动的人的死亡风险降低了大约14%，那些经常参加艺术活动的人的死亡风险竟然降低了大约31%。因此，无论工作多忙、生活压力多大，也要抽空多参加艺术活动，听听音乐会、跳跳舞等都是减压和延缓衰老加速的好方式！

1.4.2 线粒体营养素与线粒体健康

美国小说家马克·吐温有一句很幽默且深刻的话："人与低等动物之间的主要特征是吃保健品或药物的欲望。"吃保健品？还是不吃保健品？这不是一个问题。随着年龄的增加、饭量的减少，再加上一些不良的饮食习惯，每个人或多或少都会存在营养素缺乏的问题，因此，补充膳食补充剂/保健品是极其重要的。但目前市面上的保健品/膳食补充剂琳琅满目，吃什么或不吃什么才是一个问题。因此，我们认为：要给人体的"发动机"充电，就要吃线粒体营养素。

1. 线粒体营养素理论

由于衰老过程与基因调控的表观遗传机制改变有关，如DNA甲基化、组蛋白修饰和染色质重塑及非编码RNA，因此，对这些机制的操纵对于恢复表观基因组活力和延缓衰老干预的有效性至关重要[121]。毫无疑问，饮食营养通过表观遗传学的改变在健康长寿中发挥着极其重要的作用。饮食摄入量对人体健康和疾病的发展产生了重大影响，营养成分的改变对预防和治疗疾病均具有重要意义，这些认识有助于帮助我们建立营养与表观遗传变化之间的紧密联系。表观遗传修饰可影响转录，并在发育过程中建立基因组稳定性且产生终身后果。它们可以从一代继承到下一代。染色质在DNA核苷酸碱基、组蛋白和RNA上的共价修饰（包括甲基化和乙酰化）可影响个体一生的关键生理过程，并与遗传的DNA初级序列一起，有助于应对环境压力、饮食和与年龄有关的慢性病的风险。通过揭示饮食与表观遗传的关系，有可能使我们更清楚地认识到营养物质在生物系统中的作用，并发展编程生理程序，以实现终身健康的饮食模式。表观遗传学还可以使我们对患有慢性疾病的个体进行分类，以对其进行特定的饮食管理和（或）有效的饮食-药物联合疗法[122]。

一只鸽子可以存活大约30年，根据它们的高代谢率和体型，这个结果比预测的3～4年的寿命大了10倍。我们有充分的理由认为，鸽子寿命更长的原因可能是它们拥有大量高质量的线粒体，因此，它们的能量代谢系统较好，从线粒体呼吸链上泄漏的自由基较少[123]。这似乎是鸽子寿命长的原因之一。

人类的寿命相对鸟类或爬行动物均较短，这是因为人类没有鸟类或爬行动物拥有的高质量线粒体及较高的代谢率。生命率理论认为，大型动物的寿命往往比小型动物更长。科学家通过代谢率来解释该现象，即动物为身体的日常功能（包括呼吸，维持体温和血液循环等过程）所消耗能量的速度。因为大型动物具有较低的代谢率，所以该理论表明，较慢的代谢率与更长的寿命有关。科学家考虑如何利用线粒体的多种功能来延长人类的寿命，用功能良好的线粒体替代功能受损的线粒体的最简单的方法是在细胞水平上诱导线粒体自噬（mitophagy），靶向清除功能受损的线粒体，进而控制线粒体的质量。

线粒体营养素的第一个功能是在细胞水平上靶向调节线粒体的数目。每种细胞内都有一个最佳数量的线粒体，过多或过少都不好。有些线粒体营养素可以在线粒体少时促进线粒体的生成，而在线粒体过多时促进线粒体自噬。线粒体营养素的第二个功能是在线粒体水平上靶向调节线粒体的质量，保护线粒体的结构（如外膜、内膜、基质、DNA）和功能不受氧化或其他损伤，抑或是在损伤时给予修复。

2. 抗压力 memitics：营养与药物

需要注意的是，衰老的确切机制仍然是一个悬而未决的问题，但是无论各种理论中的任何一个是否完全正确，代谢率和自由基似乎都在衰老过程中发挥着某些作用。因此，通过各种方式减轻压力、保护线粒体、预防氧化损伤似乎是最佳的阻止衰老加速的策略。由 DNA 甲基化、组蛋白修饰和 RNA 干扰引起的基因沉默组成的表观遗传机制与各种疾病的发生、发展密切相关，由此引发的对表观遗传功能和信号途径的研究可以作为新药发现的靶标。在充分考虑营养需求和表观遗传机制的各种因素的情况下，我们就有可能开发出更安全、更有效的新型药物[124]。

尽管热量限制是一种有效的减压方式，但鉴于具体实行的困难及其副作用，科学家已经做出了巨大的努力来寻找模仿热量限制反应的候选药物。这些候选药物[125]包括以下几种。

（1）选择性杀伤衰老细胞（senescent cell）的药物 Senolytics，包括 Bcl 家族抑制剂、Navitoclax（Bcl-2 抑制剂）、Panobinostat、儿茶素、磷脂酰肌醇 3 激酶（phosphatidylinositol 3 kinase，PI3K）/蛋白激酶 B（protein kinase B，AKT）抑制剂、达沙替尼、槲皮素、鱼精蛋白、热休克蛋白 90（heat shock protein 90，HSP90）抑制剂和叉头框蛋白 O（forkhead box O，FOXO）调节剂等。

（2）衰老相关的分泌表型（senescence-associated secretory phenotype，SASP）抑制剂，衰老细胞会分泌促炎因子、免疫抑制剂、蛋白质消化酶等对邻近健康细胞有负面影响的物质，SASP 抑制剂可以对这一过程进行抑制，它主要包括各种抗氧化剂（如 MitoQ、SS31、SKQ1、褪黑素、虾青素等）、灵芝、Wnt/β-catenin（β-连环蛋白）抑制剂、Klotho、ICG-001 和酪氨酸激酶（tyrosine kinase）抑制剂等。

（3）营养素信号调节剂，包括靶向胰岛素信号通路的双胍类药物——AMPK 激活剂，如二甲双胍；影响 Sirtuin 活性的化合物，如白藜芦醇、NAD^+（烟酰胺腺嘌呤二核苷酸）、β-烟酰胺单核苷酸（nicotinamide mononucleotide，NMN）、烟酰胺核糖（nicotinamide riboside，NR）；与 mTOR 信号转导相互作用的药物，如雷帕霉素；此外还有精氨酸、姜黄素、虾青素、阿卡波糖、去甲二氢愈创木酸、17α-雌二醇、β-羟基丁酸、阿司匹林等。

值得注意的是，这些潜在的抗衰老药物不止在 1 条通路中发挥作用。例如，儿茶素既可作为 Senolytics，同时也具有抑制 SASP 的功能。目前尚不清楚是否有可能找到模拟热量限制但又不产生副作用的药物。此外，即使开发出了此类药物，西方社会当前的药物使用许可制度也将使它们的使用受限[126]。

1.4.3 从我国的"打鸡血运动"到国外的"输血抗衰老"

1. "打鸡血运动"

鸡血疗法，也称为"打鸡血治百病"，简称"打鸡血"，是我国 20 世纪 60 年代流行的一种健身方法。其方法是抽取小公鸡（也有说重 2 kg 以上的纯种白色"来航鸡"最好）的鸡血几十到 100 mL，进行肌内注射，每周 1 次，据说其除延年益寿外，还能防治多种慢性病，如半身不遂、脑中风、妇科病、阴道瘙痒、不孕症、牛皮癣、脚气、脱肛、痔疮、咳嗽、感冒等。

将鸡血注射到肌内（而非静脉注射），不会有太过严重的后果，这是因为鸡血是异种蛋白，会让人体免疫系统开始排异和产生刺激，导致皮肤发红、脸色红润、心率变快、浑身燥热，在医学、医药条件相对低下的当时，在不懂医学知识的人们看来，这些症状是健身强体并能治疗疾病的标志。但是这个有个体差异，有些人会因此导致休克甚至死亡。而且由于鸡感染的疾病较多，鸡血也没经过消毒处理，带来副作用的可能性极大，所以从现代医学的角度看，打鸡血是一个非常无知和可怕的行为。

2. "输血抗衰老"

可能没有人相信，抗衰老研究的一个突破性的科学发现竟然与荒谬绝伦的"打鸡血运动"紧密相关。1956 年 2 月，MaCay 博士在《纽约医学院公报》上发表了一篇文章，题目为《实验性地延长寿命》。他将同一家族同血型的 90 d 的年轻大鼠和 300 d 的大龄大鼠的血管吻合连接在一起，共用血液循环，结果发现大龄大鼠的关节软骨很快变得年轻了许多，似乎逆转了老化。打鸡血和用年轻大鼠的血液使大龄大鼠变年轻的思路如出一辙。这也许是一个巧合，但"年轻者的某种因素可使年老者变年轻"似乎是抗衰老研究的核心思路和规律。

令人遗憾的是，MaCay 博士的这个重要发现一直未被重视。直到 2005 年，也就是 MaCay 博士发表他的发现近 50 年后，斯坦福大学医学院神经系的 Thomas Rando 团队[127]相当于重复了 MaCay 博士的工作，并在《自然》（Nature）上发表了他们的发现，一举惊动了整个再生和老年医学界。他们也是将年幼和年老的大鼠通过血管吻合连接在一起，这样连接的大鼠就开始共用一套循环系统，成为异体同生的模型。5 周后，他们发现，年老大鼠的卫星细胞与年幼大鼠血清的接触增强了 Notch 配体（Delta）的表达、Notch 的活化及衰老肝细胞的增殖，并使 cEBP-α 复合物恢复到年幼大鼠的水平，即年老大鼠的肝脏和骨骼肌的干细胞回到了比较年轻的状态。老年大鼠甚至表现出与年幼大鼠几乎相同的修复肌肉损伤的能力。也就是说，老年大鼠部分"返老还童"了。

2013 年，哈佛大学的 Amy Wagers 团队[128]做了相似的实验，他们将 1 只仅 2 个月大的小鼠和 1 只患有心肌肥大的 23 月龄的老年小鼠通过血管吻合连接在一起，开始共享血液循环。4 周后，老年小鼠的心肌肥大迅速得到了改善，心肌细胞几乎恢复到那只年幼小鼠的同样大小。更加让人高兴的是，这只年幼小鼠没有受到任何负面影响，仍然健康生长。

2014 年，美国斯坦福大学的 Tony Wyss Coray 团队[129]也做了相关实验。他们直接采集年幼小鼠的血液，输给年老小鼠。5 周后，这些接受了年幼小鼠血液的老年小鼠的大脑海马中成熟神经元的树突棘密度增加，突触可塑性提高。在认知水平上，对老年小鼠进行全身性年幼小鼠血液输入可改善与情境有关的恐惧，以及与空间学习和记忆有关的年龄相关认知障碍。暴露于年幼小鼠血液引起的大脑结构和认知增强的可能机制是通过激活老年小鼠海马中的环 AMP 响应元件结合蛋白（cAMP-response element binding protein，CREB）来介导的。2016 年，Tony Wyss Coray 等[130]通过静脉注射年幼小鼠血液给转基因的 AD 模型小鼠或通过外科手术将年幼的健康小鼠与 AD 模型小鼠连接发现，年幼小鼠血液能恢复突触和神经蛋白水平并改善 AD 模型小鼠的认知能力。在 2019 年，Tony Wyss Coray 等[131]又进行了一项随机临床实验，以检测年幼小鼠血液输注的安全性、耐受性和可行性，结果证明，年幼小鼠血液输注治疗安全、可行、耐受性好。目前，Tony Wyss Coray 已成立了一家名为 Alkahest 的公司，该公司与斯坦福大学合作，在评估使用年轻人的血液治疗试验安全性的同时，还研究血液治疗是否能改善 AD 患者的认知能力和缓解其他症状。另外，一家名为 Ambrosia 的美国公司宣布正在进行人体"换血"试验，以验证年轻健康的（25 岁以下的健康年轻人）的血液是否能带来抗衰老的效果。尽管这一类抗衰老的思路奇特，但需要开展进一步的基础与临床研究，以确认输血抗衰老和防治疾病的有效性并深入研究其机制，使其早日得到临床应用。

1.5 结论与展望

1.5.1 结论

通过上述讨论，我们可以得出以下结论：第一，迄今还没有发现任何一个能反映衰老本质和满足衰老所有特征的理想标志物，可靠的衰老生物学标志物的缺乏严重限制了衰老生物学研究，因此，如何评价衰老模型和衰老过程就是一个难题，而且人类的最大寿命无人知晓；第二，衰老的原因与机制仍然不清楚；第三，要缩短寿命非常容易，但要延长寿命则是极其困难或者是不可能的，到目前为止，人类还没有发现任何可以延长寿命的方法；第四，日常生活中各种压力/应激可以加速衰老，因此任何可以减压/抗应激的方法都可以推迟衰老，如热量限制、运动等，它们并不能延长寿命，只是恢复由于压力/应激缩短的寿命或减缓衰老的速度。因此，可以说，我们所有称作衰老或抗衰老的研究，其实与衰老本身并无关系。衰老研究领域一个非常尴尬的事实是我们似乎没有比古人知道得更多。看到赵保路教授让我引用《黄帝内经》中对于如何长命百岁的一段话后，忽然觉得我研究了这么多年的

"减压/抗应激减缓衰老加速",也不过是把下面这段古文翻译成大白话而已:"上古之人,其知道者,法于阴阳,和于术数,食饮有节,起居有常,不妄作劳,故能形与神俱,而尽终其天年,度百岁乃去。古圣人之教下也,皆谓之虚邪贼风,避之有时,恬淡虚无,真气从之,精神内守,病安从来。是以志闲而少欲,心安而不惧,形劳而不倦,气从以顺,各从其欲,皆得所愿。故美其食,任其服,乐其俗,高下不相慕,其民故曰朴。是以嗜欲不能劳其目,淫邪不能惑其心,愚智贤不肖、不惧于物,故合于道,所以能年皆度百岁,而动作不衰者,以其德全不危也。"

1.5.2 展望

鉴于以上结论,衰老研究的重点应该是:第一,开发可靠的特异生物学标志物并探索人类的最大寿命;第二,通过整合各种衰老学说,总结出全面的衰老原因与机制;第三,衰老(特别是抗衰老)研究一定不能寻找捷径,通过缩短寿命再使其延长得到的结论是不可靠的,甚至是错误的,应争取以严格的实验手段发现延长寿命的方法或药物;第四,压力促进衰老及减压延缓衰老应该成为衰老科学家的共识和衰老研究的主流方向。

(刘健康)

参考文献

[1] PENNISI E, WILLIAMS N. Will Dolly send in the clones?[J]. Science, 1997, 275(5305): 1415-1416.

[2] LÓPEZ-OTÍN C, BLASCO M A, PARTRIDGE L, et al. The hallmarks of aging[J]. Cell, 2013, 153(6): 1194-1217.

[3] HUG N, LINGNER J. Telomere length homeostasis[J]. Chromosoma, 2006, 115(6): 413-425.

[4] ROSSIELLO F, JURK D, PASSOS J F, et al. Telomere dysfunction in ageing and age-related diseases[J]. Nat Cell Biol, 2022, 24(2): 135-147.

[5] GOMES N M, RYDER O A, HOUCK M L, et al. Comparative biology of mammalian telomeres: hypotheses on ancestral states and the roles of telomeres in longevity determination [J]. Aging Cell, 2011, 10(5): 761-768.

[6] MCCAY C M, CROWELL M F, MAYNARD L A. The effect of retarded growth upon the length of life span and upon the ultimate body size. 1935[J]. Nutrition, 1989, 5(3): 155-171.

[7] MA S, SUN S, GENG L, et al. Caloric restriction reprograms the single-cell transcriptional landscape of rattus norvegicus aging[J]. Cell, 2020, 180(5): 984-1001.

[8] REDMAN L M, SMITH S R, BURTON J H, et al. Metabolic slowing and reduced oxidative damage with sustained caloric restriction support the rate of living and oxidative damage theories of aging[J]. Cell Metab, 2018, 27(4): 805-815.

[9] ORR W C, SOHAL R S. Extension of life-span by overexpression of superoxide dismutase and catalase in Drosophila melanogaster[J]. Science, 1994, 263(5150): 1128-1130.

[10] ORR W C, MOCKETT R J, BENES J J, et al. Effects of overexpression of copper-zinc and manganese superoxide dismutases, catalase, and thioredoxin reductase genes on longevity in Drosophila melanogaster[J]. J Biol Chem, 2003, 278(29): 26418-26422.

[11] MOCKETT R J, ORR W C, RAHMANDAR J J, et al. Overexpression of mn-containing superoxide dismutase in transgenic drosophila melanogaster[J]. Arch Biochem Biophys, 1999, 371(2): 260-269.

[12] ALEGRÍA-TORRES J A, BACCARELLI A, BOLLATI V. Epigenetics and lifestyle[J]. Epigenomics, 2011, 3(3): 267-277.

[13] PARK C, ROSENBLAT J D, BRIETZKE E, et al. Stress, epigenetics and depression: A systematic review[J]. Neurosci Biobehav Rev, 2019, 102: 139-152.

[14] PALMA-GUDIEL H, FAÑANÁS L, HORVATH S, et al. Psychosocial stress and epigenetic aging[J]. Int Rev Neurobiol, 2020, 150: 107-128.

[15] ZANNAS A S. Epigenetics as a key link between psychosocial stress and aging: concepts, evidence, mechanisms?[J]. Dialogues Clin Neurosci, 2019, 21(4): 389-396.

[16] SZYF M. The epigenetics of perinatal stress?[J]. Dialogues Clin Neurosci, 2019, 21(4): 369-378.

[17] BABENKO O, KOVALCHUK I, METZ G A. Stress-induced perinatal and transgenerational epigenetic programming of brain development and mental health[J]. Neurosci Biobehav Rev, 2015, 48: 70-91.

[18] CHMIELEWSKA N, SZYNDLER J, MACIEJAK P, et al. Epigenetic mechanisms of stress and depression[J]. Psychiatr Pol, 2019, 53(6): 1413-1428.

[19] ZHANG B, MA S, RACHMIN I, et al. Hyperactivation of sympathetic nerves drives depletion of melanocyte stem cells[J]. Nature, 2020, 577(7792): 676-681.

[20] EPEL E S, BLACKBURN E H, LIN J, et al. Accelerated telomere shortening in response to life stress[J]. Proc Natl Acad Sci USA, 2004, 101(49): 17312-17315.

[21] SHALEV I, ENTRINGER S, WADHWA P D, et al. Stress and telomere biology: a lifespan perspective[J]. Psychoneuroendocrinology, 2013, 38(9): 1835-1842.

[22] MAYER S E, PRATHER A A, PUTERMAN E, et al. Cumulative lifetime stress exposure and leukocyte telomere length attrition: the unique role of stressor duration and exposure timing [J]. Psychoneuroendocrinology, 2019, 104: 210-218.

[23] CABEZA DE BACA T, PRATHER A A, LIN J, et al. Chronic psychosocial and financial burden accelerates 5-year telomere shortening: findings from the Coronary Artery Risk Development in Young Adults Study[J]. Mol Psychiatry, 2020, 25(5): 1141-1153.

[24] EPEL E S, PRATHER A A. Stress, telomeres, and psychopathology: toward a deeper understanding of a triad of early aging[J]. Annu Rev Clin Psychol, 2018, 14: 371-397.

[25] JOHNSON E O, KAMILARIS T C, CHROUSOS G P, et al. Mechanisms of stress: a dynamic overview of hormonal and behavioral homeostasis[J]. Neurosci Biobehav Rev, 1992, 16(2): 115-130.

[26] SEEMAN T E, SINGER B H, ROWE J W, et al. Price of adaptation—allostatic load and its health consequences. MacArthur studies of successful aging[J]. Arch Intern Med, 1997, 157(19): 2259-2268.

[27] SEEMAN T E, MCEWEN B S, SINGER B H, et al. Increase in urinary cortisol excretion and memory declines: macarthur studies of successful aging[J]. J Clin Endocrinol Metab, 1997, 82

(8): 2458-2465.

[28] SAPOLSKY R M, KREY L C, MCEWEN B S. The adrenocortical stress-response in the aged male rat: impairment of recovery from stress[J]. Exp Gerontol, 1983, 18(1): 55-64.

[29] HOUSE J S, LANDIS K R, UMBERSON D. Social relationships and health[J]. Science, 1988, 241(4865): 540-545.

[30] SIEGRIST J. Adverse health effects of high-effort/low-reward conditions[J]. J Occup Health Psychol, 1996, 1(1): 27-41.

[31] STANSFELD S A, FUHRER R, SHIPLEY M J, et al. Work characteristics predict psychiatric disorder: prospective results from the Whitehall II Study[J]. Occup Environ Med, 1999, 56(5): 302-307.

[32] PLATNER W S. The effect of stress on the aging process[J]. Mo Med, 1961, 58: 373-376.

[33] PARE W P. The effect of chronic environmental stress on premature aging in the rat[J]. J Gerontol, 1965, 20: 78-84.

[34] TACHÉ Y, DU RUISSEAU P, TACHÉ J, et al. Shift in adenohypophyseal activity during chronic intermittent immobilization of rats[J]. Neuroendocrinology, 1976, 22(4): 325-336.

[35] SAPOLSKY R M, KREY L C, MCEWEN B S. Prolonged glucocorticoid exposure reduces hippocampal neuron number: implications for aging[J]. J Neurosci, 1985, 5(5): 1222-1227.

[36] TOMBAUGH G C, YANG S H, SWANSON R A, et al. Glucocorticoids exacerbate hypoxic and hypoglycemic hippocampal injury in vitro: biochemical correlates and a role for astrocytes [J]. J Neurochem, 1992, 59(1): 137-146.

[37] SAPOLSKY R M, KREY L C, MCEWEN B S. The neuroendocrinology of stress and aging: the glucocorticoid cascade hypothesis[J]. Endocr Rev, 1986, 7(3): 284-301.

[38] CHOLST S. Cancer and stress[J]. Med Hypotheses, 1996, 46(2): 101-106.

[39] PEREGO M, TYURIN V A, TYURINA Y Y, et al. Reactivation of dormant tumor cells by modified lipids derived from stress-activated neutrophils[J]. Sci Transl Med, 2020, 12(572): eabb5817.

[40] KIECOLT-GLASER J K, GLASER R, GRAVENSTEIN S, et al. Chronic stress alters the immune response to influenza virus vaccine in older adults[J]. Proc Natl Acad Sci USA, 1996, 93(7): 3043-3047.

[41] PADGETT D A, MACCALLUM R C, SHERIDAN J F. Stress exacerbates age-related decrements in the immune response to an experimental influenza viral infection[J]. J Gerontol A Biol Sci Med Sci, 1998, 53(5): 347-353.

[42] HERBERT J. Fortnightly review. Stress, the brain, and mental illness[J]. Bmj, 1997, 315 (7107): 530-535.

[43] SAPOLSKY R M, PULSINELLI W A. Glucocorticoids potentiate ischemic injury to neurons: therapeutic implications[J]. Science, 1985, 229(4720): 1397-1400.

[44] NELSON J F, KARELUS K, BERGMAN M D, et al. Neuroendocrine involvement in aging: evidence from studies of reproductive aging and caloric restriction[J]. Neurobiol Aging, 1995, 16(5): 837-843.

[45] MUNCK A, NÁRAY-FEJES-TÓTH A. The ups and downs of glucocorticoid physiology. Permissive and suppressive effects revisited[J]. Mol Cell Endocrinol, 1992, 90(1): 1-4.

[46] MUNCK A, GUYRE P M, HOLBROOK N J. Physiological functions of glucocorticoids in

stress and their relation to pharmacological actions[J]. Endocr Rev, 1984, 5(1): 25-44.

[47] LANDFIELD P W, ELDRIDGE J C. Evolving aspects of the glucocorticoid hypothesis of brain aging: hormonal modulation of neuronal calcium homeostasis[J]. Neurobiol Aging, 1994, 15(4): 579-588.

[48] LANDFIELD P W, ELDRIDGE J C. The glucocorticoid hypothesis of age-related hippocampal neurodegeneration: role of dysregulated intraneuronal calcium[J]. Ann N Y Acad Sci, 1994, 746: 308-321.

[49] HARMAN D. Aging: a theory based on free radical and radiation chemistry[J]. J Gerontol, 1956, 11(3): 298-300.

[50] HARMAN D. The free radical theory of aging: the effect of age on serum mercaptan levels[J]. J Gerontol, 1960, 15: 38-40.

[51] BECKMAN K B, AMES B N. The free radical theory of aging matures[J]. Physiol Rev, 1998, 78(2): 547-581.

[52] HALLIWELL B. Oxidants and the central nervous system: some fundamental questions. Is oxidant damage relevant to Parkinson's disease, Alzheimer's disease, traumatic injury or stroke? [J]. Acta Neurol Scand Suppl, 1989, 126: 23-33.

[53] LEBEL C P, BONDY S C. Oxidative damage and cerebral aging[J]. Prog Neurobiol, 1992, 38(6): 601-609.

[54] SHIGENAGA M K, HAGEN T M, AMES B N. Oxidative damage and mitochondrial decay in aging[J]. Proc Natl Acad Sci USA, 1994, 91(23): 10771-10778.

[55] SOHAL R S, AGARWAL S, SOHAL B H. Oxidative stress and aging in the Mongolian gerbil (Meriones unguiculatus)[J]. Mech Ageing Dev, 1995, 81(1): 15-25.

[56] HAGEN T M, YOWE D L, BARTHOLOMEW J C, et al. Mitochondrial decay in hepatocytes from old rats: membrane potential declines, heterogeneity and oxidants increase[J]. Proc Natl Acad Sci USA, 1997, 94(7): 3064-3069.

[57] HAGEN T M, INGERSOLL R T, WEHR C M, et al. Acetyl-L-carnitine fed to old rats partially restores mitochondrial function and ambulatory activity[J]. Proc Natl Acad Sci USA, 1998, 95(16): 9562-9566.

[58] STADTMAN E R. Protein oxidation and aging[J]. SCIENCE, 1992, 257(5074): 1220-1224.

[59] HARMAN D. Prolongation of the normal lifespan and inhibition of spontaneous cancer by antioxidants[J]. J Gerontol, 1961, 16: 247-254.

[60] HARMAN D. Free radical theory of aging: effect of free radical reaction inhibitors on the mortality rate of male LAF mice[J]. J Gerontol, 1968, 23(4): 476-482.

[61] CLAPP N K, SATTERFIELD L C, BOWLES N D. Effects of the antioxidant butylated hydroxytoluene (BHT) on mortality in BALB/c mice[J]. J Gerontol, 1979, 34(4): 497-501.

[62] MULLER D P, LLOYD J K, WOLFF O H. Vitamin E and neurological function[J]. Lancet, 1983, 1(8318): 225-228.

[63] EDAMATSU R, MORI A, PACKER L. The spin-trap N-tert-alpha-phenyl-butylnitrone prolongs the life span of the senescence accelerated mouse[J]. Biochem Biophys Res Commun, 1995, 211(3): 847-849.

[64] CARNEY J M, STARKE-REED P E, OLIVER C N, et al. Reversal of age-related increase in brain protein oxidation, decrease in enzyme activity, and loss in temporal and spatial memory by

chronic administration of the spin-trapping compound n-tert-butyl-alpha-phenylnitrone[J]. Proc Natl Acad Sci USA, 1991, 88(9): 3633-3636.

[65] KITANI K, KANAI S, CARRILLO M C, et al. Deprenyl increases the life span as well as activities of superoxide dismutase and catalase but not of glutathione peroxidase in selective brain regions in Fischer rats[J]. Ann N Y Acad Sci, 1994, 717: 60-71.

[66] SCHULZ J B, HENSHAW D R, MATTHEWS R T, et al. Coenzyme Q10 and nicotinamide and a free radical spin trap protect against MPTP neurotoxicity[J]. Exp Neurol, 1995, 132(2): 279-283.

[67] MCEWEN B S, SPENCER R L, CHAPMAN S, et al. Neuroendocrine aspects of cerebral aging[J]. Int J Clin Pharmacol Res, 1990, 10(1-2): 7-14.

[68] KAGAWA T, HORIE R, MORITAKE K, et al. Effects of long-term cerebral ischemia caused by bilateral carotid artery ligation on the acceleration or the development of hypertension in spontaneously hypertensive rats (SHR) or Wistar-Kyoto rats (WKY)[J]. Clin Exp Hypertens A, 1991, 13(5): 1043-1049.

[69] TARANOVA N P, NILOVA N S, POLEZHAEVA L N, et al. Lipid peroxidation in the rat brain under neurotization conditions[J]. Fiziol Zh Im I M Sechenova, 1994, 80(3): 43-49.

[70] SOSNOVSKIĬ A S, KOZLOV A V. Increased lipid peroxidation in the rat hypothalamus after short-term emotional stress[J]. Biull Eksp Biol Med, 1992, 113(5): 486-488.

[71] SOSNOVSKIĬ A S, TSVETKOVA M A, UZUNOVA P I, et al. Lipid peroxidation in emotional stress in rats: correlation with parameters of open field behavior[J]. Biull Eksp Biol Med, 1992, 113(1): 19-21.

[72] DAS D, BANDYOPADHYAY D, BHATTACHARJEE M, et al. Hydroxyl radical is the major causative factor in stress-induced gastric ulceration[J]. Free Radic Biol Med, 1997, 23(1): 8-18.

[73] KOVÁCS P, JURÁNEK I, STANKOVICOVÁ T, et al. Lipid peroxidation during acute stress[J]. Pharmazie, 1996, 51(1): 51-53.

[74] ERIN N, YEĞEN B C, OKTAY S. The role of 5-HT3 receptors in the anti-ulcer effect of calcitonin[J]. Gen Pharmacol, 1994, 25(8): 1599-1605.

[75] LIU J, WANG X, SHIGENAGA M K, et al. Immobilization stress causes oxidative damage to lipid, protein, and DNA in the brain of rats[J]. Faseb j, 1996, 10(13): 1532-1538.

[76] SOSNOVSKIĬ A S, BALASHOVA T S, PIROGOVA G V, et al. Antioxidant enzymatic activity in the limbic-reticular structures of the rat brain after short-term immobilization[J]. Biull Eksp Biol Med, 1993, 115(6): 612-614.

[77] KIECOLT-GLASER J K, STEPHENS R E, LIPETZ P D, et al. Distress and DNA repair in human lymphocytes[J]. J Behav Med, 1985, 8(4): 311-320.

[78] ADACHI S, KAWAMURA K, TAKEMOTO K. Oxidative damage of nuclear DNA in liver of rats exposed to psychological stress[J]. Cancer Res, 1993, 53(18): 4153-4155.

[79] USHAKOVA T, MELKONYAN H, NIKONOVA L, et al. The effect of dietary supplements on gene expression in mice tissues[J]. Free Radic Biol Med, 1996, 20(3): 279-284.

[80] SAPOLSKY R M. A mechanism for glucocorticoid toxicity in the hippocampus: increased neuronal vulnerability to metabolic insults[J]. J Neurosci, 1985, 5(5): 1228-1232.

[81] AMES B N, SHIGENAGA M K, HAGEN T M. Oxidants, antioxidants, and the degenerative diseases of aging[J]. Proc Natl Acad Sci USA, 1993, 90(17): 7915 – 7922.

[82] SAPOLSKY R M. Glucocorticoid toxicity in the hippocampus: reversal by supplementation with brain fuels[J]. J Neurosci, 1986, 6(8): 2240 – 2244.

[83] CULOTTA E, KOSHLAND D E, JR. NO news is good news[J]. Science, 1992, 258(5090): 1862 – 1865.

[84] TURSKI L, BRESSLER K, RETTIG K J, et al. Protection of substantia nigra from MPP$^+$ neurotoxicity by N – methyl – D – aspartate antagonists[J]. Nature, 1991, 349(6308): 414 – 418.

[85] KOH J Y, YANG L L, COTMAN C W. Beta-amyloid protein increases the vulnerability of cultured cortical neurons to excitotoxic damage[J]. Brain Res, 1990, 533(2): 315 – 320.

[86] DUGAN L L, CHOI D W. Excitotoxicity, free radicals, and cell membrane changes[J]. Ann Neurol, 1994, 35 Suppl: 17 – 21.

[87] SCHULZ J B, HENSHAW D R, SIWEK D, et al. Involvement of free radicals in excitotoxicity in vivo[J]. J Neurochem, 1995, 64(5): 2239 – 2247.

[88] RIVIER C, VALE W. Modulation of stress-induced ACTH release by corticotropin-releasing factor, catecholamines and vasopressin[J]. Nature, 1983, 305(5932): 325 – 327.

[89] MEANEY M J, AITKEN D H, BHATNAGAR S, et al. Postnatal handling attenuates certain neuroendocrine, anatomical, and cognitive dysfunctions associated with aging in female rats[J]. Neurobiol Aging, 1991, 12(1): 31 – 38.

[90] SLOVITER R S, VALIQUETTE G, ABRAMS G M, et al. Selective loss of hippocampal granule cells in the mature rat brain after adrenalectomy[J]. Science, 1989, 243(4890): 535 – 538.

[91] HECHTER O, GROSSMAN A, CHATTERTON R T J R. Relationship of dehydroepiandrosterone and cortisol in disease[J]. Med Hypotheses, 1997, 49(1): 85 – 91.

[92] KALIMI M, SHAFAGOJ Y, LORIA R, et al. Anti-glucocorticoid effects of dehydroepiandrosterone (DHEA)[J]. Mol Cell Biochem, 1994, 131(2): 99 – 104.

[93] KIMONIDES V G, KHATIBI N H, SVENDSEN C N, et al. Dehydroepiandrosterone (DHEA) and DHEA-sulfate (DHEAS) protect hippocampal neurons against excitatory amino acid-induced neurotoxicity[J]. Proc Natl Acad Sci U S A, 1998, 95(4): 1852 – 1857.

[94] BEHL C, WIDMANN M, TRAPP T, et al. 17 – beta estradiol protects neurons from oxidative stress-induced cell death in vitro[J]. Biochem Biophys Res Commun, 1995, 216(2): 473 – 482.

[95] BEHL C, SKUTELLA T, LEZOUALC'H F, et al. Neuroprotection against oxidative stress by estrogens: structure-activity relationship[J]. Mol Pharmacol, 1997, 51(4): 535 – 541.

[96] GOODMAN Y, BRUCE A J, CHENG B, et al. Estrogens attenuate and corticosterone exacerbates excitotoxicity, oxidative injury, and amyloid beta-peptide toxicity in hippocampal neurons[J]. J Neurochem, 1996, 66(5): 1836 – 1844.

[97] STEIN-BEHRENS B A, LIN W J, SAPOLSKY R M. Physiological elevations of glucocorticoids potentiate glutamate accumulation in the hippocampus[J]. J Neurochem, 1994, 63(2): 596 – 602.

[98] DYKENS J A. Isolated cerebral and cerebellar mitochondria produce free radicals when exposed to elevated Ca^{2+} and Na^+: implications for neurodegeneration[J]. J Neurochem, 1994, 63(2): 584 – 591.

[99] BADYSHTOV B A, KOSENKOV E I, SEREDENIN S B. Cyclic nucleotide levels in the brain of

inbred mice in emotional stress exposure[J]. Biull Eksp Biol Med, 1988, 105(3): 289-291.

[100] BRACKEN M B, SHEPARD M J, COLLINS W F, et al. A randomized, controlled trial of methylprednisolone or naloxone in the treatment of acute spinal-cord injury. Results of the Second National Acute Spinal Cord Injury Study[J]. N Engl J Med, 1990, 322(20): 1405-1411.

[101] PELLMAR T C, GILMAN S C, KEYSER D O, et al. Reactive oxygen species on neural transmission[J]. Ann N Y Acad Sci, 1994, 738: 121-129.

[102] GLAVIN G B. Stress and brain noradrenaline: a review[J]. Neurosci Biobehav Rev, 1985, 9(2): 233-243.

[103] TANAKA M, KOHNO Y, NAKAGAWA R, et al. Time-related differences in noradrenaline turnover in rat brain regions by stress[J]. Pharmacol Biochem Behav, 1982, 16(2): 315-319.

[104] TANAKA M, KOHNO Y, NAKAGAWA R, et al. Naloxone enhances stress-induced increases in noradrenaline turnover in specific brain regions in rats[J]. Life Sci, 1982, 30(19): 1663-1669.

[105] BINDOLI A, RIGOBELLO M P, DEEBLE D J. Biochemical and toxicological properties of the oxidation products of catecholamines[J]. Free Radic Biol Med, 1992, 13(4): 391-405.

[106] VOĬTENKO N N, POPOVA N K. Brain monoamine oxidase during aging[J]. Vopr Med Khim, 1991, 37(4): 28-31.

[107] SMYTHIES J. The biochemical basis of synaptic plasticity and neurocomputation: a new theory[J]. Proc Biol Sci, 1997, 264(1381): 575-579.

[108] EDELMAN G M, GALLY J A. Nitric oxide: linking space and time in the brain[J]. Proc Natl Acad Sci U S A, 1992, 89(24): 11651-11652.

[109] AMANO T, UJIHARA H, MATSUBAYASHI H, et al. Dopamine-induced protection of striatal neurons against kainate receptor-mediated glutamate cytotoxicity in vitro[J]. Brain Res, 1994, 655(1-2): 61-69.

[110] PICARD M, MCEWEN B S. Psychological stress and mitochondria: a conceptual framework [J]. Psychosom Med, 2018, 80(2): 126-140.

[111] PICARD M, MCEWEN B S, EPEL E S, et al. An energetic view of stress: focus on mitochondria[J]. Front Neuroendocrinol, 2018, 49: 72-85.

[112] PICARD M, PRATHER A A, PUTERMAN E, et al. A mitochondrial health index sensitive to mood and caregiving stress[J]. Biol Psychiatry, 2018, 84(1): 9-17.

[113] SAHIN E, COLLA S, LIESA M, et al. Telomere dysfunction induces metabolic and mitochondrial compromise[J]. Nature, 2011, 470(7334): 359-365.

[114] PETERS A, NAWROT T S, BACCARELLI A A. Hallmarks of environmental insults[J]. Cell, 2021, 184(6): 1455-1468.

[115] VOISIN S, EYNON N, YAN X, et al. Exercise training and DNA methylation in humans [J]. Acta Physiol (Oxf), 2015, 213(1): 39-59.

[116] MCGEE S L, HARGREAVES M. Epigenetics and exercise[J]. Trends Endocrinol Metab, 2019, 30(9): 636-645.

[117] SANTOS L, ELLIOTT-SALE K J, SALE C. Exercise and bone health across the lifespan[J]. Biogerontology, 2017, 18(6): 931-946.

[118] MUIÑOS M, BALLESTEROS S. Does dance counteract age-related cognitive and brain declines in middle-aged and older adults? A systematic review[J]. Neurosci Biobehav Rev,

2021, 121: 259 - 276.

[119] TERRY P C, KARAGEORGHIS C I, CURRAN M L, et al. Effects of music in exercise and sport: A meta-analytic review[J]. Psychol Bull, 2020, 146(2): 91 - 117.

[120] FANCOURT D, STEPTOE A. The art of life and death: 14 year follow-up analyses of associations between arts engagement and mortality in the English Longitudinal Study of Ageing [J]. BMJ, 2019, 367: l6377.

[121] ZHANG W, QU J, LIU G H, et al. The ageing epigenome and its rejuvenation[J]. Nat Rev Mol Cell Biol, 2020, 21(3): 137 - 150.

[122] STOVER P J, JAMES W P T, KROOK A, et al. Emerging concepts on the role of epigenetics in the relationships between nutrition and health[J]. J Intern Med, 2018, 284(1): 37 - 49.

[123] LANE N. Hot mitochondria? [J]. PLoS Biol, 2018, 16(1): e2005113.

[124] LUNDSTROM K. Epigenetics, nutrition, disease and drug development[J]. Curr Drug Discov Technol, 2019, 16(4): 386 - 391.

[125] CAMPISI J, KAPAHI P, LITHGOW G J, et al. From discoveries in ageing research to therapeutics for healthy ageing[J]. Nature, 2019, 571(7764): 183 - 192.

[126] SPEAKMAN J R, MITCHELL S E. Caloric restriction[J]. Mol Aspects Med, 2011, 32 (3): 159 - 221.

[127] CONBOY I M, CONBOY M J, WAGERS A J, et al. Rejuvenation of aged progenitor cells by exposure to a young systemic environment[J]. Nature, 2005, 433(7027): 760 - 764.

[128] LOFFREDO F S, STEINHAUSER M L, JAY S M, et al. Growth differentiation factor 11 is a circulating factor that reverses age-related cardiac hypertrophy[J]. Cell, 2013, 153(4): 828 - 839.

[129] VILLEDA S A, PLAMBECK K E, MIDDELDORP J, et al. Young blood reverses age-related impairments in cognitive function and synaptic plasticity in mice[J]. Nat Med, 2014, 20(6): 659 - 663.

[130] MIDDELDORP J, LEHALLIER B, VILLEDA S A, et al. Preclinical assessment of young blood plasma for alzheimer disease[J]. JAMA Neurol, 2016, 73(11): 1325 - 1333.

[131] SHA S J, DEUTSCH G K, TIAN L, et al. Safety, tolerability, and feasibility of young plasma infusion in the plasma for alzheimer symptom amelioration study: a randomized clinical trial[J]. JAMA Neurol, 2019, 76(1): 35 - 40.

第 2 章

衰老的代表性学说

2.1 衰老概述

在完成我们从受精到出生、性成熟、成年的"奇迹"后，自然选择并不能够证实这种多元素机制的发育能简单地自始至终地维持那些早期的"奇迹"。这种衰退的表现就称作衰老。它的表现为一种变化的综合症状，这种变化是有害的、进步的、普遍的且不可逆的。衰老损伤存于分子（DNA、蛋白质、脂质）、细胞和有机体中。老年病（是随着年龄而患病率增加的疾病，如关节炎、骨质疏松症、心脏病、癌症、AD 等[1]）常被用来与逐年衰老进行区分。即使衰老的过程是和老年病是有区别的，但是通过目前的研究可以非常确信衰老过程相关的人体损伤大大增加了老年疾病出现的可能性[2-3]。

随着全球老龄化时代的到来，这些老年病带来的健康问题日益突出。如何最大程度地维持老龄人口健康、干预衰老相关疾病并延缓衰老的发生对于医疗系统、科研机构乃至整个社会都是巨大的挑战。目前，科学界对于衰老的分子机制研究已经有长足的进步[4-5]，对于衰老进程的生物学和遗传学机制[6-8]已有突破性的认识，对于衰老相关疾病的发病机制也有了深刻的理解[9]，但这些研究成果还远远达不到能够延缓人类衰老并遏制衰老相关疾病发生的要求。

2.1.1 对衰老的认识

长寿几乎是世界各民族的追求。在我国历史上，秦始皇、汉武帝等帝王也不能免俗地求仙、服用灵丹妙药，以求长生[10]。对于衰老的概念，《黄帝内经》即具有相关描述："女子七岁，肾气盛，齿更发长。二七，而天癸至，任脉通，太冲脉盛，月事以时下，故有子。三七，肾气平均，故真牙生而长极。四七，筋骨坚，发长极，身体盛壮。五七，阳明脉衰，面始焦，发始堕。六七，三阳脉衰于上，面皆焦，发始白。七七，任脉虚，太冲脉衰少，天癸竭，地道不通，故形坏而无子也。丈夫八岁，肾气实，发长齿更。二八，肾气盛，天癸至，精气溢泻，阴阳和，故能有子。三八，肾气平均，筋骨劲强，故真牙生而长极。四八，筋骨隆盛，肌肉满壮；五八，肾气衰，发堕齿槁。六八，阳气衰竭于上，面焦，发鬓斑白。七八，肝气衰，筋不能动，八八，天癸竭，精少，肾脏衰，形体皆极，则齿发去。肾者主水，受五脏六腑之精而藏之，故五脏盛，乃能泻。今五脏皆衰，筋骨解堕，天癸尽矣，故发鬓白，身体重，行步不正，而无子耳。"除了《黄帝内经》，在几乎整个的人类语境中，对死亡的恐惧和探索都是核心内容，而人类的所有努力又大半可以归结为对死亡的抗争。人类对衰老的认知与研究正是起源于对死亡的恐惧，因为排除掉意外因素，衰老就意味着一步步接近死亡。正是我们对于死亡的恐惧才激励着我们不断地去研究衰老。

虽然衰老对我们是如此重要，但我们对于衰老的认识寥寥无几，且对衰老机制的严谨研究仅存在于过去的50~60年。生命科学为何如此忽视生物学衰老的机制呢？20世纪初以前，衰老对大部分人而言并不重要，因为那时人类的寿命相对较短。例如，在周口店发现的北京猿人化石中，68.2%的人死于14岁前，超过50岁的不足4.5%。即便到了1500—1900年，较为发达的西欧和美国人的平均寿命仍在35~45岁徘徊，大多数人在出生时即死亡，很多妇女在分娩时死亡，儿童疾病夺去了数百万10岁以下儿童的生命，流感、肺结核等传染病侵袭所有年龄的人群。换言之，由于环境恶劣，大部分人甚至都活不到壮年。当自然状况下极少有人活到60岁的时候，就算是衰老让人们全部在60岁时死去，又有多大区别呢？当时并没有充分的理由去研究衰老这一影响如此之小的现象。相反，一些疾病导致大多数人在衰老之前就已死亡。当时的生物学家专注于研究和治疗这些疾病，而关于衰老的思考则留给了哲学家和神学家。

当疾病已经不足为人类寿命的限制性因素时，科学家才将其精力逐步转移到衰老上。从1900年左右开始，有少数科学家从事生物学衰老和长寿的研究，但因为其数量有限，所以衰老仍非研究热门，而仅仅是对人类寿命的初步探究。因此，关于衰老的生物学的基础知识及对增龄相关功能障碍的治疗跟不上寿命增加的速度。1900年至20世纪30年代中叶，衰老的研究进展缓慢，一定程度上是由缺少推动衰老研究的国家机构，以及供科学家交流经验和研究结果的平台所致。而生物学的其他领域，如生理学、化学、解剖学等，都有历史长达150年的很强的专业学会，帮助其会员吸引资金，每年举办会议并出版学术期刊。

直到1937年，一群科学家在美国马萨诸塞州的伍兹霍尔举办了衰老研究俱乐部的第一次会议。衰老研究俱乐部成了后来的美国老年学学会（GSA）。1946年，该专业组织出版了第一本专注于衰老研究的学术期刊——《老年医学期刊》(*the Journal of Gerontology*)。大约在同一时期，许多医生也意识到，日益增加的寿命带来了更多的衰老相关疾病，于是在1942年组织成立了美国老年医学会（AGS）。这两个专业学会的建立是有组织的衰老研究的开端。

GSA和AGS促使人们意识到，要想解决衰老相关的生物学和医学问题，就需要一个高度集中的、有组织的研究计划。如果没有这样的研究计划，美国等经济发达国家将在数十年内面临健康危机。为此，美国国立卫生研究院（NIH），即美国医学和生物学研究经费的主要来源，在1957年建立了衰老研究中心[10]。接下来的十几年中，研究计划大幅增长。NIH在1974年成立了美国国立老年医学研究所（NIA），作为其独立的经费授予分支[11]。如今，NIA的年度预算已经超过11亿美金,用于资助生物学、医学和行为科学的研究[11]。

从古代炼丹到现代医学遗传学,虽然人们击溃了一种又一种疾病,将平均寿命延长了,可面对衰老的大限仍是束手无策。在巨大的经济支持下,现代生物学虽然在衰老方面有了许多巨大的突破,但是目前的研究从端粒、氧自由基到凋亡通路、细胞周期调控,似乎都表明衰老不但是环境负担积重难返,更是基因早已编好的程序。基因确实只能有限地影响到我们的身高、相貌、智力和成就,但在对衰老的影响一事上却是铁定无疑。不过我们从不气馁,因为直到最近50年,衰老的研究才真正进入分子时代,得以系统性地研究衰老的内在机制和外在环境对衰老的影响[9],仅仅50年的研究发现已经使得人类开始对衰老有所认知,对其机制有所了解,甚至在某些物种上能够延缓衰老。这些为人们对延缓衰老、预防衰老相关疾病的发生、提高健康寿命和自然寿命的期望带来了一线曙光。

2.1.2 衰老的定义

有关衰老的讨论总是从给"衰老"及其相关的词汇"老化"下定义开始的。

"衰老"这个词意味着随着年龄增加机体逐渐出现的退行性变化。目前,许多科学家对衰老的理解进行了解释。现代衰老学认为,衰老(aging)是增龄(aging,A)、遗传因素(genetics,G)、环境因素(environmental,E)网络共同促进的增龄性、全身整体性、慢性进行性、生理性、基本上不可逆性的结构及功能的进行性(Ing)改变、衰退的过程,直至死亡[17]。上述因素的关系为 A+G+E+Ing=aging,这个解释不但说明了有关导致衰老的主要因素,同时强调了是进行性的过程。《当代生物学》的解释是衰老又称老化,通常是指在正常状况下生物体发育成熟后,随着年龄的增长,自身机能减退,内环境稳定能力和应激能力下降,结构、功能逐步发生退行性变,趋向死亡且不可逆转的现象[10]。Kirkwood认为,衰老是由广泛的多种分子性及细胞性损伤的渐进性、终生性的积累所致[12]。Rattan认为,衰老是内环境稳定或内环境动力学的进行性衰竭,内环境稳定是生命系统对于内、外应激反应的能力,以及通过相互作用对威胁存活的紊乱情况的综合和适应;内环境动力学衰竭导致机体各层面的功能障碍及患病的可能性增加,最终导致死亡。衰老与发育不同,它是生命进化过程中高度程序化且协调良好的遗传步骤[13]。Partridge认为,衰老是随着成年增龄的存活概率及生殖能力的下降[14]。Schachter则认为,衰老是两个过程相互作用的结果,一个是损伤与改变的过程,另一个是稳定替换与修复的过程。以上两个过程均涉及基因作用、氧消耗率、代谢率及自由基的产生[15]。

虽然国内外很多学者对衰老的定义作出了解释,而且动态衰老的公认特点是其普遍性、内因性、积累性、进行性及有害性,但目前对衰老还没有一个完整的确切的定义。这主要是因为衰老速率是高度个性化的,不能由比较不同群体平均数据的研究来确定。例如,生活在经济发达国家人们的平均预期寿命为70～80岁,有些人甚至能活到120岁。而一种蜉蝣的雌虫在由若虫变成成虫后5 min之内产卵并死亡(在它没有先被鳟鱼吃掉的情况下)。这种物种之间衰老速率的差异也给衰老和长寿研究带来了挑战,并给精确定义衰老带来了阻碍。

为克服这种物种差异和个体差异,科学家尝试将衰老定义为一种相对概念。许多生物学家将生物学衰老定义为死亡风险的增加,即死亡率的上升。例如,生物学衰老以死亡率的增加为特征,以及随实际年龄的增加或生命周期的推移,活力丧失、更易死亡。这主要解决了之前说明的物种差异,因为无论物种间的衰老速度有怎样的差异,对于大部分物种而言,死亡等同于衰老,因此基于死亡率的定义是适当的。之前介绍过的蜉蝣在发育到成虫之后迅速死亡,以至于很难测定衰老速率。太平洋红鲑鱼是另外一个很好的"死亡=衰老"的例子。这种鲑鱼生命中99%的时间生活在大洋中,并未表现出明显的衰老迹象。然而,当它们回到淡水产卵后,身体状况立刻衰退,表现出衰老迹象。产卵期结束后,鲑鱼几乎立即死亡。这种基于死亡率的定义对于老年人口学(研究种群大小和死亡率特征的统计科学)领域的研究特别有用。而对于那些在个体而非群体中研究衰老与生物学事件的关联的研究人员来说,基于死亡率的定义则不太有用。例如,在人类中,80岁老人的粗糙皮肤和灰白头发可以看作是相应组织发生生物化学变化的结果,使得其功能弱于10岁儿童。这些都是生物学衰老的明显标志。然而,老人皮肤和毛发的变化不太可能显著增加死亡的风险。也就是说,不能将这些器官的衰老与死亡画上等号。

但这个定义仅限于定义种群间的衰老差异,仍然无法定义个体衰老。于是在衰老的个体研究方向上,科学家又对衰老的定义进行了进一步的补充。科学家发现,在个体研究中,基于功能的定义比基于死亡率的定义更为实用。这类定义描述了生物体的运行状况,其中两个被广泛接受的定义为:衰老是成熟后随时间的退行性变化,使得机体应对挑战越来越脆弱,降低生存能力[16];衰老主要用来描述严重影响机体活力和功能的年龄相关变化,而最重要的是,死亡率作为时间的函数而增加,衰老代表老化的最终阶段,死亡风险接近100%[17]。这些定义的优势在于确认了高龄相关的过程:"应对挑战越来越脆弱"及"严重影响……活力和功能的……变化"都能随时间的推移跟踪测量。例如,对肌肉功能可以很简单地通过测量特定肌肉群能够移动或举起的重量来评价。许多研究也确实表明,机体成熟后,肌肉力量及许多其他生理功能都有所下降。这些定义也明确提出了一个寻找衰老的特定的时间段——后成熟期,即生物体达到充分生长后的阶段。

然而,上文的这两个定义都有各自的局限性。两个定义都是基于机体层面的讨论,也就是说,它们都在探讨生物体整体的衰老,而非组织结构或更低等级的衰老。即使是在同一个体中,不通器官仍然存在明显的衰老差异。这就导致了基于功能的定义让人难以确定衰老在何时开始。有可能在其他功能尚处于发育阶段时,一些生理功能就开始下降。例如,人类的肺从20岁左右开始衰老,肺活量从20岁起开始缓慢下降,30岁时普通男性每次呼吸能吸入空气约950 mL,而到70岁只能吸入473 mL[18]。但是肝脏在约70岁才开始衰老,主要是因为肝细胞的再生能力非常强大。手术切除部分肝后,不久它就又会长成一个完整的肝。一个70岁健康老人的肝也可以移植给20岁的年轻人[18]。

因此，衰老的定义一定会随着研究的不断进展而被进一步补充和细化。

2.1.3　衰老理论概述

针对衰老及由衰老引起的死亡，学术界提出了多种理论，每种理论有其自己的支持者。每种理论可能都针对不同的生物进程。通过延缓、阻碍甚至回转这些过程，可能可以延缓、阻碍甚至部分回转衰老。现实目标是不仅延长寿命，而且远离老化引起的疾病。

自19世纪末应用实验方法研究衰老以来，先后提出的学说不下数十种，有些学说已被否定（如大肠中毒学说）[19]。而目前被大众认可的整体水平的衰老学说主要有磨损衰老学说、差误成灾学说、代谢速率衰老学说、自体中毒衰老学说、自然演进衰老学说（程控学说）、剩余信息学说（程控学说）、交联衰老学说；器官水平的衰老学说有大脑衰退学说、缺血损伤学说、内分泌减低衰老学说、免疫功能下降学说；细胞水平的衰老学说有细胞膜衰老学说、体细胞突变衰老学说、线粒体损伤学说、溶酶体衰老学说、细胞老化学说；分子水平的衰老学说有端粒缩短学说（程控学说）、基因修饰衰老学说、DNA修复缺陷衰老学说、自由基衰老学说、氧化衰老学说、非酶糖基化衰老学说、羰基毒化衰老学说和微量元素衰老学说等。其他重要的衰老学说还有表观遗传学衰老学说、熵增衰老学说、数理衰老学说及各种各样的综合衰老学说等[20]。

毫无疑问，这些学说的许多观点是正确的，而且其范畴并非相互排斥，尤其是在考虑到衰老的自由基学说mtDNA理论的时候。因为生命过程太过繁杂，所以当研究者的观察角度不同、位置不同及研究方法的不同时，得出的结果就会不同[19]。这可能是存在一个从出生到衰老的图谱的缘故，它反映着逐渐减少的主动的遗传学的影响和逐渐增加的随机事件的作用。这将并行于从物种特异性基因向通用性基因的重要性的迁移。

在这里，我们想先通俗地讲一下目前主流学说的主要内容，以便之后更加科学地理解各种衰老学说。

第一个是Orgel提出的差误成灾学说。这种理论认为，衰老是由对生死攸关的重要基因的随机损伤引起的，损伤会逐渐累积到一个足以导致与衰老相关的生理功能的下降。与生物体庞大细胞数量形成对比的是基因组的不稳定。很多细胞在每一次增殖的时候没有办法保证所有30亿个碱基都被准确复制一遍。即使DNA复制在几十亿年的进化过程中已经变得非常精确，出错的频率大概是每十万个碱基有一个错误，而且随着复制的进行，突变根本停不下来。这对于多细胞生命来说，每一个细胞都只是庞大机器上的一个小齿轮，对稳定性的要求非常高，根本容不得再细微的改变，一点点的变化都可能导致它不能承担自己的使命，失去本身的功能。因此，基因组不稳定对多细胞生物来说会造成衰老，而且更残酷的是，宇宙中的紫外线和环境中的各种化学物质，甚至细胞自身的代谢产物，也都能戕害基因组。

第二个是Olovnikov在1973年提出的端粒缩短学说[21]。2009年，诺贝尔生理学或医学奖授予了发现端粒的3位科学家。他们发现,人和一些动物的细胞核两端有一个帽子状的东西,并将之称为端粒[2]。端粒的本质和染色体一样,都是DNA序列。我们拿一个比较特殊的红细胞作为例子。公认的是,红细胞在幼年期是具有细胞核和蛋白合成的酶系统的。那时,血红蛋白开始合成并存在红细胞中。随着红细胞的发育,细胞核和酶系统逐渐失去,只留下大量的血红蛋白和少量的酶。但是为什么即使是幼年有细胞核的红细胞也不能够分裂,而是直接衰老凋亡?这是因为,红细胞中没有端粒。比如说要想复制血红蛋白这个基因时,DNA聚合酶只能把一个核苷酸连接到前一个核苷酸的3'羟基上,也就是找一个A焊接到C身上,再找一个T焊接到A身上,依次延伸而产生一条CATAAA……的长链。可第一个C是怎么来的呢?DNA聚合酶根本做不到。没有前一个核苷酸的3'羟基,DNA聚合酶没法开始复制。事实上,细胞是利用一小段RNA作为引物,提供第一个3'羟基。有了3'羟基,DNA聚合酶就可以开始复制了,等复制完成后,再把RNA引物这个"脚手架"给拆掉。在这个例子里,如果第一个C是引物,那么复制之后,第一个C被拆没了,序列就变成了ATAAA……显然,这种方式无法保全最前端的序列,每一次细胞增殖都要丢失最前端的遗传信息。可是,作为历经几十亿年风霜的生命,如果不能防止这种大灾难发生,那么哪有机会把遗传信息流传到现在?这里我们的细胞采用了最简单的方案,只要最前端是一段没有意义的乱码,问题就解决了,每次复制损失掉的都只是乱码,不会影响到有意义的编码序列。这就是端粒——每条DNA两头的一段非编码的重复序列。接下来的事情就是,DNA复制一次,端粒就变短一点,直到发现端粒用完了,就不再复制。假设一下,如果有了端粒酶不断延长端粒序列,那么细胞是不是就可以永生了呢?确实如此。实验发现,很多恶性肿瘤细胞内的端粒酶就处于激活状态。因此,通常认为,限制端粒的长度是多细胞生物为了控制风险的一种妥协。

第三个是Harman在1956年提出的自由基衰老学说[22]。对于衰老,自由基是目前公认的原因之一。自由基衰老学说认为,细胞是人体的基本生命单位,它的生存离不开氧气,自由基(也称ROS或游离基)在人体新陈代谢的过程中相应产生,而自由基过量产生会引起细胞和人体的衰老,这种兴与衰、生与死的矛盾是人类无法摆脱的宿命,而自由基就是衰老与死亡的根源。实际上,自由基是化学反应中的一种常见副产物,因为电子一定会成对出现,而正常的分子化学键又可能是2个原子电子共用而形成的电子对,也就是说,这对电子是2个原子共同贡献的。当进行化学反应时,这个分子中的2个原子会"离婚",并继续单独生活或者选择与其他原子再次组合成一个新的分子。在反应中间过程中,有的时候电子被各自还回到其原本的原子中,此时原子或原子团又恢复到各带有1个电子的情况,因为原子或原子团只有在成对电子的状况下才是稳定的,所以此时分裂为两部分的原子或原子团均处于缺乏电子的状态,会变得异常"愤怒",在人体内到处争夺电子。如果夺去细胞蛋白质分子的电子,则可使蛋白质接上支链,发生烷基化,形成畸变的分子。该畸变分子因为自己缺少电子,要去夺取邻近分子的电子,所以又使邻近分子发生畸变[23]。这样恶性循环，就会形成大量畸变的蛋白质分子，进而改变蛋白质动态平衡，发生衰老或者癌症。当自由基或畸变分子抢夺了基因的电子时，则易导致基因突变，根据之前的差误成灾学说，也会进一步加剧衰老进程。自由基衰老学说的核心内容有三条：衰老是由自由基对细胞成分的有害进攻造成的；这里所说的自由基，主要是氧自由基，因此，衰老的自由基理论实质上就是衰老的氧自由基理论；维持体内适当水平的抗氧化剂和自由基清除剂水平，可以延长寿命和推迟衰老。因为自由基衰老学说能比较清楚地解释机体衰老过程中出现的种种症状，如斑、皱纹、免疫力下降、胶原蛋白交联聚合、脂质过氧化导致眼球晶状体出现视网膜模糊等病变并诱发视力障碍、骨质再生能力减弱及癌症等，所以被广为接受。

第四个是线粒体损伤学说。线粒体作为细胞的能量工厂，不断地消耗氧气，发生活跃的化学反应和电子传递。但任何事物都是一把双刃剑，线粒体在提供能量的同时还会产生有害的副产品——自由基，这些自由基会攻击并损害多种细胞成分，最终导致细胞因无法修复而丧失维持其重要功能的能力，使机体开始老化[2]。早1965年，Harman就提出free radical theory of aging：线粒体产生的自由基可造成线粒体损伤和细胞损伤，进而导致衰老。自由基衰老理论认为，线粒体代谢与衰老的关系有一部分是可以通过前面所述的自由基衰老学说来进行解释的，但除了该理论，目前人们似乎又发现了一种新的理论来解释衰老。在一项新的研究中，哥特堡大学细胞与分子生物学院研究团队发现，线粒体中有一组MTC蛋白，它与细胞老化过程调控密切相关；是合成线粒体所需要的正常蛋白质，能影响基因组的稳定性及细胞清除损坏、有害蛋白质的能力。当细胞缺乏某种MTC蛋白时，其他MTC蛋白就会自行调整，发展出一项新功能：它们会得到更多的加固基因组的信号，以此与蛋白质损伤抗衡，从而延长寿命[2]。

第五个是细胞老化学说。这里说的"老化"（或者说是衰老）是一个特殊的概念，其通俗地理解就是一些细胞因受到紫外线作用、外界化学环境影响、自由基作用或线粒体损伤影响而受到伤害，躲在角落里"消极怠工"，生长停滞。1961年，Hayflick和Moorhead在培养细胞的过程中发现了一种特别的现象：在快速而旺盛增殖的初始期后总是紧随有一个生长率和增殖能力下降的时期，并最终导致增殖的停止。更由于自由基的链式反应，越来越多的细胞受到伤害，进入衰老状态。对于多细胞生物来说，衰老状态本来是一种自我保护，可阻止受损细胞继续生长，甚至出动免疫系统的"钢铁洪流"将受损细胞"碾压成灰"，防止这一小撮细胞变成"敌人"，把风险扼杀在摇篮里。这个过程严格依赖于有效的细胞替换系统，该系统可一边清除衰老细胞，一边调动干细胞生产"新兵"，进行替换。可惜现实生活总是无法实现我们理想中的假设，因为实际上干细胞同样面临"五大元凶"的威胁，在自身难保的情况下，还要加班加点生产"新兵"，最终耗尽了再生能力。因为得不到补充，所以大量衰老的细胞可造成组织和器官功能衰退，进而造成生物个体的衰老。

第六个是表观遗传学衰老学说。因为人体基因数量多达30多亿，如果对其进行线状排列，则其长度远远大于一个细胞的长度。那么如何将其塞进一个小小的细胞里呢？自然就是揉成团塞进去。细胞先将线状基因"拧"成螺旋状，待其缩短变粗后，再将其按照 146 bp 长度分成段，每段 DNA 对应缠绕在一个组蛋白八聚体上，形成小球状核小体。核小体串成一串，形成染色质，此时 DNA 长度已经被压缩了 40 倍，之后，再次压缩，形成常染色质，甚至在有丝分列时可以被缠绕成染色体，完成 8400 多倍的 DNA 压缩。这样高度压缩的基因代码根本无法被复制或者翻译读取，因此，在需要 DNA 复制、翻译时，先要使染色体经过解压，把要用的那一段 DNA "毛线"从核小体"乒乓球"上解下来。如果说隐藏在 DNA 序列中的遗传信息是源代码，那么表观遗传信息就是遗传信息的读取方式。表观遗传状态影响的是染色体压缩和解压的算法，虽然它不直接改变源代码，却决定了源代码的读取。大量研究发现，表观遗传状态随着衰老的进程会发生有明显的特征性变动，而在线虫、果蝇和小鼠等模式生物中，阻止这些变动的发生也确实延长了寿命。不幸的是，我们目前还不知道为什么会发生这样的变动。

对于其他的主流衰老学说，我们将会在接下来进行更科学的讲解。当然，这些不是最终的结论，研究仍在进行，随着科学的进程，各种理论会得到进一步的补充、改善甚至融汇合一。相信通过对衰老理论的研究，我们可以揭开衰老的神秘面纱，最终延缓衰老的速率。

2.2 自由基衰老学说

2.2.1 自由基的发展

在化学领域，自由基最早在 1900 年被化学家 Gomberg 发现。当他在海德堡工作时，决心试制四苯甲烷——一种有 4 个碳原子环和 1 个中心碳原子相接的化合物。他的导师 Mayer 曾试过将这些原子的重量都连到 1 个单独的碳原子上，但没有成功。在经过多种尝试后，Gomberg 制成了少量的四苯甲烷。后来，他又着手搞第二步实验——制取六苯乙烷。六苯乙烷有 6 个碳原子环，它们和处于中心的 2 个相邻的碳原子相连，每个碳原子各自连接 3 个环。这次，他没有成功。不过，他却得到了一种活性很强的化合物，该化合物在溶液中呈现出很深的颜色。冈伯格觉得很诧异，不得不下结论说他制得的化合物是六苯乙烷的半个分子——一个接连有 3 个碳原子环的单个碳原子，他把它命名为三苯甲基[24]。根据 Kekule 的结构体系，碳是四价的。既然在三苯甲基里中心碳原子仅用去了三价，那么其第四价必定是处于自由状态了。这个具有一个未满足的价键的分子后来被称作自由基，而 Gomberg 就是第一个发现自由基的人。Kharasch 在 1931 年发现系在自由基引发剂的作用下可以发生链式反应，其过程主要可以分为链引发、链转移和链终止[25]。这揭示了自由基的多变性和破坏性，并引发了许多科学家对自由基的研究兴趣[25]。

与此同时，在物理领域，电子自旋的概念在 1924 年由 Pauli 首先提出。1925 年，Goudsmit 和 Uhlenbeck 用它来解释某种元素的光谱精细结构并获得成功，Stern 和

Gerlaok 也以实验直接证明了电子自旋磁矩的存在[26]。电子自旋共振(electron spin resonance，ESR)又称电子顺磁共振(electron paramagnetic resonance，EPR)，是指处于恒定磁场中的电子自旋磁矩在电磁场作用下发生的一种磁能极间的共振跃迁现象。这种共振跃迁现象只能发生在原子的固有磁矩不为零的顺磁材料中，于 1944 年由苏联的 Zavoisky 首先发现[27]。ESR 很快成为用来测定未成对电子与其环境相互作用的一种物理方法。当未成对电子在不同的原子或化学键上，或附近有不同的基团(即具有不同的化学环境)时，其 ESR 光谱就可以详细地反映出来，并且不受其周围反磁性物质(如有机配体)的影响[28]。

就这样，在 20 世纪 40 年代，随着自由基和 ESR 现象的发现，科学家掌握了 ESR 的检测技术，可以直接检测及捕捉自由基，我们才在对自由基的认识方面取得了长足的进展。

到了 20 世纪 50 年代，我们对自由基的研究手段延伸至各种生化方法和其他仪器，细胞生物学、生物化学、分子生物学的发展使人类对自由基的生物学意义有了新的认识。在 1956 年，著名的美国医学专家 D. Harman 首先根据射线损伤存在自由基增加的现象提出"自由基是导致生命衰老及中介的根源"，由此为自由基衰老学说的提出奠定了基础[22]。但由于受当时知识的局限，人们不知道代谢率增加导致更多的自由基形成的事实，对自由基作为信号分子及其对衰老的影响的作用也不了解。衰老是一个复杂的多因素造成的结果，有不计其数的通路的介入。研究自由基对脂质、蛋白质和 DNA 的氧化应激和老化作用的文章每年以指数级增加，现在科学界对衰老过程的机制研究已经取得了长足的进步。

经过世界各国科学家 50 多年的研究，有越来越多的证据支持了 D. Harman 的科学论断，即种间比较、饮食限制、与年龄相关的氧化压力现象测定、给予动物抗氧化饮食和药物处理、对体外二倍体成纤维细胞氧压力与代谢作用的观察、氧压力与倍增能力及抗氧化剂对细胞寿命的影响等[29]。该学说的观点可以对一些实验现象加以解释：自由基抑制剂及抗氧化剂可以延长细胞和动物的寿命；体内自由基防御能力随年龄的增长而减弱；脊椎动物寿命长的，体内的氧自由基产率低[29]。尽管在衰老过程中氧化损伤的积累显而易见，但是因为自由基衰老学说尚未明确提出自由基氧化反应及其产物是引发衰老直接原因的实验依据，也没有说明什么因子导致老年人自由基清除能力下降、为什么转化细胞可以不衰老、生殖细胞何以能世代相传维持种系存在等问题[29]，所以部分科学家仍然无法接受衰老的氧化损伤假说。目前，自由基仍然作为研究衰老的最热门的方向，以待人们去解释其中的奥秘。

2.2.2 自由基的来源

在我们这个由原子组成的世界中，有一个特别的法则，这就是，只要有 2 个以上的原子组合在一起，它的外围电子就一定要配对，如果不配对，那么它们就要通过 SOD 寻找另一个电子，以使自己变成稳定的元素[30]。科学家们把这种有着不成对的电子的原子或分子称作自由基。生成自由基的因素有三大类：物理因素(如射线、紫外线、超声波、极端温度等）、化学因素（如药物、毒物、致癌物、高压氧、缺氧、金属离子、光敏物、污染物等）和生物因素（如正常代谢、线粒体生物氧化、酶催化、炎症、细菌和病毒感染等）。

生物体的主要成分是有机物，而有机物又主要是由 C、H、O、N、P、S 等原子组成的，如果将 H 以外的原子或原子团当作 R，则生物体的绝大部分组成分子都能用 RH 来表示。正常分子的稳定状态需要电子成对地围绕在原子外侧，而大多数原子外周的电子无法成对存在，为保证原子存在的稳定性，在有机分子中，拥有单独电子的 H 原子与 R 原子或原子团选择共用其单独的电子，通过形成由 1 对电子组成的化学键联结在一起，这样能保证二者的电子都是成对存在的，由此达到此分子稳定存在的目的。而当 RH 解离时，其中间的化学键断裂，稳定原子的原有结构被外力打破，原来联结这两者的 1 对电子分别分配到原子团 R 和原子 H 上，而导致这个原子缺少 1 个电子时，因为其存在单独的电子而表现出高度的反应活性，所以自由基就产生了。

自由基非常活跃，非常不安分[31]。由于自然法则的驱使，它会马上去寻找能与自己结合的另一半。它活泼，很容易与其他物质发生化学反应。当它与其他物质结合的过程中得到或失去 1 个电子时，就会恢复平衡，变成稳定结构。这种电子得失的活动对人类既可能是有益的，也可能是有害的。

一般情况下，生命是离不开自由基活动的。我们的身体每时每刻都从内到外地运动着，每一瞬间都在燃烧着能量，而负责传递能量的"搬运工"就是自由基。当这些帮助能量转换的自由基被封闭在细胞内不能"乱跑乱窜"时，这些受控的自由基就对人体是有益而无害的，它们既可以帮助传递维持生命活力的能量，也可以被用来杀灭细菌和寄生虫，还能参与排除毒素。但如果自由基的活动失去控制且超过一定的量，则生命的正常秩序就会被破坏，疾病可能就会随之而来。

那么，生物体中是如何出现这些异常活泼的自由基的呢？科学家在 20 世纪初从烟囱和汽车尾气中发现了这种十分活跃的物质。随后的研究表明，自由基的生成过程复杂多样，一般来讲，在任何化学反应中，当分子中共价键断裂，使共用电子对变为一方所独占时，就会形成离子；若分裂使共用电子对分属于 2 个原子（或基团），则形成自由基。在生命活动中，细胞不断地进行各种氧化反应，在这些反应中，很容易产生自由基。在日常生活中，当个体烹制美味菜肴或精心使用化妆品打扮时，自由基就悄悄地蔓延开来了[32]。此外，辐射及有害物质入侵也会刺激细胞产生自由基。例如，水在电离辐射下可产生如下反应。

水在电离条件下形成离子：$H_2O \rightarrow OH^- + H^+$。

水在辐射条件下形成自由基：$H_2O \rightarrow \cdot OH + \cdot H$。

自由基的种类非常多，它们以不同的结构特征在与其他元素结合时，发挥着不同的作用[33]。对机体产生主要影响的自由基是氧自由基（OFR），尤其是超氧阴离子、一氧化氮自由基和羟基自由基。超氧阴离子的形成是因为电子被添加到正常的三重态氧上，新的电子形成一个轨道，使另一个轨道没有成对电子。它是最常见的、单一的自由基。羟基自由基的典型形成过程是还原态的重金属离子在被过氧化氢氧化的过程中作为副产物产生,此外,它也可以由水分子在辐射的作用下分解产生[33]。一氧化氮自由基是一个相对不活泼的自由基,它的半衰期是几秒钟,通常与氧气可以迅速反应。但是如果一氧化氮遇到超氧阴离子,则可形成过氧硝酸盐自由基,这种过氧硝酸盐自由基可以分解形成一分子羟基自由基[33]。过氧硝酸盐自由基可以直接与蛋白质及其他大分子反应产生醛酮类(醛类和酮类)、交联和脂质过氧化作用[18]。除此之外,还有些物质本身虽不是自由基,却是自由基反应的产物,如过氧化氢和单线态氧,也会极大地影响到自由基的形成[33]。尽管单线态氧本身不是自由基,但是其电子是在激发态且可以因此导致类似于氧自由基导致的损伤反应[33]。

所有这些高活性含氧分子(包括单线态氧)被称作 ROS。ROS 可攻击核酸的主要成分、蛋白质中氨基酸侧链和不饱和脂肪酸的双键,其中羟基是最强的攻击者。机体 ROS 太多和(或)防御 ROS 能力太弱,称为氧化应激。凡是能防御 ROS 的物质都称抗氧化剂。活性氮(RNS)可引起自由基损伤。过氧硝酸盐的损害主要是针对内皮细胞,几乎与羟基自由基有相同的破坏力。

自由基在生物体中的形成过程如下:当机体进行细胞呼吸时,呼吸链上的氧化还原酶系,由于电子传递的结果,经常可产生一些超氧阴离子。另外,有些氧化酶(如黄嘌呤氧化酶、半乳糖氧化酶)作用时也会产生超氧阴离子;机体内的吞噬作用、免疫反应等均能产生超氧阴离子[34]。某一自由基一旦产生,就可作为引发自由基而引起其他自由基的生成[35]。

在正常生物体内,自由基的产生与清除可维持低水平的、有利无害的平衡:一方面,自由基在正常细胞新陈代谢中不断产生,并且参与了正常机体内各种有益的作用,如机体防卫作用、某些生理活性物质的合成等;另一方面,在机体生长发育阶段或正常运转阶段,即使某种自由基的产生多了一些,也会被机体内的各种自由基清除剂清除,而不至于危害人体健康[36]。

2.2.3 自由基对衰老的影响

1. 脂褐素的形成

体内产生的过量的超氧阴离子和羟基自由基极易侵害细胞膜中的不饱和脂肪酸,引起脂质过氧化反应,形成过氧化脂质。而脂质过氧化反应对生物膜内类脂结构的破坏作用极大。生物膜内的不饱和脂肪酸过氧化后,双层结构破坏,膜功能受损,进而导致细胞器功能障碍[37]。同时,脂质过氧化物的降解产物丙二醛可与氨基酸、核酸、蛋白质和磷脂等的游离氨基反应,形成突变环氧衍生物和不溶解的、不易消化的老年斑过氧化物,如脂褐素,使生物分子内部或之间发生交联,DNA 的双螺旋结构被交联后,可出现复制错误或无法分裂,蛋白质交联后,可形成无定型沉淀物,蓄积于胞浆中,导致膜的结构损伤和功能障碍。脂褐素在皮肤细胞中堆积后,会形成老年斑;在脑细胞中堆积后,会引起记忆减退或智力障碍,甚至导致老年性痴呆症；在心肌细胞中堆积后，会引起心脏功能减退。若胶原蛋白聚合，则可引起皮肤失去张力和弹性、皱纹增多及老年性骨质增生。这些都是衰老的基本特征[38]。

2. mtDNA 突变

线粒体与细胞生命活动有极为密切的关系，含有三羧酸循环、氧化磷酸化（oxidative phosphorylation）及呼吸链等一系列酶系，是细胞的能量中心，因而也是产生大量氧自由基的场所[38]。同时，mtDNA 与细胞核 DNA（nuclear DNA，nDNA）不同，没有组蛋白或其他蛋白保护，没有内含子，却有部分区域基因重复使用，因此，任何突变都可能造成其重要功能的病理性变化，使之极易受到自由基的攻击。另外，线粒体缺乏校读机制，对已损伤的 DNA 缺乏修复功能。所有这些因素都使得 mtDNA 的自由基性损伤非常严重，由此产生的 DNA 突变率比 nDNA 大 17 倍[38]。

有研究证明，年老时 mtDNA 的丢失与自由基的增多同时发生，这暗示 mtDNA 的丢失与自由基氧化有密切关系。一方面，mtDNA 易受到自由基攻击并产生突变，同时常伴有形态结构的改变，线粒体结构和功能的改变意味着器官、组织和细胞能量代谢率的降低，而这正是生物体衰老的重要特征之一[39]。另一方面，mtDNA 突变也会对自由基的生成有促进作用：mtDNA 片段的缺失或点突变可导致机体老化、心肌缺血、老年心力衰竭等老年性心脏疾病的发生；同时因为线粒体会随着卵子细胞质遗传给下一代，所以生殖细胞系 mtDNA 的突变可引起遗传性氧化磷酸化能力缺陷，进而导致过早发生退行性疾病；衰老心肌中片段缺失和氧化磷酸化中酶活性下降可导致自由基介导的脂类过氧化反应加速[40]。由此可见，衰老发生的分子基础是自由基对线粒体的氧化性损伤。

3. 诱导细胞凋亡

细胞凋亡又称生理性死亡、程序性死亡或主动死亡，是一个主动的、可控的、在调节机体细胞群数量上起着和有丝分裂互补作用的过程，与衰老有着密切的关系。早期的一些研究发现自由基可诱导细胞凋亡，随后许多研究得出了相似的结果，最终科学家根据大量文献得出增加氧自由基或降低细胞抗氧化能力可诱导凋亡和抗氧化剂可抑制凋亡的结论[39]。

研究表明，体内的自由基（特别是超氧阴离子和羟基自由基）主要产生于那些具有重要功能、高度活动性、耗氧量高的细胞（如神经细胞、心肌细胞及内分泌细胞）内，并造成过度堆积，它们通过氧化作用攻击生命大分子物质，导致这些细胞内 DNA、蛋白质、脂膜的损伤[41]。尤其是生物膜上的许多不饱和脂肪酸对 ROS 自由基的进攻非常敏感，而且一旦反应启动，就会以连锁反应的方式进行下去，造成大量脂质过氧化物的产生。这些脂质过氧化物可被断裂成不同大小的醛类分子，对细胞产生很强的毒性，使生物膜的结构发生改变，进而影响其功能，如使膜的流动性下降、通透性改变、运输过程紊乱等[42]，进而诱导细胞凋亡，加速机体老化。

4. 正常蛋白质合成减少

自由基可以直接或者间接地影响正常蛋白质的含量。自由基对蛋白质的直接氧化破坏可使蛋白质肽链断裂，蛋白质发生分子内或分子间交联，蛋白质二级、三级和四级结构破坏，折叠减少，无规律卷曲增加等，导致酶蛋白失活，并成为另一种催化错误反应的酶；出现某些具有异质性的蛋白质，引起自身免疫反应；使结缔组织的结构蛋白发生广泛交联，使其理化性质发生改变，导致血液和组织间的物质交换减少，使器官、组织加速衰老退化[43]。自由基通过其强氧化作用对核酸进行氧化和交联，使 DNA 发生断裂、突变，从而严重影响蛋白质遗传信息的正常转录和翻译，间接使蛋白质表达量降低甚至消失，或者产生突变蛋白质，而正常蛋白质合成减少正是老年性记忆减退、智力障碍及肌肉萎缩的重要原因[44]。

2.2.4 损伤的链式反应

人体细胞电子被抢夺是万病之源。自由基是一种缺乏电子的物质（不饱和电子物质），进入人体后到处争夺电子，如果夺去细胞蛋白质分子的电子，则可使蛋白质接上支链发生烷基化，形成畸变的分子而致癌。该畸变分子因为自身缺少电子，所以又要去夺取邻近分子的电子，使邻近分子也发生畸变而致癌[45]。这样，一个自由基就可以带动一串分子参与化学作用，恶性循环就会形成大量畸变的蛋白质分子，因此自由基有"雪球越滚越大"的能力。而当自由基或畸变分子抢夺了基因的电子时，可能会直接造成基因突变，形成大量癌细胞，最后出现癌症。人体得到还原剂后，由于还原剂容易与多余的电子结合，可提供大量电子，而阻断恶性循环，癌细胞就可被防止或被抑制[46]。当自由基与自由基结合时，自由基造成的链式损伤也可以因此被终止。

2.2.5 生物体的应对方法

自由基是客观存在的，对人类来说，无论是体内的，还是体外的，自由基还在不断地以前所未有的速度被制造出来。与自由基有关的疾病的发病率呈加速上升的趋势。既然人类无法逃避自由基的包围和夹击，那么就只有想方设法地降低自由基对我们的危害[32]。

随着科学家们对自由基研究的日渐深入，清除自由基，以减少自由基对人体的危害的方法也逐渐被揭示出来。

研究表明，自由基从产生到衰亡的过程就是电子转移的过程。在生命自由基体系中，电子的转移是一种最基本的运动，而氧获得电子的能力很强，因此，生物体内许多化学反应与氧有关[47]。科学家们发现，损害人体健康的自由基大多与那些活性较强的含氧物质有关，他们把与这些物质相结合的自由基称作 ROS[48]。自由基对人体的损害实际上是一种氧化过程，因此，要降低自由基的损害，就要从抗氧化做起[47]。

因为自由基不仅存在于人体内，而且来自于人体外，所以降低自由基危害的途径也有两条：一是利用内源性自由基清除系统清除体内多余的自由基；二是发掘外源性抗氧化剂-自由基清除剂，阻断自由基对人体的入侵[36]。

大量研究已经证实，人体本身就具有清除多余自由基的能力，这主要是靠内源性自由基清除系统，其包括 SOD、CAT、谷胱甘肽过氧化物酶（glutathione peroxidase，GPX）等一些酶和维生素 C、维生素 E、还原性谷胱甘肽和胡萝卜素等抗氧化剂[47]。酶类物质可以使体内的自由基变为活性较低的物质，从而削弱它们对机体的攻击力。酶的防御作用仅限于细胞内，而抗氧化剂有些作用于细胞膜，有些则在细胞外就可起到防御作用。这些物质深藏于我们体内，只要保持足够的量和活力，它们就会发挥清除多余自由基的能力，使我们体内的自由基保持平衡[47]。

内源性清除自由基又可以分为酶促机制和非酶促机制。

1. 酶促机制

SOD：歧化酶为一种通过促进两种相同分子的反应来产生不同氧化态的分子的一种酶[49]。SOD 通过作用于机体中的超氧阴离子而达到清除自由基的效果。超氧阴离子是生物体内主要的自由基，也是导致衰老的原因之一，很多情况下对机体是有害的。而 SOD 是一类重要的清除氧自由基的抗氧化酶，主要因为它能催化超氧阴离子，使其发生歧化反应，虽然缺乏 SOD 时 2 个超氧阴离子可以自发地发生歧化反应，产生过氧化氢和单线态氧，但 SOD 的催化作用可以大大加快反应的进程，快速生成氧气和过氧化氢，过氧化氢分子又在 CAT 的作用下生成无毒的水和氧气，从而起到抗衰老作用[50]。医学界普遍认为，当 SOD 发挥作用时，首先是金属离子（Cu、Zn、Mn、Fe 离子）与超氧阴离子形成络合物，再发生后续反应。因此，SOD 的催化作用是通过其所含金属的氧化和还原过程的电子得失来实现的[51]。

SOD 是动物体内最丰富的抗氧化酶。尤其是在肝脏内，SOD 的含量非常高。通常细胞质中的 SOD 分子包含铜原子和锌原子（Cu/Zn－SOD），然而线粒体中的 SOD 包含锰（Mn－SOD）[52]。相关研究表明，与新陈代谢活动有关的 SOD 的细胞浓度是一种非常好的物种寿命预测者[51]。

虽然 SOD 的重要性毋庸置疑，但是没有 GPX 或者 CAT 来移除过氧化氢的 SOD 是没有价值的。例如，昆虫缺乏谷胱甘肽过氧化物酶，给予额外转入 *SOD* 或 *CAT* 基因（非同时转入）的果蝇的平均寿命没有超过 10% 的增加，最大寿命也没有增加。但是同时有 *SOD* 和 *CAT* 额外基因的果蝇显示最大寿命增加了 1/3，同时显示出了更少的蛋白质氧化性损伤和更好的物理性能[53]。这也证明为了从根本上消除自由基，而非单一减少超氧阴离子，就需要 SOD、CAT 和 GPX 共同参与反应。

CAT：主要通过催化过氧化氢转变为水和氧气的反应，来针对性地清除因过氧化氢的强氧化性而可能带来的自由基[54]。过氧化氢具有极强的氧化性，是所有需氧生物自然产生的破坏性废物。在人体脂肪转变成能量，以及白细胞攻击和杀死细菌时，会产生过氧化氢，除此之外，在 SOD 处理超氧阴离子时也会产生过氧化氢副产物，同样是交由 CTA 来处理的。CTA 是位于细胞的过氧化物酶体，能防止过氧化氢的强氧化性损害细胞，同时还可防止过氧化氢转变成攻击甚至变异 DNA 的潜在危险分子羟基自由基[54]。

GPX：大部分含硒，可催化过氧化氢转变为水和氧气[55]。它的作用是和SOD、CAT一起，共同清除机体ROS，减轻和阻止ROS的过氧化作用：机体对超氧阴离子的第一道防线是SOD，它将超氧阴离子转化为过氧化氢和其他氢过氧化物[55]；第二道防线是CAT和GPX，其中CAT可清除过氧体系中的过氧化氢，而GPX分布在细胞液和线粒体中，可通过摄取2个谷胱甘肽分子的氢来中和过氧化氢和其他氢过氧化物，产生2分子的水和1分子的氧化型谷胱甘肽（glutathione oxidized，GSSG）[42]。GPX可以从GSSG和NADPH获得氢，再生成谷胱甘肽。

除了上述几种酶，谷胱甘肽转移酶、血浆铜蓝蛋白、血红素加氧酶及其他的一些酶类也可能参与非酶主导的控制自由基及其代谢产物的过程[56]。

2. 非酶促机制

维生素E（α-生育酚）：脂溶性维生素E是细胞膜上自由基最直接的自由基捕获者，可以接收细胞膜上自由基的电子，让自身暂时成为自由基。因为其具有较强的还原性，所以在自由基攻击细胞前，它先与自由基起反应，将之中和，避免自由基攻击机体关键大分子，如细胞膜蛋白质、DNA或者脂质，从而消除了自由基对人体细胞的侵蚀作用[57]。

维生素C：水溶性维生素C在细胞中、细胞间和在血流中作为无脂质（亲水）成分的抗氧化剂，其所参与的反应比脂溶性自由基清除剂维生素E还要多，这是因为维生素C清除自由基的机制更多，其除了可以直接与自由基反应，中和其多余电子外，还可以让维生素E和GSSG恢复其抗氧化能力。因为维生素C具有还原性，所以可以成为氢原子供体，给出1个氢原子后，它可以成为半脱氢维生素C；如再给出1个氢原子，则成为双脱氢维生素C，即氧化型维生素C。半脱氢维生素C生成后，还可以与NADH反应，恢复成维生素C，继续发挥其清除自由基的功能[58]。

谷胱甘肽：为一个由半胱氨酸、甘氨酸和谷氨基酸组成的三肽，为细胞无脂质组分（多是细胞质）的主要抗氧化剂[59]。它主要通过2种方式发挥抗氧化作用：一是直接与自由基反应，巯基可以供给自由基电子，从而将自身氧化成GSSG，还可使维生素E再生而间接发挥作用；二是谷胱甘肽作为GPX底物发挥抗氧作用[59]。

尿酸：既可保护维生素C免受二价离子的氧化，也可作为一种抗氧化剂，大多从嘌呤降解形成，还可通过与铁键合来防止自由基催化作用。人类之所以比猴子和其他哺乳动物有更高水平的尿酸，是因为人类缺乏尿酸酶。但是鸟类血浆尿酸的浓度是人类的2倍。尽管鸟类的代谢率超过哺乳动物的2倍，血糖是哺乳动物的2~6倍，体温比哺乳动物高3℃，但鸟类活的时间是同等体型的哺乳动物的好几倍[36]。

除了这些抗氧化剂外，机体内还存在为数众多的小分子抗氧化剂，如胆红素、类黄酮、类胡萝卜素等。

要降低自由基对人体的危害，除了依靠体内自由基清除系统外，还要寻找和发掘外源性自由基清除剂，利用这些物质作为"替身"，让它们在自由基进入人体前就先与自由基结合，以阻断外界自由基的攻击，使人体免受伤害[32]。

在自然界中，可以作用于自由基的抗氧化剂范围很广、种类极多。目前，国内外已陆续发现许多有价值的天然抗氧化剂。在这方面的研究中，我国的科学家们已经走在世界前列。他们已经发现并证明了我国一些特有的食用和药用植物中含有大量的酚类物质，这些物质的特点是有着很容易被自由基夺走的电子，而它们在失去电子后就会成为一种对人没有伤害的稳定物质[60]。

因此，现有研究明确了：氧自由基在衰老和抗衰老过程既有损伤作用，又有信号功能，与其产生的条件、速度和浓度有关；以温和方式产生的低剂量的 ROS 作为信号分子，对健康和延长寿命发挥着有益的效果，而高速度产生的较高剂量的 ROS 无疑对健康和延长寿命是有害的，是引起衰老的一个重要因素；维持体内氧化/抗氧化的平衡可以延长寿命和推迟衰老。

2.3　端粒学说

2.3.1　端粒学说的发现

美国科普作家 Rebecca Skloot 写过一本著名的科普畅销书《永生的海拉》，其中讲述了 20 世纪 50 年代一位名叫 Hennetta Lacks 的女性和生命科学与医学史上最早经人工体外培养而"永生不死"的癌细胞的故事。1951 年，年仅 30 岁的 Hennetta Lacks 死于子宫癌。医生从 Hennetta Lacks 身上取走一部分肿瘤组织，并在实验室中进行人工体外培养，最后得到了一株现在全世界几乎所有的生物医学实验室都会用到的细胞系——HeLa，这也第一次让人们认识到：人类细胞的确能够在体外获得"永生"。

HeLa 细胞的培养试验并非科学家历史上第一次试图在体外培养人类细胞。在 19 世纪初期，当时的多数科学家坚信人类或其他动物的细胞具有内在的"永生"能力，其中最著名的代表人物就是曾经获得过诺贝尔生理学或医学奖的 Aloxis Carrel。1912 年，Aloxis Carrel 把胚胎期的鸡心组织取下，培养在他自制的培养皿里，定期更换从鸡胚提取液中得到的营养成分，就这样连续培养了 20 年之久，远远超过了鸡的寿命[61]。因为人类对"永生"的热衷和好奇，所以 Aloxis Carrel 的实验在当时得到了科学界及整个社会的极大关注，很多人也坚定地认为，人体所有的细胞都具有"永生"的能力，只要给予适合的生长环境和营养成分，它们就能够无限地分裂增殖。

不过，同时也存在着部分反对的声音，美国的解剖学家 Hayflick 就是坚定的反对者。1961 年，Hayflick 在研究中发现，正常的人类胎儿细胞在体外培养条件下只能分裂大约 60 次，而此后细胞群体停止分裂，进入衰老期，最终死去[62]。Hayflick 的实验结果有力地驳斥了"细胞永生论"。后来，人们把 Hayflick 所观察到的细胞分裂停止前所能分裂的次数限制称为"Hayflick 极限"。

Hayflick 极限的发现第一次让人们认识到，任何正常的人类细胞，最终都会走向衰老，而 Aloxis Carrel 体外培养了 20 多年的鸡心细胞，不过是在更换鸡胚提取液营养成分的时候，不小心混入了新鲜鸡心细胞所导致的罢了。之后关于染色体端粒的研究，最终和"Hayflick 极限"一起，为我们揭开了癌细胞"永生"的神秘面纱。

端粒是细胞染色体末端的 DNA 重复序列。整个端粒生物学领域是由 2 位诺贝尔奖得主 Hermann Müller 和 Barbara McClintock 在 80 多年前开创的[63]。

19 世纪 30 年代，Hermann Müller 在果蝇上使用电离辐射研究染色体的不稳定性，在实验过程中观察到断裂的染色体末端之间会发生随机融合，但是断裂的染色体末端却从不和天然末端产生融合[2,64]，他借此推断出天然染色体末端存在某种保护性结构，不受连接 2 个断裂末端的修复过程的影响。同时，Barbara McClintock 在玉米染色体研究中也发现了相同的现象。借助基因在染色体上移动的"转座"实验，Barbara McClintock 也意识到了染色体末端特殊结构的存在。因此，Hermann Müller 和 Barbara McClintock 分别通过果蝇和玉米的实验模型，共同观察到细胞染色体的末端存在一种特殊结构，这种天然的末端结构与染色体断裂而形成的末端不同[65]，Hermann Müller 将它命名为"telomere（端粒）"，源自希腊语中的 telos（意思是末端）和 meros（意思是组成部分）。Barbara McClintock 的研究进一步表明，如果细胞染色体丢失其端粒部分，不同的染色体末端之间会发生不正常的连接，染色体的结构也会发生异常变化，因此，端粒与细胞染色体保持其结构的完整性和稳定性有关[66]。然而，Hermann Müller 和 Barbara McClintock，以及当时其他细胞遗传学家虽然都注意到端粒结构的存在，但没人能够知道端粒的生物学功能与分子机制。

直到 1971 年，随着 DNA 双螺旋结构的发现，人们才重新将目光转回到端粒上。DNA 复制与聚合酶的相关研究使科学家们意识到：因为 DNA 聚合酶是单向性的，所以复制只能顺着亲代模版 DNA 3′端向 5′端进行，而且需要一段短的 RNA 作为引物才能够起始复制，那么经过每一轮的 DNA 复制过程，亲代染色体 DNA 的 3′末端、与 RNA 引物结合的一段 DNA 必然因无法复制而在子代 DNA 中丢失。而端粒正是位于末端的 DNA 序列，因此随着复制次数的增加，端粒长度会不断缩短。DNA 双螺旋结构的解构者之一的 J. Watson 把它称为"末端复制难题"，推测细胞中肯定有一种保护机制，可防止染色体末端的变短愈演愈烈[67]。在此基础上，苏联生物学家 Alexey Olovnikov 进一步提出细胞衰老的端粒假说，用以解答细胞分裂的 Hayflick 极限的问题，他认为，"末端复制难题"导致的染色体端粒不断变短，最终会造成染色体的不稳定及某些重要基因的丢失，进而导致细胞的衰老或死亡[21]。

对端粒在分子生物学方面的研究，需要等待生物技术的进一步发展。在随后的 1975—1977 年，借助 DNA 测序方面的不断进展，美国耶鲁大学的 Elizabeth H. Blackburn 运用 DNA 重组技术成功鉴定出了简单的单细胞真核生物四膜虫的染色体端粒 DNA 序列，发现这一段由极其简短的 DNA 序列 TTGGGG 组成的重复序列，重复多达 2070 次。后来，随着 DNA 测序技术的不断改进，科学家又陆续鉴定出了其他更复杂生物的染色体端粒 DNA 序列，令人惊讶的是，无论是何种生物，其端粒序列与四膜虫一样，都由简单的 DNA 高度重复序列组成。例如，人和小鼠的端粒 DNA 重复序列为 TTAGGG，与四膜虫染色体端粒重复序列只有一个碱基的差别[64]。

然而，端粒序列的发现并不能使人理解端粒的工作方法，无法彻底解决 Hayflick 极限和细胞"永生"的矛盾问题。大量的端粒 DNA 重复序列虽然能够在一定时间内维持生物染色体的稳定性，防止染色体相互融合，但是对于那些只能通过细胞分裂进行繁殖的单细胞生物，以及需要一直保持分裂增殖能力的高等生物生殖细胞来讲，它们如何实现细胞"永生"，如何跨越 Hayflick 极限，如何解决"末端复制难题"，以保证染色体的完全复制，仍然难以被理解。

为了解端粒的重要作用，在 Elizabeth H. Blackburn 发现端粒序列的基础上，Jack Szostak 将其应用在了人造线性染色体的构建中。他发现，如果直接向酵母中转入线性化的环状质粒染色体，则它并不能够被酵母转录表达，实际上这种人造染色体会很快被降解，不能稳定存在。而将线性化的环状质粒末端加上四膜虫的端粒序列后，再导入酵母细胞，则可很有效地防止人造线性染色体被降解，而且它也可以在细胞中被复制[68]。因此，这直接证明端粒对染色体复制与稳定性的重要意义。

除此之外，科学家还注意到，同一种生物的每个细胞内的端粒 DNA 序列有长有短，比如四膜虫端粒平均包含 70 个 TTGGGG 重复序列，而人类细胞的端粒则平均含有 2000 个 TTAGGG 重复序列。这种重复序列数量的波动，表明在 DNA 复制的过程中的确会造成子代中端粒 DNA 序列丢失，但同时也表明细胞在试图通过某一种机制以维持染色体 DNA 复制过程中端粒的长度——它们在变短 DNA 末端重新合成丢失的端粒 DNA 重复序列。

如何重新合成端粒呢？或许在酶中会有一种专门复制端粒的酶？这样的猜测拉开了端粒酶发现的序幕。1985 年，Carol Greider 加入了 Elizabeth H. Blackburn 的研究团队，借助四膜虫的核提取物证实了这种假设。Elizabeth H. Blackburn 与 Carol Greider 为验证这一假设，通过将细胞核提取液与端粒 DNA 在体外进行温育，使用 X 光观察端粒 DNA 的延伸，从而证明用于复制端粒的酶的存在[69]。他们进一步研究发现，这种酶的特别之处在于它对端粒的延伸不取决于 DNA 模板，对除端粒外的随机序列无作用，同时活性与 DNA 聚合酶活性无关[69]。这个实验证明了参与端粒 DNA 复制的反转录酶的存在，它在接下来的研究中被命名为"端粒酶"。而围绕端粒和端粒酶的一系列科学研究最终成就了 Elizabeth H. Blackburn、Carol Greider 及他们的合作者、哈佛大学医学院的 Jack Szostak，让他们共同分享了 2009 年的诺贝尔生理学或医学奖[70]。

2.3.2 复制性衰老

体外连续培养的细胞在有限次数的细胞分裂后，丧失合成 DNA 及分裂的能力，最后导致增殖能力的丧失，但基本代谢过程仍能维持，这种现象称为复制性衰老[71]。

自 1907 年美国科学家 Ross Harrison 首创组织培养法，成功地用体外培养方法观察到蛙神经细胞的生长以来，体外细胞培养很快被用于衰老的研究中。1961 年，Hayflick 及 Paul Morehead 证明了体外培养的人类正常成纤维细胞的寿命是有限的[72]。4 年后，Hayflick 继续深入研究发现，连续培养的人二倍体细胞株经过一段旺盛繁殖期(一般不超过 1 年)后，出现细胞形态变化，而后停止有丝分裂的复制过程，直至最终死亡[62]。Hayflick 将这种正常人体细胞在体外分裂潜能受限制的现象称为细胞衰老，或者更准确地说为复制性衰老[73]。衰老细胞是活细胞，能存活 1～2 年时间，这是人体内产生慢性炎症的细胞学基础。

Hayflick 通过实验对成纤维细胞及成纤维样细胞进行体外培养时，发现其最通常的生命流程为经历一段快速增殖期和一定次数的群体倍增后(即细胞复制)，进入增殖活力下降期，最后成为一个不能对生长因子作出增殖反应的细胞群[62]。它们虽然丧失了 DNA 合成能力，不能增殖，但仍保持代谢活性。在增殖活力下降期内，细胞获得了新的性状，与老年生物体内的细胞相似，称为衰老细胞[62]，而正常人类细胞在细胞培养条件下、在成为衰老细胞前可分裂 52 次[62]。经过冻存后的细胞再复苏后恢复状态时仍然会保留之前的复制次数，继续完成后续生命[62]。最终形成的衰老细胞在培养时逐渐积聚，即使非常年轻的培养细胞群也总是含有少量的衰老细胞。此衰老细胞在培养细胞群的整个生命期中占比逐渐增大，直至所有细胞均进入衰老状态。复制衰老发生的基础是培养细胞群体倍增的次数，而不是培养时间。它是细胞分裂导致的，而不是长时间培养导致的。相同时间内复制性衰老发生时的群体倍增次数取决于细胞供体的种属、年龄、遗传背景及细胞类型[73]。

到现在为止，大多数生物学家认为复制性衰老现象不是细胞培养的人为产物。除了最早发现的人类二倍体成纤维细胞，许多其他类型的人类细胞也存在复制性衰老现象，如表皮角质细胞、平滑肌细胞、晶状体上皮细胞、神经胶质细胞、内皮细胞、T 淋巴细胞及肾上腺皮质细胞，在其他种属来源的成纤维细胞中也可见到这一现象。因此，任何牵涉以上细胞类型增殖稳态改变的因素均能影响其生理性衰老，并与衰老相关病理学相联系。事实上，科学家已发现免疫系统功能随年龄增加而下降的原因是 T 细胞增殖反应能力的下降或丧失[71]。

科学界现今认为，可分裂的细胞除极少数外均可发生复制性衰老。高等哺乳动物可能只有 2 或 3 种细胞具有不受限制的分裂潜能。生殖细胞是其中的一种。虽然生物的每一个体注定都要衰老、死亡，但它们可以通过生殖细胞系的无限复制达到"永生"。另一种是肿瘤细胞，大多数肿瘤细胞也是无限复制永生化的，因此，复制性衰老还被认为可能是体内的一种肿瘤抑制机制。此外，各种组织中的干细胞，如造血干细胞，可能也是一种无限复制永生化的细胞[71]。

关于复制性衰老与机体衰老之间的关系，人们通常认为复制性衰老是机体衰老在细胞水平上的表现。科学家目前提出了 3 条证据来证明这二者之间的关系。第一，从自然寿命较短的动物中提取的细胞要比从较长寿命的动物中提取的细胞衰老得快，例如，人类的自然寿命约为 120 年，相对应的人类细胞在体外培养环境中可经历 50～60 次群体倍增，而啮齿类动物的寿命为 3～4 年，来源于啮齿类的细胞株只能进行 20～40 次的群体倍增；第二，在对从早老症患者身上取得的成纤维细胞进行体外培养的过程中发现其分裂能力比正常细胞低，这表明细胞复制的潜力和动物个体的寿命是相关的，而且可能受到某组基因的控制；第三，从老年个体中提取的细胞比从年轻个体中提取的细胞衰老得快，这表明细胞的复制性衰老是可以累积的[73]。

自从 Hayflick 极限被发现后，科学家们一直试图揭开衰老的秘密：为什么生物细胞不能无限分裂下去？到底是什么因素导致细胞再生达到极限？而端粒的发现及对其功能的研究，在细胞染色体方面为复制性衰老提供了一个很可能的解释：端粒就是染色体末端的保护使者，保护染色体不被"磨损"掉。也有人将端粒比作"鞋带"末端的"塑料套"，它一方面可保护 DNA 双螺旋结构所拧成的这条"鞋带"不发生降解，另一方面也可防止染色体相互融合。一旦端粒在 DNA 复制过程中被"磨损耗尽"，染色体将无法正常分裂，细胞的更新也就走向终止。

Harle 等通过研究第一次证明了正常细胞衰老时端粒的丢失。他们发现体外培养的人成纤维细胞端粒平均长度的缩短与复制显著相关[74]。这种缩短也与体内衰老相关，这是因为老年供体成纤维细胞和外周血细胞中端粒平均长度比年轻人短。Slagboom 等研究了 3 个年龄组后发现，人类有丝分裂细胞中端粒的长度与供体年龄呈高度负相关，并报道外周血白细胞端粒缩短的平均速率是 31 年[75]。与此相反，永生化细胞、肿瘤细胞及生殖细胞中端粒的长度并未缩短。这些细胞可表达端粒酶，通过逆转录来维持端粒长度，进而稳定其染色体末端。这些研究表明，端粒可能是有丝分裂计时钟的分子基础，作为细胞分裂的"计数"机制在体内和体外的衰老中发挥作用[71]。

因此，端粒的完好程度，很可能意味着细胞分裂潜力的大小：端粒越短，表明细胞的再生能力越小，剩余的分裂次数逐步逼近极限，机体组织走向衰老；反之，端粒越长，则意味着细胞的再生活力越强，剩余的分裂次数充裕，机体组织将保持年轻，具有更强的新陈代谢能力。

2.3.3 端粒与端粒酶的作用机制

端粒是真核细胞内染色体末端的蛋白质-DNA 结构，是由端粒 DNA 和端粒结合蛋白（与端粒 DNA 结合的蛋白质称端粒结合蛋白）组成的。端粒 DNA 由非编码的、短而简单的串联重复序列构成，其功能是完成染色体末端的复制，防止染色体遭受融合、重组和降解。从单细胞的有机体到高等动、植物，端粒的结构和功能都很保守[75]。

大多数真核细胞的端粒 DNA 由简单且数目精确的串联重复 DNA 排列而成，富含鸟嘌呤。真核生物的端粒在结构上高度保守。但是端粒 DNA 序列既有高度的保守性，如在原生动物、真菌、高等植物及高等动物中都很相似，又有种属特异性，如四膜虫的重复序列为 GGGGTT，草履虫的为 TTGGGG，人类和其他哺乳动物的为 TTAGGG[76]。不同物种之间端粒长度（端粒重复次数）的差异很大，不同细胞中的差异可以从 50 bp 到 50 kb。人细胞中的端粒长度大约为 15 kb，大鼠细胞中的端粒长度则可长达 150 kb，小鼠细胞中的端粒长度一般在 5~80 kb 变化，而尖毛虫细胞中的端粒长度只有 20 bp。同一物种不同组织间端粒的长度亦不同，人体细胞的端粒长度为 5~15 kb，相当于重复 2000 次，人精子细胞的端粒长度约为 15 kb，人外周血细胞的端粒长度约为 10 kb[77]。

端粒并不是对称的，这段重复序列具有极性，一条链富含鸟嘌呤，称 G 链，另一条互补链富含胞嘧啶，称 C 链。因为端粒 DNA 不以平头末端终止，G 链 3′末端为单链悬突，所以端粒序列可以分成 2 个结构功能区：即双链端粒 DNA 和单链端粒 DNA（端粒末端序列）。端粒 3′悬挂链具有高度的保守性，可形成特殊的环形结构（D-loop 和 T-loop），以稳定端粒。相关研究还表明，端粒 DNA 富 G 单链能够形成分子内或分子间鸟嘌呤四联体（G 四联体）的二级结构，该结构有很大的动力学稳定性。虽然端粒 DNA 自身能形成巧妙的保护结构，但这种结构必须依靠端粒结合蛋白来保护，端粒 DNA 必须与端粒结合蛋白结合成特殊的复合结构，才能保证染色体的稳定性[78]。

RAP1 蛋白和 Ku 蛋白是两类具有重要意义的酵母端粒结合蛋白。酵母的 RAP1 是目前研究最深入的一种双链端粒 DNA 结合蛋白，它对端粒结构和功能的作用主要表现在以下几方面：第一，如果 RAP1 突变后失去功能，则含有突变体的端粒长度比较短，而 RAP1 的高表达会使端粒延长，这表明 RAP1 与双链端粒 DNA 结合能保护染色体末端并有调节端粒长度的作用。DNA 与 RAP1 端粒结合蛋白结合后，具有单链特性的 DNA 会产生弯曲，这说明 RAP1 蛋白很有可能参与了端粒末端 loop 结构的形成，而 loop 结构有利于保护端粒 DNA。RAP1 还能与端粒 DNA 富 G 单链折叠形成的 G 四联体结构进行较弱的结合，由此稳定 G 四联体结构，阻止端粒酶对端粒的延伸作用。第二，有研究表明，RAP1 可与核骨架连接，将端粒附着在核骨架上，使细胞核中的染色体呈现核周边定位，有利于有丝分裂和减数分裂过程中染色体行为的表现。迄今为止，科学家已经成功克隆的人类端粒相关蛋白主要为端粒重复序列结合因子（TRF）[78]。

端粒可以用来解决 J. Watson 在 1971 年提出的"末端复制难题"，即每次 DNA 复制后均有部分基因的缺失。而端粒的存在正是为了防止染色体结构基因的缺损，使细胞的每次复制仅仅缺失没有表达意义的端粒部分，从而保证染色体的完整性，使真正的遗传信息得到完整复制。端粒还能维持细胞的正常分裂，对细胞增殖有调控作用[79]。此外，它也是维持染色体稳定性的重要结构。端粒序列虽然不含功能基因，但假如这些类似于染色体"帽子"的端粒消失，那么染色体之间就会出现端-端融合、降解、重排和染色体丢失等变化，从而威胁含有生物意义的染色体 DNA 的正确复制和细胞的生存，因此，端粒的存在可以防止染色体发生降解、融合、重组和丢失，抵御细胞内的外切核酸酶、内切核酸酶、连接酶、拓扑异构酶及蛋白酶等对染色体末端的损伤，保持遗传系统的稳定性，这一点对于所有生物体来说都是至关重要的。此外，端粒结合蛋白在维持端粒稳定和抑制细胞凋亡方面有着重要的作用[79]。

端粒酶是一种核糖核蛋白聚合酶，由 1 条 RNA 链和 2 条多肽链组成，其分子量为 200～500 kDa[80]。现已发现人类端粒酶是由 3 个成分组成的：端粒酶 RNA 组分、端粒酶相关蛋白和端粒酶逆转录酶(telomerase reverse transcriptase，TERT)。它是一种自身携带模板的反转录酶，可催化端粒 DNA 的合成，能够在缺少 DNA 模板的情况下延伸端粒寡核苷酸片段[75]。其活性取决于它的 RNA 和蛋白质亚基。端粒酶除了具有反转录活性外，还具有核酸内切酶(endonuclease)的活性。端粒酶的主要功能是维持染色体末端的端粒序列，从而抵消因细胞分裂而导致的端粒 DNA 的消耗[81]。

端粒酶的 RNA 亚基是合成端粒 DNA 的模板，对于端粒酶的结构和催化活性都十分重要。四膜虫端粒酶 RNA 有 159 个核苷酸，模板区为 5′- CAACCCCAA - 3′。人端粒酶 RNA 有 455 个核苷酸，模板区为 5′- CUAACCCUAAC - 3′。端粒酶 RNA 重要序列缺乏保守性，但都有保守的二级结构，这对于保持端粒酶的活性极为重要。端粒酶 RNA 的基因已经在纤毛虫、酵母、小鼠、人等生物体中得到了克隆。科学家将突变的 RNA 基因导入细胞后，发现这些改变的序列在端粒 DNA 中出现，这表明端粒酶的 RNA 决定了端粒 DNA 的序列。在酵母或乳酸菌中，缺失单拷贝的端粒酶 RNA 基因，会导致端粒缩短和细胞死亡。这些证据表明，模板 RNA 对端粒酶的活性至关重要[75]。

衰老是生物在生命过程中整个机体形态、结构和功能逐渐衰退的综合现象。因生物的机体由细胞构成，生命存在于活细胞中，故生命的衰老起始于细胞的老化[79]。越来越多的证据表明，端粒长度控制着衰老进程，端粒缩短是触发衰老的分子钟。科学界目前认为，细胞内端粒酶活性的丧失将导致端粒的缩短，这种缩短使得端粒最终成为不能被细胞识别的末端，这时端粒并不是不存在了，而是缩短到了一个临界长度，端粒一旦缩短到此长度，就可能导致染色体双链的断裂，并激活细胞自身的检验系统，从而使细胞进入 M1 期，随着端粒的进一步丢失，将会发生染色体重排。双着丝粒染色体和非整倍体染色体形成将导致进一步的危机产生，进入 M2 期。如果细胞要维持正常分裂，就必须阻止端粒的进一步丢失，激活端粒酶，细胞才能进行正常染色体复制，那些无法激活端粒酶的细胞，只能进入衰老阶段[75]。

在大多数正常的人体细胞中并不能检测到端粒酶的活性，端粒随细胞分裂每次丢失 50～200 个碱基。有科学家认为，这是正常的人体细胞中端粒酶未被活化，导致了端粒 DNA 缩短的缘故。保护性端粒酶的减少可能最终制约了细胞的增殖能力。端粒缩短可引发细胞老化的机制可能有 3 种情况：①端粒 DNA 的缩短释放了端粒结合转录因子，该因子进而激活衰老诱导基因或灭活细胞周期进行所必需的某些基因；②诱导 DNA 损伤的反应，导致细胞周期受阻；③端粒的缩短引起免疫功能下降，Pommier 等早在 1997 年就观察到受 HIV 感染的高度免疫缺陷患者外周血单核细胞的端粒长度急剧缩短[79,82]。总的来说，当几千个碱基的端粒 DNA 丢失后，细胞就停止分裂而衰老。端粒及端粒酶涉及衰老最有力的证据是 Bodnar 等的研究发现。Bodnar 等将人的端粒酶基因导入正常细胞中，使端粒酶异常表达[75]。活化的端粒酶导致端粒序列异常延长，细胞增殖旺盛，细胞寿命大大延长。这一结果首次为端粒钟学说提供了直接的证据。此外，还有大量的实验数据间接证明，端粒、端粒酶与衰老之间存在相关性。①在多数体细胞中，老年个体的端粒长度较年轻个体短得多，某些细胞（如 T、B 淋巴细胞）中的端粒酶活性随年龄的增加而下降。②年轻个体细胞中的端粒酶活性随年龄的增长而下降。③需要无限分裂能力的谱系细胞、干细胞的端粒长度较长，且具有较高的端粒酶活性；而大多数具有有限增殖能力的体细胞的端粒较短，不表达或仅低度表达端粒酶活性。④增殖能力强的细胞及永生化细胞表达端粒酶活性，即使同一组织的不同部分，其分裂能力也与端粒酶活性成正比，如在毛发生长初期的毛囊中，含有分裂活性细胞的部分表达端粒酶活性，而低度分裂活性细胞则表达较低水平的端粒酶活性。⑤端粒酶阴性的细胞在引入端粒酶后，可维持端粒长度，细胞增殖能力加强，甚至永生化[75]。因此，从端粒着手可能是我们达到显著性延长人类寿命的关键环节。

2.3.4 端粒与无限增殖细胞——癌细胞

根据早年的端粒相关研究不难发现，端粒具有维持生物遗传信息稳定、调控细胞生命周期的重要功能，端粒酶可以通过逆转录来维持端粒长度，从而使细胞可以不断复制，不断产生年轻细胞来替代衰老细胞，从而能够维持身体的年轻状态。这样就有人会猜测，如果能够使端粒酶在人类细胞中表达，不就能达到长生不老的梦想了吗？但是现实总是事与愿违的。从另一方面来讲，大自然早就把答案告诉我们了，如果端粒酶真的能够延长寿命，通过千百万年的进化，人类一定能够产生出高表达的端粒酶。这是因为通过端粒酶来延长寿命的理论存在一个致命缺陷，那就是没有能够与之匹配的细胞代谢能力，快速的无限增殖必定会带来机体的紊乱，而生物体维持健康生存状态的最关键的一点就是平衡，一旦机体的平衡被打破，那么死亡必然会加速到来。

提及无限增殖能力，我们会第一时间联想到的就是癌细胞。癌细胞以其无限增殖、可转化和易转移这三大特点而被大家熟知。那么科学家很容易联想到同样是无线增殖的癌细胞是与否与端粒有关系？事实证明，二者之间确实有紧密的联系。在正常的人体细胞中，端粒程序性的缩短限制了转化细胞的生长能力，这很可能是细胞癌变的一个抑制机制。端粒酶的活化在细胞恶性增殖及癌变过程中起着重要作用。大量的实验已经证明，约 90% 的恶性肿瘤组织存在端粒酶活性，包括前列腺癌、乳腺癌、结肠癌、肺癌等主要癌症及多数的白血病和淋巴瘤。而大多数的良性肿瘤组织和 90% 以上的邻近恶性肿瘤的正常组织则缺乏端粒酶，从而将端粒酶与肿瘤的形成密切联系在一起[83]。

科学家对端粒在癌症中所扮演角色的进一步研究发现，或许是细胞增殖失控后端粒才被激活。洛克菲勒大学的 Lange 和 Hastie 发现，人肿瘤细胞的端粒比周围正常细胞的端粒要短得多。Lange 和 Hastie 检查了结直肠癌细胞的端粒长度，结果显示，在同一病例中结直肠癌的端粒长度大部分短于周围正常黏膜的端粒长度，因此推测端粒的缩短可能导致了癌的发生。在另一组大肠癌与正常黏膜标本的配对研究中，20例癌症患者有19例的端粒较正常明显缩短。一般而言，胚胎细胞端粒酶活性随着胚胎的发育而逐渐消失或活性很低。正常体细胞除了生殖细胞、骨髓造血干细胞、外周淋巴细胞等少量细胞外，都不具有端粒酶活性。由于缺乏端粒酶的活性，细胞经过多次分裂后，端粒逐渐缩短，细胞随之衰老并死亡。这样就适时地阻止了细胞的生长和繁殖。但同时，人类体细胞的端粒缩短导致染色体稳定性下降、肿瘤发病率增高。如果此时细胞被病毒传染，或者肿瘤抑制因子P53和pRb发生突变，则细胞将越过危机期M_1继续分裂。而若细胞以某种方式激活了端粒酶，使其能够以自身的模板合成端粒DNA，并加到染色体两侧的末端上弥补端粒的损耗，使染色体端粒稳定地维持在一定长度，继而维持染色体的稳定性，则细胞也能够免于凋亡，从而得以持续增殖并成为永生性细胞。大部分永生性细胞系、肿瘤细胞端粒的长度不随细胞分裂次数的增加而缩短就是由于端粒酶的存在，端粒酶维持着端粒的长度，使细胞寿命延长并具有无限分裂的能力。相关研究表明，90%的恶性肿瘤细胞中存在端粒酶活性的表达，14%的良性肿瘤细胞中存在端粒酶活性的表达，而只有6%的癌旁细胞有端粒酶活性的表达。相对于多数正常细胞中对于端粒酶活性的零表达来说，端粒酶活性显然可以作为恶性肿瘤的一种标志，用于尚未发现标志物的恶性肿瘤的诊断和癌症预后。

端粒酶被缩短到一定程度的端粒通过某些机制激活，从而导致了肿瘤细胞的永生化。目前研究发现了几种激活端粒酶的途径，即细胞原癌基因（*myc*基因）途径、人乳头状病毒（HPV）癌基因E6途径、雌激素ER途径及蛋白激酶C（PKC）途径等。在一些恶性肿瘤细胞和白血病细胞系中，myc是激活端粒酶所必需的，端粒酶伴随*myc*基因的表达而表达。而myc的抑制剂也可抑制端粒酶的表达。转基因小鼠的实验表明，myc与端粒酶平行表达，都是在肿瘤发展早期低表达，后期高表达。还有实验证明，在缺乏端粒酶的人上皮细胞中表达*myc*基因，会导致端粒酶的活化。这都说明myc对端粒酶的激活作用是至关重要的。

虽然端粒与癌症关系紧密，但是端粒酶的活化并不是癌症发生的动因。纵然人肿瘤细胞中广泛存在较高的端粒酶活性，甚至在一些肿瘤中端粒酶活性的高低与肿瘤的恶性程度一致，但端粒酶自身没有能力引起致癌的转化。端粒酶活化的细胞如果要成功转化，则还需要诸如原癌基因等许多因子的作用，端粒酶的激活也需要其他因子的参与。但可以肯定的是，在癌症的形成过程中，端粒酶活化导致端粒的延长是一个重要的甚至必要的步骤[83]。

总之，端粒的长度在人类的体细胞中起着至关重要的作用，可通过检测端粒的长度来判断细胞的生长状态。绝大多数恶性肿瘤细胞的端粒均有缩短。同样地，端粒酶的活性对恶性肿瘤细胞的生长增殖是至关重要的。因此，一方面，可通过检测端粒酶的活性进行恶性肿瘤的敏感及定性诊断；另一方面，还可针对端粒酶的肿瘤特异性进行抑制，以在基因水平进行恶性肿瘤的特异性治疗。

2.4 DNA 损伤修复学说

细胞衰老既是生物衰老的基本单位,也是机体衰老和老年病发病的基础[84]。DNA 损伤修复学说是科学家对衰老过程最先提出的假说之一。

DNA 作为遗传物质,它的完整性对于机体维持生命功能尤其重要。在生物进化过程中,许多因素可能导致 DNA 的损伤,与此同时,机体获得了 DNA 损伤的一系列修复功能,但是当 DNA 损伤累积到一定程度或 DNA 修复不足以维持细胞正常功能的持续时,则可能引起细胞衰老、凋亡或肿瘤。本小节主要从 DNA 损伤与修复层面来探讨细胞衰老。

2.4.1 DNA 损伤修复机制的发现

1953 年 4 月 25 日,J. Watson 和 F. Crick 在《自然》(*Nature*)上公开了他们著名的 DNA 分子双螺旋结构模型。从那时起,科学家们认为这种具有双螺旋结构的 DNA 分子有遗传属性并在细胞分裂时能够自我复制,从而保持了物种的延续[85-86]。DNA 分子作为组成生命现象的根本,结构非常稳定。然而生物体在进化的过程中必然存在突变,虽然每一代的突变都是有限的。DNA 稳定和突变好比矛盾的双方。总体而言,DNA 分子稳定性占主要地位,如果遗传信息是不稳定的,那么世界上不可能存在多细胞生命。

然而,DNA 到底有多稳定?T. Lindahl 对这个问题深感好奇,当时在普林斯顿大学做博士后研究的他主要从事 RNA 相关的研究。在实验中他发现,RNA 与 DNA 相似,但其降解相对 DNA 快很多,在受热时,RNA 更容易被迅速地损害[87]。后来,在斯德哥尔摩的卡罗林斯卡学院,T. Lindahl 通过开创性的实验证明,DNA 虽然有较强的稳定性,但仍会发生降解和损害。据估计,基因组每天会发生数千起灾难性的潜在损伤,他认为这些伤害如果没有体内 DNA 损伤修复机制的存在,那么生物将无法在地球上繁衍生息,因此,他确信生物体内存在负责对这些 DNA 缺陷进行修复的分子机制[07]。沿着这个思路,T. Lindahl 打开了通向 DNA 损伤修复研究领域的大门[87]。经过多年的潜心研究,T. Lindahl 逐渐揭示出碱基切除修复(base excision repair,BER)分子机制的全部过程及其中糖苷酶的重要作用。从 1980 年到 1996 年,T. Lindahl 成功地在体外实验中对人体内的这种 DNA 分子机制进行了重构和确认[88]。这项研究表明,DNA 会以一定的速率发生衰变,但是 BER 机制会不断抵消 DNA 的受损。但他也指出,BER 分子机制并不能完全保证细胞内 DNA 分子豁免损伤的出现和累积,从而激励了研究人员对其他机制的探索和发现[88]。

长期以来,人们就已经知晓,一些环境因素(如紫外线辐射、电离辐射等)可能会造成 DNA 的损害,A. Sancar 最先发现细胞修复紫外线造成破坏的可能机制为核苷酸切除修复(nucleotide excision repair,NER)机制。A. Sancar 在伊斯坦布尔大学学习医学时，就对生命分子非常痴迷。1973 年，A. Sancar 发现，细菌暴露在致命的紫外线照射下后，如果再用可见蓝光照射，则它们突然就能死里逃生。这引起了他的极大兴趣，他决定解开这个谜，并选择了学习生物化学。

因为一位名叫 C. Rupert 的美国科学家曾研究过这一现象，所以 A. Sancar 决定到 C. Rupert 的实验室学习。在攻读博士期间，A. Sancar 克隆了紫外线 DNA 损伤的光修复酶基因，并成功地在细菌体内进行了表达。但是这一研究并没有引起很大反响。博士毕业后，为了探索 DNA 修复的奥秘，A. Sancar 在耶鲁大学医学院得到了一份实验室技术员的工作，并继续研究 DNA 修复机制[89]。A. Sancar 利用纯化的 UvrA、UvrB、UvrC 重建 NER 的关键步骤，阐述 NER 的分子机制，细胞利用这种机制来修复紫外线造成的 DNA 损伤。A. Sancar 的发现解释了细胞如何利用酶修复由紫外线或其他致癌物质导致的 DNA 损害。

美国杜克大学的 P. Modrich 于 1989 年发表了关于第三种 DNA 修复机制——错配修复（mismatch repair）的研究成果，即该机制处理 DNA 复制过程中产生的错误[90]。P. Modrich 在斯坦福大学读博士和做博士后研究，以及在杜克大学担任助理教授期间，一直在对一系列影响 DNA 的酶开展研究，这些酶包括 DNA 连接酶、DNA 聚合酶及限制性内切酶 EcoRⅠ。在 20 世纪 70 年代末，他将自己的研究兴趣转向 Dam 甲基化酶[91]，并在 1989 年发表了相关研究的结果。他重建了错配修复的体外系统，从大肠杆菌到哺乳动物深入探究了错配修复的机制，证明了在 DNA 复制时细胞如何修复错误的 DNA。这种机制就是错配修复，它使 DNA 复制的出错率下降了约 99.9%。先天缺失错配修复机制可导致癌症的发生，如遗传变异的结肠癌。

2015 年，瑞典皇家科学院将诺贝尔化学奖授予了 T. Lindahl、P. Modrich 和 A. Sancar，以表彰他们对揭示细胞 DNA 修复机制的贡献[88]。

2.4.2　DNA 损伤

从低等生物到高等动物乃至人类，DNA 无一例外地存储着生物体赖以生存和繁衍的遗传信息，其分子结构完整性和稳定性的保持对生命个体准确无误地将遗传信息传递给下一代起着至关重要的作用[92]。然而，DNA 损伤既是生物进化的基础，也是机体维持遗传信息完整性所面临的最大敌人，更是细胞衰老和疾病发生的原因。在生命进程中，许多因素可造成 DNA 损伤。这些因素可能源于人类生存环境中的物理因素和化学因素，其中前者包括紫外辐射和电离辐射（X 射线和 γ 射线），后者包括各种化学诱变剂，有的是天然的，如黄曲霉素，有的是人造的，如顺铂、芥子气和烷化剂等。同时，这些因素也可能源于机体内在因素：DNA 复制时产生自发性错误概率非常高；DNA 自身结构的不稳定性，如 C 自发脱氨基生成 U，A 自发脱氨基生成 I；细胞内正常代谢产生的 ROS 也可造成 DNA 损伤。

不同的因素通常引起不一样的损伤，根据损伤部位可以将 DNA 损伤分为碱基损伤和 DNA 链损伤两大类[93]。

碱基损伤又可以分为 5 类：碱基脱落、碱基转换、碱基修饰、碱基交联及碱基错配。造成碱基脱落和碱基转换的主要原因是 DNA 结构的不稳定性导致 DNA 分子上连接碱基的糖苷键自发地发生碎键或使得一种碱基转换成另外一种碱基。造成碱基修饰的原因是某些化学试剂或 ROS 直接作用于碱基，例如，ROS 修饰鸟嘌呤产生 8-氧嘌呤。碱基错配可能来自于复制过程中碱基互变异构或碱基之间的差别不足等因素，虽然绝大多数错配碱基能被 DNA 聚合酶的自我校对机制切除，但仍会有少数"漏网之鱼"。

DNA 链损伤又可以分为：核糖核苷酸在复制过程中参入 DNA 链；DNA 单链或双链断链，其可能原因包括电离辐射或某些化学试剂作用，此种损伤最为严重，当 DNA 裂口太多且难以修复时，会导致细胞死亡；DNA 链在顺铂等某些试剂的作用下发生交联；DNA 与蛋白质之间也可以通过 UV、甲醛等物质形成共价交联[93]。

2.4.3 DNA 修复

细胞通过 DNA 损伤反应通路来回应 DNA 损伤，使特定的 DNA 修复通路有足够的时间以基质依赖的方式从根本上消除损伤[94]。DNA 损伤的形式虽然很多，但是在进化过程中，为了对抗这种威胁，细胞进化出一系列复杂的 DNA 修复通路来维持基因组结构和功能的稳定性。在很大程度上细胞损伤的类型决定了 DNA 以何种方式进行修复。

根据修复的原理，DNA 修复可以分为直接修复、切除修复、双链断裂修复和损伤跨越等几类[93]。直接修复是将损伤的碱基加以逆转，不需要切除任何碱基或核苷酸。这种修复方式主要包括嘧啶二聚体的直接修复和烷基化碱基的直接修复。切除修复是将受损伤的核苷酸连同周围一些正常的核苷酸一起切除，然后以另一条互补链上没有损伤的核苷酸序列作为模板进行复制，重新合成新的核苷酸，最后再经连接酶将切口缝合。整个切除过程包括识别、切除、重新合成和重新连接四大步。根据识别损伤的机制不同，可将其分为 BER 和 NER[95]。

DNA 链断裂(DNA strand break)，特别是双链断裂，是一种极为严重的损伤，如果不及时修复，则极易导致细胞突变或死亡，针对这种损伤主要有 2 种修复机制进行应对：同源重组修复和非同源重组修复。同源重组修复精确性比较高，因为其根据细胞内一些促进同源重组的蛋白质，从姐妹染色体或同源染色体那里获得合适的修复断裂信息[96]。非同源重组修复容易发生错误，但它是人类双链断裂修复的主要方式，其主要机理是在无同源序列的情况下，让断裂的末端重新连接起来。

值得提出的是，真核细胞 DNA 分为 nDNA 和 mtDNA，nDNA 具有良好的修复机制。而 mtDNA 缺乏组蛋白保护且缺乏修复系统，因此 mtDNA 损伤后不易被修复[97]，这里涉及另外一种衰老学说，即线粒体损伤学说，我们会在下一小节进行详细说明。

2.4.4 DNA 损伤修复反应与细胞衰老

DNA 分子的损伤可能导致遗传信息的改变。然而，在正常情况下，为了有效地配合 DNA 损伤修复反应，细胞为应对 DNA 损伤而产生一系列的应答机制：如果 DNA 损伤比较轻，则细胞将启动 DNA 修复机制，激活周期检验点，使细胞发生周期阻滞以修复基因，修复完成后，细胞将恢复正常的细胞周期；如果细胞遭受 DNA 损伤的程度超出了其修复能力，则细胞会启动凋亡或衰老程序[98]。对机体来说，DNA 损伤反应是一种自我保护反应，可对整个机体起到保护作用。

2.4.5 DNA 损伤修复反应的主要信号通路

DNA 损伤修复反应的激活是一个有序的、逐级传递的反应。常见的信号通路有 ATM(Ataxia telangiectasia - mutated) - CHK2(cell cycle checkpoint kinase2) - p53 途径和 ATR(Ataxia telangiectasia and Rad3 - related) - CHK1 (cell cycle checkpoint kinase 1)途径。这两条途径在在 DNA 双链断裂修复中可产生协同作用，从而更好地维持基因组的稳定。ATM 与 ATR 可以感知 DNA 损伤信号，并传导到下游靶蛋白，启动应用系统[99]。ATM 和 ATR 同属于 PI - 3Ks 家族，都是维持染色体完整和基因组稳定的重要因子，它们虽然有功能上的重叠，但科学界普遍认为 ATM 主要在 DNA 的双链断裂时激活，而 ATR 则是在 DNA 单链断裂时发挥功能。

在介绍相关 DNA 损伤修复反应的通路时，这里首先向大家介绍与之相关的几种调控因子。

p53 是一种肿瘤抑制基因。在所有恶性肿瘤中，50% 以上会出现该基因的突变。*p53* 基因是多种调控网络关键节点，其在维持细胞基因组完整性及各种细胞应激反应中发挥着重要作用。在细胞增殖过程中，*p53* 基因主要控制细胞周期 G_1 向 S 移行，当其接受上游调控信息后，可以强迫具有 DNA 损伤的细胞停滞在 G_1 期，为细胞争取时间进行 DNA 修复。但如果 DNA 不能被细胞修复，则可诱导其凋亡。*p53* 基因在正常情况下对细胞分裂起着减慢或监视的作用[100]。但因为 *p53* 基因极易被降解，所以很少能被检测到。

MDM2 癌基因(murine double minute 2)是一种凋亡抑制蛋白基，为凋亡抑制家族成员之一，具有非常强大的抑制凋亡作用，科学家们首先是在成纤维细胞中发现的这种基因，后来发现这种基因也存在于人体正常组织、器官中。*MDM2* 是位于 p53 相关信号通路的下游基因，两者构成降解-反式激活循环通路，而 p53 反式激活因子也可诱导 MDM2，消除反馈循环[101]。*MDM2* 基因编码的 p90 蛋白能和 *p53* 基因结合，使 p53 失去正常的功能。MDM2 蛋白还可通过本身结构，结合 p53 并将之从核内转移到胞浆，使其降解[102]。

生长素反应因子(auxin response factors，ARF)是一种在大多数人类细胞系中非常稳定的细胞因子，其主要在转录水平上被诱导表达，ARF 作为抑癌蛋白，主要通过 p53 途径使细胞停滞于 G_1 期和 G_2M 期，导致细胞衰老或凋亡。

当细胞遭受紫外辐射、电离辐射等外界因素或过氧化物、端粒缩短、肿瘤抑制因子失活、原癌基因激活等内在因素刺激时，可能导致 DNA 发生损伤，细胞根据 DNA 损伤的不同，会激活 ATM - CHK2 或 ATR - CHK1 等信号通路，随之磷酸化

p53，或通过降解 MDM2 来解除 MDM2 对 p53 的抑制作用[103-106]，除此之外，原癌基因的激活所导致的增长压力能激活抑癌因子 ARF，通过 ARF 抑制 MDM2 的活性，进而解除 MDM2 对 p53 的抑制作用。以上通路达到的结果是 p53 磷酸化增多或相对增多，磷酸化的 p53 经过乙酰化后，控制增殖细胞由细胞周期 G_1 向 S 移行，使增殖的细胞停滞在 G_1 期，为细胞赢得了 DNA 修复时间，使细胞重新达到稳态。但当 DNA 受损程度远远超出 DNA 修复能力时，可能会使细胞生长停滞，走向衰老，或直接清除此类细胞，使细胞走向凋亡，这类细胞也可能使完全失控的细胞分裂，最终导致肿瘤的发生[106]。

在正常生命过程中，无论是机体自身产生有害因素的威胁，还是遭受外在条件的诱导或刺激，都有可能引起细胞正常生理功能受到影响，从而引起机体产生病理生理反应，或引起机体癌变等疾病的发生、发展，但是由于生物进化，生物体随之会产生一系列保护机制来应对这些对细胞的伤害，这些机制有 DNA 损伤修复反应、细胞周期检验点、细胞凋亡与细胞自噬等自我保护功能等，它们担负着维护细胞稳态的使命[91]。DNA 损伤修复在维持生物体正常新陈代谢的过程中具有重要作用，DNA 遭受损伤与 DNA 修复机制就像一对矛盾，此消彼长，若细胞修复作用不能抵消 DNA 损伤作用，则可能触发细胞周期阻滞、细胞凋亡、细胞衰老等一系列应激反应，进而加速生物个体衰老的进程。

2.5 线粒体损伤学说

衰老是一个复杂的生理病理过程，主要表现为机体各组织、器官功能的下降。衰老分子机制十分复杂，随着研究的不断深入，各种衰老假说相继被提出，近年来的研究表明，衰老的发生、发展与线粒体功能异常有密切联系[107]。本小节主要讲述线粒体损伤与衰老之间的关系。

2.5.1 线粒体的结构和功能

线粒体研究始于 19 世纪中期。1857 年，瑞士生理学家 A. V. Klliker 发现在肌肉细胞中存在一种颗粒状结构，之后许多科学家也观察到了这种颗粒状结构。1890年，德国病理学家及组织学家 Altmann 将这种颗粒状结构命名为生命小体[108]。接下来，科学家观察到这些生命小体结构呈线状或颗粒状，基于此，Benda 将之命名为"mitochondrion(线粒体)"，源于希腊字 mitos(线)和 chondrios(颗粒)[109]。

线粒体普遍存在于除哺乳动物成熟红细胞外的所有真核细胞中，其形态、大小、数量及分布在不同种类的细胞或不同生理状态的细胞中不尽相同[110]。例如，有些细胞可能只含有 1 个线粒体，有的细胞则可能有 50 万个线粒体。线粒体形态可以随着细胞所处的环境发生变化，在低渗环境下线粒体为泡状，在高渗环境下线粒体为线状[111]。

电镜下，我们可以观察到线粒体是由含有双层单位膜套叠而成的封闭囊状结构,其主要包括线粒体外膜、线粒体间隙、线粒体内膜及线粒体基质4个部分[112]。线粒体外膜将线粒体和胞浆分开,通透性强,可以允许相对分子质量在10000以下的物质通过。线粒体内膜向内折叠大大增加了线粒体膜的表面积,且具有高度的选择通透性,使得电子传递和ATP合成更易于进行。

线粒体含有自己相对独立的遗传信息复制、转录和翻译系统,是人体细胞除细胞核以外唯一含有DNA的细胞器[113]。线粒体所含DNA占整个细胞DNA的0.5%。每一个线粒体中可能含数个DNA,组成其自身的基因组或遗传体系。

mtDNA为双链环状DNA分子,通常是裸露的,不与组蛋白结合,存在于线粒体的基质内或依附于线粒体内膜[114]。人类mtDNA不含内含子,结构紧凑,全长16 569 bp,一共编码了37种基因,其中重链上编码了核蛋白体RNA(12S和16S rRNA),14个转运RNA(tRNA)、氧化还原酶1(oxido-reductase 1)、氧化还原酶2、氧化还原酶3、氧化还原酶4L、氧化还原酶4、氧化还原酶5、细胞色素c氧化酶Ⅰ(cytochrome c oxidaseⅠ,COXⅠ)、COXⅡ、COXⅢ、细胞色素b的亚基及ATP合酶F_0部分的2个亚基(第6亚单位和第8亚单位)等;轻链编码了氧化还原酶6及8个tRNA。与线粒体功能有关的其他基因,如其他氧化磷酸化蛋白、代谢酶、DNA和RNA多聚酶、核糖体蛋白及mtDNA调节因子等都是由核基因编码,它们在细胞核及胞浆内转录和翻译后经特定的方式转运到线粒体内[115]。

作为细胞进行生物氧化和能量转换的场所,线粒体通过氧化磷酸化作用为细胞供给超过90%的能量,因此,有人将线粒体比喻成"动力工厂"[116]。氧化磷酸化相关的蛋白位于线粒体内膜上,主要由氧化还原酶复合体组成的电子传递链、ATP合成酶及腺苷转运体(adenine nucleotide translocator,ANT)组成[117]。其中电子传递链由酶复合体Ⅰ、酶复合体Ⅱ、酶复合体Ⅲ、酶复合体Ⅳ,以及介于酶复合体Ⅰ、酶复合体Ⅱ与酶复合体Ⅲ之间的泛醌和介于酶复合体Ⅲ与酶复合体Ⅳ之间的细胞色素c共同组成,它们按照氧化还原电势由大到小依次排列在线粒体内膜上,形成两种类型的电子传递链(呼吸链):还原型烟酰胺腺嘌呤二核苷酸氧化呼吸链和琥珀酸氧化呼吸链[118]。酶复合体Ⅰ是电子进入NADH氧化呼吸链的门户,酶复合体Ⅱ是黄素腺嘌呤二核苷酸(flavin adenine dinucleotide,FAD)呼吸链的门户,来自NADH的电子首先通过酶复合体Ⅰ,传递给辅酶Q(coenzyme Q,CoQ),来自FAD递氢体的电子则首先通过酶复合体Ⅱ,将电子传递给CoQ,电子从CoQ依次经过酶复合体Ⅲ(细胞色素c还原酶)、酶复合体Ⅳ(细胞色素c氧化酶),最后传递给氧,产生水,最终实现生物氧化。电子传递的过程伴随着质子从基质到线粒体膜间隙(intermembrane space,IMS)的转移,从而形成线粒体内膜两侧的质子电化学势梯度,质子在该梯度的作用下通过线粒体内膜上的ATP合成酶回到基质,所释放的能量用来驱动ATP合成酶合成三磷酸腺苷,至此完成整个氧化磷酸化过程[119],为机体提供大部分的能量。

2.5.2 线粒体功能异常与衰老

Harman在1972年首次提出线粒体可能是衰老的生物时钟,他指出,氧气消耗的速度应该决定由自由基反应产生的线粒体损害的速度。1980年，Miquel和他的同事提出了细胞衰老的线粒体理论[120]。线粒体作为细胞内参与能量代谢的主要结构，将90%的氧通过合成ATP产生能量来维持细胞的生命活动，但同时有一小部分氧在线粒体内转变为有害的氧自由基来损伤线粒体，当线粒体释放出氧自由基超过细胞抗氧化防御能力时，就会停止正常生理活动，导致细胞衰老和疾病。

大量的证据表明，在衰老过程中，在细胞的线粒体中，氧化应激和相关的氧化损害逐渐发生。"氧化应激"的概念首先是由美国衰老研究学者Sohal在1990年提出的，是指当机体在遭受有害刺激时，体内ROS产生过多，超出了机体的清除速度，氧自由基的产生和清除失去平衡，导致ROS在体内堆积而引起的应激反应[121]。自由基是由于光照等原因诱发，导致共价键发生断裂，形成具有不成对电子的原子或基团。

在机体内，根据来源可将自由基分为外源性自由基和内源性自由基两类[122]。外源性因素（如电离辐射、空气污染、药物和杀虫剂等）会使人体产生更多的ROS；线粒体是产生内源性氧自由基的主要场所，在正常生理状态下，电子通过呼吸链传递给氧，生成水，如果线粒体功能下降，则使氧不能被有效利用，导致大量电子漏出，直接对氧进行单电子还原，产生氧自由基[123]。有1%～2%的氧在线粒体氧化磷酸化生成ATP的过程中转化为氧自由基，其中以ROS最多。低浓度的ROS在信号转导过程中扮演着调节介质的重要角色，然而在高浓度下，自由基对生物体有害，可破坏所有主要的细胞成分[124]。

生理条件下，线粒体内存在着有效清除自由基的机制。体内一些天然抗氧化剂（如锰超氧化物歧化酶、谷胱甘肽过氧化物酶、CAT、谷胱甘肽还原酶、维生素C及维生素E等）具有清除自由基的作用，可减轻自由基对细胞的损害作用[121]。但随着年龄的增长，机体的线粒体电子传递链的活性下降，电子漏和质子漏不断增加，且与年龄相关的mtDNA的突变可降低其编码的呼吸链成分的功能[123]，导致氧自由基产生增多，另外，抗氧化防御体系的活性逐渐降低，导致ROS清除不及时，逐渐积累的ROS攻击位于线粒体内膜上的蛋白质、脂类和mtDNA，造成线粒体能量合成障碍，从而导致细胞受损、衰老和疾病的发生[125]。

mtDNA与nDNA相比，更容易遭受氧化损伤，主要原因如下：mtDNA位于线粒体内膜上，不断地暴露在稳定的ROS和自由基的水平上，更易遭受氧化损伤[126]；线粒体缺乏组蛋白的保护；线粒体缺乏有效的损伤修复机制，mtDNA损伤后不易被修复[127]；mtDNA不存在非编码区，因此，转录过程中由氧化损伤造成的突变会全部被转录并逐渐累积下来[127]。当mtDNA发生突变时，细胞就成为包含有突变型mtDNA和野生型mtDNA的混合体，称为"异质性"细胞。突变型与野生型mtDNA的比例是决定是否出现生物化学和临床异常的关键因素[115]。当异质性mtDNA突变体的突变负荷较低时，与突变型mtDNA共存的野生型mtDNA会发挥足够的补偿作用，以维持线粒体呼吸链的功能[128]。然而，当突变负荷超过一定范围，使野生型mtDNA的数量不足以维持呼吸链的功能时，组织或器官就会出现异常，可影响 mtDNA 编码的与氧化磷酸化有关的蛋白的合成，导致 ATP 合成减少，而异常的蛋白质使呼吸链电子传递功能受损，造成线粒体中 ROS 的生成增多，进而会使 mtDNA 突变率升高，这种恶性循环的结果使细胞产能受阻，细胞因能量供应不足而丧失活力，进而引起细胞衰老及相关疾病[118]。

此外，当氧化产物不断积累，mtDNA 缺失突变也会不断聚集，当达到一定程度后，mtDNA 编码的与氧化磷酸化相关的蛋白如呼吸链上的蛋白表达受到影响，因此，绝大多数 mtDNA 的突变会严重影响呼吸链的功能，进一步加重呼吸链复合物活性的降低，导致 ROS 水平的增高及 ATP 合成的减少[123]。

目前研究认为，在老年及退行性疾病中，线粒体功能的异常与 mtDNA 突变有关[115]。衰老时，mtDNA 突变明显增加，尤其是在神经系统、肌肉中表现更为突出。据相关研究报道，在 40 岁以下人群的骨骼肌中突变发生率非常低，而在 50 岁以上人群的骨骼肌中可以发现大量的 mtDNA 重组突变，这些突变可能与肌肉组织的老化有关[129]。另外，有研究发现，在老年 PD 患者的黑质神经元中，mtDNA 的缺失总量相对正常老年人更多，故研究人员推测这些突变可能与脑组织的老化有关[130]。

生物膜中含有的不饱和脂肪酸是自由基攻击的主要对象之一，其可造成线粒体内膜脂质的过氧化反应，形成脂质过氧化物，破坏其类脂质结构，影响生物膜的正常功能。在正常生理状态下，线粒体内膜具有高度的选择通透性，使带电的小分子及外源性物质不易进入。但是因为线粒体膜含有丰富的不饱和脂肪酸，且内膜处在产生 ROS 的呼吸链附近，所以内膜容易受到过多的氧自由基的损伤。目前科学家们已经证实，线粒体膜的通透性一旦被破坏，就会使得大量氧自由基进入胞浆内，与细胞核及其他细胞器作用[123]，从而影响整个细胞的代谢、功能和结构，最终导致细胞的功能衰退。

在衰老的过程中，细胞功能会下降，而细胞的数目也会减少，这在一定程度上是细胞凋亡的结果。细胞凋亡是机体的一种自我保护机制，可以清除机体生长发育过程中受损伤的细胞和无用的细胞，阻止损伤的积累和进一步扩大[118]。许多研究结果表明，线粒体凋亡通路在细胞凋亡过程中处于中心地位，线粒体功能紊乱可导致细胞凋亡[131]。

据研究发现，凋亡的线粒体途径中最重要的就是线粒体功能紊乱会导致一系列凋亡蛋白从线粒体内释放到胞浆中，这些蛋白包括细胞色素 c、凋亡诱导因子（apoptosis inducing factor，AIF）等[132]。

细胞色素 c 是呼吸链中传递电子的载体，参与质子从细胞质被泵到 IMS 的转运过程，建立了线粒体的跨膜电位。在正常情况下，细胞色素 c 前体从胞浆通过跨膜转运进入线粒体，与 IMS 的血红素结合为成熟的细胞色素 c 并带上正电荷，存在于线粒体内膜和外膜之间的腔隙内，不能通过外膜[133]。在细胞衰老的过程中，随着 ROS 生成增多，mtDNA 突变，可开启位于线粒体膜通透性转换孔（mitochondrial permeability transition pore，MPTP），胞浆中的成分进入线粒体，使膜电位下降，

IMS 的细胞色素 c 释放至胞浆胞质中,激活半胱氨酸蛋白酶,可引起细胞凋亡的级联反应,启动细胞凋亡[134]。

AIF 是由 Susin 及其同事发现的由线粒体释放的另外一种与凋亡有关的因子[135]。其相对分子质量大约为 57000。在正常情况下,它也存在于线粒体内、外膜之间,当细胞启动某些凋亡信号时,AIF 进入细胞核内,使核染色体聚集,从而诱导细胞凋亡。

研究表明,能量供应缺乏、ROS 累积和凋亡的增加等因素都可以导致中枢神经系统功能进行性下降[136-137]。线粒体作为细胞产生能量的中心及 ROS 的重要来源,与神经退行性疾病(如 PD、AD 等)的发生密切相关。例如,科学家在 PD 的研究中发现,某些类型的 PD 的病因与线粒体突变直接相关。而对 AD 来说,虽然目前还不能完全证明线粒体损伤是 AD 的直接病因,但可以明确的是 AD 的某个病理进程中线粒体损伤确实存在。在衰老过程中,线粒体功能减退或出现异常而使细胞处于氧化应激状态是这些疾病的共同特征之一[118]。

目前阐述衰老现象的理论众多,其中 1956 年由美国学者 D. Harman 提出的自由基衰老学说占有重要地位[123]。自由基衰老学说在前面章节中已经详细叙述。自由基衰老学说认为,机体衰老的主要原因是细胞正常代谢过程中产生的自由基对细胞内的生物大分子(如 DNA、蛋白质等)造成损伤,并随着生命过程逐渐累积,进而损害细胞正常的生理功能,导致细胞功能衰退或丧失,最终造成机体衰老。线粒体作为细胞内产生自由基的主要细胞器及能量产生的中心场所,富含多种与产生 ATP 相关的酶、膜脂质及核酸等物质,因此,自由基最容易攻击线粒体中所含的重要物质,线粒体结构受损及酶活性降低反过来又进一步加重线粒体损伤,导致细胞能量代谢障碍、细胞功能丧失。因此,在自由基衰老学说的基础上,大量研究进一步表明,线粒体内的蛋白及核酸等氧化损伤是机体衰老的重要原因[138]。预防和修复线粒体氧化损伤、维持和保护线粒体的功能是延缓衰老、提高老年人生活质量的重要环节。

2.6 免疫衰老学说

生命中最重要的问题就是"为什么我们会衰老及为什么我们会死亡"。在很大程度上各物种的生命过程有很大差异,地球上的大多数生物都存在这一普遍现象。另一种普遍的生命现象是,每个生物体都必须拥有保护自己免受外部和内部挑战的方法,也就是说,必须拥有一个免疫系统。随着年龄的增长,机体免疫应答功能下降,导致不同的慢性疾病的发病率增加,这些慢性疾病常常伴有炎症的发生。多项研究表明,人类的寿命与免疫系统的变化密切相关[139]。本小节主要从与年龄相关的免疫反应变化的角度来解释衰老过程。

2.6.1 免疫系统

免疫系统由免疫器官、免疫细胞和免疫分子组成。其中免疫器官主要有骨髓、胸腺、脾脏、淋巴结、扁桃体、阑尾等[140]；免疫细胞主要有 T 淋巴细胞、B 淋巴细胞、中性粒细胞、NK 细胞、巨噬细胞、单核细胞等；免疫分子在广义上是指具有免疫能力的物质，包括抗体、补体、细胞因子、抗原免疫因子、干扰素等。

免疫系统是人体最重要的调节系统之一，具有许多重要功能，与人体健康密切相关，无论哪种免疫功能异常，都有可能导致疾病的发生。总体上讲，免疫功能可以归纳为免疫防御功能、免疫监视功能和免疫自稳功能三个方面[141]。免疫防御功能是指机体通过免疫应答来防止外界病原体入侵，清除已入侵的病原体及其他有害物质[142]；免疫监视功能是指机体随时识别和清除体内出现的"非己"成分，常见的"非己"成分有因基因突变而发生的肿瘤细胞及衰老细胞、凋亡细胞等[143]；免疫自稳功能是指机体通过自身免疫耐受和免疫调节 2 种主要的机制，修补受损的器官和组织，使其恢复原来的功能，维持机体内环境的稳定。根据功能的不同通常将免疫分为先天性免疫和获得性免疫，二者紧密联系，发挥免疫功能。

免疫系统是一个复杂但又受到精密调控的细胞网络，细胞之间通过接触或者通过细胞分泌的细胞因子进行联系，同时免疫系统与神经系统、内分泌系统一起组成了神经-内分泌-免疫网络，在调节整个机体内环境的稳定中发挥重要作用[144]。机体时常受到病毒、细菌等外来入侵者，或是自身产生的癌细胞、损伤细胞的威胁，这要求机体通过强大的免疫系统时刻准备应对这些侵略者。许多年前，人们就已经认识到，免疫系统可能会与许多其他复杂的生理系统（如中枢神经系统、外周神经系统、内分泌系统）相互影响。这些是免疫系统的主要功能系统合作伙伴；同时，其他重要的生理系统可能与免疫系统相互作用，如心血管、肾脏或代谢系统，而这些系统也可以调节免疫系统的反应。

先天性免疫又称非特异性免疫，是人一生下来就具有的。先天性免疫作为机体应对危险刺激的第一道防御机制，能够对各种入侵的病原微生物快速反应。在先天性免疫细胞表面或细胞内存在的受体可识别细菌、病毒、真菌等多种"非己"异物共同表达的模式分子，经特殊的信号转导途径表达效应分子，以激发机体的免疫反应，从而将病原微生物清除掉[145]。这种存在于先天性免疫细胞的能识别病原微生物或宿主凋亡细胞的某些共有的独特结构成分的受体称为模式识别受体（pattern-recognition receptor，PRR）[145]，而 PRR 识别结合的配体分子，即病原体相关分子模式（pathogen-associated molecular pattern，PAMP），是细菌、病毒、真菌等外来微生物具有的与机体完全不同的某些高度保守的独特结构成分，包括脂蛋白、肽聚糖、细菌脂多糖、鞭毛蛋白、真菌细胞壁、病毒双链 RNA 等。目前已发现的重要的 PRR 受体有：Toll 样受体家族；识别 RNA 受体家族，包括维甲酸诱导基因 I 样受体家族和蛋白激酶 R；识别 DNA 受体家族；识别肽聚糖的核苷酸结合寡聚化结构域样受体家族；C 型凝集素受体家族；其他一些固有免疫特异性 PRR 等[146]。

大多数先天免疫细胞中有一种强大的细胞内机制，能够利用酶或抗菌肽等溶酶体中的特定物质，或以 ROS 类或亚硝化分子的形式来消灭大多数入侵者。因为这种反应对宿主机体本身是极其有害的，所以它必须经过严格的调控，要么是参与细胞的凋亡，要么是由抗氧化剂或抗炎分子在外部阻止。这种反应被称为炎症，通过炎症反应通常足以消除入侵者，同时参与这个过程的这些免疫细胞也将被淘汰。先天免疫细胞包括中性粒细胞、巨噬细胞、树突细胞及自然杀伤细胞等，在这些细胞表面存在广泛表达的受体，为这些细胞提供了各种各样的效应和调节功能。这些受体有些有激活作用，有些有抑制作用，这种多样性使它们能够激活相应的信号通路，与入侵者发生反应。这些细胞发挥功能需要依赖一系列的激活后的细胞分泌因子，这些细胞分泌因子既可以产生直接或局部的作用，也可以非常精确地产生持久和系统的作用。

通常情况下，机体需要一个更复杂的反应（即获得性免疫）来清除某些抗原。获得性免疫也称特异性免疫，是机体在发育过程中受到病原体及其产物刺激形成的一种免疫，根据功能不同可分为细胞免疫和体液免疫，二者在免疫应答中相互联系、相互协调。获得性免疫细胞主要是 T 淋巴细胞和 B 淋巴细胞。T 淋巴细胞主要介导细胞免疫，当机体受到抗原刺激后，T 淋巴细胞增殖分化为致敏淋巴细胞，并表现出特异性免疫，这类免疫应答只能通过致敏淋巴细胞传递，而不能通过血液传递，故称细胞免疫。B 淋巴细胞主要负责体液免疫，体液免疫是一个复杂、连续的过程，分为感应、反应及效应三个阶段。感应阶段的主要过程包括吞噬细胞暴露抗原决定簇，并将抗原呈递给 T 淋巴细胞，刺激 T 淋巴细胞产生淋巴因子，淋巴因子刺激 B 淋巴细胞，少数抗原可以直接刺激 B 淋巴细胞。B 淋巴细胞接受抗原刺激后，免疫进入反应阶段，在该阶段 B 淋巴细胞进一步增殖分化成效应 B 淋巴细胞和记忆细胞。效应阶段是指效应 B 淋巴细胞产生的抗体与相应的抗原特异性结合，来发挥免疫效应的阶段[147]。无论是 T 淋巴细胞，还是 B 淋巴细胞，它们的特异性应答都是由它们表面的特异性受体决定的，这些特异性受体能与经抗原呈递细胞处理的特异性抗体结合。

先天性免疫在许多方面影响着获得性免疫反应。第一，大多数吞噬细胞都是特异的抗原呈递细胞，会特别激活适应性免疫系统的细胞；第二，吞噬细胞是由先天免疫系统细胞产生的分子，会极大地驱动适应性免疫反应的类型、强度和持续时间[148]。总之，免疫反应通过多种途径影响机体的整体稳态，成为对抗各种入侵病原体的有效武器，并通过生命维持整个机体的完整性，从而保证了长寿。

2.6.2 衰老与免疫系统

"免疫衰老"（immunosenescence）这个术语最初是由 Roy Walford 博士（1969）提出的，该学说认为人类和其他哺乳动物的某些正常的免疫功能随着年龄的增长而逐步退化，尽管各物种的免疫功能及其在衰老过程中衰退的速率和幅度存在差异性。

在衰老的过程中，先天性免疫和获得性免疫均以不同的方式出现损伤，但先天性免疫保留相对完好，而反应似乎更容易受到与年龄相关的免疫系统变化的影响。多项研究表明，随着年龄的增加，免疫系统识别、清除外来病原体的能力逐渐下降；导致老年个体感染、肿瘤等疾病的患病率明显增高，从而导致医疗费用的增加及生活质量的下降。此外，老年人倾向于呈现慢性低水平的炎症状态，这与许多与年龄有关的疾病（动脉粥样硬化、老年期痴呆、骨质疏松症和糖尿病）的发病机理有关。

值得一提的是，免疫衰老并不等同于免疫退化，它是一个由慢性抗原负荷引起的持续性消耗和重塑的适应性过程，在这个过程中，不同功能随着年龄的变化各不相同，虽然绝大多数免疫功能发生了衰退，但是仍有一些免疫功能维持不变甚至有所增强，还有一些免疫功能则无明显变化。对长寿老人的研究表明，长寿的主要原因可能就在于免疫系统功能保持完好[149]。

先天性免疫反应可能更多地涉及一些与衰老有关的病变。先天性免疫系统作为人体免疫的第一道机制，在机体遇到外环境中入侵的病原体或内环境中突变的细胞时，首先通过皮肤或黏膜屏障阻挡病原体侵入人体[150]。近年来的许多研究发现，机体衰老时，皮肤、肺或胃肠道的上皮屏障功能明显降低，这使得病原体侵入黏膜组织，从而增加了对机体的先天免疫系统的威胁。

中性粒细胞是外周血中重要的吞噬细胞，正常情况下能迅速吞噬并杀灭病原体，生成自由基，释放蛋白水解酶及抗菌肽等，产生有效的杀菌作用和细胞毒性，可有效地杀伤病原体，在宿主防御细菌和真菌感染及急性炎症的过程中扮演着重要角色。相关研究表明，在衰老的过程中，中性粒细胞的数目并未减少，介导中性粒细胞激活的受体在衰老的过程中也没有发生变化，而中性粒细胞内的吞噬能力、趋化性及细胞毒性下降，这与细胞内信号转导通路发生变化有关[150-151]。

自然杀伤细胞来源于造血干细胞，在骨髓内发育成熟，能识别多种病原体膜成分脂多糖，其识别抗原无特异性，也无须抗原致敏，可直接发挥杀伤作用，在对抗自发、化学诱发和病毒感染诱发肿瘤方面发挥主要作用。研究发现，老年人的 NK 细胞数增加，但是从每个细胞产生细胞因子和趋化因子的能力则随衰老而下降，多项在体的研究显示，衰老可造成人类和鼠类 NK 细胞的成熟障碍和降低细胞毒作用[152]。有研究表明，NK 细胞毒性变化与老年人体内的锌代谢平衡失调有关，补锌后 NK 细胞的功能可以明显改善[153]。

获得性免疫系统在机体衰老过程中的功能显著下降。免疫衰老是免疫系统全方位多系统的自然过程，是一个由基因严格调控的渐进的过程，该过程可能是由克隆改变和获得性免疫重组引起的。获得性免疫在衰老过程中的主要改变包括胸腺的萎缩、T 淋巴细胞亚群及功能的改变及 B 淋巴细胞免疫功能的下降[150]。

胸腺是人体 T 细胞发育成熟的中枢免疫器官。胸腺基质细胞可以分泌多种细胞因子和胸腺肽类分子，如胸腺素、胸腺体液因子、血清胸腺因子、胸腺生成素等，这些细胞因子和激素参与调节 T 淋巴细胞的分化成熟，在维持机体免疫平衡中具有重要作用[154]。人体性成熟期以后胸腺就开始退化，其重量随年龄的增长而减轻，功能也随之下降。胸腺的退化与萎缩被认为是外周淋巴器官中 T 淋巴细胞数量减少的主要原因[150]。机体衰老时胸腺萎缩，老年人 T 淋巴细胞的总数明显减少。胸腺上皮细胞 MHC 分子表达下降导致 T 淋巴细胞总数减少及抗原特异性 T 淋巴细胞免疫功能下降。衰老过程中 T 淋巴细胞亚群的一个重要表型变化是记忆性 T 淋巴细胞数量增多，纯真 T 淋巴细胞数量减少。与 T 淋巴细胞数量水平及亚群比例失常相一致的是 T 淋巴细胞的功能明显降低，主要表现在 T 淋巴细胞应答能力的下降[150]。

机体的体液免疫应答与抗体介导的防御功能均在衰老过程中发生明显减退[155]。这与 B 淋巴细胞免疫功能的下降有关。B 淋巴细胞在老年人中对新抗原刺激产生高亲和力抗体的能力下降，而且出现免疫球蛋白基因重排障碍，高亲和力抗体及 IgG 同种型转换减少，从而造成对外来抗原刺激的应答能力减弱、体液免疫功能下降[156]。

2.6.3 炎性衰老

炎症是机体对病原体等外界刺激做出的一种防御性反应，与免疫存在本质上的联系[157]。机体衰老过程中这种防御性炎性反应可能反应过度，导致机体损伤，从而引发各种病理性疾病[157]。炎性衰老（inflamm-aging）的概念是由意大利科学家 Franceschi 等在 2000 年首次提出的，是指随着老化过程出现的一种慢性的低水平炎症[158]，其特点是循环细胞因子和促炎症标记物的增多，它与许多与年龄相关的疾病（如动脉粥样硬化、老年期痴呆、骨质疏松症、糖尿病、急性侧索硬化、多发性硬化症、动脉粥样硬化、心脏病）和与年龄相关的黄斑退行性改变等密切相关[159]。此外，它能增加发病率和病死率，从而严重危害患者的健康并降低患者的生活质量。

炎性衰老被视为机体衰老进程速率和寿命的一个决定性因素[160]，已经引起国内外学者的高度关注，但炎性衰老的机制尚未完全阐明，从目前的研究成果来看，比较有代表性的有应激论和细胞因子论。应激论认为机体在自然生命进程中长期处于应激原形成的微环境中，在不同年龄段，机体对应激原做出的应激反应也有所不同，青年时期表现最佳，而在老年时期的应激反应表现迟钝，结果导致免疫衰老和炎性衰老。细胞因子论认为促炎症细胞因子在慢性炎症所致的机体炎性衰老中起到核心作用[159]。在衰老过程中，机体先天性免疫系统和获得性免疫系统之间的失衡引起 TNF-α、IL-1 和 IL-6 等促炎性细胞因子的表达增多，它们的长期刺激使老年人的组织、器官长期处于这种炎性环境中，从而导致炎性衰老[157]。

免疫系统功能对老年人有多方面的影响，无论是抗感染，还是肿瘤防御等方面，都会显著降低老年人的生活质量[150]。目前，尽管科学家们在免疫衰老方面的研究取得了一定进步，但对免疫系统在机体衰老过程中发生的这些变化还没有明确的解释。免疫与衰老的研究尚处在发展阶段，但随着人类社会老龄化趋势的不断演进，对免疫衰老原因和影响因素的研究将有助于认识衰老的机制，从而发现有效的干预措施和延迟衰老的新途径，如通过逆转胸腺衰老来改善 T 淋巴细胞耗竭的结局，可潜在地改善正常衰老机体的免疫功能[161-162]，从而提高老年人的生活质量。此外，还有研究表明，可以通过营养干预和改变生活方式来预防或改善与年龄相关的疾病和免疫系统的功能[163]。

2.7 其他学说

随着生物科学的发展、新学科及其分支的相继出现，通过无数科研工作者的不懈努力，科学界对衰老的研究已经取得了很大进展，相继出现了许多有关衰老机制的学说[164]。除前面章节中提到的自由基衰老学说、端粒学说、DNA损伤修复学说、mtDNA损伤学说、免疫学说外，还有许多其他关于衰老的学说从不同视角来分析衰老的原因。在本小节中，我们将选取部分衰老学说进行讨论。

2.7.1 基因程控学说

尽管遗传因素和非遗传因素对衰老的影响程度是不确定的，但基因无疑与寿命相关。基因程控学说又称为程序衰老学说，该学说认为，机体衰老的过程类似于计算机编码程序控制，受到某种或某些遗传基因的控制，可以按一定顺序来表达衰老生命现象。但是从严格意义上来说，目前没有证据表明这些基因组成了衰老的程序。然而，在少数低等生物中，确实存在一些导致衰老的程序化事件[165-166]。该学说最早的提出者是 Hayflick(1966)。他发现，在进行50次细胞分裂后，人类的成纤维细胞停止了分裂，他将这种现象命名为"复制性衰老"[167]。他还发现，从年龄较大的个体中提取的成纤维细胞相比年轻个体在更少的分裂后便停止分裂，这与一个物种的寿命及复制极限有关。许多统计学资料表明，物种的平均寿命和最高寿命是相当恒定的，如人的寿命为100~150年，龟为200年以上，虎、豹为40年等，这表明各物种有大致相同的控制衰老的基因。长寿者也多有家族长寿史。对新疆、广西、湖北等地的长寿者的调查结果表明，在长寿老人中50.3%~77.9%有长寿家族史，这说明人类的寿命在一定程度上受遗传基因控制，又因人类个体之间的衰老速度不完全一样，以致寿命长短不一，故可能控制衰老的基因并不完全相同，且可能与基因表达及其产物的活性有关。然而，人类约有3.5万个基因，在这些基因中，是哪些基因在主宰衰老呢？它们又是以什么方式调控衰老的进程呢？这是科学研究中的热点问题[168]。

在20世纪90年代，科学家在对人类病理性衰老相关基因进行研究后发现，Werner早老综合征患者的DNA损伤修复转录表现异常，且其细胞体外可传代数亦远低于同龄人。后来研究发现，该综合征是由位于8号染色体短臂的一种DNA解旋酶基因突变所致[169]。此前已有报道称第4号染色体可使永生化的HeLa细胞发生衰老。也有研究发现，人第1、7号染色体与X染色体存在着与衰老相关的基因。在细胞衰老的过程中，9号染色体短臂的 *p16* 基因可能在决定染色体端区长度中起关键作用，近年来，科学家利用DNA芯片研究衰老过程基因的表达谱，筛选新基因，为寻找衰老相关基因提供了不少机遇。

然而，目前尚未发现一个确定的基因可完全控制衰老。研究者认为，衰老并非由单一基因决定，而是一个基因群在起作用，在这个基因群中，存在正"长寿基因"、负"衰老基因"之分的衰老相关基因，它们相互制约，共同调控着机体衰老的过程。

同时，还有部分科学家假定，衰老基因可以通过减缓或停止生物化学代谢途径而发挥其作用。科学家在衰老的过程中发现了一些重要的代谢途径，如胰岛素和雷帕霉素靶点通路，但这些途径控制衰老的机制仍不清楚[170]。

2.7.2 体细胞突变学说

体细胞突变学说最初由Failla(1958)和Szilard(1959)提出。该学说认为，衰老的重要原因是由我们遗传后的基因发生什么变化决定的。从受孕时期开始，我们的细胞就不断地繁殖。每次细胞分裂时，有些基因会被错误地复制，这就是所谓的突变。此外，暴露于毒素、辐射或紫外线会导致机体内的基因发生突变。尽管身体可以纠正或摧毁大部分的突变，但不是所有的突变都能被逆转。突变的细胞会积累，复制自身，最终引起细胞的形态与功能失调，从而导致机体的衰老。在人体细胞体内，遗传物质大部分存在于细胞核中，小部分存在于线粒体内，然而，目前的研究尚未证明细胞核突变和线粒体基因突变在衰老过程中何者更重要。

该学说可以解释细胞生存能力在衰老过程中持续性下降并提高机体水平的死亡率的机制。核突变要么是致命的，可导致细胞死亡，要么是非致命性的，可导致细胞存活能力降低。其中，非致命突变的表型可能会随着其他突变的积累而逐渐占据主导地位。尽管线粒体突变是"隐性的"，但有可能使被删除突变的线粒体能够比更大的野生型线粒体更快地复制。如果是这样的话，突变的线粒体将有选择性方面的优势，并且最终突变线粒体基因在细胞总线粒体基因中占主导地位，在该情况下，细胞产生能量的功能可能会受损，从而导致细胞生存能力下降。

对于非增殖细胞的群体来说，有害的核突变和线粒体突变的积累将导致生存能力的逐步下降。对于增殖细胞的群体来说，生存能力下降的细胞有选择性的缺陷，这种缺陷可使它们被更健康的细胞淘汰和替换。然而，大多数增殖细胞的增殖来自于干细胞，并且因为来自干细胞阶段的分化涉及显著的表型变化，干细胞中不存在仅在分化状态下表达的基因的干细胞突变的选择压力，所以干细胞可以很容易地积累大量的突变，这可能导致有缺陷的后代的产生，但这不会导致对有缺陷的干细胞的选择压力[171]。

体细胞突变理论对老龄化的进化方面的理解也有促进作用。有人认为，年龄的进化是为了防止父母对有限资源的竞争，或者是选择多效基因的结果，这些基因在生命早期的功能上提供了功能性优势。然而，该理论认为，衰老并没有进化，但一直存在。这是遵循热力学第二定律的基本化学过程的结果。还有几种进化机制被用来解释不同物种之间的生命周期差异。体细胞突变理论不区分这些机制，但它确实表明它们通过涉及突变产生的基因起作用，以影响突变积累的速率[171]。

2.7.3 神经内分泌学说

在衰老过程中，激素及其活性物质的合成、运输和调节功能等均发生不可逆的衰退性改变，机体靶组织对相应激素或活性物质的反应性发生改变或明显降低（如受体表达的降低）[172]，这将促使机体内分泌系统功能发生紊乱和减退，内稳定状态严重破坏，从而加速衰老过程[173]。相关研究表明，神经内分泌系统的改变对衰老的影响尤为突出，主要表现为生殖功能衰退、应激能力降低和蛋白合成减少[174]。基于在衰老过程中神经内分泌系统发生的变化及对机体产生的这些影响，逐渐形成了衰老的神经内分泌学说，该学说认为，衰老是由于调节中枢失去控制，或内分泌激素和神经递质的促衰老作用所致[175]。

下丘脑作为神经内分泌中枢，在维持机体内环境稳定方面发挥着重要作用。据报告，随着年龄的增长，下丘脑对化学刺激的阈值升高，对负反馈刺激的敏感性降低，以致逐渐出现内环境的失衡[176]。有学者认为，下丘脑在衰老过程中发生的一系列变化是导致内分泌器官及机体其他部分功能衰退的主要原因[177]。

神经元和相关激素的功能消耗可能是衰老的根本原因[178]。进入老年期后，下丘脑神经内分泌系统的功能紊乱可引起垂体分泌性激素、生长激素，促甲状腺激素的能力改变，从而影响内分泌腺的功能。如由下丘脑分泌的生长激素释放素和生长激素抑制激素调节生长激素水平降低，可导致脂肪组织增多、肌肉组织减少、骨钙丢失加快、体力下降及疲乏等衰老症状[176]。

2.7.4 交联学说

衰老的交联学说是由 Bjorksten(1963)提出的，该学说认为，机体衰老是由大分子物质的异常交联引起的[179]。体内存在的交联剂（如醛类、脂质氧化产物、硫、自由基、抗体、铜、镁等物质）与机体核酸、蛋白质、胶原等大分子物质发生交联反应[180]，能对组织造成损害，如使其失去弹性，减少肿胀能力，增加对水解酶等的抗性等。

随着年龄的增长，胶原纤维间发生交联反应后可使纤维结缔组织过度或异常交联，这些交联不易溶解且难溶于各种缓冲液，这不仅影响了结缔组织的张力及韧性，导致机体出现老年特征性形态和外貌变化，还妨碍了营养物质的供给，影响组织代谢通路，威胁到细胞的正常代谢和生存，导致细胞老化或死亡。DNA 双链的交联是细胞内最常见的交联反应之一。作为遗传物质的 DNA，若在细胞内发生交联，则可在 DNA 解链时形成"Y"形结构，导致 DNA 结构和功能异常，造成 DNA 生理功能紊乱，从而引起各种不良后果并导致衰老[181]。此外，交联反应与自由基集聚、蛋白质合成错误、免疫基因表达等相关。

研究表明，在体内还存在着溶解和修复交联的防御系统。但是随着年龄的增长，机体的这种防御系统不足以对抗体内产生的过多的或者异常的交联，从而导致核酸、蛋白质等大分子物质失活，引起生物体的衰老。

2.7.5 差误成灾学说

该学说最早由 Mdevedev(1961)和 Orgel(1963)提出。该学说认为，生物体从

DNA 复制到最终形成蛋白质的遗传信息的过程中，难免会发生一些差错，如掺入氨基酸的种类或氨基酸的排列位置的错误，这些差错既可能影响蛋白质的功能，也可能通过机体防御和修复系统避免了蛋白质功能紊乱，但当这些错误恰好出现在与信息传递有关的酶类（如 DNA 或 RNA 聚合酶）中时，则会产生有差错的 DNA 或 RNA，由此会导致又一轮的合成错误[121]。如果这种错误重复下去，则可导致差错蛋白的大量累积，引起机体内部发生灾难性变化，使细胞乃至个体衰老、死亡[182]。

2.7.6 羧基毒害学说

在 20 世纪 90 年代，Brunk 和印大中根据对氧化反应和糖基化反应的本质理解，以及对老年色素逐步形成的生物化学过程的研究，提出了羧基毒害衰老学说。

印大中在研究中发现，羧-氨反应是氧化和糖基化反应这两大副反应共有的特征性反应，他通过进一步研究表明，氧化反应和糖基化反应可造成缓慢衰老过程中的不可避免的且大部分不可修复的核心过程，从而认为与衰老有关的缓慢生物化学反应的本质是羧-氨反应。羧-氨反应可造成结构蛋白交联、功能蛋白损伤，例如，羧-氨反应可使胶原蛋白老化，从而导致血管硬化和组织交联等老化现象[183]。研究表明，羧基化蛋白在老龄动物体内显著增加，可达到 40%～50%。蛋白水解酶的羧基化会降低其清除氧化蛋白的功能，从而导致氧化蛋白在体内积聚，加速细胞的衰老。此外，有研究报道，羧基化合物还和糖尿病、尿毒症的发病机制有关。研究者认为，羧基毒害学说是 21 世纪衰老理论与应用研究的一个重要突破点。

尽管各学说各有其侧重点，也都有相应的科学依据，并且都可以在一定程度上解释衰老发生的机理，但由于衰老机制的复杂性，至今仍未有一种能全面解释衰老现象。各种学说之间并不是孤立的，而是具有内在的联系，科学界一般认为，衰老是由多种因素引起的功能减退及抵抗环境伤害和恢复体内平衡能力降低的现象或综合过程。延缓衰老是生命科学研究的重点和难点之一，要详尽、全面地阐明衰老的机制，需要综合多种学说，从不同研究水平上寻找其内在的必然联系。目前，有关衰老机制的研究正向更深层次发展，这预示了对衰老机理的研究将日趋深入，对明确衰老的本质将起到积极作用[184]。我们相信，随着科学的发展，生物衰老之谜终有解开的一天[185]。

（章舜佳　黄　青　郭彦南　王　钊）

参考文献

[1] 谢长江. 端粒及端粒酶与细胞老化及年龄相关疾病[J]. 广州医学院学报, 2002,（2）: 70-72.
[2] 童坦君, 张宗玉. 衰老机理与衰老学说——国内外衰老研究综述[J]. 科技导报, 1999,（9）: 39-42.

[3] AMES B N, SHIGENAGA M K, HAGEN T M. Oxidants, antioxidants, and the degenerative diseases of aging[J]. Proc Natl Acad Sci USA, 1993, 90(17): 7915-7922.

[4] SABOISKY J P, STASHUK D W, HAMILTON-WRIGHT A, et al. Effects of aging on genioglossus motor units in humans[J]. PLoS One, 2014, 9(8): e104572.

[5] LI J, HAN S, COUSIN W, et al. Age-specific functional epigenetic changes in p21 and p16 in injury-activated satellite cells[J]. Stem Cells, 2015, 33(3): 951-961.

[6] PLETCHER S D, LIBERT S, SKORUPA D. Flies and their golden apples: the effect of dietary restriction on Drosophila aging and age-dependent gene expression[J]. Ageing Res Rev, 2005, 4(4): 451-480.

[7] WONG H, RIABOWOL K. Differential CDK-inhibitor gene expression in aging human diploid fibroblasts[J]. Exp Gerontol, 1996, 31(1-2): 311-325.

[8] TOLLEFSBOL T O, ANDREWS L G. Mechanisms for telomerase gene control in aging cells and tumorigenesis[J]. Med Hypotheses, 2001, 56(6): 630-637.

[9] 王福龙, 王甄真, 陈雁. 衰老的分子机制与干预研究的最新进展[J]. 中国细胞生物学学报, 2012, 34(8): 739-748.

[10] 邹承. 当代生物学[M]. 北京: 中国致公出版社, 2000.

[11] MCPONALD R B. 衰老生物学[M]. 王钊, 张果, 译. 北京: 科学出版社, 2016.

[12] KOWALD A, KIRKWOOD T B L. Can aging be programmed? A critical literature review[J]. Aging Cell, 2016, 15(6): 986-998.

[13] SIKORA E, RATTAN S I S. The future of ageing: not more of the same[J]. Biogerontology, 2017, 18(4): 429-432.

[14] PARTRIDGE L. Evolutionary theories of ageing applied to long-lived organisms[J]. Exp Gerontol, 2001, 36(4-6): 641-650.

[15] SCHACHTER F. Genetics of survival[J]. Ann N Y Acad Sci, 2000, 908: 64-70.

[16] MASORO E J. Glucocorticoids and aging[J]. Aging (Milano), 1995, 7(6): 407-413.

[17] HASTY P. The impact energy metabolism and genome maintenance have on longevity and senescence: lessons from yeast to mammals[J]. Mech Ageing Dev, 2001, 122(15): 1651-1662.

[18] 陈霞. 衰老机制的中西医研究进展及延缓衰老的途径[D]. 南京: 南京中医药大学, 2011.

[19] 张赛君, 张先凡. 衰老理论与学说[J]. 中国医药科学, 2011, 1(20): 39-41, 63.

[20] 印大中, 陈可冀. 衰老机制: 生化副反应损变的失修性累积[J]. 中国老年学杂志, 2005, (1): 1-6.

[21] OLOVNIKOV A M. A theory of marginotomy. The incomplete copying of template margin in enzymic synthesis of polynucleotides and biological significance of the phenomenon[J]. J Theor Biol, 1973, 41(1): 181-190.

[22] HARMAN D. Aging: a theory based on free radical and radiation chemistry[J]. J Gerontol, 1956, 11(3): 298-300.

[23] 韦敏, 戚林, 李胜发, 等. 超敏C反应蛋白与肿瘤研究的进展[J]. 中国医药指南, 2012, 10(8): 384-385.

[24] 杨思娅, 孙成科. 三苯甲基自由基及其二聚体稳定性的理论研究[J]. 分子科学学报, 2003, (4): 221-227.

[25] 陈越, 金久善. 自由基的生物学效应[J]. 中国兽医杂志, 1996, (2): 48-51.

[26] 傅海辉. 电子自旋假说的提出及其历史经验[J]. 物理, 2002, (8): 534-539.

[27] 李国栋. 顺磁共振的由来和发展[J]. 自然杂志, 1987, (1): 55-57, 44.

[28] 赵保路. 电子自旋共振(ESR)技术在生物和医学中的应用[J]. 波谱学杂志, 2010, 27(1): 51-67.
[29] 张泓. 老年病专科护理[M]. 武汉: 湖北科学技术出版社. 2008.
[30] 风华. 饮食对抗自由基[J]. 健身科学, 2006, (11): 38.
[31] 袁平戈. 健康的慢性杀手——自由基(上)[J]. 肝博士, 2016, (3): 28-30.
[32] 李怡歆. 自由基与人体健康[J]. 中国科技信息, 2008, (10): 181-182.
[33] 张鑫生. 衰老理论中的自由基学说[J]. 青海医药杂志, 1991, (1): 51-54.
[34] 李炜. 巨噬细胞释放超氧阴离子和一氧化氮的调控机理[D]. 武汉: 华中科技大学, 2005.
[35] 林娟. 银杏叶提取物对红细胞作用的初步研究[D]. 成都: 四川大学, 2006.
[36] SOHAL R S, MOCKETT R J, ORR W C. Mechanisms of aging: an appraisal of the oxidative stress hypothesis[J]. Free Radic Biol Med, 2002, 33(5): 575-586.
[37] HARMAN D. Free radical theory of aging: an update: increasing the functional life span[J]. Ann N Y Acad Sci, 2006, 1067: 10-21.
[38] 陈刚, 杜卫东, 曹慧敏. 线粒体DNA突变与相关人类疾病[J]. 遗传, 2007, (11): 1299-1308.
[39] 李素云, 王立芹, 郑稼琳, 等. 自由基与衰老的研究进展[J]. 中国老年学杂志, 2007, (20): 2046-2048.
[40] 刘芝兰. 自由基与衰老及延缓衰老药物干预[J]. 临床心身疾病杂志, 2005, (2): 192-193.
[41] BECKMAN K B, AMES B N. The free radical theory of aging matures[J]. Physiol Rev, 1998, 78(2): 547-581.
[42] 王咏梅. 自由基与谷胱甘肽过氧化物酶[J]. 解放军药学学报, 2005, (5): 369-371.
[43] SINGH A, KUKRETI R, SASO L, et al. Oxidative Stress: A Key Modulator in Neurodegenerative Diseases[J]. Molecules, 2019, 24(8): 1583.
[44] 孙铁民, 李铣. 自由基与若干疾病的关系[J]. 中国老年学杂志, 2000, (6): 385-387.
[45] 张君红, 林瑶光. 血小板衍生生长因子受体和COX-2与胃癌研究进展[J]. 中国医药指南, 2012, 10(8): 382-384.
[46] 张玥, 张力平. 抗癌药物的研究进展[J]. 中国实用医药, 2008, (12): 187-188.
[47] 苗春晖. 由海绵Spongosorites sp提取出bromotopsentin的抗氧化活性的研究[D]. 沈阳: 沈阳药科大学, 2008.
[48] 李建喜, 杨志强, 王学智. 活性氧自由基在动物机体内的生物学作用[J]. 动物医学进展, 2006, (10): 33-36.
[49] MCCORD J M, EDEAS M A. SOD, oxidative stress and human pathologies: a brief history and a future vision[J]. Biomed Pharmacother, 2005, 59(4): 139-142.
[50] AHMAD S, PARDINI R S. Mechanisms for regulating oxygen toxicity in phytophagous insects[J]. Free Radic Biol Med, 1990, 8(4): 401-413.
[51] 张启凤, 冯孝义. 自由基、超氧化物歧化酶与抗衰老[J]. 生物学通报, 1992, (5): 14.
[52] PESKIN A V. Cu, Zn-superoxide dismutase gene dosage and cell resistance to oxidative stress: a review[J]. Biosci Rep, 1997, 17(1): 85-89.
[53] ORR W C, SOHAL R S. Extension of life-span by overexpression of superoxide dismutase and catalase in Drosophila melanogaster[J]. Science, 1994, 263(5150): 1128-1130.
[54] MAHASETH T, KUZMINOV A. Potentiation of hydrogen peroxide toxicity: From catalase inhibition to stable DNA-iron complexes[J]. Mutat Res Rev Mutat Res, 2017, 773: 274-281.
[55] COMHAIR S A, ERZURUM S C. The regulation and role of extracellular glutathione peroxidase[J]. Antioxid Redox Signal, 2005, 7(1-2): 72-79.
[56] 李今子, 郑明慧, 尹明姬. 厄多司坦对癫痫大鼠海马氧化应激及IL-2、IL-4水平的影响

[J]. 延边大学医学学报，2012，35(4)：243-246.

[57] WOLF R，WOLF D，RUOCCO V. Vitamin E：the radical protector[J]. J Eur Acad Dermatol Venereol，1998，10(2)：103-117.

[58] 熊正英，张全江. 维生素 C 抗氧化作用及其在运动中的应用[J]. 陕西师范大学学报（自然科学版），1998，(4)：112-115.

[59] CIRCU M L，AW T Y. Glutathione and apoptosis[J]. Free Radic Res，2008，42(8)：689-706.

[60] 李云. 综述自由基对人体健康的影响及目前的预防措施[J]. 内蒙古石油化工，2011，37(1)：87-89.

[61] CARREL A. On the Permanent Life of Tissues Outside of the Organism[J]. J Exp Med，1912，15(5)：516-528.

[62] HAYFLICK L. The Limited in Vitro Lifetime of Human Diploid Cell Strains[J]. Exp Cell Res，1965，37：614-636.

[63] HAYASHI M T. Telomere biology in aging and cancer：early history and perspectives[J]. Genes Genet Syst，2018，92(3)：107-118.

[64] 童夏静，周金秋. 端粒和端粒酶的发现及其生物学意义[J]. 生命科学，2009，21(6)：760-769.

[65] MASSIMO BONORA，CLAUDIA MORGANTI，GIAMPAOLO MORCIANO，et al. Mitochondrial permeability transition involves dissociation of F_1F_0 ATP synthase dimers and C-ring conformation[J]. EMBO Rep，2017，18(7)：1077-1089.

[66] MCCLINTOCK B. The Stability of Broken Ends of Chromosomes in Zea Mays[J]. Genetics，1941，26(2)：234-282.

[67] WATSON J D. Origin of concatemeric T7 DNA[J]. Nat New Biol，1972，239(94)：197-201.

[68] SZOSTAK J W，BLACKBURN E H. Cloning yeast telomeres on linear plasmid vectors[J]. Cell，1982，29(1)：245-255.

[69] GREIDER C W，BLACKBURN E H. Identification of a specific telomere terminal transferase activity in Tetrahymena extracts[J]. Cell，1985，43(1)：405-413.

[70] MAGIC Z. The Nobel Prize in Physiology or Medicine 2009[J]. Vojnosanit Pregl，2009，66(11)：861.

[71] 赵亮，张宗玉，童坦君. 生物体衰老与复制衰老——体内与体外研究[J]. 生理科学进展，2000，(3)：205-210.

[72] HAYFLICK L，MOORHEAD P S. The serial cultivation of human diploid cell strains[J]. Exp Cell Res，1961，25：585-621.

[73] 张波，刘承芸，孟紫强. 复制衰老的分子生物学进展[J]. 生命科学研究，2002，(S1)：5-7.

[74] HARLEY C B，FUTCHER A B，GREIDER C W. Telomeres shorten during ageing of human fibroblasts[J]. Nature，1990，345(6274)：458-460.

[75] 任建国，周军，戴尧仁. 端粒及端粒酶的研究进展[J]. 生物化学与生物物理进展，1999，(5)：415-419.

[76] 钟天映，陈媛媛，毕利军. 端粒与端粒酶的研究——解读 2009 年诺贝尔生理学或医学奖[J]. 生物化学与生物物理进展，2009，36(10)：1233-1238.

[77] 田晓平. 端粒酶 RNA 基因突变对 Hela 细胞生长的作用[D]. 杭州：浙江理工大学，2010.

[78] 李烨. 端粒结合蛋白研究进展[J]. 生物学教学，2006，(3)：4-6.

[79] 王玉华，付丽佳，王浩，等. 端粒及端粒酶与衰老关系的研究进展[J]. 中国老年学杂志，2007，(23)：2360-2362.

[80] 国兰琴，施茵，张卫，等. 端粒和端粒酶及其与衰老的关系[J]. 中华老年医学杂志，2006，

(10)：788-791.

[81] 葛璐璐，刘超，王穗保. 端粒 DNA 与年龄相关性的研究进展[J]. 中国法医学杂志，2001，(2)：121-123.

[82] POMMIER J P, GAUTHIER L, LIVARTOWSKI J, et al. Immunosenescence in HIV pathogenesis[J]. Virology, 1997, 231(1)：148-154.

[83] 蒋自立. 端粒酶和癌症的关系[J]. 遵义师范学院学报，2004，(2)：101-102.

[84] 张萍，崔燕，吴燕璟. 衰老与基因关系的研究进展[J]. 中国心血管病研究，2010，(11)：3.

[85] WATSON J D, CRICK F H. Molecular structure of nucleic acids: a structure for deoxyribose nucleic acid[J]. Clin Orthop Relat Res, 2007, 462：3-5.

[86] WATSON J D, CRICK F H. Genetical implications of the structure of deoxyribonucleic acid. 1953[J]. Jama, 1993, 269(15)：1967-1969.

[87] 刘扬，运桂. 2015 年诺贝尔奖化学奖得主：托马斯·林达尔[J]. 科学通报，2015，60(36)：3521-3522.

[88] 孔璐，丁卫. 细胞基因组"维稳"的 DNA 修复机制——2015 年诺贝尔化学奖介绍[J]. 首都医科大学学报，2015，36(5)：823-828.

[89] 宋晶晶，陈波. 挽救生命的奇迹：DNA 修复机制的发现及研究历程[J]. 化学教学，2016，(7)：90-96.

[90] 苏然. DNA 修复研究荣膺诺贝尔化学奖[J]. 世界科学，2015，(11)：21-22.

[91] 查锡良，药立波. 生物化学与分子生物学[M]. 北京：人民卫生出版社，2005.

[92] 姜雪锋. 纳米材料对 293t 细胞 DNA 及细胞生物物理性能影响的研究[D]. 天津：天津大学，2016.

[93] 杨荣武. 生物化学原理[J]. 2 版. 北京：高等教育出版社，2012.

[94] CHATTERJEE N, WALKER G C. Mechanisms of DNA damage, repair, and mutagenesis [J]. Environ Mol Mutagen, 2017, 58(5)：235-263.

[95] 刘娜，周昕熙，卢丽霞，等. 碱基切除修复基因在人鼻咽癌组织和鼻咽非癌组织中的表达及其意义[J]. 癌症，2008，27(2)：126-132.

[96] 由超. 人源 DNA 聚合酶 Polδ 最小亚基 p12 及相关蛋白在 DNA 损伤和细胞凋亡过程的调控分析[D]. 镇江：江苏大学，2015.

[97] 吉程程. 肾脏急性缺血再灌注损伤的代谢组学研究[D]. 上海：第二军医大学，2008.

[98] 路玫. 针灸对环磷酰胺小鼠骨髓细胞 DNA 修复相关机制的动态研究[D]. 武汉：湖北中医学院，2008

[99] 戴仕奎. hnRPUL1 参与紫外线损伤应答的分子机制[D]. 南京：东南大学，2013.

[100] 严峰. Bcl-6、P53 蛋白、c-myc 基因易位检测在弥漫大 B 细胞淋巴瘤中的临床意义[J]. 中国临床医学，2011，(2)：131-133.

[101] 黄越承，蔡建明. MDM2 功能及其调控机制[J]. 国际肿瘤学杂志，2004，31(5)：336-339.

[102] 沈行良，翁启芳. $p53$ 和 $mdm2$ 基因[J]. 中国热带医学，2007，7(1)：103-105.

[103] BANIN S, MOYAL L, SHIEH S, et al. Enhanced phosphorylation of p53 by ATM in response to DNA damage[J]. Science, 1998, 281(5383)：1674-1677.

[104] LAKIN N D, HANN B C, JACKSON S P J O. The ataxia-telangiectasia related protein ATR mediates DNA-dependent phosphorylation of p53[J]. 18(27)：3989-3995.

[105] MEULMEESTER E, MAURICE M M, BOUTELL C, et al. Loss of HAUSP-mediated deubiquitination contributes to DNA damage-induced destabilization of hdmx and hdm2[J]. 2005, 19(1)：143-144.

[106] 李小曼,徐红德,蔺美娜,等. DNA损伤修复反应的双刃剑效应在肿瘤与衰老发生发展中的作用[J]. 中国细胞生物学学报,2013,35(2):134-140.

[107] 王俊芳. 增龄对大鼠视网膜线粒体氧化损伤的影响[D]. 太原:山西医科大学,2006.

[108] ALLEN C A, GIEZEN M V D, ALLEN J F. Origin, function, and transmission of mitochondria[M]. Springer Berlin Heidelberg, 2007.

[109] 沈晓敏. 中学生物教学中学生问题意识的调查与分析[D]. 武汉:华中师范大学,2008.

[110] 张淑玲,郑立红. 医学细胞生物学考试常见错误与对策[M]. 北京:中国协和医科大学出版社,2003.

[111] 陈仁彪,孙岳平. 细胞与分子生物学基础[M]. 上海:上海科学技术出版社,2003.

[112] 栾霁. 水稻线粒体DNA遗传多态性及相关基因表达的研究[D]. 长沙:湖南师范大学,2013.

[113] 张涛,金英,魏晓东,等. 黄精多糖对衰老小鼠肝线粒体呼吸链酶及DNA聚合酶γ表达的影响[J]. 中国老年学杂志,2009,(16):2076-2077.

[114] 左伋,王彦青. 医学分子细胞生物学[M]. 上海:复旦大学出版社,2005.

[115] 邢宏义,梅元武. 线粒体基因突变与老年性痴呆[J]. 国际老年医学杂志,2004,25(2):63-65.

[116] 郇霞. 自噬和线粒体自噬在细胞损伤控制中的作用[J]. 临床医学,2014,(12):125-127.

[117] 李尽贺. 五味子对半乳糖致衰小鼠脑神经细胞线粒体DNA缺失及能量代谢影响的实验研究[D]. 佳木斯:佳木斯大学,2007.

[118] 王怀颖,石少慧. 线粒体与衰老[J]. 实用老年医学,2003,17(5):264-267.

[119] 孙飞. 线粒体呼吸链膜蛋白复合体的结构[J]. 生命科学,2008,4(20):566-578.

[120] DROGE W. Free radicals in the physiological control of cell function[J]. Physiological Reviews, 2002, 82(1):47-95.

[121] 王志军. 菟丝子醇提液对衰老模型小鼠肝线粒体氧化损伤影响的实验研究[D]. 佳木斯:佳木斯大学,2008.

[122] 周雄涛. NOS1基因的多态性与荷斯坦奶牛生产性能的相关性研究[D]. 武汉:华中农业大学,2011.

[123] 方雅秀,陈晓春. 线粒体氧自由基与衰老的关系[J]. 国际老年医学杂志,2006,27(1):24-28.

[124] SASTRE J, FEDERICO V P, JOSE V. Mitochondrial oxidative stress plays a key role in aging and apoptosis[J]. 2000, 49(5):427-435.

[125] 鞠秀丽. 车前子多糖对衰老模型大鼠心肌线粒体氧化损伤影响的实验研究[D]. 佳木斯:佳木斯大学,2007.

[126] 金红. 山茱萸多糖对D-半乳糖致衰大鼠脑老化及NGFmRNA表达影响的实验研究[D]. 佳木斯:佳木斯大学,2008.

[127] 孟祥阁. 自由基对衰老的影响及其运动干预[J]. 辽宁体育科技,2009,31(3):44-46.

[128] 齐科研,相蕾,陈静,等. 线粒体及其相关疾病的遗传学研究进展[J]. 宁夏医科大学学报,2009,31(1):128-131.

[129] 曹霞. 线粒体DNA突变的研究进展[J]. 四川解剖学杂志,2012,20(4):37-45.

[130] 余兰,熊念,王涛. 线粒体DNA与帕金森病关系的研究进展[J]. 卒中与神经疾病,2012,19(2):120-122.

[131] POLLACK M, LEEUWENBURGH C. Apoptosis and aging role of the mitochondria[J]. J Gerontol A Biol Sci Med Sci, 2001, 56(11):475-482.

[132] 王佺荃,张文丽,元小冬,等. 线粒体在细胞凋亡中的作用[J]. 中国医学创新,2015,(6):143-146.

[133] 谢怡敏. 青藤碱对DC2.4成熟的影响及诱导成熟DC2.4凋亡的作用机制研究[D]. 成都：成都中医药大学，2016.

[134] 王怀颖，张玮，石少慧，等. D-半乳糖老化模型小鼠抗氧化能力的实验研究[J]. 解放军医学院学报，2005，26(5)：397-398.

[135] 陈永红，杜冠华. 线粒体与衰老[J]. 中国药理学通报2000，(5)：485.

[136] MENA N P, URRUTIA P J, LOURIDO F, et al. Mitochondrial iron homeostasis and its dysfunctions in neurodegenerative disorders[J]. Mitochondrion, 2015, 21: 92-105.

[137] ASANO T, KOIKE M, SAKATA S I, et al. Possible involvement of iron-induced oxidative insults in neurodegeneration[J]. Neurosci Lett, 2014, 588: 29-35.

[138] 龙建纲. 衰老及相关疾病中线粒体损伤与保护机制研究[D]. 上海：第二军医大学，2006.

[139] 原江水. 白藜芦醇对大鼠的抗衰老作用研究[D]. 青岛：中国海洋大学，2013.

[140] 魏蜀. 免疫功能好抗病能力强[J]. 科技文萃，2003，(5)：117-118.

[141] 曹英林. 免疫学学习指南[M]. 济南：山东大学出版社，2010.

[142] 曹新学. 免疫系统的可视化计算模型研究[D]. 上海：东华大学，2014.

[143] 许琰，吴骕东，宝福凯. 医学免疫学学习指导[M]. 北京：高等教育出版社，2012.

[144] 宋文刚. 新编医学免疫学应试向导[M]. 上海：同济大学出版社，2005.

[145] 庞红艳，刘耕陶. 固有免疫模式识别受体与药物研究[J]. 中国新药杂志，2008，17(5)：353-358.

[146] 陶志云，施祖灏，朱春红，等. 病原体相关分子模式与免疫识别受体研究进展[J]. 中国免疫学杂志，2014，(5)：694-699.

[147] 陈春晖. 生物教学中组织和精加工策略训练的实验研究[D]. 北京：首都师范大学，2006.

[148] FULOP T, WITKOWSKI J M, PAWELEC G, et al. On the Immunological Theory of Aging[J]. Interdiscip Top Gerontol, 2014, 39: 163-176.

[149] 杨波，迟小华，卢学春，等. 免疫细胞衰老的研究进展[J]. 中国实验血液学杂志，2012，20(3)：271-276.

[150] 张娜，李电东，邓洪斌. 免疫系统的衰老及其机制[J]. 国际老年医学杂志，2014，35(1)：27-32.

[151] SHAW A C, PANDA A, JOSHI S R, et al. Dysregulation of human Toll-like receptor function in aging[J]. Ageing research reviews, 2011, 10(3): 346-353.

[152] BELI E, DURIANCIK D M, CLINTHORNE J F, et al. Natural killer cell development and maturation in aged mice[J]. Mech Ageing Dev, 2014, 135: 33-40.

[153] ERMINIA M. Effect of zinc supplementation on plasma IL-6 and MCP-1 production and NK cell function in healthy elderly: interactive influence of +647 MT1a and -174 IL-6 polymorphic alleles[J]. Exp Gerontol, 2008, 5(43): 462-471.

[154] 仝静. 胸腺肽α1对乙肝肝硬化失代偿期者淋巴细胞亚群的影响[D]. 郑州：郑州大学，2018.

[155] 谷娅楠. 随机人群体液免疫、生化指标随增龄变化的分析及生物学年龄的预测价值[D]. 大连：大连医科大学，2007.

[156] 李彦红，刘颖，秦川，等. 免疫衰老与T、B细胞改变的相关研究[J]. 中国比较医学杂志，2012，22(6)：65-71.

[157] 邓洪斌，李电东. 炎症与衰老[J]. 国际老年医学杂志，2012，33(3)：117-121.

[158] 李海英. 运动通过干预线粒体自噬调控心肌炎症反应的机制研究[D]. 北京：中国人民解放军军事医学科学院，2016.

[159] 夏世金，刘小雨，黄建华，等. 炎性衰老的研究进展[J]. 中华老年医学杂志，2007，26(7)：550-553.

[160] 印大中. 羰基应激衰老学说的发生发展与衰老生化本质[J]. 实用老年医学, 2010, 24(1): 4-7.

[161] YAAR M, ELLER M S J A O D. Mechanisms of aging[J]. Journal of Investigative Dermatology Symposium Proceedings, 2002, 138(11): 1429-1432.

[162] 郝群, 李大金. 免疫系统衰老的研究进展[J]. 现代免疫学, 2003, 23(1): 60-62.

[163] ACCARDI G, BALISTRERI C, CARUSO C, et al. Nutrition, diet and immunosenescence[J]Mech Ageing Dev, 2014, 136-137: 116-28.

[164] 姜颖, 张莉. 中药抗衰老的研究进展[J]. 中医药信息, 1992, 9(5): 19-22.

[165] OSIEWACZ H D. Genetic regulation of aging[J]. Journal of Molecular Medicine, 1997, 75(10): 715-727.

[166] 杨婷, 张冲, 陈清轩. 衰老机制研究进展[J]. 中国生物工程杂志, 2005, (3): 10-15.

[167] 钱江源. 维生素E在蓝光诱导人视网膜色素上皮细胞复制衰老中的作用[D]. 天津: 天津医科大学, 2008.

[168] 梅慧生. 人体衰老与延缓衰老研究进展——衰老的原因与机理[J]. 中华保健医学杂志, 2003, (2): 120-122.

[169] ELLER M S, LIAO X, LIU S Y, et al. A role for WRN in telomere-based DNA damage responses[J]. Proc Natl Acad Sci U S A, 2006, 103(41): 15073-15078.

[170] 陈迪. 秀丽线虫胰岛素类生长因子和雷帕霉素受体信号通路对衰老的调节作用[J]. 生物化学与生物物理进展, 2014, 41(3): 305-312.

[171] MORLEY A A. The somatic mutation theory of ageing[J]. Mutation Research/dnaging, 1995, 338(1-6): 19-23.

[172] 石作荣. 女性生存质量、衰老征象及衰老机制研究[D]. 沈阳: 辽宁中医药大学, 2010.

[173] 杨启纲. 孕晚期母体暴露脂多糖对中年子鼠认知功能影响及机制的研究[D]. 合肥: 安徽医科大学, 2013.

[174] 许士凯, 陈再智. 老年生理学与病理学研究进展(之一)[J]. 现代中西医结合杂志, 2005, (2): 146-148.

[175] 苏文荣, 袁群芳, 陈以慈, 等. 大鼠松果体衰老的形态学研究[J]. 解剖学研究, 2004, 26(2): 95-99, 102.

[176] 刘汴生. 衰老的因素及其相互关系[J]. 中国老年保健医学, 2003, 1(2): 9-11.

[177] 许士凯, 陈再智. 老年生理学与病理学研究进展(之一)[J]. 现代中西医结合杂志, 2005, 14(2): 146-148.

[178] 高会丽, 王丹巧. 中药延缓衰老作用机制研究进展[J]. 中国中药杂志, 2009, 34(15): 124-127.

[179] 张泓. 老年病专科护理[M]. 武汉: 湖北科学技术出版社. 2008.

[180] 吕晓华. 延年益寿金钥匙[M]. 成都: 电子科技大学出版社. 2008.

[181] 刘景峰, 王淑娟. 现代医学衰老机理研究[J]. 辽宁中医药大学学报, 2002, 4(2): 106-107.

[182] 史进方. T细胞亚群及相关免疫分子在生理性衰老过程中的调节性表达及其意义[D]. 苏州: 苏州大学, 2005.

[183] 刘慧敏. 赖氨酸对力竭运动大鼠的保护作用及机理研究[D]. 长沙: 湖南师范大学, 2007.

[184] 曾尔亢. 衰老机理研究的新进展[J]. 中国老年保健医学, 2006, (3): 3-5.

[185] 康廷国, 赵中振. 中药鉴定理论与实践[M]. 沈阳: 辽宁大学出版社, 2005.

第 3 章
衰老与程序性死亡

生存和死亡不仅是哲学永恒的主题，也是细胞每时每刻必须进行的艰难抉择。当单细胞生物体还在试图通过快速繁殖而维持生存时，多细胞生物体已经进化出自我消亡机制，以清除被感染、受损和不需要的细胞，从而使整个生物体能够更好地存活下去。细胞死亡机制一般分为两类：需要消耗能量的细胞程序性死亡（programed cell death，PCD）机制和不需要消耗能量的细胞坏死机制。细胞坏死通常会引起强烈的免疫反应，而 PCD 则不会。PCD 是维持组织稳态和正常细胞更新所必需的途径。越来越多的研究发现，PCD 调控不当会涉及衰老和衰老相关疾病。在衰老过程中，几种高度有丝分裂组织的细胞更新率下降。衰老相关的系统和细胞间信号转导中断，与细胞自主损伤、线粒体功能失调相结合，导致细胞中的 PCD 失调。衰老过程中 PCD 的增加与免疫系统衰退、骨骼肌萎缩、心脏细胞损失和神经退行性疾病相关。而癌细胞和老年细胞则对 PCD 具有一定的抗性，这使它们在衰老过程中丰度增加。PCD 同时受到包括线粒体在内的正向因素和负向因素的平衡调控，而线粒体尤其容易出现衰老相关的功能障碍。

3.1 细胞程序性死亡的一般形式

3.1.1 细胞凋亡

尽管细胞的程序性死亡以多种形式发生，但细胞凋亡仍然是 PCD 最著名和研究最多的形式。这种被称为细胞凋亡的细胞程序性死亡遵循着特定的模式，如细胞收缩、染色质固缩和核破碎[1]。过去 20 年以来，细胞凋亡领域的研究突飞猛进，科学家不仅发现它是能够帮助机体维持稳态、抵御病原体侵袭和基因毒性应激的进化保守的机制，而且发现一旦细胞凋亡失调，则会导致癌症和免疫疾病的发生。细胞凋亡的调控核心是激活胱天蛋白酶（caspase）。caspase 是一组半胱氨酸蛋白酶，能够切割许多细胞底物，以分解细胞内容物[2]。正常条件下，caspase 以无活性的原酶或辅酶形式存在。在细胞凋亡的过程中，半胱天冬酶原酶被裂解成一个小亚基和一个大亚基。这两个裂解的亚基形成异源四聚体，成为 caspase 的活性形式。caspase 激活发生在凋亡途径的下游，在秀丽隐杆虫中阻断 caspase 激活后，几乎可以消除所有的程序性细胞死亡（programmed cell death，PCD）[3]。因此，caspase 激活必须且实际上确实处于非常严格的调控之下。

细胞凋亡具有2种不同的类型：对脊椎动物中不同信号做出反应的内源性和外源性凋亡途径(图3-1)。外源性凋亡又称死亡受体(death receptor，DR)途径，配体响应死亡信号的刺激，与靶细胞膜上的死亡受体结合，然后募集并激活各种蛋白，导致启动子caspase-8活化，继而引起caspase-3活化和随之发生的细胞凋亡[4]。死亡受体是TNF超家族的成员，每个死亡受体都有相应的死亡配体(表3-1)。

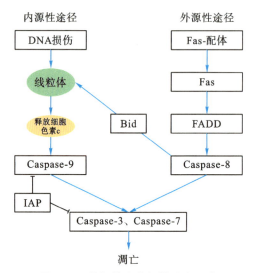

图3-1　外源性和内源性凋亡通路

表3-1　人死亡受体与其响应配体

死亡受体	死亡配体
TNF receptor 1	TNF
CD95，又称为Fas或APO-1	CD95-ligand 或称 Fas-L
Death receptor 3(DR3)	TLIA
TNF-related apoptosis-inducing ligand receptor(TRAIL-R1 或称 DR4)	TRAIL 或称 Apo2-L
TRAIL-R12	TRAIL 或称 Apo2-L

Fas-配体诱导的细胞凋亡是外源性途径的一种。Fas-配体与Fas-受体(CD95)结合，导致Fas-受体形成FADD。FADD使procaspase-8分子聚集在一起，引起caspase-8的邻近介导激活。活化的caspase-8可以激活caspase-3和caspase-7，引起凋亡。多种刺激(如氧化应激，DNA损伤和激酶抑制剂等)可以诱导细胞凋亡的内在途径。诱导凋亡后，线粒体从其膜间空间释放细胞色素c。在细胞质中，如细胞色素c(Cyt c)、Apaf-1和procaspase-9形成多聚体凋亡小体。在ATP或dATP存在的前提下，凋亡小体通过邻近介导的机制催化caspase-9的激活。活化

的 caspase-9 可以激活 capsase-3、capsase-6 和 capsase-7。凋亡的外源性与内源性途径之间存在串扰。Bcl-2 家族的促凋亡成员 Bid，作为外部信号时可以激活内源性途径。被外部信号激活的 caspase-8 可以在特定位点切割 Bid，产生一个包含 BH3 结构域的片段。该片段可易位至线粒体，引起细胞色素 c 释放并激活内源性途径。

内源性途径又称线粒体途径，线粒体在其中充当中央调节子，不仅是抗凋亡蛋白和促凋亡蛋白相互作用并决定细胞命运的位点，也是激活 caspases 的各种机制的信号来源，如细胞色素 c，是激活启动子 caspase-9 凋亡复合物的关键组成部分。Smac(caspase 的第二线粒体源激活因子)和 Omi 从线粒体释放后，也都可以与凋亡抑制蛋白(inhibitors of apoptosis protein，IAP)结合，消除其对 caspase 活性的抑制作用。这些来源于线粒体的蛋白并不是专门的细胞"杀手"，在正常细胞中也维持各种细胞生长所必需的线粒体功能。线粒体蛋白与其配体或靶标分离是一种防止健康细胞中凋亡激活的保护机制。这些蛋白只有在被恰当的释放后才会转变成细胞的"致命杀手"。

3.1.2 程序性细胞坏死

长期以来，坏死被认为是不依赖于能量的毒性过程，细胞被动地被破坏，是一种意外的和不受控制的细胞死亡形式。例如，在许多细胞类型中，中等程度的热量或辐射应激会诱导细胞凋亡，而极端高温或辐射会导致细胞坏死。然而最近的研究表明，除在最极端的应激条件下，坏死通常也是一种受特定病理和生理刺激激活的调节过程，这种形式的细胞死亡因其在形态上与非程序性的细胞坏死过程相似——坏死细胞膨胀、爆裂，释放其细胞内容物——而得名，被称为Ⅲ型 PCD、程序性坏死、调节性坏死或"坏死性凋亡"。程序性细胞坏死是一种非 caspase 依赖性的 PCD，该途径的特征是细胞肿胀和细胞膜破坏，细胞内容物向间质间隙释放引起炎症反应[5]。其形态学与细胞凋亡形态学有显著区别。程序性坏死不依赖于 caspase，可根据参与的具体因素进一步细分。例如，在某些细胞类型中，缺血、缺氧和通过 TNF 受体家族成员信号转导等应激条件可以诱导涉及 RIP1 激酶，JNK 信号转导途径和线粒体的坏死性凋亡途径，最终导致细胞膜破裂(图 3-2)[6-7]。另一些程序性坏死涉及半胱氨酸蛋白酶(如钙蛋白酶)或组织蛋白酶催化的线粒体 AIF 剪切，然后从通透化的线粒体中释放 AIF。随后 AIF 在亲环素 A(cyclophilin A)和 Hsp70 的调节下位移至细胞核[8-10]。在细胞核中，AIF 与易位的线粒体核酸内切酶 G (endonuclease G，EndoG)相互作用，介导了 nDNA 链断裂。这些形态特征与细胞凋亡形成鲜明对比，并导致坏死介导的损伤相关分子模式(damage-associated molecular pattern，DAMP)释放，使这种类型的细胞程序性死亡具有独特的炎症性[11]。相关细胞死亡的研究表明，存在多种类型的凋亡和程序性坏死，且这些机制可以根据细胞类型和应激性质而发生交叉。

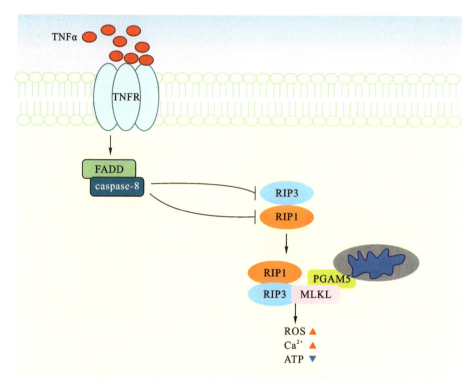

图 3-2　坏死调节器和信号通路在坏死激活中的作用

TNF 受体连接后,通过 RIP1、caspase 激活和 tBID 裂解介导的信号转导发生,导致细胞凋亡。活化的 caspase-8 通过裂解 RIP1 和 RIP3 来抑制坏死。抑制 caspase 后可导致 RIP1 与 RIP3 形成复合物,触发下游信号事件,包括 MLKL 和 PGAM5 的招募,并将细胞死亡信号转导至线粒体,导致坏死。

3.1.3　自噬性细胞死亡

另一类细胞程序性死亡是自噬性细胞死亡,又称Ⅱ型 PCD[12]。自噬是一种细胞"自我吞噬"的过程,在这一过程中,大量的细胞质和细胞器被封存在称为"自噬体"的双膜囊泡内。自噬体又与溶酶体融合,以促进细胞材料的降解。自噬性细胞死亡的特征是不存在染色质固缩和广泛的自噬空泡化细胞质。值得注意的是,自噬通常是一种保护性的抗凋亡机制,因此,自噬性细胞死亡可能涉及正常程序的过度激活。

3.1.4　其他程序性死亡

PCD 机制可根据各种标准(包括是否具有 caspase 依赖性和与坏死重叠的程度等)进一步划分为不同亚型[12]。"凋亡样坏死(aponecrosis)"具有细胞凋亡和坏死的共同特征,可能代表了 2 种细胞死亡形式之间的连续性中点[13-14]。"副凋亡

(paraptosis)"是非 caspase 依赖性凋亡，其特征是细胞质空泡化和对基因转录与翻译的需求。体外培养的哺乳动物细胞可以通过 IGF-I 信号转导和其他因素来诱导副凋亡发生[15]。"失巢凋亡(anoikis)"是指细胞脱离细胞外基质(extracellular matrix, ECM)后诱导的凋亡 PCD[16]。根据细胞类型的不同，失巢凋亡可以通过内源性或外源性途径进行，对失巢凋亡的抗性是转移性癌症的标志。"细胞焦亡(pyroptosis)"是 2001 年新发现的一种与炎症小体相关的 PCD 途径，细胞肿胀、细胞膜泡形成及破裂是其主要的形态学变化。细胞焦亡比凋亡发生更加快速。根据信号传递的不同，细胞焦亡可分为依赖 caspase-1 的经典型和依赖 caspase-4、caspase-5、caspase-11 的非经典型[17]。"铁死亡(ferroptosis)"最早在 2012 年提出，是一种铁离子依赖性程序性死亡。这一过程始于铁离子的积累和过载，然后通过芬顿反应发生脂质过氧化，从而对细胞膜造成损伤[18]。"角质化(cornification)"是 PCD 的一种特殊形式，发生在表皮角质形成细胞中，涉及 caspase-14。在角质化过程中，死细胞材料被维持在皮肤最外层，并且最终通过去角质过程脱落。

3.2 凋亡相关调控蛋白

细胞凋亡是众所周知的 PCD，对于维持组织稳态、胚胎发育和免疫调节至关重要。细胞凋亡由各种各样的内在刺激和外在刺激触发。如前所述，凋亡途径与 caspase 家族的激活保守相关。胱天蛋白酶在功能上可分为两类：一类是启动子胱天蛋白酶，如哺乳动物中的胱天蛋白酶-1、胱天蛋白酶-2、胱天蛋白酶-4、胱天蛋白酶-5、胱天蛋白酶-8、胱天蛋白酶-9、胱天蛋白酶-10、胱天蛋白酶-11 和胱天蛋白酶-12；另一类是死亡半胱天冬酶，如在哺乳动物中的半胱天冬酶-3、半胱天冬酶-6、半胱天冬酶-7 和半胱天冬酶-14。启动子胱天蛋白酶通常包含长的前结构域，可以促进其调节执行子胱天蛋白酶的激活，从而执行凋亡。例如，启动子半胱天冬酶 caspase-9 与细胞质中的细胞色素 c 和凋亡蛋白酶激活因子 1(Apaf-1)在其前域相互作用，并产生称为凋亡小体的复合物，该复合物激活执行子半胱氨酸蛋白酶，如 caspase-3 和 caspase-7。激活的执行子胱天蛋白酶可传递一系列蛋白水解级联反应，从而导致许多关键靶蛋白的裂解，包括引起基因组 DNA 片段化的 DNase 抑制剂。在凋亡小体的组装中，线粒体外膜通透性(mitochondrial outer membrane permeability, MOMP)涉及该程序的起始步骤，即细胞色素 c 从线粒体的膜间隙释放到细胞质中。另外，MOMP 受促凋亡因子的激活调节。这些促凋亡因子可分为两类：一类为效应蛋白，包括 Bax 和 Bak；另一类为 Bcl-2 家族蛋白的成员，具有 BH3 蛋白结构域。BH3 蛋白又可进一步细分为激活剂，如 Bim 和 Bid，以及敏化剂和(或)抑制剂，如 Bad、Noxa 和 Puma。在响应凋亡刺激后，Bax 和 Bak 形成复合物，由线粒体外膜上的激活蛋白 Bid 和 Bim 介导，随后是 MOMP 改变。这种 Bax/Bak 低聚反应整合到线粒体外膜中并形成脂质孔，从而使细胞色素 c

释放。相反，敏化剂/抑制剂蛋白（例如 Puma）通过阻断对抗凋亡 Bcl-2 蛋白的抑制作用而允许 Bax/Bak 寡聚[19]。

哺乳动物与果蝇和秀丽隐杆线虫等模式动物的细胞凋亡途径在细节上不尽相同，但主要参与蛋白在很大程度上是保守的。在果蝇秀丽隐杆和线虫中，Bcl-2 家族成员调节凋亡小体形成和 caspase 激活。在秀丽隐杆线虫中，凋亡途径首先是通过其在发育过程中程序性消除特定体细胞的作用来表征[20]。促凋亡 Bcl-2 同源蛋白 EGL-1 可抑制抗凋亡 Bcl-2 同源蛋白 Ced-9 的活性。Ced-9 可抑制 Apaf-1 同源蛋白 Ced-4 的活性，而 Ced-4 能够可激活与哺乳动物 caspase-3 同源的半胱天冬酶 Ced-3。EGL-1 和 Ced-3 涉及促进线粒体分裂，并导致线粒体释放促凋亡因子 AIF 和 EndoG。此后，科学家又发现了另外几种线虫发育细胞死亡，例如，雌性生殖系和雄性生殖系发育过程中的细胞死亡与 EGL-1 无关[21,22]。

3.2.1 Bcl-2 家族蛋白

线粒体途径对 DNA 损伤、化疗药物、血清饥饿和紫外线辐射等刺激进行应答。在某些细胞中，由细胞表面受体（如 Fas）启动的凋亡外源性通路可通过 caspase-8 介导的 Bid 裂解与内源性途径发生交叉，导致截短的 tBid 移位至线粒体并触发细胞色素 c 释放[23-24]。

在发现 Bcl-2 的主要抗凋亡功能是阻断细胞色素 c 释放后，人们所关心的凋亡过程中的关键问题变为：Bcl-2 在分子水平上是如何做到这一点的？研究结果发现，Bcl-2 家族蛋白可分为两类：一类为 Bcl-XL、Bcl-w、Mcl-1、A1、Bcl-Rambo、Bcl-L10 和 Bcl-G 等抗凋亡蛋白；另一类为 Bax、Bak 和 Bok 等促凋亡蛋白。具有 BH3 蛋白结构域的 BH3-only 蛋白家族（包括 Puma、Noxa、Bid、Bad、Bim、Bik、Hrk 和 Bmf）能够结合并抑制核心抗凋亡 Bcl-2 蛋白，因此起促凋亡蛋白的作用。Bax 和 Bak 双敲细胞能够抵抗各种凋亡刺激，这反映了 Bax/Bak 在凋亡诱导中的关键作用。BH3-only 蛋白和抗凋亡 Bcl-2 蛋白可能分别是 Bax/Bak 的阳性和阴性调节因子。Bax 和 Bak 缺失时，BH3-only 蛋白的激活和抗凋亡 Bcl-2 蛋白的抑制作用都不足以杀死细胞，这表明 Bax/Bak 是细胞内信号聚集并决定细胞命运的关键调控靶点[25]。

在健康细胞中，Bax 呈单体并定位于细胞质中。在细胞凋亡期间，Bax 移位至线粒体并发生构象变化，形成寡聚体[26]，在线粒体上表现出病灶（图 3-3）。而 Bak 始终存在于线粒体中，但在细胞凋亡过程中经历了一系列构象变化，最终形成寡聚体。Bax 位移和细胞色素 c 释放被认为是细胞凋亡的两个关键的上游事件。目前认为 BH3-only 蛋白激活 Bax/Bak 有 2 种可能的模式：一种是直接激活模式，指通过释放 Bim/Bid/Puma 与抗凋亡 Bcl-2 蛋白结合，Bax/Bak 被 Bim、Bid 和 Puma 或其他 BH3-only 蛋白直接激活；另一种是间接模式，是指当抗凋亡 Bcl-2 蛋白被 BH3-only 蛋白结合时，Bax/Bak 会变得活跃。虽然有研究支持或反对任一模式，但 2 种模式均基于 3 组蛋白质之间的直接相互作用。越来越多的研究发现,这些蛋白质需要一个脂质环境,以进行有效的相互作用[27]。在"嵌入"模型中,Bax/Bak 在假定膜透化所需的最终构象前会经历多次构象变化调节。不同构象异构体之间存在平衡,这可能是受与 BH3 - only 蛋白相互作用的影响。因此,促凋亡和抗凋亡 Bcl - 2 家族蛋白都参与类似的动态相互作用,这种相互作用受膜依赖性构象变化的调节。线粒体特异性脂质——心磷脂既能帮助 tBid 特异性地靶向线粒体,还能在 caspase - 8 靶向和嵌入线粒体膜的锚定中发挥作用,帮助其在线粒体中形成寡聚体而被激活[28],这表明了蛋白质-脂质相互作用的重要性。近期的研究表明,在体外 tBid 快速结合到膜上,然后与 Bax 相互作用,触发 Bax 插入膜和寡聚化,最终导致膜的通透性发生变化。然而目前仍不清楚 Bax 和 Bak 的寡聚物如何诱导膜通透性变化和细胞色素 c 释放。

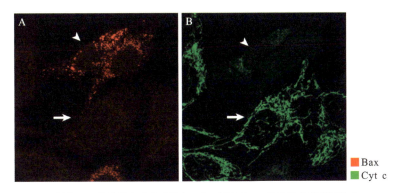

A. 用抗 Bax 抗体的免疫荧光染色;B. 用抗 Cyt c 抗体的免疫荧光染色。

图 3 - 3　凋亡过程中 Bax 位移和细胞色素 c 释放

在健康的 Hela 细胞中,Bax(红色)主要存在于细胞质中,而细胞色素 c(绿色)存在于线粒体内部(箭头所示)。Bax 移位至线粒体并形成病灶,而细胞凋亡过程中细胞色素 c 从线粒体释放至细胞质溶胶(箭头所示)。

科学界最初认为,线粒体膜通透性改变可能是源于内、外膜间的接触部位开放了 MPTP,导致内膜对低分子量溶质的渗透性突然增加[20]。这种 MPTP 复合物的确切分子组成尚不明确,但科学家推测应该包含己糖激酶、电压依赖性阴离子通道(外膜上的 VDAC)、腺嘌呤核苷酸转位酶(adenine nucleotide translocator, ANT)和 Cyp - D(一种基质中的肽基-脯氨酰异构酶)。MPTP 开放导致基质肿胀、膜电位去极化(在内膜上形成 $\Delta \psi m$ 的消散),随后外膜破裂,膜间隙蛋白非选择性释放。虽然有一些相关研究支持 MPTP 的作用[30],但越来越多的证据(尤其是遗传分析)表明,MPTP 开放可能是细胞凋亡的结果。如在 VDAC1/VDAC2/VDAC3 三敲小鼠中,细胞正常凋亡且 MPTP 开放不变(表 3 - 2)。Cyp - D 缺陷的细胞在凋亡后正常死亡,但能抵抗坏死细胞死亡。而 ANT KO 小鼠具有正常的 MPTP。此外,细胞色素 c 释放发生在线粒体去极化的情况下,且不损失外膜的完整性。

表 3-2 除 Bcl-2 家族蛋白外其他线粒体蛋白缺陷小鼠或细胞表型

基因	敲除详情	表型	品系	参考文献
Cyt c	外显子 2、外显子 3 删除	胚胎致死；对 UV、STS 等刺激抵抗；对 TNFα 敏感	C57/BLK6/129SVJ	[31]
	外显子 3 K72A 突变	成纤维细胞对凋亡有抗性；胸腺细胞与野生型一样敏感	C57BL/6J	[32]
Smac/DIALBO	外显子 2~4 删除	有活力；凋亡反应正常	C57BL/J-129/01a	[33]
	外显子 1、外显子 2 删除	对特定凋亡刺激抵抗；Cyt c 释放延迟	HCT116	[34]
HtrA2/Omi	83% 编码区删除	1 月龄死亡；出生后 1 d 体重降低、器官缩小、纹状体神经元丢失	C57BL/6J	[35]
	Mnd2 小鼠外显子 S276C	肌肉萎缩，神经退行性变性，出生 40 d 死亡；无凋亡表型	C57BL/6J	[36]
Endo G	外显子 2 删除	无凋亡表型	C57BL/6J/129SvJ	[37]
	外显子 3 和部分外显子 3 删除	对 nDNA 片段化无影响	C57BL/6J129/SvEvTec	[38]
	外显子 1~3 删除	胚胎死亡；endoG$^{+/-}$：对凋亡抗性升高	C57BL/6J/129	[39]
AIF	端脑特异性 AIF 敲除	增加原代神经元的细胞死亡	FVB/N 和 C57/BL6	[40]
	外显子 3 缺失	对 STS、依托泊苷、紫外线敏感，但抵抗无血清刺激	E14K male ES cells	[41]
	Hq 小鼠：插入内含子 1	小脑性共济失调、视神经功能障碍、视网膜色素变性	—	[42]
	外显子 7floxed	心肌肥大、心力衰竭、骨骼肌萎缩	C57BL/7	[43]
	外显子 7floxed	细胞非正常死亡	B6CBACa-Aw-1/A	[44]
	AIF -/y：外显子 1 删除	对喜树碱、依托泊苷和氧化应激刺激敏感，但对 STS、放线菌素 D、无血清等刺激反应正常	HCT116 和 DLD-1	[45]
VDAC1	外显子 2~5 删除	线粒体呼吸功能缺陷，PTP 无影响	C57BL6/129SvEv；CD1	[46-48]
VDAC2	启动子和外显子 1~2 删除	MEF 细胞更易发生凋亡	C57BL/6/129SvEv	[48-49]

续表

基因	敲除详情	表型	品系	参考文献
VDAC3	外显子6~9删除	PTP和凋亡都正常	—	[48]
	VDAC1/VDAC3	对离子霉素、STS和过氧化氢诱导的细胞死亡正常应答	—	[50]
	VDAC1/VDAC2/VDAC3 RNAi	对离子霉素、STS和过氧化氢诱导的细胞死亡正常应答	—	[51]
ANT1	外显子1~3删除	严重运动不耐受、线粒体呼吸减少	C57BL/6J(B6)	[52]
ANT2	外显子3、外显子4删除；肝脏特异性	PTP和凋亡情况正常	C57BL/6/129S4	[53]
	ANT1和ANT2双敲除	对放线菌素D、TNF-α或FasL正常应答	—	[53]
Cyp-D	外显子1~3删除	防止缺血再灌注和氧化应激诱导的细胞死亡，对STS或TNF-α诱导的细胞死亡无作用。	Sv129?	[54]
	外显子1~5删除	发育正常；对凋亡正常响应，但对ROS和Ca^{2+}超载引起的细胞坏死具有抗性	C57BL/6/129/SvEvBrd	[55]

Bcl-2蛋白(包括抗凋亡蛋白和促凋亡蛋白，如Bcl-xL和Bax)的三维结构与细菌毒素的类似，可以在细胞膜上穿孔，以杀死细胞。目前的共识是，Bax寡聚化是细胞色素c释放所必需的。在无细胞系统中，Bax、Bid和脂质能够共同在线粒体外膜上形成超分子开口(允许传递最大2000 kDa的分子)，而Bcl-xL则可以直接抑制它们。这种超分子开口无选择性地允许释放所有可溶性IMS蛋白。包含Bax和Bak的线粒体凋亡诱导通道(mitochondrial apoptosis induced channel，MAC)也被认为能够释放IMS蛋白。虽然MAC或低聚Bax/Bak诱导形成的孔的生化性质仍不清楚，但一系列蛋白在细胞凋亡过程中从线粒体释放，对正确执行细胞凋亡是必不可少的。

3.2.2 细胞色素c

细胞色素c(Cyt c)是属于c型细胞色素家族1类的蛋白。其被翻译为胞浆色素c后，转移至IMS。其一旦进入IMS，就会与血红素基团连接，形成全Cyt c。Cyt c血红素基团能够作为氧化还原中间体，在线粒体复合物Ⅲ和复合物Ⅳ之间传递电子。这一功能使Cyt c成为线粒体电子传递链的重要组成部分。

最初人们认识到线粒体为细胞凋亡所必需时，并没有猜测过Cyt c会在其中发挥关键作用，直到王晓东[56]在研究中将其鉴定为 caspase 激活的 3 种凋亡蛋白酶激活因子之一。他的这一研究也促进了许多其他在凋亡过程中从线粒体被释放的 IMS 蛋白的发现。

虽然最初人们对 Cyt c 在细胞凋亡中的作用曾持怀疑态度，但其作用在生物化学和遗传学方面的研究中都已明确。首先，纯化的 Cyt c 可以在无细胞系统中激活 caspase[57]。其次，体外实验中 Cyt c、Apaf-1 和 caspase-9 蛋白在 ATP/dATP 存在的条件下重组，能够重塑凋亡体活性[58]。基于 Cyt c 在线粒体电子传递链中的重要作用，Cyt c 缺陷可造成小鼠胚胎死亡。但若在 MEF 细胞中敲除 Cyt c，则细胞能够抵抗多种凋亡刺激。随后，有研究建立了 Cyt c K72A 敲入小鼠模型（表 3-2）。Cyt cK72A 突变（KA）能够保留其在线粒体呼吸链中的电子传递功能，而消除其与受体 Apaf-1 间的相互作用，因而能够降低 caspase-3 的活性。KA 小鼠出生率为 12%，KA/KA 胚胎大脑中存在明显发育缺陷，表现为异位肿块伴随有脑外缺损、皮质和中脑扩张。出生后第 1 天，KA/KA 小鼠的外观表型与 apaf-1 和 casp-9 双敲除小鼠的一致[59-62]，这表明 Cyt c、apaf-1 和 caspase-9 在相同途径中起作用。与 bim 敲除和 bax、bak 双敲小鼠一样，KA 小鼠也表现出脾大和淋巴结肿大。在 KA 小鼠中，Cyt c 释放和呼吸功能正常，但是 caspase 活化受损，并且紫外线辐射或星形孢菌素（staurosporine，STS）处理后 Apaf-1 不发生寡聚化。然而，KA 小鼠的胸腺细胞对地塞米松、依托泊苷、γ 射线和紫外辐射的刺激敏感，而 apaf-1 敲除胸腺细胞则表现出对所有这些刺激的抗性。这可能是由 Cyt c K72A 突变体仍然能够激活胸腺细胞中的 caspase-3 所致。但 Apaf-1 寡聚化在 KA 胸腺细胞中受损，表明 caspase 激活可能存在与凋亡体无关的通路。这与 Bcl-2 过表达增加小鼠淋巴细胞数量并抑制凋亡刺激的观察结果一致。

在鉴定出 Apaf-1 后不久，研究者发现，在 Cyt c 和 dATP 存在的条件下，Apaf-1 和 caspase-9 能够形成大型复合物。基于对 Apaf-1 单体和凋亡体复合物的晶体结构的观察发现，未活化的 Apaf-1 蛋白以紧密和封闭的形式存在，并可能通过夹在 N 端的 CARD 结构域与 C 端的 WD40 重复之间发生分子内的相互作用。因此，埋藏的 CARD 结构域无法被 caspase-9 原酶识别。敲除 WD40 结构域能够导致 Apaf-1 组成型结合并激活 caspase-9，这表明 Apaf-1 单体处于自抑制状态。在 Cyt c 与 WD40 区域结合后，CARD 结构域被置换，从而形成开放构象。然后，结合在核苷酸结合结构域的 ATP/dATP 水解，以诱导构象变化，从而产生较不灵活的锁定形式。这种新构象的 Apaf-1 与 6 个其他亚基形成对称的轮状结构，成为招募 procaspase-9 形成活性凋亡体的平台[63]。

显然，Cyt c 是 Apaf-1 介导 caspase 活化的核心，因此，调控 Cyt c 释放对于严格调控内源性细胞凋亡途径至关重要。鉴于大多数 Cyt c 存在于狭窄的嵴连接处，科学家推测 Cyt c 的释放可能需要两个步骤：动员和易位。其中动员这一步可能涉及嵴重塑[64]。在动员过程中，Cyt c 脱离线粒体内膜（IMM）并从膜磷脂心磷脂上解离。然而，Cyt c 如何从 IMM 脱离及心磷脂在 Cyt c 保留中的重要性尚不清楚。

线粒体裂变机制在细胞凋亡过程中起着积极作用,近期有文章回顾了线粒体动力学与细胞凋亡的研究进展[65]。新的研究成果已经为低聚 Bax/Bak 引起外膜透过性改变后 Cyt c 是如何释放的提供了新的线索。因为超过 85% 的 Cyt c 位于嵴内,所以最初人们认为嵴连接处必须变得更宽,以允许 Cyt c 从嵴内空间进入膜间隙。嵴结合在细胞凋亡过程中的确会变宽,但这与 Bak 无关。正常线粒体中嵴连接处的孔足以允许 60~100 kD 的蛋白质通过,这表明 Cyt c 释放不需要扩大嵴连接。一些研究发现,Cyt c 释放发生在大规模嵴重塑之前,是 caspase 依赖性的,表明它发生在细胞凋亡的后期。此外,最近的一项研究发现,凋亡过程中嵴连接实际上是变窄了,而不是变宽了[66]。有推测认为,嵴连接的宽度可能受到线粒体融合相关蛋白 Opa1 的调节[67]。当 Opa1 组装成较大的复合体时,嵴连接点变宽且处于闭合状态。当 Opa1 解体时,嵴连接点变窄且处于开放状态,以便在外膜上增加 Cyt c 的可用性。为了验证这一猜测,科学家建立了可以在不影响 Bax 活化的情况下,通过抑制 Cyt c 及其他 IMS 蛋白质(如 Smac 和 Omi)的释放来保护细胞免受突变体 Opa1Q297V 的影响。具有 Opa1Q297V 突变的敲入小鼠模型可用于与 Cyt c KA 小鼠的细胞凋亡抗性进行比较,以阐明 Opa1 解体在控制 Cyt c 释放方面是否起关键作用。与此推测一致的是,线粒体裂变相关蛋白 Drp1 被报道涉及嵴重塑[68]。此外,敲低 Drp1 虽然不影响 Bax 激活,但抑制了 Cyt c 的释放且不影响 Smac 释放。这虽然与 Opa1Q297V 介导的 Cyt c 释放抑制不同(因为后者也抑制 Smac 释放),但 Drp1 仍有可能是通过 Opa1 发挥作用,且这 2 种蛋白质之间在控制 Cyt c 释放方面谁更上游仍需进一步研究来确定。

3.2.3 Smac 蛋白

第二线粒体衍生 caspase 激活剂(second mitochondrial-derived activator of caspases,Smac)具有增强 Cyt c 介导 caspase-3 激活的能力[69]。Vaux 等[70]通过与细胞凋亡蛋白抑制剂(inhibiors of apoptosis protein,IAP)进行 Co-IP 鉴定,发现了与 Smac 作用相同的蛋白,并将之命名为 DIABLO。Smac/DIABLO 通过与 X 连锁凋亡抑制剂(XIAP)和其他 IAP(如 cIAP1 和 cIAP2)结合促进 caspase 活化,从而减轻 caspases(如 caspase-9 和 caspase-3)的抑制效应[71]。事实证明,XIAP 不能直接结合和抑制 caspase-9 原酶,而是通过隔离或触发成熟的 caspase-9 蛋白水解发挥作用。因此,一方面,Smac 可以与成熟的 caspase-9 竞争与 XIAP 结合(因为这种结合是相互排斥的),并导致成熟的 caspase-9 从 XIAP 的控制中释放出来;另一方面,XIAP 可以对成熟的 caspase-9 和 Smac 进行多泛素化,这表明这些因素之间的"争斗"可能会决定细胞是否死亡。

然而,另有一些研究为 Smac 功能的机制增添了复杂性。第一,相关研究发现,具有 caspase-3 抑制缺陷但保留 Smac 和 caspase-9 结合的 XIAP 突变体,仍有细胞保护性[72]。其他研究也发现了不同 IAP 的类似结果,表明 IAP 可通过抑制 caspase 和 Smac 而抑制细胞死亡。但目前还不清楚这些 IAP 突变体是否仍可以与

caspase-7或 Omi/HtrA2 结合。第二，Smac 的一种缺少线粒体靶向序列（mitochondrial targeting sequence，MTS）且不与 IAP 结合的剪切体 Smac β 仍然可以使细胞对凋亡敏感，这表明 Smac 不仅仅可以作为 IAP 拮抗剂发挥功能。第三，Smac3 为一种在 Smac 的 IAP 结合基序（IAP-binding motif，IBM）后缺少 44 个残基 Smac 的剪切体，其作用类似于 Smac，但可以引发 XIAP 自泛素化和摧毁[73]。第四，Smac 敲除小鼠表型正常，更使 Smac 在细胞凋亡中的作用受到质疑（表 3-2）。但仍需对 Smac 敲除小鼠进行更详细的表征，以确保 KO 小鼠中不产生其他剪切体或潜在的截短蛋白。因为先前的研究中提示了 Smac 可能不是通过 C 端结合域来结合 IAP，所以这一点非常重要。Smac 敲除小鼠未能显示任何抗凋亡表型的另一种可能性，可能仅仅在于其他蛋白的冗余。为了确认这一推测，Smac 敲除裂解物中体外 caspase-3 激活受损，而在 MEF 或其他类型的敲除细胞中，caspase-3 可以正常活化。尽管如此，Smac 敲除的 HCT116 细胞对某些凋亡刺激具有抗性，且这些敲除细胞中 Cyt c 和 AIF 的释放被延迟（表 3-2）。

与 Cyt c 一样，Smac 的释放也不依赖 caspase。相关研究发现，Smac 和 Cyt c 释放是在相同窗口中进行的。但成纤维细胞生长因子（fibroblast growth factor，FGF）可阻断依托泊苷处理的 SCLC 细胞中 Smac 的释放，却不影响 Cyt c 的释放。JNK 的激活诱导产生新的 Bid 裂解片段 jBid，其转位至线粒体，触发 Smac 的释放，但不释放 Cyt c[74]。之后 Smac 破坏 TRAF2-cIAP1 复合体，以触发非 Cyt c 依赖性细胞死亡。同样，一方面过表达 BidΔ25（模拟 jBid）能够诱导 Smac 释放但不释放 Cyt c。这是内源性和外源性凋亡途径相互关联的另一个例子。另一方面，Drp1 的抑制阻止了 Cyt c 的释放，而对 Smac 的释放影响较小。这些 IMS 蛋白选择性释放的例子反驳了 Bax/Bak 诱导的 MOMP 的非选择性模型，或者表明除超分子开口以外还存在额外的调节。

越来越多的证据表明，caspase 在线粒体功能障碍中的下游反馈放大环路，因此，Smac 过表达可以导致 Bax 和 Bcl-xl 独立，但 caspase 依赖性的细胞死亡，这也就可以理解为什么 Cyt c 释放发生在细胞凋亡晚期了。有意思的是，在 MEF 细胞中敲除 Cyt c，凋亡期间 Smac 并未从线粒体中释放出来，这种 MEF 细胞对 STS、紫外辐射和血清饥饿的刺激具有抗性。Cyt c 敲除细胞中 Bax 易位和激活正常发生。目前仍不清楚在 Cyt c 敲除细胞中是否仍会发生 Bax 寡聚化，或者 MOMP 是否受到影响，并且 Cyt c KA 敲入细胞中 Smac 的释放也有待研究。但以上这些数据与 caspase-3 和 caspase-7 双敲细胞无法释放 Cyt c 的结果是一致的[75]。

3.2.4 Omi/HtrA2

Omi 最初被认为是与 Mxi2 相互作用的细菌 *HtrA2*（high temperature requirement A2）基因的人源同源物[76]。但通过 3 组相互独立的研究，HtrA2/Omi 被鉴定为一种新型的 XIAP 结合蛋白且在 tBid 作用后作为额外的促凋亡蛋白，从线粒体被释放到胞质溶胶中[77]。Omi/HtrA2 作为前体蛋白转运至线粒体中，N 端暴露于基质，大部分 C 端包含面向膜间隙的蛋白酶结构域。N 端附近的一个跨膜结构域将 Omi/HtrA2 连接至内膜，然后经未知线粒体蛋白酶在残基 133 处切割，产生 IAP 结合基序(IAP-binding motif, IBM)并暴露于 IMS 中[78]。有趣的是，超过一半的 Omi 蛋白在小鼠肝脏中未加工，而大多数 Omi/HtrA2 在心脏组织和 293 细胞中被加工[36]。

有研究提出，与 Smac/DIABLO 不同，Omi/HtrA2 除了可以通过 IBM 结合以螯合 IAP 外，还可以通过其蛋白酶活性不可逆地降解 IAP。IBM 缺陷型突变体比野生型 Omi 切割重组 cIAP1 的效率低 10 倍。关于 Omi/HtrA2 过表达是否会触发细胞凋亡，存在互相矛盾的结果。一方面，有研究表明，线粒体外表达的 Omi/HtrA2 仅诱导非典型细胞死亡，而蛋白酶失活突变体 Omi/HtrA2 丧失细胞杀伤活性。非典型的细胞死亡不受 XIAP 或 z-VAD 抑制，表明其不具有 caspase 依赖性[79]。另一方面，有研究发现，敲除 Omi 可导致细胞抵抗凋亡，而 Omi 过度表达则增强细胞凋亡[80]。Omi/HtA 蛋白酶活性和 IAP 结合活性都是杀死细胞所必需的，尽管两者分别通过 caspase 非依赖性和依赖性途径发挥作用。

然而，无论是自然发生的 Omi/HtrA2 突变小鼠，还是基因靶向小鼠，均未显示任何预期的凋亡表型，实际上还表现出了相反的过度凋亡(表 3-2)。在 mnd2 突变小鼠中，Omi 的 S276C 突变几乎消除了所有蛋白酶活性。mnd2 突变小鼠表现出肌肉萎缩和神经退行性病变，并在出生后 40 d 死亡。突变小鼠的退化神经元显示出坏死和凋亡的混合特征。此外，mnd2 突变 MEF 也对细胞凋亡更敏感[36]。在基因靶向敲除 Omi 的小鼠中，也观察到类似的缺陷，如体重减轻、器官尺寸减小和纹状体神经元丢失。敲除小鼠细胞(包括成纤维细胞和淋巴细胞)对细胞死亡表现出了更高的敏感性[35]。Smac 是否能够补偿 Omi 在敲除细胞中的功能？Smac 和 omi 双敲小鼠出现与 Omi 敲除小鼠类似的表型，并且双敲细胞对依托泊苷刺激更敏感[35]。Omi 和细菌性 HtrA 结构的相似性表明，Omi 可能是线粒体中应力释放的传感器。缺失 Omi 可能导致错误折叠和受损蛋白质的积累，和线粒体功能障碍。因此，Omi/HtrA2 在维持线粒体正常功能中的作用，可能掩盖了其在这些突变小鼠中的凋亡功能，原因在于这 2 种功能可以相互抵消。更好的解决方法可能是建立带有突变基因的敲除小鼠模型，从而阻止其从线粒体中释放。

此外，IAP 在哺乳动物细胞凋亡中的作用也受到了质疑。尽管在体外实验中 Omi/HtrA2 可以结合并降解 cIAP1、cIAP2 和 XIAP，但 XIAP 似乎是 caspase-3、caspase-7 和 caspase-9 唯一真正的抑制剂[81]。尽管如此，因为 cIAP1 和 cIAP2 的基因冗余或 IAP 在控制细胞凋亡中的生理作用有限，所以 XIAP 缺陷型小鼠缺乏明确的凋亡表型[78]。秀丽隐杆线虫中的 2 种 IAP 样蛋白似乎也与细胞凋亡无关[78]。显然，Omi/HtrA2 的任何凋亡功能都取决于 IAP 对被试细胞整体凋亡反应的贡献。

3.2.5　核酸内切酶 G

EndoG 的名称来源于它的核酸酶活性，它可以剪切 DNA 和 RNA[82]。EndoG

属于 DNA/RNA 非特异性 ββα‑Me‑finger 核酸酶家族[83]，并且一直被冠以 mtDNA(RNA)5′‑内切核酸酶、糖非特异性线粒体核酸酶、线粒体核酸酶(NUC1) 和线粒体内切核酸外切酶等不同名称进行研究[82]。

近年来，研究热点转向了 endoG 在细胞凋亡中的作用。相关研究发现，EndoG 似乎是从线粒体中释放，起促进核染色质降解的作用[84]。EndoG 是如何被释放及其释放是否依赖于 caspase 活性仍有争议。Li 等[84]首先发现 EndoG 的释放与 caspase 活性无关，因为 z‑VAD 存在的条件下，tBid 仍然可以触发 EndoG 从线粒体中释放。然而，Arnoult 等[85]的研究表明，EndoG 不能从用低聚 Bax 或 tBid 处理的 Hela 细胞线粒体中释放。通过免疫荧光染色和免疫印迹实验发现，EndoG 从线粒体的释放在 apaf‑1 敲除 MEF 细胞中或 z‑VAD 的作用下会受到抑制。此外，相关研究还发现 EndoG 主要存在于线粒体内膜和基质中。这表明 EndoG 的释放与 Cyt c 的释放不同，在凋亡过程中需要 AIF 等的再处理或线粒体内膜重塑。

一旦从线粒体中释放，EndoG 的功能将不再依赖于 caspase 活性。胞浆 EndoG（无线粒体定位信号）的过表达能够促进 Hela 细胞或 CV1 细胞中以 nDNA 片段化为特征的细胞死亡[83]。Widlak 等的研究发现，外切核酸酶和 DNA 酶Ⅰ(DNaseⅡ)可以与 EndoG 协同诱导细胞死亡。尽管有如上发现，但遗传研究中并不支持 EndoG 在凋亡中的重要作用。

2 组分别建立的 EndoG 敲除小鼠都能够存活，且无发育缺陷（表 3‑2）[37-38]。来自 EndoG 敲除小鼠的 MEF 细胞与野生型 MEF 对细胞凋亡的敏感程度一样。因此，Ekert 等[86]并不认为 EndoG 在细胞凋亡中起作用。

3.2.6 细胞 AIF

AIF 是第二个被发现在细胞凋亡过程中从线粒体中释放的蛋白质[87]，是一种 FAD 结合氧化还原酶，但其凋亡功能既不需要其 FAD 结合能力，也不需要其氧化还原酶活性。

AIF 是Ⅰ型线粒体膜蛋白，其 N 端面向基质，C 端位于 IMS 中。在细胞凋亡过程中，在 L101/G102 处进行蛋白水解加工，可以生成可溶性 AIF 蛋白。通过突变或敲除等方式阻止这种蛋白水解加工，能够抑制 AIF 释放。Arnoult 等[85]的研究也发现，caspase 抑制剂 z‑VAD 在体内和体外都能阻止 AIF 从线粒体中释放。但 caspase 如何参与触发 AIF 释放目前尚不清楚。后续也有其他几项研究提出相反观点，认为 AIF 的释放与 caspase 无关。这种差异性结果可能是由于使用了不同的 z‑VAD 浓度。较高剂量的 z‑VAD(100 μM)会导致非特异性抑制可能参与 AIF 处理的所有 caspase，但较低剂量的 z‑VAD 可能不足以完全阻断 caspase 的活性[88]。

剪切的 AIF（也称为 tAIF）从线粒体中释放出来后，蛋白质中的核定位序列（nuclear localization signal，NLS）允许它转移至能与 DNA 相互作用的细胞核中，并导致染色质凝聚和 DNA 降解为 50 kb 大小的片段[89]。具有 DNA 结合缺陷的

AIF 突变体，仍能够转移至细胞核，但不能诱导细胞死亡。AIF 如何降解 DNA 至今仍是一个谜，因为它不具有任何内切酶特性。有一种可能是，AIF 可以招募下游核酸酶，如 endoG[90]。

虽然在过去 10 年中 AIF 得到了广泛的研究，但生理条件下 AIF 是否在凋亡中发挥重要作用仍有争议。AIF 在细胞凋亡中的作用在很大程度上源于体外和过表达实验，但是生理条件下 AIF 的细胞凋亡活性尚未在体内得到验证。

首先，Joza 等[41]的研究表明，AIF 缺陷的雄性胚胎干细胞（AIF -/y，AIF 在 X 染色体上）在胚胎空化中受损，且如野生型细胞一样对许多凋亡刺激敏感，仅对血清饥饿诱导的细胞死亡表现出一定的抗性。Joza 等[43]通过使用条件基因打靶的方法发现 AIF 缺陷型胚胎仍然可以形成胚前腔（表 3 - 2）。另外，Brown 等[44]认为，AIF -/y 胚胎干细胞产生嵌合小鼠失败很大程度上归因于 AIF 具有通过其氧化还原酶活性维持正常线粒体呼吸的重要作用。

其次，Hq(Harlequin)突变小鼠因前体插入 AIF 基因导致 AIF 蛋白减少 80% 而表现出共济失调和小脑神经元丢失。Klein 等[42]的研究表明，这些小鼠的突变小脑颗粒细胞易受氧化应激诱导的细胞凋亡影响。Hq 小鼠还表现出部分复合物 I 缺陷、视觉功能障碍和色素性视网膜炎等所有典型的线粒体相关疾病[91]。对肌肉和肝脏特异性 AIF 条件敲除小鼠的研究表明，AIF 的主要生理作用是维持呼吸链功能完整[92]。此外，来自于男性的人结肠癌细胞系 HCT116 和 DLD-1、AIF -/y 细胞比野生型细胞对 DNA 损伤剂和氧化应激更为敏感，但对 STS 和放线菌素 D 则正常响应。所有这些表型只能通过引入仍然含有 NADH 氧化还原酶活性的 AIF 来获得（表 3-2）。

最后，Cheung 等[40]通过建立端脑条件性 AIF 敲除小鼠，发现 AIF 为神经元细胞存活和正常线粒体呼吸所必需。他们通过分析线粒体内膜锚定的 AIF 突变体（其在细胞凋亡期间不能被切割和释放），发现 AIF 的线粒体功能对端脑负责。尽管如此，AIF 似乎在其实验环境中提供有限但显著的细胞凋亡保护作用。鉴于 AIF 在正常线粒体功能中的重要作用，为了明确 AIF 在细胞凋亡中的作用，需要建立在凋亡过程中不能被释放的抗切割 AIF 突变，以阻断 AIF 凋亡功能，并保持其氧化还原酶活性完整。

3.3 线粒体、衰老与程序性死亡

线粒体是几乎所有真核细胞的能量产生细胞器，它们起源于 1.5～20 亿年前，当时的先祖真核生物将光养性 α-变形杆菌内吞。这种内共生关系被认为在地球氧气变得更加充盈时给厌氧的宿主带来了显著的进化优势。能量利用率提高给真核生物提供了扩增基因组、增强蛋白质表达及衍生出更复杂的信号转导途径和细胞特征的机会，从而使生命复杂度得以提高。就人类进化而言，大小脑白质的第一次显著增加出现在大约 200 万年前，从而使人类能够进行更多的探索行为并出现饮食上的转变——生产高品质/高营养的食物（肉）的技术成熟度增加。双足运动（如长距离行走和奔跑)是人类独有的有氧运动能力(涉及肺、心脏和肌肉),并使其成为成功的猎人。通过心肺系统和骨骼肌输送和利用氧气的能力(如最大有氧能力、最大摄氧量)是现代人健康和长寿的重要决定因素这一观点,现在已被广泛接受。例如,经常跑步的人因心血管疾病(CVD)和癌症而死亡的风险分别降低了 45%～70% 和 30%～50%,并且比不爱跑步的人群寿命延长 3%～10%(2～8 年)[93]。线粒体与机体健康和衰老之间关系密切已成共识,本小节中将讲述线粒体、衰老与程序性死亡之间的关系。

3.3.1 线粒体代谢与程序性死亡

在细胞中,线粒体形成高度动态的网络,不断经历裂变和融合。众所周知,线粒体能够通过调节其网络结构平衡管理细胞的生存与死亡。Kerr 等在其创始性文章中称,细胞凋亡期间线粒体似乎并无异常[94]。因此,最初推测细胞自杀可能是受到核水平上的调控。但很快有研究发现,大多数凋亡模型中不需要从头翻译和转录。此外,在去核细胞中细胞凋亡依然能够正常发生[95],这意味着细胞凋亡应该是在细胞质水平上进行调节的。凋亡可能受到线粒体水平调控的第一个提示,是发现了定位于线粒体内膜(实际上它位于外膜上)的 Bcl-2,且缺少 C 端跨膜结构域时 Bcl-2 抑制细胞凋亡能力降低[96]。继而有研究发现,非洲爪蟾卵提取物中的无细胞系统发生凋亡时,需要富含线粒体的细胞器部分。科学家很快又发现了线粒体通透性转换(permeability transition,PT)是凋亡过程中的关键事件。至此,人们意识到凋亡可能在线粒体水平上受到调控。同年,王晓东教授实验室发现 Cyt c 对激活 caspase 至关重要[56]。仅仅 1 年后,后续研究发现线粒体释放 Cyt c 是 Bcl-2 调节细胞凋亡的关键节点,进一步确认了线粒体在细胞凋亡中的促进作用。

尽管大量数据表明线粒体是细胞命运的主要决定者,但一些人仍认为,初级凋亡信号是直接传递至 caspase,而线粒体仅作为信号放大器。如在 caspase-3 和 caspase-7 双敲除的小鼠胚胎成纤维细胞(mouse embryonic fibroblast,MEF)中 Cyt c 释放被延迟[75],表明 caspase 存在能够正向调节上游事件的反馈环。

1. 线粒体与细胞凋亡

对细胞凋亡的抵抗力既是退行性疾病的决定性因素,也是癌症的标志,因此,维持线粒体功能正常对于细胞的健康至关重要。在癌症领域,化学干预是一种通过直接或间接手段导致细胞凋亡的治疗方法。因此,从生物化学和生物物理的角度更好地了解线粒体动力学也许能够衍生出新的癌症治疗策略。在这样的情境下,现今的癌症治疗手段相关研究在调控线粒体蛋白的位置、功能和分子机制方面存在重大的生物技术挑战,尤其是在如何促使药物操纵凋亡,使治疗手段越来越精确地朝着靶向疗法发展方面。

早在 50 年前,科学家就已观察到在不同代谢条件下大鼠肝线粒体的"凝结"和重塑。如今,有关细胞凋亡与癌症之间联系的新证据仍能引起人们极大的兴趣。目前已经确定的是一些参与线粒体裂变的蛋白质与线粒体疾病相关,对应激反应和细胞凋亡具有重要意义。线粒体融合作用主要是由人类遗传性视神经萎缩疾病中突变的外膜上的丝裂霉素 Mfn1 和 Mfn2 及内膜蛋白视神经萎缩 1（OPA1）介导的。OPA1 以低聚物的形式产生一个扩散屏障，从而将 Cyt c 截留。更详细地讲，人类共表达 8 种不同的 OPA1 亚型，包括长型和短型（分别为 L-OPA1、S-OPA1）。OMA1 是一种线粒体金属内肽酶，通常会被蛋白水解酶降解。在膜电位低的情况下，OMA1 稳定且可以将 L-OPA1 裂解为 S-OPA1。因此，OPA 池在很大程度上取决于生物能参数，为将代谢活性与参与调节线粒体超微结构的蛋白质联系起来提供了重要证据。在线粒体外膜通透化（mitochondrial outer membrane permeablisation，MOMP）期间，孔的形成允许线粒体释放高分子量蛋白质，例如 Cyt c 和其他辅助因子。因为细胞凋亡可以由多种外源性刺激来触发，所以在整个过程中可以连续监测细胞质的 pH、线粒体膜电位和呼吸速率，从而深入了解线粒体和生物能量学在细胞凋亡过程中的作用。这些研究结果支持了基于线粒体 Cyt c 损失并导致 ETC 停滞的模型。在体外细胞研究中，当 Cyt c 释放到细胞质中时，生物能过程会减慢或完全停止。科学界最初认为，MOMP 过程导致了 Cyt c 的直接释放。值得注意的是，如果 MOMP 允许 Cyt c 释放，则它必须不可避免地穿过线粒体嵴。因此，为了释放 Cyt c（细胞凋亡的必要先决条件），一种假设是线粒体嵴发生了重塑，从而打开了连接。实际上，科学家已经清楚地观察到凋亡过程中的线粒体嵴重塑是由 BID（BCL-2 蛋白家族的促凋亡蛋白成员）介导的，其方式独立于 BAX/BAK 寡聚化。反言之，如果 BAX 和 BAK 产生低聚物，则可能形成可渗透线粒体外膜的孔[97]。

如前所述，线粒体的进一步作用在于调节所谓的内源性凋亡细胞死亡途径。根据明确的细胞死亡信号，线粒体外膜变为可渗透的线粒体外膜通透化 MOMP，以释放可溶性血红蛋白 Cyt c、Smac/Diablo 及 EndoG 等，然后不可逆地激活下游 caspase，以启动细胞凋亡过程。线粒体裂变和融合机制涉及许多组成部分，包括与动力蛋白相关的蛋白 1（Drp1）、线粒体裂变相关蛋白 1（Mfn1）、线粒体裂变相关蛋白 2（Mfn2）及视神经萎缩蛋白 1（opticatrophy 1，OPA1）。此外，线粒体的稳态、超微结构和生物能过程与线粒体决定细胞生存/死亡的作用之间交联密切相关。线粒体超微结构的变化（裂变与重塑）在代谢过程中和细胞凋亡过程中均发生。

因为细胞凋亡的关键调控因子（如 Bcl-2、Apaf-1 和 caspase）被发现在后生动物中高度保守，所以人们有理由猜测从蠕虫到人类的细胞死亡机制进化守恒。caspase 激活是常见的凋亡下游事件，它通过切割大量不同的细胞底物，启动许多协调过程去拆分细胞，且不会引起炎症反应。哺乳动物比蠕虫中调节凋亡的基本机制更为精细和多样化，这本身并不奇怪，但令人惊讶的是，无脊椎动物的线粒体不参与 caspase 激活。Cyt c 是否在果蝇凋亡中起重要作用有许多争议。一方面，线粒体在调节 caspase 活性方面的重要作用可能是脊椎动物中的单独进化。另一方面，可能是未知的原因阻碍了对线粒体在无脊椎动物细胞凋亡中关键作用的探索。在本小节中我们将专注于以下 2 种主要无脊椎动物模型，试图了解在无脊椎动物中线粒体与凋亡之间是否无关及为何无关。

(1)线虫中的研究进展：在线虫的研究中，遗传分析已经确立了 Egl-1、Ced-9、Ced-4 和 Ced-3 的线性通路，作为蠕虫细胞死亡的核心执行者。几乎所有的体细胞死亡都在 Egl-1、Ced-4 和 Ced-3 无效突变体或功能获得性 Ced-9 突变体中被阻断[98]。如同哺乳动物一样，蠕虫中半胱天冬酶（Ced-3）激活也涉及所谓的凋亡体形成。遗传和生化分析已阐明了 Ced-3 激活的简单模型。Ced-4 是与 Apaf-1 有远源关系的蛋白质，在正常活细胞中不断被 Bcl-2 同源物 Ced-9（2∶1复合物）结合。凋亡能够上调 BH3-only 蛋白 Egl-1、Egl-1 与 Ced-9 结合，以诱导 Ced-9 发生显着的构象变化，从而使 Ced-9 与 Ced-4 解离。释放的 Ced-4 二聚体复合物形成 Ced-4 凋亡体（四聚体），促进了 Ced-3 的自活化[63,99]。尽管四聚体 Ced-4 如何激活 Ced-3 仍不清楚，但两种结构的差异可能解释了为何 Ced-3 在活化中 Cyt c 参与缺失。首先，Ced-4 蛋白不含有存在于哺乳动物 Apaf-1 蛋白中的 WD40 重复结构域（Cyt c 结合位点）。其次，WD40 结构域与 CARD 结构域相互作用，以自抑制形式保持 Apaf-1 单体。而 Ced-4 通过与 Ced-9 结合，以防止其自身低聚和激活 Ced-3。在体外，只需加入 Ced-4 即可引发 Ced-3 活化[100]。研究人员发现，Ced-9 的线粒体定位不是 Ced-9 和 Ced-4 相互作用所必需的，因此 Ced-9 为何定位于线粒体外膜目前尚不清楚[101]。没有跨膜结构域和被人工连接至 ER 细胞质表面的 Ced-9，都可以挽救 Ced-9 突变体的表型[101]。因此，Ced-9 的线粒体定位可能是替代性非凋亡功能所必需的。

秀丽隐杆线虫中的 endoG 同源物 Csp-6（Ced-3 蛋白酶抑制子），是通过具有延迟细胞凋亡进展表型的致敏基因筛选鉴定出来的[102]。单独的 Csp-6 不表现出凋亡缺陷，但可以增强弱 Ced-3 或 Ced-4 表型，这表明 Csp-6 可能起次要作用。但是，Csp-6 是否在细胞凋亡期间从线粒体释放并不清楚。秀丽隐杆线虫中还含有 AIF 同源物 Wah-1（蠕虫 AIF 同系物）。Wah-1 RNAi 蠕虫表现出较慢的生长速度、较小的卵尺寸和延迟的细胞遗体外观[103]。Wah-1 可以与 Cps-6 协同作用，有效地降解 DNA，并在共表达时诱导细胞杀伤。虽然 Wah-1 是从 EGL-1 诱导的线粒体中释放的[103]，但目前还不清楚它究竟是如何被释放的。有研究发现，Wah-1 似乎也参与了磷脂酰丝氨酸（phosphatidylserine，PS）的外化[104]，这与之前 AIF 过表达促进表面 PS 暴露的研究结果一致[105]。

如前文所示，几乎没有研究发现线粒体在诱导秀丽隐杆线虫细胞死亡中的作用。但关于蠕虫的研究多集中于发育细胞死亡。病原体刺激或基因毒性应激诱导的细胞凋亡可能会具有不同的机制。例如，最近的研究发现，神经酰胺生物合成是线虫生殖系中辐射诱导的细胞凋亡所必需的[106]。此外，最近发现了一种新的细胞凋亡调控层，表明蠕虫虽然在基因组中不含 IAP 样同源物，但确实有其他 caspase 抑制剂。Csp-3 是蠕虫中另外三种类 caspase 样基因之一，它不含大亚基，与 Ced-3 的小亚基具有同源性。因此，Csp-3 可以与 Ced-3 的大亚基结合并抑制 Ced-3 的自激活[107]。这可以防止正常活细胞中 Ced-3 无意间的自激活，起到保护作用。在细胞凋亡期间，Ced-4 寡聚体可以通过竞争 Ced-3 结合或诱导 Ced-3 构象变化，减少 Csp-3 与 Ced-3 的结合。但 Csp-3 缺失仅导致弱的凋亡表型，表明在正常发育中存在冗余基因或 Csp-3 的这种抑制仅起到次要作用。因为缺乏 IAP，所以在秀丽隐杆线虫中未发现 Smac 或 Omi/HtrA2 同源物也就不足为奇了。

(2) 果蝇中的研究进展：果蝇中，半胱氨酸蛋白酶激活也是调控细胞凋亡的核心[108]，因为同时缺乏 *Reaper*、*Hid* 和 *Grim* 基因（统称为 RHG 蛋白），所以 H99 缺失果蝇在胚胎发生过程中几乎消除了所有死亡细胞[109]。RHG 蛋白与果蝇 IAP（主要是 DIAP-1）相互作用并促进 DIAP-1 自泛素化和降解，从而抑制 DIAP-1 泛素化和降解启动子半胱氨酸天冬氨酸蛋白酶 Dronc。任何一种 *RHG* 基因的过表达都会引起过度的细胞死亡，表明去除 IAP 足以诱导胱天蛋白酶活化和细胞死亡。同样，在大多数果蝇细胞中 DIAP-1 缺陷导致自发性凋亡。这些研究提示，果蝇中半胱天冬酶可能不需要激活，而只需要缓解有效的半胱天冬酶抑制剂。在健康细胞中，Apaf-1 同系物 Dark 可以作为一种无活性的单体存在。研究还发现，Apaf-1 同系物 Dark 是由 DIAP-1 缺失引起的无限制性细胞死亡所必需的，这表明胱天蛋白酶依赖性细胞死亡可能涉及去除 IAP 抑制，同时也表明 RHG 蛋白不仅仅是通过拮抗 DIAP-1 的机制而促进半胱天冬酶活化。

最近有研究指出，在 S2 细胞中，Reaper 和 Hid 能够迅速改变线粒体的通透性并释放 Cyt c。但需要注意的是，Cyt c 释放只能通过免疫染色来检测，而不能通过亚细胞分级来检测，且释放本身并不与 Reaper 和 Hid 诱导的凋亡相关[110]。另外，即使半胱天冬酶活性高，放线菌素 D 或紫外线刺激也不能引起 Cyt c 的释放。有研究观察到，不与线粒体结合的 ReaperΔGH3 或 GrimΔGH3 不能诱导细胞凋亡，因此，RHG 蛋白的线粒体靶向性似乎是其发挥功能所必需的。此外，膜定位本身有助于 DIAP-1 的降解，这是因为 DIAP-1 和 Reaper 在膜表面的共定位非常关键[111-112]。RHG 蛋白靶向线粒体并在哺乳动物细胞中诱导 Cyt c 释放的功能是 Bax/Bak 非依赖性的。

探索 Cyt c 在果蝇凋亡中的作用，一是由于对细胞死亡机制保守的信念；二是由于果蝇 Apaf-1 同源物 Dark 中包含 Apaf-1 的 Cyt c 结合位点——C 端的 WD40 重复；三是由于果蝇 Cyt c 可以取代人类 Cyt c，在哺乳动物细胞中重塑凋亡体活性[113]。

在不添加 dATP/ATP 的条件下，Dark 与 Dronc 共孵育会立即形成凋亡小体。它由 2 个面对面聚集在一起的轮状颗粒组成，每个颗粒包含 8 个 Dark 分子。Dark 可能只是作为支架与 Dronc 结合，并通过自动催化裂解促进其成熟。Dronc 的 CARD 结构域在成熟半胱氨酸蛋白酶中被切除[114]，表明这是一种不同于 caspase-9 的激活模式。

因此，有研究表明在体外和体内 Cyt c 参与多种刺激引发的 caspase 活化并不奇怪。但 Cyt c 参与凋亡最强有力的证据来自于发现效应蛋白酶激活和精子发生需要 cyt-c-d，另外还发现 cyt-c-d 能够调节果蝇视网膜中的发育性细胞凋亡[115]。然而，因为研究没有显示视网膜中凋亡表型取决于 Dronc 或 Dark，所以 cyt-c-d

敲除果蝇中 caspase 活化缺失可能由线粒体 ATP 水平降低或功能失调的线粒体所致。后来有研究发现，上述研究中使用的 cyt-c-d 突变体中含有 1 个 P 元件，该元件可能也破坏了另外 2 个基因[116]。此外，精子发生过程中的 Drice 激活似乎与 Dark 和 Dronc 无关，这也增加了 cyt-c-d 突变体缺陷可能仅仅是由于线粒体功能障碍介导的细胞死亡的可能性。

同样令人困惑的是，在对果蝇中仅有的 2 种 Bcl-2 同源物——Debcl/Drob-1/dBorg-1/dBok 和 Buffy/dBorg-2 的单敲和双敲果蝇进行分析时发现，Bcl-2 同源物对发育细胞死亡似乎不起任何作用[117]，这与 RNAi 和过表达研究的结果形成对比。然而，debclw105 果蝇对 γ 辐射的抗性与 arkCD4 相当[117]，这是一种胚胎中几乎完全缺乏辐射诱导的细胞凋亡的突变体[118]。相反，Buffy 缺失导致辐射诱导的凋亡细胞小幅度增加。debcl buffy 双突变体与 buffy 单突变体果蝇表型类似，表明 Buffy 作用于 Debcl 抗凋亡和下游[117]。这表明，这 2 种蛋白对诱导细胞凋亡不是必需的，并且可以通过调节或干扰果蝇的核心凋亡机制来发挥它们的功能。最近另一项研究指出，Debcl 不是基因毒性应激诱导的细胞凋亡和 RHG 蛋白杀伤所必需的，但对于 Bax 的杀伤作用是必需的[119]。

虽然目前还不清楚 Bcl-2 同源蛋白是否在果蝇细胞凋亡中发挥作用，但它们确实诱导了哺乳动物细胞中的细胞凋亡。dBok/Debcl 能够诱导人源细胞凋亡，且这种作用能被人类 Bcl-2 家族蛋白抑制[120]。尽管 dBok/Debcl 靶向线粒体并触发人源细胞中 Cyt c 的释放，但类似于人中的 Bok 蛋白，BH3 结构域对 dBok/Debcl 的凋亡功能来说不是必需的。此外，Bcl-2 的异位表达可以抑制 Reaper 诱导的果蝇细胞凋亡。总而言之，Bcl-2 蛋白通过与线粒体的结合似乎具有参与果蝇凋亡的潜力，但果蝇以某种方式进化出了能够绕过 Bcl-2 蛋白的途径。这可能主要是由 RHG 蛋白（强效 DIAP-1 拮抗剂）受到转录调控，不需要 Bcl-2 蛋白来调节 IAP 拮抗剂（如 Smac、Omi）控制线粒体膜通透性所致。另一种可能是与哺乳动物不同，在哺乳动物中 XIAP 仅结合并抑制 caspase-9 的催化活性，而果蝇中 DIAP-1 会引发 Dronc 降解。通过促进 DIAP-1 降解，诱导 RHG 蛋白将确保 DIAP-1 不再干扰 Dronc 和 Drice。这 2 种半胱天冬酶，就像 caspase-9 原酶一样，可能具有一些很弱的作为半胱天冬酶原酶的催化活性，但这可能足以诱导细胞凋亡。尽管如此，线粒体在果蝇凋亡调节中发挥着比 Bcl-2 蛋白调控更重要的作用。有研究支持了这一观点，因为 Drp-1 突变的血细胞免受各种刺激（如依托泊苷，放线菌素 D 和 UV-B 辐射等）诱导的细胞凋亡[121]，提示线粒体裂变相关蛋白 Drp1 可能参与了果蝇的细胞凋亡。

线粒体在细胞凋亡过程中的核心作用已在哺乳动物中确定，但在线虫和果蝇等其他动物模型中，线粒体是否参与细胞凋亡尚不清楚。因此，这也引出了一个关于进化过程中线粒体何时演变为细胞凋亡核心调控子的问题。考虑到蠕虫 Ced-9 和哺乳动物 Bcl-2 之间功能的保守性，果蝇 Bcl-2 同源物为何在凋亡诱导中不起类似的重要作用是一个未解之谜。另一个未解之谜是，许多核心凋亡蛋白位于线粒体外膜上，如蠕虫中的 Ced-9 和果蝇中的 RHG 蛋白，但仍不清楚线粒体是否仅为蛋白质相互作用提供了一个膜环境，就像哺乳动物中的 Bax 与 tBid 相互作用一样？另外，脊椎动物是在何时进化出了内源性和外源性两种凋亡途径？这些问题的答案或许将有助于我们更好地了解 Bcl-2 家族成员是如何作用于线粒体的。也有假设认为，Bcl-2 家族成员的管家功能是调节线粒体融合和分裂[122-123]。

Cyt c 在线粒体途径中的中心作用被发现也已经有 10 多年的历史了。然而，对于 Cyt c 如何从线粒体释放这一关键问题，目前仍然不太清楚。此外，从生物化学研究中得出的模型往往受到遗传分析的挑战。值得注意的是，尽管过表达或体外生化研究可能无意中会导致一些伪像，但在基因敲除小鼠或细胞系中缺乏凋亡表型，并不一定就是反对目标基因的生理学作用，这是因为基因冗余和代偿机制可以阻止预测表型的出现。另外，选择性剪切体缺乏表型可能是由只有 1 个剪切体无意中被删除目的基因所致。因此，需要在分子水平上对敲除小鼠进行仔细鉴定。此外，许多"杀手"基因可能也在正常的线粒体或其他细胞活动中发挥一些中心作用，敲除这些基因将导致严重的细胞或发育缺陷，掩盖其预测的凋亡表型。

细胞凋亡是一个快速过程。因此，研究濒死细胞中蛋白-蛋白、蛋白-膜相互作用的动力学，以及膜结合蛋白的结构和捕获构象变化，将帮助我们理解细胞凋亡的触发和执行。寡聚 Bax/Bak 孔隙的性质及 Bax 易位和激活机制是仍有待研究的两个"圣杯"。寻求这些问题的答案也可能最终促进我们为癌症和其他细胞凋亡引起的疾病设计出更有效和更具有特异性的治疗药物。最后，通过蠕虫和果蝇的正向遗传学研究，以及小鼠和无细胞系统中的反向遗传学研究，大大推进了我们对细胞凋亡的认识。开发类似的无细胞系统来探索未知膜结合蛋白的作用，并通过设计哺乳动物细胞系或小鼠中的正向遗传筛选，以鉴定参与凋亡的新基因，这将填补我们对细胞死亡的理解中重要的空白。

2. 线粒体与程序性坏死

目前的研究表明，程序性坏死主要是由 TNFα 以非 caspase 依赖的方式引发的。TNFα 激活 2 种相关的激酶，即受体相互作用丝氨酸/苏氨酸激酶蛋白(RIPK1)和 RIPK3，随后与伪激酶混合系激酶域样蛋白(mixed lineage kinase domain-like protein, MLKL)相互作用。MLKL 被 RIPK3 磷酸化，导致膜的完整性被破坏而引起程序性坏死。Necrostatin-1(Nec-1)被认为是程序性坏死的特异性抑制剂。Nec-1 能特异性抑制 RIPK1 的磷酸化。除 TNFα 外，氧化应激也被认为参与程序性坏死的调节(图 3-4)。在 L929 和 Raw264.7 细胞株中的研究发现，程序性坏死的执行需要线粒体 ROS 参与。p53 上调一种长非编码 RNA 坏死相关因子(NRF)的转录。NRF 可抑制 microRNA-873 的表达，从而抑制 RIPK1 和 RIPK3 的翻译。ROS 的产生可导致线粒体 PTP 开放，p53 在这种 ROS 诱导的程序性坏死中起着一定的作用。p53 在线粒体的基质中蓄积，并与线粒体 PTP 开放所需的亲环素-D(Cyp-D)形成复合物，以诱导线粒体的膨胀和坏死。除 p53 与 Cyp-D 的相互作用外，p53 还与另一种线粒体相关蛋白 Drp1 相互作用。目前的研究表明，Drp1 是 p53 位移至线粒体、激活 caspase-3 以响应 ROS 的必要条件，对随后发生的程序性坏死具有重要意义。

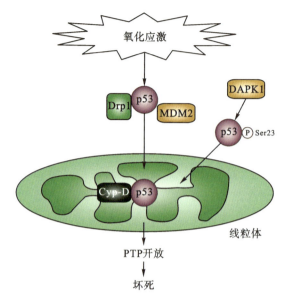

图 3-4 线粒体 PTP 开放对细胞程序性坏死的调节机制

在氧化应激的作用下，p53 易位并聚集在线粒体的基质处，与 Cyp-D 连接形成复合。p53 的线粒体位移需要与 Drp1 和 MDM2 的相互作用。此外，在人类中，p53 在丝氨酸-20 处被 DAPK1 磷酸化也需要 p53 在线粒体的易位，以及随后与 Cyp-D 的相互作用。

3.3.2 线粒体自噬与细胞衰老

自噬是一种通过蛋白质降解和细胞器周转来维持正常体内稳态的生理性自降解细胞过程，在对应激的响应中起着重要作用。这种细胞机制可分为 2 种主要类型。①微自噬：溶酶体膜直接包裹着要降解的细胞质部分。②大自噬：涉及细胞质囊泡（自噬体）的形成，与溶酶体混合并释放其中的内含物。

线粒体的选择性自噬降解称为线粒体自噬。线粒体自噬是一种控制机制，可在应激条件下维持 ROS 形成后线粒体网络的完整性，以防止 mtDNA 突变的积累。在线粒体自噬过程中激活了不同的途径，以消除受损的线粒体并回收降解的线粒体成分。主要途径涉及 PTEN 诱导的 PINK1 和 Parkin 蛋白。PINK1 是具有 MTS 的丝氨酸/苏氨酸激酶，而 Parkin 是泛素 E3 连接酶。线粒体损伤可诱导 PINK1 的积累和激活，PINK1 可指导线粒体通过涉及 Parkin 依赖性泛素化的自噬过程清除。

衰老是正常细胞的生理过程，发生在细胞增殖一段时间后或者受损细胞中，其特征是不可逆的生长停滞状态、形态和代谢变化，与各种类型的急性应激形成对比。衰老与几种生物效应子的活性相关，其中包括衰老相关的 β-半乳糖苷酶（senescence-associated β-galactosidase，SA-β-gal），是衰老相关的分泌表型（senescence-associated secretory phenotype，SASP）的一部分。SASP 通过炎症因子的活性促进组织微环境的生长和重塑，炎症因子可吸引免疫系统细胞并在邻近细胞中诱发恶性表型。在许多生理过程中都可以观察到细胞衰老，如胚胎发育、组织稳态、肿瘤抑制等。与衰老相关的应激反应包括基因组不稳定、端粒缩短、氧化应激和线粒体功能障碍等。有多种机制可以引起线粒体稳态失衡，然后通过产生过量的 ROS、线粒体动力学受损、电子传递链缺陷、生物能平衡失调、AMPK 活性增加、线粒体 NAD⁺ 降低和代谢改变来促进细胞衰老的发生和发展。这些途径还可以激活诸如 p16INK4a/Rb、p53/p21 之类的肿瘤抑制途径，加剧细胞衰老。

通过与 PINK/PARK 细胞吞噬途径的相互作用，可以引起 p53/p21 途径诱导的细胞衰老。细胞质中 p53 的积累及其与 Parkin 蛋白的结合可诱导 Parkin 隔离，从而防止其易位与 PINK 相互作用并引起线粒体功能障碍。因此，线粒体自噬障碍会导致细胞衰老，而线粒体自噬重塑会延迟细胞衰老，为慢性疾病提供新的治疗干预希望（图 3-5）。线粒体自噬在细胞衰老过程中的调节作用在一定程度上是独立于细胞自噬的。但衰老模型中，自噬水平会被降低或抑制。而自噬水平降低可能导致线粒体自噬活性降低，这可能是由其上游调节因子（例如 mTOR）的变化所致。因此，无论在细胞衰老过程中溶酶体是否扩张，溶酶体活性都会减弱，在衰老过程中会累积未降解的物质。

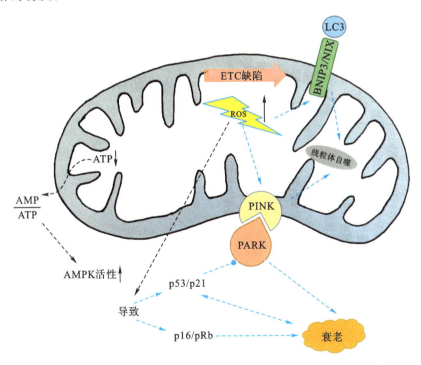

细胞功能异常促使线粒体 PINK/PARK 和 BNIP3/NIX/LC3 通路激活。ROS 产生、电子传递链缺陷等可引起线粒体稳态失衡，促进细胞衰老激活的肿瘤抑制途径，如 p53/p21 和 p16I/pRb，由细胞质 p53 和 PARK 相互作用引起 PINK/PARK 通路抑制，导致细胞衰老。

图 3-5 线粒体自噬和细胞衰老交联途径

ROS 的产生与线粒体功能异常相关。当细胞功能暂时失调时，ROS 可以驱动促生存信号的产生；但如果 ROS 长期保持高水平，则会驱动细胞衰老过程的稳定化。这种过量 ROS 的产生，导致端粒侵蚀增加，直接破坏 DNA，造成 DNA 损伤反应和衰老诱导。因此，ROS 作为影响细胞衰老的信号分子，建立了正反馈环路，该环路涉及线粒体损伤、ROS 产生和端粒依赖性或非依赖性 DNA 损伤反应触发线粒体功能障碍，并通过 p53/p21CIP1/WAF1 途径产生 ROS，然后通过这种正反馈环路进一步促进 ROS 的产生。在这种情况下，在早期发育过程中如果诱导了细胞周期停滞，则细胞开始呈现出衰老表型。因此，科学界近年来对线粒体自由基衰老理论进行了更新。

除 ROS 增加外，科学家在功能异常的线粒体中还观察到了电子传递链（ETC）活性或偶联的降低，并且这种现象经常在衰老细胞中被发现（图 3-5）。目前有一些研究证据表明，ETC 损伤与衰老有关，并且 ETC 损伤会随着组织中衰老细胞的积累而增加，但尚不清楚将电子传递链缺陷与衰老联系的分子途径。ATP 生成速率降低证实了在衰老细胞中 ETC 被抑制。值得注意的是，减少 ATP 的产生同时还会增加 AMP 的活化，并促进 AMPK 依赖的 p53 介导的细胞衰老。

NAD^+/NADH 值降低既与线粒体功能丧失有关，也与细胞衰老相关。NAD^+ 依赖性酶参与不同的代谢途径和 DNA 修复机制。例如，多聚 ADP 核糖聚合酶（PARP）和 Sirtuin 的活性均取决于 NAD^+，并与衰老和寿命有关。线粒体 NAD^+ 的耗竭也可以通过使苹果酸酶失活并触发 p53 依赖的途径来影响细胞增殖。在衰老细胞中，线粒体生物能功效的降低也可能是由共转录调节因子过氧化物酶体增殖物激活受体 γ 共激活因子 1α（peroxlsome proliferator-activated veceptor-γ coactlvator-1α, PGC-1α）调控的线粒体生物发生缺陷引起的。PGC-1α 激活参与 mtDNA 转录和复制的不同靶标。而且，它又受不同因素的调节，其中包括 AMPK。在正常情况下，AMPK 激活会刺激蛋白去乙酰化酶 SIRT1，从而激活调节线粒体生物发生的 PGC-1α。相反，在衰老过程中，AMPK 活性的降低会对一些细胞过程（如自噬、炎症和氧化应激）产生重大影响。

线粒体功能障碍既可以单独起作用，也可以与人类肿瘤中常见的其他衰老过程结合起来发挥作用。与 p53 一样，最近的研究中在线粒体水平检测到了视网膜母细胞瘤抑制蛋白 pRB，这表明在线粒体水平上，pRB 主要通过与 Bax 相互作用并激活 Bax 来诱导凋亡。此外，它还与促进细胞衰老相关，通过抑制转录因子 E2F 家族来应对各种应激刺激，包括生长因子剥夺、DNA 损伤和缺氧。pRB 和 E2Fs 还可以控制负责细胞代谢和线粒体稳态的几种基因，如 BNIP3 和丙酮酸脱氢酶激酶 4、谷氨酰胺转运蛋白和谷氨酰胺酶-1。科学家在果蝇中也证实，RBF1 缺乏果蝇对氧化应激更敏感。

因此，p53、NAD^+/NADH 比、AMPK 和 RB 被认为是调节线粒体相关衰老过程衰老特征的主要途径的关键调控因子。但仍需要进一步的研究来确定触发衰老程序的精确线粒体信号[97]。在本小节中仅进行概述，在本书第 7 章中将会详细讲解线粒体自噬与衰老。

3.3.3 细胞凋亡与衰老

1. 成体细胞凋亡与衰老

细胞凋亡在发育过程中被功能性保留。胚胎中产生的许多细胞随后通过凋亡被消除。这种细胞包括男性乳房组织细胞和指间织网细胞。同样，外周传入神经元从脊神经节延伸的数量远远超过它们的目标，只有那些成功接触肌肉或皮肤的神经元才能避免凋亡、死亡。因此，细胞凋亡通过最直接的方式改变细胞特性来调节胚胎的形成：细胞死亡。而在发育过程中同样存在着细胞衰老，这是一种暂时的程序化现象，有助于通过组织重塑或清除改变细胞特性，促进组织发育。

在年轻的成年人中，也存在短暂的衰老细胞。这并不是说衰老细胞周期阻滞是可逆的，但是这些细胞与胚胎中的那些细胞有相似的短暂目的：指导组织修复和再生。像发育中的衰老一样，免疫监视在执行其编程功能后清除这些细胞。尽管所涉及的分子途径略有不同，但胚胎和成体中的瞬时衰老细胞可被称为"急性衰老细胞"。在高龄时期，衰老细胞可能因以下几种因素而积累：免疫功能下降，使 p53 稳定至导致凋亡所需水平的能力下降，或者未达到细胞死亡阈值的大分子损伤的缓慢累积。这些"慢性衰老细胞"可通过导致肿瘤发生和组织功能障碍而损害生物体。

2. p53、p21 与衰老

在 *p21* 基因敲除的动物中，胚胎衰老部分被代偿性凋亡取代，但胚胎中的单个细胞将面临细胞凋亡或衰老的命运尚不清楚。这一观察提出了衰老和细胞凋亡途径同时参与某些过程或应激反应的可能性，并且每种类型细胞的特定历程决定了衰老或细胞凋亡哪一个会最先发生。这种命运选择中出现的分子因素是 p53 - p21 轴的活性，其活性是由 PTEN - PI3K - AKT - mTOR 的信号转导作用及大分子损伤程度决定的（图 3 - 5）。

衰老和促凋亡途径之间的平衡决定了细胞的命运。肿瘤抑制蛋白 p53 控制了一种的途径。*p53* 最初仅被发现在细胞应激反应时能够调控细胞凋亡，但现在已被认为是可以根据应激和细胞类型参与调控细胞稳态、瞬时细胞周期停滞和衰老的基因[124]。p53 的水平、动力学和转录活性都是细胞应答各种应激反应的关键决定因素（图 3 - 6）。例如，对紫外辐射响应衰老而并非凋亡的亚等位基因 *R172P p53* 突变的胚胎成纤维细胞并不能上调促凋亡因子的表达，而是高表达促生存基因 *BCL - 2*[125]。相反，对用一定剂量的过氧化氢处理的人二倍体成纤维细胞，p53 会诱导其凋亡和衰老同时发生，但注定凋亡的细胞中会表达 2 倍多的 p53。p53 依赖性细胞凋亡依赖于 p53 表达水平和翻译后修饰的结合、调节其活性和定位。观察表明，*p53* 基因表达对于癌基因和 DNA 损伤诱导的衰老是必需但不充分的，同样地，p53 翻译后修饰的变化对于衰老也很重要。

表达动力学是调节 p53 以控制细胞命运的另一种方式。低水平的 γ-照射通常能够诱导 p53 水平瞬时升高，导致短暂的细胞周期停滞，随后恢复正常。然而，当用抑制剂阻止 p53 降解时，随之而来的更高、更稳定的 p53 水平会诱导细胞衰老。

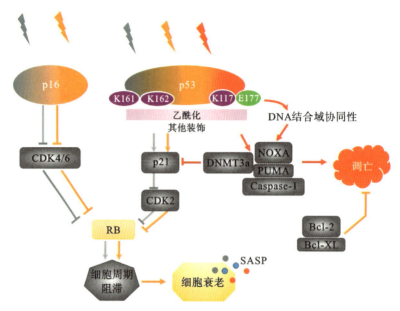

灰色表示细胞周期停滞，橙色表示衰老，红色表示细胞凋亡。箭头的大小反映了压力水平。

图 3-6　细胞周期停滞、衰老和细胞凋亡之间的信号通路

已知 p16-RB 和 p53-p21 途径对于细胞对应激反应很重要。激活 p16、p53 或两者取决于应激水平和细胞类型。低水平的 p16 可导致短暂的细胞停滞，而高水平则导致衰老。低水平的 p53、瞬时动力学和 K161/K162 乙酰化可导致细胞周期停滞和衰老。p53 四聚体中高水平的 p53、K117 乙酰化和 DNA 结合结构域的协同性可导致凋亡基因的转录，随后直接或通过阻断衰老信号发生凋亡。

此外，在成纤维细胞中通过抑制剂增强 p53 稳定性，会导致氧化应激，造成细胞衰老，并且没有发生凋亡的迹象。另一方面的佐证是随着年龄增长，脾细胞中 p53 的稳定性会受损。p53 信号减少可以防止严重受损的细胞发生凋亡，以及随着年龄增长而导致的衰老和肿瘤细胞积累。

p53 复合物的四级结构在细胞应对应激反应中似乎也很重要。破坏 p53 DNA 结合结构域与点突变之间的结合会干扰促凋亡基因的激活，但不影响与衰老和代谢有关的其他 p53 靶点。一个重要的 p53 靶基因是 *p21*，它在发生衰老和细胞凋亡的细胞中强制初始细胞周期停滞。有研究已提出，p21 表达可负调节 p53 依赖性细胞凋亡。低浓度多柔比星（doxorubicin）可促进 SKN-SH 神经母细胞瘤和结直肠癌细胞的衰老，与高 p21 表达相关，而高剂量导致低 p21 表达和凋亡。这些发现显示了 p21 和凋亡敏感性之间的负相关、预期成为抗凋亡蛋白及 p21 在细胞凋亡中被有效抑制的可能性。科学家证实，在凋亡性结直肠癌细胞中，p53 靶标 DNMT3a 会抑制 p21。当这种 p21 拮抗作用被 DNMT3a 敲除缓解时，高剂量阿霉素通常会导致细胞凋亡而非衰老。同样，如上所述，发育衰老不会发生在 *p21* 基因敲除的动物身上，并部分由细胞凋亡代替。此外，p21 破坏了拓扑异构酶抑制剂伊立替康或喜树碱治疗的结肠癌细胞的衰老与细胞凋亡间的平衡[126]。

3.4 发育与衰老过程中的程序性死亡

PCD 在哺乳动物胚胎和胎儿期发育过程中起着重要作用,包括在胚胎手和脚发育过程中确保肢体的正确形状,以及形成正常的大脑结构等。在发育完全的成年人中,PCD 参与包括肠上皮细胞、血、表皮、肾和肺在内的多种组织中由细胞分裂维持的细胞正常周转。据估计,每天在成年人体内大约要产生 100 亿个细胞来代替被 PCD"杀死"的细胞[127]。研究发现,衰老似乎与 PCD 的错误调控具有一定的相关性,这是因为在某些类型细胞的衰老过程中 PCD 似乎比最佳活性更活跃,而在其他类型细胞的衰老过程中 PCD 活跃性又比最佳活性更低[128-133]。

一些细胞类型中衰老与 PCD 降低有关。例如在人类中,衰老导致脂肪间质干细胞中凋亡相关基因表达下降、衰老相关基因表达增加。在小鼠中,骨髓间充质干细胞在衰老过程中同时降低了细胞周期和 PCD 基因表达。在受到 DNA 损伤剂甲基磺酸甲酯(methyl methanesulfonate,MMS)损伤的大鼠肝脏中也观察到 PCD 随着年龄增长降低,并且这种 PCD 减少可能与衰老组织中细胞外信号调节蛋白激酶(extracellular signal-regulated protein kinase,ERK)磷酸化增加有关。辐射刺激能够诱导外周淋巴细胞凋亡,而从衰老小鼠分离出的细胞中,该反应则显著降低。与这些动物研究结果相辅相成的是,正常衰老的人类血清中的凋亡标志物也减少。人类血管损伤可导致新内膜(瘢痕)形成,在老年患者中这种反应更大,这可能是由血管平滑肌细胞(vascular smooth muscle cell,VSMC)过度增殖和凋亡减少引起的。在衰老小鼠中也观察到相同的结果。而衰老过程中 VSMC 凋亡减少可能涉及来自相邻内皮细胞的信号转导减少。

有些细胞类型中衰老期间 PCD 增加。细胞凋亡在免疫系统发育和成人免疫稳态中发挥重要作用。细胞凋亡主要是在胸腺 T 细胞的选择,以及自身反应性 T 细胞与 B 细胞缺失中发挥作用。除此之外,凋亡也是调节免疫记忆和减少免疫反应后效应 T 细胞数量所必需的。最后,自然杀伤细胞和细胞毒性 T 淋巴细胞通过诱导凋亡杀死靶细胞,如病毒感染的靶细胞。在衰老过程中,胸腺(胸腺退化)和骨髓细胞显著缺失,与凋亡的淋巴细胞数量随年龄增加有关[134]。细胞凋亡增加与人类免疫系统(T 淋巴细胞减少症)中 T 淋巴细胞亚型的年龄相关[128]。体外研究中发现,反复免疫刺激引起某些 T 淋巴细胞亚型($CD8^+$、$CD28^-$)表现出类似衰老的改变,包括对应激反应和细胞凋亡的抗性降低等[135]。因此,PCD 和细胞碎片吞噬需要被严格调节,以防止不恰当的免疫反应。

衰老相关的 PCD 调节和吞噬作用破坏还可能导致衰老相关性炎症。细胞凋亡在伤口愈合过程中也起着至关重要的作用,而伤口愈合功能在衰老过程中通常会受损,这与局部炎症反应相关。如年龄相关性纤维化肺病,与细胞凋亡失调有以下联系:肺泡上皮细胞对细胞凋亡的敏感性增加可能导致更大的损伤,而成纤维细胞和肌纤维细胞凋亡敏感性降低可能促进纤维化。

哺乳动物心脏衰老的特征是心肌细胞缺失和其余肌细胞肥大。凋亡和坏死机制都与正常心脏衰老和心力衰竭中的心肌细胞损失有关。

总之，衰老相关的系统和细胞间信号转导中断与细胞自主效应相结合，导致某些细胞类型对 PCD 敏感性增加，而在另一些细胞类型中 PCD 降低。衰老过程中 PCD 标志物的普遍减少可能部分是由一些成年组织正常稳态细胞更新率减慢所致，如皮肤细胞更新率随着年龄的增长显著降低，心脏、乳房上皮和脑垂体中细胞更新率也显著降低。与此同时，包括炎症和 ECM 破坏在内的全身信号转导改变可能与细胞自主改变相结合，增加氧化应激和基因组损伤，使某些细胞类型对 PCD 更加敏感。

3.5 程序性死亡与衰老相关疾病

没有死亡就没有生命，在现代生物学中，这条古老的公理已被证明具有非凡的意义。在生物个体中，衰老和死亡的遗传编码程序控制着世代的更新，这是适应性进化的驱动力。同样，在多细胞生物中，通过基因编程的程序性死亡在发育、疾病和衰老中发挥着许多关键作用。

3.5.1 程序性死亡与癌症

大量研究表明，衰老伴随着多种细胞类型和组织凋亡行为的改变。目前，尚不清楚衰老过程中观察到的凋亡改变是衰老的结果，还是凋亡参与了正常衰老过程。但是，失去对细胞凋亡的适当调节可能对寿命和正常衰老有很大影响。癌症的发病率、许多神经退行性疾病的发作与衰老密切相关。这些疾病是如何引发的仍然未知，但是显然，凋亡行为的变化是导致这些疾病发展的机制之一。例如，AD 和 PD 与特定神经元亚群的过早死亡及细胞凋亡有关。其他组织如骨骼肌和心脏也表现出与年龄相关的凋亡变化。除凋亡外，程序性坏死细胞释放的内容物（如非组蛋白核蛋白 HMGB1 等）有可能招募免疫细胞，引起炎症反应，从而引发肿瘤细胞增殖和侵袭性，促进肿瘤进展[136]。

细胞的程序性死亡是一种重要的抗癌机制。30 多年来，临床肿瘤学的一个目标就是开发出能够通过促进细胞凋亡来有效消除癌细胞的疗法[137]。p53 途径是这一机制中的重要介质。响应于 DNA 损伤和 ROS 水平增加等细胞应激，p53 被激活。作为转录因子，p53 可正向调节促凋亡因子（包括促凋亡 Bcl-2 家族成员 Puma）表达，从而改变细胞平衡，有利于细胞凋亡。此外，p53 蛋白可以易位至线粒体，促进膜透化和线粒体促凋亡因子释放。p53 诱导的细胞凋亡作为抗癌机制的重要性，得到了 p53 在大多数人类癌症中突变的研究的支持。大多数突变位于 p53 蛋白的 DNA 结合域，这表明 p53 转录活性对肿瘤抑制特别重要。此外，在 p53 结构完整的癌症中，p53 途径的其他组分中也可能发生突变。例如，许多癌症具有引起 p53 负调节剂 MDM2 表达增加的突变。这些结果表明，p53 途径的失活或抑制会引起癌症表型。有研究发现，一些癌症中一种或多种热休克蛋白（hsps）表达显著上调，这些热休克蛋白可与 Apaf-1、Cyt c 和 AIF 的促凋亡因子结合并使其失活。从早发性衰老样综合征患者中分离的细胞观察到，细胞凋亡敏感性降低可能与这些患者癌症发病率的增加有关。多数化疗手段被认为是通过过度刺激抑制 PCD 通路（包括激活任何剩余的 p53）而起作用。在多种癌症的临床研究中已经验证，癌症治疗效果与化疗引起的细胞凋亡效率相关。但同时也应该指出，也有一些研究表明，对于某些特点细胞类型，p53 的肿瘤抑制功能不依赖于转录诱导的凋亡，而是可能涉及 p53 调节的 DNA 修复和代谢[138]。用 TNF 相关凋亡诱导配体（TRAIL）进行治疗，是一种很有前景的癌症治疗方式。TRAIL 是一种天然存在的细胞因子，能够与 DR4 和 DR5 死亡受体结合，以激活外源性凋亡通路，尤其是在癌细胞中。程序性坏死独特的信号通路也成为癌症治疗的潜在靶点。例如，与合成化合物相比，许多天然化合物在诱导细胞凋亡方面的功效相对较低，因此，天然化合物引发程序性坏死为抗癌领域的转化医学研究提供了新的方向[139]。

3.5.2 程序性死亡与神经退行性疾病

在人类或其他哺乳动物的正常衰老过程中，神经元数量并没有减少，这表明正常脑衰老期间普遍缺少 PCD。然而，研究发现，PCD 越来越多地牵涉于衰老相关的神经退行性疾病中。神经组织的一些特异性可能导致不良的 PCD 敏感性。在正常成年大脑中，活化的 caspase-3 在突触可塑性和某些记忆形式的神经元突起重塑中发挥作用[140]。激活的 caspase-3 可能会在受到压力刺激的神经元中引起不当的 PCD 激活风险。此外，神经组织中含有丰富的铁离子，且铁离子水平随着年龄和神经退行性疾病的发展而增加[141]。铁离子可以促进芬顿反应和氧化应激，从而有利于 PCD 的发生。神经元可能也通过使用葡萄糖代谢减少代谢物产生抑制 PCD，阻止 Cyt c 的氧化和激活[142]。这可能使神经元在代谢紊乱时对 PCD 特别敏感。

衰老相关的神经退行性疾病［如 AD、PD 和亨廷顿病（Huntington disease，HD）］都涉及异常蛋白的积累和聚集。蛋白质聚集体通常通过自噬途径被清除，并且该途径也在线粒体正常代谢中起作用（线粒体自噬）。线粒体功能紊乱和氧化应激出现在每种疾病的病因学中。研究发现，正常自噬/线粒体自噬的破坏可能导致线粒体功能障碍，从而促进 PCD[143-145]。

目前还不清楚衰老相关的神经退行性疾病中细胞死亡的确切机制是什么。有研究发现，p53 活性增加或改变与 AD 相关，动物模型中的研究提示 PD 中发生 PARP 依赖程序性坏死途径[146]。保持自噬和细胞凋亡间的平衡对细胞命运至关重要，特别是对神经元等长寿细胞，如 PD 的特征就是黑质多巴胺能神经元逐渐丢失[147]。重新进入细胞周期可能也特别重要。对神经退行性疾病患者的脑组织分析发现，其脑组织中细胞周期蛋白广泛上调。对神经元细胞的研究表明，氧化应激和 DNA 损伤可诱导细胞周期进入细胞循环并导致细胞凋亡。总而言之，这些研究表明，神经元在衰老过程中有类似 PCD 事件丢失的风险。

在衰老过程中，有一些组织出现细胞丢失，这可能归因于 PCD 或类似 PCD 的过程。哺乳动物表现出衰老相关的骨骼肌萎缩，称为肌肉减少症，表现为肌纤维的减少和损失[148]。肌肉减少症的机制尚不完全明确，但啮齿动物研究表明，线粒体功能障碍和 PCD 信号异常可能参与其中[149]。PCD 标志物的表达与特定啮齿动物肌肉组织衰老和肌肉减少症相关。如在衰老大鼠的腓肠肌中，表现出 Bax 水平升高、Bcl-2 水平下降、caspase-3 活化和 DNA 片段化[150]。相反，衰老的大鼠比目鱼肌中 EndoG 从线粒体转移到细胞核，表明 caspase 依赖性过程的发生[151]。线粒体突变与肌肉减少症有关，这是因为 mtDNA 缺失与老年大鼠骨骼肌纤维中的线粒体功能障碍有关[152]，并且衰老小鼠的骨骼肌中 PCD 样事件概率升高，而该衰老小鼠的骨骼肌中线粒体突变负荷升高。几项研究发现，年龄相关的系统信号变化也与肌肉老化有关。年轻与老年小鼠的循环系统融合促进了老年鼠骨骼肌的增殖和再生[153]。老年小鼠生长激素 GDF-11 的循环水平降低，而恢复老年小鼠的 GDF-11 水平对肌肉功能有益。在衰老啮齿动物模型心脏中观察到心肌细胞丢失，PCD 机制涉及 Bax/Bcl-2 值增加、Cyt c 从线粒体释放和 caspase-3 活化。在小鼠中，线粒体抗氧化酶 MnSOD 的过表达减少了衰老心脏中的 PCD，因而涉及线粒体功能和氧化应激。此外，小鼠组织蛋白酶 K 的突变在衰老期间减少了 AIG 易位和 PCD，从而改善了心脏功能，这同时涉及 caspase 依赖和非依赖性途径。最后，提升衰老小鼠中的 GDF-11 水平也对心脏功能有益，这表明在心脏衰老中系统信号转导发生了改变。

另一些组织在衰老过程中表现出对 PCD 敏感性的增加。如在啮齿动物模型中，衰老肾脏对应激和 PCD 的敏感性增加，Bcl-2 水平下降，Bax、Cyt c 和 caspase-3 水平增加。线粒体基因组突变与年龄相关性听力损失（包括通过 PCD 损失感应毛细胞）过程有关。衰老相关的头发变白也可能通过 PCD 引起黑素细胞干细胞损失，这一过程与 Bcl-2 减少和 ROS 增加有关[154]。最后，衰老的胃黏膜对应激和 PCD 敏感性增加，在啮齿动物模型的研究中发现，该过程与 caspase-3 激活有关[155]。

一些针对果蝇的研究表明，衰老过程中 PCD 调控发生了改变。在肌肉组织和脂肪组织衰老的过程中，能够观察到 PCD 样事件增多，如 DNA 片段化和 caspase 活性改变[156]。但没有研究表明果蝇神经组织中 PCD 增加。然而，在神经组织细胞类型的亚群中，包括在视觉记忆功能的椭球体，以及触角叶和参与嗅觉的受体神经元亚群在衰老过程中观察到 caspase-3 激活。在嗅觉受体神经元中也发现 PARP 水平增加和 DNA 片段化，且可能因为 PCD 而丢失。

在线虫中，肌肉经历与衰老相关的超微结构恶化（也称为肌肉减少症），而神经系统超微结构基本保持完整[157]。PCD 在秀丽隐杆线虫肌肉减少症中的作用尚不清楚，但被发现与运动神经元正常信号丢失有关[158]。在衰老过程中，线虫性腺肥大、细胞 DNA 含量增加、细胞数量增加。这种表型在 cep-1（p53 相关基因）突变体中更为严重，表明与衰老相关的正常生殖系 PCD 活性丧失[159-160]。综合这些模型的研究可以得出结论，衰老可以引起某些细胞类型对细胞凋亡敏感性的增加，并减少其他细胞类型的细胞凋亡。

3.5.3 程序性死亡与老年性黄斑病变

老年性黄斑病变（age-related macular degeneration，AMD）是导致老年人视力严重下降的主要原因。视网膜色素上皮细胞损伤时 AMD 的发病标志主要涉及氧化应激和炎症。视网膜中，色素上皮细胞和感光细胞需要大量的氧气和营养物质来维持其代谢和功能，因此，会产生大量 ROS。衰老是 AMD 的主要因素，随着年龄的增长，视网膜色素上皮细胞中 ROS 的水平也随之升高，而抗氧化酶（如 SOD、谷胱甘肽 s 转移酶等）的活性却随之降低。ROS 过量产生可导致视网膜上皮细胞损伤。而视网膜上皮细胞是完全分化细胞，一旦损伤，就不能再生。

PCD 在细胞稳态维持、应激反应和疾病调节中起重要作用。除细胞凋亡外，程序性坏死、焦化作用等也可能参与了 AMD 中视网膜色素上皮细胞损伤[161]。

3.6 寿命调节中的程序性死亡

因为程序性死亡是维持成年人正常组织内稳态所必需的，所以科学界推测程序性死亡对于哺乳动物获得最佳寿命非常重要，这是因为哺乳动物的多种组织是通过不断的细胞更新进行维持的。相反，线虫中的成体细胞都是有丝分裂后的细胞。秀丽隐杆线虫含有单个半胱天冬酶基因 Ced-3，是调控发育的程序性死亡所需[162]。Ced-3 突变不影响成年期寿命，表明秀丽隐杆线虫的寿命不受典型 caspase 依赖性程序性死亡的调控，但 caspase 非依赖性程序性死亡或坏死通路是否参与调控秀丽隐杆线虫的寿命尚不清楚。近期研究发现，在没有明显程序性死亡的情况下，ETC 突变体和逆行 ROS 信号转导引起的寿命延长需要依靠经典的半胱天冬酶依赖性线虫程序性死亡途径。这些研究表明，可能存在一种介导逆向线粒体 ROS 信号转导和改变核基因表达的途径，而不依赖于其调节程序性死亡的功能。

在果蝇中，通过干细胞分裂维持肠道和马氏管细胞更新率，但并不清楚细胞更新率对维持寿命的作用。在成年果蝇中过表达 caspase 抑制剂 p35 和 DIAP1 并不影响其寿命，这表明成年果蝇的寿命不受典型 caspase 依赖性程序性死亡的控制，但不能排除非 caspase 依赖性程序性死亡或坏死途径在调节成年果蝇寿命中的作用。

在哺乳动物中，程序性死亡是正常发育和成体组织稳态所必需的，这使得研究程序性死亡在哺乳动物寿命调节中的潜在作用变得复杂起来。抑制程序性死亡和坏死的药物有望成为损伤和疾病干预措施，但目前还没有关于程序性死亡有益于延长正常寿命的报道。

在酿酒酵母中，衰老研究通常有 2 种方法，即世代寿命分析和时序寿命分析[163]，这 2 种方法都通过同一种类型的程序性死亡。世代寿命测定法是通过计算母细胞可产生芽的次数（子细胞）进行分析。研究发现，接近 25 次分裂时，母细胞变大，芽较少，最终通过裂解死亡[164]。研究发现，可以通过 Sir2 调节 rDNA 的稳定性和母细胞中受损蛋白质的保留来调节这种世代寿命[165]。此外，研究发现，Ras/PKA 和 TOR/Sch9 信号通路可促进翻译和生长，并抑制生命周期对营养物质的响应[166]。根据酵母基因型的不同，线粒体应激和逆行信号也可以通过影响 Ras/PKA 途径来延长其世代寿命[167-168]。衰老母细胞表现出程序性死亡的特征，包括 ROS 标志物增加、TUNEL 标记所示的 nDNA 片段化和膜联蛋白 V 染色所指示的 PS 外化[169]。

研究酿酒酵母中衰老的另一种方法是时序衰老测定法。本方法中培养酵母直到培养基中的葡萄糖被耗尽，导致细胞从细胞周期中退出[170]。这些细胞仍保持代谢活性，并且可以通过将细胞铺在更丰富的营养基上并对菌落进行计数，以在不同的时间点检测样品中活细胞的数量。随着时间的变化，样品中活细胞的数量因细胞溶解而降低。相关研究认为，调节时序寿命的方法包括 Tor/Sch9 和 Ras/PKA 途径。酿酒酵母时序寿命检测中，细胞死亡也是基于形态学和遗传学标准的 PCD。形态学标准包括染色质固缩和片段化、ROS 水平增加、TUNEL 标记显示的 DNA 片段化和膜联蛋白 V 染色指示 PS 外化。

科学家已经从酵母中鉴定出几种与哺乳动物中程序性死亡调节器类似的、具有程序性死亡调节作用的基因[171]。在酵母中，一种被称为 metacaspase 的 caspase 同源蛋白酶对程序性死亡起调节作用。酿酒酵母中 metacaspase YCA1 缺失，增加了其对过氧化氢等应激源引起的 PCD 的抗性，并增加了时序寿命[172-173]。据报道，AIF1 样基因也被称为 AIF1，AIF1 缺失延缓了衰老[174]。EndoG 的酵母同源蛋白为 NUC1，在时序测定中影响细胞死亡：在葡萄糖培养基中，NUC1 缺失可导致细胞死亡，而在甘油培养基中 NUC1 缺失则可延长时序寿命并增加对过氧化氢诱导 PCD 的抗性[175]。值得注意的是，由 NUC1 介导的程序性死亡是 metacaspase YCA1 非依赖性的。IAP 样蛋白 BIR1 过表达可以减少程序性死亡并延长时序寿命。BIR1 可以被哺乳动物中丝氨酸蛋白酶 HtrA2/Omi 的酵母同源物 NMA111 调控[176-177]；然而，与从线粒体释放的哺乳动物 HtrA2/Omi 不同，酵母 NMA111 在细胞核中发挥作用。目前尚未发现 BIR1 和 YCA1 之间的相互作用[178]。在程序性死亡过程中，YCA1 的特异性激活因子仍有待确定，但 Cyt c 已被发现与之有关[179]。

线粒体裂变似乎在酵母 PCD 中起着类似于哺乳动物中的作用(图 3 - 7)。基因 DNM1 可促进线粒体裂变和 PCD 对过氧化氢应激的响应，而保守的线粒体形态调节器 FIS1 可抑制裂变和 YCA1 依赖性细胞死亡[180]。值得注意的是，DNM1 缺失同时也增加了世代寿命[181]。人源 Bcl - 2 可以替代 FIS1，与 FIS1 的 Bcl - 2 样功能一致。另外，科学家还鉴定出一种 BH3 - only 蛋白，称为 YBH3[182]。毒性应激时，YBH3 破坏线粒体膜电位。YBH3 过表达引起细胞对过氧化氢引起的程序性死亡敏感，这种细胞死亡不依赖于 YCA1、AIF1、NMA111 或 NUC1。YBH3 缺失能够同时增加世代寿命和时序寿命[182]。因此，在酵母中进行的研究表明，与哺乳动物类似，酵母中的程序性死亡具有多种机制，并与线粒体释放的因子相关。

有性生殖也与酿酒酵母中的程序性死亡相关。交配型信息素能诱导酿酒酵母单

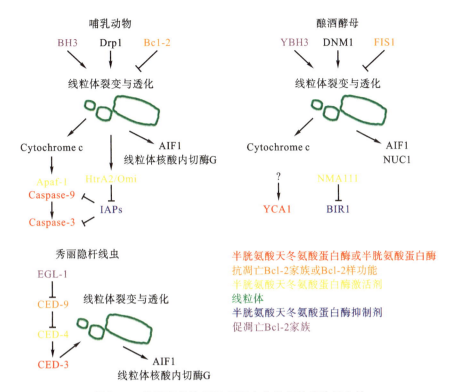

图 3-7 涉及衰老的 PCD 因子在物种间的遗传保守性

物种间 PCD 衰老相关因素比较。哺乳动物，秀丽隐杆线虫和酿酒酵母之间具有相似的因子和调控关系。图中概括了哺乳动物中典型的内源性 caspase 依赖性凋亡途径。AIF 和 endoG 通过非 caspase 依赖性途径转移到核内，并介导 DNA 片段化和染色质固缩。

倍体细胞中不能交配的相应交配型细胞程序性死亡；低水平的激素能促进交配，而高水平的激素则能促进程序性死亡。交配型信息素与受体结合，STE2p 或 STE3p 激活涉及 STE20p 激酶的 MAPK 信号转导途径。随后，细胞质中 Ca^{2+} 水平增加，可提高线粒体活性和 ROS 生成，线粒体蛋白 Ysp1p 调节线粒体裂变，最终导致 Cyt c 释放和细胞死亡[183]。Cyt c 的释放也与醋酸引起的程序性死亡有关[184]。在二倍体酵母细胞的减数分裂过程中也可能发生程序性死亡，在此过程中程序性死亡由组蛋白 H2B 磷酸化调节[185-186]。哺乳动物中涉及性分化的激素，如睾酮和雌激素，也是 MAPK 信号转导和程序性死亡的调节因子，而性分化与一些物种的衰老相关[187-188]，这提示此机制具有保守性。

科学家在酿酒酵母中也发现了一种程序性坏死形式。酵母基因 *Pep4* 与哺乳动物组织蛋白酶 D 同源，而 *Pep4* 缺失缩短了其时序寿命。寿命缩短与 ROS 水平上升、细胞凋亡样 PCD，如 PS 外化增加及膜坏死性 PCD 增加（如膜完整性丧失）相关。Pep4 的过表达则减少了坏死样程序性死亡，延长了时序寿命。

真菌柄孢霉（*Podospora anserina*）模型一直是衰老研究的先驱。对于几种基因型，培养 3～5 周后就进入以 mtDNA 不稳定性、ROS 增加、线粒体裂变、色素积累和细胞死亡为特征的衰老期[189-190]。遗传研究表明，在柄孢霉衰老中 PCD 发挥作用的蛋白与酿酒酵母中具有相似的保守性。保守的线粒体裂变调节蛋白 PaDnm1 缺失,能够显著延长柄孢霉的寿命[181]。敲除 metacaspase 同源基因 *PaMca1* 也会导致寿命延长,这表明真菌中存在 metacaspase 依赖性 PCD 的作用。此外,敲除线粒体 AIF-3 样因子 PaAIF2 和 PaAMID2 可引起氧化应激抗性和寿命增加,且次途径为非 metacaspase 依赖性,这提示在真菌中也存在 metacaspase 非依赖性程序性死亡[191]。在哺乳动物中,亲环素 D(cyclophilin D)与 F_1F_0-ATP 合酶相互作用并调节线粒体膜透化和程序性死亡。在柄孢霉衰老过程中,cyclophilin D 表达增加,且在野生型和 cyclophilin D 过表达株中,使用 cyclophilin D 抑制剂环孢素 A(cyclosporin A,CsA)处理,可延长其寿命[192]。

综合以上对真菌的相关研究,可以发现哺乳动物 PCD 的几个方面:例如,线粒体的关键调节作用等都具有保守性;与果蝇、线虫和哺乳动物类似,真菌程序性死亡受性激素和配子发生过程的调控;在真菌中,程序性死亡可能限制了复制和时序寿命;与哺乳动物相似,ROS 的促凋亡作用、mtDNA 重排和线粒体膜通透化表明,线粒体功能障碍可能导致真菌衰老过程中程序性死亡敏感性增加[193]。

3.7 衰老中的程序性死亡失调

程序性死亡有几个方面可能会使其在衰老过程中特别容易受到干扰。第一,如上所述,哺乳动物程序性死亡对于包括免疫系统在内的多种组织的体内平衡至关重要,受到激素、ECM 和细胞信号等多种因素的严格调控,因而为衰老相关的干扰提供了许多潜在靶标。第二,程序性死亡的正常调节涉及多个促程序性死亡和抗程序性死亡蛋白间的微妙平衡,细胞在适当的信号转导下会出现程序性死亡。这可能会使程序性死亡通路在衰老过程中特别容易受到不良信号的干扰。第三,因为线粒体在整个衰老过程中似乎特别容易受到损伤,所以线粒体和 ROS 在程序性死亡中的重要作用可能也是一个因素[193-195]。

在衰老过程中观察到的程序性死亡失调的几个方面,表明线粒体功能障碍可能是一个关键的潜在因素。第一,越来越多的研究发现,线粒体对程序性死亡的调控根据细胞情况的不同而不同,线粒体功能障碍可能引起 PCD 增加或减少。在人类中,衰老过程中程序性死亡标志物的全身性减少[196]很可能与高度有丝分裂组织(如皮肤和血液)中细胞更新率下降有关。而细胞新生和程序性死亡的全面下降,可能是由线粒体功能障碍和衰老相关的静息代谢率下降造成的[197]。细胞代谢与生物体代谢密切相关[198],在衰老过程中,代谢能力可能变得不足以支持高度有丝分裂组织的细胞更新。第二,衰老相关的线粒体稳态改变,如线粒体更新率下降(线粒体自噬),可能会使线粒体易于失去膜电位和膜通透性,从而促进程序性死亡,导致部分细胞类型(如肌肉细胞)程序性死亡增加。科学家已在多个物种中发现线粒体自噬减少与衰老相关:线粒体自噬减少导致线粒体寿命延长,使线粒体更易受到损伤[199-201]。线粒体基因组具有很高的突变率,在衰老过程中线粒体突变对线粒体功能障碍影响越来越严重[202-203]。因为线粒体自噬对于清除突变线粒体基因组非常重要，所以随着年龄的增长，线粒体自噬减少可能参与突变线粒体基因组积累引起的线粒体功能异常[188]。第三，线粒体基因组的单亲代遗传可能会产生遗传冲突（性拮抗多效性），导致包括程序性死亡在内的线粒体功能特别容易受到衰老相关干扰的影响，包括性别偏向性失调[187-188,204]。

（许　洁）

参考文献

[1] KERR J F R, WYLLIE A H, CURRIE A R. Apoptosis：A Basic Biological Phenomenon with Wideranging Implications in Tissue Kinetics[J]. British Journal Of Cancer，1972，26：239.

[2] SALVESEN G S, DIXIT V M. Caspases：Intracellular Signaling by Proteolysis[J]. Cell，1997，91(4)：443-446.

[3] YUAN J, SHAHAM S, LEDOUX S, et al. The C. elegans cell death gene ced-3 encodes a protein similar to mammalian interleukin-1β-converting enzyme[J]. Cell，1993，75(4)：641-652.

[4] GALLUZZI L, VITALE I, AARONSON S A, et al. Molecular mechanisms of cell death：recommendations of the Nomenclature Committee on Cell Death 2018[J]. Cell Death & Differentiation，2018，25(3)：486-541.

[5] PROSKURYAKOV SY, VL G. Mechanisms of Tumor Cell Necrosis[J]. Current Pharmaceutical Design，2010，16(1)：56-68.

[6] PASPARAKIS M, VANDENABEELE P. Necroptosis and its role in inflammation[J]. Nature，2015，517(7534)：311-320.

[7] GALLUZZI L, KEPP O, KROEMER G. RIP Kinases Initiate Programmed Necrosis[J]. Journal of Molecular Cell Biology，2009，1(1)：8-10.

[8] ZHU C, WANG X, DEINUM J, et al. Cyclophilin A participates in the nuclear translocation of apoptosis-inducing factor in neurons after cerebral hypoxia-ischemia[J]. The Journal of Experimental Medicine，2007，204(8)：1741-1748.

[9] GURBUXANI S, SCHMITT E, CANDE C, et al. Heat shock protein 70 binding inhibits the nuclear import of apoptosis-inducing factor[J]. Oncogene，2003，22：6669.

[10] LAURE D, LAURIANE C, PATRICIA G M, et al. AIF-mediated caspase-independent necroptosis：A new chance for targeted therapeutics[J]. IUBMB Life，2011，63(4)：221-232.

[11] KOLB J P, OGUIN T H, OBERST A, et al. Programmed cell death and inflammation：winter is coming[J]. Trends in Immunology，2017，38(10)：705-718.

[12] GALLUZZI L, VITALE I, ABRAMS J M, et al. Molecular definitions of cell death subroutines：recommendations of the Nomenclature Committee on Cell Death 2012[J]. Cell Death and Differentiation，2012，19(1)：107-120.

[13] PAPUCCI L, FORMIGLI L, SCHIAVONE N, et al. Apoptosis shifts to necrosis via intermediate types of cell death by a mechanism depending on c-myc and bcl-2 expression[J]. Cell and Tissue Research，2004，316(2)：197-209.

[14] YAKOVLEV A G, FADEN A I. Mechanisms of neural cell death：implications for

development of neuroprotective treatment strategies[J]. NeuroRx, 2004, 1(1): 5-16.

[15] SPERANDIO S, POKSAY K, DE BELLE I, et al. Paraptosis: mediation by MAP kinases and inhibition by AIP-1/Alix[J]. Cell Death and Differentiation, 2004, 11(10): 1066-1075.

[16] PAOLI P, GIANNONI E, CHIARUGI P. Anoikis molecular pathways and its role in cancer progression[J]. Biochimica et Biophysica Acta (BBA)- Molecular Cell Research, 2013, 1833(12): 3481-3498.

[17] BERGSBAKEN T, FINK S L, COOKSON B T. Pyroptosis: host cell death and inflammation[J]. Nature Reviews Microbiology, 2009, 7(2): 99-109.

[18] HADIAN K, STOCKWELL B R. SnapShot: Ferroptosis[J]. Cell, 2020, 181(5): 1188.

[19] YAMADA K, YOSHIDA K. Mechanical insights into the regulation of programmed cell death by p53 via mitochondria[J]. Biochimica et Biophysica Acta (BBA) - Molecular Cell Research, 2019, 1866(5): 839-848.

[20] METZSTEIN M M, STANFIELD G M, HORVITZ H R. Genetics of programmed cell death: past, present and future[J]. Trends in Genetics, 1998, 14(10): 410-416.

[21] GUMIENNY T L, LAMBIE E, HARTWIEG E, et al. Genetic control of programmed cell death in the Caenorhabditis elegans hermaphrodite germline[J]. Development, 1999, 126(5): 1011-1022.

[22] MAURER C W, CHIORAZZI M, SHAHAM S. Timing of the onset of a developmental cell death is controlled by transcriptional induction of the caspase-encoding gene[J]. Development, 2007, 134(7): 1357-1368.

[23] LI H, ZHU H, XU C-J, et al. Cleavage of bid by caspase 8 mediates the mitochondrial damage in the Fas pathway of apoptosis[J]. Cell, 1998, 94(4): 491-501.

[24] LUO X, BUDIHARDJO I, ZOU H, et al. Bid, a bcl2 interacting protein, mediates cytochrome c release from mitochondria in response to activation of cell surface death receptors[J]. Cell, 1998, 94(4): 481-490.

[25] ZONG W-X, LINDSTEN T, ROSS A J, et al. BH3-only proteins that bind pro-survival Bcl-2 family members fail to induce apoptosis in the absence of Bax and Bak[J]. Genes & Development, 2001, 15(12): 1481-1486.

[26] ANTONSSON B, MONTESSUIT S, SANCHEZ B, et al. Bax is present as a high molecular weight oligomer/complex in the mitochondrial membrane of apoptotic Cells[J]. Journal of Biological Chemistry, 2001, 276(15): 11615-11623.

[27] CHIPUK J E, GREEN D R. How do BCL-2 proteins induce mitochondrial outer membrane permeabilization?[J]. Trends in cell biology, 2008, 18(4): 157-164.

[28] GONZALVEZ F, SCHUG Z T, HOUTKOOPER R H, et al. Cardiolipin provides an essential activating platform for caspase-8 on mitochondria[J]. The Journal of Cell Biology, 2008, 183(4): 681-696.

[29] GALLUZZI L, KROEMER G. Mitochondrial apoptosis without VDAC[J]. Nature Cell Biology, 2007, 9: 487-489.

[30] KROEMER G, GALLUZZI L, BRENNER C. Mitochondrial membrane permeabilization in cell death[J]. Physiological Reviews, 2007, 87(1): 99-163.

[31] LI K, LI Y, SHELTON J M, et al. Cytochrome c deficiency causes embryonic lethality and attenuates stress-induced apoptosis[J]. Cell, 2000, 101(4): 389-399.

[32] HAO Z, DUNCAN G S, CHANG C-C, et al. Specific ablation of the apoptotic functions of

cytochrome c reveals a differential requirement for cytochrome c and apaf – 1 in apoptosis[J]. Cell, 2005, 121(4): 579 – 591.

[33] OKADA H, SUH W-K, JIN J, et al. Generation and characterization of smac/DIABLO-deficient mice[J]. Molecular and Cellular Biology, 2002, 22(10): 3509 – 3517.

[34] KOHLI M, YU J, SEAMAN C, et al. SMAC/Diablo-dependent apoptosis induced by nonsteroidal anti – inflammatory drugs (NSAIDs) in colon cancer cells[J]. Proceedings of the National Academy of Sciences of the United States of America, 2004, 101(48): 16897 – 16902.

[35] MARTINS L M, MORRISON A, KLUPSCH K, et al. Neuroprotective role of the reaper-related serine protease HtrA2/omi revealed by targeted deletion in mice[J]. Molecular and Cellular Biology, 2004, 24(22): 9848 – 9862.

[36] JONES J M, DATTA P, SRINIVASULA S M, et al. Loss of Omi mitochondrial protease activity causes the neuromuscular disorder of mnd2 mutant mice[J]. Nature, 2003, 425(6959): 721 – 727.

[37] IRVINE R A, ADACHI N, SHIBATA D K, et al. Generation and characterization of endonuclease g null mice[J]. Molecular and Cellular Biology, 2005, 25(1): 294 – 302.

[38] DAVID K K, SASAKI M, YU S W, et al. EndoG is dispensable in embryogenesis and apoptosis[J]. Cell Death And Differentiation, 2005, 13(7): 1147 – 1155.

[39] ZHANG J, DONG M, LI L, et al. Endonuclease G is required for early embryogenesis and normal apoptosis in mice[J]. Proceedings of the National Academy of Sciences of the United States of America, 2003, 100(26): 15782 – 15787.

[40] CHEUNG E C C, JOZA N, STEENAART N A E, et al. Dissociating the dual roles of apoptosis-inducing factor in maintaining mitochondrial structure and apoptosis[J]. The EMBO Journal, 2006, 25(17): 4061 – 4073.

[41] JOZA N, SUSIN S A, DAUGAS E, et al. Essential role of the mitochondrial apoptosis-inducing factor in programmed cell death[J]. Nature, 2001, 410(6828): 549 – 554.

[42] KLEIN J A, LONGO-GUESS C M, ROSSMANN M P, et al. The harlequin mouse mutation downregulates apoptosis-inducing factor[J]. Nature, 2002, 419(6905): 367 – 374.

[43] JOZA N, OUDIT G Y, BROWN D, et al. Muscle-specific loss of apoptosis-inducing factor leads to mitochondrial dysfunction, skeletal muscle atrophy, and dilated cardiomyopathy[J]. Molecular and Cellular Biology, 2005, 25(23): 10261 – 10272.

[44] BROWN D, YU B D, JOZA N, et al. Loss of Aif function causes cell death in the mouse embryo, but the temporal progression of patterning is normal[J]. Proceedings of the National Academy of Sciences of the United States of America, 2006, 103(26): 9918 – 9923.

[45] URBANO A, LAKSHMANAN U, CHOO P H, et al. AIF suppresses chemical stress-induced apoptosis and maintains the transformed state of tumor cells[J]. The EMBO Journal, 2005, 24(15): 2815 – 2826.

[46] ANFLOUS K, ARMSTRONG D D, CRAIGEN W J. Altered mitochondrial sensitivity for ADP and maintenance of creatine-stimulated respiration in oxidative striated muscles from VDAC1-deficient Mice[J]. Journal of Biological Chemistry, 2001, 276(3): 1954 – 1960.

[47] KRAUSKOPF A, ERIKSSON O, CRAIGEN W J, et al. Properties of the permeability transition in VDAC1$^{-/-}$ mitochondria[J]. Biochimica et Biophysica Acta (BBA) – Bioenergetics, 2006, 1757(5): 590 – 595.

[48] WU S, SAMPSON M J, DECKER W K, et al. Each mammalian mitochondrial outer

membrane porin protein is dispensable: effects on cellular respiration[J]. Biochimica et Biophysica Acta (BBA) - Molecular Cell Research, 1999, 1452(1): 68-78.

[49] CHENG E H-Y, SHEIKO T V, FISHER J K, et al. VDAC2 inhibits BAK activation and mitochondrial apoptosis[J]. Science, 2003, 301(5632): 513-517.

[50] BAINES C P, KAISER R A, SHEIKO T, et al. Voltage-dependent anion channels are dispensable for mitochondrial-dependent cell death[J]. Nature Cell Biology, 2007, 9(5): 550-555.

[51] BRUN S, RINCHEVAL V, GAUMER S, et al. Reaper and bax initiate two different apoptotic pathways affecting mitochondria and antagonized by bcl-2 in Drosophila[J]. Oncogene, 2002, 21(42): 6458-6470.

[52] GRAHAM B H, WAYMIRE K G, COTTRELL B, et al. A mouse model for mitochondrial myopathy and cardiomyopathy resulting from a deficiency in the heart/muscle isoform of the adenine nucleotide translocator[J]. Nature Genetics, 1997, 16(3): 226-234.

[53] KOKOSZKA J E, WAYMIRE K G, LEVY S E, et al. The ADP/ATP translocator is not essential for the mitochondrial permeability transition pore[J]. Nature, 2004, 427(6973): 461-465.

[54] BAINES C P, KAISER R A, PURCELL N H, et al. Loss of cyclophilin D reveals a critical role for mitochondrial permeability transition in cell death[J]. Nature, 2005, 434(7033): 658-662.

[55] NAKAGAWA T, SHIMIZU S, WATANABE T, et al. Cyclophilin D-dependent mitochondrial permeability transition regulates some necrotic but not apoptotic cell death[J]. Nature, 2005, 434(7033): 652-658.

[56] LIU X, KIM C N, YANG J, et al. Induction of apoptotic program in cell-free extracts: requirement for dATP and cytochrome c[J]. Cell, 1996, 86(1): 147-157.

[57] WILLIS S N, FLETCHER J I, KAUFMANN T, et al. Apoptosis initiated when BH3 ligands engage multiple Bcl-2 homologs, not Bax or Bak[J]. Science, 2007, 315(5813): 856-859.

[58] LI P, NIJHAWAN D, BUDIHARDJO I, et al. Cytochrome c and dATP-dependent formation of apaf-1/caspase-9 complex initiates an apoptotic protease cascade[J]. Cell, 1997, 91(4): 479-489.

[59] CECCONI F, ALVAREZ-BOLADO G, MEYER B I, et al. Apaf1 (CED-4 homolog) regulates programmed cell death in mammalian development[J]. Cell, 1998, 94(6): 727-737.

[60] HAKEM R, HAKEM A, DUNCAN G S, et al. Differential requirement for caspase 9 in apoptotic pathways in vivo[J]. Cell, 1998, 94(3): 339-352.

[61] KUIDA K, HAYDAR T F, KUAN C-Y, et al. Reduced apoptosis and cytochrome c-mediated caspase activation in mice lacking caspase 9[J]. Cell, 1998, 94(3): 325-337.

[62] YOSHIDA H, KONG Y-Y, YOSHIDA R, et al. Apaf1 is required for mitochondrial pathways of apoptosis and brain development[J]. Cell, 1998, 94(6): 739-750.

[63] SHI Y. Apoptosome assembly[M]. Methods in Enzymology. Academic Press. 2008.

[64] SCORRANO L, ASHIYA M, BUTTLE K, et al. A distinct pathway remodels mitochondrial cristae and mobilizes cytochrome c during apoptosis[J]. Developmental Cell, 2002, 2(1): 55-67.

[65] SUEN D-F, NORRIS K L, YOULE R J. Mitochondrial dynamics and apoptosis[J]. Genes & Development, 2008, 22(12): 1577-1590.

[66] YAMAGUCHI R, LARTIGUE L, PERKINS G, et al. Opa1-mediated cristae opening is Bax/Bak- and BH3-dependent, required for apoptosis, and independent of Bak oligomerization[J]. Molecular cell, 2008, 31(4): 557-569.

[67] FREZZA C, CIPOLAT S, MARTINS DE BRITO O, et al. OPA1 controls apoptotic cristae

remodeling independently from mitochondrial fusion[J]. Cell, 2006, 126(1): 177-189.

[68] GERMAIN M, MATHAI J P, MCBRIDE H M, et al. Endoplasmic reticulum BIK initiates DRP1-regulated remodelling of mitochondrial cristae during apoptosis[J]. The EMBO Journal, 2005, 24(8): 1546-1556.

[69] DU C, FANG M, LI Y, et al. Smac, a mitochondrial protein that promotes cytochrome c - dependent caspase activation by eliminating IAP inhibition[J]. Cell, 2000, 102(1): 33-42.

[70] VERHAGEN A M, EKERT P G, PAKUSCH M, et al. Identification of DIABLO, a Mammalian Protein that Promotes Apoptosis by Binding to and Antagonizing IAP Proteins[J]. Cell, 2000, 102(1): 43-53.

[71] SRINIVASULA S M, DATTA P, FAN X-J, et al. Molecular determinants of the caspase-promoting activity of Smac/DIABLO and its role in the death receptor pathway[J]. Journal of Biological Chemistry, 2000, 275(46): 36152-36157.

[72] SILKE J, EKERT P G, DAY C L, et al. Direct inhibition of caspase 3 is dispensable for the anti-apoptotic activity of XIAP[J]. The EMBO Journal, 2001, 20(12): 3114-3123.

[73] FU J, JIN Y, AREND L J. Smac3, a novel Smac/DIABLO splicing variant, attenuates the stability and apoptosis-inhibiting activity of x-linked inhibitor of apoptosis protein[J]. Journal of Biological Chemistry, 2003, 278(52): 52660-52672.

[74] DENG Y, REN X, YANG L, et al. A JNK-dependent pathway is required for TNFα-induced apoptosis[J]. Cell, 2003, 115(1): 61-70.

[75] LAKHANI S A, MASUD A, KUIDA K, et al. Caspases 3 and 7: key mediators of mitochondrial events of apoptosis[J]. Science (New York, NY), 2006, 311(5762): 847-851.

[76] FACCIO L, FUSCO C, CHEN A, et al. Characterization of a novel human serine protease that has extensive homology to bacterial heat shock endoprotease htrA and is regulated by kidney ischemia[J]. Journal of Biological Chemistry, 2000, 275(4): 2581-2588.

[77] VAN LOO G, VAN GURP M, DEPUYDT B, et al. The serine protease Omi/HtrA2 is released from mitochondria during apoptosis. Omi interacts with caspase-inhibitor XIAP and induces enhanced caspase activity[J]. Cell Death And Differentiation, 2002, 9(1): 20-26.

[78] VANDE WALLE L, LAMKANFI M, VANDENABEELE P. The mitochondrial serine protease HtrA2/Omi: an overview[J]. Cell Death And Differentiation, 2008, 15(3): 453-460.

[79] SUZUKI Y, IMAI Y, NAKAYAMA H, et al. A serine protease, HtrA2, is released from the mitochondria and interacts with XIAP, inducing cell death[J]. Molecular cell, 2001, 8(3): 613-621.

[80] HEGDE R, SRINIVASULA S M, ZHANG Z, et al. Identification of Omi/HtrA2 as a mitochondrial apoptotic serine protease that disrupts inhibitor of apoptosis protein-caspase interaction[J]. Journal of Biological Chemistry, 2002, 277(1): 432-438.

[81] ECKELMAN B P, SALVESEN G S, SCOTT F L. Human inhibitor of apoptosis proteins: why XIAP is the black sheep of the family[J]. EMBO Reports, 2006, 7(10): 988-994.

[82] LOW R L. Mitochondrial endonuclease G function in apoptosis and mtDNA metabolism: a historical perspective[J]. Mitochondrion, 2003, 2(4): 225-236.

[83] SCHÄFER P, SCHOLZ S R, GIMADUTDINOW O, et al. Structural and functional characterization of mitochondrial endoG, a sugar non-specific nuclease which plays an important role during apoptosis[J]. Journal of Molecular Biology, 2004, 338(2): 217-228.

[84] LI L Y, LUO X, WANG X. Endonuclease G is an apoptotic dNase when released from

mitochondria[J]. Nature, 2001, 412(6842): 95-99.

[85] ARNOULT D, GAUME B, KARBOWSKI M, et al. Mitochondrial release of AIF and EndoG requires caspase activation downstream of Bax/Bak-mediated permeabilization[J]. The EMBO Journal, 2003, 22(17): 4385-4399.

[86] EKERT P G, VAUX D L. The mitochondrial death squad: hardened killers or innocent bystanders? [J]. Current Opinion in Cell Biology, 2005, 17(6): 626-630.

[87] SUSIN SA Z N, CASTEDO M, HIRSCH T, MARCHETTI P, ET AL. Bcl-2 inhibits the mitochondrial release of an apoptogenic protease[J]. The Journal of Experimental Medicine, 1996, 184(4): 1331-1341.

[88] YUSTE V J, MOUBARAK R S, DELETTRE C, et al. Cysteine protease inhibition prevents mitochondrial apoptosis-inducing factor (AIF) release[J]. Cell Death And Differentiation, 2005, 12(11): 1445-1448.

[89] YE H, CANDE C, STEPHANOU N C, et al. DNA binding is required for the apoptogenic action of apoptosis inducing factor[J]. Nature Structural Biology, 2002, 9(9): 680-684.

[90] BOUJRAD H, GUBKINA O, ROBERT N, et al. AIF-mediated programmed necrosis: a highly orchestrated way to die[J]. Cell Cycle, 2007, 6(21): 2612-2619.

[91] BÉNIT P, GONCALVES S, DASSA E P, et al. The variability of the harlequin mouse phenotype resembles that of human mitochondrial-complex I-deficiency syndromes[J]. PLoS ONE, 2008, 3(9): e3208.

[92] POSPISILIK J A, KNAUF C, JOZA N, et al. Targeted deletion of AIF decreases mitochondrial oxidative phosphorylation and protects from obesity and diabetes[J]. Cell, 2007, 131(3): 476-491.

[93] NILSSON M I, TARNOPOLSKY M A. Mitochondria and aging-the role of exercise as a countermeasure[J]. Biology, 2019, 8(2): 40.

[94] KERR J F R, WYLLIE A H, CURRIE A R. Apoptosis: a basic biological phenomenon with wide-ranging implications in tissue kinetics[J]. British Journal of Cancer, 1972, 26(4): 239-257.

[95] JACOBSON M D, BURNE J F, RAFF M C. Programmed cell death and Bcl-2 protection in the absence of a nucleus[J]. The EMBO Journal, 1994, 13(8): 1899-1910.

[96] HOCKENBERY D M, OLTVAI Z N, YIN X-M, et al. Bcl-2 functions in an antioxidant pathway to prevent apoptosis[J]. Cell, 1993, 75(2): 241-251.

[97] ABATE M, FESTA A, FALCO M, et al. Mitochondria as playmakers of apoptosis, autophagy and senescence[J]. Seminars in Cell & Developmental Biology, 2020, 98: 139-153.

[98] LETTRE G, HENGARTNER M O. Developmental apoptosis in C. elegans: a complex CEDnario[J]. Nature Reviews Molecular Cell Biology, 2006, 7(2): 97-108.

[99] YAN N, XU Y, SHI Y. 2 : 1 Stoichiometry of the CED-4-CED-9 complex and the tetrameric CED-4: insights into the regulation of CED-3 activation[J]. Cell Cycle, 2006, 5(1): 31-34.

[100] YAN N, CHAI J, LEE E S, et al. Structure of the CED-4-CED-9 complex provides insights into programmed cell death in Caenorhabditis elegans[J]. Nature, 2005, 437(7060): 831-837.

[101] TAN F J, FIRE A Z, HILL R B. Regulation of apoptosis by C. elegans CED-9 in the absence of the C-terminal transmembrane domain[J]. Cell Death And Differentiation, 2007, 14

(11): 1925-1935.

[102] PARRISH J, LI L, KLOTZ K, et al. Mitochondrial endonuclease G is important for apoptosis in C. elegans[J]. Nature, 2001, 412(6842): 90-94.

[103] WANG X, YANG C, CHAI J, et al. Mechanisms of AIF-mediated apoptotic DNA degradation in Caenorhabditis elegans[J]. Science, 2002, 298(5598): 1587-1592.

[104] WANG X, WANG J, GENGYO-ANDO K, et al. C. elegans mitochondrial factor WAH-1 promotes phosphatidylserine externalization in apoptotic cells through phospholipid scramblase SCRM-1[J]. Nature Cell Biology, 2007, 9(5): 541-549.

[105] SUSIN S A, LORENZO H K, ZAMZAMI N, et al. Molecular characterization of mitochondrial apoptosis-inducing factor[J]. Nature, 1999, 397(6718): 441-446.

[106] DENG X, YIN X, ALLAN R, et al. Ceramide biogenesis is required for radiation-induced apoptosis in the germ line of c. elegans[J]. Science (New York, NY), 2008, 322(5898): 110-115.

[107] GENG X, SHI Y, NAKAGAWA A, et al. Inhibition of CED-3 zymogen activation and apoptosis in Caenorhabditis elegans by caspase homolog CSP-3[J]. Nature structural & molecular biology, 2008, 15(10): 1094-1101.

[108] YOO S J, HUH J R, MURO I, et al. Hid, Rpr and Grim negatively regulate DIAP1 levels through distinct mechanisms[J]. Nature Cell Biology, 2002, 4(6): 416-424.

[109] WHITE K, GRETHER M, ABRAMS J, et al. Genetic control of programmed cell death in Drosophila[J]. Science, 1994, 264(5159): 677-683.

[110] ABDELWAHID E, YOKOKURA T, KRIESER R J, et al. Mitochondrial disruption in drosophila apoptosis[J]. Developmental Cell, 2007, 12(5): 793-806.

[111] OLSON M R, HOLLEY C L, GAN E C, et al. A GH3-like domain in reaper is required for mitochondrial localization and induction of IAP degradation[J]. Journal of Biological Chemistry, 2003, 278(45): 44758-44768.

[112] FREEL C D, RICHARDSON D A, THOMENIUS M J, et al. Mitochondrial localization of reaper to promote inhibitors of apoptosis protein degradation conferred by GH3 domain-lipid interactions[J]. Journal of Biological Chemistry, 2008, 283(1): 367-379.

[113] RODRIGUEZ A, OLIVER H, ZOU H, et al. Dark is a drosophila homologue of Apaf-1/CED-4 and functions in an evolutionarily conserved death pathway[J]. Nature Cell Biology, 1999, 1(5): 272-279.

[114] MURO I, MONSER K, CLEM R J. Mechanism of dronc activation in drosophila cells[J]. Journal of Cell Science, 2004, 117(21): 5035-5041.

[115] MENDES C S, ARAMA E, BROWN S, et al. Cytochrome c-d regulates developmental apoptosis in the Drosophila retina[J]. EMBO Reports, 2006, 7(9): 933-939.

[116] HUH J R, VERNOOY S Y, YU H, et al. Multiple apoptotic caspase cascades are required in nonapoptotic roles for drosophila spermatid Individualization[J]. PLoS Biology, 2004, 2(1): e15.

[117] SEVRIOUKOV E A, BURR J, HUANG E W, et al. Drosophila Bcl-2 proteins participate in stress-induced apoptosis, but are not required for normal development[J]. genesis, 2007, 45(4): 184-193.

[118] RODRIGUEZ A, CHEN P, OLIVER H, et al. Unrestrained caspase-dependent cell death caused by loss of Diap1 function requires the Drosophila Apaf-1 homolog, Dark[J]. The

EMBO Journal, 2002, 21(9): 2189 – 2197.

[119] GALINDO K A, LU W-J, PARK J H, et al. The Bax/Bak ortholog in drosophila, debcl, exerts limited control over programmed cell death[J]. Development (Cambridge, England), 2009, 136(2): 275 – 283.

[120] ZHANG H, HUANG Q, KE N, et al. Drosophila pro-apoptotic Bcl – 2/Bax homologue reveals evolutionary conservation of cell death mechanisms[J]. Journal of Biological Chemistry, 2000, 275(35): 27303 – 27306.

[121] GOYAL G, FELL B, SARIN A, et al. Role of mitochondrial remodeling in programmed cell death in drosophila melanogaster[J]. Developmental Cell, 2007, 12(5): 807 – 816.

[122] KARBOWSKI M, NORRIS K L, CLELAND M M, et al. Role of Bax and Bak in mitochondrial morphogenesis[J]. Nature, 2006, 443(7112): 658 – 662.

[123] DELIVANI P, ADRAIN C, TAYLOR R C, et al. Role for CED – 9 and Egl – 1 as Regulators of Mitochondrial Fission and Fusion Dynamics[J]. Molecular cell, 2006, 21(6): 761 – 773.

[124] MURRAY-ZMIJEWSKI F, SLEE E A, LU X. A complex barcode underlies the heterogeneous response of p53 to stress[J]. Nature Reviews Molecular Cell Biology, 2008, 9(9): 702.

[125] TAVANA O, BENJAMIN C L, PUEBLAOSORIO N, et al. Absence of p53 – dependent apoptosis leads to UV radiation hypersensitivity, enhanced immunosuppression and cellular senescence[J]. Cell Cycle, 2010, 9(16): 3328 – 3336.

[126] HAYWARD R L, MACPHERSON J S, CUMMINGS J, et al. Antisense Bcl-xl down-regulation switches the response to topoisomerase I inhibition from senescence to apoptosis in colorectal cancer cells, enhancing global cytotoxicity[J]. Clinical Cancer Research, 2003, 9(7): 2856 – 2865.

[127] VOSS A K, STRASSER A. The essentials of developmental apoptosis[J]. F1000Research, 2020, 9: F1000 Faculty Rev – 148.

[128] GUPTA S. Molecular mechanisms of apoptosis in the cells of the immune system in human aging[J]. Immunological Reviews, 2005, 205(1): 114 – 129.

[129] SALMINEN A, OJALA J, KAARNIRANTA K. Apoptosis and aging: increased resistance to apoptosis enhances the aging process[J]. Cellular and Molecular Life Sciences, 2011, 68(6): 1021 – 1031.

[130] SHEN J, TOWER J. Programmed cell death and apoptosis in aging and life span regulation[J]. Discovery Medicine, 2009, 8(43): 223 – 226.

[131] LU B, CHEN H, H L. The relationship between apoptosis and aging[J]. Advances in Bioscience and Biotechnology, 2012, 3: 705 – 711.

[132] HIGAMI Y1, I. S. Apoptosis in the aging process[J]. Cell Tissue Res, 2000, 301(1): 125 – 132.

[133] WARNER H. Aging and regulation of apoptosis[J]. Curr Top Cell Regul, 1997, 35: 107 – 121.

[134] SAINZ R M, MAYO J C, REITER R J, et al. Apoptosis in primary lymphoid organs with aging. [J]. Microsc Res Tech, 2003, 62(6): 524 – 539.

[135] CHOU J P, EFFROS R B. T Cell replicative senescence in human aging[J]. Current Pharmaceutical Design, 2013, 19(9): 1680 – 1698.

[136] LEE S Y, JU M K, JEON H M, et al. Regulation of tumor progression by programmed necrosis[J]. Oxidative medicine and cellular longevity, 2018, 2018: 3537471.

[137] CARNEIRO B A, EL-DEIRY W S. Targeting apoptosis in cancer therapy[J]. Nature Reviews

Clinical Oncology, 2020, 17(7): 395-417.

[138] VALENTE LIZ J, GRAY DANIEL H D, MICHALAK EWA M, et al. p53 efficiently suppresses tumor development in the complete absence of its cell-cycle inhibitory and proapoptotic effectors p21, puma, and noxa[J]. Cell Reports, 2013, 3(5): 1339-1345.

[139] BROKAW D L, PIRAS I S, MASTROENI D, et al. Cell death and survival pathways in Alzheimer's disease: an integrative hypothesis testing approach utilizing-omic data sets[J]. Neurobiol Aging, 2020, 95: 15-25.

[140] SNIGDHA S, SMITH E D, PRIETO G A, et al. Caspase-3 activation as a bifurcation point between plasticity and cell death[J]. Neuroscience Bulletin, 2012, 28(1): 14-24.

[141] OSHIRO S, MORIOKA M S, KIKUCHI M. Dysregulation of iron metabolism in alzheimer's disease, parkinson's disease, and amyotrophic lateral sclerosis[J]. Advances in Pharmacological Sciences, 2011, 2011: 378278.

[142] VAUGHN A E, DESHMUKH M. Glucose metabolism inhibits apoptosis in neurons and cancer cells by redox inactivation of cytochrome c[J]. Nature cell biology, 2008, 10(12): 1477-1483.

[143] GHAVAMI S, SHOJAEI S, YEGANEH B, et al. Autophagy and apoptosis dysfunction in neurodegenerative disorders[J]. Progress in Neurobiology, 2014, 112: 24-49.

[144] HROUDOVÁ J, SINGH N, FIŠAR Z. Mitochondrial dysfunctions in neurodegenerative diseases: relevance to alzheimer's disease [J]. BioMed Research International, 2014, 2014: 175062.

[145] NIXON R A, YANG D-S. Autophagy and neuronal cell death in neurological disorders[J]. Cold Spring Harbor Perspectives in Biology, 2012, 4(10): a008839.

[146] LEE Y, KANG H C, LEE B D, et al. Poly (ADP-ribose) in the pathogenesis of Parkinson's disease[J]. BMB Reports, 2014, 47(8): 424-432.

[147] LIU J, LIU W, YANG H. Balancing apoptosis and autophagy for parkinson's disease therapy: targeting BCL-2[J]. ACS Chem Neurosci, 2019, 10(2): 792-802.

[148] MARZETTI E, LAWLER J M, HIONA A, et al. Modulation of age-induced apoptotic signaling and cellular remodeling by exercise and calorie restriction in skeletal muscle[J]. Free Radical Biology and Medicine, 2008, 44(2): 160-168.

[149] MARZETTI E, CALVANI R, CESARI M, et al. Mitochondrial dysfunction and sarcopenia of aging: from signaling pathways to clinical trials [J]. The international journal of biochemistry & cell biology, 2013, 45(10): 2288-2301.

[150] SONG W, KWAK H-B, LAWLER J M. Exercise training attenuates age-induced changes in apoptotic signaling in rat skeletal muscle[J]. Antioxidants & Redox Signaling, 2006, 8(3-4): 517-528.

[151] LEEUWENBURGH C, GURLEY C M, STROTMAN B A, et al. Age-related differences in apoptosis with disuse atrophy in soleus muscle[J]. American Journal of Physiology-Regulatory, Integrative and Comparative Physiology, 2005, 288(5): 1288-1296.

[152] WANAGAT J, CAO Z, PATHARE P, et al. Mitochondrial DNA deletion mutations colocalize with segmental electron transport system abnormalities, muscle fiber atrophy, fiber splitting, and oxidative damage in sarcopenia[J]. The FASEB Journal, 2001, 15(2): 322-332.

[153] CONBOY I M, CONBOY M J, WAGERS A J, et al. Rejuvenation of aged progenitor cells by exposure to a young systemic environment[J]. Nature, 2005, 433(7027): 760-764.

[154] SEIBERG M. Age-induced hair greying-the multiple effects of oxidative stress [J].

International Journal of Cosmetic Science, 2013, 35(6): 532-538.

[155] TARNAWSKI A S, AHLUWALIA A, JONES M K. Increased susceptibility of aging gastric mucosa to injury: The mechanisms and clinical implications[J]. World Journal of Gastroenterology, 2014, 20(16): 4467-4482.

[156] ZHENG J, EDELMAN S W, THARMARAJAH G, et al. Differential patterns of apoptosis in response to aging in Drosophila[J]. Proceedings of the National Academy of Sciences of the United States of America, 2005, 102(34): 12083-12088.

[157] HERNDON L A, SCHMEISSNER P J, DUDARONEK J M, et al. Stochastic and genetic factors influence tissue-specific decline in ageing C. elegans[J]. Nature, 2002, 419(6909): 808-814.

[158] LIU J, ZHANG B, LEI H, et al. Functional aging in the nervous system contributes to age-dependent motor activity decline in C. elegans[J]. Cell metabolism, 2013, 18(3): 392-402.

[159] MCGEE M D, DAY N, GRAHAM J, et al. cep-1/p53-dependent dysplastic pathology of the aging C. elegans gonad[J]. Aging (Albany NY), 2012, 4(4): 256-269.

[160] ANDUX S, ELLIS R E. Apoptosis maintains oocyte quality in aging caenorhabditis elegans females[J]. PLoS Genetics, 2008, 4(12): e1000295.

[161] YANG M, SO K F, LAM W C, et al. Novel programmed cell death as therapeutic targets in age-related macular degeneration?[J]. Int J Mol Sci, 2020, 21(19): 7279.

[162] REDDIEN P W, HORVITZ H R. The engulfment process of programmed cell death in caenorhabditis elegans[J]. Annual Review of Cell and Developmental Biology, 2004, 20(1): 193-221.

[163] LONGO V D, SHADEL G S, KAEBERLEIN M, et al. Replicative and chronological aging in saccharomyces cerevisiae[J]. Cell metabolism, 2012, 16(1): 18-31.

[164] EGILMEZ N K, JAZWINSKI S M. Evidence for the involvement of a cytoplasmic factor in the aging of the yeast Saccharomyces cerevisiae[J]. Journal of Bacteriology, 1989, 171(1): 37-42.

[165] DELANEY J R, SUTPHIN G L, DULKEN B, et al. Sir2 deletion prevents lifespan extension in 32 long-lived mutants[J]. Aging Cell, 2011, 10(6): 1089-1091.

[166] POWERS R W, KAEBERLEIN M, CALDWELL S D, et al. Extension of chronological life span in yeast by decreased TOR pathway signaling[J]. Genes & Development, 2006, 20(2): 174-184.

[167] KIRCHMAN P A, KIM S, LAI C Y, et al. Interorganelle signaling is a determinant of longevity in Saccharomyces cerevisiae[J]. Genetics, 1999, 152(1): 179-190.

[168] JAZWINSKI S M. The retrograde response-a conserved compensatory reaction to damage from within and from without[J]. Progress in molecular biology and translational science, 2014, 127: 133-154.

[169] LAUN P, PICHOVA A, MADEO F, et al. Aged mother cells of saccharomyces cerevisiae show markers of oxidative stress and apoptosis.[J]. Mol Microbiol, 2001, 39(5): 1166-1173.

[170] FABRIZIO P, VD L. The chronological life span of saccharomyces cerevisiae.[J]. Aging Cell, 2003, 2(2): 73-81.

[171] CARMONA-GUTIERREZ D, EISENBERG T, BÜTTNER S, et al. Apoptosis in yeast: triggers, pathways, subroutines[J]. Cell Death and Differentiation, 2010, 17(5): 763-773.

[172] HERKER E, JUNGWIRTH H, LEHMANN K A, et al. Chronological aging leads to apoptosis in yeast[J]. The Journal of Cell Biology, 2004, 164(4): 501-507.

[173] MADEO F, HERKER E, MALDENER C, et al. A caspase-related protease regulates apoptosis in yeast[J]. Molecular Cell, 2002, 9(4): 911-917.

[174] WISSING S, LUDOVICO P, HERKER E, et al. An AIF orthologue regulates apoptosis in yeast[J]. The Journal of Cell Biology, 2004, 166(7): 969-974.

[175] BÜTTNER S, EISENBERG T, CARMONA-GUTIERREZ D, et al. Endonuclease G regulates budding yeast life and death[J]. Molecular Cell, 2007, 25(2): 233-246.

[176] FAHRENKROG B. Nma111p, the pro-apoptotic HtrA-like nuclear serine protease in saccharomyces cerevisiae: a short survey[J]. Biochemical Society Transactions, 2011, 39(5): 1499-1501.

[177] FAHRENKROG B, SAUDER U, AEBI U. The cerevisiae HtrA-like protein Nma111p is a nuclear serine protease that mediates yeast apoptosis[J]. Journal of Cell Science, 2004, 117(1): 115-126.

[178] WALTER D, WISSING S, MADEO F, et al. The inhibitor-of-apoptosis protein Bir1p protects against apoptosis in cerevisiae and is a substrate for the yeast homologue of Omi/HtrA2[J]. Journal of Cell Science, 2006, 119(9): 1843-1851.

[179] SILVA RD, SOTOCA R, JOHANSSON B, et al. Hyperosmotic stress induces metacaspase- and mitochondria-dependent apoptosis in Saccharomyces cerevisiae.[J]. Mol Microbiol, 2005, 58(3): 824-834.

[180] FANNJIANG Y, CHENG W-C, LEE S J, et al. Mitochondrial fission proteins regulate programmed cell death in yeast[J]. Genes & Development, 2004, 18(22): 2785-2797.

[181] SCHECKHUBER C Q, ERJAVEC N, TINAZLI A, et al. Reducing mitochondrial fission results in increased life span and fitness of two fungal ageing models[J]. Nature cell biology, 2007, 9(1): 99-105.

[182] BÜTTNER S, RULI D, VÖGTLE F N, et al. A yeast BH3 - only protein mediates the mitochondrial pathway of apoptosis[J]. The EMBO Journal, 2011, 30(14): 2779-2792.

[183] POZNIAKOVSKY A I, KNORRE D A, MARKOVA O V, et al. Role of mitochondria in the pheromone- and amiodarone-induced programmed death of yeast[J]. The Journal of Cell Biology, 2005, 168(2): 257-269.

[184] LUDOVICO P, RODRIGUES F, ALMEIDA A, et al. Cytochrome c release and mitochondria involvement in programmed cell death induced by acetic acid in saccharomyces cerevisiae[J]. Molecular Biology of the Cell, 2002, 13(8): 2598-2606.

[185] AHN S-H, DIAZ R L, GRUNSTEIN M, et al. Histone H2B deacetylation at lysine 11 is required for yeast apoptosis induced by phosphorylation of H2B at serine 10[J]. Molecular Cell, 2006, 24(2): 211-220.

[186] AHN S-H, HENDERSON K A, KEENEY S, et al. H2B (Ser10) phosphorylation is induced during apoptosis and meiosis in cerevisiae[J]. Cell Cycle, 2005, 4(6): 780-783.

[187] TOWER J. Sex-specific regulation of aging and apoptosis[J]. Mechanisms of Ageing and Development, 2006, 127(9): 705-718.

[188] TOWER J. Mitochondrial maintenance failure in aging and role of sexual dimorphism[J]. Archives of biochemistry and biophysics, 2015, 576: 17-31.

[189] GREDILLA R, GRIEF J, OSIEWACZ H D. Mitochondrial free radical generation and lifespan control in the fungal aging model Podospora anserina[J]. Experimental Gerontology, 2006, 41(4): 439-447.

[190] OSIEWACZ HD, BRUST D, HAMANN A, et al. Mitochondrial pathways governing stress resistance, life, and death in the fungal aging model Podospora anserina[J]. Ann N Y Acad Sci, 2010, 1197: 54-66.

[191] BRUST D, HAMANN A, OSIEWACZ H D. Deletion of PaAif2 and PaAmid2, two genes encoding mitochondrial AIF-like oxidoreductases of Podospora anserina, leads to increased stress tolerance and lifespan extension[J]. Current Genetics, 2010, 56(3): 225-235.

[192] BRUST D, DAUM B, BREUNIG C, et al. Cyclophilin D links programmed cell death and organismal aging in Podospora anserina. [J]. Aging Cell, 2010, 9(5): 761-775.

[193] BERNHARDT D, HAMANN A, OSIEWACZ H D. The role of mitochondria in fungal aging [J]. Current Opinion in Microbiology, 2014, 22: 1-7.

[194] HUR J H, STORK D A, WALKER D W. Complex-I-ty in aging[J]. Journal of bioenergetics and biomembranes, 2014, 46(4): 329-335.

[195] DC W. Mitochondrial DNA mutations in disease and aging. [J]. Environ Mol Mutagen, 2010, 51(5): 440-450.

[196] KAVATHIA N, JAIN A, WALSTON J, et al. Serum markers of apoptosis decrease with age and cancer stage[J]. Aging, 2009, 1(7): 652-663.

[197] FUKAGAWA N K, BANDINI L G, YOUNG J B. Effect of age on body composition and resting metabolic rate[J]. American Journal of Physiology-Endocrinology and Metabolism, 1990, 259(2): 233-238.

[198] SAVAGE V M, ALLEN A P, BROWN J H, et al. Scaling of number, size, and metabolic rate of cells with body size in mammals[J]. Proceedings of the National Academy of Sciences of the United States of America, 2007, 104(11): 4718-4723.

[199] GELINO S, HANSEN M. Autophagy-an emerging anti-aging mechanism[J]. Journal of clinical & experimental pathology, 2012, S4: 006.

[200] RICHARD V R, LEONOV A, BEACH A, et al. Macromitophagy is a longevity assurance process that in chronologically aging yeast limited in calorie supply sustains functional mitochondria and maintains cellular lipid homeostasis[J]. Aging (Albany NY), 2013, 5(4): 234-269.

[201] LIU L, SAKAKIBARA K, CHEN Q, et al. Receptor-mediated mitophagy in yeast and mammalian systems[J]. Cell Research, 2014, 24(7): 787-795.

[202] SCHON E A, DIMAURO S, HIRANO M. Human mitochondrial DNA: roles of inherited and somatic mutations[J]. Nature reviews Genetics, 2012, 13(12): 878-890.

[203] SEVINI F, GIULIANI C, VIANELLO D, et al. mtDNA mutations in human aging and longevity: Controversies and new perspectives opened by high-throughput technologies[J]. Experimental Gerontology, 2014, 56: 234-244.

[204] MAKLAKOV ALEXEI A, LUMMAA V. Evolution of sex differences in lifespan and aging: causes and constraints[J]. Bioessays, 2013, 35(8): 717-724.

第 4 章

线粒体自噬与衰老

自噬是细胞生物学中最引人注目的、最微妙的调控现象之一。与细胞分裂、分化和死亡相似，自噬在多种疾病中也会受到干扰，这是因为自噬过多或不足可能会导致发病。了解这些过程的细胞和分子基础对于确定新的诊断和治疗靶点至关重要。在过去的 10 年中，人们对定义自噬的细胞机制及其在人类健康和疾病中的作用已经研究得越来越广泛，并且已经进行了许多尝试来鉴定自噬的特异性诱导剂或抑制剂，并将其用于自噬失调的治疗性校正中。

线粒体自噬是自噬对线粒体的选择性降解。它经常发生在线粒体损伤或应激后的缺陷线粒体中。一百多年前，L. Margaret 首次描述了线粒体自噬的过程[1]。到 1962 年，T. P. Ashford 用电子显微镜观察到了肝溶酶体中的线粒体碎片[2]。1977 年的一份报告表明："线粒体功能发生改变可以激活自噬。"直到 1998 年，"mitophagy"一词才开始被使用[1]。线粒体自噬是保持细胞健康的关键。它能促进线粒体的更新，并防止可能导致细胞退化的功能障碍的线粒体积累。它是由 Atg32（在酵母中）和 NIX 及其调节蛋白 BNIP3（哺乳动物中）所介导的[3-4]。Mitophagy 受 PINK1 和 parkin 蛋白调控[5]。除了选择性清除受损的线粒体外，线粒体自噬还参与调整线粒体数量，以适应细胞代谢需求的改变、线粒体代谢的稳定状态及某些细胞发育阶段，如前骨骼肌细胞的细胞分化阶段。

目前，科学家正在研究几种主要疾病类别（包括但不限于衰老相关疾病、心血管疾病、感染性疾病、肿瘤、神经退行性疾病和代谢性疾病），用于自噬异常的药理矫正。在多细胞生物中，自噬在单个细胞类型或组织内的代谢作用可以超越个体细胞的局部限制。因此，自噬可以控制单个细胞和整个机体的稳态。自噬在衰老的生物体中变得不足，会威胁其功能和生存。这些研究最初是在包括啮齿动物在内的模式生物中进行的，现已被人类的临床相关性证实。自噬基因的多态性与乳腺癌等恶性肿瘤、炎症性肠病、分枝杆菌感染、哮喘、慢性阻塞性肺病、系统性红斑狼疮和遗传性神经系统疾病相关。据统计，自噬是目前细胞生物学和病理生理学研究最多的现象之一。鉴于其广泛的临床意义，自噬已成为药物发现和开发的一个主要靶点，正如本系列线粒体与自噬所讨论的，综述自噬在重大疾病中的调控机制及线粒体在自噬过程中的调控地位，并展望以自噬（尤其是以线粒体参与的自噬）为主要方向的治疗靶点的研究。

4.1 自噬的发现

自噬现象是由 Porter 和他在洛克菲勒研究所（Rockefeller Institute）的学生 Ashford 最先发现并提出[2]。1962 年 1 月，他们报道了给予胰高血糖素刺激后，大鼠肝细胞内溶酶体数量增加，一些包含有其他细胞器（如线粒体）的溶酶体向细胞中心转移。他们以 Christian de Duve 和 Alex B. Novikoff 的名字命名这种自溶现象。然而，Porter 和 Ashford 错误地将他们的数据解释为溶酶体的形成过程。他们认为，溶酶体并不是细胞器，而是细胞质的一部分，是由微体产生的水解酶对线粒体消化的细胞质行为[2]。1963 年，Hruban 等发表了一篇关于"局部性细胞质降解"的详细的超微结构文章，该文章参考了 1955 年德国一项关于损伤的研究。Hruban 等认识到，从被隔离的细胞质部分到溶酶体的成熟有 3 个连续的阶段，这个过程并不局限于生理条件下的"细胞物质的再利用"和分化过程中"细胞器的处理"的"损伤"状态[6]。受此启发，Christian de Duve 将这一现象命名为"自噬"。与 Porter 和 Ashford 不同的是，Christian de Duve 将该术语理解为溶酶体功能的一部分，同时描述了胰高血糖素作为肝脏细胞降解的主要诱导剂的作用。他和他的学生 Russell 一起确定了溶酶体对胰高血糖素诱导的自噬起到主导作用[7]。这是科学界第一次发现溶酶体是细胞内自噬的场所。

上世纪 90 年代，几个研究小组的科学家们利用出芽酵母发现了自噬相关基因。值得注意的是，Y. Ohsumi 和 M. Thumm 检测了饥饿诱导的非选择性自噬[8]；同时，D. J. Klionsky 发现了胞质-空泡靶向（CVT）途径，这是一种选择性自噬的形式[9]。他们很快发现，虽然他们从不同的角度出发，但是从本质上看他们所探讨的是相同的生理途径。最初，这些利用酵母研究发现的与自噬相关的基因被命名为不同的名称（APG、AUT、CVT、GSA、PAG、PAZ 和 PDD）。酵母研究人员在 2003 年提出了一个统一的命名法，用 *ATG* 来表示自噬基因[10]。2016 年诺贝尔生理学或医学奖颁给了 Y. Ohsumi，虽然当时有些人指出这个奖的获得者本来可以更广泛一些。

对自噬的研究自 20 世纪末以来加速发展。*ATG* 基因的提出为科学家提供了更为便捷的工具来剖析自噬在人类健康和疾病中的功能。1999 年，B. Levine 的研究小组发表了一项将自噬与癌症联系起来的划时代发现[11]。到目前为止，癌症与自噬的关系仍然是自噬研究的一个热门主题。自噬在神经退行性变和免疫防御中的作用也受到了广泛关注。2003 年，第一届戈登自噬研究会议在沃特维尔召开。2005 年，D. J. Klionsky 创办了致力于这一领域的科学杂志《自噬》（*Autophagy*）。Keystone Symposia Conference 的第一次自噬研讨会于 2007 年在蒙特雷举行。在 2008 年，C. A. Mercer 创造了一种 BHMT（betaine homo-cysteine methyltransferase）的融合蛋白（GST-BHMT），它展示了饥饿诱导的细胞的特异性自噬。BHMT 的降解可用于评估哺乳动物细胞的自噬通量[12]。

4.2 自噬的分类

自噬可分为宏自噬、微自噬和伴侣蛋白介导的自噬(CMA,由自噬相关基因及其相关酶介导)。宏自噬又可分为非选择性自噬和选择性自噬。选择性自噬是指细胞器的自噬,主要包括线粒体自噬(mitophagy)、脂自噬(lipophagy)、过氧化物酶体自噬(pexophagy)、核酸自噬(ribophagy)等(图4-1)。

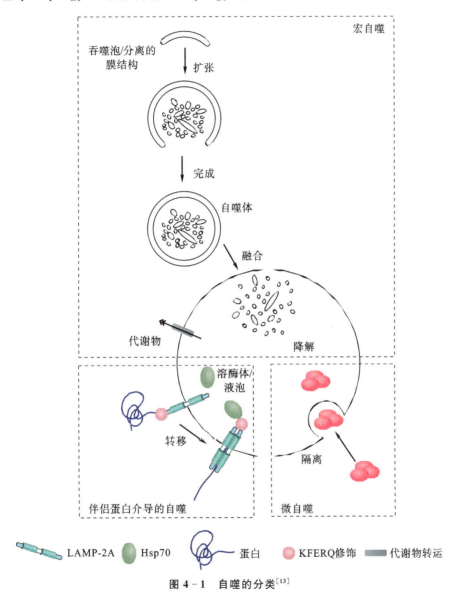

图4-1 自噬的分类[13]

宏自噬是主要的自噬途径,主要用于清除受损的细胞器或无用的蛋白质。首先,吞噬细胞吞噬需要被降解的物质,形成一种双膜(称为自噬体),围绕着标记蛋白被标记为损伤的细胞器。自噬体通过细胞质进入溶酶体,两种细胞器融合。在溶酶体内，自噬体的内容物通过酸性溶酶体水解酶降解。

微自噬与宏自噬、CMA 不同，它在哺乳动物中是通过溶酶体的作用介导的，在植物和真菌中是通过液泡的作用直接吞噬细胞质物质。细胞质物质在溶酶体/液泡中被随机的膜内凹陷过程捕获。微自噬通路对细胞在饥饿、脱氮或雷帕霉素处理后的存活尤为重要。微自噬途径一般为非选择性过程，但在三种情况下为选择性微自噬，即过氧化物酶体的微自噬、核碎片性的微自噬和微线粒体微自噬，这些途径均是在特定条件下被激活的。

CMA 指的是伴侣蛋白依赖性的可溶性胞质蛋白的选择性自噬，这些蛋白以溶酶体为靶点，直接转运到溶酶体膜上进行降解[14]。这种自噬的独特之处是对通过这种途径降解的蛋白的选择性，以及这些蛋白在溶酶体膜上的直接穿梭，而不需要形成额外的囊泡。

通过 CMA 降解的蛋白是胞质蛋白或已经到达细胞质的来自其他细胞器的蛋白。因此，一些参与 CMA 的成分存在于细胞质中，而另一些则位于溶酶体膜上。随着研究的深入，科学家发现了 hsc70 这样的伴侣蛋白，进一步了解了在所有形式的自噬中降解蛋白的特异性选择[15-16]。虽然 hsc70 基于特定的氨基酸序列识别将胞质蛋白用于定位在 CMA 途径中，但在将蛋白定位于宏噬体或微噬体的途径时，其作用机制是不同的。

蛋白质作为 CMA 底物的一种机制是，其氨基酸序列中必须有一个与 KFERQ 生化相关的五肽基序[17]。这个 CMA 靶向序列被一个胞质伴侣蛋白识别，即 70 kDa (hsc70)的热休克同源蛋白，它将底物靶向于溶酶体表面。底物蛋白-伴侣蛋白复合物与溶酶体相关的膜蛋白 2A(LAMP‐2A)结合，后者是这一途径的受体[18]。LAMP‐2A 是一种单跨膜蛋白，是基因 LAMP‐2 的 3 种剪接变体之一。另外 2 种亚型 LAMP‐2B 和 LAMP‐2C 分别参与了宏自噬和囊泡转运。底物蛋白与 LAMP‐2A 结合后展开，这一过程可能是由溶酶体膜上检测到的相关膜 hsc70 及其伴侣蛋白 Bag1、Hip、Hop 和 hsp40 介导的[19-22]。底物与 LAMP‐2A 单体的这种结合触发了 LAMP‐2A 多聚体的组装，这些多聚体充当了底物在展开后可以通过的活性易位复合物。在这里，转运复合物只选择底物蛋白，这些底物蛋白可以被溶酶体内化。例如，对人工 CMA 底物的研究表明，与底物结合的 hsc70 伴侣蛋白或溶酶体结合不一定要求底物蛋白能够展开，但溶酶体易位成为其内化的必要条件。底物易位需要溶酶体内存在 hsc70，其作用可能是将底物拉入溶酶体或阻止底物返回细胞质。底物蛋白易位后被溶酶体蛋白酶快速降解。CMA 的限制步骤是底物蛋白与 LAMP‐2A 的结合，因此，LAMP‐2A 在溶酶体膜上的水平与 CMA 活性直接相关。为了调节这种自噬途径的活性，细胞严格地通过控制 LAMP‐2A 单体在溶酶体中的降解速率和 LAMP‐2A 分子的从头合成来调控溶酶体膜上的 CMA 受体水平。CMA 易位复合物的组装和拆卸分别由 hsp90 和 hsc70 伴侣蛋白介导。LAMP‐2A 单体在溶酶体膜上的降解发生在溶酶体膜上离散的富含胆固醇的脂质区域，由组织蛋白酶 A 和一种未识别的溶酶体金属蛋白酶介导[23]。因此，LAMP-2A 的装配、拆卸到活性易位复合物中，以及其在微区区域的降解，突出了这一过程的动态性及溶酶体膜上 CMA 受体横向迁移的重要性。

线粒体自噬是自噬对线粒体的选择性降解。在哺乳动物细胞中诱导线粒体自噬有几种途径，PINK1 和 Parkin 通路是最具代表性的通路[24]。这一途径首先会识别健康线粒体和受损线粒体之间的差异。一个 64 kDa 的蛋白，PTEN 诱导的激酶 1（PINK1），被认为可以检测线粒体的质量[25]。PINK1 包含一个 MTS，会被招募到线粒体中。在健康线粒体中，一部分 PINK1 由线粒体外膜上的蛋白质转运体（translocase of the outer mitochondrial membrance，TOM）复合体通过线粒体外膜导入，另一部分 PINK1 由 TOM 复合体通过线粒体内膜导入，随后跨越线粒体内膜[26]。导入内膜的过程与 PINK1 从 64 kDa 剪切到 60 kDa 有关，然后由 PARL 将 PINK1 剪切成 52 kDa。通过 PINK1 被线粒体内的蛋白酶降解的途径，使 PINK1 的表达在健康线粒体中受到抑制。在不健康的线粒体中，线粒体内膜去极化，膜电位是 TIM 介导的蛋白导入的必要条件。在去极化线粒体中，PINK1 既不再被导入内膜，也不再被 PARL 裂解，线粒体外膜中 PINK1 浓度增加。然后 PINK1 可以招募 Parkin。研究认为，PINK1 在 S65 位点磷酸化 Parkin 泛素连接酶，启动线粒体的 Parkin 招募。Parkin 是一种细胞质 E3 泛素连接酶。一旦其定位于线粒体，PINK1 就可在 S65 位点磷酸化 Parkin，与泛素磷酸化的位点同源，通过诱导二聚体形成而产生激活状态的 Parkin[27]。由于 PINK1 在线粒体表面聚集，募集的 Parkin 蛋白可以在线粒体外膜中泛素化其他蛋白质。这些蛋白质包括 Mfn1/Mfn2 和 mitoNEET。线粒体表面蛋白泛素化导致线粒体自噬启动因子的产生。Parkin 促使 K63 和 K48 位点产生泛素化链式反应。K48 泛素化启动了蛋白质的降解，K63 泛素化可以招募自噬蛋白 LC3/GABARAP，从而导致线粒体自噬。目前尚不清楚哪些蛋白质是必要的和充分的线粒体自噬条件，以及这些蛋白质一旦泛素化，如何启动线粒体自噬[28]。

诱导线粒体自噬的其他途径包括线粒体膜外表面的线粒体自噬受体。这些受体包括 NIX1、BNIP3 和 FUNDC1[30,31]。所有这些受体都包含与 LC3/GABARAP 结合的 LIR 一致性序列，这可能导致线粒体的降解。在缺氧条件下，BNIP3 由 HIF1α 调节。BNIP3 在其丝氨酸残基附近的 LIR 序列磷酸化，这促进了 LC3 的结合。FUNDCI 对缺氧也很敏感，尽管在正常情况下它主要存在于线粒体外膜[31]。

4.3 自噬相关蛋白及其信号通路

4.3.1 自噬相关蛋白

自噬的过程是通过多种调节因子的协调作用被严格控制的。迄今为止，已有 30 多种自噬相关蛋白被鉴定，其中大多数在酵母和哺乳动物基因组之间表现出明显的同源性(表 4-1)。自噬过程中高度保守的关键步骤包括自噬起始、囊泡成核(形成杯状双膜结构,称为隔离膜)、囊泡伸长、融合和降解,而这些步骤的完成均依赖于自噬相关蛋白的调控。

表 4-1 自噬相关蛋白及其功能

蛋白名称	酵母	高等真核生物	功能
ATG1/ULKs	+	+	为蛋白激酶,可参与自噬的诱导,并可能参与 PAS/吞噬细胞的生物发生
ATG2	+	+	与 ATG18/WIPI4 可能参与 PAS/吞噬细胞的生物发生
ATG3	+	+	为 E2 样酶,作用于泛素样结合体系,催化 ATG8/LC3 的脂化作用,参与吞噬团的扩增
ATG4	+	+	处理和降解 ATG8/LC3,参与吞噬细胞的扩增
ATG5	+	+	共价连接到 ATG12,生成参与噬菌体膨胀的 ATG12-aTG5 偶联物
ATG6/beclin 1	−	+	参与各种 PI(3)K 复合物的组成,其中一种参与诱导自噬和 PAS/phagophore 生物发生
ATG7	+	+	为泛素样结合系统的 E1 样酶,可参与噬菌体的扩增
ATG8/LC3s	+	+	为泛素样蛋白,可参与噬菌体的扩增
ATG9	+	+	为跨膜蛋白,可参与自噬的诱导及 PAS/吞噬细胞的生物发生
ATG10	+	+	为 E2 样酶,用于泛素样连接系统,介导吞噬囊扩张过程中涉及的 ATG12-ATG5 偶联物的形成
ATG12	+	+	为泛素样蛋白,可参与噬菌体的扩增
ATG13	+	+	为 ATG1/ULKs 的结合伙伴和调节因子,可参与诱导自噬,可能参与 PAS/吞噬细胞生物发生
ATG14	+	+	为 PI(3)K 复合物 I 的组分,可参与自噬的诱导,并可能参与 PAS/吞噬细胞的生物发生
ATG16	+	+	与 ATG12-ATG5 结合形成一个大复合体,作为 E3 连接酶直接在自噬体膜上 LC3 脂化,参与噬体的扩增
ATG17/FIP200	+	+	为 ATG1/ULKs 的结合伙伴和调节因子,可参与诱导自噬,可能参与 PAS/噬细胞生物发生
ATG18/WIPIs	+	+	为 ptsins3p 结合蛋白,可能参与 PAS/phagophore 的生物发生
ATG23	+	−	为 ATG9 的结合伙伴和调节因子,可参与自噬的诱导,可能参与 PAS/吞噬细胞的生物发生
ATG27	+	−	为 ATG9 的结合伙伴和调节因子,可参与自噬的诱导,可能参与 PAS/吞噬细胞的生物发生

续表

蛋白名称	酵母	高等真核生物	功能
ATG29	+	-	为ATG1的结合伙伴和调节因子，可参与自噬的诱导，可能参与PAS/吞噬细胞的生物发生
ATG31	+	-	为ATG1的结合伙伴和调节因子，可参与自噬的诱导，可能参与PAS/吞噬细胞的生物发生
ATG101	-	+	为ULKs的结合伙伴和调节因子，可参与诱导自噬，并可能参与PAS/吞噬细胞的生物发生
Ambra1	-	+	调节PI(3)K和ATG1/ULK复合物，参与诱导自噬
DFCP1	-	+	为ptdins3p结合蛋白，可能参与诱导自噬
VMP1	-	+	为跨膜蛋白，可调节自噬诱导
Vps15/p150	+	+	可调节Vps34/hVps34的活性；调节各种PI(3)K复合物的组成，其中一种参与诱导自噬和PAS生物发生
Vps34/PtdIns3PKC3	+	+	调节各种PI(3)K复合物的组成，其中一种参与诱导自噬和PAS生物发生

自噬已被证明参与了从饥饿到细胞分化、发育、异常结构的降解、过剩或受损细胞器的更替、肿瘤的抑制、先天和适应性免疫、衰老和细胞死亡等生理过程。自噬过程中Atg蛋白的发现是理解这一过程的一个里程碑。此外，到目前为止所发现的Atg蛋白的翻译后修饰赋予了Atg机制中多种调控的巨大可塑性。近期，除了与溶酶体小室融合外，更多的功能被赋予自噬结构，以及Atg蛋白的大量非自噬作用[32]。

4.3.2 自噬的信号通路

1. 自噬的起始

自噬是由丝氨酸苏氨酸蛋白激酶ULK1启动的[33]。自噬诱导，如营养剥夺和雷帕霉素，引起ULK1去磷酸化；由ULK1、ATG13、ATG101和FIP200组成的ULK1复合物与mTORC1复合物分离。ULK1被酶激活，使ATG13和FIP200磷酸化，开始自噬的过程(图4-2)[34]。

2. 囊泡成核

由Beclin 1、Vps34、Vps15和ATG14L组成的Beclin 1 Vps34复合物参与了囊泡成核过程[35,36]。在此条件下，诱导自噬激活的ULK1通过磷酸化Ambra1招募Beclin 1-Vps34，形成自噬复合体[37]，在这个过程中，Ambra1结合TRAF6，作为ULK1的E3泛素连接酶，通过K63泛素化导致自交联来稳定ULK1。通过磷酸化Beclin 1激活的ULK1复合体也增强了ATG14L-Vps34复合体的活性[38]。此外，AKT和表皮生长因子受体通过磷酸化Beclin 1调节自噬，而不依赖于mTORC1。Vps34招募一个效应蛋白(DFCP1)，促进双层膜泡成核的起始。由ectopic Pgranule (epg)亚群的特异自噬基因家族成员编码的蛋白WIPI也参与了这一过程[39](图4-2)。

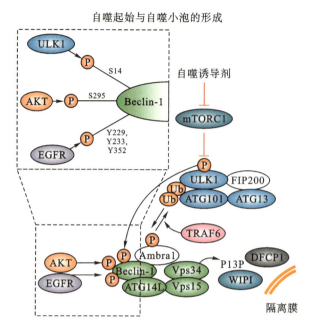

自噬诱导剂抑制 mTORC1，引起 UKL1 去磷酸化而被激活。

图 4-2　自噬起始与自噬小泡的形成[40]

3. 自噬小泡的拓展

自噬体的扩展或形成由 ATG 蛋白介导，组装成两个泛素样结合系统，即 ATG12-ATG5-ATG16L 和 ATG8（LC3）-磷脂酰乙醇胺[41]。在第一个系统中，ATG12 通过 ATG7（一种类似 E1 的泛素激活酶）和 ATG10（一种类似 E2 的泛素结合酶）的协同作用与 ATG5 结合。ATG12 的 ATG5 结合在 ATG16L 上，形成了 ATG12-ATG5-ATG16L 复合物，然后参与 LC3 的磷脂酰乙醇胺结合。由 ATG4 蛋白酶产生的 Pro-LC3，通过 ATG7、ATG3（另一种类似 E2 的酶）和 ATG12-ATG5-ATG16L 复合物（作为类似 E3 的酶复合物）与磷脂酰乙醇胺结合。脂结合的 LC3（LC3 磷脂酰乙醇胺）定位于自噬体膜，参与自噬体的形成和延伸（图 4-3）。

4. 融合与降解

自噬受体或受体蛋白[sequestosome-1（又被称为 p62），optineurin，NDP52，NBR1 和 Alfy]作为桥梁[43-47]，促进了要被降解的目标蛋白或细胞器与自噬小体的连接。成熟的自噬体与溶酶体融合，形成自噬溶酶体，自噬受体蛋白连接的物质或细胞器被溶酶体酶消化（图 4-4）。

5. 自噬的终止

自噬的终止可以通过自噬溶酶体产生的营养物质重新激活 mTORC1 复合物的重要组成部分 mTOR 来实现。这种反馈机制可以抑制自噬的过度激活。重新激活的 mTOR 产生原溶酶体小管或小泡；这些结构从自噬溶酶体中排出并成熟为功能性溶酶体，从而为自噬机制提供了完整补充。

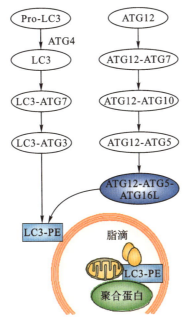

图 4-3 自噬小泡的拓展[40]

自噬体的延伸是由两个体系介导的，即 ATG12-ATG5-ATG16L 和 LC3-PE[42]。

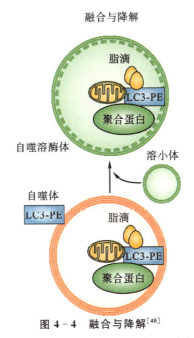

图 4-4 融合与降解[40]

完全自噬小泡形成后，成熟的自噬体与溶小体融合，形成自噬溶酶体，其中隔离的分子或细胞器被降解。

4.4 线粒体自噬与衰老

线粒体是被双层膜包裹的细胞器，由线粒体外膜和线粒体内膜组成。线粒体在大多数细胞类型中含量丰富，占细胞体积的 10%～40%。例如，线粒体约占 HeLa 细胞体积的 30%，占心脏细胞体积的 22% 或 37%。此外，细胞类型不同，则线粒体的形态和数量也有很大差异。例如，心肌细胞含有数千个形态相似的线粒体，而神经元则含有数百个动态的、形态不同的线粒体。线粒体的细胞功能是多方面的，包括产生生物能量载体三磷酸腺苷（ATP），参与 ROS 和钙信号转导、代谢物合成、程序性细胞死亡和肿瘤形成。线粒体的生物能量功能包括三羧酸（TCA）循环中乙酰辅酶 A 的氧化，生成 NADH 和 $FADH_2$，后者将电子传递到电子传递链，在 IMM 上产生电化学梯度，用于产生 ATP。受损的线粒体可以发出程序性细胞死亡、炎症和衰老的信号。线粒体损伤水平升高可加重多种疾病，并参与疾病的发病过程。为了维持线粒体群体的稳态，细胞依赖自噬，这是一种质量控制过程，通过这种过程，细胞质的成分被隔离并传递到溶酶体以降解。线粒体功能障碍可以通过一种特殊的自噬模式被识别和靶向降解，这种自噬模式被称为线粒体自噬。这一点在细胞培养和体内模型中得到了实验证明，自噬蛋白的基因敲除导致线粒体数量增加、线粒体功能障碍和 ROS 水平提升。线粒体靶向溶酶体在几十年前就已被发现，近年来在阐明不同的线粒体吞噬机制方面取得了快速进展。

衰老的特征是生理完整性的逐渐丧失，导致功能受损和死亡的可能性增加。这种恶化是人类疾病的主要危险因素，如癌症、糖尿病、心血管疾病和神经退行性疾病[48]。近年来，衰老研究取得了前所未有的进展，特别是发现衰老的速度至少在某种程度上是受进化中保守的遗传途径和生化过程控制的。线粒体在细胞生命的各个过程中起着重要作用。线粒体自噬是一种通过自噬选择性降解线粒体的过程，参与了线粒体的质量控制。正因为如此，在酵母和哺乳动物细胞实验中，科学界在这一过程的研究上投入的时间和精力不断增加。2004 年，科学家通过严格的氧化代谢培养条件和第一个相关蛋白（Uth1p）的鉴定[49]，在酿酒酵母中发现了线粒体自噬的选择性。线粒体如何在衰老过程的特定方面发挥作用，包括细胞衰老、慢性炎症和干细胞活性随年龄变化的下降？这个问题促使许多实验室对线粒体自噬产生了兴趣。

线粒体自噬并没有明确的规律：线粒体可以通过形态上不同的机制（巨噬细胞和微噬细胞）被降解。它们的消除由不同的信号触发，并在不同的介质控制下，在细胞生理学中执行不同的任务。

4.4.1 线粒体自噬的分子机制

通过基因筛选和使用分析工具对线粒体自噬所需的蛋白质进行鉴定，有助于进一步了解分子机制。这些蛋白质可分为两类，即线粒体自噬的基本因子和调节因子。其中，Atg32 蛋白证实了该过程的选择性，因为该蛋白作为线粒体受体，与

Atg8 蛋白相互作用[50]。这种特异性结合确保了降解线粒体与自噬核心机制之间的连接，而自噬核心机制是自噬流所必需的。在酵母和哺乳动物细胞中，标记被降解目标的受体的概念得到了很好的验证，进一步显示了这一过程的选择性。Atg32 和 Atg11 之间的相互作用是一个更普遍的过程[3]。后者是所有已知的选择性自噬途径的适配蛋白，它将受体结合的"货物"引导到组装点，将其包装成囊泡，然后运输到液泡中。然而，这种相互作用是如何被调节的、是什么引起的及与线粒体功能相关的信号转导蛋白/分子的身份仍不清楚。已知 Atg32 蛋白必须被磷酸化才能有效地进行线粒体自噬（图 4-5）。尽管最近有研究表明，调节线粒体自噬需要两条 MAPK 信号通路，但是磷酸化 Atg32p 的激酶尚未被确认。

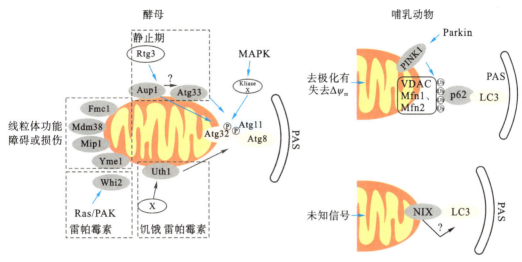

图 4-5 线粒体自噬的分子机制

在酵母中，当线粒体自噬被诱导时，线粒体外膜蛋白 Atg32 被未知激酶磷酸化，该激酶可能位于两条丝裂原激活的蛋白激酶（MAPK）信号通路 Slt2 和 Hog1 的下游[51]。这种磷酸化介导了 Atg32-atg11 的相互作用，保障了线粒体向 PAS 的补充。在 PAS 中，线粒体通过蛋白 Atg32 和 Atg8 之间的相互作用被吞噬细胞膜包围[52]。N-乙酰半胱氨酸（NAC）通过抑制 Atg32 蛋白的表达，增加还原性谷胱甘肽（GSH）的细胞水平，从而抑制线粒体自噬。此外，在特定条件下，线粒体蛋白 Uth1、Aup1、Atg33 和 Whi2 也被认为是线粒体自噬所必需的[53-56]，但它们的功能尚不清楚。细胞在含有呼吸碳源的培养基中生长时，饥饿、静止期或药物雷帕霉素均会诱导酵母的线粒体自噬。线粒体蛋白 Fmc1、Mdm38、Mip1、Yme1 缺失或突变引起的线粒体损伤也可诱导线粒体自噬[57-59]。哺乳动物细胞有 2 种自噬机制：依赖于 PINK/PARKIN 的自噬通路和非 PINK/PARKIN 依赖性自噬通路（NIX 依赖性自噬通路）。当线粒体去极化或线粒体膜电位降低时，PINK1 蛋白无法通过线粒体导入机制导入内膜，而是在外膜堆积。在红细胞成熟的过程中，线粒体被线粒体吞噬。触发这一过程的具体信号还不清楚，但是 Bcl-2 家族中只有一个 bh3 成员，即线粒体外膜蛋白 NIX，已经被确定与 LC3 相互作用。这种相互作用有助于包裹线粒体的选择性自噬体的形成，但目前尚不清楚 NIX 是否需要类似酵母中与 Atg11 蛋白相对应的适配蛋白。酵母线粒体受体蛋白 Atg32 的同源物尚未在哺乳动物中发现。

1. 依赖于 PINK/PARKIN 的线粒体自噬

泛素链组装途径以最简单的形式被描述为包含三个活动作用的元素，即一个线粒体损伤传感器（PINK1）、一个信号放大器（parkin）和一个信号效应器（泛素链），它决定了哪些线粒体应该被自噬机制捕获[60]。PINK1 包含一个 N 端 MTS，并与外膜复合体的转位蛋白结合。当 PINK1 的 MTS 和跨膜片段到达内膜复合物的跨膜蛋白并横向转移到内膜时，跨膜片段被内膜定位的蛋白酶 PARL 切除。切割产生 52 kDa 的蛋白质片段，其包含可能仍与 TOM 复合物相关的激酶结构域。因此，在线粒体健康的细胞中，PINK1 水平较低。然而，当线粒体受损时，PINK1 的转运和处理受阻，导致激活的 PINK1 在线粒体外膜上积累，并通过多步前馈机制激活 parkin 的 E3 泛素连接酶活性，具体如下：依赖于泛素的泛素链组装在母体上，促进泛素结合的线粒体自噬受体的募集，从而促进自噬小体的捕获。在这个线粒体自噬途径中，去泛素化酶主要是线粒体中定位的泛素羧基末端水解酶 30（USP30），其功能可能是通过清除线粒体中的泛素链来拮抗自噬途径，直到 parkin 的激活足以超过 USP30 对泛素链的清除（图 4-6）[61]。阐明决定 parkin 激活状态的生化机制一直是该领域的研究热点。

在线粒体损伤时，PINK1 稳定在线粒体外膜上，并通过涉及 Parkin 和泛素磷酸化的前馈机制激活 Parkin。然后，Parkin 在许多线粒体外膜蛋白上组装泛素链，这些泛素链可以募集泛素结合自噬受体。在典型的自噬模型中，泛素结合自噬受体的作用是募集 ATG8 阳性吞噬细胞，最终将受损的线粒体包住，并与溶酶体融合，从而促进受损线粒体的降解。典型的自噬体组装途径由 3 个主要的分支组成：负责在供体膜上产生磷脂酰肌醇三磷酸（PtdIns3P）的磷脂酰肌醇三激酶催化亚基三型（VPS34）分支（步骤 1）[62-64]，调节吞噬细胞起始和扩增的丝氨酸/苏氨酸蛋白激酶 ULK1 分支（步骤 2）以及 ATG8 参与的通路，涉及 ATG7（E1）、ATG3（E2）和 ATG5/ATG12-ATG16（E3）复合物（其中/表示异肽键）的结合途径，结合的途径是将 ATG8 蛋白附着到正在生长的自噬体膜上的磷脂酰乙醇胺（PE）（步骤 3）[65]。ATG8 蛋白被认为是通过与受体和该途径的其他调节剂相互作用而起作用。然而，有证据表明 ATG8 自噬小体形成可能通过非标准途径不依赖于偶联的形式，这也可能在线粒体自噬中起到作用，但可能降低了效率。

在拥有健康线粒体的细胞中，Parkin 以自抑制形式分散在细胞质中。但是，在线粒体损伤和 PINK1 在线粒体外膜上稳定之后，Parkin 会经历一系列修饰（包括磷酸化、多种构象变化及与磷酸化 Ser65 的泛素化）由 PINK1 启动的磷酸化泛素（pSer65 Ub），可促进其与线粒体外膜的稳定结合并激活其 E3 泛素连接酶活性。简单地说，Parkin 的激活包括通过 Parkin 泛素样（UBL）结构域的磷酸化直接激活和通过结合 pSer65 Ub 激活的两个主要步骤[67]。应当指出的是，在下面描述的许多研究中，实验方法都是在模型细胞系统中过表达 parkin 或 PINK1，鉴于反馈回路的参与，其作用可能未知，结果可能更难以解释[68]。

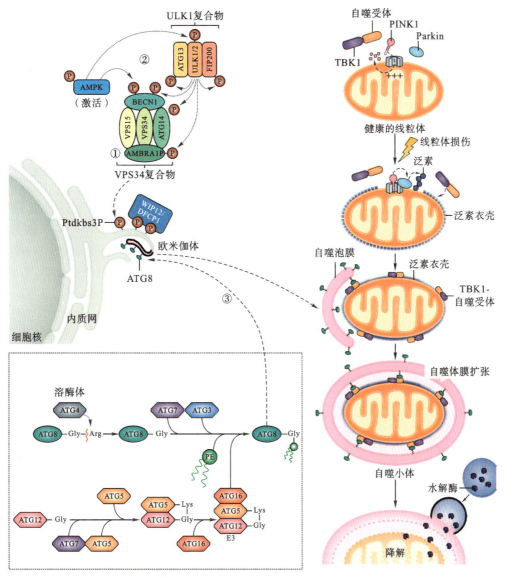

图 4-6 依赖于 PINK/PARKIN 的线粒体自噬示意图[66]

对于 PINK1 依赖性 UBL 磷酸化激活内源性 parkin 途径，泛素系统采用一系列的泛素补充和转移方法，最终将泛素的 C 末端 Gly76 残基转移到底物上的赖氨酸残基中（初级泛素化）或赖氨酸残基上的赖氨酸残基中，从而延伸泛素链。泛素在 ATP 存在的条件下被 E1 泛素激活酶激活，并被转移到几种 E2 泛素结合酶之一的活性位点半胱氨酸残基上，形成硫酯键。此类 E2 酶与 E3 泛素连接酶中的 RING 或 HECT 域相互作用，以促进泛素向底物的转移。Parkin 是一种 RING-between-RING(RBR)的 E3 泛素连接酶，包含一个 N 端 UBL 结构域、一个与 E2 酶结合的中央 RING1 结构域、一个位于 in-between-RING(IBR)结构域和一个包含催化半胱氨酸残基的 C 端 RING2 结构域（图 4-7）[69,70]。

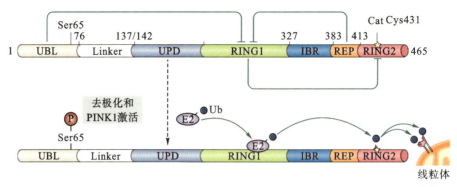

图 4-7 E3 泛素蛋白连接酶 parkin 的结构域和激活后泛素(Ub)转移的示意图[66]

RBR E3 类似于含 HECT 结构域的蛋白质，并使用它们的 RING1 结构域催化泛素从带电的 E2 酶转移到 RING2 中的催化半胱氨酸残基上。与 HECT E3s 一样，该泛素随后被转移到赖氨酸残基上。Parkin 自抑制涉及下列 3 种机制，必须克服这 3 种机制才能将 Parkin 转化为活性酶。第一，Parkin 的 UBL 结构域靠在 RING1 内的两个核心α螺旋元件之一上，从而阻止了 E2 的进入。第二，抑制元件与 UBL 结构域和 RING1 对接，进一步阻止与 E2 的接触。第三，RING2 中的催化位点 Cys431 残基被唯一的 Parkin 结构域(也被称为 RING0)抑制，从而阻止泛素从带电荷的 E2 转移到 Parkin 的催化半胱氨酸残基上。因此，需要多次构象变化来消除这些自抑制约束[71-72]。

自从发现 PINK1 在 Parkin 的上游起作用以来，大量的工作都集中在理解 PINK1 如何直接调控 Parkin 的活动上。一项早期研究发现，PINK1 使人神经母细胞瘤(human neuroblastoma，SH-SY5Y)细胞中的 Parkin 磷酸化，并且 PINK1 依赖的磷酸化促进了 Parkin 制造 Lys63 连接的泛素链的能力[73]。然而，Parkin 的磷酸化位点及其激活机制尚未见报道。关于 Parkin 激活的关键见解来自于 PINK1 使 Parkin 的 UBL 结构域的 Ser65 磷酸化，以及 Parkin 在 Ser65 上的磷酸化(pSer65 parkin)促进体内泛素链形成[74]。随后的研究使用 Ser65 上的 Parkin 化学计量学磷酸化结合质谱法对泛素链形成的定量测量，结果显示，pSer65-Parkin 在体外增加了约 2400 倍的链组装活性。因此，Parkin UBL 结构域的磷酸化显著激活了其固有的泛素连接酶活性。Ser65 处的 UBL 结构域磷酸化破坏了 UBL 与 RING1 的相互作用，并被认为允许 UBL 结构域通过其连接 UPD 的支链移动。有趣的是，释放 UBL 结构域与突变后的 Paikin(Trp403Ala)效果相似，被认为部分释放的代表元件从 RING1 促进绑定 E2。从 Parkin 核心展开 UBL 疏水性 Ile44 残基区域对 PINK1 的磷酸化很重要，这在一定程度上解释了在磷酸化之前需要释放 UBL 结构域的必要性。随后的结构改变被传递到 RING2 区域，正如催化 Cys431 残基的反应活性增加所表明的那样。

当发现 PINK1 和泛素链是 PINK1 底物和 pSer65-Ub 链与线粒体中 Parkin 的激活保守关联时，研究者们发现了 PINK1 对受损线粒体的第二种作用模式。Parkin 的 UBL 结构域在氨基酸序列上与泛素约 30% 相同(约 50% 相似)，包括接近 Ser65

的 Ile44 的表面的大量保守序列。重要的是，Parkin UBL 结构域的 Ser65 被发现在泛素中保守，这导致了 PINK1 可以直接磷酸化 Ser65 上的泛素。线粒体磷蛋白定量组学对 PINK1 底物的鉴定和泛素存在下的 PINK1 对 Parkin 的生化激活研究也独立鉴定泛素为 PINK1 靶点。初步的生化研究表明，单体 pSer65 Ub 不仅在生理上与 Parkin 结合，并且可以部分激活其泛素链组装活性，而不依赖于 Parkin 上的 Ser65 磷酸化。尽管 Parkin 在体内似乎以线粒体上的泛素链的形式与 pSer65 Ub 联系在一起，但单体 pSer65 Ub 已经成为了解 Parkin 在线粒体外膜上激活和保留的生化和结构基础的有用工具。在体外，pSer65 Ub 可以与未磷酸化的 Parkin 和 pSer65 Parkin 结合，但与 pSer65 Parkin 的结合强度约为与 Parkin 结合的 20 倍。此外，当 pSer65 Ub 与未磷酸化的 Parkin 的结合激活了约 1000 倍的链合成活性时，pSer65 - parkin 和 pSer65 Ub 的复合物比未磷酸化的 Parkin 表现出约 4400 倍的链合成活性[75]。

近年来，科学家通过对纳米体稳定的 PINK1 泛素复合物的结构分析，获得了关于 PINK1 如何特异性识别泛素的见解。PINK1 在蛋白激酶中是独一无二的，因为它的 N 末端包含三个氨基酸序列的延伸，被称为嵌饰，而在其他蛋白激酶中是不存在的。该结构揭示了这些嵌入是通过 PINK1 中 Ser202 和 Ser204 的自动磷酸化来稳定的，从而创造了一个独特的嵌入构像，使泛素能够被识别为底物。此外，当与 PINK1 结合时，泛素以一种独特的 C 末端缩回构象（ubiquitin CR），该构象将其 Ser65 残基置于靠近 PINK1 催化中心的延伸环中。泛素 CR 构象被认为是 pSer65 Ub54 特有的，但最近的报道发现它在未修饰的泛素中丰度较低。缺乏嵌入序列的 PINK1 的结构最近也得到了描述。这些研究解释了 PINK1 的关键特征，包括为什么 PINK1 对泛素和 Parkin UBL 结构域作为底物具有高度选择性，以及在 PD 患者中发现的 PINK1 突变中有多少会破坏催化活性或底物识别。

结构和功能研究表明，pSer65 - Ub 通过在 Parkin 中实现重要的接触而促进了连接 RING1 和 IBR 结构域的中央 α 螺旋（H3）的形成，从而从 URB 结构域释放 Parkin 的核心。Parkin - pSer65 - Ub 复合体中的关键部分是一簇带正电的残基（Lys151 和 His302），它与 pSer65 - Ub 中的磷酸盐结合后，任何一个位点的突变都会消除与 pSer65 - Ub 的结合。结合到缺少 59 个残基的 UBL 结构域连接的 Parkin 的 pSer65 - Ub 的晶体学分析了涉及 Parkin 二聚体的另一种激活模型，其中 pSer65 - Ub 结合在 IBR 结构域上打开了一个表面，然后与带电荷的泛素～E2 硫酯的供体泛素相互作用（其中～表示硫酯键），E2 自身与相邻的 Parkin 分子的 RING1 结合。该模型得到以下发现的支持：尽管未在体内进行测试，但预计这些 IBR 残基中的突变可直接与供体泛素相互作用，从而降低了 Parkin 在体外的链合成。有活性的全长 pSer65 - Parkin 与 pSer65 - Ub 的复合物的生物物理分析显示单体 1∶1 形成复合物。在催化过程中，pSer65 - Parkin 二聚体会瞬时组装，pSer65 - Parkin 中的 UBL 结构域似乎无法促进二聚体形成。生物物理和分子动力学测量还表明，缺乏 UBL 结构域的 Parkin 与泛素 E2 的结合触发了 RING2 结构域向 RING1 的大规模扩散运动，从而促进泛素转移至位于 RING2 的 Cys431。需要在转移前状态和含有泛素带电的 RING2 的状态下分析全长 pSer65 - Parkin 与 pSer65 Ub 泛素～E2 底物复合物，以确认这些模型中的哪一个是正确的。值得注意的是，针对其他 RBR E3s 的描述涉及变构 UBL 结构域的激活机制，这提示 RBR E3s 激活机制的保守地位[66]。

2. 非依赖于 PINK/PARKIN 的线粒体自噬

人们越来越认识到，在发育和正常生理过程中，除了去除有缺陷的线粒体外，在特定的细胞转变过程中，线粒体质量控制至关重要。在受精过程中，mtDNA 的丢失是通过对秀丽隐杆线虫、果蝇和脊椎动物的线粒体自噬过程发现的。在小鼠中，E3 泛素连接酶 Parkin 和线粒体泛素化激活因子 NFKB 1（MUL1）的线粒体泛素连接酶激活物（MUL1）起冗余作用，并与 SQSTM1 和 PINK1 结合，这表明在本例中使用了已建立的 PINK1-Parkin 通路的一些元素[76-77]。相比之下，在果蝇的类似过程中需要自噬机制和 SQSTM1，但不需要 Parkin。为了在视网膜细胞成熟过程中去除线粒体，线粒体捕获的自噬体装配是由一种自噬受体 BCL2/腺病毒 E1B 19 kDa 蛋白相互作用于蛋白 3 [NIX，也被称为 BNIP3L，位于线粒体外膜，包含与 ATG8 蛋白相关的 LC3 相互作用区（LIR）基序] 有效清除线粒体。最近的数据表明，LIR 序列附近的 NIX 磷酸化后增加了与 ATG8 的结合，增加了线粒体的自噬体。其他含有 LIR 序列的线粒体外膜蛋白，包括 FKBP8 和 FUNDC1，与 ATG8 蛋白直接相互作用，促进线粒体自噬。在没有 Parkin 的情况下，过表达 FKBP8 和 ATG8 蛋白可以促进线粒体自噬，尽管这种形式的线粒体自噬的生理环境尚不清楚[78]。同样，FUNDC1 的过表达可以通过 E3 泛素蛋白连接酶 MARCH5 调控的方式促进缺血情况下的线粒体自噬[79]。了解通过 ATG8 招募直接促进线粒体自噬的生理环境仍然是未来研究的目标。

在线粒体损伤后的几分钟内，Parkin 在线粒体外膜上被募集和激活，并启动局部底物的泛素化。许多研究集中在识别 Parkin 底物对线粒体损伤的反应上。早期研究发现了几个不同的目标，包括 MFN1、MFN2、VDAC、FIS1、TOM20 和 CISD1，这些都位于线粒体外膜上。为了识别 Parkin 的靶点和初级泛素化位点，科学家们对线粒体去极化后的定量蛋白质组学进行了研究。泛素化位点位于许多线粒体外膜蛋白的胞质结构域和一些响应 Parkin 激活而被募集到线粒体的胞质蛋白上。过表达 Parkin 的 HeLa 细胞线粒体泛素化分为两个阶段：初始阶段（前 2 h），其主要底物是线粒体外膜蛋白质的胞质结构域；第二个阶段，该阶段的蛋白质定位于线粒体内部，成为泛素化的靶标。在过表达的 Parkin 存在的条件下，线粒体去极化会导致线粒体外膜的破裂，从而可能使内膜蛋白暴露于 Parkin 或其他 E3s 泛素连接酶的作用下。但是，尚不清楚线粒体外膜的破裂是否发生在神经元的内源性 Parkin 水平上，以及它是否在线粒体自噬中具有特定作用。

线粒体外膜上 Parkin 底物的多样性及 Parkin 中不存在明显的底物识别元件表明 Parkin 缺乏固有的底物特异性。因此，有可能线粒体外膜上的底物的身份特异性不如应用组装在这些底物上的泛素链密度来区分线粒体的特异性强。确实，如下所述，线粒体受体具有结合线粒体上特定类型的泛素链的能力。泛素链可以通过蛋白上的 7 个赖氨酸残基（Lys6、Lys11、Lys27、Lys29、Lys33、Lys48 和 Lys63）的 ε 氨基以及其 N 末端甲硫氨酸残基的 α 氨基来组装。链可以是线性的、支链的或混合的。不同类型的链连接可以通过特定的泛素结合结构域(ubiquitin-binding domain,UBD)加以区分,例如线粒体受体中发现的那些。在内源性泛素的背景下,过表达 Parkin 的细胞中线粒体去极化,导致线粒体外膜上 Lys6、Lys11、Lys48 和 Lys63 链键的形成,而 parkin 可以在体外催化这些相同键的形成,但是还不知道这样的链如何分布在不同的线粒体底物中、在每种底物上构建的链有多长,以及存在混合或分支链拓扑的链的程度。尽管多泛素化与单泛素化相同,被认为对线粒体受体的募集至关重要,但单泛素化也有可能通过充当 PINK1 磷酸化的靶标而发挥重要作用。

泛素化是一个可逆的过程,最近的研究表明,去泛素化(DUB)酶在线粒体的调节中起着核心作用。Parkin 可以自身泛素化,从而减少去极化线粒体的募集。自体泛素化的 Parkin 蛋白的 USP8 去泛素化定位于去极化线粒体,是有效激活线粒体所必需的。此外,泛素特异性蛋白酶 USP30(通过跨膜结构域定位在线粒体外膜处)和 USP15(作为负调控剂)可以从线粒体外膜蛋白中去除与 Parkin 连接的泛素,USP15 可以部分定位于线粒体。重要的是,USP30 和 USP15 的组合均增加了细胞对线粒体自噬的能力,这表明线粒体自噬有作为药物干预靶点的潜力[80]。

(1)Bnip3 和 Bnip3L/Nix 介导的线粒体自噬:Bnip3 及其同源物 Bnip3L/Nix 是非典型的含有促凋亡 BH3 结构域蛋白,属于 Bcl-2 家族成员,它们共有 56% 的氨基酸序列。两者通过其 C 端跨膜结构域插入线粒体外膜,N 端朝向细胞质[81]。在线粒体中,Bnip3 和 Nix 的 BH3 结构域抑制抗凋亡的 Bcl-2 蛋白的功能。除了其凋亡功能外,Bnip3 还被报道可触发自噬和线粒体自噬,而 Nix 被发现可在血细胞发育过程中介导线粒体清除。后来科学家发现,Bnip3 和 Nix 都含有相同的 N 末端 LIRs,从而为其线粒体自噬的诱导功能提供了机制上的解释(图 4-8)[81]。

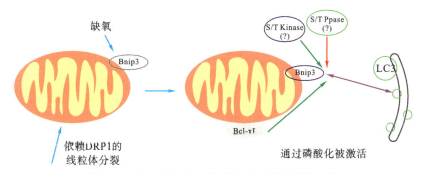

图 4-8 Bnip3 和 Bnip3L/Nix 介导的线粒体自噬

Bnip3 是由缺氧诱导的,通过一个跨膜区域定位到 OMM。Bnip3 LIR 活性需要丝氨酸 17 磷酸化,并通过丝氨酸 24 磷酸化得到增强。相关的激酶和磷酸酶还没有被发现。促进生存的 Bcl-xL 活性功能,增强 Bnip3 与 LC3 的结合。Nix 包含一个相同的 SWxxL LIR 基序,预计将经历类似的磷酸化调控。

除了通过 LIR 将线粒体外膜与自噬体膜耦合外,Bnip3 和 Nix 还与自噬调节机制发生交叉。缺氧诱导的自噬被证明是由 Bnip3 和 Nix 与 Bcl-2 的结合及随后 Bcl-2 与 Beclin 1 结合的中断引起的。此外,Bnip3 和 Nix 可以通过其 N 端与 mTOR 激活蛋白 Rheb 结合,这与 mTOR 激活减少和自噬增强有关。在谷氨酰胺介导的线粒体呼吸活性增强的情况下,Rheb 与 Nix 相互作用,诱导线粒体自噬,这可能是为了满足线粒体质量控制需求的增加。在这一研究中，Rheb 定位到线粒体并没有改变 mTOR 活性，而 Rheb 是否进一步调节 Nix 与 LC3 的相互作用仍有待确定[82]。

最近的研究发现，Bnip3 促使线粒体自噬的活性是通过邻近 LIR 的丝氨酸残基的磷酸化状态来控制的。Bnip3 LIR 侧面的丝氨酸残基 Ser17 和 Ser24 的磷酸化可促进与 LC3B 和 GATE-16 结合。有趣的是，Bnip3 在丝氨酸 Ser17 处的磷酸化是 LC3B 和 GATE-16 结合的先决条件，而丝氨酸 Ser24 处的磷酸化进一步增加了 LC3B 和 GATE-16 的亲和力。到目前为止，还不确定哪些激酶和磷酸酶负责控制 Bnip3 和 Nix LIRs 的磷酸化状态[83]。

(2) FUNDC1 介导的线粒体自噬：线粒体外膜定位蛋白 FUNDC1 包含三个跨膜结构域和一个 N 端细胞质 LIR 基序（YxxL），可与 LC3 和 GABARAP 蛋白结合。同样，FUNDC1 在 LIR 内和之前的残基处通过磷酸化进行正向和负向调节[84]。在正常条件下，通过抑制酪氨酸 Tyr18 处 Src 激酶的磷酸化和抑制丝氨酸 Ser13 处酪蛋白激酶2(CK2)的磷酸化来抑制 FUNDC1 线粒体受体的活性（图 4-9）。响应缺氧或线粒体解偶联，PGAM5 使 FUNDC1 的 CK2 磷酸化的丝氨酸 Ser13 脱磷酸化，从而激活与 LC3 的结合。另外，ULK1 使 FUNDC1 LIR 基序的丝氨酸 Ser17 磷酸化，导致与 LC3 的结合增强。有趣的是，Bcl-xL 拮抗 PGAM5 介导的 FUNDC1 的去磷酸化，从而阻止了 FUNDC1 与 LC3 的结合，表明在 FUNDC1 系统中抗凋亡信号拮抗线粒体反应[85]。

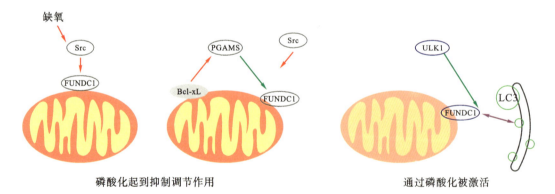

图 4-9 FUNDC1 介导的线粒体自噬

FUNDC1 包含三个跨膜域来完成其线粒体外膜定位。在正常情况下，Src 激酶使酪氨酸 Tyr18 磷酸化，从而使 FUNDC1 LIR 失活。缺氧使 Src 激酶失活，允许 FUNDC1 LIR 介导与自噬体结合。CK2 作为第二负调控机制，使 FUNDC1 在丝氨酸 13 处磷酸化，抑制其 LIR 活性，而 PGAM5 磷酸酶拮抗该反应。促生存的 Bcl-xL 可以结合 PGAM5，抑制其激活线粒体自噬的活性。缺氧和响应去极化丝氨酸 Ser17 磷酸化 ULK1 可提高 LIR 活性[85]。

(3) Bcl2L13/Bcl-Rambo 介导的线粒体自噬：Bcl2L13 或 Bcl-Rambo 是一个非典型的 Bcl-2 家族成员，它包含 4 个 BH 基序，但不结合促死亡或促生存的 Bcl-2 成员，并通过其 C 端跨膜结构域向线粒体外膜发出凋亡信号[86]。最近，基于 Bcl2L13 与酵母线粒体吞噬受体 Atg32 的相似性，Bcl2L13 被鉴定为一种具有 WxxL LIR 基序的线粒体吞噬受体。Bcl2L13 的表达足以诱导线粒体碎片化，并将碎片化的线粒体靶向为自噬体和内溶酶体(图4-10)[86]。所有的 BH 区域都需要碎片化，但与其他的线粒体自噬模式不同，碎片化的发生与 DRP1 无关。此外，CCCP 诱导的 Bcl2L13 的线粒体清除与 Parkin 无关，且 Bcl2L13 在响应 CCCP 时不会诱导线粒体泛素化。Bcl2L13 水平升高可能通过磷酸化激活其 LIR：CCCP 可使 Bcl2L13 水平迅速升高，而磷酸化靶点 S272 突变为丙氨酸则使 Bcl2L13 的丝氨酸总磷酸化水平降低。此外，尽管 Bcl2L13 S272A 突变体片段化了线粒体，但线粒体并不与自噬体共定位。将 S272 突变成类似于磷酸化的谷氨酸或天冬氨酸残基，并识别相关的激酶和磷酸酶，有助于进一步阐明 Bcl2L13 LIR 磷酸化调控的作用。

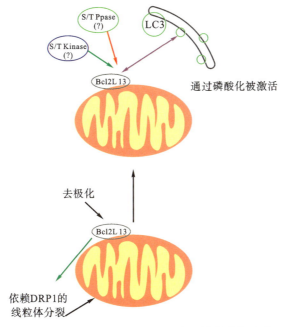

图 4-10　Bcl2L13/Bcl-Rambo 介导的线粒体自噬

Bcl2L13 诱导与 DRP1 无关的线粒体碎片化，是一种含 LIR 的线粒体吞噬受体，是酵母 Atg32 线粒体吞噬蛋白的哺乳动物同源物。

值得注意的是，所有已知的跨膜域线粒体外膜定位的线粒体自噬受体均包含 LIR 之前的保守的**丝氨酸/苏氨酸**，这表明 LIR 磷酸化调节机制是改变线粒体自噬受体功能的关键靶点。此外，还含有 LIR 之前的**丝氨酸**，是 LC3 结合和参与异种吞噬所必需的，这可能使其在线粒体自噬中的作用也受到磷酸化的正向调节。同样地，AMBRA1 包含 LIR 之前的两个酪氨酸残基，这些残基也可能受到磷酸调节。值得注意的是，与 FUNDC1 相反，Bnip3 的**丝氨酸** Ser13 的磷酸化状态对 LIR 活性没有影响，这表明核心 LIR 位点之前的特定残基有助于其调控。

(4)脂质介导的线粒体自噬：除了蛋白作为线粒体自噬的受体外，脂质神经酰胺和心磷脂在定位于线粒体外膜时可以直接结合 LC3 并参与线粒体自噬。无论是通过外源添加，还是由神经酰胺合成酶 1(CerS1)产生的内源性 C18-神经酰胺水平的增加，都会特异性地与 LC3 结合，诱导依赖 DRP1 的线粒体自噬。此外，抗癌剂亚硒酸钠被证明可以通过上调CerS1来激活这一程序。线粒体自噬体的促死亡模式独立于线粒体凋亡信号和caspase信号，并提出了一个模型来阐明线粒体自噬细胞死亡的分子基础[87]。

另外，心磷脂（一种带负电荷的磷脂）可以与LC3B结合，应对亚凋亡的线粒体功能障碍。在正常情况下，大多数心磷脂定位于线粒体内膜上，在线粒体应激的情况下，磷脂酶3（PLS3）将心磷脂重新分配到线粒体外膜上，并与LC3B结合。值得注意的是，I35和F52与p62的LIR结合，R10和R11与p62 LIR之前的天冬氨酸残基结合。然而，这两种脂质是否在功能上影响蛋白质自噬受体与LC3B的相互作用仍有待确定[88]。

4.4.2 衰老与线粒体自噬

保持线粒体健康正在成为延缓衰老和治疗相关疾病的关键。线粒体自噬的选择性降解在保持原始线粒体池健康中具有特别重要的意义[89]。越来越多的证据表明，线粒体完整性在衰老过程中受到破坏，并与人类年龄相关疾病的发病机制有关[90]，与此一致的是，携带有缺陷的mtDNA聚合酶的小鼠表现出加速衰老的表型，这可能是由mtDNA突变的积累驱动的[91]。人类大脑mtDNA缺失水平与衰老之间的相关性，以及mtDNA单倍群与疾病之间的相关性，进一步支持线粒体对生物体健康和寿命的直接影响[92]。事实上，线粒体自噬过程的功能失调退化越来越多地与退行性疾病和衰老相关，这种现象被称为线粒体自噬紊乱。显然，维持线粒体的功能性对于维持细胞内稳态和机体健康是必要的。

1. 衰老与线粒体的质量控制

线粒体进化出多种机制，以确保线粒体质量。例如，线粒体伴侣蛋白和蛋白酶通过线粒体未折叠蛋白反应（mitochondrial unfolded protein response，mtUPR）监测蛋白质稳态，不断防止错误折叠和聚集蛋白的积累[93]，这一机制已被证明对哺乳动物的寿命至关重要[94]。此外，线粒体是动态的细胞器，存在于大管状和高度动态的网络中，不断地经历裂变和融合过程，从而使没有功能的线粒体得到稀释[95]。然而，介导整个线粒体的周转，自噬是唯一已知的途径，以避免细胞损伤和凋亡。这种降解过程由一种被称为自噬小体的双膜囊介导，这一现象首次在哺乳动物细胞中被观察到。

线粒体功能的下降是衰老过程的标志，并与其他衰老特征有关，如端粒功能障碍、基因组不稳定和细胞衰老。然而，这些过程是如何相互联系并最终导致细胞和组织完整性的破坏，这在很大程度上仍不清楚[96]。越来越多的证据表明，在不同的生物模型中，线粒体自噬会影响健康和寿命。使用表达荧光线粒体自噬体报告基因 $mt-Keima$ 的转基因小鼠菌株，在21月龄小鼠海马齿状回中观察到线粒体自噬体水平较3月龄小鼠降低[97]。在衰老的小鼠心脏中也观察到线粒体自噬体水平的下降，与此一致，改变的线粒体自噬体已被证明可影响不同的心脏病理[98]。其他促成衰老表型的组织也具有缺陷的线粒体自噬的特征，正如最近从人类或小鼠中分离的衰老骨骼肌卫星细胞所显示的那样[99]。线粒体自噬的改变对健康和寿命的影响已经通过线虫模式生物得到了特别的证明。几项关于黑色素瘤的遗传学研究表明，线粒体和线粒体自噬基因的过度表达促进健康和(或)寿命的延长。例如，线粒体分裂蛋白动力相关蛋白1(DRP1)的过表达增加了果蝇的寿命，延长了健康寿命[100]。线粒体分裂对果蝇寿命的重要性进一步得到证实，通过观察发现，在DRP1突变果蝇中，p62过表达导致的寿命延长被抵消[101]。过表达Parkin和Pink1还可以观察到果蝇的寿命延长，Parkin过表达抵消了Mfn2水平的提升，这可以在衰老过程中观察到[102]。这些发现与秀丽隐杆线虫的研究一致。在秀丽隐杆线虫的研究中，线粒体自噬已被证明有助于寿命调节[103]。很明显，有大量的数据支持线粒体自噬在衰老过程中的作用。

线粒体自噬功能受损是导致多种人类疾病的发病机制，特别是与年龄相关的散发性疾病，如PD、AD、心肌病和癌症[104-106]。虽然这些观察结果在某些疾病状态和线粒体自噬改变之间产生了有趣的相关性，但很难推断出因果关系。表4-2中罗列了具有特异性线粒体自噬缺陷的单基因与相关疾病，这可能给我们对发病机制和生物学机理的理解有所帮助。

表4-2 自噬与线粒体自噬相关的单基因疾病举例

疾病	基因	蛋白功能	症状
肌萎缩性脊髓侧索硬化症	OPTN（AD）	自噬受体	运动神经元变性
阿尔茨海默病	APP（AD）	跨膜蛋白	痴呆
共济失调	ATM（AR）	DNA损伤反应	小脑变性、毛细管扩张
常染色体显性视神经萎缩	OPA1（AD）	线粒体融合蛋白	视神经萎缩
Barth综合征	TAZ（XLR）	线粒体蛋白	心肌病、嗜中性粒细胞减少症、肌肉无力
腓骨肌萎缩	MFN2（AD）、RAB7（AR）	线粒体融合蛋白、内溶酶体蛋白	神经病变、肌肉无力
柯凯因氏症候群	ERCC6（AR）	DNA损伤修复	小脑变性、身材矮小、日晒敏感
Danon病	LAMP2（XLD）	自吞噬泡形成	心肌病、发育迟缓、肌病
Fabry病	GLA（XL）	溶酶体酶	肾病、心肌病、听力损失、神经病变
范科尼贫血	FANCC（AR）	DNA损伤修复	身材矮小、贫血、皮肤色素改变、骨量减少
额颞叶痴呆和(或)肌萎缩性侧索硬化症	TBK1、SQSTM1（AD）	丝氨酸/苏氨酸蛋白激酶，自噬受体	痴呆、运动神经元退化

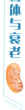

续表

疾病	基因	蛋白功能	症状
戈谢病	GBA1（AR）	溶酶体酶	全血细胞减少症、高雪氏症细胞
智力发育障碍、身体矮小、骨骼异常多变	WIPI2（AR）	自噬体的形成	智力低下、脑萎缩、身材矮小
克拉伯病	GALC（AR）	溶酶体酶	痉挛状态、脑白质营养不良、肌阵挛
拉福拉病	EPM2A（AR）	糖原合成	癫痫、精神发育迟滞
头小畸形	WDFY3（AD）	选择性自噬	认知障碍、头小畸形
MRXST	HUWE1（XL）	E3-泛素蛋白连接酶	精神发育迟滞、巨头、癫痫
粘脂沉积症	GNPTAB（AR）	溶酶体酶	发育迟缓、身材矮小、心脏肥大
多发性硫酸脂酶缺乏症	SUMF1（AR）	ER-驻留酶	小脑变性、精神发育迟滞、肝大、脾大
尼曼匹克病	NPC1（AR）	溶酶体蛋白	癫痫发作、黄疸、肝脾肿大、精神发育迟滞
帕金森病	LRRK2、PARK2、PARK6（AD）	线粒体蛋白质	动作迟缓、刚性、震颤、痴呆
庞贝病	GAA（AR）	溶酶体酶	肌肉无力、心肌病、张力减退
赵苇格氏症	PEX13（AR）	过氧化物生物合成	发育迟缓、先天性畸形、肝脾肿大、癫痫发作
Wolfram 综合征	WFS1（AR）	钙稳态	1 型糖尿病、视神经萎缩、听力丧失、尿崩症
Vici 综合征	EPG5（AR）	自吞噬泡形成	白内障、心肌病、发育迟缓、张力减退、免疫缺陷、胼胝体发育不全

注：AD 指常染色体显性遗传；AR 指常染色体隐性遗传；XLR 指 X 连锁隐性遗传；XLD 指 X 连锁显性遗传。

因此，单基因紊乱可能为研究有缺陷的线粒体自噬驱动的分子病理机制提供有价值的工具。目前科学界对这些疾病的致病机理的了解相当有限。当观察所有老年疾病的临床特征的平均患病率时，我们发现神经学特征的代表性相当高，这表明自噬的缺陷通常会导致脑疾病。更具体地说，自噬障碍中的表型与线粒体疾病中的表型有显著重叠，这表明线粒体功能障碍可能是许多自噬相关疾病的驱动因素，包括溶酶体疾病和线粒体自噬降低相关疾病。

参与线粒体质量调控的蛋白是线粒体自噬的重要调控因子，因此，了解它们的分子机制可以对线粒体自噬受损的后果提供重要的见解。近年来，线粒体功能障碍作为家族性帕金森病和特发性帕金森病的神经退行性变的重要因素已被广泛讨论[107]。早发隐性家族性帕金森病可由 *Park2*（*Parkin*）、*Park6*（*Pink1*）或 *Park7*（*DJ-1*）基因突变引起。这三种蛋白都定位在线粒体上，缺失每一种蛋白都会导致氧化应激敏感性的增加，并伴随线粒体和能量功能障碍[108]。Pink1 和 Parkin 直接参与线粒体自噬通路，而 DJ-1 的确切功能仍在讨论中。有趣的是，Pink1 和 Parkin 的过表达挽救了 DJ-1 缺乏引起的观察表型，提示线粒体存在部分冗余[109]。线粒体分裂和融合是受损线粒体受控降解的关键。OPA1 是一种线粒体内膜蛋白，与 MFN1 和 MFN2 一起调节线粒体融合。研究发现，*OPA1* 基因突变可导致常染色体显性视神经萎缩（ADOA），常伴有心肌病和进行性共济失调[110]。对于这两种疾病，均有线粒体自噬受损的报道，这表明线粒体自噬功能失调可能与所描述的疾病病理有关[111]。

2. 延缓衰老靶点——线粒体自噬

越来越多的人类疾病与线粒体自噬受损有关，因此，调节线粒体自噬的干预提供了对抗疾病发展或进展的可能性。近年来，多个小分子以及生活方式干预已被证明可以调节自噬，从而在不同的生物体中产生健康和寿命效益[112]。由于依赖于核心自噬调节因子，自噬被大多数经典的自噬诱导因子（如 mTOR 抑制剂雷帕霉素、AMPK 激活剂 AICAR）、热量限制及运动调节。科学家已经对雷帕霉素和雷帕罗格斯的有效性在寿命调节和人类疾病发展的背景下进行了深入研究，而且雷帕霉素仍然是在实验动物中对延长生命和健康寿命的记录最完整的化合物[113]。长寿和线粒体自噬之间的进一步联系来自于代谢产物 NAD 和 NAD 依赖的乙酰化酶 Sirtuin 1（SIRT1）的研究。研究表明，SIRT1 通过 NAD 增强或小分子的刺激导致能量响应激酶 AMPK 的激活，而 AMPK 反过来可调节中心自噬调节因子 Unc-51 样激酶 1（ULK1）[114]。此外，SIRT1 和 AMPK 还可调节转录因子 PGC-1α，这是线粒体功能的关键调节因子，最初被发现可控制 UCP 水平，从而控制线粒体膜电位[115]。事实上，SIRT1 的激活导致 UCP-2 上调，刺激线粒体自噬，并在早衰模型中挽救衰老特征[115]。值得注意的是，AMPK 通过模拟 AMP 的化合物 AICAR 直接刺激，通过诱导线粒体分裂调节线粒体动力学，进一步凸显了 AMPK 在调控线粒体功能方面的广泛影响[116]。线粒体自噬的转录调控也被证明是增加线粒体健康的可行途径。例如，合成化合物 PMI 通过激活转录因子 Nrf2 来刺激线粒体自噬，Nrf2 控制包括 p62 在内的线粒体自噬基因的表达[117]。PMI 处理以 PINK1/parkin 独立的方式促进 LC3 的募集和线粒体泛素化，明显不破坏线粒体膜电位[118]。

除了靶向线粒体自噬核心蛋白外，靶向线粒体蛋白的干预策略可能为以线粒体动态异常为特征的疾病提供了一种有用的方法。Mdivi-1 在酵母筛选中被鉴定为线粒体分裂抑制剂，多项研究已经表明了其治疗神经紊乱的潜力[119]。然而，Mdivi-1 对其推测的 Drp1 靶点的特异性最近受到质疑，需要进一步澄清。USP30，一种靶向线粒体蛋白的去泛素酶，可能成为促进线粒体自噬的另一个有希望的靶点，这是因为在不同的 PD 模型中耗尽 USP30 可获得改善的线粒体功能[120]。值得注意的是，科学界最近发现，MF-094 是 USP30 的一种选择性抑制剂，可能通过增加外膜蛋白泛素化从而促进线粒体自噬[121]。因此，已经确定了一些线粒体自噬调节因子，但主要目标将是精确和特异性地靶向受损线粒体。一种可能的方法是应用嵌合分子，例如最近产生的自噬靶向嵌合分子（AUTAC4），它可选择性地靶向线粒体膜进行泛素化和随后的降解[122]。

近年来研究取得了很大进展，但线粒体自噬调控药物的临床安全性还有待进一步阐明。能够区分线粒体自噬和一般大自噬的更精细的工具可能是有益的，并可能加速未来的相关领域研究。总之，这将使我们更接近于线粒体自噬调节剂的临床验证。线粒体自噬正在成为保护机体（特别是神经系统健康）的一个主要过程。在过去的几十年里，大多数针对年龄相关性神经退行性变的试验都令人失望，因此迫切需要新的药物途径。在这方面，线粒体噬体刺激因子可能会发挥关键作用。事实上，一些测试线粒体自噬调节化合物功效的临床试验正在进行中，这些研究的结果无疑将证明对该领域未来的临床转化应用至关重要。然而，线粒体自噬的调控机制及其在衰老相关疾病中的作用仍不明确，人工增强线粒体自噬的潜在问题也未被考虑。考虑到线粒体自噬在多种年龄相关病理中的核心作用，这些有前途的新方法很可能提供了干预年龄相关疾病的方法。

4.5　自噬与疾病

自噬是细胞内稳态和应激适应的关键，它是一个促进自噬体中隔离的细胞内物质溶酶体降解的过程。自噬在衰老的生物体中变得不足，威胁其功能和生存。此外，自噬在多种慢性疾病中不能维持细胞功能，包括（但不限于）感染性、肿瘤性和神经退行性疾病。这一观察最初是在包括啮齿动物在内的模式生物中进行的，现在已被人类的临床相关性证实。因此，自噬基因的多态性与乳腺癌等恶性肿瘤、炎症性肠病、分枝杆菌感染、哮喘、慢性阻塞性肺病、系统性红斑狼疮和遗传性神经系统疾病相关。从逻辑上讲，自噬是目前细胞生物学和病理生理学研究最多的现象之一。

4.5.1　自噬与肿瘤

通过自噬这一机制，细胞物质被运送到溶酶体进行降解，导致细胞成分的基础周转，并提供能量和大分子前体。自噬在癌症中具有相反的、依赖于环境的作用，刺激和抑制自噬的干预手段已被提出作为癌症治疗的手段。这导致了治疗靶向自噬在癌症有时被认为是有争议的。

自从 1963 年 Christian de Duve 引入该术语以来，自噬的理解及如何利用该途径改善临床结果的进展已经很长了。当 Yoshinori Ohsumi 在阐明自噬机制方面的工作获得了诺贝尔生理学或医学奖时，自噬在健康和疾病中的重要性就得到了强调。自噬在癌症中的作用尤其重要。科学界认为自噬阻止了癌症的发展。相反，一旦确定了癌症，自噬通量的增加通常可使肿瘤细胞存活和生长。因此，在癌症治疗中存在一个重要的问题：应该尝试增强自噬，还是应该抑制自噬？在恶变前病变中，许多证据表明自噬增强剂可能会阻止癌症的发展。相反，在晚期癌症中，增强自噬和抑制自噬均被认为是治疗策略。尽管存在这种潜在的混乱，在癌症治疗中有意操纵自噬的临床干预手段已经在进行中，其中绝大多数集中在抑制自噬上。事实上，2017年2月在ClinicalTrials.gov网站上搜索"autophagy and cancer"（自噬和癌症）一词，结果显示有51项研究侧重于抑制和评估自噬，以改善患者的预后。与癌症生物学的其他领域一样，如免疫系统同时促进和抑制肿瘤形成和发展的潜力，以自噬为重点的治疗干预成功的关键来自对自噬如何影响肿瘤发生和发展的生物学理解。通过考虑过去的临床试验结果、目前的临床试验设计、自噬依赖和反应的生物标志物的发展及自噬在耐药中的作用，有研究探讨了如何通过自噬操作使癌症治疗最大化。随着对自噬如何影响肿瘤细胞内在水平和宿主内自噬的机制的更好的机械理解的不断融合，越来越多的针对自噬的临床研究获得了数据资料。这种融合将使我们更好地靶向自噬，以改善癌症患者的临床结局。

  自噬是一组高度管制的信号事件，发生在所有细胞，由不同的信号和细胞应激诱导。刺激诱导自噬与基础自噬之间可能存在重要的差异，但目前对这些差异的认识还很薄弱。许多自噬通路中的步骤代表潜在制药目标，提供正面和负面的方式影响自噬。尽管目前努力抑制自噬的重点是抑制溶酶体使用氯喹（CQ）或相关羟氯喹（HCQ），其他自噬抑制剂（如VPS34、ULK1和ATG4B17）已被报道并在体外实验和临床前小鼠模型中抑制肿瘤细胞生长或诱导肿瘤细胞死亡。目前，下一代溶酶体抑制剂也在研发中，其中包括Lys05，这是一种双氨基喹啉，在临床前小鼠模型中作为单一药物使用时可以抑制自噬，损害黑色素瘤和结直肠腺癌的生长。Lys05是一种比HCQ更强的自噬抑制剂，这是因为它对溶酶体的脱酸作用更强。其他有效的溶酶体抑制剂[如奎纳克林、VATG 027和VATG 032（新的吖啶和1、2、3、4个四氢吖啶衍生物的奎纳克林）]也被证明对患者来源的BRAF突变的黑色素瘤细胞系是有效的。相反，诱导自噬是可行的，不仅可以使用现有的药物，如BH3 mis20和mTOR抑制剂，也可以使用营养保健品（如海藻糖）、热量限制及运动[47]。

  自噬降解的底物可能因自噬刺激的不同而不同。一个例子是自噬在铁稳态中的作用。当细胞感觉到自身缺铁时，通过核受体共激活因子4（NCOA4）介导铁蛋白的自噬降解，从而使铁离子释放到细胞内[123]。特定底物的选择性自噬也可因致癌应激而发生。例如，核膜的降解发生在人原代成纤维细胞中，这些细胞已经被致癌的HRASV12和基因毒性的损伤转化，但在饥饿的压力下不会发生[124]。人们常常含蓄地认为，不管刺激因素是什么，自噬水平的提高必然会产生同样的结果。这些研究表明，这一假设是错误的，可能有一个高度的选择性，取决于自噬刺激。这也许可以解释自噬对细胞过程的环境依赖性结果，更好地理解癌症中的这种机制可以为治疗目的提供一种更有选择的地靶向自噬的方法。

大量的临床前证据支持抑制自噬可以改善癌症患者的临床结局，已表明由特定致癌基因驱动的动物肿瘤模型可导致肿瘤在随后的自噬的遗传或药理学抑制作用下退化。同样，在 2007 年 Amaravadi 及其同事通过大量的体外研究首次发现，转基因小鼠模型（GEMMs）和患者来源的异种移植（PDX）小鼠模型证明，各种类型的抗癌药物都与自噬抑制相结合。CQ 和 HCQ 是目前仅有的临床上可抑制自噬的药物。这些药物使溶酶体脱酸并阻止自噬体与溶酶体融合，从而防止了降解。CQ 还能够通过自噬非依赖性机制使癌细胞对化学治疗剂敏感，并具有其他抗癌作用，而独立于其对自噬的作用。一项涉及 18 名胶质母细胞瘤患者的小型试验提供了一些通过使用自噬抑制改善预后的临床证据。与对照组相比，接受 CQ 联合放射治疗和烷基化剂替莫唑胺治疗的患者的中位生存期显著延长（33 个月比 11 个月）。后续的临床试验及 Briceno 等的回顾性数据支持了初始研究的结果。早期的其他研究将 CQ 与放射治疗相结合用于脑转移，这也表明颅内肿瘤控制得到改善。在患者中，自噬抑制并不是专门针对肿瘤细胞的，因此，全局自噬抑制的潜在毒性是研究者们在考虑靶向自噬的价值时需要考虑的另一个原因。一项研究证实了这一点，该研究在成年小鼠的所有组织中敲除了一个必要的自噬基因（$Atg7$）。$Atg7$ 的缺失导致所有小鼠最终死亡，原因是严重的神经毒性、葡萄糖稳态的破坏和对感染的敏感性增加。为了支持这一观点，使用 HCQ 治疗类风湿疾病和使用 CQ 作为自噬抑制剂治疗一些癌症患者，在没有副作用的情况下延长时间，表明使用溶酶体自噬抑制剂进行长期治疗是可行的。最重要的是，只要癌细胞比正常组织更依赖自噬，则即使是一种会导致一些正常组织毒性的药物，也有可能成为一种有效的癌症治疗手段。

尽管自噬可能在许多癌细胞中起作用，并且可能需要对压力作出反应，如氨基酸缺乏，但有些癌细胞可能特别依赖自噬，即使没有额外的压力。这一观点被命名为自噬依赖，其重要性在于一些研究已经认识到只有自噬依赖的肿瘤对药物自噬抑制有反应。此外，自噬抑制剂与其他抗癌药物之间的药物协同作用可以在自噬依赖的肿瘤细胞中发生，而相同的药物组合在自噬不依赖的肿瘤细胞中有时甚至是拮抗的。这意味着，如果自噬抑制剂与其他药物联合应用于临床的自噬无关肿瘤，则其效果可能适得其反。现在需要一种可靠的方法来识别依赖自噬的癌症，以便将这一概念纳入临床决策。多个自噬依赖性机制开始被研究，可能有助于识别自噬依赖性肿瘤。

RAS 途径的突变通常与维持肿瘤细胞代谢所需的高水平自噬有关。例如，胰腺癌有 KRAS 突变，增加转录因子的活动促进自噬和胰腺星状细胞肿瘤微环境中使用自噬促进肿瘤细胞代谢，被认为是依赖于自噬的胰腺肿瘤。同样，由 BRAF－v600e 突变驱动的肺癌和黑素瘤小鼠模型中的肿瘤对 $Atg7$ 基因缺失高度敏感，自噬抑制足以杀死表达 BRAF－v600e 的脑瘤细胞系，但不足以杀死野生型表达 BRAF 的脑瘤细胞系。这些数据可能会让我们得出这样的结论：RAS－和 BRAF－突变型肿瘤定义了自噬依赖，是选择治疗上应该抑制自噬的患者的良好标记。细胞核 p53 促进自噬，细胞质 p53 抑制自噬，这说明 p53 在自噬中的作用总体上是复杂的。虽然 p53 同时具有促进自噬和抑制自噬的活性，但目前尚不清楚这些活性是否决定了肿瘤细胞的生长，以及通过自噬抑制后的细胞死亡是增加，还是减少。

在 KRAS 突变的小鼠胰腺癌模型中，胰腺中 Trp53 纯合缺失将自噬的缺失从肿瘤生长的抑制剂转变为肿瘤生长的促进剂。在本研究的基础上，研究者认为同时具有 KRAS 和 p53 突变的肿瘤患者可能会经历自噬抑制后的肿瘤生长。然而，这种担心可能是没有根据的，因为人类胰腺肿瘤不存在 TP53 纯合缺失与 KRAS 激活同时发生；相反，这些肿瘤通常表现为 p53 杂合性缺失（LOH）。随后，在小鼠模型中使用更接近人类疾病的条件性胰腺 Trp53 LOH 的研究表明，p53 状态不影响胰腺癌对自噬抑制的反应。类似的结论也适用于表达 HRAS 突变的人类卵巢上皮细胞、骨骼肌成肌细胞和胚胎肾细胞；当自噬被阻断时，一些细胞类型表现出生长抑制，而另一些类型则表现出生长促进。此外，对大量带有 KRAS 突变的人类癌细胞系的分析发现，与没有 KRAS 突变的肿瘤细胞系相比，它们对 *ATG* 基因的敲除并没有更敏感。综上所述，这些数据表明，尽管研究 *KRAS* 和 *p53* 可能为自噬促进和抑制肿瘤生长的生物学机制提供进一步的重要见解，但仅这两个基因的状态可能无法识别自噬抑制最有价值的肿瘤[125]。

在一组乳腺癌细胞系研究中，针对超过 100 个自噬调节因子的 shRNAs 库的选择或选择被用来识别在自噬途径受到遗传干扰后能够存活和（或）增殖的肿瘤细胞系。这一研究发现，当自噬在全球范围内被抑制时，一些乳腺癌细胞生长良好，而另一些则依赖自噬生存。这些作用与信号转导器和转录激活因子 3（STAT3）活性的自噬调节及白细胞介素（特别是 IL-6）的自噬依赖性分泌有关。在结肠癌中，缺氧诱导的自噬需要功能性 JUN N 末端激酶 1（JNK1），相关临床研究正在评估 JNK1 作为自噬依赖的标志物的价值。表皮生长因子受体（EGFR）突变或 EGFR 扩增肿瘤是自噬抑制剂的另一个潜在靶点。EGFR 的激活导致了几个影响自噬的下游通路的调控，包括 PI3K - AKT mTOR、STAT3 和 RAS 家族信号通路及 Beclin 1 相关信号通路。具体来说，表达 EGFR 变异型Ⅲ（EGFRvⅢ）的肿瘤，是 EGFR 胞外结构域的一种常见突变，已被证明需要上调代谢并依赖自噬。

重要的是，临床试验已经在使用这些依赖标记或正在为生物标志物的验证收集进一步的数据（表 4-3）。例如，在转移性黑色素瘤（BAMM）实验中，科学家正在通过 BRAF、自噬和 MEK 抑制具体评估 HCQ 自噬抑制对 BRAF - v600e 或 BRAF - v600k 表达的转移性黑色素瘤的影响。在胶质母细胞瘤的另一项实验中，科学家将评估 EGFRvⅢ 的使用，以确定哪些患者将对 CQ 自噬抑制与化疗和放疗相结合产生反应。越来越多的证据表明，自噬在癌症对化疗产生耐药性的能力中可能发挥作用。通过内质网应激反应对 BRAF 抑制剂 vemurafenib 产生耐药性的黑色素瘤患者具有更高水平的自噬。此外，自噬的抑制可能逆转 vemurafenib 的获得性耐药，这是在药物存在下黑色素瘤细胞系继续培养的结果。同样，在临床环境中，一名 BRAF 突变型脑癌患者最初对 vemurafenib 治疗有反应，但随后对该药物产生了耐药性，需要使用 CQ 和 vemurafenib 联合治疗。重要的是，只有激酶抑制剂和自噬抑制剂的联合治疗，而不是单一的自噬抑制，才能有效地长期控制肿瘤的生长，这表明临床获益来自于克服耐药性，而不仅仅是获得对自噬抑制的新的敏感性[126]。

进一步的实验室和临床研究发现，遗传和药理自噬抑制可以克服抑制 BRAF 的分子机制，对 BRAF 低级别和高级别突变的脑肿瘤均有效。虽然只有少数临床上对 BRAF 抑制剂产生耐药性的患者接受了 CQ 和 vemurafenib 联合治疗，但令人鼓舞的是，每位患者都获得了临床益处，这表明自噬抑制剂始终能够克服患者对激酶抑制剂的耐药性。更多的临床前研究表明，自噬抑制能够克服膀胱癌、甲状腺癌、NSCLC 和 ALK 阳性肺癌对酪氨酸激酶抑制的耐药性。当前试图绕过抵抗激酶抑制剂的研究往往集中在针对相同的路径（通常是相同的激酶）以不同的方式或者针对一个平行的信号通路，这一抑制策略是一个完全独立的过程（即自噬），可能是用一个从根本上不同的方法来处理获得性耐药[127-129]。

自噬还涉及对多种标准化疗药物的耐药性，其通常发生在最难治疗的肿瘤中。最近的研究发现，自噬诱导导致卵巢癌对细胞毒性药物紫杉醇产生耐药性。对顺铂化疗的耐药性已被证明是由胃癌和食管癌的自噬诱导及肺癌的低氧诱导的自噬所致。与黑色素瘤一样，内质网应激引起的自噬诱导导致原发性患者慢性淋巴细胞白血病（CLL）细胞对 CDK 抑制剂产生耐药性，并导致胶质母细胞瘤细胞系对 HDAC 抑制剂（如 Tubastatin A）产生耐药性。随着自噬与化疗耐药之间联系的增强，自噬无疑将继续作为癌症治疗的一个有希望的靶点发展下去。

自噬还与休眠的肿瘤细胞的存活有关，更重要的是，它可能对这些肿瘤细胞重新开始生长至关重要。在通过沉默致瘤 KRAS 诱导肿瘤消退的胰腺癌小鼠模型中，罕见的存活的肿瘤细胞在完全抑制致瘤驱动后仍然存在，部分依赖于自噬。最近一项使用果蝇肿瘤模型的研究发现，自噬缺陷动物体内的休眠肿瘤在移植到自噬能力强的动物体内后会重新激活肿瘤生长。这表明微环境中周围细胞的非肿瘤细胞自主自噬对休眠肿瘤的再生长至关重要。如果类似的效应在哺乳动物身上发生，那么这项研究将表明，在癌症治疗明显成功后，增强自噬的努力可能会产生意想不到的副作用，即促进残余休眠肿瘤的复发。

在肿瘤学领域，自噬具有竞争性和环境依赖性作用，因此，在癌症治疗中，设计用于抑制或增强自噬的干预措施的一刀切的方法是不会成功的。在这种情况下，最好的策略可能是完全避免在癌症治疗中试图操纵自噬。然而，改变自噬是不可避免的。当前的许多治疗（如那些影响 mTOR 途径的治疗）都会影响自噬。此外，生理刺激，特别是那些对肿瘤的影响与正常组织不同的刺激，如营养剥夺或缺氧，也会改变肿瘤的自噬。这意味着需要了解这些变化的影响，以便根据具体情况调整干预措施。至少在最初阶段，这些干预措施最有可能围绕抑制自噬展开。这意味着，决定哪些患者将受益于自噬抑制治疗是关键[130]。

4.5.2 神经退行性疾病与自噬

错误折叠蛋白在细胞聚集是许多神经退行性疾病最常见的病理特征，包括 AD、PD、HD 和肌萎缩性脊髓侧索硬化症（ALS）。各种神经退行性疾病的病理异常多与相应的蛋白聚集有关，蛋白聚集存在于不同的细胞环境和亚细胞间隔中。其中一些是由于特定的基因突变导致的常染色体隐性或显性家族性神经退行性疾病，而导致蛋白稳态受损的多种机制则有助于散在型神经退行性疾病的蛋白聚集。自噬是细胞内消除错误折叠蛋白和维持蛋白稳定的主要机制之一。自噬失调越来越被认为在大多数神经退行性疾病中起关键作用，因此，调节自噬被认为是这些疾病潜在的治疗途径。大自噬（被称为自噬）在希腊语中的字面意思是自食，负责清除长寿的蛋白质和受损的细胞器，这些细胞器太大，蛋白酶体无法降解。自噬不仅在发育、细胞分化、凋亡、病原体感染、饥饿等过程中起重要作用，还可导致癌症、免疫疾病、神经退行性疾病等。许多研究表明，自噬与神经退行性疾病密切相关。例如，自噬小泡（自噬过程中的一个中间小泡室）的数量在神经退行性疾病患者的大脑中比在健康对照组中更多，这表明自噬体向自溶小体的成熟受损。在没有任何其他致病因素的情况下，关键自噬相关基因（如 *Atg5*、*Atg7*）的缺失可导致小鼠中枢神经系统的神经变性。自噬降解聚集蛋白质发挥了关键作用，已被列入各种神经退行性疾病的发病机制中，如 PD 中突变的 α-synuclein[131]、ALS 中突变的 TDP-43[132]。一旦自噬被抑制，这些底物的清除就会受到阻碍。相反，自噬的激活可能导致这些有毒蛋白质的清除增强。神经元溶酶体功能障碍与神经变性和细胞死亡机制密切相关。越来越多的遗传和生化证据表明，在包括 AD、PD 和 ALS 在内的许多神经退行性疾病的发病过程中，内溶酶体和自噬溶酶体途径发生了功能障碍。自噬/溶酶体调节剂在这些疾病动物模型中的治疗效果进一步强调了溶酶体损伤在神经退行性疾病发病机制中的重要性。

AD 是最常见的神经退行性疾病，特点是细胞外 APP 和细胞内神经原纤维缠结聚合过度磷酸化 Tau 蛋白组成。正常情况下，自噬小泡在大脑中很少见。引人注目的是，详细的超微结构分析显示，AD 大脑中的营养不良神经元含有自噬小泡。进一步的研究表明，在富含早衰素 1（PS1）的部位发现更多的自噬小泡。自噬小泡的积累可能是由清除障碍所致，而非自噬本身的诱导，这提示调节自噬的后期步骤可能是 AD 的治疗策略。因此，自噬增强剂雷帕霉素处理显著增强了自噬体与溶酶体的体外融合。

PS1 是一种无处不在的跨膜蛋白，它裂解形成的催化亚基 γ-secretase 复合体可导致释放 APP。一般来说，APP 首先通过 β-secretase 裂解产生 β-C-terminal 片段（βCTF），然后，βCTF 裂解产生 Aβ Presenilin 1（PS1）。*PS1* 基因突变是导致 AD 发病的关键因素。最近的调查表明，PS1 还可以减少 Aβ 水平指导 β-C-terminal 片段（βCTF）通过自噬降解。此外，PS1 还参与了自噬体与溶酶体的融合。缺乏 PS1 1 Ser367 的磷酸化阻碍了小鼠大脑自噬体和溶酶体的融合。随后，抑制自

噬减少 βCTF 退化，导致大脑中的 Aβ 积累。这些观察结果提示，通过自噬，Presenilin 1 可能是一个有希望的治疗 AD 的目标[133]。

然而，PS1 是自噬底物溶酶体周转的重要介质。PS1 是促进 v-ATPase V0a1 亚基成熟和靶向溶酶体的 ER 伴侣蛋白，而溶酶体是酸化和底物降解的关键成分。进一步的研究表明，PS1 还通过调节溶酶体的酸化来维持 Ca^{2+} 的稳态。酸化缺失导致溶酶体功能障碍，阻碍自噬体与溶酶体融合，从而导致自噬体积累。此外，溶酶体功能障碍导致轴突转运的特异性缺失，从而导致 AD 样的神经营养不良。基于这些观察，有理由怀疑，恢复溶酶体的蛋白水解功能可能会增强对蛋白聚集的去除。与这一观点一致的是，AD 小鼠模型中溶酶体半胱氨酸蛋白酶抑制剂 cystatin B 的缺失可促进溶酶体小室中异常蛋白聚集的清除。

全基因组关联分析（genome-wide association study, GWAS）发现了自噬过程中与 AD 密切相关的其他蛋白，如磷脂酰肌醇结合网格蛋白（PICALM/CALM）。CALM 可参与内吞转运，调节 SNAREs 的内吞作用，增强自噬，以清除 tau 蛋白聚集[134]。Beclin1，一个自噬小体形成的关键因素，已经被证明在 AD 小鼠大脑中被转录抑制。在致病条件下，凋亡通路的关键成分 caspase 3 可能裂解 Beclin1 蛋白，导致自噬破坏。因此，Beclin1 的裂解形式被认为是 AD 发病机制中常见的体外凋亡标志物。AD 病理的另一个潜在标记是核转录因子红系 2 相关因子 2（Nrf2）。在应对氧化应激时，Nrf2 可诱导自噬受体 NDP52 刺激自噬并清除聚集的 tau 蛋白[135]。同时，Nrf2 作为一种重要的转录因子，也可以调节自噬相关蛋白的转录[135]。

PD 是第二常见的神经退行性疾病，其特征是黑质致密部中的多巴胺能神经元选择性丢失，以及由 α-synuclein 和多泛素化蛋白组成的路易体和路易神经突的细胞内包裹体。在 PD 患者的死后脑样本神经元中观察到功能障碍的溶酶体和自噬体的积累，表明自噬在 PD 中的致病作用。路易小体的主要成分是错误折叠和聚集的 α-synuclein。当溶酶体被抑制时，α-synuclein 的水平提升，表明 α-synuclein 的降解与自噬之间存在紧密联系。先前的研究表明，基本上所有形式的 α-synuclein 都可以通过自噬降解，而单体 α-synuclein 也可以被蛋白酶体降解。转录因子 EB（TFEB）是自噬的关键调节剂，已被广泛证明可减轻神经退行性疾病的症状。TFEB 的过表达可通过诱导其生物发生而减少溶酶体的损害，从而改善 α-synuclein 的病理学。这些结果表明自噬在预防和治疗 PD 突触核蛋白中具有重要作用。富亮氨酸重复激酶 2（LRRK2）的突变是导致 PD 常染色体显性遗传的最常见原因。LRRK2 G2019S 突变在分化的 SH-SY5Y 细胞中过表达，导致树突和自噬体聚集缩短。体内实验表明，LRRK2 G2019S 水平的上调会随着衰老而损害自噬通量[136]。VPS35 D620N 突变可导致常染色体显性 PD 失稳 WASH 复合体，导致自噬体形成缺陷，影响自噬蛋白 ATG9 的转运[137-138]。

此外，parkin RBR E3 泛素蛋白连接酶（parkin）和 PTEN 诱导的推定激酶 1（PINK1）的突变是常染色体隐性 PD 的主要致病因素，占欧洲家族性病例的 50%。

这两种蛋白协同线粒体自噬可选择性降解线粒体。受损的线粒体被传递并隔离在双膜自噬体内,最终被自噬体清除。在这个过程中,蛋白酶体介导的 PINK1 降解在去极化线粒体中停止,导致在线粒体外膜上积累 PINK1,使泛素磷酸化并募集 parkin。激活的 parkin 可使外膜蛋白泛素化,随后被 PINK1 磷酸化。这些连接的结果极大地激活了 parkin,并引发了涉及更多泛素化线粒体蛋白的正反馈。

GWAS 已经鉴定出一些与 PD 相关的溶酶体相关基因。与溶酶体 ATP 酶有关的蛋白 ATP13A2 在早发型 PD 常染色体隐性遗传中发生突变。下调 ATP13A2 水平可导致溶酶体降解的多巴胺能神经元减少和 α-synuclein 积累。随后,损耗的 SYT11-ATP13A2 导致泛素化和退化,引起溶酶体功能障碍并增加突变α-synuclein 积累[139]。

编码溶酶体水解酶的基因 *GBA* 中的常染色体隐性突变导致自噬体-溶酶体途径的缺陷和 α-synuclein 的积累。对溶酶体酸化和功能至关重要的 ATP6AP2 的缺失与 PD 有关。此外,VPS13C 功能的丧失会导致线粒体功能障碍和溶酶体功能障碍,并与常染色体隐性 PD 相关。

HD 是最常见的多谷氨酰胺类疾病,是一种毁灭性的常染色体显性神经退行性疾病。HD 的特征是亨廷顿(*HTT*)基因第一个外显子的 CAG 重复三核苷酸,导致聚谷氨酰胺(poly Q)扩增和致病性聚集。在 HD 模型中可以观察到聚集的自噬体,但自噬体的形成不受 HD 病理的影响。亨廷顿蛋白在自噬体转运中起关键作用。在 HD 模型中,亨廷顿蛋白的消耗导致线粒体被吞噬的自噬体的异常积累,这提示了蛋白降解过程的受损。

此外,自噬与 HD 的发生存在异常的相互作用。Atg7 中的一种多态性与 HD 的早期发病形式有关。Beclin1 可降低 HTT mRNA 水平。在 HD 的细胞和动物模型中观察到自噬体加载功能障碍,导致自噬蛋白降解受损,尽管自噬囊泡的含量增加。自噬选择性底物 p62/SQSTM1 通常被认为是自噬通量的重要标志,特别是在将底物运输到自噬体的蛋白识别机制中。HD 模型普遍存在此类缺陷。此外,磷酸化 p62/SQSRM1 的酪蛋白激酶 2(CK2)水平的上调延缓了突变体 HTT 的大包涵体的形成。与突变型 HTT 相比,非突变型 HTT 与自噬的协调方式不同。例如,野生型 HTT 可以结合 p62 增强其自噬作用,并与 ULK1 相互作用,引发自噬。此外,Atg11 与 HTT 具有相似的结构,在自噬小体形成中发挥作用。相反,动力蛋白敲除显示自噬体水平升高和自噬溶酶体受损,同时伴有亨廷顿突变体聚集增加。

ALS 是一种致命的麻痹性疾病,其特征是大脑和脊髓中的运动神经元选择性缺失,从而导致肌无力和萎缩。ALS 患者多为散发性,家族性 ALS 约占 10%。SOD1、DNA 结合蛋白(TDP43)和融合在肉瘤(FUS/TLS)中的突变是家族性 ALS 的常见原因。多项研究表明,自噬与 ALS 相关。在 SOD1 G93A 突变的转基因小鼠中进行的免疫染色实验表明自噬被激活。细胞质中聚集的自噬体表明,ALS 患者退化的运动神经元中存在自噬。值得注意的是,过量的自噬体和自噬溶酶体与 p62/SQSTM1 阳性包涵体密切相关,这提示溶酶体内的蛋白质消化受损。其他研究表明,在许多家族性 ALS 模型中,自噬体的增加与 mTOR 磷酸化水平的降低密切相关。越来越多的证据表明，自噬相关蛋白的突变与 ALS 的发生密切相关。早期的研究表明，运输所需的内溶酶体分选复合物亚基的缺失会导致自噬体的异常多泡体（MVBs）的产生，并被认为与 ALS 有关。此外，在 ALS 患者中发现了 ESCRT 亚基荷电多泡体蛋白-2b（CHMP2B）的突变，这些突变会损害 ESCRT 的功能，导致泛素化蛋白和 p62 的积累。自噬受体 p62/SQSTM1 与 LC3、泛素结合，将泛素化底物作为自噬的靶点，参与了 ALS 患者的自噬过程。通过泛素-蛋白酶体系统（ubiquitin-proteasome system，UPS）或自噬清除突变 SOD1 由 p62/SQSTM1 协调。同样，过表达 p62/SQSTM1 可以通过自噬或蛋白酶体在体外减少 TDP-43 的聚集。

自噬与神经退行性疾病之间的联系引发了一个有趣的问题：自噬的调节是否能够延缓疾病的进展。新的证据表明，自噬增强可以通过 mTOR 依赖或独立途径有效改善神经病理学和神经退行性变。因此，针对自噬的各种试剂已经被研究。

已有研究报道，雷帕霉素的应用可减少脑纤维缠结和淀粉样斑块，挽救认知功能障碍。雷帕霉素类似物西罗莫司在 AD 小鼠模型中也显示出相似的作用。Arctigenin 是 Arctium lappa 的天然产物，可通过抑制 AKT/mTOR 信号来激活自噬，从而抑制 Aβ 的产生并促进 Aβ 的清除。Latrepirdine 是一种促神经源性化合物，可通过刺激自噬来减少 Aβ42 的积累。GTM-1 是一种新型小分子，可通过以 mTOR 独立的方式诱导自噬来减轻 Aβ 寡聚体诱导的神经毒性。值得注意的是，Nilotinib 在与 PD 相关的 parkin 突变模型中起清除作用。海藻糖是一种天然的双糖，有助于去除异常蛋白。它已被证实能减少 Aβ 的积累。因为海藻糖在高浓度下无毒副作用，所以在人类脑部疾病的临床应用中具有广阔的前景。

白藜芦醇通过 AMPK/SIRT1 途径诱导自噬，保护神经元形成鱼藤酮诱导的体外毒性。调节 Nilotinib 有助于通过自噬清除 α-synuclein 聚合，缓解多巴胺能神经元损失。值得注意的是，在蛋白酶体抑制诱导的小鼠模型中，蛋白酶体功能障碍导致自噬激活，这是一种清除蛋白聚集和减少细胞死亡的代偿机制。通过药理学药物或分子抑制剂进一步增强自噬可以达到类似的效果。此外，海藻糖可增加 PD 小鼠模型中脑多巴胺能神经元的数量，多巴胺能活动及体外锂清除突变 α-synuclein[140-141]。

在 HD 细胞模型中，雷帕霉素可减少亨廷顿蛋白的积累和细胞死亡。锂可以部分挽救细胞死亡。海藻糖可与膨胀的聚谷氨酰胺结合，延缓 HD 小鼠的病理反应。利美尼定可通过 mTOR 独立途径增强细胞自噬，清除细胞模型中突变的亨廷顿片段。锂可以减少突变的亨廷顿蛋白聚集和细胞死亡。

有趣的是，雷帕霉素在 ALS 动物模型中起着两种相反的作用。例如，雷帕霉素在 SOD1G93A 小鼠模型中进一步增强了运动神经元变性，导致更多 ALS 小鼠死亡。然而，在突变的 TDP-43 模型中，雷帕霉素治疗可减轻 ALS 的病理损伤。这些相互矛盾的发现可能是由 2 种 ALS 动物模型中不同的致病蛋白过表达及其对自噬的不同影响所致。进一步的研究表明，尽管雷帕霉素可显著增加 SOD1 突变模型中自噬体的数量，但会影响自噬通量。海藻糖可通过与 mTOR 无关的途径诱导自噬，显著降低 SOD1 的聚集，减少 SOD1 小鼠运动神经元中泛素化蛋白的积累[142-143]。

4.5.3 衰老与自噬

自噬是细胞的非核（细胞质）部分得以更新的机制，是在外部或内部资源减少的情况下细胞质大分子被动员起来，产生能满足细胞能量需求的高能量化合物的机制。自噬是一个主要的细胞保护过程，而不是自毁过程。因此，自噬可以在多种啮齿动物模型中起到保护肝脏、心脏、神经系统和肾脏等的作用。自噬除了能使单个细胞或器官适应不断变化的条件外，在决定许多模式生物的寿命方面也起着重要作用。自噬减少与加速衰老有关，而刺激自噬可能具有有效的抗衰老作用。功能失调的自噬如何加速衰老？在哪些情况下，增加的自噬会抵消正常或病理老化过程？连接自噬、细胞保护、长寿和健康衰老的分子机制是什么？这些问题都值得思考。

自噬增加可能有助于延长寿命的第一个迹象来自于开创性的观察，即胰岛素样生长因子途径的抑制导致秀丽隐杆线虫自噬，而持家基因 Atg 基因突变对自噬的抑制会缩短寿命。热量限制（CR）是减少食物摄入而无营养不良的主要的抗衰老干预措施，可以延长迄今为止测试的大多数动物（包括恒河猴）的寿命，从而降低糖尿病、心血管疾病、癌症和脑萎缩的发生率。流行病学研究表明，CR 对人体健康也有益。

当酵母、蠕虫或果蝇中的 TOR 信号减少时，CR 不会进一步延长寿命，这表明这两种抗衰老干预措施都可以通过共同的机制来介导。一种这样的常见机制是自噬，因为 Atg 基因的敲低或敲除消除了雷帕霉素在所有研究物种中的寿命延长作用。通过药理学（雷帕霉素）或遗传学抑制 TOR，可延长酵母、秀丽隐杆线虫、黑腹果蝇和小鼠的寿命。尽管雷帕霉素可有效诱导自噬，但由于其抑制炎症和自身免疫过程的能力（可能会影响寿命），它可能会影响小鼠的衰老。此外，抑制 TORC1 对蛋白质翻译有重要影响，这引发了一个问题，即 mTOR 抑制是否会由于自噬的诱导而延长寿命，或者该作用是否还涉及与自噬无关的作用。

mTOR 抑制翻译的作用可以通过底物 S6K 的低磷酸化作用（去磷酸化后失去激酶活性）或 4E-BP 的低磷酸化作用（低磷酸化后 4E-BP 作为翻译抑制因子变得活跃，从而阻止 eIF4F 复合物的活性）来解释。雷帕霉素不能延长过表达 S6K 组成活性形式的果蝇的寿命。S6K 表达受损可延长秀丽隐杆线虫、黑腹果蝇和小鼠的寿命。S6K 的缺失导致 AMPK 的激活，而 AMPK 缺陷线虫的寿命没有增加。因为 AMPK 是一种有效的自噬激活因子，所以我们需要明确 S6K 缺失是否会导致自噬，以及自噬是否会延长 S6K 缺陷动物的寿命。

雷帕霉素对 eIF4F 的失活降低了其 50 个未翻译区域中具有广泛二级结构的转录本的翻译，并且下调了 eIF4F 帽结合复合体的各种成分的水平，从而延长了秀丽隐杆线虫的寿命。在果蝇中，4E-BP 通过饮食限制延长寿命，可能是因为核基因编码的参与氧化磷酸化的线粒体蛋白在整体翻译减少的情况下被更有效地翻译，从而改善了线粒体功能。同样，减少胞质蛋白合成抑制了酵母细胞中与年龄相关的线粒体退化。然而，4E-BP 过表达导致的自噬增加可能会增加线粒体的转化率，从而改善线粒体的质量控制，这一点尚未被排除。此外，如果新形成的细胞器数量减少或其初始质量得到改善，则正常水平的自噬可能足以保证功能线粒体的最佳选择和功能失调线粒体的清除。因此，4E-BP激活或S6K/eIF4F失活后，失效的自噬途径对寿命的影响有待进一步研究。

在秀丽隐杆线虫中，灭活TOR或S6K同源物rsks-1（而不是灭活eIF4F成分eIF4E/ife-2的寿命）的长寿增强作用需要pha-4（转录因子FoxA的直向同源物）。CR还需要pha-4(FoxA)来诱导自噬，这表明CR、TOR、自噬和长寿之间还有另一种联系。也就是说，CR和TOR之间的关系不是完全线性的，雷帕霉素既可以通过弱胰岛素/Igf信号转导（ⅡS）途径延长突变体的寿命，也可以通过饮食限制延长果蝇的寿命，这表明存在其他机制。

Sirtuin 1(SIRT1)及其直系同源物（酵母和果蝇中的SIR2，秀丽隐杆线虫中的SIR2.1)可减少衰老并延长其转基因过表达的寿命。CR通过部分提高SIRT1表达（或通过激活其酶促活性）来延长寿命，并且在酵母、蠕虫和果蝇中，SIR2的缺失消除了CR对寿命的影响。直接或间接激活SIRT1的白藜芦醇可以延长寿命，而这种延长寿命的作用在缺乏SIR2的酵母、蠕虫和果蝇中丧失了。同样，缺乏SIRT1的小鼠也没有表现出与长寿有关的CR的某些有益作用。在酵母和秀丽隐杆线虫中，CR和白藜芦醇以一种SIR2依赖的方式诱导自噬，*Atg*基因的敲低或敲除消除了CR、白藜芦醇和SIR2的过表达延长寿命的作用。因此，SIRT1延长寿命的作用需要自噬。

SIRT1如何触发自噬尚不清楚。SIRT1是一种NAD^+依赖性脱乙酰基酶，在细胞核和细胞质中均起作用。SIRT1的细胞质变体在诱导自噬方面与野生型SIRT1一样有效，白藜芦醇在去核细胞中诱导自噬，这表明SIRT1可以通过非核作用诱导自噬。SIRT1还使转录因子p53、NF-kB、FOXO1、FOXO3、FOXO4和PGC1a脱乙酰化，所有这些因子在寿命调节中均具有广泛的作用，同时会影响SIRT1的表达。在秀丽隐杆线虫中，通过SIR2.1延长寿命需要蠕虫叉头蛋白DAF-16/FOXO（由SIR2.1直接激活），但可能不需要完整的胰岛素信号通路。

这些结果强调了DAF-16/FOXO对寿命的重要性。事实上，在多项人类研究中，人类四种FOXO标准中的一种*FOXO3A*的基因变异与寿命有关。在线虫中，daf-16失活及基因对自噬的抑制作用缩短了daf-2突变体(daf-2编码类似于胰岛素和IGF-1受体的激素受体)的寿命。

尽管如此，*DAF-16/FOXO*的转基因过表达增强了秀丽隐杆线虫的自噬作用，这表明FOXO转录因子可能会直接影响自噬。哺乳动物中也有数据表明，FOXO3a可以响应饥饿或SIRT1激活而刺激自噬。在原代小鼠肾细胞中，SIRT1被CR激活并使FOXO3a脱乙酰化，从而促进bnip3的反式激活，后者是一种有效的自噬诱导剂。类似地，FOXO3a的抑制或耗竭阻止了小鼠肌肉中由体内饥饿引起的自噬诱导，这证实了FOXO家族的转录因子与自噬之间存在紧密的联系。科学界尚未研究p53直系同源物CEP1的脱乙酰化是否需要通过秀丽隐杆线虫的SIR2.1延长寿命。然而，CEP1水平的下调足以诱导成年线虫发生大规模自噬，并延长其寿命。

当 ATG 基因同时被敲除时，这两种效应都消失了[144-145]。

在酵母中，SIR2p 催化组蛋白 H4 赖氨酸 16 脱乙酰化。H4 K16Q 突变（模拟脱乙酰基作用）足以延长寿命。亚精胺作为组蛋白乙酰化酶抑制剂，可避免组蛋白乙酰化，同时上调 Atg 基因的表达，诱导自噬并延长寿命。当敲低或敲除 Atg 基因时，亚精胺诱导的寿命延长在酵母、线虫和果蝇中消失，但不受 SIRT1 直系同源物耗尽的影响。因此，在蛋白质乙酰化、脱乙酰基酶 SIRT1（及其直系同源物）和一系列组蛋白乙酰基酶上具有相反功能的酶在被激活或抑制时可分别增加自噬依赖性动物的寿命。尽管尚需确定哪种乙酰化反应与自噬调节最相关，但值得注意的是，白藜芦醇和亚精胺均会刺激细胞质蛋白的重叠脱乙酰反应。

如前所述，HD 是由亨廷顿基因中的聚谷氨酰胺扩增引起的。正常的老鼠在这个基因中有 7 种谷氨酸。亨廷顿蛋白（htt）中人工突变的纯合子小鼠（DQ）显示出与自噬水平增加相关的寿命延长。尽管 DQ htt 以与 mTOR 无关的方式诱导自噬小体的形成，但这在野生型个体蛋白中未见，这种突变蛋白可能具有其他功能，有助于这些小鼠的长寿。

总而言之，越来越多的证据表明，导致寿命延长的遗传或药理学操作会刺激自噬，如果不总是这样，那么自噬通常是调节预期寿命延长所必需的。

自噬在蛋白质的动态平衡和细胞器的更新中起着重要作用。这种作用在非增殖细胞中尤为重要，因为没有细胞分裂介导的细胞内碎片的稀释。细胞内蛋白质的错误折叠和聚集是许多神经退行性疾病的主要特征。这些疾病包括 AD、PD、肌萎缩侧索硬化症及 HD 等多谷氨酰胺膨胀病。一些实验性的自噬诱导物，包括雷帕霉素、雷帕洛格斯、丙戊酸盐和锂，可以减弱 HD 模型中突变亨廷顿蛋白的积累和细胞死亡。雷帕霉素刺激的自噬可能有助于治疗其他细胞内蛋白质病变，包括由突变和野生型 Tau 诱导的病变。转基因过表达 TSC1 和 TSC2 抑制 TOR 也会刺激人体内一种聚谷氨酰胺扩增亨廷顿蛋白在果蝇感光神经元中的清除，通过过表达 ATG1 也可以获得类似的效果。TSC1 和 TSC2 的过表达可以避免由磷酸化酶 C 基因 *norpA* 的神经变性诱导突变所导致的细胞质视紫红质阻滞复合物的积累，这进一步支持了自噬可以减弱蛋白毒性的观点[116]。然而，目前还没有正式证明错误折叠、聚集和泛素化蛋白也在非分裂细胞中积累，特别是在正常衰老过程中患者的神经元中。这种蛋白聚集物与衰老过程有因果关系（而不仅仅是衰老的标志），以及自噬的抗衰老作用是否可以通过去除这种包涵体来解释（而不是与之相关）。

线粒体分裂可以以不对称的方式发生，产生一个功能性线粒体（经历连续的几轮融合和分裂）和一个功能障碍线粒体，后者主要被自噬清除。这一机制可能有助于自噬依赖的线粒体的质量控制。一个关于衰老的重要假设是，线粒体损伤的累积导致线粒体逐渐解耦，从而导致生物能量不足和 ROS 的产生增加。自噬抑制作为一个常见的主题，在非哺乳动物模式生物和小鼠中会导致线粒体功能恶化。例如，从 Atg 缺陷的有丝分裂后细胞（如在骨骼肌中缺乏 Atg7 的表达）中分离出的线粒体表现出有缺陷的氧化磷酸化，这种氧化磷酸化与细胞代谢从呼吸到糖酵解的转换有关。同样，来自 PINK1 敲除小鼠纹状体的线粒体缺乏复合物Ⅰ和Ⅱ。这些例子说明了线粒体功能失调的质量控制缺陷可能导致其致病性积聚，而自噬正是这一质量控制的概念。

自噬是一种有效的机制，可减少有丝分裂后细胞的无端凋亡或坏死。自噬的诱导与从 Beclin 1 复合物中释放的 Bcl-2 及从 Atg3 中释放的 FLIP 相结合，潜在地允许 Bcl-2 和 FLIP 成为可分别用来急性阻断细胞凋亡的内源性和外源性途径。这一假定的机制在多大程度上将自噬诱导与急性细胞保护联系起来仍有待确定。自噬除了参与细胞器质量控制和清除潜在的蛋白毒素外，还在线粒体受损的急性损伤细胞的恢复中发挥重要作用，否则这些细胞将发生凋亡或坏死。线粒体膜透化（MMP）是细胞死亡的限速步骤之一，MMP 的阈值同样由自噬去除透化细胞器决定。如果通过自噬选择性地清除受损最严重的线粒体，那么剩余的线粒体可能具有更高的 MMP 阈值、更强的细胞色素 c 释放抗性及更少的 ROS 生成。通过这一机制和其他相关机制，自噬可能参与激效，即细胞、器官和有机体在遭受亚致死损伤后抵抗通常致死条件的现象。激效的一个最好的例子是缺血预处理，即大脑或心脏暴露在短暂的缺血发作中，使这些器官（相对地）抵抗随后的中风或梗死。自噬已被证明有参与预处理的有益作用。

在增殖细胞中，自噬不仅介导上述对有丝分裂后细胞的保护作用，而且可能在避免恶性转化及维持干细胞特性方面发挥重要作用。组织干细胞的数量或功能逐渐下降可能与衰老表型有关。在老年小鼠中，雷帕霉素可延长寿命，并同时恢复造血干细胞（HSC）的自我更新，从而改善免疫系统的功能。同样，雷帕霉素可以逆转在诱导型启动子控制下过表达 Wnt1 的毛囊中的干细胞损失，以及随之而来的脱发。相反，通过在年幼小鼠的 HSC 中有条件地删除 Tsc1 来激活 mTOR，可模仿年老小鼠 HSC 的表型，从而导致淋巴细胞生成相对减少、造血系统重构能力受损及 CDK 表达增加。抑制剂 p16（Ink4a）、p19（Arf）和 p21（Cip1）是细胞衰老的潜在标志物。尽管其他与 mTOR 相关的功能可能也有贡献，但至少部分表型可能是由自噬缺陷介导的，这是因为 ATG7 敲除可导致造血干细胞和祖细胞间室的严重磨损。同样，肿瘤抑制基因 *PTEN* 的失活引起的衰老反应与致癌基因引起的 DNA 损伤依赖程序不同，被称为 PTEN 丢失诱导的细胞衰老（PICS）。PICS 依赖于激活或 mTOR，可通过抑制 MDM2 而增强，从而导致 p53 表达增加，有望抑制自噬。

雷帕霉素可以避免人工诱导的 p21 表达的细胞周期永久停滞（衰老），而不影响细胞周期进展中的急性阻滞。因此，mTOR 可能抑制增殖潜能，并通过衰老介导干细胞的磨损，这种作用可以被雷帕霉素抑制。TORC1 的这种作用是通过自噬介导的，还是雷帕霉素诱导的？这一点还有待进一步阐明。迄今为止还没有研究阐明自噬对维持干细胞特性的重要性。

几种致癌基因（例如，激活的 *Akt1*、*PI3K* 和来自 Bcl-2 家族的抗凋亡蛋白）抑制自噬。此外，多种肿瘤抑制蛋白〔如 BH3 蛋白、死亡相关蛋白激酶 1（DAPK1）、PTEN、结节性硬化复合物 1（TSC1）、结节性硬化复合物 2（TSC2）和 LKB1/

STK11]刺激自噬，这意味着它们水平的降低减少了自噬。自噬诱导所需的Beclin-1作为单倍型肿瘤抑制蛋白，而其他必需的自噬介体（如Atg4c、AMBRA1、UVRAG和Bif-1)也有抑癌作用，这是因为它们的突变会增加小鼠发生肿瘤的概率。

自噬可以通过细胞自主效应来抑制肿瘤发生，例如改善线粒体的质量控制、改善遗传不稳定性或通过自噬去除潜在致癌蛋白p62/SQSTM1。根据尚未证实的报道，自噬水平在癌基因（$H-rasV12$）诱导的衰老和细胞凋亡期间被部分上调，提示自噬在这个水平上可以促进肿瘤抑制。

自噬所涉及的分子和信号通路在异种吞噬控制细胞内微生物中起着重要作用，异种吞噬是针对病原体入侵的细胞自主反应。濒死的抗原供体细胞中的自噬可以改善树突状细胞对死细胞抗原的交叉呈递，这可能是因为自噬体通过尚不知道的机制将抗原运送到树突状细胞中。此外，在树突状细胞中，自噬诱导可改善抗原呈递，包括T淋巴细胞在内的几种主要的免疫效应子依靠自噬来维持其功能。

自噬可以通过几种机制减轻炎症反应。最佳的巨噬细胞介导的凋亡小体清除需要降低细胞中的自噬水平，从而减少炎症反应。因为细胞屈服于凋亡，所以常常诱导自噬，直至凋亡过程的最终状态通常伴随caspase的激活。自噬对于维持细胞内ATP的水平至关重要，而细胞内ATP的水平反过来又是通过死细胞分泌发现信号溶血磷脂酰胆碱及将发现信号PS有效暴露所必需的。这解释了自噬不足如何刺激继发于死亡细胞清除不足的炎症反应。此外，自噬功能失调会引起p62/SQSTM1的积累，从而激活促炎转录因子NF-kB和应激反应转录因子NRF2，从而促进炎症和组织损伤。自噬可以通过将类似RIG-I的受体与Atg12-Atg5复合体直接结合及消除功能障碍的线粒体来抑制促炎性信号转导。自噬还可以通过去除通透性或产生ROS的线粒体来抑制NLRP3炎性体（白介素1b产生所需的caspase-1激活复合物)的激活。因为神经退行性过程和病理性衰老通常伴有慢性炎症，所以自噬的这些抗炎作用可能会介导其他健康益处。总之，现有的数据表明，自噬可能有助于提高免疫效应体识别病原体的效力，同时减少炎症反应[147]。

如上所述，自噬水平可能在决定健康和寿命方面起主要作用，尽管有两个主要的和目前几乎无法解决的难题。首先，自噬不仅仅是一个单一刺激介导的均匀体降解过程，它还可能涉及选择性清除细胞器，如功能障碍(线粒体)和使用其他机制、信号的各种感染因子。这就提出了识别具有抗衰老特性的自噬的具体途径和底物的潜在挑战。其次，所有自噬的药理学和遗传学操作都有脱靶效应。Atg基因的产物在自噬途径外也具有多种功能，这意味着它们的过表达或降低可能通过自噬的不相关效应而影响衰老过程，这是未来必须研究的问题。在细胞水平上，由于p62/SQSTM的积累，不充分的自噬损害了泛素-蛋白酶体途径底物的降解，导致p53等短寿调控蛋白水平升高，进而抑制自噬，诱导细胞衰老。同样，大脑中有缺陷的自噬可能会刺激神经内分泌稳态的系统崩溃，从而加速生理和神经功能的衰退。自噬缺陷也可能有利于脂褐素和脂滴的累积，进而缓解衰老。许多支持自噬抗衰老作用的数据来自于模式生物，其中造成死亡和寿命缩短的原因可能与已知的影响人类寿命和健康的因素不同。理想情况下，人们希望能够在专业的流行病学研究中测试调节自噬可能引起的遗传效应或对环境的影响，这些影响与人类寿命的差异有关。目前，在这方面的一个限制是缺乏合适的测定活体人体自噬通量的方法。然而，与模型生物寿命相关的生理过程可能会保护人们免受疾病的折磨。实际上，值得注意的是，在发达国家，像心脏病、痴呆和癌症这类主要致死疾病，可能因自噬受抑制而更易发生，而自噬水平上调或许能使其发生风险降低。正如这里所讨论的，即使是在相对成熟的年龄刺激自噬的干预也可能对小鼠的衰老产生有益的影响。因此，雷帕霉素对中年小鼠的治疗（从 600 天开始）仍然可以延长它们的寿命，并且 3 个月的热量限制可以改善健康老年人的语言记忆[148]。

接下来的问题是，通过增强自噬而不产生有害的副作用来改善健康衰老的最佳策略是什么？间歇性禁食，比如隔天进食，能增加啮齿动物的寿命，可以避免热量限制造成的负面影响（如骨密度降低）。此外，尽管还有待证实，但人们很容易推测，富含亚精胺和多酚（如白藜芦醇或姜黄素）等天然营养素的饮食可能会促进健康，延缓生物体不可避免的命运。

自噬调节剂的药理学发展尚处于起步阶段，可以预见的是，新型的、相对特异性的诱导剂和抑制剂将很快被应用于临床前和临床表征。在整个生物体内，至少在小鼠中，饥饿可以很容易地激活自噬，并且是否有可能创造出一种自噬诱导剂，其安全性要比限制热量或雷帕霉素更好，这个问题尚待解决。另一种策略是研究针对特定细胞类型或组织的工程自噬诱导剂，允许开展一种新型的特异性治疗干预。目前，大量的临床试验致力于使用非特异性药物来治疗癌症中自噬的抑制作用，该药物之前用于治疗疟疾和类风湿性关节炎。但是，这些试剂是否成功，是否能够通过癌细胞中的自噬抑制来真正介导其抗肿瘤作用，还是它们是否通过其他细胞毒性或免疫调节作用而发挥作用，还有待观察。可以预见的是，在进一步的治疗突破前，开发真正特异性的自噬抑制剂非常重要。因此，整个基础和临床研究者都在期待着高度特异性自噬调节剂的问世。

（王雪强）

参考文献

[1] YOULE R J, NARENDRA D P. Mechanisms of mitophagy[J]. Nat Rev Mol Cell Biol, 2011, 12(1): 9-14.

[2] ASHFORD T P, PORTER K R. Cytoplasmic components in hepatic cell lysosomes[J]. J Cell Biol, 1962, 12(1): 198-202.

[3] KANKI T, WANG K, CAO Y, et al. Atg32 is a mitochondrial protein that confers selectivity during mitophagy[J]. Developmental cell, 2009, 17(1): 98-109.

[4] ZHANG J, NEY P A. Role of BNIP3 and NIX in cell death, autophagy, and mitophagy[J]. Cell Death and Differentiation, 2009, 16(7): 939-946.

[5] DAGDA R K, CHERRA S J, KULICH S M, et al. Loss of PINK1 function promotes mitophagy through effects on oxidative stress and mitochondrial fission[J]. Journal of Biological Chemistry, 2009, 284(20): 13843-13855.

[6] HRUBAN Z, SPARGO B, SWIFT H, et al. Focal cytoplasmic degradation[J]. Am J Pathol, 1963, 42(6): 657-683.

[7] DETER R L, BAUDHUIN P, DE DUVE C. Participation of lysosomes in cellular autophagy induced in rat liver by glucagon[J]. J Cell Biol, 1967, 35(2): 11-16.

[8] TAKESHIGE K, BABA M, TSUBOI S, et al. Autophagy in yeast demonstrated with proteinase-deficient mutants and conditions for its induction[J]. J Cell Biol, 1992, 119(2): 301-311.

[9] KLIONSKY D J, CUEVA R, YAVER D S. Aminopeptidase I of saccharomyces cerevisiae is localized to the vacuole independent of the secretory pathway[J]. J Cell Biol, 1992, 119(2): 287-299.

[10] KLIONSKY D J, CREGG J M, DUNN W A, et al. A unified nomenclature for yeast autophagy-related genes[J]. Dev Cell, 2003, 5(4): 539-545.

[11] LIANG X H, JACKSON S, SEAMAN M, et al. Induction of autophagy and inhibition of tumorigenesis by beclin 1[J]. Nature, 1999, 402(6762): 672-676.

[12] MERCER C A, KALIAPPAN A, DENNIS P B. Macroautophagy-dependent, intralysosomal cleavage of a betaine homocysteine methyltransferase fusion protein requires stable multimerization[J]. Autophagy, 2008, 4(2): 185-194.

[13] BOYA P, REGGIORI F, CODOGNO P. Emerging regulation and functions of autophagy[J]. Nat Cell Biol, 2013, 15(7): 713-720.

[14] CUERVO A M, DICE J F. Regulation of Lamp2a levels in the lysosomal membrane[J]. Traffic, 2000, 1(7): 570-583.

[15] CUERVO A M, DICE J F. Age-related decline in chaperone-mediated autophagy[J]. Journal of Biological Chemistry, 2000, 275(40): 31505-31513.

[16] LOSMANOVA T, JANSER F A, HUMBERT M, et al. Chaperone-mediated autophagy markers LAMP2A and HSC70 are independent adverse prognostic markers in primary resected squamous cell carcinomas of the lung[J]. Oxidative Medicine and Cellular Longevity, 2020, 21: 2020: 8506572

[17] DICE J F. Molecular determinants of protein half-lives in eukaryotic cells[J]. Faseb Journal, 1987, 1(5): 349-357.

[18] GOUGH N R, FAMBROUGH D M. Different steady state subcellular distributions of the three splice variants of lysosome-associated membrane protein LAMP-2 are determined largely by the COOH-terminal amino acid residue[J]. Journal of Cell Biology, 1997, 137(5): 1161-1169.

[19] TAKAYAMA S, BIMSTON D N, MATSUZAWA S, et al. BAG-1 modulates the chaperone activity of Hsp70/Hsc70[J]. Embo Journal, 1997, 16(16): 4887-4896.

[20] HÖHFELD J, MINAMI Y, HARTL F U. Hip, a novel cochaperone involved in the eukaryotic Hsc70/Hsp40 reaction cycle[J]. Cell, 1995, 83(4): 589-598.

[21] FRYDMAN J, HÖHFELD J. Chaperones get in touch: the Hip-Hop connection[J]. Trends Biochem Sci, 1997, 22(3): 87-92.

[22] HATTORI H, KANEDA T, LOKESHWAR B, et al. A stress-inducible 40 kDa protein (hsp40): purification by modified two-dimensional gel electrophoresis and co-localization with hsc70(p73) in heat-shocked HeLa cells[J]. J Cell Sci, 1993, 104 (Pt 3): 629-638.

[23] HANSEN L K, HOUCHINS J P, O'LEARY J J. Differential regulation of HSC70, HSP70,

[24] KLEIN C, DJARMATI A, HEDRICH K, et al. PINK1, Parkin, and DJ-1 mutations in Italian patients with early-onset parkinsonism[J]. Eur J Hum Genet, 2005, 13(9): 1086-1093.

[25] VALENTE E M, ABOU-SLEIMAN P M, CAPUTO V, et al. Hereditary early-onset Parkinson's disease caused by mutations in PINK1[J]. Science, 2004, 304(5674): 1158-1160.

[26] GEHRKE S, WU Z, KLINKENBERG M, et al. PINK1 and parkin control localized translation of respiratory chain component mRNAs on mitochondria outer membrane[J]. Cell Metab, 2015, 21(1): 95-108.

[27] KANE L A, LAZAROU M, FOGEL A I, et al. PINK1 phosphorylates ubiquitin to activate Parkin E3 ubiquitin ligase activity[J]. Journal of Cell Biology, 2014, 205(2): 143-153.

[28] MOLINA P, LIM Y, BOYD L. Ubiquitination is required for the initial removal of paternal organelles in C. elegans[J]. Dev Biol, 2019, 453(2): 168-179.

[29] NISHIHARA E, O'MALLEY B W, XU J. Nuclear receptor coregulators are new players in nervous system development and function[J]. Mol Neurobiol, 2004, 30(3): 307-325.

[30] BOYD J M, MALSTROM S, SUBRAMANIAN T, et al. Adenovirus E1B 19 kDa and Bcl-2 proteins interact with a common set of cellular proteins[J]. Cell, 1994, 79(2): 341-351.

[31] LIU L, FENG D, CHEN G, et al. Mitochondrial outer-membrane protein FUNDC1 mediates hypoxia-induced mitophagy in mammalian cells[J]. Nat Cell Biol, 2012, 14(2): 177-185.

[32] MIZUSHIMA N, YOSHIMORI T, OHSUMI Y. The role of Atg proteins in autophagosome formation[J]. Annu Rev Cell Dev Biol, 2011, 27: 107-132.

[33] NEUFELD T P. Contribution of Atg1-dependent autophagy to TOR-mediated cell growth and survival[J]. Autophagy, 2007, 3(5): 477-479.

[34] HOSOKAWA N, HARA T, KAIZUKA T, et al. Nutrient-dependent mTORC1 association with the ULK1-Atg13-FIP200 complex required for autophagy[J]. Mol Biol Cell, 2009, 20(7): 1981-1991.

[35] FURUYA N, YU J, BYFIELD M, et al. The evolutionarily conserved domain of Beclin 1 is required for Vps34 binding, autophagy and tumor suppressor function[J]. Autophagy, 2005, 1(1): 46-52.

[36] ZHONG Y, WANG Q J, LI X, et al. Distinct regulation of autophagic activity by Atg14L and Rubicon associated with Beclin 1-phosphatidylinositol-3-kinase complex[J]. Nat Cell Biol, 2009, 11(4): 468-476.

[37] FIMIA G M, STOYKOVA A, ROMAGNOLI A, et al. Ambra1 regulates autophagy and development of the nervous system[J]. Nature, 2007, 447(7148): 1121-1125.

[38] NAZIO F, STRAPPAZZON F, ANTONIOLI M, et al. mTOR inhibits autophagy by controlling ULK1 ubiquitylation, self-association and function through AMBRA1 and TRAF6[J]. Nat Cell Biol, 2013, 15(4): 406-416.

[39] MA B, CAO W, LI W, et al. Dapper1 promotes autophagy by enhancing the Beclin1-Vps34-Atg14L complex formation[J]. Cell Res, 2014, 24(8): 912-924.

[40] KIM K H, LEE M S. Autophagy—a key player in cellular and body metabolism[J]. Nat Rev Endocrinol, 2014, 10(6): 322-337.

[41] BOUKHALFA A, NASCIMBENI A C, RAMEL D, et al. PI3KC2α-dependent and VPS34-independent generation of PI3P controls primary cilium-mediated autophagy in response to shear

stress[J]. Nat Commun, 2020, 11(1): 294.

[42] SALMINEN A, KAARNIRANTA K, KAUPPINEN A, et al. Impaired autophagy and APP processing in Alzheimer's disease: The potential role of Beclin 1 interactome[J]. Prog Neurobiol, 2013, 106-107: 33-54.

[43] CHEN X, SUN K, ZHAO S, et al. Irisin promotes osteogenic differentiation of bone marrow mesenchymal stem cells by activating autophagy via the Wnt//β-catenin signal pathway[J]. Cytokine, 2020, 136: 155292.

[44] FUKUDA M, ITOH T. Direct link between Atg protein and small GTPase Rab: Atg16L functions as a potential Rab33 effector in mammals[J]. Autophagy, 2008, 4(6): 824-826.

[45] REZAIE T, CHILD A, HITCHINGS R, et al. Adult-onset primary open-angle glaucoma caused by mutations in optineurin[J]. Science, 2002, 295(5557): 1077-1079.

[46] PERLMAN D, HALVORSON H O. Distinct repressible mRNAs for cytoplasmic and secreted yeast invertase are encoded by a single gene[J]. Cell, 1981, 25(2): 525-536.

[47] KORIOTH F, GIEFFERS C, MAUL G G, et al. Molecular characterization of NDP52, a novel protein of the nuclear domain 10, which is redistributed upon virus infection and interferon treatment[J]. Journal of Cell Biology, 1995, 130(1): 1-13.

[48] LIU X, BARKER D F. Evidence for effective suppression of recombination in the chromosome 17q21 segment spanning RNU2-BRCA1[J]. Am J Hum Genet, 1999, 64(5): 1427-1439.

[49] DU W, XU A, HUANG Y, et al. The role of autophagy in targeted therapy for acute myeloid leukemia[J]. Autophagy, 2020: 1-15.

[50] GEMS D, PARTRIDGE L. Genetics of longevity in model organisms: debates and paradigm shifts[J]. Annu Rev Physiol, 2013, 75: 621-644.

[51] KISSOVÁ I, DEFFIEU M, MANON S, et al. Uth1p is involved in the autophagic degradation of mitochondria[J]. Journal of Biological Chemistry, 2004, 279(37): 39068-39074.

[52] OKAMOTO K, KONDO-OKAMOTO N, OHSUMI Y. Mitochondria-anchored receptor Atg32 mediates degradation of mitochondria via selective autophagy[J]. Developmental cell, 2009, 17(1): 87-97.

[53] MATTISON C P, SPENCER S S, KRESGE K A, et al. Differential regulation of the cell wall integrity mitogen-activated protein kinase pathway in budding yeast by the protein tyrosine phosphatases Ptp2 and Ptp3[J]. Mol Cell Biol, 1999, 19(11): 7651-7660.

[54] MAO K, WANG K, ZHAO M, et al. Two MAPK-signaling pathways are required for mitophagy in Saccharomyces cerevisiae[J]. Journal of Cell Biology, 2011, 193(4): 755-767.

[55] CAMOUGRAND N, GRELAUD-COQ A, MARZA E, et al. The product of the *UTH1* gene, required for Bax-induced cell death in yeast, is involved in the response to rapamycin[J]. Mol Microbiol, 2003, 47(2): 495-506.

[56] JOURNO D, MOR A, ABELIOVICH H. Aup1-mediated regulation of Rtg3 during mitophagy[J]. Journal of Biological Chemistry, 2009, 284(51): 35885-35895.

[57] KANKI T, WANG K, BABA M, et al. A genomic screen for yeast mutants defective in selective mitochondria autophagy[J]. Mol Biol Cell, 2009, 20(22): 4730-4738.

[58] SUDBERY P E, GOODEY A R, CARTER B L. Genes which control cell proliferation in the yeast Saccharomyces cerevisiae[J]. Nature, 1980, 288(5789): 401-404.

[59] HIROTA Y, AOKI Y, KANKI T. Mitophagy: selective degradation of mitochondria by autophagy[J]. Seikagaku, 2011, 83(2): 126-130.

[60] NOWIKOVSKY K, REIPERT S, DEVENISH R J, et al. Mdm38 protein depletion causes loss of mitochondrial K^+/H^+ exchange activity, osmotic swelling and mitophagy[J]. Cell Death and Differentiation, 2007, 14(9): 1647-1656.

[61] WANG K, JIN M, LIU X, et al. Proteolytic processing of Atg32 by the mitochondrial i-AAA protease Yme1 regulates mitophagy[J]. Autophagy, 2013, 9(11): 1828-1836.

[62] GREENE A W, GRENIER K, AGUILETA M A, et al. Mitochondrial processing peptidase regulates PINK1 processing, import and Parkin recruitment[J]. EMBO Rep, 2012, 13(4): 378-385.

[63] ORDUREAU A, PAULO J A, ZHANG J, et al. Global landscape and dynamics of parkin and USP30-dependent ubiquitylomes in ineurons during mitophagic signaling[J]. Mol Cell, 2020, 77(5): 1124-1142. e1110.

[64] HARPER J W, ORDUREAU A, HEO J M. Building and decoding ubiquitin chains for mitophagy[J]. Nat Rev Mol Cell Biol, 2018, 19(2): 93-108.

[65] WHITMAN M, DOWNES C P, KEELER M, et al. Type Ⅰ phosphatidylinositol kinase makes a novel inositol phospholipid, phosphatidylinositol-3-phosphate[J]. Nature, 1988, 332(6165): 644-646.

[66] TRAYNOR-KAPLAN A E, HARRIS A L, THOMPSON B L, et al. An inositol tetrakisphosphate-containing phospholipid in activated neutrophils[J]. Nature, 1988, 334(6180): 353-356.

[67] STACK J H, EMR S D. Vps34p required for yeast vacuolar protein sorting is a multiple specificity kinase that exhibits both protein kinase and phosphatidylinositol-specific PI 3-kinase activities[J]. Journal of Biological Chemistry, 1994, 269(50): 31552-31562.

[68] LARSEN K B, LAMARK T, ØVERVATN A, et al. A reporter cell system to monitor autophagy based on p62/SQSTM1[J]. Autophagy, 2010, 6(6): 784-793.

[69] WANG L, CHO Y L, TANG Y, et al. PTEN-L is a novel protein phosphatase for ubiquitin dephosphorylation to inhibit PINK1-Parkin-mediated mitophagy[J]. Cell Res, 2018, 28(8): 787-802.

[70] YAMANO K, YOULE R J. PINK1 is degraded through the N-end rule pathway[J]. Autophagy, 2013, 9(11): 1758-1769.

[71] RILEY B E, LOUGHEED J C, CALLAWAY K, et al. Structure and function of Parkin E3 ubiquitin ligase reveals aspects of RING and HECT ligases[J]. Nat Commun, 2013, 4: 1982.

[72] LECHTENBERG B C, RAJPUT A, SANISHVILI R, et al. Structure of a HOIP/E2∼ubiquitin complex reveals RBR E3 ligase mechanism and regulation[J]. Nature, 2016, 529(7587): 546-550.

[73] LAZAROU M, JIN S M, KANE L A, et al. Role of PINK1 binding to the TOM complex and alternate intracellular membranes in recruitment and activation of the E3 ligase Parkin[J]. Dev Cell, 2012, 22(2): 320-333.

[74] TREMPE J F, SAUVÉ V, GRENIER K, et al. Structure of parkin reveals mechanisms for ubiquitin ligase activation[J]. Science, 2013, 340(6139): 1451-1455.

[75] ZHONG Y, LI X, DU X, et al. The S-nitrosylation of parkin attenuated the ubiquitination of divalent metal transporter 1 in MPP^+-treated SH-SY5Y cells[J]. Sci Rep, 2020, 10(1): 15542.

[76] KONDAPALLI C, KAZLAUSKAITE A, ZHANG N, et al. PINK1 is activated by mitochondrial membrane potential depolarization and stimulates Parkin E3 ligase activity by

phosphorylating Serine 65[J]. Open Biol, 2012, 2(5): 120080.

[77] WONG Y C, HOLZBAUR E L. Optineurin is an autophagy receptor for damaged mitochondria in parkin – mediated mitophagy that is disrupted by an ALS-linked mutation[J]. Proc Natl Acad Sci U S A, 2014, 111(42): 4439 – 4448.

[78] LETSIOU E, SAMMANI S, WANG H, et al. Parkin regulates lipopolysaccharide-induced proinflammatory responses in acute lung injury[J]. Transl Res, 2017, 181: 71 – 82.

[79] KUO C J, HANSEN M, TROEMEL E. Autophagy and innate immunity: Insights from invertebrate model organisms[J]. Autophagy, 2018, 14(2): 233 – 242.

[80] BHUJABAL Z, BIRGISDOTTIR Å B, SJøTTEM E, et al. FKBP8 recruits LC3A to mediate Parkin – independent mitophagy[J]. EMBO Rep, 2017, 18(6): 947 – 961.

[81] CHEN Z, LIU L, CHENG Q, et al. Mitochondrial E3 ligase MARCH5 regulates FUNDC1 to fine-tune hypoxic mitophagy[J]. EMBO Rep, 2017, 18(3): 495 – 509.

[82] DIKIC I, BREMM A. DUBs counteract parkin for efficient mitophagy[J]. EMBO J, 2014, 33(21): 2442 – 2443.

[83] CHEN Y, LEWIS W, DIWAN A, et al. Dual autonomous mitochondrial cell death pathways are activated by Nix/BNip3L and induce cardiomyopathy[J]. Proc Natl Acad Sci USA, 2010, 107(20): 9035 – 9042.

[84] MELSER S, CHATELAIN E H, LAVIE J, et al. Rheb regulates mitophagy induced by mitochondrial energetic status[J]. Cell Metab, 2013, 17(5): 719 – 730.

[85] SHVETS E, ABADA A, WEIDBERG H, et al. Dissecting the involvement of LC3B and GATE – 16 in p62 recruitment into autophagosomes[J]. Autophagy, 2011, 7(7): 683 – 688.

[86] KUANG Y, MA K, ZHOU C, et al. Structural basis for the phosphorylation of FUNDC1 LIR as a molecular switch of mitophagy[J]. Autophagy, 2016, 12(12): 2363 – 2373.

[87] BISWAL S, BARHWAL K K, DAS D, et al. Salidroside mediated stabilization of Bcl – x(L) prevents mitophagy in CA3 hippocampal neurons during hypoxia[J]. Neurobiol Dis, 2018, 116: 39 – 52.

[88] MURAKAWA T, YAMAGUCHI O, HASHIMOTO A, et al. Bcl – 2 – like protein 13 is a mammalian Atg32 homologue that mediates mitophagy and mitochondrial fragmentation[J]. Nat Commun, 2015, 6: 7527.

[89] SENTELLE R D, SENKAL C E, JIANG W, et al. Ceramide targets autophagosomes to mitochondria and induces lethal mitophagy[J]. Nat Chem Biol, 2012, 8(10): 831 – 838.

[90] HAMACHER-BRADY A, BRADY N R. Mitophagy programs: mechanisms and physiological implications of mitochondrial targeting by autophagy[J]. Cell Mol Life Sci, 2016, 73(4): 775 – 795.

[91] KAUPPILA T E S, KAUPPILA J H K, LARSSON N G. Mammalian mitochondria and aging: an update[J]. Cell Metab, 2017, 25(1): 57 – 71.

[92] YOULE R J. Mitochondria-Striking a balance between host and endosymbiont[J]. Science, 2019, 365(6454):

[93] TRIFUNOVIC A, WREDENBERG A, FALKENBERG M, et al. Premature ageing in mice expressing defective mitochondrial DNA polymerase[J]. Nature, 2004, 429(6990): 417 – 423.

[94] WALLACE D C. Mitochondrial DNA variation in human radiation and disease[J]. Cell, 2015, 163(1): 33 – 38.

[95] MELBER A, HAYNES C M. UPR(mt) regulation and output: a stress response mediated by mitochondrial-nuclear communication[J]. Cell Res, 2018, 28(3): 281 – 295.

[96] MOUCHIROUD L, HOUTKOOPER R H, MOULLAN N, et al. The NAD$^+$/Sirtuin Pathway Modulates Longevity through Activation of Mitochondrial UPR and FOXO Signaling [J]. Cell, 2013, 154(2): 430-441.

[97] YOULE R J, VAN DER BLIEK A M. Mitochondrial fission, fusion, and stress[J]. Science, 2012, 337(6098): 1062-1065.

[98] LOPEZ-OTIN C, BLASCO M A, PARTRIDGE L, et al. The hallmarks of aging[J]. Cell, 2013, 153(6): 1194-1217.

[99] SUN N, YUN J, LIU J, et al. Measuring In Vivo Mitophagy[J]. Mol Cell, 2015, 60(4): 685-696.

[100] BRAVO-SAN PEDRO J M, KROEMER G, GALLUZZI L. Autophagy and mitophagy in cardiovascular disease[J]. Circ Res, 2017, 120(11): 1812-1824.

[101] GARCÍA-PRAT L, MARTÍNEZ-VICENTE M, PERDIGUERO E, et al. Autophagy maintains stemness by preventing senescence[J]. Nature, 2016, 529(7584): 37-42.

[102] RANA A, OLIVEIRA M P, KHAMOUI A V, et al. Promoting Drp1-mediated mitochondrial fission in midlife prolongs healthy lifespan of Drosophila melanogaster[J]. Nat Commun, 2017, 8(1): 448.

[103] APARICIO R, RANA A, WALKER D W. Upregulation of the autophagy adaptor p62/SQSTM1 prolongs health and lifespan in middle-aged drosophila[J]. Cell Rep, 2019, 28(4): 1029-1040. e1025.

[104] RANA A, RERA M, WALKER D W. Parkin overexpression during aging reduces proteotoxicity, alters mitochondrial dynamics, and extends lifespan[J]. Proc Natl Acad Sci USA, 2013, 110(21): 8638-8643.

[105] PALIKARAS K, LIONAKI E, TAVERNARAKIS N. Coordination of mitophagy and mitochondrial biogenesis during ageing in C. elegans[J]. Nature, 2015, 521(7553): 525-528.

[106] BERNARDINI J P, LAZAROU M, DEWSON G. Parkin and mitophagy in cancer[J]. Oncogene, 2017, 36(10): 1315-1327.

[107] FIVENSON E M, LAUTRUP S, SUN N, et al. Mitophagy in neurodegeneration and aging [J]. Neurochem Int, 2017, 109: 202-209.

[108] LEVINE B, KROEMER G. Biological functions of autophagy genes: a disease perspective[J]. Cell, 2019, 176(1-2): 11-42.

[109] BOSE A, BEAL M F. Mitochondrial dysfunction in Parkinson's disease[J]. J Neurochem, 2016, 139 Suppl 1: 216-231.

[110] DODSON M W, GUO M. Pink1, Parkin, DJ-1 and mitochondrial dysfunction in Parkinson's disease[J]. Curr Opin Neurobiol, 2007, 17(3): 331-337.

[111] IRRCHER I, ALEYASIN H, SEIFERT E L, et al. Loss of the Parkinson's disease-linked gene DJ-1 perturbs mitochondrial dynamics[J]. Hum Mol Genet, 2010, 19(19): 3734-3746.

[112] YU-WAI-MAN P, GRIFFITHS P G, GORMAN G S, et al. Multi-system neurological disease is common in patients with OPA1 mutations[J]. Brain, 2010, 133(Pt 3): 771-786.

[113] LIAO C, ASHLEY N, DIOT A, et al. Dysregulated mitophagy and mitochondrial organization in optic atrophy due to OPA1 mutations[J]. Neurology, 2017, 88(2): 131-142.

[114] GALLUZZI L, BRAVO-SAN PEDRO J M, LEVINE B, et al. Pharmacological modulation of autophagy: therapeutic potential and persisting obstacles[J]. Nat Rev Drug Discov, 2017, 16(7): 487-511.

[115] BOCKAERT J, MARIN P. mTOR in brain physiology and pathologies[J]. Physiol Rev, 2015, 95(4): 1157-1187.

[116] PRICE N L, GOMES A P, LING A J, et al. SIRT1 is required for AMPK activation and the beneficial effects of resveratrol on mitochondrial function[J]. Cell Metab, 2012, 15(5): 675-690.

[117] CANTÓ C, GERHART-HINES Z, FEIGE J N, et al. AMPK regulates energy expenditure by modulating NAD^+ metabolism and SIRT1 activity[J]. Nature, 2009, 458(7241): 1056-1060.

[118] TOYAMA E Q, HERZIG S, COURCHET J, et al. Metabolism. AMP-activated protein kinase mediates mitochondrial fission in response to energy stress[J]. Science, 2016, 351(6270): 275-281.

[119] BERTRAND H C, SCHAAP M, BAIRD L, et al. Design, synthesis, and evaluation of triazole derivatives that induce nrf2 dependent gene products and inhibit the keap1-Nrf2 protein-protein interaction[J]. J Med Chem, 2015, 58(18): 7186-7194.

[120] EAST D A, FAGIANI F, CROSBY J, et al. PMI: a $\Delta\Psi$m independent pharmacological regulator of mitophagy[J]. Chem Biol, 2014, 21(11): 1585-1596.

[121] SOLESIO M E, SAEZ-ATIENZAR S, JORDÁN J, et al. Characterization of mitophagy in the 6-hydoxydopamine Parkinson's disease model[J]. Toxicol Sci, 2012, 129(2): 411-420.

[122] BINGOL B, TEA J S, PHU L, et al. The mitochondrial deubiquitinase USP30 opposes parkin-mediated mitophagy[J]. Nature, 2014, 510(7505): 370-375.

[123] KLUGE A F, LAGU B R, MAITI P, et al. Novel highly selective inhibitors of ubiquitin specific protease 30 (USP30) accelerate mitophagy[J]. Bioorg Med Chem Lett, 2018, 28(15): 2655-2659.

[124] TAKAHASHI D, MORIYAMA J, NAKAMURA T, et al. AUTACs: cargo-specific degraders using selective autophagy[J]. Mol Cell, 2019, 76(5): 797-810.

[125] DOWDLE W E, NYFELER B, NAGEL J, et al. Selective VPS34 inhibitor blocks autophagy and uncovers a role for NCOA4 in ferritin degradation and iron homeostasis in vivo[J]. Nat Cell Biol, 2014, 16(11): 1069-1079.

[126] CAI J, LI R, XU X, et al. CK1α suppresses lung tumour growth by stabilizing PTEN and inducing autophagy[J]. Nat Cell Biol, 2018, 20(4): 465-478.

[127] BERROZPE G, SCHAEFFER J, PEINADO M A, et al. Comparative analysis of mutations in the p53 and K-ras genes in pancreatic cancer[J]. Int J Cancer, 1994, 58(2): 185-191.

[128] HALABAN R, ZHANG W, BACCHIOCCHI A, et al. PLX4032, a selective BRAF (V600E) kinase inhibitor, activates the ERK pathway and enhances cell migration and proliferation of BRAF melanoma cells[J]. Pigment Cell Melanoma Res, 2010, 23(2): 190-200.

[129] SODA M, CHOI Y L, ENOMOTO M, et al. Identification of the transforming EML4-ALK fusion gene in non-small-cell lung cancer[J]. Nature, 2007, 448(7153): 561-566.

[130] RIKOVA K, GUO A, ZENG Q, et al. Global survey of phosphotyrosine signaling identifies oncogenic kinases in lung cancer[J]. Cell, 2007, 131(6): 1190-1203.

[131] INAMURA K, TAKEUCHI K, TOGASHI Y, et al. EML4-ALK fusion is linked to histological characteristics in a subset of lung cancers[J]. J Thorac Oncol, 2008, 3(1): 13-17.

[132] LEVY J M M, TOWERS C G, THORBURN A. Targeting autophagy in cancer[J]. Nat Rev Cancer, 2017, 17(9): 528-542.

[133] POLYMEROPOULOS M H, LAVEDAN C, LEROY E, et al. Mutation in the alpha-synuclein gene identified in families with Parkinson's disease[J]. Science, 1997, 276(5321):

2045-2047.

[134] ROBERTSON J, SANELLI T, XIAO S, et al. Lack of TDP-43 abnormalities in mutant SOD1 transgenic mice shows disparity with ALS[J]. Neurosci Lett, 2007, 420(2): 128-132.

[135] TAGAWA K, MARUYAMA K, ISHIURA S. Amyloid beta/A4 precursor protein (APP) processing in lysosomes[J]. Ann N Y Acad Sci, 1992, 674: 129-137.

[136] FORD M G, PEARSE B M, HIGGINS M K, et al. Simultaneous binding of PtdIns(4, 5)P2 and clathrin by AP180 in the nucleation of clathrin lattices on membranes[J]. Science, 2001, 291(5506): 1051-1055.

[137] JO C, GUNDEMIR S, PRITCHARD S, et al. Nrf2 reduces levels of phosphorylated tau protein by inducing autophagy adaptor protein NDP52[J]. Nat Commun, 2014, 5: 3496.

[138] HENDERSON M X, CORNBLATH E J, DARWICH A, et al. Spread of α-synuclein pathology through the brain connectome is modulated by selective vulnerability and predicted by network analysis[J]. Nat Neurosci, 2019, 22(8): 1248-1257.

[139] ANDO M, FUNAYAMA M, LI Y, et al. VPS35 mutation in Japanese patients with typical Parkinson's disease[J]. Mov Disord, 2012, 27(11): 1413-1417.

[140] MUNSIE L N, MILNERWOOD A J, SEIBLER P, et al. Retromer-dependent neurotransmitter receptor trafficking to synapses is altered by the Parkinson's disease VPS35 mutation p. D620N[J]. Hum Mol Genet, 2015, 24(6): 1691-1703.

[141] BENTO C F, ASHKENAZI A, JIMENEZ-SANCHEZ M, et al. The Parkinson's disease-associated genes ATP13A2 and SYT11 regulate autophagy via a common pathway[J]. Nat Commun, 2016, 7: 11803.

[142] GUO H, CHEN Y, LIAO L, et al. Resveratrol protects HUVECs from oxidized-LDL induced oxidative damage by autophagy upregulation via the AMPK/SIRT1 pathway[J]. Cardiovasc Drugs Ther, 2013, 27(3): 189-198.

[143] ZHANG Y, CHEN M L, ZHOU Y, et al. Resveratrol improves hepatic steatosis by inducing autophagy through the cAMP signaling pathway[J]. Mol Nutr Food Res, 2015, 59(8): 1443-1457.

[144] GUO F, LIU X, CAI H, et al. Autophagy in neurodegenerative diseases: pathogenesis and therapy[J]. Brain Pathol, 2018, 28(1): 3-13.

[145] OLSEN M K, ROBERDS S L, ELLERBROCK B R, et al. Disease mechanisms revealed by transcription profiling in SOD1-G93A transgenic mouse spinal cord[J]. Ann Neurol, 2001, 50(6): 730-740.

[146] LEE S S, KENNEDY S, TOLONEN A C, et al. DAF-16 target genes that control C. elegans life-span and metabolism[J]. Science, 2003, 300(5619): 644-647.

[147] FUKUOKA M, DAITOKU H, HATTA M, et al. Negative regulation of forkhead transcription factor AFX (Foxo4) by CBP-induced acetylation[J]. Int J Mol Med, 2003, 12(4): 503-508.

[148] NIE D, DI NARDO A, HAN J M, et al. Tsc2-Rheb signaling regulates EphA-mediated axon guidance[J]. Nat Neurosci, 2010, 13(2): 163-172.

[149] LEI Y, WEN H, TING J P. The NLR protein, NLRX1, and its partner, TUFM, reduce type I interferon, and enhance autophagy[J]. Autophagy, 2013, 9(3): 432-433.

[150] RUBINSZTEIN D C, MARIÑO G, KROEMER G. Autophagy and aging[J]. Cell, 2011, 146(5): 682-695.

第 5 章
线粒体蛋白质稳态与衰老

5.1 线粒体蛋白酶与衰老

线粒体是一种由双层膜包围着的细胞器,由外到内依次由外膜、膜间隙、内膜和基质四部分组成。线粒体作为许多代谢途径的交叉枢纽,是负责产生细胞所需能量的重要组分。这种能量由电子传递链提供,电子传递链在执行功能的同时也会产生 ROS,众所周知,ROS 具有破坏蛋白质的功能。当线粒体蛋白质暴露于线粒体 ROS 中时,将成为氧化损伤的特异性目标,氧化蛋白聚集并交联形成包涵体而丧失功能。为了应对这种特殊的环境,线粒体形成了自己的蛋白质质量控制系统,其中线粒体蛋白酶是控制氧化和折叠蛋白的关键分子。受损蛋白的积累和线粒体功能障碍都会导致衰老和年龄相关性疾病的发生[1-2]。去除受损蛋白是维持细胞内稳态和存活的关键,而蛋白质维护(即降解和修复)失败是导致氧化损伤蛋白随年龄增长而积累的主要因素。因此,与衰老相关的线粒体蛋白质量控制系统损伤可能导致线粒体功能障碍[3-5]。

5.1.1 线粒体蛋白酶

调节线粒体功能的蛋白水解酶具有高度多样性和复杂性。根据线粒体蛋白酶功能和细胞内定位进行归类,可将人类基因组编码的人类线粒体降解组定义为一个完整的线粒体蛋白酶组。虽然线粒体蛋白酶在执行蛋白降解功能方面存在非特异性,但其催化的蛋白质水解反应对于线粒体完整性、功能和稳态具有重要作用,其中包括蛋白质合成、蛋白质质量控制、线粒体生成和动态变化、线粒体自噬和细胞凋亡。线粒体蛋白酶发生损伤或功能失调与衰老及多种病理过程(如神经退行性疾病、代谢综合征等)具有密切联系。对线粒体蛋白水解及其调节过程有更好的了解,能够促进对人类寿命和健康状态的研究。

线粒体蛋白水解系统可以使多肽在不同的线粒体区室中完全降解为氨基酸。线粒体内至少包含了 45 种蛋白酶;其中有 23 个蛋白酶仅定位于线粒体,其余的蛋白酶则穿梭于细胞质与线粒体之间。线粒体定位的蛋白酶中的 5 种是类线粒体蛋白酶,它们作为蛋白质水解复合物的亚基仅具有催化功能,无水解酶活性,其余 18 种线粒体定位的蛋白酶可分为四个功能类别,即加工肽酶、ATP 依赖肽酶、寡肽酶及其他线粒体肽酶(表 5-1)。

线粒体加工肽酶(mitochondrial processing peptidases，MPP)属于最先发现的线粒体蛋白酶。它们从新导入的核编码蛋白中去除信号肽，这是许多线粒体蛋白成熟的必不可少的步骤[6-7]。MPP在基质中切除MTS，形成蛋白水解亚基PMPCB和无催化活性亚基PMPCA的二聚体复合物。一些蛋白质需要额外的加工才能通过MIP进行稳定化处理，如通过线粒体Met氨基肽酶1D切除一个N端八肽，或由X-Pro氨基肽酶3(酵母中的Icp55)从N端去除一个氨基酸残基。内膜蛋白酶(inner membrane peptidase，IMP)是内膜中IMMP1L和IMMP2L的二聚体蛋白水解复合物。蛋白质加工过程并不仅是去除靶向定位序列，还是决定线粒体蛋白质活性和定位的重要调控机制。多种线粒体蛋白酶已被证实可介导蛋白水解过程，包括早衰相关的菱形样蛋白酶(presenilinassociatiated rhomboid-like，PARL)，线粒体内膜上的金属内肽酶(metalloendopeptidases，OMA1)和ATP依赖性AAA(ATPase associated with diverse cellular activitie)蛋白酶(表5-1)。

表5-1 线粒体蛋白酶

酵母	人类	定位	功能
—	HtrA2/Omi	IM	标志细胞凋亡、分子伴侣
(i-AAA) Yme1	YME1L	IM	质量控制、前体蛋白加工
(IMP) Imp1, Imp2	IMMP1L、IMMP2L	IM	
(m-AAA) Yta1, Yta2	AFG3L2、SPG7	IM	质量控制、蛋白加工
OMA1	OMA1	IM	蛋白加工
(Rhomboid) Pcp	PARL	IM	蛋白加工、抑制凋亡
ATP23	XRCC6BP1、KUB3	IMS	蛋白加工、分子伴侣
Mop112	Prep	IMS	前体蛋白与多肽加工
Prd1, saccharolysin	Neurolysin	IMS	
—	ClpP	M	质量控制
Lap3	Bleomycin hydrolase	M	解毒作用
(Lon) Pim1	LonP1	M	质量控制
(MIP) Oct1	MIPEP、MIP	M	前体蛋白加工
(MPP) Mas1, Mas2	MPPA、MPPB	M	

注：Clp指酪蛋白水解酶；IM指线粒体内膜；M指基质。

ATP依赖性蛋白酶在线粒体所有区室中均具有活性，它们是线粒体蛋白水解系统的核心组成部分，具有质量控制和调节功能[8]。这些蛋白水解酶的多聚体会形成圆柱形复合物，并通过AAA结构域水解产生的能量将底物结构打开，将其转运到具有蛋白水解活性的区室。对于膜结合的AAA蛋白酶则需要ATP依赖的膜提取蛋白进行蛋白水解。哺乳动物线粒体中存在四种古细菌来源的ATP依赖性蛋白酶，即基质中的线粒体离子肽酶1(lon peptidase 1，LONP1)、酪蛋白水解肽酶

(casein hydrolysate)及线粒体内膜中的两种同源 AAA 蛋白酶。LONP1 会形成同源六聚体复合物，而酪蛋白水解肽酶则是由 7 个酪蛋白水解肽酶亚基 P 和 6 个具有 AAA 结构域发挥伴侣样活性的酪蛋白水解肽酶亚基 X 组成。

与大多数加工肽酶相反，ATP 依赖性蛋白酶识别底物具有简并性，可在多个位点切割蛋白质，以生成寡肽[9]。ATP 依赖性蛋白酶的蛋白水解产物及重新导入的线粒体蛋白上切割的线粒体导肽序列都可以通过存在于基质(PITRM1/Cym 和 Ste23)和线粒体内膜间质(MEP/Prd1)中的寡肽酶降解为氨基酸。其他线粒体蛋白酶，如线粒体内膜间隙线粒体丝氨酸蛋白酶 A2(HTRA2)/Omi 和 β-内酰胺酶样蛋白(LACTB)，在线粒体中也具有多种功能。HTRA2 的 C 端存在一个 PDZ 互作结构域，可以释放到细胞质中，促进细胞凋亡。LACTB 可以促进线粒体内膜的结构化和微区室化而充当结构性蛋白酶。

线粒体蛋白质稳态有赖于分布于线粒体不同区域的蛋白酶。UPS 通过线粒体外膜相关的降解(outer mitochondrial membrane-related degradation, OMMAD)执行蛋白质的质量控制[10]。OMMAD 由膜锚定的环指型 E3 泛素连接酶和 AAA 蛋白酶 Cdc48/p97 组成，可结合泛素化的膜蛋白并将其转运到细胞质中降解。OMMAD 的其他组分，比如酵母中的 Vms1 和哺乳动物中的 Parkin 蛋白，也参与了 Cdc48/p97 的募集。此外，UPS 系统还与其他线粒体蛋白质的降解有关[11]。

IMS 主要通过可溶性蛋白酶 HtrA2/Omi 和金属蛋白酶 ATP23 进行线粒体质量控制。HtrA2/Omi 为丝氨酸蛋白酶，参与调节线粒体 E3 泛素连接酶。HtrA2 的缺乏会导致线粒体功能障碍和形态改变，ROS 的产生最终又反过来引起线粒体功能损伤。在酵母中，ATP23 被认为具有肽酶和 ATP 生物合成的双重功能。此外，ATP23 也参与了磷脂代谢的过程，它可减少 UPS1 的表达，UPS1 是一种参与调节磷脂酰乙醇胺和心磷脂在线粒体中的累积的蛋白质。

线粒体内膜存在 2 个 AAA 家族的成员，即 i-AAA 蛋白酶和 m-AAA 蛋白酶，它们形成蛋白酶体复合物并嵌入内膜，其催化结构域分别面向 IMS(i-)和基质(m-)。i-AAA 蛋白酶由六个 YME1L(YME1 like ATPase)亚单位组成，在 IMS 具有活性。m-AAA 蛋白酶由同源脊髓小脑共济失调蛋白 AFG3L2 或痉挛性截瘫蛋白 SPG7 亚基组成，并在基质侧具有活性。i-AAA 和 m-AAA 蛋白酶都与 SPFH(stomatin prohibitin lotillin and HIC/K)家族的膜支架蛋白相关。这些膜支架蛋白会形成特定的脂质和蛋白质组成的膜结构域，可调节膜蛋白的转运。如 m-AAA 蛋白酶会与线粒体内膜间隙中的多个膜锚定阻抑素蛋白(prohibitin, PHB)环复合物组装在一起，而 i-AAA 蛋白酶的 YME1L 和 PARL 可与基质的 SLP2(类似类固着素的蛋白 2)组装成 SPY(SLP2-PARL-YME1L)复合体，从而识别错误折叠的跨膜蛋白多肽链，降解未组装的线粒体复合物亚单位和跨膜片段，参与线粒体内膜中的蛋白水解过程[12]。

金属蛋白酶 OMA1 和早衰蛋白相关的菱形蛋白酶 PARL(又称 Pcp1、Rbd1 或 Mdm37)均位于线粒体内膜上。OMA1 已被证实能够通过不依赖于 ATP 的方式将多糖内膜蛋白 OXA1 的错误折叠衍生物进行蛋白水解[13]。在酵母中 OMA1 蛋白的存在对于其响应应激反应有重要作用,如 OMA1 可以与 i-AAA 蛋白酶结合,通过 OPA1 蛋白裂解调节线粒体的动态平衡。线粒体功能与其他线粒体质量控制元件(如 PARL)活性也与线粒体的凋亡有关。在小鼠的淋巴细胞和神经元中,线粒体内的 BCL-2 相关家族蛋白 Hax1 能够将线粒体蛋白酶 HtrA2 呈递给 PARL,从而启动细胞凋亡保护机制[14]。

MPP、内膜肽酶 IMP(mitochondrial inner membrane peptidase)和线粒体中间肽酶(mitochondrial intermediate peptidas,MIP)3 个肽酶保证了线粒体各个区室的前体蛋白的切割,他们在结构上和功能上都高度保守[15]。MPP 在基质中作用于蛋白前体并将其传输到内膜或膜间隙。MIP 定位在线粒体基质中,裂解 MPP 产生的前体中间产物;IMP 锚定于线粒体内膜上,参与膜间隙线粒体蛋白的成熟过程。

5.1.2 线粒体蛋白酶调控线粒体过程

1. 线粒体蛋白导入和定位

线粒体蛋白酶的基本功能之一是它们在新导入线粒体蛋白成熟中的作用,所有线粒体蛋白质中有一半以上是以前体蛋白的形式合成的,前体蛋白带有带正电的 N 端分选信号[16],在大多数情况下,这类信号必须切除以确保其在线粒体内发挥功能。除此基本功能外,线粒体蛋白酶还可以调节线粒体的导入能力,介导蛋白质转运酶的更新,并决定某些双重定位的蛋白质的分选。

2. 线粒体前体蛋白的成熟

MPP 介导了大多数线粒体前体蛋白的成熟,这些蛋白通过经典的导肽途径进入线粒体。线粒体前导肽信号(mitochondrial targeting sequence,MTS)被在基质或从线粒体释放的处理增强蛋白(processing enhancing protein,PreP)进一步降解,以防止其在线粒体内积累并损伤线粒体。PreP 还可以降解与 AD 相关的淀粉样 β 肽。前体蛋白成熟的紊乱可损害线粒体功能并诱发某些相关疾病。某些前体蛋白被 MPP 切割后,其稳定性还需要一些额外的加工步骤,如 MPP 对核糖体蛋白 MrpL12 的后续加工可稳定线粒体 RNA 聚合酶活性,从而间接调节线粒体的转录。通过二聚体序列靶向 IMS 的蛋白质被 MPP 裂解,并被 IMP 转化为成熟形式。IMP 是一种多功能加工肽酶,它也可以在 C 末端切割底物并使其到达线粒体外膜上。值得注意的是,不同蛋白酶的蛋白水解加工也可以决定线粒体内的蛋白分选。线粒体内膜蛋白酶介导酵母内过氧化物酶的切割使这种抗氧化酶释放进入 MTS 中,如果需要定位于基质,那就需要 MPP 和 OCT1 后续的加工处理[17]。

3. 蛋白质转位酶的转运

越来越多的证据表明，线粒体蛋白酶可以调节蛋白质转运系统的能力和特异性，i-AAA 蛋白酶 YME1L 降解 TIM23（mitochondrial inner membrane translocase）复合物的应激敏感亚基 TIMM17A，以降低应激条件下的线粒体蛋白质负荷。最近的蛋白质组学研究确定了 TIM23 和 TIM22 复合物的其他亚基也是 YME1L 的底物，表明该蛋白酶可以调控这些蛋白质的转运能力，并根据生理需求调节线粒体转运蛋白的能力[18]。有趣的是，YME1L 还可以特异性识别 TIM23 复合物，并通过降解其临时组分活性氧物种调节因子 1（ROMO1）来限制其自身的转运。其中内膜肽酶对 ROMO1 C 末端切割可以促进自身与 TIM23 复合物组装的过程，说明此类线粒体蛋白酶可通过转位酶影响蛋白质的转运。

4. 双定位蛋白

对细胞中双定位蛋白的分析显示，线粒体蛋白酶在调控蛋白质定位中具有重要功能。例如，富马酸酶（一种三羧酸循环酶）在 nDNA 损伤应答中具有兼职蛋白的作用，新合成的富马酸酶定位于线粒体，但细胞质折叠限制了其转入能力，因此在导入过程中进行 MPP 处理会导致一部分富马酸酶逆转位到细胞质中[19]。这种类似的机制可确保与类固醇急性调节蛋白相关的脂质转移蛋白 7（steroidogenic acute regulatory protein 7，STARD7）在 IMS 和细胞质之间的转运。PARL 在疏水蛋白区域裂解新转入的 STARD7，从而使 STARD7 在 IMS 与细胞质之间动态转运。如果 PARL 切割位点被 IMMP 识别序列代替，则 STARD7 仅在线粒体基质中积累，因此 PARL 切割蛋白跨膜片段的特性为调节膜结合和底物蛋白的细胞定位提供了基础。实际上，很多 PARL 底物蛋白包括磷酸甘油酸变位酶 5（phosphoglycerate mutase 5）磷酸酶和 PTEN 诱导的假定激酶蛋白 1（PINK1）激酶都是双定位蛋白。PINK1 在健康的线粒体中只是短暂存在的，因为 PARL 会切割其疏水性跨膜结构域，使它通过 TOM 复合体从线粒体中快速释放出来并进入胞质降解。但在去极化的线粒体中，PINK1 的膜锚定受到抑制，使得 PARL 无法进行切割，从而 PINK1 可将其完整的跨膜结构域插入线粒体外膜中，促进 Parkin 募集并诱导线粒体自噬。与 STARD7 相似，PINK1 的逆转位也需要依赖于带负电荷的氨基酸。此外，IMS 中的 OMA1 对分选错误的 PINK1 进行蛋白水解，降解未插入的 PINK1 蛋白，从而减少它在线粒体外膜中的积累。RNA 干扰实验明确了 MPP、酪蛋白水解肽酶和 AFG3L2 都参与了 PINK1 降解，但其具体机制仍有待研究[20]。

5.1.3 线粒体蛋白酶的质量控制

线粒体的生物合成依赖于细胞核和线粒体基因组的协调表达，其复杂性与线粒体的功能可塑性对线粒体蛋白质组稳态是一个重大挑战。由于过量的未组装蛋白积累而使得线粒体具有蛋白应激的高风险，这与衰老和影响氧化磷酸化复合物组装的线粒体疾病的发生尤为相关。此外,ROS作为细胞呼吸的副产物,如果没有及时被氧化防御系统清除,则会在线粒体内不断积累,并损害线粒体蛋白、脂质和DNA[21]。因此,对单个蛋白(以及整个细胞器)的质量控制对于维持细胞存活至关重要,这正是各种线粒体蛋白酶的关键功能。其中蛋白质在损伤或由于遗传因素而导致其折叠或组装受损后被降解,我们将其称为质量控制底物。在正常条件下迅速降解或在抑制线粒体蛋白酶时积累的蛋白质称为调控底物。

这种质量控制功能已被广泛用于线粒体蛋白酶的分子功能的表征。折叠功能不佳的多肽在线粒体不同区室的积累或组装过程的遗传缺陷(如缺失必需的呼吸链亚基的基因编码)会触发快速的蛋白质水解过程[22]。在基质、线粒体内膜和IMS中都存在ATP依赖的质量控制酶,而错误折叠蛋白结构域的定位决定了哪些线粒体蛋白酶参与其中。当线粒体内膜蛋白将错误折叠的结构域暴露于不同的区域时,则会有相应的线粒体蛋白酶介导蛋白水解。如线粒体内膜定位的m-AAA、i-AAA蛋白酶和基质定位的LONP1、酪蛋白水解肽酶蛋白酶共同介导了线粒体氧化磷酸化复合物中非组装亚基的更替。其中m-AAA和i-AAA蛋白酶主要降解膜包埋的蛋白质,但LONP1-ClpP的蛋白水解轴则主要介导了呼吸复合体Ⅰ外围臂的蛋白水解,从而限制了线粒体去极化时ROS的产生[23]。

在正常健康的线粒体中,线粒体蛋白质的转运效率可能存在显著差异。含有3Fe-4S簇的乌头酸酶和其他氧化损伤的蛋白质类似,非常容易受到氧化损伤,从而被基质中的LONP1迅速降解。其中m-AAA蛋白酶的跨膜蛋白降解($t_{1/2} \approx 60$ min)和IMS中YME1L脂质转移蛋白的降解($t_{1/2} \approx 10$ mim)时间均很短[24],但目前尚不了解这些蛋白质是如何被其蛋白酶直接分离出来并进行快速蛋白水解的。

线粒体活性和ATP产量随着年龄的增长而下降,并伴随着线粒体破碎和嵴结构的改变。这种下降主要是因为线粒体蛋白质稳态紊乱和受损蛋白质对线粒体的损伤,这些损伤随着年龄的增长而累积,并逐步破坏了线粒体质量控制系统。如LONP1降解氧化受损蛋白质的能力会随着年龄的增长而下降;IMS肽酶IMMP2L活性的下调会诱导衰老并抑制细胞死亡,其基因组完整性也与人体寿命成正比[25]。这说明线粒体的代谢可塑性和线粒体中各种蛋白酶的功能多效性,使得线粒体蛋白酶在衰老中的作用十分复杂。此外,线粒体蛋白酶的表达受损或失衡会导致衰老和相关疾病的发生(表5-2),这说明需要在不同的生理环境中协调线粒体蛋白酶的表达、活性与线粒体的生物合成。

表 5-2 线粒体蛋白酶缺陷引起的遗传性疾病

线粒体蛋白酶	基因	定位	相关疾病
AFG3 样蛋白	*AFG3L2*	18p11	脊髓小脑性共济失调
ATP 依赖性 Clp 蛋白酶	*ClpP*	19p13	Perrault 综合征
Lon 蛋白酶	*LONP1*	19p13	CODAS 综合征
DJ-1	*PARK7*	1p36	7 型帕金森病
丝氨酸蛋白酶 HTRA2	*HTRA2*	2p12	13 型帕金森病
线粒体内膜蛋白酶 2	*IMMP2L*	7q31	Tourette 综合征
早衰素相关菱形蛋白	*PARL*	3q27	帕金森病
遗传性痉挛性截瘫蛋白	*SPG7*	16q24	痉挛性截瘫
细胞色素 b-c 复合体亚基	*UQCRC2*	16p12	线粒体复合物Ⅲ功能障碍

5.2 衰老相关的线粒体蛋白

基质蛋白质量控制主要是由线粒体蛋白酶 Lon 和 ClpP 完成的，这两种 ATP 依赖性蛋白酶也是破坏线粒体蛋白降解的关键因素。因此，我们将重点关注 Lon 和 ClpP 蛋白酶。在高 ROS 生成环境中，这两种蛋白酶在线粒体基质中高表达，说明它们在衰老过程中对线粒体质量控制具有重要意义。

5.2.1 线粒体基质蛋白酶 Lon 的简介及意义

Lon 蛋白酶是第一个被鉴定的 ATP 依赖性蛋白酶。*Lon* 基因的产物及其对蛋白质稳定性和异常蛋白降解的影响已经在大肠杆菌中得到证实[26]。Lon 作为一种线粒体蛋白酶，存在于大多数细菌中，但也存在于真核细胞的线粒体中，以及藻类和植物细胞的叶绿体中。

Lon 蛋白酶是高度保守的 Ser 肽酶，在降解线粒体基质中错误折叠、氧化和受损的蛋白质方面具有重要作用。细胞线粒体内 Lon 蛋白酶水平下降或其功能受损而使得其活性下降，将导致大量不正常蛋白质的积累，从而导致细胞衰老。乌头酸酶是线粒体内一种重要的酶，它极易受到氧化损伤，在衰老过程中被氧化并导致活性下降，为了防止这些氧化损伤的乌头酸酶在线粒体中堆积，必须经由 Lon 蛋白酶及时降解，才不会对细胞产生进一步的损伤。在小鼠中，敲除 LONP1 蛋白会导致早期的胚胎致死率升高，并导致线粒体呼吸和氧化磷酸化系统功能障碍，这说明它在生命周期和疾病发展中发挥着重要作用。

Lon 蛋白酶由单个核基因编码，是一种同质寡聚环状 ATP 依赖性蛋白酶（图 8-1）。人体内具有催化活性的 Lon 需要由六聚环组成，其他物种中 Lon 的复合物的活性形式不尽相同：酿酒酵母中 Lon 复合物活性形式为七聚体，分枝杆菌会根据不同的 Mg^{2+} 浓度而呈现不同的活性状态，如六聚体、四聚体或二聚体[27]。

Lon 蛋白酶可分为两个家族。在大多数细菌中发现的 Lon A 蛋白酶具有约 300 个氨基酸的大段 N 端底物结合域，包括 ATP 结合和水解的 AAA 结构域，以及 C 端蛋白水解域。Lon B 蛋白酶主要存在于古细菌中，Lon B 缺少 N 端结构域，但是在 AAA 结构域中插入了一段转膜区，可使蛋白酶的孔区域朝向细胞膜的内表面。Lon B 蛋白酶也存在于一些细菌中，使该细菌兼具两种类型的 Lon 蛋白酶。

Lon A 蛋白酶的 N 端在底物结合中起着重要作用。在 N 端多个位点缺失的 Lon 突变体会失去结合底物的能力，但同时其 ATP 酶活性仍然存在并能水解更小的肽。必要时，Lon 蛋白酶会以依赖 ATP 的方式将底物结构打开，然后通过孔洞转移到蛋白水解室进行降解。该过程中 ATP 结合到 Lon 复合物的 AAA 结构域，导致 Lon 的构象转变为蛋白质水解活性状态，从而发挥功能。Lon 蛋白酶很少会与底物表面相结合，多与底物疏水性核心的序列相互作用[28]。此外，它还会降解一些折叠的调控蛋白，这些蛋白质通常在其氨基或羧基末端中携带降解标记[29]，组氨酸和倒数第二位的酪氨酸在 Lon 蛋白酶的水解过程中起着关键作用。

除了识别功能外，Lon 蛋白酶的 N 端结构域也参与了其活性调控，这是因为与底物结合对酶的结构和功能会有影响。Lon 蛋白酶的活性也可以由它的四级结构来控制。例如，在大肠杆菌中，Lon 六聚体可以相互作用，形成一个十二聚体，与每个六聚体在两端的蛋白水解位点和一个 N 端结构域的基质相互作用，最终形成可以为底物提供入口的孔。十二聚体的形成显著提高了其对大分子蛋白质的降解效率，因此在细胞中这种六聚体-十二聚体结构的平衡可以调节 Lon 蛋白酶活性。虽然非多肽的分子有望被开发为 Lon 蛋白酶的特异性抑制剂，但是到目前为止，相关的研究仍在进行当中。

线粒体基质富含蛋白质，因为它包含了线粒体翻译机制、TCA 循环酶和其他代谢途径，这使得线粒体处于蛋白质调控和质量控制的重要位置。线粒体暴露于 ROS 的环境会产生很多氧化蛋白，而 Lon 蛋白酶是抵御氧化蛋白堆积的主要防线，因为氧化损伤与过早衰老及与衰老相关疾病之间存在密切关系，所以 Lon 蛋白酶可能在衰老过程中起着重要作用。

已有研究证实，Lon 蛋白酶可参与氧化蛋白降解过程[30]。具有氧化敏感基团的酶易受到氧化损伤而成为 Lon 蛋白酶降解的主要目标。研究发现，在 Lon 蛋白酶缺失的酵母中，包括 HSP60 和 SOD2 在内的多个线粒体应激蛋白的氧化水平升高。此外，有动物实验发现，与幼鼠相比，老年大鼠肝脏的活性降低，而在衰老大鼠线粒体基质中的氧化蛋白显著增加[31]。

作为清除氧化线粒体蛋白的关键分子，Lon 蛋白酶在维持线粒体基质蛋白稳态及线粒体功能和结构完整性方面发挥着关键作用。例如，在人肺成纤维细胞中，Lon 蛋白酶可诱导线粒体形态和功能受损，并激活细胞凋亡。Lon 蛋白酶做为人体应激蛋白，在不同压力应激下表达水平不同，如在横纹肌肉瘤细胞的 Lon 水平显著升高，维持了线粒体功能，从而提高细胞存活率。此外，在高甲状腺模型大鼠中也发现 *Lon* 基因启动子携带缺氧诱导因子-1(hypoxia inducible factor-1，HIF-1)的结合位点，因此，可通过低氧诱导哺乳动物细胞 HIF-1 激活，从而诱导线粒体生成[32]。

Lon 蛋白酶在线粒体内稳态中发挥重要作用，是影响衰老组织中线粒体功能障碍的重要因素。在小鼠骨骼肌中的研究发现，Lon 蛋白酶水平或活性随着衰老进程而下降，慢性氧化应激的增加对 Lon 蛋白酶的损伤加剧。有研究证实，Lon 蛋白酶存在双向调控机制，即由短暂应激引起 Lon 蛋白酶表达的上调，在应对慢性压力和衰老时，它的表达又会下调[33]。在压力超负荷心力衰竭的小鼠模型中，Lon 蛋白酶易发生氧化修饰，伴随其活性降低。Lon 蛋白酶的变化存在组织依赖性，在大鼠的心脏中发现了与衰老相关的 Lon 蛋白水平增加，但 Lon 蛋白酶的活性没有变化，这表明增加的 Lon 只是无活性的蛋白[34]。相反地，与衰老的 WI-38 细胞相比，年轻组 Lon 蛋白水平没有增加，但 Lon 蛋白酶活性增加。衰老过程中蛋白质稳态的丧失和氧化应激的增加所产生的综合影响可能是需要解决的关键问题之一。

蛋白质的质量控制不仅局限于修饰蛋白的降解，还可以通过 Lon 蛋白介导作用于错误折叠的蛋白质和 mtDNA。对酵母菌、哺乳动物的研究发现，Lon 蛋白可以防止由蛋白质水解失活所导致的错误折叠蛋白的积累[35]。Lon 蛋白也可能参与调控 mtDNA 的复制和转录过程。Lon 蛋白酶与 DNA 的某些组成部分，如 mtDNA 聚合酶 A、mtDNA 螺旋酶及可以被 Lon 蛋白酶降解的线粒体转录因子 TFAM 相互作用，表明其在 mtDNA 代谢和完整性方面存在重要意义。

因为 mtDNA 突变会在生命周期中累积，所以 Lon 蛋白在 mtDNA 转化和维护中的作用也许只是它参与衰老过程的另一种方式。携带 mtDNA 聚合酶突变的 mtDNA 突变体小鼠模型具有早衰表型，但 ROS 的生成没有明显变化，这可能是由 mtDNA 突变导致的衰老。Lon 蛋白在 mtDNA 质量控制中的作用是由不同的因素调控的，因为它与 mtDNA 结合依赖于蛋白质底物或核苷酸的存在。因为它的多种功能可同时影响线粒体活性和完整性，所以 Lon 蛋白在衰老和长寿中的作用存在不同的形式[35]。衰老的发生与 Lon 蛋白酶的相关性研究表明，在 Pim1/Lon 缺失的酵母中，其复制性寿命降低。真菌的衰老模型过表达 Lon 蛋白酶可以延长其寿命。在人类肺成纤维细胞中，选择性的敲低 Lon 蛋白酶会导致线粒体分裂的异常、线粒体结构大小不一并含有致密包涵体，这种表型与衰老组织的表型相似[36]。

线粒体的质量控制除了可影响衰老的发生外，还可影响各种退行性相关疾病的发生、发展。Lon 蛋白酶除在调节线粒体代谢和 DNA 变化方面有重要作用外，还与癌症的发展关系密切。在小鼠黑色素瘤细胞中[37]，Lon 蛋白酶敲低可诱导细胞产生衰老的表型，这可能是由 DNA 发生损伤反应所致。这种表型可以通过 Lon 蛋白酶过表达而逆转，这表明可以通过 Lon 蛋白酶水平的变化来调节癌细胞的致瘤特性的可能。

在遗传副神经节瘤中，由于 SDH5 发生突变，导致无法由 Lon 蛋白酶介导其降解，从而影响其与 SDHA 的相互作用。有研究指出，遗传痉挛性截瘫中 Lon 蛋白酶和 ClpP 水平的下降是一种补偿机制，可防止 Hsp60 突变引起的快速降解反应。科学家在肌酸激酶小鼠心脏模型中发现，LONP1 和 ClpP 蛋白表达水平同时升高，线粒体 Fe-S 蛋白表达降低。由此看来，在衰老进程中 Lon 蛋白酶表达及活性的下降导致损伤蛋白无法及时清除，从而加剧氧化应激损伤，促进细胞衰老，反之，则可以延缓衰老，由此可以考虑将其作为抗衰老策略或疾病治疗的目标靶点。

5.2.2 线粒体基质蛋白酶 Clp 的简介及意义

Clp 蛋白酶的全酶是由多个不同家族的 Clp 蛋白所组成。Clp 蛋白酶全酶包括两个亚基，即催化亚基和调节亚基。其中催化亚基是 Clp 蛋白酶的核心部分，由两个 ClpP 蛋白七聚体组成。两个 ClpP 蛋白七聚体重叠在一起可形成一个中空的腔，包含有酶活性位点。在催化亚基的一侧或两侧结合有由 ClpA 蛋白六聚体或 ClpX 蛋白六聚体组成的调节亚基，从而构成 ClpAP 或酪蛋白水解肽酶复合体。

Clp 蛋白酶广泛地存在于各种生物体内并且具有非常重要的生理功能。大多数的细胞内蛋白质水解作用是由 Clp 蛋白酶行使的。一方面，蛋白质水解作用通过控制代谢过程中关键酶的稳定性而调节其含量，从而保证代谢过程的正常进行。另一方面，由于某种内部原因或外界环境的刺激会产生一些不可逆损伤的蛋白或多肽，而这种不可逆损伤的蛋白会对细胞产生某种毒害作用或者干扰正常的代谢过程的进行，在这种情况下会有许多 Clp 蛋白酶产生，并通过蛋白质水解作用清除非正常和具有潜在毒性的蛋白质或多肽。

蛋白水解的核心由两个叠层环组成，由 ClpP 形成七聚体，或由 ClpQ 形成六聚体，它们的蛋白水解活性位点位于疏水中心(图 5-1)。伴环子单元被分为两类：第一类包含两个连续的 AAA 结构域，负责 ATP 的结合和水解（ClpA、ClpC 和 ClpE）；第二类（ClpX 和 ClpY）只有一个 AAA 结构域。

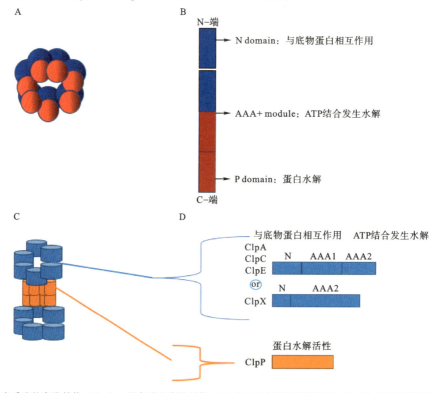

A. 蛋白质酶的寡聚结构；B. Lon 蛋白酶的寡聚结构；C. Clp 蛋白酶的寡聚结构；D. Clp 蛋白酶单体结构域。

图 5-1 Lon 和 Clp 蛋白酶的结构

酪蛋白水解肽酶几乎存在于所有的细菌中,而只有酪蛋白水解肽酶复合物存在于人体中。大多数Ⅰ类Clp伴环需要有核苷酸的存在才能达到低聚状态。这种六聚体结构对于蛋白水解亚基间的结合是必需的。底物被伴侣分子识别并打开,然后通过它们的中心孔转移到蛋白酶室,从而被水解成5~10个氨基酸长肽。由ClpX和ClpA识别底物蛋白中的终端序列,再由特定的Clp ATP酶发挥作用,进行蛋白水解过程。

ClpP蛋白酶在线粒体蛋白质质量控制中的最重要的意义可能是它在线粒体解开蛋白结构中的作用。这一功能使ClpP成为衰老相关过程的核心,这是因为衰老与折叠错误和未折叠的蛋白质聚集会对细胞功能产生有害影响。与Lon蛋白酶类似,ClpP蛋白酶可以被认为是一种应激蛋白,因为在真核生物和原核生物中,它只有在应激条件下才会被诱导表达[38]。当折叠蛋白质的数量超过其细胞室的蛋白质折叠能力时,折叠和折叠错误的蛋白质会产生应激反应。为了应对这一事件,一些细胞器有一种特殊的信号通路,称未折叠蛋白反应(unfolded protein response,UPR)。mtUPR是通过折叠蛋白应激诱导的线粒体-细胞核信号转导实现的,可激活编码线粒体亚基和蛋白酶的基因。

ClpP是mtUPR的核心成分蛋白,需要应对不同应激条件下发生的线粒体蛋白质质量控制过程,如DNA和蛋白质氧化损伤,由线粒体和核基因组编码的线粒体复合物生成和组装。有研究发现[39],酪蛋白水解肽酶很可能是通过识别和降解未折叠的蛋白来启动mtUPR的,mtUPR的减少会降低ClpP活性,并可以使折叠蛋白积累在哺乳动物的线粒体基质中。

由于线粒体蛋白稳态的丧失会导致疾病和衰老,Clp似乎在衰老过程中起着核心作用。mtUPR是线虫中电子传递链介导的长寿所必需的组分。若将长寿突变体的mtUPR组分沉默掉,则会使它们的寿命不再延长[40]。在果蝇肌肉中,mtUPR伴侣分子过表达对寿命没有影响,但可以通过维持线粒体和肌肉的功能来改善它们的健康期[41]。然而,长寿与mtUPR之间的关系似乎是复杂的,这是因为与野生型相比,具有增强mtUPR的线虫线粒体突变体的寿命没有增加,甚至缩短了。

一方面,线粒体基质蛋白酶Lon和Clp在线粒体蛋白质量控制和细胞稳态中发挥着重要作用,部分是通过氧化损伤蛋白的降解来实现的。另一方面,蛋白质稳态的破坏被认为是导致衰老过程和衰老相关疾病发展的重要因素,而线粒体功能障碍也与衰老和退行性疾病有关。直到最近,人们才注意到线粒体蛋白质的改变及线粒体内蛋白质质量控制在这些过程中的作用。线粒体中有伴侣蛋白、修复蛋白和蛋白水解酶,它们都参与线粒体内的活动和蛋白质的质量控制,并参与衰老调控过程。因此,需要进一步分析线粒体蛋白控制系统的改变与线粒体功能障碍的关联机制,以及它们在衰老和衰老相关疾病中的作用。

5.2.3 线粒体蛋白质的质量控制

线粒体要准确地行使一系列生物学功能,就必须依赖于一套严格的蛋白质质量控制系统。约 1% 的线粒体蛋白质由线粒体基因组编码并在线粒体核糖体内合成。而其余 99% 的线粒体蛋白质组则由细胞核基因编码，细胞质内合成的蛋白质以未折叠的前体形式存在，这些前体蛋白被运往线粒体并被加工为成熟蛋白质。核基因组编码的线粒体蛋白错误折叠可能导致蛋白质紊乱。因此，细胞进化出了一套在应激压力下保护线粒体的信号通路。错误折叠蛋白引发的应激压力将导致线粒体蛋白质翻译过程改变及蛋白酶体激活，并启动 mtUPR，使分子伴侣、蛋白酶等表达水平上调，帮助蛋白质恢复正常构象，以重建线粒体蛋白质稳态。

线粒体是一种多功能细胞器，不仅可以通过氧化磷酸化产生 ATP，为细胞供能，还在许多生化过程中扮演着重要角色，如铁硫簇与血红素的合成及转运、氨基酸和脂质体的代谢、细胞凋亡和免疫应答等。因而，线粒体损伤将给机体造成广泛的影响，并与糖尿病、帕金森病、癌症等一系列人类疾病密切相关，这一核心作用与衰老的线粒体自由基理论相吻合，线粒体代谢产生的自由基水平上升，可导致对各种大分子的氧化损伤增加，因此，ROS 产生和线粒体功能障碍形成了一个恶性循环，是衰老的主要驱动力。

尽管人们对这一衰老理论提出了质疑，但有大量研究将线粒体功能与模型生物体的衰老过程和寿命调节联系起来。因为蛋白质的损伤会干扰线粒体的功能，所以线粒体蛋白质的质量控制在调节衰老和长寿方面至关重要。最常见的蛋白质损伤来源是氧化损伤，而线粒体则是 ROS 的主要来源。此外，蛋白质稳态失衡是导致氧化蛋白质随衰老积累的主要原因，氧化蛋白质参与了与衰老相关的细胞功能衰退。特别是伴随着与衰老相关的蛋白质质量控制的下降，蛋白质羰基化作用导致细胞毒性聚集物形成，这些聚集物与许多衰老相关的疾病有关。

此外，低水平的 ROS 在细胞信号转导中也扮演着重要角色，作为信使，其在包括抗氧化防御系统在内的不同通路的调控中发挥作用[42-43]，调控下游通路活性维持线粒体稳态，说明了线粒体蛋白质质量控制的重要性。因此，线粒体蛋白质质量控制系统对线粒体氧化状态的调节过程可影响衰老和寿命。在 ROS 中，超氧阴离子、过氧化氢和有机氢过氧化物可以通过氧化还原反应消除。在线粒体中，它们可以被过锰氧化物歧化酶、CAT、过氧化物酶等多种氧化酶反应清除。然而，解毒系统可能会超负荷，不足以应对蛋白质的所有氧化损伤。为了清除受损的蛋白质，细胞的质量控制系统开始发挥作用，受损细胞的积累和聚集都涉及衰老的机制。

通过修复和降解可以消除氧化蛋白质。线粒体存在不同的调控方式，以确保这两种活动的正常运行，只有含硫的氨基酸半胱氨酸和甲硫氨酸才会通过硫氧多辛/硫氧多辛还原酶、谷氨酸多辛/谷胱甘肽/谷胱甘肽还原酶、磺胺多辛和甲硫氨酸砜还原酶的氧化蛋白修复系统，这些修复系统有助于抵抗氧化应激和调节模式生物的寿命。线粒体必须导入许多必需的蛋白质才能维持其正常功能。这一过程需要来自 HSP60、HSP70 和 HSP100 家族的伴侣蛋白的协助，它们也参与蛋白质折叠、防止聚集和分解及蛋白质降解，此外，线粒体伴侣分子在防止蛋白质氧化损伤中也发挥着重要作用。线粒体还可以处理未折叠的蛋白质和未组装的蛋白复合物。在这种情况下，需要依赖于 mtUPR 的蛋白表达机制。一些线粒体伴侣和蛋白酶的转录程序，特别是 ClpP，是由损害线粒体蛋白酶的应激引起的。

在线虫中，mtUPR 水平与寿命呈正相关，mtUPR 参与了果蝇和小鼠的寿命调节[44]。线粒体 HSP70 的过表达延长了线虫的寿命，提升了人类细胞的增殖能力，而其在氧化应激条件下的修饰可能会导致蛋白运输障碍及蛋白质的错折、聚集，进而发生功能性损伤。线粒体 HSP22 的上调会使得果蝇的寿命延长[45]、抵抗应激的能力增强，但 HSP22 敲除果蝇的表型则相反。

当 m-AAA 蛋白酶亚基 FsG3L2 缺乏时，会引起呼吸链组装紊乱，进而触发 ROS 的产生。ROS 产生的增多会导致 Tau 蛋白过度磷酸化，从而影响其逆向运输，并通过在中枢神经系统中积累纤维状 Tau 包涵体，引发衰老相关疾病。CoQ 虽然不能被归类为解毒或修复系统，但由于其具有还原性的特点，在线粒体蛋白质的质量控制中发挥着抗氧化功能。CoQ 的主要抗氧化作用是防止脂质过氧化。研究显示，在补充 CoQ 的小鼠中发现了衰老相关损害的改善和蛋白氧化的减少[46]，显示了其抗氧化剂的特性，但它在衰老中的作用还尚未得到很好的证实。

关于不可修复的蛋白质修饰，它们的降解取决于线粒体不同区域的蛋白酶。损坏蛋白质的积累造成的氧化应激和维护故障是细胞和有机体衰老的标志。在线粒体基质中，这些受损蛋白清除的第一道防线主要为 Lon 蛋白酶和 ClpP 蛋白酶。此外，在许多衰老相关的疾病中发现了蛋白羰基含量的增加，其中一大部分修饰蛋白位于线粒体中，这说明可溶性基质蛋白酶在衰老过程中具有重要作用。在酵母和哺乳动物中，Vms1 的缺失（它的伴侣蛋白之一）与泛素依赖的线粒体蛋白、抵抗氧化应激、线粒体衰竭和生存能力受损有关，这说明线粒体外膜相关的降解系统在延长寿命方面具有重要作用[47]。酵母蛋白酶 LAP3 是几种负调控 Sirtuin 活性的因子之一，而 Sirtuin 活性在衰老过程中起着重要作用。线粒体内膜蛋白酶 OMA1 已被证实可以阻止 ROS 的积累，它的蛋白水解作用对酵母的生存至关重要。PARL 蛋白酶与衰老和 2 型糖尿病中出现的线粒体异常相关，在老年人中相比于受试者 PARL mRNA 和线粒体质量显著降低。人类肌肉中 PARL 蛋白的减少削弱了线粒体的抗氧化能力，促进了蛋白质氧化和 ROS 的产生，同时降低了胰岛素信号的敏感性，这些都是衰老和 2 型糖尿病进程中已知的代谢特征。线粒体相比于其他细胞器存在显著的 ROS 负荷，因此，修饰蛋白的加工和降解对于线粒体蛋白质质量控制和衰老过程是比较重要的。因为它们的蛋白水解和或伴侣作用，所以一些线粒体蛋白酶可参与一个或多个质量控制途径。在应激条件下，HTRA2/omi 向细胞质中转移，参与细胞凋亡的过程，而 PARL 可抑制 HTRA2/omi 活性而防止细胞凋亡。

线粒体的质量控制也可以通过从线粒体到溶酶体的囊泡转运来实现，以去除和降解受损的线粒体。这些应激诱导的小泡出现在功能受损的线粒体中，并发生选择性的转运，其中氧化蛋白的含量尤为富集[48]。自噬是指细胞内大分子和受损细胞器通过溶酶体降解的过程，分为大自噬、小自噬和分子伴侣介导的自噬。线粒体是自噬特异性攻击的主要靶标之一，通过自噬作用选择性清除细胞内多余或受损的线粒体的过程被称为线粒体自噬。在 ROS、营养缺乏、细胞衰老等外界刺激的作用下,细胞内的线粒体膜电位降低,发生去极化,去极化的线粒体被特异性包裹进自噬体中,并与溶酶体融合,从而将受损的线粒体降解,同时清除过多的 ROS,维持正常的线粒体功能。选择性清除受损线粒体是一个复杂的过程,其分子机制涉及多种蛋白。根据蛋白受体类型,可将这些蛋白分为 Parkin 依赖和非 Parkin 依赖两大类。非 Parkin 依赖的调节蛋白包括 BINP3、NIX、FUNDCl。大多数哺乳动物成熟红细胞缺少线粒体,主要依靠 BNIP3-NIX 介导线粒体自噬清除线粒体。BINP3 和 NIX 属于促凋亡 BH3 蛋白,定位于线粒体外膜,能直接与 LC3 结合诱导线粒体募集到自噬小体进行降解,同时清除过多的 ROS。近年来的研究发现,低氧诱导产生的 FUNDCl,同样含有保守的 LIR 结构域,与 LC3 结合更紧密,参与低氧介导的线粒体自噬。Parkin 依赖的线粒体自噬是目前研究最深入的线粒体自噬机制。Parkin 的转移过程需要 PINKl 的参与,PINKl 通过其丝/苏氨酸激酶活性,募集磷酸化的 Parkin,使 Parkin 从细胞质转移到线粒体,通过 Parkin 的 E3 泛素连接酶活性,参与介导线粒体外膜蛋白的泛素化,其中线粒体外膜蛋白(包括 HK-I、VDACl、Mfn1/2 等)与 P62 一起被募集到线粒体上,与 LC3 结合,启动线粒体自噬。此外,还有线粒体分裂因子(Drp1 和 Fis1)、线粒体运动蛋白(Miro)、Beclin-1 相关蛋白参与 PINKl/Parkin 介导的线粒体自噬。

线粒体分裂作为清除受损线粒体的主要机制,是另一个重要的线粒体质量控制途径,是由线粒体功能障碍引起的[49]。在正常细胞中,线粒体处于分裂和融合的动态平衡中。通过线粒体分裂保证足够的线粒体数量,防止线粒体中不可逆性损伤,促进线粒体运动、分布,对维持细胞生长和分裂非常重要。而线粒体融合则使正常线粒体与损伤线粒体内容物混合,替换线粒体内已经损伤的物质,有利于各组分间的物质流通、能量传递,对细胞起一定的保护作用。线粒体分裂增多导致线粒体嵴破坏,线粒体片段化损伤,线粒体膜电位下降、通透性增加,ATP 生成减少。线粒体融合过度则导致线粒体形态延长、结构损伤。线粒体分裂主要由发动蛋白相关蛋白 1(dynamin-related protein-1,DRPl)介导。DRPl 是一种可溶性胞质蛋白,以螺旋微丝的形式缠绕于线粒体的微管周围,N 端是 GTP 酶结构域,中间是与 Dynamin 同源的结构域。Drpl 可与分裂蛋白 1(NSl)、线粒体分裂因子(Mff)、49 KDa 线粒体动力蛋白(MID49)和 51 KDa 线粒体动力蛋白(MID51)结合,然后沿线粒体外膜呈点状分布,募集到潜在的分裂位点,使线粒体断裂,完成 1 次分裂过程。在小鼠中 *Drpl* 基因的丢失导致胚胎的死亡。线粒体融合由线粒体外膜和内膜共同调节,线粒体外膜通过线粒体融合蛋白 1/2(mitofusionl/2、Mfnl、Mfn2)介导,线粒体内膜通过 OPA1 介导。Mfn1 和 Mfn2 具有氨基端保守的 GTP 酶结构域和羧基端的卷曲螺旋(coiled-coil)结构,能够与线粒体外膜结合,同时形成反式同源或异源寡聚复合体,从而使两个线粒体相互靠近并发生融合。OPA1 属于 Dynamin 家族蛋白的成员,含有 3 个保守的结构域,即 GTP 酶结构域、中间区和 GTP 酶效应结构域,在融合相关因子的协助下,OPA1 降解为长短两种异构体,启动类似外膜的融合。

到目前为止，在细胞器水平上起作用的线粒体分裂与在分子水平上进行干预的线粒体维持系统之间并没有直接的联系。然而，Lon 蛋白酶已被证明发生在 PINK1 - Parkin 通路的调控中，该通路引导线粒体向分裂的方向发展。此外，缺乏线粒体蛋白酶 HtrA2/Omi 的动物的表型表明该蛋白在线粒体中有促进生存的作用，特别是它在分裂通路中的作用。线粒体分裂前期处于蛋白水解控制，而 ROS 水平升高或未折叠蛋白负荷过高等与衰老相关的因素可能会触发线粒体分裂。此外，线粒体分裂已被证明与衰老过程和模式生物的寿命有关，这是因为该机制的年龄相关性下降与受损线粒体的积累、凋亡增加和氧化应激有关。线粒体网络动力学也可提供细胞器质量控制，也需要干预蛋白水解。在酵母和拟海参中，线粒体形态与衰老、程序性细胞死亡有关[50]。

有些研究者认为，可以在细胞器水平上对线粒体的质量进行控制，即从细胞外空间直接输出和去除线粒体片段。这种机制被称为线粒体分裂，是一种程序性细胞死亡，以一种类似凋亡改变的形式影响线粒体。线粒体分裂可以促进细胞存活，并可被用于清除受损的线粒体[51]。

线粒体质量控制的另一种方式是通过线粒体-细胞核交流诱导应激反应和激活不同的途径对长寿产生影响，特别是核基因的转录参与线粒体功能的维护、线粒体自噬等过程[52]。通过上调线粒体应激反应来提高模式生物的寿命已被证明是可行的。因此，线粒体蛋白质量控制的策略是多方面的，这说明线粒体蛋白质量控制在衰老过程中处理受损蛋白及其有害影响发挥着重要作用。

5.3 泛素-蛋白酶体系统与线粒体蛋白稳态

5.3.1 UPS

线粒体是真核细胞的关键细胞器。线粒体虽然由于呼吸能量的转换而被公认为"动力工厂"，但它还具有其他各种基本功能。线粒体提供铁—硫簇的组装，整合合成与分解代谢过程（包括氨基酸和脂质代谢），并参与细胞离子稳态和信号转导通路。线粒体可参与细胞代谢，使得线粒体对于即使生活在厌氧环境中的真核生物也至关重要。线粒体功能紊乱会导致细胞应激，并经常具有破坏性作用，从而导致线粒体相关的疾病。

由细胞核和线粒体基因组编码的蛋白质形成了复杂的线粒体蛋白质组。线粒体蛋白质的生物合成需要它们以未折叠的状态运输，这就使得蛋白质有很高的折叠错误风险，而且线粒体蛋白质的错误定位对细胞是有害的。线粒体中电子传输链是破坏蛋白质的 ROS 的主要来源。线粒体功能障碍与许多病理状况有关，并与细胞蛋白质稳态失衡一起作为衰老和与衰老相关退行性疾病的标志，线粒体蛋白质需要复杂的监测机制。尽管线粒体形成了一个蛋白酶体专属的区室，但多项证据表明，细胞质 UPS 在线粒体蛋白的质量控制中起着至关重要的作用。蛋白酶体可影响线粒体蛋白的生物合成和成熟阶段。UPS 的作用不仅包括清除受损的蛋白质，还包括调节线粒体蛋白质组的组成、调节细胞器动力学及保护细胞稳态，以维持线粒体功能。反过来，线粒体功能障碍会在细胞水平上调节 UPS 的活性（表 5-3）。

表 5-3 UPS 的组分

组分	简介	具体功能
泛素	含有 76 个氨基酸残基，具有 7 个赖氨酸残基和 1 个甲硫氨酸残基	泛素之间主要通过赖氨酸残基和甲硫氨酸残基进行各种连接，泛素链与蛋白底物的结合形成被蛋白酶体降解的识别信号
泛素活化酶 E1	半胱氨酸残基与泛素 C 端活化的甘氨酸残基形成硫酯键	形成高能键 E1（泛素活化酶）-泛素复合物
泛素结合酶 E2	以泛素结合酶的形式起作用，活性部位为半胱氨酸	活化泛素转移到 E2（泛素结合酶）上，释放出 E1，形成高能键 E2-泛素复合物
泛素连接酶 E3	为选择性降解机制的关键因素，识别被降解的蛋白并将泛素连接到底物上	底物被 E3（泛素连接酶）识别并与之结合，形成高能键复合物，泛素分子逐个相加，形成链状结构
蛋白酶体	为由 2 个 19S 和 1 个 20S 亚单位组成的桶状结构，其中 19S 为调节亚单位，20S 为催化亚单位	底物泛素链与蛋白酶体 19S 的泛素受体相互作用，蛋白底物去折叠，并通过蛋白酶体受体端裂隙进入 20S 核心颗粒内部，被逐步降解

线粒体具有明确的边界，由界定细胞器的两个膜提供。这两个膜的外部（线粒体外膜，OM）和内部（线粒体内膜，IM）围绕着两个不同的含水亚区，即膜间空间（IMS）和线粒体基质。IM 进一步分为与 OM 相邻的内边界膜，并通过嵴与突出进入基质的内陷物分开。线粒体是一个动态网络体系，该网络由频繁的融合和分裂过程形成[53-54]。为了执行其正常的生理功能，线粒体需要一组蛋白质来构建线粒体蛋白质组。酵母和人类线粒体拥有丰富的蛋白质组，其包含 1000～1500 种不同的蛋白质，但是线粒体蛋白质的注释是一个漫长的过程。线粒体拥有自己的基因组及转录和翻译机制[55-56]。然而，线粒体自身合成的线粒体蛋白质和肽的数量非常有限。在人体中，它们由呼吸链复合物和具有信号转导功能的 13 个蛋白质亚基组成。绝大多数线粒体蛋白质由核基因组编码，并由细胞质核糖体以前体蛋白的形式合成。随后，前体蛋白主动转运至其靶标位置（图 5-2A）。

线粒体结构复杂，再加上它需要协调多蛋白复合物与由不同基因编码的元件组装，使得线粒体的生物合成成为一个具有挑战性的过程。为了确保蛋白质靶向运输，一个多功能系统集成了许多蛋白质分选、转运和折叠的过程（图 5-2B）[57-58]。TOM 是一个多亚基复合体，可充当绝大多数线粒体蛋白质的受体和运输通道。重要的是,线粒体蛋白质前体需要充分打开才能通过转位酶。经由 TOM 通道通过外膜后,这些蛋白质被转运的去向是由它们自身氨基酸导向肽序列决定的。β-桶状外膜蛋白质的前体通过分选和组装复合物(SAM)与 TOM 复合体共同作用于膜蛋白的插入。其他外膜蛋白可以通过 TOM 与线粒体外膜插入酶共同发挥作用。但对于某些外膜锚定蛋白,则不需要通过 TOM 进行转运,IMS 的大多数蛋白质使用线粒体导入和组装(mitochondrial import and assembly,MIA)途径,该途径将蛋白质的导入与氧化折叠相结合。通过 MIA 途径进行的蛋白质氧化可以使底物蛋白质结构中形成二硫键,二硫键的形成对于它们自身的功能行使是必不可少的,同时也为它们停留在 IMS 中提供了锚定的条件。直接定位在外膜的前体蛋白通过内膜转位酶 TIM22 或 TIM23 镶嵌入膜内。TIM22 调控着多通道跨膜蛋白(如线粒体代谢产物载体和 TIM 跨酶组分)的镶嵌。蛋白质转运进入基质的过程是由 TIM23 复合物控制的,TIM23 复合物与作用在外膜基质侧的前序列转位酶相关马达(PAM)复合物配对。被跨膜结构域锚定在外膜中的某些蛋白质也通过 TIM23 复合物进行转运。通过 TIM23 转运的这些前体蛋白 N 端靶向序列都富含正电荷氨基酸。这些靶向序列利用电化学势能完成它们从外膜的向基质的转运,该过程需要借助 ATP 水解马达产生的能量来完成。蛋白质转运入基质后,会通过蛋白质水解去除其靶向信号,这是蛋白质成熟的重要一步。

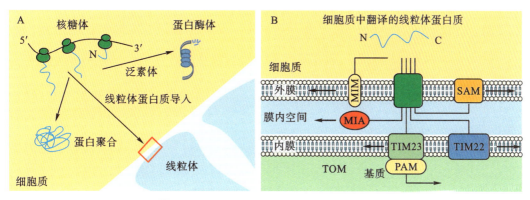

A. 大部分线粒体蛋白质均由基因组 DNA 编码,其翻译是在线粒体之外进行的。在核糖体上合成后,线粒体蛋白质被运输到线粒体内。在涉及蛋白质合成或转运到细胞器的任何过程失败的情况下,蛋白质会被蛋白酶体泛素化并降解,或者会在细胞质中形成聚集体。B. 在细胞质溶胶中合成的前体蛋白通过共同的通道 TOM 穿过线粒体外膜,然后通过分类途径将它们转运到线粒体内的靶标位置。通过 SAM 或使用 MIM,将需要转运到膜外的蛋白质镶嵌到膜中。膜间空间的许多蛋白质由 MIA 途径介导。插入线粒体内膜由内膜 TIM22 和 TIM23 的转位酶介导。基质蛋白使用 TIM23 易位酶和预定的 PAM。

图 5-2 线粒体前体蛋白在细胞质中翻译的细胞命运

蛋白质经常会出现错误折叠,进而引发蛋白质的损伤和聚集。线粒体具有修复错误折叠蛋白和降解受损蛋白质的机制[59-60]。此外,线粒体可通过一些特殊的机制将被破坏的蛋白质包裹入囊泡中,然后将其运输到溶酶体或液泡中进行降解。线粒体蛋白质组的多样性/可塑性及其生物合成的复杂性与两种主要的细胞质蛋白降解机制相关联。降解机制为自噬和 UPS。越来越多的证据表明,通过两种细胞质蛋白量控制途径来塑造线粒体蛋白组对于细胞适应性至关重要。线粒体自噬是线粒体特有的一种自噬,可降解大部分受损的细胞器。UPS 通过一次降解一个特定的蛋白质来提供高效选择性。UPS 负责大多数细胞质短寿蛋白的更新,为细胞提供质量控制和监管机制。

泛素结合蛋白组的初步研究鉴定出了酵母和哺乳动物中几种作为泛素化底物的线粒体蛋白质,占所有细胞泛素结合物的 38%,是细胞中被泛素标记蛋白质的重要组成部分。蛋白酶体损伤会导致各种线粒体功能缺陷。对缺失某些必需基因产物引起的线粒体形态异常进行筛查,可鉴定出一些蛋白酶体亚基的缺失与线粒体形态异常相关。这些发现揭示了线粒体和 UPS 之间存在关联,各种 UPS 组件定位于线粒体是这两个系统相互关联的另一个证据。科学家在具有调节和质量控制功能的线粒体外膜蛋白中鉴定出了泛素化相关的几个组分及 DUB(deubiquitinase),包括泛素连接酶(人类中的 MARCH5/MITOL 和 MULAN/MAPL)、F-box蛋白(人类中的 FBXL4 和酵母中的 Mdm30)和 DUBs(人体中的 USP30,酵母中的 Ubp16)[61]。研究表明,来自细胞其他区室的泛素化连接酶可响应刺激/应激而被募集到线粒体中,比如熟知的 PARKIN,其他的还包括人体中的 IBRDC2、FBXW7、FBXO7 和 RNF185,以及 Rsp5 和酵母中的 Dma1[62]。有研究发现线粒体在应激状态下,蛋白酶体会在线粒体表面募集,这是由于 Pre6 蛋白作为 20S 核心颗粒的一种非典型成分,可以在应激条件下替代 Pre9 蛋白定位于线粒体表面。这些研究证明了蛋白酶体组装化空间调控的可能性,而泛素处酶和蛋白酶体的这种空间分布确保其功能发挥的时效性。

5.3.2 UPS 调控线粒体蛋白质稳态

生物体中蛋白质和线粒体的质量控制对细胞基本活力的维持至关重要。细胞中的蛋白质稳态主要通过分子伴侣蛋白系统与两个蛋白水解系统,即 UPS 和 ALS 的协调运作来维持。作为细胞的能量和代谢中心,线粒体具有相对独立的质量控制系统,包括分子水平的氧自由基清除系统、分子伴侣蛋白系统、蛋白酶系统及细胞器水平的融合/分裂机制和线粒体自噬机制等。蛋白质稳态的失衡和线粒体的功能障碍是衰老和衰老相关疾病发生的重要因素,二者的发生可能互为因果。

线粒体的融合与分裂使得其在细胞中处于一个高度动态的网络体系(图 5-3)[63]。线粒体融合与分裂的发生受调节机制平衡,线粒体动力学的任何改变都会导致线粒体过度融合或碎片化。线粒体融合的几种关键效应蛋白(酵母中的 Fzo1,人体中的 Mfn1 和 Mfn2)和裂变相关的效应蛋白(酵母中的 Dnm1,人体中的 Fis1、Drp1、Mff、Mdv1 定位)都位于线粒体外膜上。因为它们的结构域暴露在膜的细胞质侧,所以 UPS 可以直接调控这些蛋白质,通过选择性地移除线粒体融合或裂变相关的组分实现高效的调节(图 5-3)。

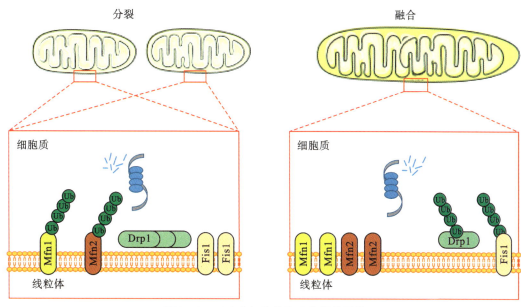

图 5-3 UPS 参与线粒体动力学的调节

线粒体激酶 PINK1 和细胞质 E3 泛素连接酶 PARKIN 这两种蛋白质在家族性帕金森病中突变率较高，它们参与通过选择性的自噬受损线粒体来共同实现线粒体的质量控制。PINK1 是线粒体适应性的传感分子，PINK1 介导了经典的前序导肽驱动线粒体的导入途径和 UPS 的降解过程[64]。在正常健康的线粒体中，PINK1 被转运入线粒体内膜，然后其与膜结合部分被蛋白水解切割，PINK1 的剩余催化组分被释放到细胞质中。被切割的 PINK1 在其 N 端会暴露出不稳定的氨基酸残基，从而被 UPS 迅速降解。当由于膜电位降低或错误折叠蛋白积累而导致前序导肽导入途径失败时，PINK1 会被转运至线粒体外膜募集并激活 PARKIN。PINK1 通过 2 种方式影响 PARKIN。第一种方式是 PINK1 磷酸化泛素分子的 Ser65，使泛素分子与线粒体外膜蛋白偶联，PARKIN 对磷酸化泛素的高亲和力促使其定位到线粒体。第二种方式是 PINK1 磷酸化 PARKIN 并激活其泛素连接酶活性，活化的 PARKIN 将其他泛素分子与线粒体外膜蛋白结合起来，进而继续被 PINK1 磷酸化，形成正反馈回路，以放大初始信号[65-67]。

PARKIN 被募集后，多种线粒体外膜蛋白的泛素化明显增加，进一步形成可以被自噬和蛋白酶体识别、降解的泛素链[68-69]。因此，尽管功能异常的线粒体会通过线粒体自噬降解，但某些线粒体外膜会经由蛋白酶体介导的降解途径更快地降解。该过程包括去除线粒体融合素，以防止受损的线粒体与健康的线粒体相融合，这是线粒体自噬发生的必备条件[70]。

另一个与 UPS 的相关的是 PARKIN 泛素样结构域，该结构域与 26S 蛋白酶体调控颗粒的 Rpn13 亚基具有高亲和力。这种高亲和力将蛋白酶体吸附到线粒体上，促进相关的线粒体外膜蛋白和 PARKIN 蛋白本身进行蛋白酶体降解[71]。定位于线粒体外膜的 DUB Usp30 通过从线粒体外膜蛋白中去除泛素结合物，实现对

PARKIN 介导的线粒体自噬进行负调控。DUB Usp30 通过控制线粒体外膜蛋白泛素化的稳态水平，可防止其发生不必要的自噬。

最新的研究表明，当线粒体去极化时间较长时，PINK1 和 PARKIN 可以介导非依赖 caspase 的细胞凋亡，而这种细胞凋亡途径也需要蛋白酶体的参与[72]。另一项研究也证实了这一观点，有科学家在长时间的线粒体去极化过程中观察到了 PARKIN 介导的线粒体蛋白的泛素化[73]。

活细胞中的线粒体网络不断变化，涉及细胞器的融合和分裂。因为线粒体的重要性，所以对这些过程的适当调节对于细胞健康至关重要。融合和分裂拮抗过程受几种蛋白质调控，可促进一种或一系列的线粒体生理过程。在哺乳动物细胞线粒体分裂时，Drp1 和 Fis1 蛋白积累在线粒体外膜上，而 Mfn1 蛋白和 Mfn2 蛋白被蛋白酶体泛素化并降解。在线粒体融合的过程中，可观察到相反的过程，其中 Mfn1 蛋白和 Mfn2 蛋白水平提升，Drp1 蛋白和 Fis1 蛋白直接用于蛋白酶体降解。

5.3.3 UPS 降解细胞质侧蛋白机制

线粒体外膜蛋白部分会暴露于细胞质侧，但其进行蛋白酶体降解需要预先从膜中分离出来。内质网（endoplasmic reticulum，ER）首次被证实与降解错误折叠蛋白分子机制有关。内质网相关蛋白降解（ERAD）由 ATP 酶 Cdc48/VCP/p97 与衔接蛋白 Npl4 和 Ufd1 介导，从内质网膜上分离泛素化蛋白并进入蛋白酶体降解过程。最近的研究发现，Cdc48/VCP/p97 ATP 酶也可以从线粒体外膜中分离蛋白质，该过程称为线粒体相关降解（mitochondrial related degradation，MAD）[73]。

在酵母中，Vms1 蛋白作为 Cdc48/VCP/p97 伴侣蛋白，其功能与 MAD 中的 Ufd1 分子相似[74]。Vms1 蛋白在应激情况下可以促进线粒体 Cdc48 蛋白的募集。Vms1 蛋白的缺失会降低酵母对氧化应激的抵抗能力，从而引起衰老相关的线粒体功能障碍。同样，如果在秀丽隐杆线虫中敲低 daf-16 蛋白（Vms1 的直系同源物），则会使秀丽隐杆线虫的寿命减少和抗氧化性能力降低。从 Vms1 缺陷的细胞系分离的线粒体中普遍存在泛素化蛋白的增加，这表明 Vms1 可能存在较多的底物蛋白与之相互作用。但是对于 Cdc48 辅助降解线粒体外膜蛋白的过程，Vms1 的存在可能不是必需的。另一个组分蛋白 Doa[72] 可能与线粒体外膜蛋白相连，并与线粒体相关的降解过程相关。缺失 Doa1 蛋白的菌株对线粒体 ROS 的增加更加敏感。相关研究发现，人体 E3 March5 参与了线粒体外膜蛋白泛素化和降解的后续步骤，可能与 VCP/p97 一起参与了膜蛋白的分离过程[75-76]，这需要进一步研究才能解释不同的衔接蛋白如何与 Cdc48/VCP/p97 协同作用介导线粒体外膜蛋白分离的机制。此外，还有一种系统也可以用于线粒体外膜蛋白分离的过程。Msp1/ATAD1 线粒体外膜蛋白是一种 AAA 蛋白酶，它可以介导错误定位于线粒体外膜的内质网尾锚定蛋白的分离过程，从而促进错误定位蛋白进入细胞质降解。该途径是更深一步的线粒体质量控制机制，可防止蛋白质靶向定位和运输过程中产生差错[77-78]。迄今为止，已证实的线粒体相关降解 MAD 途径相关的底物蛋白仍然有限，包括人体中的 Mfn1、

Mfn2 和 Mcl1，以及酵母中的 Fzo1、Mdm34、Msp1、TOM70[79]。MAD 途径可能主要提供了对线粒体外膜蛋白的质量控制，最近关于 MAD 途径介导了线粒体外膜亚硝基化蛋白降解的研究证明了这一结论[80]。

5.3.4 UPS 降解线粒体内部蛋白机制

从合成到转运到线粒体区室，蛋白质都处于包括泛素-蛋白酶体在内的细胞质质量控制之下。许多蛋白质在翻译过程中被泛素化，其中就包括一些靶向定位于线粒体的蛋白质。新合成的蛋白质大多都会作为泛素-蛋白酶体作用的底物。这些未成熟的线粒体蛋白在线粒体内转运和成熟之前一直处于未折叠状态。Cyt c、ATP5G1、EndoG 和氧化 MIA 途径的经典底物等都是定位于线粒体的蛋白，当这些蛋白存在导入缺陷或导入减慢时，蛋白酶体就会将他们降解[81,82]。在这些情况下，泛素-蛋白酶体发挥了重要的监视控制功能，以防止线粒体蛋白质在不正确的区室中积累，减少对细胞蛋白质稳态的影响。

当然，成千上万蛋白质分子的导入并不总是完全没有差错，即使在生理条件下，也会有本底水平的错误发生。蛋白质的转运导入是受调控且可关闭的，一旦转运通道关闭，就会导致细胞质中的未导入线粒体蛋白质在细胞质中积累，影响细胞内的蛋白质稳态平衡。因此，细胞内需要由泛素-蛋白酶体机制执行高效、选择性的监控和清除[83-84]。有研究发现，蛋白酶体损伤后线粒体内的蛋白质积累会增加，这可能是由蛋白质的降解被抑制而使进入线粒体的蛋白质增多所致。通过 MIA 途径被定位于 IMS 的一类前体蛋白都会受到蛋白酶体降解的影响。蛋白酶体功能抑制导致线粒体中蛋白质的导入和积累增加，这表明从 UPS 存活的蛋白是功能性的前体蛋白，并不是无存在意义的蛋白。线粒体上导入蛋白质的通道与 UPS 竞争前体蛋白，而前体蛋白与线粒体结合的可能性更高，因此，在正常生理条件下前体蛋白成功导入线粒体占主导地位。这也为线粒体的生物合成提供了一种快速适应变化需求的机制。许多线粒体蛋白质需要进行膜整合才能发挥正常功能，因此，它含有跨膜结构域。因为疏水特性使跨膜结构域不溶于水环境，所以特别容易出现错误折叠。许多线粒体蛋白质是所谓的亚稳态蛋白，如果超过临界浓度阈值，它们就会聚集[85-86]。前体蛋白具有易受损的特性，研究发现，抑制蛋白酶体后，聚集在细胞中的蛋白聚合体中有丰富的线粒体前体蛋白。如果细胞中存在蛋白聚合体，那么线粒体前体蛋白就可能会更容易发生聚集，从而限制了它们对线粒体生物合成需求的供应。这些前体蛋白除需要蛋白水解酶控制其表达水平外，还需要伴侣蛋白分子的保护，如伴侣蛋白 HSP70 和 HSP90 会帮助前体蛋白转运到线粒体内。一些保护定位于内质网蛋白跨膜结构域区域的因子也可以结合线粒体蛋白质。泛素家族蛋白质（人类中的 UBQLN）通常被称为穿梭蛋白，与线粒体蛋白质的跨膜结构域具有高亲和力，既可将结合蛋白转移并进行蛋白酶体降解，也可作为伴侣蛋白。UBQLN 可以保护线粒体前体蛋白免于聚合并促进它们转运入线粒体。但如果前体蛋白已经发生泛素化，则 UBQLN 会阻止这类前体蛋白导入线粒体，并促使其发生蛋白酶体降解。

一般认为，蛋白酶会降解单独的蛋白质分子，蛋白质发生聚合后就会逃脱蛋白酶体的控制。但相关研究发现[87]，UBQLN2 与 HSP70-HSP110 解聚酶共同作用，使从聚集物中脱离的蛋白质通过蛋白酶体靶向降解。UBQLN 对线粒体跨膜结构域具有高亲和力，会使 UBQLN 更容易地将解聚前体蛋白导入线粒体内[88]，并将新合成的蛋白质集中分布于线粒体中。

介导可溶和易于聚集的线粒体前体蛋白的特异性识别的泛素连接酶还未研究清楚。它们可能不会定位于线粒体，这是因为它们需要检测细胞质中错误定位的蛋白质。最近的研究显示，泛素连接酶（酵母中的 TOM1 和人体中的 Huwe1）可以保护未组装的核糖体蛋白表达水平。其中泛素连接酶的缺失使核糖体和线粒体蛋白质的聚合体的形成增多，但泛素连接酶在线粒体前体蛋白降解中发挥直接作用还是间接作用仍有待研究。同时也要考虑到特异性泛素化可能是由识别线粒体蛋白质并同时结合 E3 泛素连接酶的特殊衔接因子提供的。

大多数线粒体前体蛋白的导入可作为翻译后过程进行。但一些研究表明[89]，活细胞中的蛋白质导入通常是由于将信使 RNA 和胞质核糖体募集到线粒体外膜而发生的协同翻译过程。前体蛋白在协同翻译导入线粒体后仍然不被泛素蛋白酶体发现，但前体蛋白在导入失败或核糖体合成不足时，也会受到质量控制系统的调控。与其他细胞蛋白类似，新合成的线粒体蛋白质在合成过程中可能停滞在核糖体上，尤其是在翻译不能有效终止的情况下。这时就需要与核糖体相关的质量控制系统（quality control system，QCS）发挥作用。

QCS 可以解离核糖体，以使停滞的新生肽从核糖体中释放出来，这些新生肽随后可通过 Ltn1 E3 泛素连接酶靶向蛋白酶体降解。从核糖体产生的新生停滞肽 N 端区域或许可以启动线粒体导入过程，但这时前体蛋白仍与核糖体结合，因此无法通过 TOM 易位子完成易位。这种跨膜阻塞会干扰其他前体蛋白的转入，使得线粒体蛋白稳态失衡。而这些停滞蛋白需要从核糖体中释放出来才能被蛋白酶体降解[90]。QCS 则可以通过有效去除停滞的前体蛋白来防止这种跨膜阻塞的发生。

5.3.5 线粒体调控 UPS

UPS 降解蛋白质的过程是由 ATP 推动的，ATP 用于驱动蛋白质的泛素化和 19S 调节颗粒将底物插入 20S 核心颗粒的过程中。线粒体适应性会直接影响细胞内的 ATP 水平，ATP 水平下降会影响泛素化酶，使泛素激活 E1 酶无法结合转运泛素分子。但令人意想不到的是，细胞中 ATP 水平降低会使蛋白酶体的活性增强，但具体是哪一类的蛋白酶体活性增强尚不清楚[91]。

线粒体是细胞 ROS 的主要来源。在氧化应激时，受损的蛋白质会积累，进而影响细胞存活，轻度的氧化应激可能会增加 UPS 的活性，但线粒体病理过程中产生的 ROS 会抑制 26S 蛋白酶体的泛素化和随后的降解过程[92]。当 ROS 过量时，会使 19S 调节颗粒从 20S 核心上解体。26S 蛋白酶体解体伴随着 20S 核心颗粒成分的转录上调和 19S 调控颗粒激活剂（例如 11S 调控颗粒）的激活（图 5-4A）。20S 蛋白酶体可以结合并降解氧化损伤或未折叠的蛋白质,但降解蛋白质的过程与 ATP 和泛素化无关。通过 20S 核心颗粒去除氧化的蛋白并诱导伴侣蛋白(包括 HSP70)表达,可在细胞适应应激期间实现 26S 蛋白酶体的重组(图 5 - 4A)。蛋白酶体功能调节有多种变化,这取决于氧化应激的严重程度和持续时间。

细胞对线粒体功能障碍反应存在两种细胞机制,即酵母中的逆行反应和高等真核生物中的 mtUPR,这两种途径都通过在转录水平增加特定基因的表达来发挥作用。mtUPR 增加了线粒体内伴侣分子和蛋白酶水平,以维持细胞器内的蛋白质质量控制。逆行反应增加了在呼吸不足期间维持生物合成谷氨酸供应的基因转录物水平。最近发现的转录后细胞对线粒体功能障碍的反应,是由线粒体前体蛋白过度应激(mitochondrial precursor protein excess stress,mPOS)引起的线粒体前体蛋白导入受损或减慢而引起的线粒体前体蛋白在细胞质积累触发的。其中一种反应称为被错误靶向的线粒体蛋白激活的 UPR,蛋白酶组装的增加是由组装分子伴侣复合体 Irc25 - Poc4 介导的,组装的增加伴随着蛋白酶体活性的增加,从而可以去除错误定位的蛋白质(图 5 - 4B)。另一种反应导致细胞质翻译的减弱和重塑,从而阻止了蛋白毒性负荷的进一步积累,蛋白酶体活性的增加与 PINK1 和 PARKIN 介导的自噬相关[93]。

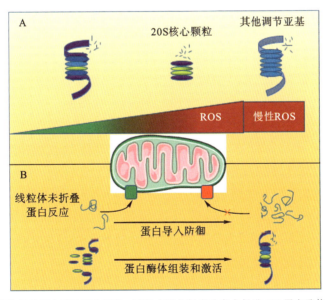

A. ROS 含量的增加导致蛋白酶体活性提高。ROS 水平的轻度升高会促进 26S 蛋白酶体的活性增强。高 ROS 水平促进 20S 蛋白酶体的更活性。最终,在 ROS 的长期增加后,形成了更具活性的替代蛋白酶体复合物。B. 线粒体蛋白运输的受损导致线粒体前体蛋白在细胞质中积聚。这增加了蛋白酶体的组装和激活,该过程是由错误靶向的蛋白质(UPRam)激活的未折叠蛋白质反应的过程。

图 5 - 4 蛋白酶体活性受 ROS 水平和线粒体蛋白运输障碍的调节

线粒体对调节细胞蛋白水解机制有重要影响,并可影响细胞内蛋白质组的更新。当线粒体功能异常时,不同形式的损伤可能同时发生(如线粒体内蛋白质的错误折叠和损伤,线粒体前体蛋白质的胞质错误定位、ATP 供应下降及线粒体 ROS

对细胞蛋白质的损伤)。细胞内各种应答的整合对于维持细胞稳态是必要的,这也是未来线粒体蛋白质稳态调节的重要研究方向。

5.3.6 UPS 与自噬溶酶体系统

生物体中蛋白质和线粒体的质量控制对细胞基本活力的维持至关重要。细胞中的蛋白质稳态主要通过分子伴侣蛋白系统与两个蛋白水解系统(即 UPS 和 ALS)的协调运作来维持。

之前的研究者认为,ALS 和 UPS 因各自机理、降解底物、亚细胞定位不同而不具有相关性。但最近的研究发现了选择性自噬,选择性自噬底物可以像 UPS 那样发生泛素化,泛素化可以充当选择性自噬的信号[94]。自噬根据其降解底物的特异性可以分为选择性自噬和非选择性自噬。非选择性自噬能够大量降解多余的细胞质成分和细胞器,为细胞在饥饿时进行新陈代谢提供物质。选择性自噬可降解蛋白质或者一些细胞器,该过程与泛素化相关[95]。

虽然泛素化可作为介导 ALS 和 UPS 降解底物的普遍标签,但每种途径泛素化修饰识别的确切类型是不相同的;如 UPS 降解的底物常被 K48 连接的多聚泛素链修饰,ALS 降解的底物常被 K63 连接的多聚泛素链修饰,或者仅被单泛素化修饰。因此,尽管 ALS 和 UPS 都由泛素化介导,但不同多聚泛素链的结构复杂性可以为 ALS 和 UPS 提供对各自底物的选择性和特异性。

在哺乳动物细胞中,不管是 UPS 降解还是 ALS 降解,蛋白质的降解信号都是泛素化。蛋白质泛素化和自噬、UPS 都存在着密切联系。经典的途径,比如 BAG (BCL-2 相关的永生基因)蛋白家族的 Hsc/HSP70 伴侣分子——BAG1 和 BAG3 在蛋白质降解中具有重要作用。BAG1 在正常的年轻细胞中高表达并促进 UPS 降解多聚泛素化蛋白,而 BAG3 在衰老细胞内被上调并促进自噬降解多聚泛素化蛋白[96]。ALS 和 UPS 之间相互联系还体现在底物水平上。如 *Parkin* 基因编码的停泊蛋白具有 E3 泛素蛋白连接酶活性,既可以标记 UPS 降解底物,又可以标记自噬降解底物。停泊蛋白主要通过 K48 连接的泛素链标记 UPS 底物,促使 UPS 选择性降解错误折叠蛋白,通过 K63 和 K27 连接的泛素链标记自噬降解底物,促使自噬选择性降解错误折叠蛋白和有功能障碍的线粒体。

但对于不同的细胞类型,降解途径的相对贡献变化很大。在大多数无应激条件下培育的细胞中,UPS 降解占优势。但是在肌肉细胞中,溶酶体途径负责约 40%长寿蛋白的降解。在发生萎缩的肌肉细胞中,由 FOXO3 介导的 ALS 和 UPS 协同上调。ALS 与 UPS 之间在功能上有某些相同部分,如错误折叠蛋白是这两种降解途径共同的典型底物,这两种降解途径都能降解可溶性错误折叠蛋白,多数情况下可溶性错误折叠蛋白被泛素化,从而被 UPS 降解。另外,UPS 介导错误折叠蛋白降解中的一个重要 E3 连接酶是 HSP70 偶联的伴侣分子 CHIP。如果 HSP70 不能诱导正确蛋白折叠,则该 HSP70-底物复合物被 CHIP 识别,诱导该底物多聚泛素化,使该底物被 UPS 降解。降解错误折叠蛋白的另一个重要体系是伴侣分子介导的自噬（chaperone-mediated autophagy，CMA），在 CMA 中，底物蛋白的特定序列 KFERQ（或相关序列）首先被 HSP70 识别，再与 HSP40、HIP 和 HOP 复合，该底物经溶酶体偶联的膜蛋白 2A 转入溶酶体而被降解。错误折叠蛋白也可被自噬降解，自噬对聚集的错误折叠蛋白的降解非常重要，因为蛋白质被 UPS 或 CMA 降解之前需要形成单体并去折叠，所以 UPS 或 CMA 不降解聚集的错误折叠蛋白。如果产生的错误折叠蛋白过多，超出 UPS 清除能力，则错误折叠的单体和小的可溶性聚集蛋白会活跃地形成较大的聚集体，该聚集体最终可被自噬降解。一个错误折叠蛋白的降解途径部分地由每种降解体系的相对活性决定，抑制 UPS 可诱导自噬。当错误折叠蛋白产生过多且 UPS 不能及时清理时，诱导自噬可作为一种补偿机制。

UPS 和自噬之间相互联系的典型表现之一是 UPS 损伤导致自噬功能增强，这通常被认为是一种补偿机制。确实，科学界已证明用自噬诱导剂雷帕霉素处理细胞和小鼠可上调自噬水平，以阻止由 UPS 抑制所引起的细胞死亡，表明自噬水平上调可防止果蝇的蛋白酶体活性遗传性丢失。应用蛋白酶体抑制剂 MG-132 和硼替佐米的实验则显示了抑制蛋白酶体后转录因子 ATF4 对上调自噬水平的重要性，表明激酶 Jnk1 介导上调补偿性自噬水平。在神经细胞中抑制 UPS 可诱导自噬，同时自噬能降解 AD 的主要病源蛋白淀粉样沉淀前体蛋白，它的相似物淀粉样沉淀前体样蛋白 1（APLP1）的降解也主要由自噬溶酶体系统介导[92]。有研究表明，在多巴胺能神经元中抑制 UPS 后可通过一种独立于 UPR 且需 P53 的机制来诱导自噬的发生。在抑制 UPS 之后，P53 水平增高。已有研究提示，通过多条通路增高 P53 都可上调自噬水平，包括 P53 激活 APMK，随后抑制 mTOR，进而诱导自噬。

研究显示，UPS 损伤可导致自噬功能增强。反之，慢性抑制自噬可阻碍 UPS 降解泛素化底物，这一现象在心肌细胞内也得到了证实[97]。研究还显示，长期抑制自噬可减慢 UPS 降解短寿底物[98]。对小鼠的遗传学研究则证明，敲除自噬必需基因 *Atg5* 或 *Atg7* 可使自噬失活，导致泛素化蛋白的堆积和聚集，对此现象有几种解释：一是泛素化蛋白可被自噬降解；二是自噬体起初没被泛素化，但在自噬缺陷细胞中过长而导致泛素修饰，因此自噬损伤可对 UPS 产生影响。有实验也证实，损伤自噬导致 UPS 的特异成员损伤降解。相关实验提示[99]，自噬损伤使细胞内 UPS 组分减少并非因蛋白酶体活性受损，而是 P62 的积累介导阻碍了 UPS 的功能。自噬抑制可增加 UPS 底物水平，这主要是由自噬抑制后 P62 积累，过量 P62 通过延迟泛素化蛋白运送给蛋白酶体来抑制泛素化蛋白被 UPS 降解所致。因此，抑制自噬可危害 UPS 的功能。

虽然科学界目前对 LAS 和 UPS 之间相互联系的机制知之不多，但也取得了不少重要进展，除了发现泛素化在这些联系中起重要作用和 ALS 与 UPS 相互影响外，也发现几种调节因子可作为介导 ALS 和 UPS 之间相互联系的重要角色，这些调节因子包括 HDAC6、P62、FOXO3，其中 HDAC6、P62 具有直接或间接与泛素和自噬机器相互作用的能力。

HDAC6 含有一个泛素结合锌指结构域，可通过该结构域结合泛素，因为该结构域偏爱 K63 连接的多聚泛素链，所以 HDAC6 有固有的泛素结合活性。HDAC6 也与微管和肌动蛋白细胞骨架偶联。HDAC6 与微管网络、泛素化蛋白的偶联导致了惊人的发现：HDAC6 是聚集体（微管组织中心定位的包涵体）的一种调节组分，包涵体储存超量蛋白质聚集体。蛋白质聚集体是一种通过浓缩有毒聚集体送入微管组织中心（MTOC）以保护细胞的机制，MTOC 富含溶酶体，在 MTOC 内蛋白质聚集体被自噬降解。研究表明[95]，HDAC6 在自噬中是作为标记蛋白聚集体和损伤线粒体的一种核心组分。但 HDAC6 不是自噬活性所必需的，相反，它调控自噬体与溶酶体的融合。

如前所述，所形成的聚集体通过将毒性的、活化的错误折叠蛋白的寡聚体包裹入大包涵体，有助于错误折叠蛋白的去毒化。聚集体前体经微管和马达蛋白输送到 MTOC 临近处是聚集体形成的关键，随后聚集体被自噬降解。在 UPS 作用被抑制时，HDAC6 是自噬降解成熟蛋白所必需的组分，它诱导招募自噬特异蛋白至聚集体进入溶酶体进行降解。此外，聚集体形成和聚集体自噬降解依赖于 HDAC6 的去乙酰化酶活性，该酶活性影响微管动力学。这些结果提示，自噬在细胞中抑制 UPS 的补偿上调保护作用依赖于 HDAC6。采用 UPS 系统缺失的果蝇模型研究表明，在 UPS 损伤时，自噬可充当补偿降解系统，这两条降解通路在体内是联系在一起的，与泛素化蛋白相互作用的 HDAC6 是联系这种补偿相互作用的一种必需机制。在脊延髓肌萎缩症的果蝇模型中自噬补偿是应答蛋白酶体突变和 UPS 损伤的机制，在体内 HDAC6 的表达诱导自噬作用，挽救了果蝇与 UPS 功能失调相关的表型，HDAC6 的这一挽救作用是自噬依赖性的，这一结果与 HDAC6 在 UPS 和补偿自噬中的作用相符。这些发现解释了自噬与 UPS 之间的补偿相关性，并对于认识与蛋白质稳态及相关的神经退行性疾病的发病机理及可能的治疗方法具有参考意义。

P62 是联系泛素化蛋白与自噬机器的一种衔接分子，具有 1 个锌指结构域和 1 个 UBA。P62 的 C 端部分通过它的 UBA 结构域结合多聚泛素化底物，通过微管相关蛋白 1 轻链 3（microtubule-associated protein 1 light chain 3，LC3）相互作用基序直接结合 LC3。P62 也能经它的 N 端 PB1 结构域多聚化，经 N 端泛素样（UBL）结构域与蛋白酶体相互作用。这提示 P62 通过利于泛素化蛋白自噬降解为自噬和 UPS 之间提供了关键联系。UPS 降解的穿梭底物涉及 P62UBL 结构域与蛋白酶体之间的相互作用。为了应答由蛋白酶体抑制、前细胞凋亡（pro-apoptotic）处理、氧自由基诱导的应激，P62 的转录水平和蛋白质水平都提升了，这提示 P62 可被 UPS 降解。研究发现，P62 的 UBA 结构域能结合 K48 连接的多聚泛素链和 K63 连接的多聚泛素链，但对 K63 连接的多聚泛素链亲和性更高。这一方面提示了自噬对 K63 连接的多聚泛素链标记底物的偏爱，另一方面也提示 K48 连接的多聚泛素链标记的底物依然可被招募进入自噬体。P62 是自噬受体，既可与偶联靶点的泛素相互作用，也可与自噬体上的 LC3/ Gabarap 相互作用，从而促进泛素化靶点的自噬。有研究显示，P62 的积累会抑制 UPS 的功能，这是因为沉默 P62 可回调自噬缺陷细胞内的 UPS 底物水平。单独过表达 P62 也可以抑制 UPS，其部分作用依赖于 P62 的 UBA 结构域。P62 不仅结合泛素化蛋白，也与称为 p97 的泛素结合蛋白竞争结合泛素化蛋白，而 p97 的已知功能之一是转运泛素化底物到蛋白酶体。据此推测，提高 P62 水平可抑制如 p97 的穿梭蛋白与泛素化 UPS 底物的结合。因此，P62 参与 UPS 和自噬两种不同过程。在生理状态下（以正常速率进行自噬），P62 运送被自噬降解的泛素化蛋白。反之，在自噬受损的情况下（在各种病理条件下），P62 积累并结合泛素化蛋白，阻止泛素化蛋白运送给蛋白酶体，从而抑制泛素化蛋白被 UPS 降解。

转录因子 FOXO3 是联系自噬溶酶体和 UPS 两条途径的调控因子。FOXO3 诱导基因转录，这些基因转录的产物涉及上调 UPS 降解和自噬降解。如在萎缩肌肉中 FOXO3 同时激活和调节 UPS 和自噬降解蛋白途径。心脏 FOXO3 通过激活 E3 泛素连接酶（如 Atrogin1 或 MuRF1）引起萎缩。通过直接结合 LC3b、Gabarap1、ATG121、Bnip3 诱导骨架肌肉内的自噬需要 FOXO3，调控自噬相关基因转录也需要 FOXO3。相反，在分离的肌肉纤维内沉默 FOXO3 可阻止由饥饿诱导的自噬水平的增高。在肌肉萎缩期间，由 FOXO3 诱导的 Bnip3 在自噬体形成中起主要作用。但也有研究认为，由 FOXO3 活化的 UPS 和自噬并非这两种系统直接作用的结果，而是源自这两种系统的关键基因协同转录的诱导，这是因为抑制这两条途径中的任一条都不改变由 FOXO3 活化介导的蛋白降解速率。

细胞内 ALS 和 UPS 发挥各自的独特作用，并通过相互联系发挥补偿或协同作用，这些功能的发挥受到复杂机制监控，既可确保细胞内物质降解的特异性，也可确保细胞内外物质合成和降解的动态平衡。

在 ALS 和 UPS 中，如果一条途径被损伤，则另一条途径可能会发生补偿作用。目前，发现较多的是 UPS 损伤导致自噬上调，在某些背景下这种自噬上调可补偿受损 UPS 的功能。然而，尚不清楚这种补偿关系是否都是相互的，这是因为能上调 UPS 的试剂非常少。因对 ALS 和 UPS 之间相互联系及其信号转导等的研究尚处于初始阶段，故许多问题需深入研究，其中令人感兴趣并具挑战性的是系统阐明自噬和 UPS 在不同信号通路中、不同细胞过程中的独特作用和协同作用。阐明这些降解系统之间相互联系的机制不仅可深入对细胞内物质降解调控机制的认识，而且对于理解与细胞稳态相关的衰老或退行性疾病的发生有重要的指导意义。

5.4 mtUPR 与衰老

5.4.1 mtUPR

线粒体蛋白质稳态的失调，包括线粒体和核编码的蛋白质表达失衡、蛋白质输入或折叠受损或者当不必需蛋白质发生聚集时，能够激活 mtUPR。mtUPR 是被认为维持线粒体蛋白稳态和各种生物体衰老之间的关键因素。

不同的细胞器有各自的信号通路调控蛋白质稳态,如内质网 UPR、mtUPR。mtUPR 是在应激条件下,线粒体基质积累后产生大量未折叠或错误折叠的蛋白质,导致核基因编码的线粒体分子伴侣蛋白 HSP60、HSP70 等表达量上调,帮助发生错误折叠的蛋白质恢复正常蛋白质构象及协助新合成的蛋白质发生正确折叠的线粒体至细胞核的信号转导过程。

当细胞出现蛋白应激刺激的,mtUPR 是一种有效的转录应答,其通过促进蛋白折叠,限制蛋白转运至线粒体和减少线粒体蛋白质的翻译来减少线粒体中的蛋白应激。尽管是对线粒体功能障碍的一种应答方式,但 mtUPR 可被视为延长寿命的一种生物学机制。研究发现,短暂性激活 mtUPR 可产生持久的保护效果并延长寿命,而慢性或过度强烈的诱导则可减短寿命。

mtUPR 反应是把"双刃剑",具有双重作用。短期轻度的线粒体应激启动的 mtUPR 反应作为细胞内防御性应答系统,能抵抗线粒体损伤并维持及促进线粒体的功能;持续重复的线粒体应激则会通过介导细胞凋亡,加重细胞的不可逆性损伤。线虫中,ATFS-1 是调节 mtUPR 通路的关键因子[96]。而在哺乳动物中,有多条参与调节 mtUPR 的通路。研究结果表明,线粒体根据应激部位和应激条件的不同,通过不同的 mtUPR 调节机制,适应环境给线粒体带来的不利反应。ATF5 在哺乳动物中也发挥着类似于 ATFS-1 的作用[100],深入研究 mtUPR 的作用机制对阐明衰老、癌症及线粒体相关疾病的发病机理具有指导意义。

5.4.2 触发 mtUPR 的条件

在应激状态下,线粒体为了维持其蛋白质的平衡,会启动由核 DNA 编码的线粒体热休克蛋白和蛋白酶等基因群转录活化程序的应激程序。mtUPR 通路主要存在于线虫和哺乳动物细胞中。研究表明,破坏线粒体蛋白质内部平衡的因素均可诱导 mtUPR 的产生。

在使用低剂量溴化乙锭(EtBr)逐渐降低 mtDNA 含量的过程中,线粒体的分子伴侣 mtHSP70、HSP60、HSP10 及蛋白酶 ClpP 的表达量增多。线粒体核糖体的抑制剂(强力霉素或者氯霉素)会激活线虫和哺乳动物细胞的 mtUPR 通路。线粒体呼吸链的抑制剂(抗霉素 A、鱼藤酮、百草枯等)也可诱发强烈的 mtUPR 的产生。这些药物处理造成的线粒体和细胞核所编码蛋白质的不均衡(mitonuclear protein imbalance),最终导致线粒体蛋白质平衡的紊乱。另外,在线虫和小鼠细胞中添加烟酰胺腺嘌呤二核苷酸(NAD^+),不仅可以激活 mtUPR,还可以延长线虫和小鼠的寿命[101]。

线粒体的热休克蛋白(HSP6、HSP10)或者蛋白酶(*Lon*、*Spg-7*)等基因的敲低或突变体可以直接诱导 *mtUPR* 相关基因的表达。作为线粒体的重要功能之一,ATP 的产生严格依赖于线粒体呼吸链。因此,呼吸链复合体亚基的突变或缺失也是促进 mtUPR 产生的重要原因之一(如细胞色素 c、氧化酶 CO-1、泛醌合成基因 *CLK-1* 的突变等)。另外,线粒体核糖体蛋白或线粒体 tRNA 合成酶的缺失也会激活线虫和哺乳动物细胞的 mtUPR 通路。电子传递系统复合体蛋白质组分发生异常将同时伴随 ROS 的大量产生。

多聚谷氨酰胺（polyglutamine，PolyQ）疾病是一类中枢神经系统退行性疾病，是由疾病相关基因 *CAG* 三核苷酸重复序列异常扩展形成，导致 PolyQ 的异常延长而引起蛋白质的错误折叠，在线虫神经系统过表达含有 40 个 CA 序列的多聚谷氨酰胺（PolyQ-40）时，PolyQ-40 会聚集在线粒体上，从而介导依赖于 5-羟色胺的 mtUPR 信号以维持线粒体的代谢和健康[102]。在哺乳动物细胞中，当在线粒体基质中过表达 PolyQ-40 极易形成聚集体的鸟氨酸转氨甲酰酶（ornithine transcarbamylase，OTC）、IMS 过表达突变的核酸内切酶（endonuclease G）时，线粒体内的热休克蛋白 HSP60、HSP10、mtDNAJ 和线粒体蛋白酶 ClpP 的表达量增多[103]，这标志着 mtUPR 通路的激活。

5.4.3 mtUPR 的调节机制

在线虫中的研究发现，应激条件下线粒体内未折叠蛋白的积累导致线粒体分子伴侣蛋白的表达量增多，而敲除线粒体质量控制蛋白酶 ClpP 不能诱导线粒体分子伴侣蛋白的表达。

ClpP 能识别错误折叠的蛋白质并将其降解为 8～20 个氨基酸的多肽。在线虫中的研究发现，这些积累在线粒体基质中的多肽能通过 ATP 结合运输分子 HAF-1 转运到内膜间隙。但 HAF-1 只是在 mtUPR 的起始阶段发挥作用，该信号由线粒体传导至细胞核需要应激相关转录因子 ATFS-1 的参与。正常情况下，ATFS-1 转运至线粒体并被 Lon 蛋白酶降解，当线粒体处于应激条件下时，一部分 ATFS-1 在细胞质累积，因为 ATFS-1 含有 NIS，所以能转移至细胞核，并调控大量相关基因的转录，以减轻线粒体应激给细胞造成的影响。同时，ATFS-1 也介导 TIM-17 和 TIM-23 的转录上调，TIM-17 和 TIM-23 组成的复合物可介导 ATFS-1 的线粒体输入，降低 ATFS-1 在细胞质中的积累。

通过过表达线粒体基质定位的末端错误折叠的鸟苷酸转氨甲酰酶证明了 mtUPR 的存在，未折叠蛋白在线粒体基质中的积累导致了线粒体分子伴侣 HSP10、HSP60、mtDNAJ 和线粒体蛋白酶 *ClpP* 基因的高表达，但不影响细胞质和内质网分子伴侣的表达。生物信息学分析发现，这些基因启动子区含有 1 个转录因子 CHOP、C/EBP 结合的结构域。

CHOP、C/EBP 的启动子区含有一个激活蛋白 1（activator protein 1，AP1）结合位点，该结合位点对 CHOP、C/EBP 在 mtUPR 中的作用不可或缺，而 c-JNK 能结合在 AP1 结合位点，进一步揭示了 JNK 信号通路在 mtUPR 中的重要调控作用。

虽然这些研究为 mtUPR 的信号转导提供了大致框架，但我们对 mtUPR 信号转导的认识主要来自线虫，并从哺乳动物研究中有了更深层次的理解。迄今为止，线虫中发现的通路的进化保守性仍不清楚，导致线粒体伴侣蛋白的协调和选择性转录诱导的确切机制尚未完全确定。尽管如此，各种模型的遗传和生化研究已经开始为 mtUPR 信号转导绘制了基本的工作模式(图 5-5)。

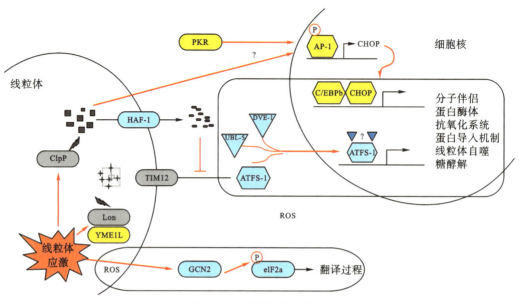

图 5-5　mtUPR 信号转导

至少有两条独立的途径被提出将线粒体应激与线虫的蛋白质抑制反应联系起来：一种依赖于 bZip 转录因子 ATFS-1(先前由其基因名 ZC376.7 所知)的反应和涉及激酶 GCN-2 的途径。ATFS-1 既含有核定位信号，也含有核输出和线粒体定位信号。因此，它通常从细胞核中转运出并进入线粒体，在线粒体中被蛋白酶 Lon 降解[104]。当 ATFS-1 的输入被线粒体应激抑制时，转录因子进入细胞核并激活 mtUPR。调控线粒体分子伴侣基因的表达还需要另一个转录复合物的参与，该转录复合物由转录因子 DVE-1 和类泛素蛋白 UBL-5 组成。DEV-1 定位在核仁，当发生 mtUPR 时，DEV-1 在细胞核发生重分布，结合在线粒体分子伴侣基因启动子区，调控相关基因的表达。

DEV-1 核重分布过程依赖于 ATFS-1 的表达，但不依赖于 HAF-1 的表达。然而，UBL-5 的表达上调同时依赖于 ATFS-1 和 HAF-1。在哺乳动物细胞中存在 DEV-1 和 UBL-5 的同源物，分别是 SatB2 和 UBL-5，它们也能形成类似于线虫中的复合物，但是否在 mtUPR 中发挥类似的功能却尚未见报道。线虫中的研究也发现，添加烟酰胺或 PARP 抑制剂诱导了线虫 mtUPR 的激活，这种作用主要是通过激活去乙酰化酶 SIRT2 及转录因子 FOXO 和 DAF-16 实现的。SIRT2 在延缓衰老中的作用已得到了广泛认可，这一研究也暗示了 mtUPR 与衰老的密切关系。

据报道，几个 ETC 亚基突变(Clk-1 和 Isp-1)会通过依赖 ATFS-1 之外的另一种方式激活 mtUPR。这种方式依赖于激酶 GCN-2 对 eIF2a 的磷酸化作用，其在线粒体和 ER 应激条件下会增强。EIF2a 磷酸化可减少细胞质翻译，以减少线粒体蛋白酶抑制机制的负荷。GCN-2 受 ROS 刺激，并且 Clk-1(qm30) 和 Isp-1(qm150) 突变体线虫的寿命延长依赖于超氧化物水平的提升[105]。

敲低 GCN-2(并因此加剧线粒体中的蛋白质负荷)导致在应激期间更大程度地激活线粒体伴侣分子，而敲低 HAF-1 或 ATFS-1 相应地仅在胁迫条件下增加 eIF2a 磷酸化。此外，阻碍这 2 种途径对 Spg-7、Clk-1 和 Isp-1 突变体线虫的发育表型具有累积影响[106]，这表明它们在 mtUPR 中发挥互补作用。

5.4.4 mtUPR 与线粒体功能

mtUPR 的激活伴随着线粒体结构和功能的改变。线粒体网络通常变得更加分散，可能有助于线粒体自噬。细胞的耗氧量普遍下降，ATP 产量受到影响，但这些表型可能引起线粒体应激的调节反应，暂停呼吸，以允许线粒体修复，从而可促进体内平衡和细胞存活，延长寿命。相关研究表明，在线虫中 ATFS-1 可以诱导几种糖酵解基因的表达，说明了其从氧化磷酸化到糖酵解的调节转变[107]。

虽然它们确实导致了线粒体内部的变化，但细胞 ATP 水平的变化并不总是与 mtUPR 活化后耗氧量的变化相关。这种差异可能反映了多种代谢调节因子对线粒体功能障碍的反应。然而，更简单的解释是，mtUPR 会影响线粒体偶联，从而影响 ATP 产生的比例。或者，mtUPR 可能会影响细胞内的 ATP 消耗，这会影响 ATP 的稳态水平，而与其产生无关。进一步研究 mtUPR 的功能特性将有助于理解具体的发生过程。

5.4.5 mtUPR 与衰老

一方面，mtUPR 激活后观察到的寿命延长伴随着动物的多种生理功能变化。例如，在线虫中激活 mtUPR 的线粒体应激通常会减缓发育并减小成虫的体积和活力，同时损害蜕皮后成体中的体壁肌肉的完整性，阻断 mtUPR 信号转导，将使相关的表型消失。在果蝇中，当 mtUPR 在发育过程中被激活时，会观察到体型减小和飞行肌肉结构紊乱。另一方面，慢性活化的 mtUPR 可以减轻线虫和果蝇中肌肉结构和功能的年龄相关性下降。为了理解由 mtUPR 引起的寿命延长的具体机制，需要对 mtUPR 激活的细胞和生理学效应有更全面的了解。图 5-6 中总结了以下部分，将概述我们当前的理解。

有证据表明，由 mtUPR 引起的其他线粒体代谢副产物产生的变化也具有重要的生理效应。其中 ROS 可能引发细胞应激反应，从而影响体内稳态和寿命[108]。其他包括产生胆固醇的甲羟戊酸途径与他汀类药物作用途经相关；NAD^+ 作为 ADP 核糖聚合酶(PARP)和 Sirtuin 脱乙酰酶的底物，是重要的长寿监管机制分子[104]。

过量的 ROS 可能损害细胞组分，但 ROS 的产生与寿命之间的关系是复杂的。对秀丽隐杆线虫和果蝇两者的研究表明，通过过表达或补充的抗氧化剂来降低 ROS 阻断了由 ETC 功能障碍引发的寿命延长和转录应答[109]。然而，其他报道观察到，在存在抗氧化剂的情况下，mtUPR 的激活和寿命延长。这种二分法延伸到了所产生的氧化还原状态和反应：在人类细胞中，mtUPR 不诱导 MnSOD，但在线虫中报道了 ROS 和抗氧化剂的水平升高。这些差异可能是由被激活应激条件的不同引起

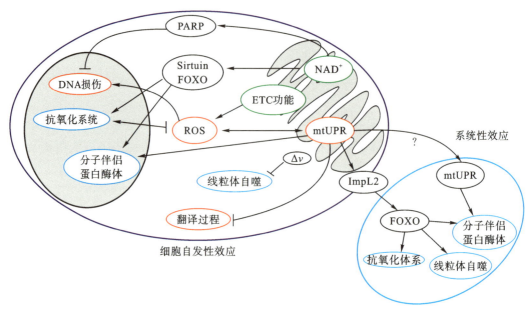

图 5-6 mtUPR 激活的过程

的。GCN-2 对 eIF2a 的磷酸化具有 ROS 依赖性，其他激酶对 eIF2a 的磷酸化也诱导了氧化应激抗性，这表明 mtUPR 的这一分支可能是对氧化应激的反应。

一个有趣的可能性是 mtUPR 通过其对 NAD^+ 代谢的影响来延长寿命。NAD^+ 在细胞能量代谢中起着关键作用，并且正在成为影响衰老的中心代谢产物。NAD^+ 在衰老中的作用首先是由于其作为 NAD 依赖性组蛋白脱乙酰酶 Sirtuin 的辅因子和底物的功能而被探索的。据报道，Sirtuin 的过表达延长了包括哺乳动物在内的多种生物体的寿命。Sirtuin 调节能量代谢，其衰老功能与对热量限制的反应一致，但也涉及其他过程，包括控制细胞死亡和昼夜节律[105]。另一个与 NAD^+ 消耗相关的酶 PARP 也与长寿调控有关。PARP 最初被认为是 DNA 损伤反应过程的一部分。PARP 在正常细胞周期进程中转录，可通过多聚 ADP 核糖基化发出信号转导损伤，活化后可迅速消耗 ADP 核糖单体，诱导细胞死亡。

NAD^+ 可由烟酰胺生物合成，烟酰胺也可被甲基化，形成 1-甲基烟酰胺。补充烟酰胺和（或）增加向烟酰胺的转化及抑制 PARP，可以延长线虫的寿命，这个过程并不依赖于 Sirtuin 蛋白。NAD^+ 水平在线虫和小鼠中随着年龄而下降，这会导致线粒体（非核编码）编码的 ETC 亚基的缺失，而基因或化学方式降低 NAD^+ 表达水平会加速它们的死亡。在小鼠中，SIRT1 基因敲除后模拟这种随年龄下降线粒体功能随之下降的状态，在老龄动物中 NAD^+ 水平以 SIRT1 依赖性方式升高，从而恢复线粒体功能。可能是由于 NAD^+ 或 SIRT1 的缺失导致假性缺氧状态，包括 HIF-1a 的积累和类似温伯格的细胞代谢重编程。mtUPR 是 Sirtuin 介导的长寿的关键成分，还是其他更复杂的相互作用这个问题还有待深入研究。

近几年在研究长寿问题上 mtUPR 占据了重要的位置。参与调节寿命的众多生物途径见图 5-7。线粒体伴侣蛋白表达是目前我们认为激活 mtUPR 的"金标准"，但在某些情况下，mtUPR 激活的发生并没有伴随伴侣蛋白的表达，mtUPR 激活也不是诱导线粒体伴侣蛋白的唯一方式。因此，在描述 mtUPR 激活现象时，必须观察包括激活 mtUPR 的方式，以及后续引发细胞产生的一系列应激保护反应。mtUPR 与迄今为止已知影响寿命的大多数过程相交，提示维持线粒体功能或引发保护反应的干预措施是延长寿命的方法之一。

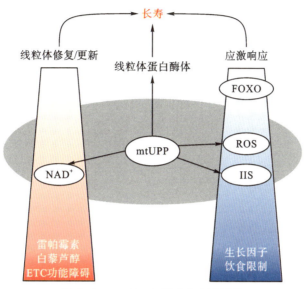

图 5-7 mtUPR 与影响寿命的过程

同样，并非 mtUPR 的每一次激活都能延长寿命，长寿也并非总是由同一机制造成的：mtUPR 将 ETC 的功能障碍与它是否可以延长寿命联系起来。只有某些类型的功能障碍会延长寿命，并且仅在某些特定情况下，这与特定类型的应激反应有关。同样，mtUPR 激活的严重程度和持续时间决定了寿命是延长还是缩短。从这个角度来看，不仅要区分 mtUPR 功能的不同类型，而且要确定其中哪些会引起细胞/细胞器状态的改变，从而导致适应性及相对应的保护机制。

有关 mtUPR 影响寿命延长原因的问题，我们在不同物种中会观察到不同的表型和不同的机制，那我们就会思考：线虫线粒体扩增过程中对激活的要求是否是通过单一（分子伴侣介导的）机制延长寿命，或是在果蝇中存在另一个或多个机制来调控延长寿命的机制？值得注意的是，尽管大家认为 GCN-2 和 HAF-1/ATFS-1 途径为互补的，但任何一个通路的中断都足以消除线虫中 mtUPR 活化赋予的延长寿命。与此相一致，核定位 ATFS-1 突变体对 HAF-1/ATFS-1 途径的组成型激活并不能改善线粒体应激抗性[106]，而在线虫中 ATFS-1 功能获得性突变会使其寿命缩短[109]。

深入研究 mtUPR 的作用机制对阐明衰老、癌症及线粒体疾病的发病机理具有指导意义。目前，线虫的 mtUPR 通路研究已成为炙手可热的课题，而对于哺乳动物的 mtUPR 通路研究仍处于起步阶段，我们对于哺乳动物 mtUPR 的认识仍然不够全面，仍有大量疑问尚未解决，比如哺乳动物细胞中 mtUPR 的多条应激通路是否交叉？线粒体应激反应调节寿命的深层机制是什么？哺乳动物细胞中是否还存在新的 mtUPR 调节通路？

最后，发现 mtUPR 在更复杂的生物体中发挥的作用有重要意义。在果蝇和小鼠中的进一步工作可能会提高我们对 mtUPR 在不同组织及不同组织之间作用的理解。当然，证明 mtUPR 对哺乳动物的保护作用是其朝向治疗应用的重要步骤。

（吕伟强）

参考文献

[1] LUCE K, WEIL A C, OSIEWACZ H D. Mitochondrial protein quality control systems in aging and disease[J]. Adv Exp Med Biol, 2010, 694: 108-125.

[2] UGARTE N, PETROPOULOS I, FRIGUET B. Oxidized mitochondrial protein degradation and repair in aging and oxidative stress[J]. Antioxid Redox Signal, 2010, 13(4): 539-549.

[3] ADAM C, PICARD M, DÉQUARD-CHABLAT M, et al. Biological roles of the Podospora anserina mitochondrial Lon protease and the importance of its N-domain[J]. PLoS ONE, 2012, 7(5): e38138.

[4] ERJAVEC N, BAYOT A, GAREIL M, et al. Deletion of the mitochondrial Pim1/Lon protease in yeast results in accelerated aging and impairment of the proteasome[J]. Free Radic Biol Med, 2013, 56: 9-16.

[5] OSIEWACZ H D, BERNHARDT D. Mitochondrial quality control: impact on aging and life span – a mini-review[J]. Gerontology, 2013, 59(5): 413-420.

[6] MOSSMANN D, MEISINGER C, VÖGTLE F N. Processing of mitochondrial presequences[J]. Biochim Biophys Acta, 2012, 1819(9-10): 1098-1106.

[7] POVEDA-HUERTES D, MULICA P, VÖGTLE F N. The versatility of the mitochondrial presequence processing machinery: cleavage, quality control and turnover[J]. Cell Tissue Res, 2017, 367(1): 73-81.

[8] LEVYTSKYY R M, BOHOVYCH I, KHALIMONCHUK O. Metalloproteases of the Inner Mitochondrial Membrane[J]. Biochemistry, 2017, 56(36): 4737-4746.

[9] GERDES F, TATSUTA T, LANGER T. Mitochondrial AAA proteases—towards a molecular understanding of membrane-bound proteolytic machines[J]. Biochim Biophys Acta, 2012, 1823(1): 49-55.

[10] BENISCHKE A S, HEMION C, FLAMMER J, et al. Proteasome-mediated quality control of S-nitrosylated mitochondrial proteins[J]. Mitochondrion, 2014, 17: 182-186.

[11] FERREIRA J C B, MORI M A, GROSS E R. Mitochondrial bioenergetics and quality control mechanisms in health and disease[J]. Oxid Med Cell Longev, 2019, 2019: 5406751.

[12] KÖNIG T, TRÖDER S E, BAKKA K, et al. The m-AAA protease associated with neurodegeneration limits MCU activity in mitochondria[J]. Mol Cell, 2016, 64(1): 148-162.

[13] HSU C Y. PARL and HtrA2: another intricate ischemic neuronal apoptotic process starting within mitochondria[J]. J Cereb Blood Flow Metab, 2013, 33(11): 1657.

[14] GOMES F, PALMA F R, BARROS M H, et al. Proteolytic cleavage by the inner membrane peptidase (IMP) complex or Oct1 peptidase controls the localization of the yeast peroxiredoxin Prx1 to distinct mitochondrial compartments[J]. J Biol Chem, 2017, 292(41): 17011-17024.

[15] PFANNER N, WARSCHEID B, WIEDEMANN N. Mitochondrial proteins: from biogenesis to functional networks[J]. Nat Rev Mol Cell Biol, 2019, 20(5): 267-284.

[16] MACVICAR T, OHBA Y, NOLTE H, et al. Lipid signalling drives proteolytic rewiring of mitochondria by YME1L[J]. Nature, 2019, 575(7782): 361-365.

[17] LESHETS M, SILAS Y B H, LEHMING N, et al. Fumarase: from the TCA cycle to DNA damage response and tumor suppression[J]. Front Mol Biosci, 2018, 5: 68.

[18] VIEUX E F, WOHLEVER M L, CHEN J Z, et al. Distinct quaternary structures of the AAA+ Lon protease control substrate degradation[J]. Proc Natl Acad Sci U S A, 2013, 110(22): 2002-2008.

[19] MURPHY M P. Understanding and preventing mitochondrial oxidative damage[J]. Biochem Soc Trans, 2016, 44(5): 1219-1226.

[20] LIONAKI E, TAVERNARAKIS N. Oxidative stress and mitochondrial protein quality control in aging[J]. J Proteomics, 2013, 92: 181-194.

[21] PRYDE K R, TAANMAN J W, SCHAPIRA A H. A LON-ClpP proteolytic axis degrades complex I to extinguish ROS production in depolarized mitochondria[J]. Cell Rep, 2016, 17(10): 2522-2531.

[22] PELLEGRINO M W, NARGUND A M, HAYNES C M. Signaling the mitochondrial unfolded protein response[J]. Biochim Biophys Acta, 2013, 1833(2): 410-416.

[23] GOTTESMAN S, GOTTESMAN M, SHAW J E, et al. Protein degradation in E. coli: the lon mutation and bacteriophage lambda N and cII protein stability[J]. Cell, 1981, 24(1): 225-233.

[24] MINAMI N, YASUDA T, ISHII Y, et al. Regulatory role of cardiolipin in the activity of an ATP-dependent protease, Lon, from Escherichia coli[J]. J Biochem, 2011, 149(5): 519-527.

[25] WOHLEVER M L, BAKER T A, SAUER R T. Roles of the N domain of the AAA+ Lon protease in substrate recognition, allosteric regulation and chaperone activity[J]. Mol Microbiol, 2014, 91(1): 66-78.

[26] BAYOT A, GAREIL M, ROGOWSKA-WRZESINSKA A, et al. Identification of novel oxidized protein substrates and physiological partners of the mitochondrial ATP-dependent Lon like protease Pim1[J]. J Biol Chem, 2010, 285(15): 11445-11457.

[27] VOOS W, JAWOREK W, WILKENING A, et al. Protein quality control at the mitochondrion[J]. Essays Biochem, 2016, 60(2): 213-225.

[28] FUKUDA R, ZHANG H, KIM J W, et al. HIF-1 regulates cytochrome oxidase subunits to optimize efficiency of respiration in hypoxic cells[J]. Cell, 2007, 129(1): 111-122.

[29] NGO J K, POMATTO L C, DAVIES K J. Upregulation of the mitochondrial Lon Protease allows adaptation to acute oxidative stress but dysregulation is associated with chronic stress, disease, and aging[J]. Redox Biol, 2013, 1(1): 258-264.

[30] HOSHINO A, OKAWA Y, ARIYOSHI M, et al. Oxidative post-translational modifications develop LONP1 dysfunction in pressure overload heart failure[J]. Circ Heart Fail, 2014, 7(3): 500-509.

[31] BENDER T, LEWRENZ I, FRANKEN S, et al. Mitochondrial enzymes are protected from

[32] GÖKE A, SCHROTT S, MIZRAK A, et al. Mrx6 regulates mitochondrial DNA copy number in Saccharomyces cerevisiae by engaging the evolutionarily conserved Lon protease Pim1[J]. Mol Biol Cell, 2020, 31(7): 527-545.

stress-induced aggregation by mitochondrial chaperones and the Pim1/LON protease[J]. Mol Biol Cell, 2011, 22(5): 541-554.

[33] SEO A Y, JOSEPH A M, DUTTA D, et al. New insights into the role of mitochondria in aging: mitochondrial dynamics and more[J]. J Cell Sci, 2010, 123(Pt 15): 2533-2542.

[34] QUIRÓS P M, ESPAÑOL Y, ACÍN-PÉREZ R, et al. ATP-dependent Lon protease controls tumor bioenergetics by reprogramming mitochondrial activity[J]. Cell Rep, 2014, 8(2): 542-556.

[35] SEIFERLING D, SZCZEPANOWSKA K, BECKER C, et al. Loss of CLPP alleviates mitochondrial cardiomyopathy without affecting the mammalian mtUPR[J]. EMBO Rep, 2016, 17(7): 953-964.

[36] Y S A, ANNA-MARIA J, DEBAPRIYA D, et al. New insights into the role of mitochondria in aging: mitochondrial dynamics and more[J]. J Cell Sci, 2010, 123(Pt 15): 2533-2542.

[37] PULLIAM D A, DEEPA S S, LIU Y, et al. Complex IV-deficient Surf1(-/-) mice initiate mitochondrial stress responses[J]. Biochem J, 2014, 462(2): 359-371.

[38] OWUSU-ANSAH E, SONG W, PERRIMON N. Muscle mitohormesis promotes longevity via systemic repression of insulin signaling[J]. Cell, 2013, 155(3): 699-712.

[39] RAY P D, HUANG B W, TSUJI Y. Reactive oxygen species (ROS) homeostasis and redox regulation in cellular signaling[J]. Cell Signal, 2012, 24(5): 981-990.

[40] WANG C H, WU S B, WU Y T, et al. Oxidative stress response elicited by mitochondrial dysfunction: implication in the pathophysiology of aging[J]. Exp Biol Med (Maywood), 2013, 238(5): 450-460.

[41] HOUTKOOPER R H, MOUCHIROUD L, RYU D, et al. Mitonuclear protein imbalance as a conserved longevity mechanism[J]. Nature, 2013, 497(7450): 451-457.

[42] MORROW G, TANGUAY R M. Drosophila melanogaster Hsp22: a mitochondrial small heat shock protein influencing the aging process[J]. Front Genet, 2015, 6: 1026.

[43] SHETTY R A, IKONNE U S, FORSTER M J, et al. Coenzyme Q10 and α-tocopherol reversed age-associated functional impairments in mice[J]. Exp Gerontol, 2014, 58: 208-218.

[44] HEO J M, LIVNAT-LEVANON N, TAYLOR E B, et al. A stress-responsive system for mitochondrial protein degradation[J]. Mol Cell, 2010, 40(3): 465-480.

[45] SOUBANNIER V, RIPPSTEIN P, KAUFMAN B A, et al. Reconstitution of mitochondria derived vesicle formation demonstrates selective enrichment of oxidized cargo[J]. PLoS ONE, 2012, 7(12): e52830.

[46] MA X, MCKEEN T, ZHANG J, et al. Role and mechanisms of mitophagy in liver diseases [J]. Cells, 2020, 9(4): 837.

[47] BERNHARDT D, HAMANN A, OSIEWACZ H D. The role of mitochondria in fungal aging [J]. Curr Opin Microbiol, 2014, 22: 1-7.

[48] HAMMERLING B C, GUSTAFSSON Å B. Mitochondrial quality control in the myocardium: cooperation between protein degradation and mitophagy[J]. J Mol Cell Cardiol, 2014, 75: 122-130.

[49] HILL S, VAN REMMEN H. Mitochondrial stress signaling in longevity: a new role for mitochondrial function in aging[J]. Redox Biol, 2014, 2: 936-944.

[50] LIESA M, SHIRIHAI O S. Mitochondrial dynamics in the regulation of nutrient utilization and energy expenditure[J]. Cell Metab, 2013, 17(4): 491-506.

[51] PERNAS L, SCORRANO L. Mito-morphosis: mitochondrial fusion, fission, and cristae remodeling as key mediators of cellular function[J]. Annu Rev Physiol, 2016, 78: 505-531.

[52] HÄLLBERG B M, LARSSON N G. Making proteins in the powerhouse[J]. Cell Metab, 2014, 20(2): 226-240.

[53] HARBAUER A B, ZAHEDI R P, SICKMANN A, et al. The protein import machinery of mitochondria-a regulatory hub in metabolism, stress, and disease[J]. Cell Metab, 2014, 19(3): 357-372.

[54] LIGHTOWLERS R N, ROZANSKA A, CHRZANOWSKA-LIGHTOWLERS Z M. Mitochondrial protein synthesis: figuring the fundamentals, complexities and complications, of mammalian mitochondrial translation[J]. FEBS Lett, 2014, 588(15): 2496-2503.

[55] ENDO T, YAMANO K, KAWANO S. Structural insight into the mitochondrial protein import system[J]. Biochim Biophys Acta, 2011, 1808(3): 955-970.

[56] VOOS W. Chaperone-protease networks in mitochondrial protein homeostasis[J]. Biochim Biophys Acta, 2013, 1833(2): 388-399.

[57] LIU Y, LEAR T, IANNONE O, et al. The proapoptotic f-box protein fbxl7 regulates mitochondrial function by mediating the ubiquitylation and proteasomal degradation of survivin[J]. J Biol Chem, 2015, 290(19): 11843-11852.

[58] RUGARLI E I, LANGER T. Mitochondrial quality control: a matter of life and death for neurons[J]. Embo j, 2012, 31(6): 1336-1349.

[59] INUZUKA H, SHAIK S, ONOYAMA I, et al. SCF(FBW7) regulates cellular apoptosis by targeting MCL1 for ubiquitylation and destruction[J]. Nature, 2011, 471(7336): 104-109.

[60] J F J N. Focusing on mitochondrial form and function[J]. Nat Cell Biol, 2018, 20(7): 735.

[61] YAMANO K, YOULE R J. PINK1 is degraded through the N-end rule pathway[J]. Autophagy, 2013, 9(11): 1758-1769.

[62] KAZLAUSKAITE A, KONDAPALLI C, GOURLAY R, et al. Parkin is activated by PINK1-dependent phosphorylation of ubiquitin at Ser65[J]. Biochem J, 2014, 460(1): 127-139.

[63] KANE L A, LAZAROU M, FOGEL A I, et al. PINK1 phosphorylates ubiquitin to activate Parkin E3 ubiquitin ligase activity[J]. J Cell Biol, 2014, 205(2): 143-153.

[64] KONDAPALLI C, KAZLAUSKAITE A, ZHANG N, et al. PINK1 is activated by mitochondrial membrane potential depolarization and stimulates Parkin E3 ligase activity by phosphorylating Serine 65[J]. Open Biol, 2012, 2(5): 120080.

[65] ORDUREAU A, SARRAF S A, DUDA D M, et al. Quantitative proteomics reveal a feedforward mechanism for mitochondrial PARKIN translocation and ubiquitin chain synthesis[J]. Mol Cell, 2014, 56(3): 360-375.

[66] ROSE C M, ISASA M, ORDUREAU A, et al. Highly multiplexed quantitative mass spectrometry analysis of ubiquitylomes[J]. Cell Syst, 2016, 3(4): 395-403.

[67] TANAKA A, CLELAND M M, XU S, et al. Proteasome and p97 mediate mitophagy and degradation of mitofusins induced by Parkin[J]. J Cell Biol, 2010, 191(7): 1367-1380.

[68] AGUILETA M A, KORAC J, DURCAN T M, et al. The E3 ubiquitin ligase parkin is recruited to the 26 S proteasome via the proteasomal ubiquitin receptor Rpn13[J]. J Biol Chem,

2015, 290(12): 7492 - 7505.

[69] AKABANE S, MATSUZAKI K, YAMASHITA S, et al. Constitutive activation of PINK1 protein leads to proteasome-mediated and non-apoptotic cell death independently of mitochondrial autophagy[J]. J Biol Chem, 2016, 291(31): 16162 - 16174.

[70] XU S, PENG G, WANG Y, et al. The AAA - ATPase p97 is essential for outer mitochondrial membrane protein turnover[J]. Mol Biol Cell, 2011, 22(3): 291 - 300.

[71] HEO J M, NIELSON J R, DEPHOURE N, et al. Intramolecular interactions control Vms1 translocation to damaged mitochondria[J]. Mol Biol Cell, 2013, 24(9): 1263 - 1273.

[72] WU X, LI L, JIANG H. Doa1 targets ubiquitinated substrates for mitochondria-associated degradation[J]. J Cell Biol, 2016, 213(1): 49 - 63.

[73] CHEROK E, XU S, LI S, et al. Novel regulatory roles of Mff and Drp1 in E3 ubiquitin ligase MARCH5 - dependent degradation of MiD49 and Mcl1 and control of mitochondrial dynamics[J]. Mol Biol Cell, 2017, 28(3): 396 - 410.

[74] HEO JM N J, DEPHOURE N. Intramolecular interactions control Vms1 translocation to damaged mitochondria[J]. Molecular Biology of the Cell, 2013, 24(9): 1263 - 1273.

[75] CHEN Y C, UMANAH G K, DEPHOURE N, et al. Msp1/ATAD1 maintains mitochondrial function by facilitating the degradation of mislocalized tail-anchored proteins[J]. Embo j, 2014, 33(14): 1548 - 1564.

[76] OKREGLAK V, WALTER P. The conserved AAA - ATPase Msp1 confers organelle specificity to tail-anchored proteins[J]. Proc Natl Acad Sci U S A, 2014, 111(22): 8019 - 8024.

[77] BRAGOSZEWSKI P, GORNICKA A, SZTOLSZTENER M E, et al. The ubiquitin-proteasome system regulates mitochondrial intermembrane space proteins[J]. Mol Cell Biol, 2013, 33(11): 2136 - 2148.

[78] ITAKURA E, ZAVODSZKY E, SHAO S, et al. Ubiquilins chaperone and triage mitochondrial membrane proteins for degradation[J]. Mol Cell, 2016, 63(1): 21 - 33.

[79] SCHMIDT O, HARBAUER A B, RAO S, et al. Regulation of mitochondrial protein import by cytosolic kinases[J]. Cell, 2011, 144(2): 227 - 239.

[80] TANG M, YANG M, WU G, et al. Epigenetic induction of mitochondrial fission is required for maintenance of liver cancer-initiating cells[J]. Cancer Res, 2021, 81(14): 3835 - 3848.

[81] CIRYAM P, KUNDRA R, FREER R, et al. A transcriptional signature of Alzheimer's disease is associated with a metastable subproteome at risk for aggregation[J]. Proc Natl Acad Sci USA, 2016, 113(17): 4753 - 4758.

[82] CIRYAM P, KUNDRA R, MORIMOTO R I, et al. Supersaturation is a major driving force for protein aggregation in neurodegenerative diseases[J]. Trends Pharmacol Sci, 2015, 36(2): 72 - 77.

[83] HJERPE R, BETT J S, KEUSS M J, et al. UBQLN2 mediates autophagy-independent protein aggregate clearance by the proteasome[J]. Cell, 2016, 166(4): 935 - 949.

[84] ZHOU C, SLAUGHTER B D, UNRUH J R, et al. Organelle-based aggregation and retention of damaged proteins in asymmetrically dividing cells[J]. Cell, 2014, 159(3): 530 - 542.

[85] HUANG Q, WANG H, PERRY S W, et al. Negative regulation of 26S proteasome stability via calpain-mediated cleavage of Rpn10 subunit upon mitochondrial dysfunction in neurons[J]. J Biol Chem, 2013, 288(17): 12161 - 12174.

[86] WILLIAMS C C, JAN C H, WEISSMAN J S. Targeting and plasticity of mitochondrial proteins revealed by proximity-specific ribosome profiling[J]. Science, 2014, 346(6210): 748-751.

[87] HUANG H, ZHANG X, LI S, et al. Physiological levels of ATP negatively regulate proteasome function[J]. Cell Res, 2010, 20(12): 1372-1385.

[88] SEGREF A, KEVEI É, POKRZYWA W, et al. Pathogenesis of human mitochondrial diseases is modulated by reduced activity of the ubiquitin/proteasome system[J]. Cell Metab, 2014, 19(4): 642-652.

[89] KOROLCHUK V I, MENZIES F M, RUBINSZTEIN D C. Mechanisms of cross-talk between the ubiquitin-proteasome and autophagy-lysosome systems[J]. FEBS Lett, 2010, 584(7): 1393-1398.

[90] KIRKIN V, MCEWAN D G, NOVAK I, et al. A role for ubiquitin in selective autophagy[J]. Mol Cell, 2009, 34(3): 259-269.

[91] LAMARK T, JOHANSEN T. Autophagy: links with the proteasome[J]. Curr Opin Cell Biol, 2010, 22(2): 192-198.

[92] ZHOU F, VAN LAAR T, HUANG H, et al. APP and APLP1 are degraded through autophagy in response to proteasome inhibition in neuronal cells[J]. Protein Cell, 2011, 2(5): 377-383.

[93] KRAFT C, PETER M, HOFMANN K. Selective autophagy: ubiquitin-mediated recognition and beyond[J]. Nat Cell Biol, 2010, 12(9): 836-841.

[94] KOROLCHUK V I, MANSILLA A, MENZIES F M, et al. Autophagy inhibition compromises degradation of ubiquitin-proteasome pathway substrates[J]. Mol Cell, 2009, 33(4): 517-527.

[95] LEE J Y, KOGA H, KAWAGUCHI Y, et al. HDAC6 controls autophagosome maturation essential for ubiquitin-selective quality-control autophagy[J]. Embo j, 2010, 29(5): 969-980.

[96] NARGUND A M, FIORESE C J, PELLEGRINO M W, et al. Mitochondrial and nuclear accumulation of the transcription factor ATFS-1 promotes OXPHOS recovery during the UPR (mt)[J]. Mol Cell, 2015, 58(1): 123-133.

[97] FANGFANG Z, THEO V L, HUIZHE H, et al. APP and APLP1 are degraded through autophagy in response to proteasome inhibition in neuronal cells[J]. Protein & cell, 2011, 2(5): 377-383.

[98] KRAFT C, PETER M, HOFMANN K. Selective autophagy: ubiquitin-mediated recognition and beyond[J]. Nature Cell Biology, 2010, 12(9): 836-841.

[99] BERENDZEN K M, DURIEUX J, SHAO L W, et al. Neuroendocrine coordination of mitochondrial stress signaling and proteostasis[J]. Cell, 2016, 166(6): 1553-1563.

[100] DENG P, HAYNES C M. Mitochondrial dysfunction in cancer: potential roles of ATF5 and the mitochondrial UPR[J]. Semin Cancer Biol, 2017, 47: 43-49.

[101] BAKER B M, NARGUND A M, SUN T, et al. Protective coupling of mitochondrial function and protein synthesis via the eIF2α kinase GCN-2[J]. PLoS Genet, 2012, 8(6): e1002760.

[102] HAYNES C M, YANG Y, BLAIS S P, et al. The matrix peptide exporter HAF-1 signals a mitochondrial UPR by activating the transcription factor ZC376.7 in C. elegans[J]. Mol Cell, 2010, 37(4): 529-540.

[103] RATH E, BERGER E, MESSLIK A, et al. Induction of dsRNA-activated protein kinase links mitochondrial unfolded protein response to the pathogenesis of intestinal inflammation[J]. Gut, 2012, 61(9): 1269-1278.

[104] NARGUND A M, PELLEGRINO M W, FIORESE C J, et al. Mitochondrial import efficiency of ATFS-1 regulates mitochondrial UPR activation[J]. Science, 2012, 337(6094): 587-590.

[105] RISTOW M, SCHMEISSER S. Extending life span by increasing oxidative stress[J]. Free Radic Biol Med, 2011, 51(2): 327-336.

[106] RAUTHAN M, RANJI P, AGUILERA PRADENAS N, et al. The mitochondrial unfolded protein response activator ATFS-1 protects cells from inhibition of the mevalonate pathway[J]. Proc Natl Acad Sci U S A, 2013, 110(15): 5981-5986.

[107] LEE S J, HWANG A B, KENYON C. Inhibition of respiration extends C. elegans life span via reactive oxygen species that increase HIF-1 activity[J]. Curr Biol, 2010, 20(23): 2131-2136.

[108] BAI P, CANTO C, BRUNYÁNSZKI A, et al. PARP-2 regulates SIRT1 expression and whole-body energy expenditure[J]. Cell Metab, 2011, 13(4): 450-460.

[109] LABUNSKYY V M, GERASHCHENKO M V, DELANEY J R, et al. Lifespan extension conferred by endoplasmic reticulum secretory pathway deficiency requires induction of the unfolded protein response[J]. PLoS Genet, 2014, 10(1): e1004019.

第6章

线粒体通透性与衰老

6.1 线粒体膜通透性转换孔

6.1.1 氧化应激与衰老

自由基衰老理论的核心是生物氧化应激与衰老和寿命密切相关[1]。线粒体是细胞的重要细胞器，存在于人类和动物除红细胞外的所有细胞中，它为细胞提供能量，产生能调节生理过程的 ROS，并参与调控细胞死亡。线粒体 DNA 不被组蛋白保护，也不具有修复酶，因此比较脆弱。因为大多数 ROS 是在线粒体中产生，所以这些产生的线粒体自由基（mitochondrial ROS，mtROS）非常容易接触并损伤 mtDNA 及线粒体氧化磷酸化系统。早在 1956 年，Harman 便认为 mtDNA、线粒体蛋白和磷脂的氧化损伤是导致衰老的直接原因，进而决定了个体寿命，并提出了关于线粒体功能障碍的理论[2]。根据 Harman 的线粒体功能障碍理论，细胞衰老是由于线粒体持续地释放 mtROS，损伤了 mtDNA。受损的 mtDNA 又导致电子传递链关键酶的缺乏并产生 mtROS，引发 ROS 恶性循环，最终导致能量产生减少[3]。随着相关研究的不断深入，一个更加具体化的自由基衰老理论被提出——线粒体自由基衰老理论（mitochondrial free radical theory of aging，mtFRTA）[4]。目前有很多研究证据支持了线粒体自由基衰老理论。例如，在 mtDNA 聚合酶 γ（mtDNA polymerase γ）缺陷的小鼠模型中，小鼠容易出现年龄依赖性的 mtDNA 突变积累，并表现出广泛的类衰老表型，其中最显著的就是心脏的加速衰老；通过过表达线粒体靶向的过氧化氢酶（mitochondrial catalase，mtCAT），线粒体中产生的 mtROS 得以有效清除，上述衰老表型得到缓解[5]，同时在野生型小鼠中过表达 mtCAT 延长了小鼠的寿命[6]。基于 mtFRTA 的预测，脊椎恒温动物的最大寿命与 mtROS 的产生呈负相关[7]。许多衰老相关性疾病包括心脏衰老、年龄依赖性心血管疾病、骨骼肌衰老、神经退行性疾病、胰岛素抵抗和糖尿病及与年龄相关的癌症等，似乎都是由 mtROS 的过量产生引起的[8]。因此，针对性地清除 mtROS、维持良好线粒体功能也成为延缓衰老及缓解衰老相关疾病的重要策略之一。

大量研究证据支持线粒体 ROS 产生对衰老的促进作用，这表明 ROS 有潜在的毒性，然而 ROS 也是调节衰老的重要信号分子。Desjardins[9]在秀丽隐杆线虫上的研究便发现促氧化剂和抗氧化剂都可以延长或者缩短寿命，这取决于不同的浓度、基因型和条件。相关实验结果揭示了ROS水平和寿命之间所呈现出的倒"u"形的剂量-反应关系，也就是说，低剂量的ROS可能有助于延长寿命。在最近另一项基于线虫的研究中，科学家通过使用基因操作的方法在特定的亚细胞间隔中增加ROS的浓度，并发现ROS的位置对决定其对寿命的影响至关重要。有趣的是，对于$clk-1$基因型的线虫来说，线粒体中ROS水平升高可以延长寿命，而细胞质中ROS水平升高则会降低寿命[10]。大量的研究证据表明，ROS或mtROS诱导的线粒体损伤又能作为启动信号并激活几种线粒体保护通路，从而延缓衰老、抑制细胞死亡并可能延长寿命。Sirtuin蛋白家族（尤其是SIRT3）在线粒体保护中起关键作用。随着ROS水平的升高，可以刺激SIRT3的转录和表达，并且引起SOD2的去乙酰化并增强其抗氧化作用，以便清除过多的mtROS，从而起到保护线粒体的作用[11]。线粒体蛋白折叠很容易受到mtROS的有害影响，mtROS水平升高时，细胞便会启动mtUPR并重建并增强线粒体内稳态[12]。同时mtROS能激活Nrf2抗氧化反应，该反应可防止mtROS诱导的线粒体损伤和细胞死亡[13]。线粒体氧化损伤及线粒体功能障碍会激活PINK1/Parkin通路，启动线粒体自噬，从而去除受损的线粒体[14]，并且刺激PGC-1a通路，加速新线粒体的生成，取代受损的线粒体。综上我们可以发现，ROS具有剂量及亚细胞间隔依赖性的生物效应，过低或者过高的ROS及其所在的亚细胞位置的改变都将会影响生物体的正常生理功能，进而影响个体寿命。生物个体在正常情况下能够时刻维持ROS量的平衡及其亚细胞定位的稳定性（线粒体产生的mtROS不大量外流到细胞质中），线粒体作为产生ROS的重要场所，对维持ROS的平衡自然起到不可或缺的作用。ROS平衡的逐步打破也许就是生物体加速衰老的开始。近期的研究发现，线粒体生理及功能障碍的其他特征（如通透性改变等），可能也参与衰老机制。也许线粒体通透性的改变能进一步解释ROS平衡是如何被打破的。

6.1.2 线粒体膜通透性转换孔概述

线粒体膜通透性转换（mitochondrial permeability transition，MPT）主要是指线粒体内膜的非特异通透性变大。早在20世纪60年代，便有研究者发现了这一现象。利用Ca^{2+}处理体外分离的线粒体，可发现线粒体的光散度降低，线粒体出现肿胀[15-16]，这表明线粒体的通透性发生了转变。使用Ca^{2+}螯合剂处理可以提高线粒体光散度，减轻线粒体肿胀[17]。MPTP是一种可以诱导形成非选择性通道的内膜蛋白复合物。该通道是电压门控通道，能够被基质钙超载和ROS激活。该通道受到一些相关蛋白和蛋白翻译后修饰的调控。同时，离子与这些蛋白和通道本身相结合也能起到调节作用[18]。MPTP存在几种能够短时间（毫秒）开启或长时间（秒）开启的导电状态，且在不同的状态下其渗透性不同[19]。当MPTP完全开放时，线粒体内膜对分子量达1500Da的分子的通透性急剧增加，这会导致大多数基质代谢物（包括mtROS、钙、NAD^+和GSH）的释放。其结果便是线粒体膜电位降低，氧化磷酸化、线粒体代谢受到抑制，基质膨胀，导致外膜的开放破裂，并释放膜间隙蛋白。此外，ROS、钙、NAD⁺、GSH 和其他代谢物向胞质溶胶的释放破坏了细胞内稳态，增加了对蛋白质、nDNA、离子通道、转运体和膜磷脂的氧化损伤[20]。这种现象在不同类型的细胞死亡中都起着关键作用。尽管导致通透性改变的条件已得到充分研究，但 MPTP 的确切组成尚不清楚。

6.1.3 MPTP 的结构

MPTP 确切的分子结构尚不明确，科学界普遍认为其是由位于线粒体内、外膜及基质中的多种蛋白质组成的复合体，这些蛋白质通过构象改变调节通道的开关。传统观点认为，MPTP 是由位于线粒体内膜的 ANT、位于线粒体外膜的电压依赖性阴离子通道（voltage-dependent anion channel，VDAC）和位于基质的亲环蛋白-D（cyclophilin-D，CyP-D）组成，基质中的 Bcl-2 蛋白家族、己糖激酶、磷酸盐载体（phosphatic carrier，PiC）、外周苯并二氮受体、肌酸激酶等对其进行调节。

有研究提出，ATP 合酶是多蛋白复合物的主要组成部分[21]。ATP 合酶是线粒体内膜中高度保守的酶，其主要功能是利用 ADP 和磷酸盐作为底物合成 ATP。此多亚基结构的复合物中的两个主要结构域由 17 个蛋白质组装而成，即膜外催化部分 F_1、膜质子传导区 F_0[22]，并通过连接杆共同组装而成[23]。关于 ATP 合酶复合物在 MPTP 形成中的作用，在过去 5 年中出现了以下两个假说。

二聚体假说：二聚体假说认为，MPTP 是由 ATP 合酶二聚体的特异性构象形成的，即从 ATP 合酶转变为消耗 ATP 的纳米机器。在一项开创性的实验中，Giorgio 和他的同事发现[24]，插入脂质双层的牛 ATP 二聚体能够在 Ca^{2+} 和氧化剂的激活下传导电流，这是典型的线粒体巨型通道，相当于 MPTP 的电生理效应。同时，电流通道能够被 ATP 合酶抑制剂 AMP-PNP 和 Mg^{2+}/ADP 抑制，这些结果表明，MPTP 是由 ATP 合酶二聚体形成的。后续在酵母和果蝇中进行的类似研究，也对上述发现提供了有力支持。有趣的是，尽管在所有被测物种中都观察到了 ATP 合酶二聚体的通道活性，但它们的最大电导状态不同，从 1ns 到 300ps，再到 53ps 不等[21,25]。这些结果表明，在不同物种之间 MPTP 的孔径可能不同。

"c 环"假说：这一假说主要由 Bonora 团队提出[26]，并得到 Alavian 等的支持。这一假说认为，MPTP 的中心成分是由 ATP 合酶的 c 亚基组成的。在 HeLa 细胞中，c 亚基表达水平的变化导致了 MPTP 开放概率的改变，c 亚基下调导致其敏感性下降，c 亚基过表达则增强了 MPTP 的敏感性[27-28]。此外，当纯化的 c 亚基加入分离的线粒体中时，过量的 c 亚基诱导了 MPTP 开放[29]。Morciano G 团队[30]以 F_1/F_0-ATP 合酶复合物的 c 亚基为靶点开发的小分子抑制剂，能够在 Ca^{2+} 超载时延缓 MPTP 的开放，并在体外缺血再灌注损伤模型中起到保护作用。这一发现也从侧面反映出，c 亚基对于 MPTP 的功能起到重要作用。从机制上说，当 Ca^{2+} 和

ROS 过量时，二聚体的解离（而不是"二聚体"假说中提出的关联）及 F_1 与 F_0 区的分离将允许 c 环的构象发生变化，然后形成 MPTP[31]。"c 环"假说的主要问题是，当周围环境发生相对温和的变化时，必须发生快速并且可逆的结构变化。首先需要将 F_1 与 F_0 分离，其次需要将 c 环腔内的脂质去除，使 MPTP 打开时分子得以通过。实际上这两个过程都不容易实现，体外实验发现，在 2 M 尿素的处理条件下 F_0 与 F_1 才能分离，很难相信在线粒体基质中会形成类似的条件[21]。此外，Zhou 等[32]还对酿酒酵母和假冷杉两个物种的 c 环进行了原子模拟。根据计算结果他们得出结论：形成导电状态所必需的 c 环孔隙水合作用是不太可能实现的。无论如何，即使在一定条件下进行水合作用，通道不仅是阴离子选择性的，而且其预测的电导值（K^+ 为 2.5 ps，Cl^- 为 116 ps）也与 MPTP 的性质不一致。然而，Neginskaya 等[33]在测试这些细胞时发现，突变的 c 亚基对 Ca^{2+} 触发的膜去极化更敏感，因此得出推断：c 亚基导致 MPTP 更易打开。此外，膜片钳分析未能在突变体中发现典型的 MPTP 传导通道（～1.5 nS），但观察到了更小的 300 pS 通道的出现，使得 c 亚基作为 MPTP 的关键成分重新成为争论的焦点[34]。

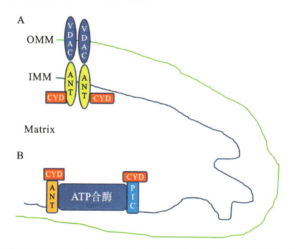

A. 包含电压依赖性阴离子通道（VDAC）、腺嘌呤核苷酸转位因子（ANT）和亲环素 D （Cyp-D）的 MPTP 历史模型。B. ATP 合酶 MPTP 形成模式。IMM：内线粒体膜。OMM：线粒体外膜。

图 6-1 根据已发表的文献报道的 MPTP 的成分

此外，也有研究认为，线粒体基质内的可溶性蛋白亲环素 D（Cyclophilin D, Cyp-D）是 MPTP 的主要组成部分，且 Cyp-D 降低了触发 MPTP 开放所需的钙阈值，从而促进了 MPTP 的形成。Cyp-D 的关键性作用已通过在小鼠中敲除该基因而得到了验证，在此 *Cyp-D* 敲除小鼠模型中，线粒体维持高钙浓度，但 MPTP 难以开放[35]。然而，孔隙组分的准确身份尚未阐明[19]。不能排除的是，除了 MPTP 开放所必需的核心传导结构外，在某些条件下或某些类型的细胞中还存在几种包含其他成分的替代结构。

MPTP 频繁和长时间的开放及其相关的 mtROS 的爆发,可以破坏细胞的抗氧化系统平衡,导致广泛的 DNA 损伤,PARP1 作为重要的 DNA 修复途径将被激活并进行 DNA 修复,而 NAD$^+$ 作为其底物在 DNA 修复过程中将不断地被消耗[36-37]。同时,因为 Sirtuin 蛋白家族催化的去乙酰化反应也需要 NAD$^+$,所以 NAD$^+$ 底物的不足使得机体平衡从 Sirtuin 依赖的保护机制转向促凋亡途径[36-37]。此外,因为 NAD$^+$ 存在于线粒体基质中,当 MPTP 被激活时,NAD$^+$ 在膜间隙被 CD38 水解,所以线粒体 Sirtuin(尤其是 SIRT3)所提供的线粒体保护作用也会减弱[38]。这种 MPTP 依赖性的 NAD$^+$ 水解直接导致了细胞内 NAD$^+$ 的丢失。线粒体产生更温和的低剂量 mtROS 可能不会导致强烈的促凋亡信号,但足以触发调节细胞过程、保护线粒体和细胞免受损伤的各种机制,并没有造成氧化损伤[39-40]。这一较低水平的 ROS 能与抗氧化系统保持良好的平衡。当抗氧化系统的能力被 ROS 超过时,增加的氧化应激会激活 MPTP。虽然 MPTP 短暂、罕见的开启也会触发保护通路[41],但增加 MPTP 的频率和持续时间与更持久的氧化损伤相关,可能导致衰老甚至细胞死亡。mtROS 对线粒体基质蛋白、DNA 和磷脂的损伤可抑制氧化磷酸化并进一步增加 mtROS 的产生。然而,这种广泛的损伤可以通过保护线粒体和用新的线粒体替换受损的线粒体(如前所述)的众多机制部分减轻。相比之下,细胞中胞质酶、钙转运体和 nDNA 的氧化损伤更具有累积性,会促进细胞衰老,最终导致细胞死亡[10,42]。MPTP 的开启能介导对干细胞的毒性损伤,抑制祖细胞增殖和肝脏再生。SIRT3 能够抑制 mtROS 的产生和 MPTP 的激活,对干细胞的增殖至关重要。因此,SIRT3 在衰老过程中起到抑制作用,然而其底物 NAD$^+$ 在干细胞中的耗竭作用可增强衰老干细胞中 MPTP 的活化,抑制其增殖[43]。这可能也会推动衰老诱导的增殖细胞向衰老细胞的转化[44]。这个过程是由过量的 mtROS 和其他几种线粒体功能障碍共同驱动的(如钙超载、膜电位丧失),这表明这种效应也是由 MPTP 介导的。

因很难将 mtROS 的保护作用与其有害作用明确区分开,故 FRTA 这一概念尚未被广泛接受。随着研究的不断深入,一个新的共识正在逐步形成——mtROS 诱导的保护途径和细胞氧化损伤诱导的凋亡途径之间的平衡以某种方式整合在线粒体中,从而确定衰老的进程并最终导致细胞死亡[45-47]。在这里,我们提出这些复杂的信号是在 MPTP 水平上整合的,MPTP 在很大程度上决定了老化的速度,并最终通过孔洞的频率和持续时间来决定寿命。MPTP 是衰老的驱动因素这一假说可以认为是 mtFRTA 的一种改进,有人认为,线粒体本身的氧化损伤主要是由 MPTP 的激活引起的,而线粒体功能障碍和 mtROS 对衰老和寿命的影响主要是通过激活 MPTP 介导的。此外,MPTP 的开放很可能也介导了 mtROS 驱动的炎症[48],这是因为 NPLR3 炎性小体的形成似乎依赖于 MPTP 的开放[49]。在本章中,我们描述了 MPTP 在衰老和衰老引起的退行性疾病中活性增强的证据,并讨论衰老诱导增强 MPTP 活性的机制。MPTP 的激活对控制衰老进程至关重要,通过 MPTP 的引入也许可以解释 mtROS 对个体健康和寿命存在的既有利、又有害的这种相互矛盾的关系。

6.2 MPTP 在衰老及衰老退行性疾病中的异常激活

线粒体功能障碍被认为是衰老的主要特征。当细胞老化时，氧化磷酸化效率降低，ATP 产生减少。这种变化会损伤线粒体的功能并导致衰老，尤其是在高能耗的器官（如心脏、大脑或肝脏）中。从不同衰老组织分离出的线粒体中也发现，MPTP 开放的调节也因老化而改变。

早在 20 多年前，Rottenberg 团队[50]便首次报道了在老龄小鼠的淋巴细胞中 MPTP 的活性增强。在这些淋巴细胞中，线粒体膜电位和呼吸速率低于年轻小鼠，但可以通过 MPTP 抑制剂 CsA 处理使其恢复到正常值，这个发现表明 MPTP 的激活可能会抑制能量代谢，促进细胞凋亡，从而导致免疫衰老。也有报道称，钙诱导的肝脏线粒体肿胀（MPTP 长时间开放的后果）在老龄小鼠中出现得比在年轻小鼠中更快[51]。类似地，相较于年轻小鼠，在从老年小鼠肝脏和大脑中分离的线粒体中，使用更少量的钙便可触发 MPTP 的开放并进一步引起线粒体的钙释放[52]。衰老大鼠心脏中分离出的线粒体对钙超载敏感性增加，在心肌细胞中的实验也进一步验证了这一结果，但这一现象可能仅限于纤维细胞线粒体[53-54]。这些早期的观察结果表明，MPTP 的激活是随着小鼠和大鼠几种组织的衰老而增强的。2011 年，Picard 等[55]在老年人肌肉中也发现了在老年大鼠肌肉中观察到的 MPTP 的开放增强，这表明这种现象并不局限于某一种衰老动物模型。也有研究发现，MPTP 的开放参与了衰老小鼠的骨质流失。在不同物种不同组织系统中所观察到的 MPTP 的激活增强如表 6-1 所示。但应该注意的是，这些研究都是在提取出的线粒体中进行的，而这一过程本身可能会放大线粒体的功能损伤[56]。近年来，越来越多的研究人员在人类、小鼠、大鼠、秀丽隐杆线虫和真菌的不同组织中报告了类似的观察结果。不同生物体不同组织的线粒体、来自同一组织的不同类型细胞的线粒体甚至在细胞内不同位置的线粒体之间，在 MPTP 的性质和对衰老的影响方面都存在差异。这种差异可能是由控制 MPTP 激活的蛋白（如 ANT1、MCU 复合物）等在表达及活性上存在较大差异造成的。然而，强有力的证据表明，MPTP 的激活会随着衰老而增强。

表 6-1 不同组织中 MPTP 的激活随着年龄的增长而增强

种属	系统
小鼠	淋巴细胞[50]
小鼠	T 细胞[57]
小鼠	肝脏线粒体[51]
小鼠	脑线粒体[58]
大鼠	脑线粒体[59]
小鼠	心脏线粒体[60]

续表

种属	系统
大鼠	心脏线粒体[61]
大鼠	骨骼肌线粒体[62]
大鼠	心肌细胞[63]
人	透明化肌原细胞[57]
小鼠	骨细胞[55]
线虫	咽肌细胞[64]

大多数关于MPTP的激活随着年龄增长而增强的研究是在线粒体或细胞悬浮液中进行的，并没有在原位观察到离散的、单独的MPTP开放现象。此外，使用一种特定的分析方法，只能测量出MPTP对于一种细胞变化的响应阈值，并不能反映出其对其他因素的响应敏感性。例如，在钙诱导的MPTP激活中我们只能测量出MPTP的钙阈值属性，并且不可能反映MPTP对其他重要变化的开放敏感性（如对氧化剂的敏感性）。作为对照，大多数的检测依赖于CsA，它通过Cyp-D抑制MPTP的激活。然而，CsA只是MPTP的部分抑制剂[65]。有几种技术可以帮助测量活细胞中MPTP的激活，这些技术应该是未来研究衰老和MPTP关系的首选。对"线粒体闪烁"现象（这种现象是通过荧光显微镜在单个细胞中观察到的，并被认为是MPTP的短开口）的研究可能提供了一种更好的方法来直接将MPTP的频率和持续时间与衰老进程联系起来[66]。虽然对线粒体定向荧光探针cpYFP信号的解释存在争议，但毫无疑问的是，这些线粒体闪烁现象与MPTP开放有关[67]。一项利用cpYFP的秀丽隐杆线虫研究表明，MPTP开放的频率与年龄有关[68]。

有大量报道称，MPTP在老年性退行性疾病中被激活，并且与其病理进程高度相关[69]。氧化应激是大多数依赖于年龄的衰老相关退行性疾病的主要驱动因素[8]。MPTP开放在缺血性心脏损伤中起到重要作用，同时也会导致其他老年依赖性心脏病[70]、糖尿病[71]和多种神经退行性疾病[72]。MPTP的抑制延缓了许多依赖于年龄的退行性疾病的发展，这一事实从侧面支持了MPTP的开放加速了衰老进程这一观点。在某种程度上，疾病的病理取决于特定类型细胞的死亡（比如老年痴呆的病理发展取决于神经细胞的死亡）。MPTP在氧化应激诱导的细胞死亡中起着关键作用，由此可推断在该疾病的病理进程中，MPTP开放起着决定性的作用。此外，体育锻炼对改善健康和预防年龄依赖性疾病的影响，在很大程度上依赖于PGC-1a激活线粒体的生物生成，同时体育锻炼也被证实会导致MPTP的抑制[73]。

6.3 MPTP参与年龄相关性疾病的证据

随着年龄的增长，疾病发生率上升，尤其是对于高能耗器官，如心脏、大脑、肝脏及肾脏，这一点尤为明显。由于线粒体是细胞能量的提供者，因而线粒体功能障碍被认为是衰老的重要特征也就不足为奇[74]。在这种情况下，MPTP 开放被认为可能参与许多与细胞凋亡相关的年龄相关性疾病的发展（表 6-2）。

表 6-2 MPTP 与衰老依赖性退行性疾病

疾病	MPTP
心脏病	MPTP 持续激活引起细胞大量死亡[75]
AD	MPTP 激活与神经元死亡有多种机制相关，包括兴奋性毒性、神经毒性、凋亡和坏死[76-77]
PD	
HD	突变体亨廷顿蛋白的表达通过 MPTP 开放和 CsA 改变线粒体和细胞活力[78]
肿瘤	抑制 MPTP 开放可抑制正常细胞在体内转化为癌细胞；激活 MPTP 可以杀死癌变的细胞[79]
骨质疏松	线粒体的钙超载是 MPTP 开放的重要触发因素[80]

6.3.1 心脏损伤与 MPTP

缺血性心脏损伤及脑、肾和其他组织的缺血在很大程度上是缺血后再灌注产生的结果。再灌注过程中，钙离子大量涌入细胞，导致 MPTP 大量开放并进而引起细胞大量死亡[81]。衰老与血管损伤相关，血管损伤会增加老年人缺血的发生率，而 MPTP 的衰老依赖性激活会导致老年人缺血损伤的加重[82]。在年轻时，轻度缺血事件通过触发线粒体保护通路保护组织免受进一步的缺血性损伤，这一过程称为缺血再灌注预处理（preconditioning in ischemia-reperfusion）。一些实验研究发现，心脏保护干预措施缺血再灌注预处理的作用随着年龄的增长而减弱[54]。研究人员发现，CsA 降低了年轻缺血再灌注（ischemia-reperfusion）大鼠心肌梗死的面积，而对老龄 IR 大鼠心肌梗死面积的影响不明显。同时，NAD^+ 水平在年轻的 CsA 处理的大鼠中保持较好，但在老龄大鼠中没有观察到这种相对改善。CsA 还显著延长了诱导年轻心肌细胞 MPTP 开放所需的时间，但未从老龄大鼠分离出的心肌细胞观察到类似的现象[63]。另一项关于老年大鼠骨骼肌缺血再灌注损伤与 CsA 关系的研究也显示出，老年大鼠后肢 IR 可损伤骨骼肌线粒体功能，增加氧化应激，然而 CsA 并没有显示出保护作用[83]。有研究表明，缺血再灌注时 Cyp-D 水平的增高有利于 MPTP 的开放和随后的细胞死亡。而 Sirt3 的活性增加及其对 Cyp-D 的去乙酰化作用是缺血再灌注预处理的重要促进因素[84]，这种保护作用在衰老细胞中可因 NAD^+ 的耗竭而丧失。老年个体中缺血再灌注预处理的丧失似乎也受到其他机制的调节。一种观点是，GSK-3β 对于 ANT（可能还有其他蛋白质）的磷酸激活是年龄依赖性的。GSK-3β 对 ANT 磷酸化的增强将会降低 ANT 与 Cyp-D 的亲和力，从而提高 MPTP 开放的阈值，这样的现象随着年龄的增长而减少[85]。

6.3.2 AD 与 MPTP

AD 是一种进行性神经退行性疾病，可损害记忆和其他重要的神经功能。AD

的神经病理学特征包括"阳性"病变（如 Aβ 和大脑淀粉样血管病、神经原纤维缠结和神经胶质反应）及"阴性"病变（如神经元和突触损失）[86]。神经毒性聚集物的沉积是由毒性肽的过量产生和清除机制的失败所介导的。研究表明，这些聚集物会诱发神经元功能障碍，导致认知和记忆障碍[86-87]。有报道称，自由基的产生和钙的失调促进了聚集物的神经毒性作用[88-89]。Aβ 也被证实存在于 AD 患者大脑线粒体和转基因动物模型大脑的线粒体中[90-91]。一些研究表明，Aβ 在线粒体内逐渐积累，抑制呼吸链复合物活性并因此抑制氧化磷酸化。目前尚不清楚的是线粒体中的 Aβ 积累是线粒体原位产生的，还是从细胞质输入的。一些研究人员认为，Aβ 来自细胞外和细胞内的储存池，之后再通过一些方式内化于线粒体[92]。例如，Hanson Petersen 等[93]的一项研究结果显示出，细胞外提供的 Aβ 和线粒体内膜标记物有共定位，这表明 Aβ 可以被细胞摄取并且进一步内化在线粒体中。在大鼠线粒体中的实验数据显示，Aβ 由 TOM 介导进入线粒体且最终定位于线粒体嵴。同样的，研究人员利用激光共聚焦显微镜发现了 Aβ42 碎片与呼吸传递链上的线粒体复合物Ⅱ及线粒体基质中的伴侣蛋白 HSP60 均有共定位[94-95]。研究人员在 AD 患者及转基因 AD 小鼠模型中发现 Aβ 能与 Cyp-D 结合，并且结合后在皮质线粒体中形成了一个复合物[90-91]。Cyp-D 与线粒体 Aβ 的相互作用增强了线粒体、神经元和突触的应激。缺乏 Cyp-D 的大脑皮质线粒体对 Aβ 和 Ca^{2+} 诱导的线粒体肿胀和通透性转变具有抗性。此外，Cyp-D 的缺失可以保护神经元免受 Aβ 和氧化应激诱导的细胞死亡。值得注意的是，在 AD 小鼠模型中，Cyp-D 缺乏症显著改善了学习、记忆和突触功能，并减轻了 Aβ 介导的长期电位降低。因此，有人认为，Aβ 和 Cyp-D 之间的相互作用介导了 MPTP 的形成，导致线粒体膜电位降低，削弱线粒体呼吸功能，并增加自由基的形成，导致氧化应激和促凋亡蛋白质的释放[96-97]。

针对干扰 Aβ-Cyp-D 形成的潜在的药物设计可以帮助缓解 Aβ 神经毒性。鉴于 AD 的病理过程与 MPTP 的形成与开放有很大关联，针对性地给予一些 MPTP 抑制剂将会有助于改善甚至是逆转 AD 的病理进程[97]。因此，MPTP 作为神经退行性疾病的潜在药物靶点被广泛研究[97-98]。在产生 ROS 的各种酶中，NADPH 氧化酶是 Aβ 诱导 ROS 产生过程中最重要的一员，并被认为是神经退行性疾病的共同特征。但 MPTP 是神经退行性过程的结果还是诱因仍需进一步研究[99]。

Aβ 与其他线粒体蛋白的特异性结合也陆续被发现，这些结合导致了 AD 患者的神经细胞生理缺陷和有效呼吸暂停。Lustbader 等[100-101]阐明，Aβ 能与线粒体基质中的一种酶乙醇脱氢酶（ABAD）（也称为 17-β-dehydrogenase type-10，HSD-10）发生特异性结合。研究人员在 AD 患者和转基因小鼠的线粒体均发现了 Aβ 与 ABAD 相互作用。Aβ-ABAD 的晶体结构显示其活性位点的大量变形，阻止了其与 NAD^+ 的结合，导致细胞氧化应激、DNA 链断裂和 ROS 生成增加。与健康人大脑相比，AD 患者的海马区域 HSD-10 表达的增加与线粒体 Aβ 的增加有关[102]。转基因 AD 小鼠的研究表明，抑制 ABAD/HSD-10-Aβ 相互结合可显著降低线粒体 Aβ 积累，从而保护神经细胞线粒体功能和 AD 小鼠的学习和记忆功能[91]。研

人员在 *Tg mAPP/ABAD* 转基因小鼠的其他研究中发现，ABAD 与 Aβ 的相互作用影响了内啡肽-1(Endophilin-1，EP-1，含有 SH3 域的细胞质蛋白)及抗氧化蛋白(Peroxiredoxin 2，Prdx2)的表达水平[103]。EP-1 能够通过激活 c-jun-N 末端激酶(C-Jun NH2-terminal kinase，JNK)信号介导神经元死亡[104]。此外，氧化磷酸化的损伤在 AD 病理方面已被广泛研究，Aβ 被发现可影响 ATP 合酶、细胞色素 c 氧化酶、细胞色素 c 还原酶(复合物Ⅲ)、复合物Ⅰ及复合物Ⅳ的活性[105-106]。Aβ 也通过诱导脂质过氧化反应和超氧化物自由基产生，并减少细胞抗氧化水平，从而参与到疾病进程中[106]。事实上，通过消除受损的线粒体、抑制 mtROS 的产生，能够明显防止 Aβ 介导的线粒体功能障碍及神经细胞突触功能障碍。最近的研究表明，通过增强 PINK1 的功能可以提高损伤线粒体的清除能力，减少脑线粒体 Aβ 并改善线粒体功能、突触功能及认知功能[107]。此外，抑制线粒体过度分裂或 mtROS 的产生，可显著逆转 AD 导致的线粒体功能缺陷及轴突线粒体运输[108]。

另一个比较有希望的药物靶点是转运蛋白(TSPO)。转运蛋白是一种被认为是 MPTP 组分并调节线粒体介导的细胞凋亡的线粒体外膜蛋白。在老年人和 AD 患者中转运蛋白表达增加[109-110]。而在果蝇中抑制 TSPO，则可以抑制细胞凋亡，延长果蝇寿命，并抑制 Aβ 肽诱导的神经退行性变化[111]。

6.3.3 PD 和 MPTP

在神经退行性疾病中，PD 影响了全世界 630 万人，预计到 2030 年将有 800 万～900 万人患此病[77]。PD 主要通过引起黑质致密部(SNPc)多巴胺能神经元的丢失及突触前神经元细胞中 α-synuclein 蛋白质过剩而影响运动神经元，导致运动障碍。聚集的 α-synuclein 蛋白质(也称为路易小体)是 PD 的一个特异性标志。与该病相关的临床症状包括身体僵硬、运动迟缓、频繁震颤、姿势不稳定和平衡障碍。相关研究还报告了 PD 中细胞氧化还原状态受损、代谢缺陷和线粒体功能障碍[77,89]。线粒体呼吸复合物Ⅰ缺陷和线粒体自噬也与 PD 相关[77]。与 AD 类似，线粒体功能障碍导致的 MPTP 形成也在 PD 患者中以同样的方式发生，包括 IMM 去极化、氧化磷酸化受损、ROS 生成增加、线粒体基质肿胀、IMM 嵴展开、Ca^{2+} 稳态丢失及通过 OMM 释放凋亡蛋白，最终导致细胞死亡。MPTP 开放所致神经元死亡与多种机制相关，包括兴奋性毒性、神经毒性、凋亡和坏死[112]。

6.3.4 HD 与 MPTP

HD 是一种遗传性疾病，由位于 Chr 4 的编码基因 *Htt* 突变引起[113]。Htt 中胞嘧啶-腺嘌呤-鸟嘌呤(CAG)三联体的异常伸长导致 Htt 蛋白中聚谷氨酰胺的病理性伸长，并逐渐损伤脑细胞。该病主要影响基底神经节，引起运动不受控制、情绪障碍、精神问题、精神残疾和痴呆。有报道称，HD 患者存在代谢缺陷，提示其发病机制与线粒体功能障碍有关。此外，线粒体异常(如 MPTP 的形成、氧化应激等)在体内和体外的 HD 模型中都有涉及[114]。实际上，在纹状体细胞和皮层神经元中，突变体亨廷顿蛋白的表达可通过 MPTP 开放和 CsA 改变线粒体和细胞活力,对 HD 小鼠模型显示正向影响[115]。在 HD 患者中 Cyp-D 水平上调,随着 HD 的发展上调量也随之增加[116]。然而,在其他研究中并没有发现 MPTP 对 HD 线粒体损伤有如此重要的作用,Brustovetsky[114]等的研究表明,$Cyp-D$ 基因的失活并不影响小鼠发病和疾病进展。

6.3.5 肿瘤与 MPTP

世界人口正在变老,癌症的发病率也随着年龄的增长而增加。衰老和癌症之间的联系是毫无疑问的,癌症很大程度上也可以说是一种衰老相关疾病。然而,这种联系背后的分子机制仍然是未知的。一些证据表明,作为线粒体功能障碍的原因和(或)后果的氧化应激是这些过程的主要驱动因素之一。在衰老和与年龄有关的疾病中出现的氧化应激导致 ROS 水平和产物的增加,在癌症中也发现了这种现象[117]。MPTP 开放时间的延长构成了细胞死亡的不可逆临界点,大量的 Ca^{2+} 在细胞质中释放和线粒体功能受损将导致细胞凋亡或者细胞坏死。在应激条件下避免细胞死亡的能力是细胞向恶性肿瘤进展的一个主要因素,大多数化疗药物是基于肿瘤细胞中选择性恢复凋亡程序的可能性而设计的。因此,对 MPTP 结构及其在癌症中的调控进行详细的理解,是开发针对 MPTP 诱导的抗肿瘤策略的高效的方法。

氧化还原平衡是细胞内环境平衡的基础。癌症的发生和发展与氧化还原平衡的破坏有关。癌细胞呈现氧化还原状态的变化,ROS 水平升高是由其信号通路、代谢网络和线粒体功能的变化,以及周围环境中氧气和营养供应条件的波动造成的[118]。升高的 ROS 水平必须通过增强抗氧化防御来严格控制,以避免氧化剂对多种细胞结构的有害影响,最终导致细胞死亡[119]。这在早期致瘤阶段尤为重要,而在晚期肿瘤阶段,高 ROS 水平反而增加了肿瘤细胞活力和侵袭性,促进了遗传不稳定性,从而增加了肿瘤的恶性程度[120]。正常情况下,细胞的生存是 ROS 的生成和清除之间微妙平衡的结果,但癌细胞中因本身存在较高水平的 ROS,故可能比正常细胞更容易受到进一步的氧化损伤[121]。因此,促进氧化损伤的试剂可能代表了一种选择性靶向癌细胞的策略,在治疗的同时保留了正常细胞[122]。

MPTP 开放是诱导氧化应激并进一步导致细胞死亡的关键效应因子。事实上,各种促氧化剂都能诱导 MPTP 的开放。氧化剂增加细胞内 Ca^{2+} 从内质网的释放,线粒体 Ca^{2+} 过载可增强氧化磷酸化过程,从而产生副产物 ROS。在一定水平以上,线粒体 Ca^{2+} 或膜超极化也可能通过抑制呼吸复合物,最终通过 MPTP 诱导产生 ROS,完全阻断呼吸链上的电子流动,导致线粒体 GSH 释放[123]。瞬时 MPTP 开放可诱导大量 mtROS 的外流并转而出现 ROS 诱导的 ROS 释放,在短时间内产生 ROS 的大爆发[20,124]。因此,即使必须仔细考虑副作用的可能性,如对神经系统或心脏组织的影响,诱导 MPTP 开放的策略仍可被视为有希望的抗肿瘤方法[125]。相反,CsA 在皮肤移植患者中的使用大大增加了患皮肤癌的风险,如可使鳞状细胞癌患病率增加 65~250 倍。皮肤癌发病率的增加是由于角化细胞线粒体内 CsA 的作用，它可以抑制 MPTP 的开放。如前文所述，通常 MPTP 的开放是由氧化应激引起的，如紫外线引起的氧化应激，并导致细胞死亡，从而消除暴露于基因毒性损伤的细胞。然而，在存在 CsA 的情况下，受损细胞可能存活并最终形成肿瘤。这一发现表明 MPTP 的抑制在肿瘤发展中起到关键作用[126]。一些分子可以诱导 ROS 依赖的 MPTP 开放(图 9-2)。线粒体电压依赖的 K^+ 通道 mtKV1.3 的抑制可以诱导 ROS 的产生和 CsA 敏感的线粒体去极化，这表明在此过程中 MPTP 开放。一些分子可以诱导 ROS 依赖的 MPTP 开放。线粒体电压依赖的 K^+ 通道 mtKV1.3 的抑制可以诱导 ROS 的产生和 CsA 敏感的线粒体去极化 MPTP 开放。可通过促凋亡蛋白 Bax 上的特定残基或通过膜上的选择性抑制剂 Psora-4、pa-1 和氯法齐明(clofazimine)诱导人类和小鼠癌细胞系和原发性 B 慢性淋巴细胞白血病细胞死亡[127-128]。值得注意的是，在原位小鼠模型中，腹腔注射氯法齐明可使黑色素瘤的体积缩小 90%，而对健康组织无任何副作用[127]。这些药物的选择性作用可能取决于它们针对肿瘤细胞氧化还原平衡的改变。

解偶联蛋白-2(uncoupling protein-2，UCP-2)可介导线粒体内膜的质子泄漏[129]。UCP-2 过表达在多种肿瘤类型中均有报道[130]，UCP-2 可保护肿瘤免于氧化应激，这是因为去极化质子泄漏有望减少超氧化物的产生[131]。此外，高水平的 UCP-2 可抑制化疗药物诱导的细胞凋亡[132]，并在乳腺癌原位模型中导致体内肿瘤的发展。因此，我们有理由认为 UCP-2 可能会保护肿瘤细胞免受 ROS 诱导的 MPTP 开放和死亡。

大量诱导 MPTP 开放的化合物被认为是潜在的化疗药物，它们主要是通过诱导氧化应激而引起 MPTP 的开放。这些化合物中的很多都是天然化合物并已经在临床肿瘤细胞系及体内动物模型做过大量的实验研究，比如植物的生物碱小檗碱[133]、植物激素茉莉酮酸甲酯[134]、单环的倍半萜烯醇 α-bisabolol[135]、萘醌的紫草素[136]、三萜桦木酸[137]、姜黄粉的成分姜黄素[138]、厚朴酚和多酚类化合物白藜芦醇[139-140]等。其中一些分子(包括茉莉酸甲酯、白藜芦醇和姜黄素)尤其有前途，目前正在进行临床或临床前试验[141]。此外，一些广泛使用的化疗药物也部分通过以依赖于 ROS 的方式诱导 MPTP 发挥作用。紫杉醇的主要作用机制依赖于微管的稳定，已被证明在纯化的肝线粒体和肝 BRL-3A 细胞中都能促进 ROS 的生成和 MPTP 的开放[142]。在胰腺癌细胞中，顺铂的作用模式主要依赖于与 DNA 结合并形成加合物而导致细胞凋亡[143]，同时也被证实可以引发 CyP-D 依赖性坏死[144]。而对顺铂耐药的肝癌细胞经 MPTP 诱导后可发生细胞死亡。这些数据表明，紫杉醇和顺铂与靶细胞均存在复杂的相互作用，但都能引起 MPTP 的开放并有助于发挥抗肿瘤作用。研究人员发现，在同一系列的化疗化合物中，包括顺铂、阿霉素和 BH3 在内的几种化疗药物可导致肝癌细胞中 ROS 水平迅速升高，导致 MPTP 开放和细胞死亡[145]。值得注意的是，serpin 家族的丝氨酸蛋白酶抑制剂 SERPINB3(SB3)就像是在这些肿瘤细胞中安装的一种抗氧化防御机制：SB3 位于线粒体内，主要是在氧化应激期间抑制线粒体内复合物Ⅰ，从而在化疗后阻断 ROS 生成，保护细胞免受 MPTP 开放带来的影响[145]。事实上，在 2-乙酰氨基芴引起的大鼠肝癌发生模型中，MPTP 抑制是肿瘤的一种重要的适应性作用，是一种促肿瘤事件[120]。

上述数据强调了 MPTP 调控在肿瘤发生中的重要性，并提示呼吸复合物是肿瘤细胞 ROS 的主要来源。对丝氨酸/苏氨酸激酶 GSK-3 的研究进一步证实了 MPTP 诱导、ROS 生成和呼吸复合物之间的联系。GSK-3 是一种参与多种生物过程的关键激酶，它以 50 多种底物为靶点，位于多种传导途径的交叉路口，可与支架蛋白、其他激酶和底物形成多分子复合物。值得注意的是，GSK-3 既可以通过 Ser 残基的磷酸化而被抑制，也可以通过 Tyr 残基的磷酸化而被进一步激活[146-147]。GSK-3 酶的一部分（被称为线粒体 GSK-3）定位于线粒体[148]，并在调节三羧酸循环和氧化磷酸化的过程中构成一个整合点，引导多种生存途径到达或接近 MPTP 的靶点[149]。

研究人员在使用复合物Ⅰ抑制剂治疗人神经母细胞瘤细胞后观察到，GSK-3 的激活增强了 ROS 的产生和细胞凋亡，这说明呼吸作用、线粒体 GSK-3 和肿瘤细胞氧化应激之间存在着某种联系[150]。随后，研究人员在几种肿瘤细胞模型中证实了 GSK-3 磷酸化 CyP-D，从而促进了 MPTP 的开放[151-152]。CyP-D 是 GSK-3 的直接靶点（重组 GSK-3 可在体外磷酸化 CyP-D），在 CyP-D 过表达后，GSK-3 对 MPTP 的影响增强，而在 CyP-D 敲除细胞中 GSK-3 对 MPTP 的影响消失[151]。在多种肿瘤模型中，致癌信号的解除导致激酶 ERK 的激活[153]。有研究人员观察到，一部分活跃的 ERK 位于线粒体中，它通过丝氨酸磷酸化抑制 GSK-3 活性，这导致了 CyP-D 磷酸化的减弱和 MPTP 开放的抑制[151]。因此，这种线粒体激酶途径有助于肿瘤细胞对死亡的适应能力，并且可以被作用于其中任何成分的药物所调节。在 $\rho 0$ 细胞中还发现一个 ERK/GSK-3 依赖的通过调节 CyP-D 的磷酸化从而调节 MPTP 开放的机制[154]。这些细胞可以被认为是发生在肿瘤细胞中的代谢重排的一个极端例子，因为它们必须完全依赖糖酵解来满足它们的代谢需要。

综上所述，在衰老过程中由于氧化损伤等导致的 DNA 突变的积累使细胞癌变的可能性变大，从而导致癌症发病率随着年龄的增长而逐步增大。因此，癌症从某个角度也可以被认为是一种衰老相关性疾病，而在这个过程中 MPTP 的抑制被发现是癌细胞的一种重要适应性作用，表现为促进肿瘤的发展。癌症预防方面应该使用有助于抑制 MPTP 开放的药物，从而抑制正常细胞在体内转化为癌细胞；在癌症治疗方面，我们又需要使用激活 MPTP 的药物，从而杀死那些已经癌变的细胞。接下来我们将讨论 MPTP 开放如何加速老化，以及老化如何进一步加速 MPTP 的激活。

6.4　NAD^+、MPTP 与衰老

NAD^+ 是参与细胞能量代谢的多种酶的辅酶，是细胞对生物能量和氧化应激的

适应性反应的辅因子。NAD^+由氧化型NAD^+和还原型NADH组成。NAD^+的发现可以追溯到一百多年前,当时科学家们正在研究酒精发酵的机理。1896年,Eduard Buchner博士[155](他因为发现了非细胞发酵而获得1907年的诺贝尔化学奖)纯化了一种酶,并将之称为"酵素"(zymase)。酵素可催化发酵反应。1906年,Arthur Harden和他的同事William John Young发现[156],还有一种热稳定的辅助因子是热敏感的酵素发酵所必需的,并将这种关键的辅助因子命名为"辅酶"(coferment/cozymase)。Hans von Euler – Chelpin博士[157]于1923年开始研究辅酶,后来发现它是一种核苷酸糖磷酸(现在被称为NAD^+)。在1930年的演讲中,Hans von Euler-Chelpin博士说:"NAD^+是动、植物世界中最广泛和最重要的生物激活因子之一。"NAD^+是许多代谢途径的必要辅助因子,如糖酵解、脂肪酸β氧化和三羧酸循环,而还原型NAD^+(NADH)是厌氧糖酵解和线粒体氧化磷酸化产生ATP过程中的主要氢供体[158]。最近,NAD^+的重要性已经从中间代谢的关键元素扩展到多个细胞信号通路的关键调节因子,被认为是衰老和与年龄相关疾病的主要参与者[159]。

所有的真核细胞都能产生NAD^+。酵母的基底细胞内的NAD^+浓度可达800 mmol/L[160],人HEK293细胞基底细胞内的NAD^+浓度可达100~400 mmol/L[161],小鼠胫骨前肌的基底细胞内NAD^+浓度约为0.2 mmol/kg[162]。NAD^+在许多分解代谢途径中被消耗:在细胞质中,NAD^+在厌氧糖酵解过程中被LDH还原为NADH[158]。在线粒体中,异柠檬酸脱氢酶(isocitrate dehydrogenase, IDH)、α-酮戊二酸脱氢酶(α – keto glutarate dehydrogenase, α – KGDH)和苹果酸脱氢酶(malate dehydrogenase)将NAD^+还原为NADH。NADH为呼吸链的复合物Ⅰ提供电子,以建立促使ATP合成的质子动力。运动和饮食可以影响NAD^+在各种组织中的浓度。小鼠和人类的研究表明,运动能够以两种相反的方式改变身体的NAD^+含量:中等强度运动可增加NAD^+含量,而剧烈运动可减少NAD^+含量[163]。此外,高脂肪饮食降低了肥胖小鼠肌肉中NAD^+的含量,而运动和限食则分别增加了肥胖和衰老小鼠肌肉和肝脏中NAD^+的含量[164-165]。因此,细胞内的NAD^+不仅会受到许多细胞活动的调控(包括氧化磷酸化、线粒体代谢、转录和信号转导),还会受到饮食、运动和其他健康状况的显著影响。

6.4.1 NAD^+的合成与消耗

在哺乳动物细胞中,NAD^+有各种各样的来源,包括NAD^+本身(它在肠道中分解代谢,然后在细胞中再次合成)及从它的一个或多个主要前体[色氨酸(Trp)、烟酸(NA)、烟酰胺核苷(NR)、烟酰胺单核苷酸(NMN)、烟酰胺]合成[166]。根据前体的生物利用度,细胞内NAD^+的合成有三种途径:① Trp通过de novo生物合成途径或kynurenine途径合成;②NA通过Preiss – Handler途径合成;③通过烟酰胺、NR和NMN途径回收(图6 – 2)。

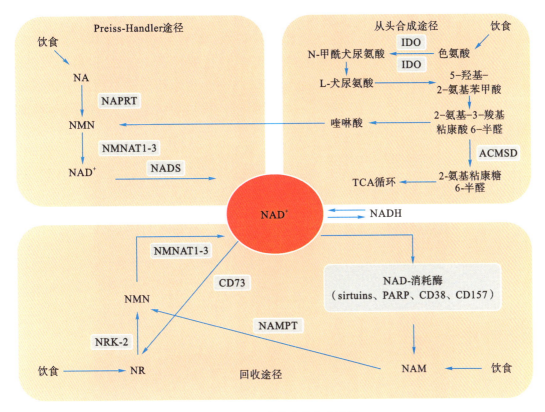

图 6-2 NAD$^+$ 的生物合成途径

NAD$^+$ 在哺乳动物中通过三个主要途径合成。第一个是从头合成 Trp(右上)，总共八个步骤，主要包括 Trp 转化为甲酰基犬尿素(FK)，以及 2-氨基-3-羧酸盐半醛(ACMS)自发反应转化为喹诺酸(Qa)。然后，Qa 被喹诺酸磷酸核糖转移酶(QPRT)转化为烟酸单核苷酸(NAMN)。第二种途径是 Preiss-Handler 途径，由 NA 磷酸化核糖转移酶(NAPRT)将 NA 转化为 NAMN 之后启动。NAMN 是 de novo biosynthesis 和 Preiss-Handler 途径的中间体，然后通过 NA 单核苷转移酶(NMNATs)转化为 NA 腺嘌呤二核苷酸(NAAD)。这里显示的 Trp 和 NA 之间的联系是在人类存在的途径。这些途径的最后一步是通过 NAD$^+$ 合成酶(NADS)将 NAAD 转化为 NAD$^+$。第三个途径是回收途径，即从 NR 生成 NAD$^+$，其中还包括烟酰胺通过 NMN 循环回到 NAD$^+$。细胞外，NAD$^+$ 或烟酰胺可以转化为 NMN，NMN 又可能被 CD73 脱磷酸化为 NR。NR，通过一种尚不清楚的机制(可能是核苷转运体)进入细胞，在那里被烟酰胺核苷激酶 1(NRK1)或烟酰胺核苷激酶 2(NRK2)磷酸化，形成 NMN。然后 NMN 被 NMNATs 转换为 NAD$^+$。

NAD$^+$ 是三组酶的底物：①Sirtuin 家族的去乙酰化酶(SIRT)；②ADP-核糖转移酶，包括多聚(ADP 核糖)聚合酶(PARP)；③环状 ADPribose 合成酶(cADPRS)。SIRT 是一组 NAD$^+$ 依赖的去乙酰化酶和 ADP-核糖转移酶，可以促进线粒体内环境稳定、神经元存活、干细胞再生，并阻止衰老过程的某些方面，如神经变性、干细胞丢失和线粒体功能障碍[167-168]。ADP-核糖基化是一种重要的蛋白质翻译后修饰，可影响 DNA 修复、表观遗传调控、神经退行性变和衰老[169]。蛋白质的 ADP-核糖基化是由 ADP-核糖转移酶通过将 ADP 核糖的一部分从 NAD$^+$ 转移到靶底物来实现的。PARP 是 ADP-核糖转移酶家族的重要成员，由哺乳动物中的 17 种不同的酶组成[170]。在哺乳动物和鸟类中，cADPRS 包括 CD38 及其同源 CD157，

CD38 和 CD157 都是跨膜蛋白，定位于质膜和细胞内细胞器膜，包括线粒体、细胞核和内质网。CD38 在免疫细胞、肝脏、睾丸、肾脏和大脑中表达[171]，在核内 Ca^{2+} 稳态、免疫、炎症、糖脂稳态等多个生理过程中发挥重要作用[42,172-173]。cADPRSs 可以作为核糖水解酶或 NAD^+ 酶，将 NAD^+ 水解为烟酰胺和 ADP-核糖[159]。这些消耗 NAD^+ 的酶可调节一系列细胞活动，包括线粒体维持、DNA 修复和干细胞再生，同时这些过程对细胞健康至关重要[42,159]（图 6-3）。

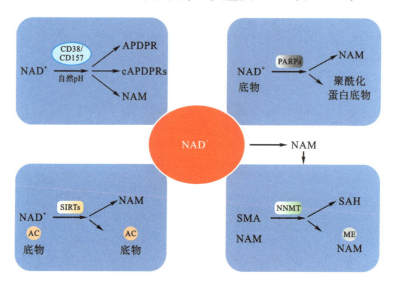

图 6-3 主要的 NAD^+ 消耗酶

cADPRS CD38 和 CD157 将 NAD^+ 水解为 NAM；此外，CD38 可以将 NMN 降解为 NAM，将 NMN 从 NAD^+ 合成中去除。PARP，尤其是 PARP1 和 PARP2，利用 NAD^+ 作为 PARylate 靶蛋白的共底物，产生副产物烟酰胺。SIRT1、SIRT3 和 SIRT6 的去乙酰化活性依赖于 NAD^+，产生副产物烟酰胺，烟酰胺可以抑制 SIRT 的活性。NNMT 甲基化烟酰胺，使用 SAM 作为甲基供体。这将从回收中去除烟酰胺，并间接影响 NAD^+ 水平。

如上所述，在细胞中 NAD^+ 是不同酶的底物，这些酶在行使自身功能时都需要消耗细胞内的 NAD^+。作为 NAD^+ 的消耗酶，它们之间存在着相互竞争的关系，这种竞争关系的平衡同时影响着细胞功能及人体健康。其中一种蛋白质的过度活跃可能会限制其他蛋白质的活性，相反，抑制其中一种蛋白质可能会增加其他蛋白质可利用的 NAD^+ 库存[42]。比如，当 PARP1 过度激活时 SIRT1 的活性将会大大减小。研究人员从 PARP1 或 PARP2 敲除的人肾脏细胞模型及 PARP2 敲除的小鼠模型中都已发现 SIRT1 活性增加[174-175]。由 DNA 损伤引起的 PARP1 的持续激活，使 DNA 修复缺陷的原代大鼠神经元和人神经母细胞瘤细胞的 NAD^+ 减少了 50% 以上。此外，有研究表明，在 DNA 修复缺陷人类神经母瘤细胞、小鼠和秀丽隐杆线虫模型中利用 Parp1 抑制剂治疗或补充 NAD^+ 前体（NR 或 NMN）后，细胞内 NAD^+ 和 SIRT1 的活性增加[169,176]。这些研究表明，PARP1 抑制也许是维持细胞内 NAD^+ 和维持 SIRT 活性的潜在治疗靶点。

CD38 是组织中另一个主要的 NAD^+ 水解酶。在 AD 小鼠模型中，CD38 的耗竭和 NAD^+ 的增加起到了神经保护作用，这与大脑中 Aβ 聚集物的减少及学习能力的改善有关[177]。此外，CD38 缺陷小鼠对 HFD 诱导的肥胖和代谢综合征具有保护作用，与野生型小鼠相比，CD38 缺陷型小鼠的代谢率更高。这种对饮食诱导的肥胖的抵抗，至少部分归因于 SIRT1 的 NAD^+ 依赖性激活和 PGC-1α 的激活[178]。值得注意的是，尽管 CD38 缺陷小鼠脑内存在较高的多聚 ADP-核糖化修饰（PARylation），但也显示出显著的神经保护作用，这表明可利用的 NAD^+ 增加时似乎足以激活 PARP1、SIRT1 和其他 NAD^+ 依赖的酶。最近的一项研究表明，小鼠组织中 CD38 年龄依赖性增加，利用 CD38 敲除小鼠可证明 CD38 的上升与年龄相关的 NAD^+ 下降密切相关。有趣的是，CD38 不仅消耗 NAD^+，而且还可以降解 NAD^+ 前体 NMN[179]。NAD^+ 各个消耗酶之间对于底物 NAD^+ 的竞争似乎存在着微妙的平衡，这对细胞功能和生存很重要。因此，进一步研究 NAD^+ 消耗酶之间的竞争平衡及相互关联的网络对于揭示生物衰老进程具有重大意义。

6.4.2 NAD^+ 的含量与衰老

一些研究表明，衰老细胞中 NAD^+ 水平会降低。这种现象在小鼠和秀丽隐杆线虫的几种器官中都曾被观察到。也有研究发现，在老年人组织中，NAD^+ 水平也会降低[169,180-182]。越来越多的研究表明，随着年龄的增长，NAD^+ 在动物和人体内减少，NAD^+ 含量在大脑、肝脏、肌肉、胰腺、脂肪组织和皮肤中均出现了年龄依赖性的减少[183]。此外，研究人员在一项人群试验中发现，度过青春期后，男性和女性体内 NAD^+ 的含量都与年龄呈负相关[180]。总之，这些数据表明，随着年龄的增长，不同物种细胞内的 NAD^+ 含量普遍下降。然而，目前还不清楚 NAD^+ 随年龄增长下降的原因，即 NAD^+ 消耗的增加，或 NAD^+ 产量的下降，或者 NAD^+ 消耗增加及 NAD^+ 产量下降的共同作用。

研究人员已经开展了许多关于 NR 和 NMN 等不同 NAD^+ 前体对酵母、秀丽隐杆线虫、果蝇和小鼠寿命和健康的影响。其中一项研究表明，10 mM NR 可使野生型酵母的复制寿命延长十代以上[160]。在秀丽隐杆线虫中，500 mM NR 通过 SIR-2.1（哺乳动物 SIRT1 的同源蛋白）途径延长了野生型蠕虫（N2）的平均寿命[176]。对于果蝇来说，目前还没有关于 NAD^+ 前体对寿命的直接影响的报道，但是一种 NAD^+ 合成酶烟酰胺酶（D-NAAM）的遗传过表达已经被报道可以延长其寿命。D-NAAM 是酵母 *PNC1* 的同源基因，在 NAD^+ 回收途径中起作用，并将烟酰胺转化为 NA。在果蝇中，过表达 D-NAAM 可使 NAD^+/NADH 值、平均寿命和最大寿命以 SIRT2 依赖的方式增加 30%[184]。值得注意的是，NR 已被证明可以延长小鼠寿命，即使是在生命后期使用。在大约 2 岁时，给予 C57BL/6J 小鼠 NR 后，导致其寿命显著增加（5%）[182]。在利用酵母、果蝇、蠕虫和小鼠为模型的大量研究中，人们发现，补充 NAD^+ 前体不仅能延长寿命，还能改善线粒体功能、肌肉强度和运动功能，延长实验动物的健康寿命[37,176,184-186]。这些数据表明，NAD$^+$的补充可以延缓实验动物模型的正常衰老。

健康机体内，NAD$^+$的生物合成及各个以NAD$^+$为底物的酶之间存在着微妙的平衡。随着年龄的增长，这个平衡被打破，进而引起细胞中年龄依赖性的NAD$^+$水平的降低。但对其原因尚缺乏研究。而补充NAD$^+$有助于延缓动物模型的正常衰老及改善其健康状况。NAD$^+$与线粒体及氧化磷酸化过程关系密切，MPTP的激活也会提高线粒体对NAD$^+$的通透性。下面将对衰老过程中NAD$^+$降低及MPTP激活两者之间的关系进行讨论，为衰老过程中NAD$^+$代谢平衡的失调提供新的研究切入点。

6.4.3 NAD$^+$的含量与MPTP

在衰老细胞中，MPTP频繁和长时间的开放导致了NAD$^+$从线粒体基质外流，有利于NAD$^+$酶以及CD38发挥水解作用，进而导致年龄依赖性的NAD$^+$的耗竭。在心肌缺血再灌注的病理条件下，同样能观察到上述NDA$^+$耗竭的现象[187]。此外，在肌细胞中，MPTP开放将导致mtROS释放并造成DNA损伤，PARP1通路作为重要的DNA修复途径将被激活，从而修复受损的DNA。在这个修复过程中，NAD$^+$作为PARP1的底物被消耗，长时间的MPTP开放导致DNA的进一步损伤，进而诱导细胞内NAD$^+$耗竭[188]。研究表明，在皮质神经元中，缺氧和（或）葡萄糖剥夺时NAD$^+$的消耗速度取决于MPTP的开启和PARP的激活[189]。当然，也有一些研究表明，与衰老相关的NAD$^+$耗竭主要是由CD38的表达及活性随年龄的增加而增加所致，因为在CD38敲除的小鼠中，研究人员观察到衰老对细胞内NAD$^+$浓度不存在影响[179]。虽然大多数CD38位于细胞表面，但也有一部分被发现定位于线粒体及细胞核内。这一发现支持了线粒体CD38在MPTP开放后水解NAD$^+$，对衰老诱导的细胞内NAD$^+$耗竭起关键作用的观点[179,187]。值得注意的是，CD38表达的增加可能是由衰老引起的慢性炎症导致的[190]，这也部分依赖于MPTP的激活。诚然，MPTP开放产生的细胞内NAD$^+$降低对于细胞生存与功能产生了严重的不良影响，但不可忽视的是，MPTP开放过程中线粒体基质也同时丢失了大量的NAD$^+$，这将对线粒体功能造成直接影响。线粒体SIRT3和SIRT5的NAD$^+$ K_m值[米氏常数(K_m)的含义是酶促反应达最大速度(V_m)一半时的底物(S)的浓度，其数值越高，表明酶促反应需要越高浓度的底物]比细胞核Sirtuin蛋白家族的K_m值高了一个数量级，在相同的基质范围内NAD$^+$的浓度为$3\sim5$ mM[159]。这表明，即使是线粒体基质中NAD$^+$的轻微损失也会降低线粒体Sirtuin蛋白的活性，从而抑制这些Sirtuin蛋白对氧化应激及MPTP激活的保护作用。同时，NAD$^+$向NADH的转化在线粒体代谢中也起到关键作用。在脂质和氨基酸氧化过程中，NAD$^+$被还原为NADH。NADH为呼吸链的复合物Ⅰ提供电子，以建立促使ATP合成的质子动力。因此，NAD$^+$细胞水平的下降还可以限制NADH产生并因此降低线粒体膜电位和氧化磷酸化。线粒体膜电位的下降将促使 MPTP 开放的频率加快和持续时间延长，这反过来又可以诱导线粒体释放 NAD^+，从而直接导致 NAD^+ 在衰老期间的线粒体耗竭。此外，通过 NADH 的电子传递链产生 NAD^+，线粒体 NADH 减少将导致线粒体 NAD^+ 水平下降。NADH 的减少也可以参与 MPTP 开放，因为研究表明，在抗氧化能力耗尽时，线粒体 MPTP 更敏感。

由此我们可以发现，MPTP 的开放对依赖年龄的 NAD^+ 的耗竭起关键作用，而 NAD^+ 的耗竭能够进一步增强 MPTP 的开放。这就像我们经常提到的 ROS 恶性循环一样，一旦开始便会逐步破坏细胞内 NAD^+ 的合成分解平衡，导致其水平出现年龄依赖性的降低。鉴于 MPTP 的激活在其中的关键作用，MPTP 或许能成为抗衰老及治疗衰老相关疾病的潜在药物靶点。

6.5 ROS 产生、MPTP 和衰老

6.5.1 过量的 ROS 可能通过 MPTP 的开放流入细胞质

众所周知，线粒体是 ROS 的生产者。呼吸期间电子传递链中的电子泄漏一般被认为是线粒体 ROS 的主要来源，但是其他线粒体酶系统，如外膜中的单胺氧化酶和细胞色素 b5 还原酶，内膜中的细胞色素 P450 酶，或几种基质酶（如乌头酸酶），也可产生 ROS[191]。虽然线粒体并不总是细胞中 ROS 最主要的生产者（NADPH 或黄嘌呤氧化酶能够产生高水平 ROS），但呼吸链产生 ROS 是持续不断的。ROS 最初被认为是有毒分子，但越来越多的证据表明，氧化应激是抗氧化防御系统对 ROS 的形成和清除之间平衡的结果，并且 ROS 还参与维持氧化还原平衡和各种细胞信号转导途径。在正常细胞中，细胞和线粒体中的 ROS 维持在无害的水平，并且参与细胞的各项生命活动。然而，在急性和慢性细胞应激（如急性缺血和神经退行性疾病）条件下，ROS 的产生不再受到调控，进而对细胞有害。研究还发现，衰老过程涉及 ROS 调控过程的变化，其中包括线粒体功能下降和 ROS 生成增加。如在 24 月龄大鼠心肌线粒体中，单胺氧化酶活性远高于 1 月龄大鼠，表明单胺氧化酶可能是衰老心脏中 ROS 的重要来源[192-193]。在这种情况下，体外线粒体反向电子传递过程中 ROS 的生成速率与动物寿命之间存在关系[7]。

虽然近年来人们对不同代谢条件下 ROS 产生的位点、机制和速率有了深入的了解，但几乎没有人致力于研究并阐明 ROS 离开线粒体到达细胞质的具体途径。人们的普遍观点是，那些亲脂性非常高并且可以溶解在磷脂膜中的分子可以自由穿过线粒体膜，但对于除此之外的所有离子和小溶质来说，线粒体膜是不可自由渗透的。虽然许多 ROS 和 RNS 在线粒体基质中形成，但已知只有少数活性物质被转运出线粒体。H_2O_2 是一种高度极性的分子（D=84.2），而超氧化物既是极性的，又是带电的，这两者都不容易透过磷脂膜。MPTP 对小于 1500 kDa 的溶质都有渗透

力,因此对 ROS 和 RNS 都具有渗透力。唯一能运输 ROS 的内膜通道是水通道蛋白 8(aquaporin 8,AQP8),而其也能运输 H_2O_2[194]。我们尚不清楚的是,在 H_2O_2 从线粒体基质中释放到细胞质的过程中,MPTP 和 AQP8 谁起到主导作用。在年轻的细胞中,由 AQP8 介导的氧自由基扩散可能是主要途径。然而,随着年龄的增长,MPTP 开放的频率增加,MPTP 对于氧自由基扩散的贡献可能变得更加显著。这一设想与实验观察结果一致,AQP8 的减少增强了 MPTP 的活性[195]。AQP8 将 H_2O_2 释放到 IMS 中,并在 IMS 中直接产生额外的线粒体超氧化物。膜间隙的超氧化物大部分被氧化的细胞色素 c 消耗[196],小部分被 SOD1 转化为 H_2O_2。外膜阴离子通道 VDAC 释放由 IMS 中复合物Ⅲ产生的超氧化物,同时这可能也适用于 H_2O_2 和其他 ROS/RNS,因为 VDAC 也允许最大可达 1500 kDa 溶质的运输[197]。虽然 VDAC 不是 MPTP 开放所必需的,但目前有许多关于 VDAC 参与 MPTP 开放的报道[198]。VDAC 可能会与 MPTP 结合,形成一个从基质到细胞质溶胶的连续孔隙。如果 MPTP 可以直接打开细胞质或膜内空间,那么对于 MPTP 的开放将会存在其他调控机制。

6.5.2　ROS 的产生增强 MPTP 的激活

毫无疑问,ROS 的过多产生引发了 MPTP 的开放,而老龄化会增加 ROS 的产生。当电子传递链受到抑制时,可以导致复合物Ⅰ、Ⅱ和Ⅲ增加 ROS 的产生。因此,随着年龄的增长,ROS 的产生增多是由电子传递复合物氧化损伤引起的。同时,ROS 引起的 mtDNA 损伤将会导致 mtDNA 编码的复合物Ⅰ、Ⅲ和Ⅳ的缺陷,从而进一步产生 ROS。后一个过程被认为会形成一个恶性循环,导致随着年龄的增长,电子传输复合物受到越来越多的破坏[8]。此外,恶性循环还可能是,年龄依赖性的 MPTP 激活诱导复合物Ⅰ及柠檬酸循环中各个酶产生 ROS,导致老化细胞中线粒体氧化损伤的增加[199]。此外,相关研究结果表明,ROS 诱导的保护信号(阻止 ROS 的持续产生,从而保护氧化磷酸化酶)在衰老细胞中受到抑制,如前所述,这主要是由于 NAD^+ 的耗竭。因此,随着年龄的增长,这种保护作用的减弱可能是 ROS 产生过多的另一个原因,这会导致衰老细胞中氧化磷酸化酶和 mtDNA 受到更持久的损伤。虽然许多研究人员报道了在衰老细胞中线粒体电子传递链受到抑制,但应该强调的是,我们并不是很清楚这一观察结果是否反映了 MPTP 的增强激活抑制了电子传递链。在老龄小鼠的淋巴细胞中,通过添加 CsA,电子传递链受到抑制,但淋巴细胞完全恢复到了年轻小鼠的水平[50]。因此,至少在上述情况下,衰老并没有导致电子传递链的抑制,而仅仅是 MPTP 活化增强会对电子传递链产生明显的抑制。大多数已知的控制 MPTP 开放的蛋白质和形成孔洞本身的蛋白质复合物(可能是 ATP 合酶)携带-SH 基团,随着基质氧化还原平衡的失调,细胞转向更具氧化性的状态,这些基团中的一些在老年动物中会被氧化[200-201]。然而,目前尚不清楚哪些巯基位点控制了 MPTP 的活性。因为 ROS 也会对膜磷脂造成氧化损伤，所以氧化磷脂（特别是氧化心磷脂）会激活 MPTP[202]。膜磷脂的氧化对衰老进程至关重要，其主要是通过激活 MPTP 发挥作用[203]。此外，氧化应激会引发增强 MPTP 活化的蛋白质的转移，如 P53 被运输到线粒体基质中或 P66^{Shc} 被运输到 IMS 内。此外，氧化吡啶核苷酸也可激活 MPTP[204]，氧化应激也表现为吡啶核苷酸氧化增加[197]。综上所述，衰老细胞中氧化应激的增加通过多种机制增强了 MPTP 的开放，进一步促使氧化应激进入恶性循环。

6.6 Ca^{2+} 稳态、MPTP 与衰老

线粒体的钙超载是 MPTP 开放的重要触发因素[201,205]。由线粒体钙单向转运体（mitochondrial calcium uniporter，MCU）介导的线粒体钙积累依赖于细胞内 Ca^{2+} 浓度的升高[50]。目前已有充分的证据表明，衰老会破坏钙稳态[206]，并可能进一步破坏内质网（endoplasmic reticulum，ER）与线粒体的局部联系[207]。虽然不同的组织和细胞类型的衰老可能会以不同的方式调节钙信号通路，但在大多数实验中研究人员观察到了细胞溶胶中的钙缓冲能力的减弱[206,208]，这可能会导致线粒体中钙积累的增加。衰老对 Ca^{2+} 稳态的影响被认为主要是由钙转运蛋白和通道的氧化损伤引起的[209]，这增加了 Ca^{2+} 向细胞质的泄漏，导致了线粒体的钙超载。据报道，通过 Ca^{2+} 从内质网直接转移到线粒体的增加，也可增强基质的钙超载[210]。此外，衰老还可下调钙缓冲蛋白钙调素[211]和 FKBP1b[208]的表达。线粒体 Ca^{2+} 摄入蛋白 1（MICU1）是线粒体钙转运复合物的一个亚基，位于膜间隙内，具有控制 MCU 开放的作用。在正常情况下，MICU1 将线粒体钙积累限制在正常静息状态细胞质钙浓度范围以上，从而防止钙超载和 MPTP 的激活[212]。也有报道称，MCU 亚基 MCUR1 直接控制 MPTP 的钙依赖性激活[213]。最近，有报道称，MCU 自身在氧化应激条件下被半胱氨酸 97 的 s-谷胱甘肽化修饰，从而增强钙超载诱导的细胞死亡[214]。在衰老细胞中，细胞质 Ca^{2+} 浓度通常高于 MCUR1 所控制的钙摄取阈值，而 MPTP 激活的钙阈值则低于正常阈值，因此，在衰老的细胞中更容易观察到出钙积累诱导的 MPTP 开放。

钙调节异常和线粒体稳态的紊乱也可能导致衰老过程中肌肉性能的下降。Pietrangelo 等[215]的研究发现，钙释放单位与线粒体之间存在年龄相关的结构性解偶联，这可能会削弱肌肉中 Ca^{2+} 水平的控制并因此影响 ATP 合成的效率。神经元 Ca^{2+} 稳态调节异常也被认为在脑部正常老化过程中起着重要作用。这种"神经元老化的钙假说"随着时间的推移而发生演变，并且细胞 Ca^{2+}、线粒体功能和氧化应激的伴随干扰现在被认为参与了衰老过程中发生的神经元退化。但 MPTP 开放是否涉及这个过程仍然缺乏研究。最近的研究表明，衰老降低了 ATP 合成及线粒体钙的缓冲能力，并增加了 MPTP 形成的敏感性。与年轻动物相比，这些现象与伴随年龄增长的运动减少相关[216]。

总之，这些研究数据表明，钙的细胞内动态平衡紊乱可能会导致衰老的发生，尤其是在可兴奋细胞中。越来越多的证据显示，这种改变可能会影响线粒体能量产生并促进氧化应激。然而，虽然 Ca^{2+} 是引起 MPTP 开放的主要参与者，但就目前的研究数据而言，尚无法得出 Ca^{2+} 调节异常在健康老年人 MPTP 开放中可能发挥作用的明确结论。

6.7 膜电位、MPTP 与衰老

Bernardi 等[217]在 1992 年便发现 MPTP 是电压门控的，降低线粒体膜电位可以增强 MPTP 的活化。随后又有许多相关报道表明，衰老的细胞中线粒体膜电位较低[218]。氧化损伤可能是导致衰老细胞线粒体膜电位降低的最重要因素。对膜磷脂来说，氧化损伤可以增加膜的通透性[219]，随着年龄的增长，对线粒体磷脂的氧化损伤会增加。然而，随着 MPTP 的开放，线粒体膜电位遭到了破坏。衰老极有可能降低 MPTP 开放的潜在阈值。Neginskaya 等在研究缺乏 c 亚基的线粒体中的细胞色素 c 的特性时发现，检测到的低电导通道被 CsA、ADP 和米酵菌酸抑制[33]。后者的特征与之前报道的纯化 ANT 的通道活动非常相似。ANT 是溶质载体家族中不可或缺的一种 IMM 蛋白，在细胞溶胶与线粒体基质之间进行 ATP 和 ADP 的交换。相关研究表明，MPTP 开放的阈值依赖于腺嘌呤核苷酸转运子 ANT1 的表达[220]，ANT1 过表达可抑制 MPTP 开放[221]。ANT 对 MPTP 的抑制作用是通过 ADP 将 ANT 锁定在其面向基质的 M 结构中实现的[18,222]。这种效应可能是由于膜内基质表面负电荷的增加引起的，并且这与 ANT 确定 MPTP 激活电压阈值的假设是一致的[222]。GSK-3β 也控制着 MPTP，有研究表明，通过 GSK-3β 磷酸化 ANT 可能导致了 MPTP 的年龄依赖性激活[85]。ANT 在老化细胞中被氧化[223]，硫醇在半胱氨酰残基的氧化也被报道能够降低 MPTP 开放的阈值[224]。因此，在衰老细胞中，MPTP 激活的潜在阈值很可能降低了。与上述研究相反，由质子载体引起的线粒体膜电位轻微降低则被证明能够延长酵母、果蝇和小鼠的寿命。这与 Delaney 等的研究结果一致。Delaney 等的研究显示，具有最低线粒体膜电位的细胞随后的复制寿命最长，并且证明了轻微的线粒体解偶联能保护线粒体功能并有助于延长人肌纤维的寿命[225]。这种保护作用可能是由于膜电位轻微下降，减少了 ROS 的产生所致[226]。另一种可能的机制是线粒体逆行反应的启动，线粒体膜电位的下降产生了有益的转录改变，从而导致寿命延长[227]。必须注意的是，膜电位的降低必须非常轻微，以避免达到 MPTP 开放的阈值。

图 6-4 显示了 ROS、钙离子、膜电位与 MPTP 开放的关系。

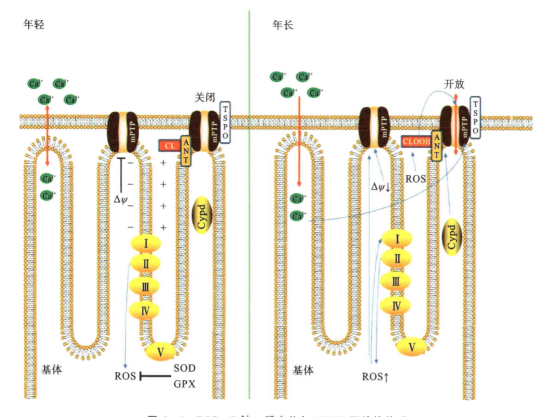

图 6-4 ROS、Ca^{2+}、膜电位与 MPTP 开放的关系

年轻动物线粒体中,高膜电位($\Delta\Psi$)、基质钙浓度和 ROS 解毒作用阻止了 MPTP 的开放。衰老的特征在于 ATP 合酶二聚体的分解、钙含量增加、ROS 的产生及膜电位的下降。钙处理的改变导致基质钙水平上升,这是 MPTP 开放的主要触发要素。线粒体呼吸链是 ROS 的主要生产者和作用靶标。ROS 作用于呼吸链复合物,导致呼吸链复合物缺陷并产生更多的 ROS,引发恶性循环并降低膜电位。ROS 的产生还促进心磷脂(CL)过氧化作用(CLOOH),其 MPTP 对钙超载敏感。TSPO 和 ANT 也可能在 MPTP 开放中发挥作用。⊥,抑制;(+)→,刺激。

6.8 MPTP 的分子组成与衰老

尽管 MPTP 激活在衰老进程中至关重要,但一个重要的问题是 MPTP 的结构组分是否会随着年龄的增长而发生改变。MPTP 是一种多蛋白复合物,其分子组成随时间推移而发生改变。基因实验已排除了一些可能作为孔主要核心的蛋白,如 VDAC、ANT 或 TSPO,而这些蛋白现在被认为可能具有调控作用。同时,二聚体假说认为,MPTP 是由 ATP 合酶二聚体的特异性构象形成的。衰老已被证明能够改变 ATP 合酶的某些特性,可能会最大程度地降低 ATP 合酶活性并影响体内 ATP 浓度,同时可以促进 MPTP 活化。研究人员在衰老小鼠心脏和衰老大鼠肝脏中分别发现了 ATP 合酶的半胱氨酸残基和酪氨酸残基氧化的增加。有趣的是,研究人员在柄孢霉中鉴定出的一种具有寡聚霉素敏感性翻译后修饰蛋白,被认为是 Cyp-D 的 ATP 合酶结合靶点[228]。这与在柄孢霉中观察到的线粒体内膜的渐进性年龄依赖性重组相符，这种重组包括ATP合酶二聚体的拆解和内膜与外膜之间接触位点的形成。更重要的是，Cyp-D可能参与了ATP合酶二聚体的解离，这提示MPTP在线粒体膜重组中发挥了作用。

　　Cyp-D与MPTP复合物（推测为FoF1）相互作用，使MPTP对ROS和Ca^{2+}的激活更敏感[18]。这种激活依赖于Cyp-D对MPTP抑制性磷酸结合位点的掩盖[229]。目前已知的几种调节MPTP和Cyp-D的蛋白质都受到大量翻译后修饰的影响，这些修饰可以调节它们的活性。增加Cyp-D的表达可以增强MPTP的激活[230]，而敲除该基因可以抑制MPTP[55]。有报道称，老龄小鼠大脑中Cyp-D浓度增加[231]，仅这一作用就可以促进MPTP的开放。在年轻动物中，Cyp-D被大量的翻译后修饰抑制[232]。Cyp-D还与抑制蛋白（如HSP90）相互作用。据报道，HSP90可聚集Cyp-D[230]并阻止其与激活蛋白（如p53）和MPTP相互作用[233]。在衰老细胞中，mtUPR被抑制，HSP90的合成及其向基质的转移也被抑制，而p53被转移到基质中，这些都进一步增强了Cyp-D的活性[234-235]（图6-5）。衰老逆转了抑制Cyp-D的几种翻译后修饰，从而使Cyp-D活性增强。衰老对Cyp-D活性的影响最有可能是通过Sirt3对赖氨酸残基去乙酰化的抑制作用实现的[236]，如上所述，在老龄动物中，PARP1的激活和MPTP的开放可导致NAD^+浓度的降低。此外，SIRT3本身在老龄动物体内的浓度也较低[237]。SIRT3还可以抑制ROS的生成。因此，随着年龄的增长，SIRT3的活性减弱，从而直接或间接地增强了MPTP的激活[11,238-239]。硫氧化还蛋白/谷胱甘肽系统与CYPD上的SH基团处于平衡状态，而老龄动物氧化应激的增加会氧化CYPD上的SH基团[240]。因此，有人认为SH基团可能是激活MPTP的氧化还原位点之一[241]。也有研究认为，在老年动物中，GSK-3β磷酸化Cyp-D，从而进一步增强Cyp-D的活性[85]。其他控制MPTP开放的蛋白也可能通过与Cyp-D的相互作用起作用。有报道称，ANT能与Cyp-D相互作用并控制MPTP的激活[242-243]。Cyp-D可以被药物CsA直接抑制，CsA是最常用的MPTP的有效抑制剂[244]。CsA对不同生物、组织和年龄的线粒体MPTP的抑制程度存在显著差异[245]。目前已有研究发现CsA降低了年轻I/R大鼠心肌梗死的面积。CsA对老龄IR大鼠心肌梗死面积的影响不明显，而NAD^+水平在年轻的CsA处理的大鼠中保留水平较好，但在老龄大鼠中没有观察到这种相对改善。CsA还显著延长了诱导年轻心肌细胞MPTP开放所需的时间，但未延长从老龄大鼠分离出的心肌细胞的MPTP开放所需的时间。CsA不能抑制老年动物心脏线粒体中MPTP的抗依赖性刺激[63]。如前所述，这可能反映了ANT对MPTP的独立激活。同样，在存在ADP的情况下，相较于肝脏线粒体，小鼠大脑线粒体对Ca^{2+}诱导的MPTP开放具有更强的抵抗力，也就是说，在大脑中需要更多的钙来触发MPTP的开放。或许在大脑线粒体中，CsA仅略微增加Ca^{2+}的负荷阈值（～20%），而在肝脏线粒体中，CsA大大增加了这一阈值（～400%）[52]。在老龄小鼠中，CsA在肝脏和大脑线粒体中产生的保护作用都比年轻小鼠弱很多，这表明老龄小鼠的大脑和肝脏中Cyp-D活性更高。因为衰老通常会减少抗凋亡通路，增加促凋亡通路,所以其他已知的抑制 MPTP 的线粒体蛋白可能也会随着衰老而减少,这些可能包括 HSP75[45]、HSP60、HSP90、TRAP 及抗凋亡蛋白,如 BCL-2 和 BCL-xL[246]。

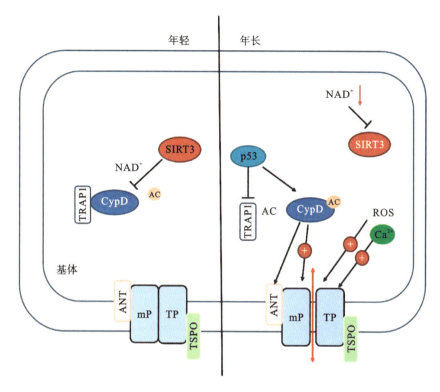

AC,乙酰基;⊥,抑制;(+)→,刺激。

图 6-5 年龄依赖性 Cyp-D 改变调节 MPTP 开放

在年轻动物的线粒体中,Cyp-D 是 MPTP 的主要调节因子,它可以被 Hsp90 相关线粒体基质蛋白 TRAP1 和 SIRT3 抑制。当 Cyp-D 与 Trap1 结合并被 Sirtuin 3 去乙酰化后,将不再被抑制。NAD+ 水平下降抑制了 Sirt3 脱乙酰酶的活性,并且 p53 通过代替它与 TRAP1 结合而激活 Cyp-D,有利于蛋白质向 MPTP 复合体转位。

此外,越来越多的中间代谢物被报道可直接或间接地控制 MPTP。Baburina 等[247]便发现环核苷酸磷酸二酯酶(CNP)存在于大鼠大脑和肝脏的线粒体外膜和细胞中。CNP、$2'$-cAMP、$3'$-cAMP 和 $2'$-cAMP、$3'$-cNADP 的底物可加速 MPTP 的开放。研究人员在纯化的非突触细胞线粒体中观察到,CNP 能与 MPTP 主要调节因子 VDAC、ANT、Cyp-D、tubulin 及 COX Ⅳ 免疫共沉淀。在钙超载的线粒体中,CNP 与复合物 Ⅰ-Ⅴ 的相关性降低。CsA 增加了 CNP 与复合物 Ⅰ 和 Ⅲ 的联系,支持了这些复合物参与 MPTP 功能的观点。$2'$-cAMP、$3'$-cAMP 增强了 CNP 在钙超载线粒体(即当孔隙打开时)中与复合物 Ⅰ、Ⅲ、Ⅳ 和 Ⅴ 的解离。从大脑、肝脏和心脏分离的线粒体中发现了 CNP 与复合物 Ⅰ、Ⅲ、Ⅳ 和 Ⅴ 的关系。MPTP 的开放与 CNP、细胞色素 c、AIF 和 Endo G 的释放相关。在钙超载的线粒体中,$2'$-cAMP、$3'$-cAMP 可进一步促进 AIF、Endo G 和 CNP 的释放,但不改变细胞色素 c 的释放。这些结果为"CNP 可能是 MPTP 复合物的调节因子之一并可能参与了线粒体呼吸和能量生产的控制"这一假设提供了强有力的证据[247]。这些影响也可能受到年龄的调节,例如,有报道称,老化神经元中 MPTP 的增强激活部分是由于 CNP 活性的降低和 cAMP 的增加造成的[59]。

6.9 MPTP 的生理作用

研究表明,MPTP 的开放不仅会导致线粒体损伤和细胞死亡,而且也是线粒体用来促进细胞健康的一种生理机制[232]。事实上,有证据表明可能存在 2 种 MPTP 开放的生理机制:①不可逆的全导通开放导致细胞死亡;②低电导且可逆的 MPTP 短期开放[248-249]。MPTP 是正常的钙释放机制,以满足适当的钙代谢调节的需要[232]。有假说认为,当神经元和肌细胞发生钙超载时,其短暂的 MPTP 开放可能会调节胞质钙[250-252]。MPTP 的另一个可能的作用是具有调节细胞内能量生产的能力,因为 CyPD 和 ATP 合酶之间的物理作用已经被证明。这也表明,MPTP 在超氧炫(superoxide flash,so-flash)的产生过程中起着代谢调节的作用[232,253-254]。

线粒体的主要功能之一是调节氧化还原内稳态,而呼吸链产生的 ROS 的持续流动可以中断这一过程[255]。因此,线粒体通过过氧化氢酶和谷胱甘肽过氧化物酶等多种抗氧化酶的作用维持氧化还原平衡[256]。虽然由线粒体生产的 ROS 可能会导致氧化损伤,但 ROS 也可诱导各种生理途径的发生,例如细胞分化、器官发生[257]和压力反应[258]。相对于基础 ROS 的产生,已经确定 so-flash 或线粒体炫(mitochondrial flash,mito-flash)的产生可能在生理信号转导中起作用[259-260]。进一步的证据强有力地表明,so-flash 和氧化信号机制参与了 MPTP 的激活[254]。随着超氧化物的增加,细胞线粒体膜电位突然降低,基质小溶质不可逆地丢失,线粒体短暂肿胀,这些事件都是 MPTP 开放的特征[248-249,259]。然而,关于这些 so-flash 在发育中的确切作用仍存在争议[261]。最新进展表明,mito-flash 还在新陈代谢、老龄化、糖尿病、伤口愈合等过程中扮演着重要角色。值得注意的是,其在细胞分化和干细胞中可能也扮演着重要角色[64,251,262-263]。所有这些功能都是通过 MPTP 的开放来实现的。

6.9.1 MPTP 在心脏发育中的作用

线粒体是心脏和心脏功能中必不可少的细胞器[251,264]。事实上,在心脏发育和心肌细胞分化过程中,单个线粒体和细胞线粒体网络的结构处于不断变化的状态,这表明线粒体直接参与了发育机制[265]。最近的研究表明,心肌干细胞在分化过程中发生了能量学和线粒体生物学上的一些变化[265-267]。这些变化似乎解释了在胚胎心脏中观察到的情况,即在胚胎心脏中 MPTP 在心肌细胞分化的早期阶段是开放的[251,268]。在分化前,心脏胚胎干细胞具有破碎的线粒体网络并具有特定的核周分布。这一现象与以下事实有关:心脏胚胎干细胞的主要能量来源是厌氧糖酵解,而线粒体很少参与[265,268]。在诱导分化后,线粒体分裂减少,线粒体网络遍布细胞[265]。有趣的是，研究发现，在心脏早期发育过程中，心肌细胞 MPTP 出现生理性开放，心肌细胞线粒体膜电位低、ROS 水平较高[251]。MPTP 关闭也会导致进一步的心肌细胞分化；无论 MPTP 的状态如何，使用 CsA 和抗氧化处理的方法都是有效的。这些研究表明，MPTP 通过氧化还原信号通路调节肌细胞的分化。同时在能量需求增加和氧气供应不足时 MPTP、线粒体功能和 ROS 水平的变化有助于保护胚胎期心肌细胞。这些研究报告强调了线粒体（特别是 MPTP）是心脏细胞分化过程中的一个潜在的门控机制，并且暗示了遗传和代谢信号之间的交互[251]。

在相同的背景下，其他研究也认为，MPTP 的调节因子 ANT 与心肌组织的发育和修复有关[269]。胎儿和成人心脏组织表达两种 ANT 亚型，即 ANT1 和 ANT2。ANT1 在心脏和大脑中高度表达，而 ANT2 在全身都有表达[270-271]。胎儿小鼠和成年小鼠心脏同时表达两种 ANT 亚型[272-273]。有趣的是，*ANT1* 基因的下调并不影响胎儿的发育，但确实会在出生后的小鼠中产生肥厚性心肌病和诱导细胞凋亡[274]。这种效应是通过增加与 IκBα-NFκB 复合物的联系导致的，它们随后被隔离在 IMS 内，阻碍向细胞核的迁移。此外，ANT1 的过表达抑制了抗凋亡蛋白 Bcl-XL、c-IAP2 和 SOD2 的表达，有利于 MPTP 的开放，并最终激活了内在的凋亡通路[270]。在杂合的 ANT2 缺失小鼠模型中的进一步的研究显示，其胚胎在 E14.5 出现胚胎死亡。ANT2 缺失小鼠表现出明显的心脏发育衰竭、心肌细胞不成熟且高度增生。这些小鼠出现心力衰竭及线粒体大量肿胀，表明该突变对线粒体功能有重要影响[269]。ANT 有两个主要功能，即线粒体-胞质 ATP/ADP 交换器的功能和调节 MPTP 开放的功能[275]。先前的研究表明，ANT2 可刺激 mtPTP 的关闭[274]，而 ANT1 则可促进 mtPTP 的打开[270]。因此，ANT2 缺失的小鼠显示的发育毒性可能是由于 MPTP 在心肌细胞中不断被打开，阻碍心肌细胞成熟，导致心肌细胞过度增殖的结果[269]。

6.9.2 MPTP 在神经系统发育中的作用

在神经系统发育过程中，神经干细胞增殖并分化为神经元。新形成的神经元接着长出轴突和树突，最终形成突触。在这个过程中，许多新生成的神经元在代谢和能量来源方面不断发生变化。有趣的是，Hou 等[276]描述，在 NPC 中，神经元分化可能受线粒体 so-flash 的调控。不同于细胞内 ROS 水平的整体变化，线粒体内特定的、局部性的和短暂且受限的 ROS 暴增对神经前体细胞（neural progenitor cell，NPC）的增殖起着负调控作用。一方面，当使用 ROS 清除剂限制 mito-flash 频率时，神经祖细胞的增殖增加；相反，增加线粒体 so-flash 促进了神经元的分化。另一方面，已有研究表明，在 NPC 的神经发生过程中，神经元的细胞能量产生从厌氧糖酵解到好氧线粒体氧化磷酸化进行转换[277]。有趣的是，线粒体 ROS 产生的增加与细胞能量代谢的开关机制有关。有报道称，在关于 MPTP 参与神经发育的研究中，NPC 表现出线粒体 SO 的间歇性自发暴发，这个过程需要 MPTP 的短暂开启。因此，有研究表明，线粒体 ROS 清除剂和 MPTP 抑制物（如 CsA）均可降低线粒体 SO 的频率并促进 NPC 的增殖,而延长 MPTP 开放时间可增加线粒体 SO 的发生率并促进 NPC 的神经元分化。这种短暂的 ROS 生成和 NPC 的增殖具有负调控作用,这表明以 MPTP 依赖的 so-flash 形式出现的高度动态的线粒体 ROS 是一种控制 NPC 命运的信号[276]。有趣的是,与这些研究结果相似的是 CsA 可抑制造血干细胞及血管干细胞的分化[278-279],并增强自然杀伤细胞心肌多能干细胞的分化[280-281]。这些结果表明,MPTP 在 ROS 的生成和释放过程中具有很大的复杂性和特异性。这些现象在特定的细胞类型、线粒体的亚细胞定位及不同发育阶段中短暂发生[276,282]。如前所述,MPTP 的开放通常与神经退行性疾病或大脑、心脏的缺血性损伤等病理事件有关,这些疾病均与线粒体功能障碍及 MPTP 的激活直接相关。然而,在发育过程中,几个新的 MPTP 的生理功能也被发现。此外,MPTP 生理性开放转化为病理性开放可能与细胞的能量环境和代谢状态有关。然而,调节 MPTP 从生理性开放到病性开放的因素还不完全清楚。

6.10 热量限制与 MPTP

事实上,在一些衰老的动物模型(如秀丽隐杆线虫、果蝇和小鼠)中,寿命可以通过实验得到延长,而在许多情况下,寿命延长似乎取决于 ROS 信号,这一发现经常被引用为反对 mFRTA 的最有力证据。显然,在这些病例中,ROS 在早期启动线粒体保护途径,从而延长寿命。线粒体保护途径不可避免地导致 MPTP 的抑制,无论是通过间接抑制 ROS 的产生、增强抗氧化保护、增加线粒体自噬和增加线粒体生物发生,还是通过直接抑制 MPTP 的激活。已有研究表明,通过热量限制来延长寿命与抑制 MPTP 有关。1998 年,Kristal 等[283]便发现,调节 MPTP 诱导的因素受到长期生理和环境条件的影响,如年龄和饮食。利用 6—24 月龄的雄性 Fischer 344 大鼠体内分离的肝线粒体的研究数据也显示,长期的饮食热量限制方案极大地延迟了 MPTP 的诱导开放,限制饮食的动物比自由饮食的动物慢 4~12 倍。尽管目前对于 CR 的神经保护作用的机制仍知之甚少,但 CR 可预防许多与兴奋性毒性损伤和钙超载相关的脑病理状态。有研究表明,CR 在体内和体外对兴奋性毒性损伤具有很强的保护作用,其方式与线粒体功能的显著改变有关。CR 增加了电子传递链的活性,增强了抗氧化防御,有利于大脑中线粒体钙的保留能力。这些变化伴随着 Cyp-D 活性、乙酰化水平的降低及 SIRT3 表达的增加。这表明,在 CR 中 SIRT3 介导的去乙酰化和抑制 Cyp-D 的作用促进了线粒体通透性转变的抑制,从而导致线粒体钙储存的增强。增强的线粒体钙保留能力是 CR 对兴奋性毒性的有益作用的基础。这种保护可以解释为什么 CR 对衰老的大脑有很多有益的影响[284]。而通过基因操作延长寿命往往与诱导 mtUPR 相关。mtUPR 是一种高度保守的线粒体应激反应,可能会调节衰老[285]。最近一项关于秀丽隐杆线虫寿命延长的研究表明,在这种情况下,寿命延长取决于两个独立的途径,一个是 ROS 依赖的 mtUPR 途径,另一个是硫化氢(hydrogen sulfide,H_2S)途径[286]。与 mtUPR 类似,在衰老的心肌细胞中，H2S 可以通过激活 ERK1/2 - GSK - 3βPI3K - Akt - GSK - 3β 和 PKC - ε - mitoKATP 通路，从而抑制 MPTP 开放，进而起到心脏保护作用[287]。一项研究表明，在成熟早期的 mito - flash 频率可以预测线虫寿命。研究人员通过 mito - flash 的体内可视化技术，研究了线粒体功能和衰老间的关系。mito - flash 是一种频率编码的光学读数，反映了单线粒体水平上 ROS 的产生和能量代谢。线虫中的实验结果显示，其咽部肌肉的 mito - flash 在成虫活跃繁殖的第 3 天和动物开始死亡的第 9 天达到高峰。大量的基因突变和环境因素对寿命和第 3 天 mito - flash 的频率产生了反向的影响。即使在同基因群体中，第 3 天 mito - flash 的频率也与个体动物的寿命呈负相关。环境因素中重要的一部分就是线虫的饮食摄入[64]。越来越多的证据表明，mito - flash 反映了间歇性线粒体过程的综合性，该过程由线粒体呼吸链活动引起，与 MPTP 的短暂开放有关[288]。因此，我们可以这样认为，在所有这些情况下，在动物成年早期抑制 MPTP 的开放能够有效延长寿命。二甲双胍是一种广泛用于治疗 2 型糖尿病的药物，最近由于其靶向于线粒体 MPTP 的新效应而受到关注。目前，二甲双胍是首个被批准用于延缓人类衰老进程的临床试验药物，其被证明可以抑制 MPTP，阻止由钙诱导的渗透性细胞和由谷胱甘肽氧化剂 t - 丁基过氧化氢诱导的完整细胞的线粒体通透性转变[289-290]。因此，很可能在大多数延长动物寿命的操作中，MPTP 被直接或间接地抑制。

半个多世纪以来，ROS 一直被认为是衰老的驱动力，由此提出了自由基衰老理论，以及到后面更确切的线粒体自由基衰老理论。虽然 ROS 被证明与衰老、年龄相关性退行性疾病及生物寿命之间存在强有力的联系，但更难以证明 ROS 推动了衰老的进程。相关研究发现，ROS 信号可以触发大量的途径来保护细胞，尤其是使线粒体免受氧化损伤，从而抑制 ROS 的产生，延缓衰老，甚至延长寿命，这似乎与线粒体自由基衰老理论直接矛盾。然而，由于 ROS 信号来源于线粒体，而 ROS 触发的大多数保护途径都是针对线粒体的，因此很明显，衰老过程的控制必须存在于线粒体中。这些细胞器必须以某种方式整合保护信号和应激诱导的促凋亡信号。众所周知，氧化应激诱导的细胞死亡是由 MPTP 的大量开放引起的，但 MPTP 适度开放的累积效应尚未得到充分的认识。大量的研究结果表明，MPTP 在衰老及衰老相关退行性疾病中增强，而抑制 MPTP 能减缓衰老和衰老相关退行性疾病。因此，我们认为 MPTP 本身便是一个重要的平衡点，其通过对促凋亡信号及抗凋亡信号的整合而影响衰老的进程(图 6 - 6)。虽然 MPTP 上游的许多过程(如氧化磷酸化、电子传递、ROS 生成、线粒体抗氧化防御、线粒体生物发生)也受到各种保护机制的影响，但这些上游过程可能主要通过对 MPTP 活化的调控来影响衰老。关于 MPTP 的组成和结构、控制 MPTP 开放的机制、MPTP 的各种激活状态、释放的离子和代谢物的程度和类型，以及老化过程如何影响这些过程，还有很多需要了解的地方。在所有动物中，衰老至死亡的过程并不遵循一致的曲线。动物的寿命既可以由一个特定的关键器官的衰竭决定，也可以由不同细胞的凋亡决定，不同器官和不同类型细胞中 MPTP 控制机制的差异，可以一定程度上解释物种之间衰老进程的差异。对 MPTP 控制与衰老间关系的进一步研究可以更好地理解长寿的决定因素。

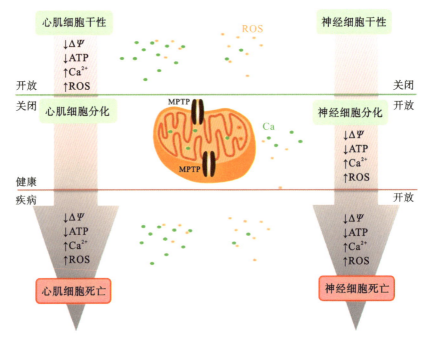

图 6-6 MPTP 在健康和疾病中的双重作用

心肌细胞干性即自我更新和分化为不同细胞类型的能力,在此期间,MPTP 是开放的。这可导致 ATP 和线粒体膜电位水平的下降,以及细胞内 Ca^{2+} 和 ROS 水平的增加。相反,在神经干中,MPTP 似乎保持关闭状态,维持 ROS 水平下降和适当产生 ATP。在心肌细胞中,MPTP 的关闭导致线粒体结构和功能的显著成熟,降低细胞内的 ROS 水平,增加线粒体膜电位,最终加速细胞分化。然而,神经元的发育似乎是由 MPTP 的开放介导的,特别是有丝分裂中由超氧化物介导的 ROS 水平的增加,其导致分化的形式可控。尽管有不同的病因,但几种神经退行性疾病和心肌病的共同因素是线粒体功能障碍,特别是细胞钙调节功能障碍,这可能导致钙超载或钙稳态摄取缺陷,导致 MPTP 开放。在心脏中,在缺血再灌注早期 MPTP 的开放是一个有害的事件,可诱导进一步损害心肌。相比之下,在大脑中,MPTP 在暴露于病理条件下的神经元中持续被激活,削弱了它们调节钙的能力。只有在这一点上,MPTP 的开放被认为是一个病理事件。

(曾孟琦)

参考文献

[1] HARMAN D. Aging: a theory based on free radical and radiation chemistry[J]. J Gerontol, 1956, 11(3): 298-300.

[2] HARMAN D. The biologic clock: the mitochondria?[J]. Journal of the American Geriatrics Society, 1972, 20(4): 145-147.

[3] FARISS M W, CHAN C B, PATEL M, et al. Role of mitochondria in toxic oxidative stress [J]. Molecular Interventions, 2005, 5(2): 94.

[4] BARJA G. The mitochondrial free radical theory of aging[J]. Prog Mol Biol Transl Sci, 2014, 127: 1-27.

[5] DAI D F, CHEN T, WANAGAT J, et al. Age-dependent cardiomyopathy in mitochondrial mutator mice is attenuated by overexpression of catalase targeted to mitochondria[J]. Aging Cell, 2010, 9(4): 536-544.

[6] DAI D F, CHIAO Y A, MARTIN G M, et al. Mitochondrial-targeted catalase: extended longevity and the roles in various disease models[J]. Prog Mol Biol Transl Sci, 2017, 146: 203-241.

[7] LAMBERT A J, BOYSEN H M, BUCKINGHAM J A, et al. Low rates of hydrogen peroxide production by isolated heart mitochondria associate with long maximum lifespan in vertebrate homeotherms[J]. Aging Cell, 2007, 6(5): 607-618.

[8] DAI D F, CHIAO Y A, MARCINEK D J, et al. Mitochondrial oxidative stress in aging and healthspan[J]. Longev Healthspan, 2014, 3: 6.

[9] DESJARDINS D, CACHO-VALADEZ B, LIU J L, et al. Antioxidants reveal an inverted U-shaped dose-response relationship between reactive oxygen species levels and the rate of aging in Caenorhabditis elegans[J]. Aging Cell, 2017, 16(1): 104-112.

[10] SCHAAR C E, DUES D J, SPIELBAUER K K, et al. Mitochondrial and cytoplasmic ROS have opposing effects on lifespan[J]. PLoS Genet, 2015, 11(2): e1004972.

[11] ANSARI A, RAHMAN M S, SAHA S K, et al. Function of the SIRT3 mitochondrial deacetylase in cellular physiology, cancer, and neurodegenerative disease[J]. Aging Cell, 2017, 16(1): 4-16.

[12] PELLEGRINO MW N A, HAYNES C M. Signaling the mitochondrial unfolded protein response. [J]. Biochim Biophys, 2013, Acta 1833, 410-416.:

[13] STROM J, XU B, TIAN X, et al. Nrf2 protects mitochondrial decay by oxidative stress[J]. Faseb j, 2016, 30(1): 66-80.

[14] BARAZZUOL L, GIAMOGANTE F, BRINI M, et al. PINK1/parkin mediated mitophagy, Ca^{2+} signalling, and ER-mitochondria contacts in parkinson's disease[J]. Int J Mol Sci, 2020, 21(5): 1772.

[15] CHAPPELL J B, CROFTS A R. Calcium ion accumulation and volume changes of isolated liver mtochondria. calcium ion-induced swelling[J]. Biochem J, 1965, 95: 378-386.

[16] CROFTS A R, CHAPPELL J B. calcium ion accumulation and volume changes of isolated liver mttochondria. reversal of calcium ion-induced swelling[J]. Biochem J, 1965, 95: 387-392.

[17] GUNTER T E, PFEIFFER D R. Mechanisms by which mitochondria transport calcium[J]. Am J Physiol, 1990, 258(5 Pt 1): 755-786.

[18] BERNARDI P, KRAUSKOPF A, BASSO E, et al. The mitochondrial permeability transition from in vitro artifact to disease target[J]. Febs j, 2006, 273(10): 2077-2099.

[19] BIASUTTO L, AZZOLINI M, SZABO I, et al. The mitochondrial permeability transition pore in AD 2016: An update[J]. Biochim Biophys Acta, 2016, 1863(10): 2515-2530.

[20] ZOROV D B, JUHASZOVA M, SOLLOTT S J. Mitochondrial reactive oxygen species (ROS) and ROS-induced ROS release[J]. Physiol Rev, 2014, 94(3): 909-950.

[21] BERNARDI P, RASOLA A, FORTE M, et al. The mitochondrial permeability transition pore: channel formation by F-ATP synthase, integration in signal transduction, and role in

pathophysiology[J]. Physiol Rev, 2015, 95(4): 1111-1155.

[22] ZHOU A, ROHOU A, SCHEP D G, et al. Structure and conformational states of the bovine mitochondrial ATP synthase by cryo-EM[J]. Elife, 2015, 4: e10180.

[23] DICKSON V K, SILVESTER J A, FEARNLEY I M, et al. On the structure of the stator of the mitochondrial ATP synthase[J]. Embo j, 2006, 25(12): 2911-2918.

[24] VALENTINA GIORGIO A S V S, A MANUELA ANTONIEL, et al. Dimers of mitochondrial ATP synthase form the permeability transition pore[J]. Proc Natl Acad of Sci USA, 2013, 110(15): 5887-5892.

[25] MICHELA CARRARO, VALENTINA GIORGIO, JUSTINA ŠILEIKYTĖ, et al. Channel Formation by Yeast F-ATP Synthase and the Role of Dimerization in the Mitochondrial Permeability Transitio[J]. J Biol Chem, 2014, 289(23): 15980-15985.

[26] MASSIMO BONORA, CLAUDIA MORGANTI, GIAMPAOLO MORCIANO, et al. Mitochondrial permeability transition involves dissociation of F_1F_0 ATP synthase dimers and ring conformation[J]. EMBO Rep, 2017, 18(7): 1077-1089.

[27] BONORA M, BONONI A, DE MARCHI E, et al. Role of the c subunit of the F_1F_0-ATP synthase in mitochondrial permeability transition[J]. Cell Cycle, 2013, 12(4): 674-683.

[28] KAMBIZ N, ALAVIAN A, B GISELA BEUTNER, et al. An uncoupling channel within the c-subunit ring of the F_1F_0-ATP synthase is the mitochondrial permeability transition pore[J]. Proc Natl Acad Sci USA, 2014, 111(29): 10580-10585.

[29] AZARASHVILI T, ODINOKOVA I, BAKUNTS A, et al. Potential role of subunit c of F0F1-ATPase and subunit c of storage body in the mitochondrial permeability transition. Effect of the phosphorylation status of subunit c on pore opening[J]. Cell Calcium, 2014, 55(2): 69-77.

[30] MORCIANO G, PRETI D, PEDRIALI G, et al. Discovery of novel 1, 3, 8-triazaspiro[4.5]decane derivatives that target the c subunit of F_1F_0-adenosine triphosphate (ATP) synthase for the treatment of reperfusion damage in myocardial infarction[J]. J Med Chem, 2018, 61(16): 7131-7143.

[31] BONORA M, MORGANTI C, MORCIANO G, et al. Mitochondrial permeability transition involves dissociation of F_1F_0-ATP synthase dimers and C-ring conformation[J]. EMBO Rep, 2017, 18(7): 1077-1089.

[32] ZHOU W, MARINELLI F, NIEF C, et al. Atomistic simulations indicate the c-subunit ring of the F_1F_0-ATP synthase is not the mitochondrial permeability transition pore[J]. Elife, 2017, 6:

[33] NEGINSKAYA M A, SOLESIO M E, BEREZHNAYA E V, et al. ATP synthase C-subunit-deficient mitochondria have a amall cyclosporine A-sensitive channel, but lack the permeability transition pore[J]. Cell Rep, 2019, 26(1): 11-17. e12.

[34] M. A. NEGINSKAYA M E S, E. V. BEREZHNAYA, et al. ATP synthase C-subunit-deficient mitochondria have a small cyclosporine A-sensitive channel, but lack the permeability transition pore[J]. Cell Reports, 2019:

[35] BAINES C P, KAISER R A, PURCELL N H, et al. Loss of cyclophilin D reveals a critical role for mitochondrial permeability transition in cell death[J]. Nature, 2005, 434(7033): 658-662.

[36] IMAI S, GUARENTE L. NAD^+ and sirtuins in aging and disease[J]. Trends Cell Biol, 2014, 24(8): 464-471.

[37] GOMES A P, PRICE N L, LING A J, et al. Declining NAD^+ induces a pseudohypoxic state disrupting nuclear-mitochondrial communication during aging[J]. Cell, 2013, 155(7): 1624-1638.

[38] PETRONILLI V, PENZO D, SCORRANO L, et al. The mitochondrial permeability transition, release of cytochrome c and cell death. Correlation with the duration of pore openings in situ[J]. J Biol Chem, 2001, 276(15): 12030-12034.

[39] PATTERSON H C, GERBETH C, THIRU P, et al. A respiratory chain controlled signal transduction cascade in the mitochondrial intermembrane space mediates hydrogen peroxide signaling[J]. Proc Natl Acad Sci USA, 2015, 112(42): 5679-5688.

[40] RECZEK C R, CHANDEL N S. ROS-dependent signal transduction[J]. Curr Opin Cell Biol, 2015, 33: 8-13.

[41] HOU T, WANG X, MA Q, et al. Mitochondrial flashes: new insights into mitochondrial ROS signalling and beyond[J]. J Physiol, 2014, 592(17): 3703-3713.

[42] FANG E F, SCHEIBYE-KNUDSEN M, CHUA K F, et al. Nuclear DNA damage signalling to mitochondria in ageing[J]. Nat Rev Mol Cell Biol, 2016, 17(5): 308-321.

[43] SHIN J, MOHRIN M, CHEN D. Reversing stem cell aging[J]. Oncotarget, 2015, 6(17): 14723-14724.

[44] CAMPISI J, ROBERT L. Cell senescence: role in aging and age-related diseases[J]. Interdiscip Top Gerontol, 2014, 39: 45-61.

[45] WANG Y, HEKIMI S. Mitochondrial dysfunction and longevity in animals: Untangling the knot[J]. Science, 2015, 350(6265): 1204-1207.

[46] BHOLA P D, LETAI A. Mitochondria-judges and executioners of cell death sentences[J]. Mol Cell, 2016, 61(5): 695-704.

[47] MIN-WEN J C, JUN-HAO E T, SHYH-CHANG N. Stem cell mitochondria during aging[J]. Semin Cell Dev Biol, 2016, 52: 110-118.

[48] RIMESSI A, PREVIATI M, NIGRO F, et al. Mitochondrial reactive oxygen species and inflammation: Molecular mechanisms, diseases and promising therapies[J]. Int J Biochem Cell Biol, 2016, 81(Pt B): 281-293.

[49] MURAKAMI T, OCKINGER J, YU J, et al. Critical role for calcium mobilization in activation of the NLRP3 inflammasome[J]. Proc Natl Acad Sci USA, 2012, 109(28): 11282-11287.

[50] ROTTENBERG H, WU S. Mitochondrial dysfunction in lymphocytes from old mice: enhanced activation of the permeability transition[J]. Biochem Biophys Res Commun, 1997, 240(1): 68-74.

[51] GOODELL S, CORTOPASSI G. Analysis of oxygen consumption and mitochondrial permeability with age in mice[J]. Mech Ageing Dev, 1998, 101(3): 245-256.

[52] MATHER M, ROTTENBERG H. Aging enhances the activation of the permeability transition pore in mitochondria[J]. Biochem Biophys Res Commun, 2000, 273(2): 603-608.

[53] HOFER T, SERVAIS S, SEO A Y, et al. Bioenergetics and permeability transition pore opening in heart subsarcolemmal and interfibrillar mitochondria: effects of aging and lifelong calorie restriction[J]. Mech Ageing Dev, 2009, 130(5): 297-307.

[54] FERNANDEZ-SANZ C, RUIZ-MEANA M, CASTELLANO J, et al. Altered F_1F_0-ATP synthase and susceptibility to mitochondrial permeability transition pore during ischaemia and reperfusion in aging cardiomyocytes[J]. Thromb Haemost, 2015, 113(3): 441-451.

[55] SHUM L C, WHITE N S, NADTOCHIY S M, et al. Cyclophilin D knock-out mice show

[55] enhanced resistance to osteoporosis and to metabolic changes observed in aging bone[J]. PLoS One, 2016, 11(5): e0155709.

[56] PICARD M, RITCHIE D, WRIGHT K J, et al. Mitochondrial functional impairment with aging is exaggerated in isolated mitochondria compared to permeabilized myofibers[J]. Aging Cell, 2010, 9(6): 1032-1046.

[57] GOUSPILLOU G, SGARIOTO N, KAPCHINSKY S, et al. Increased sensitivity to mitochondrial permeability transition and myonuclear translocation of endonuclease G in atrophied muscle of physically active older humans[J]. Faseb j, 2014, 28(4): 1621-1633.

[58] LORES-ARNAIZ S, LOMBARDI P, KARADAYIAN A G, et al. Brain cortex mitochondrial bioenergetics in synaptosomes and non-synaptic mitochondria during aging[J]. Neurochem Res, 2016, 41(1-2): 353-363.

[59] KRESTININA O, AZARASHVILI T, BABURINA Y, et al. In aging, the vulnerability of rat brain mitochondria is enhanced due to reduced level of 2′, 3′-cyclic nucleotide-3′-phosphodiesterase (CNP) and subsequently increased permeability transition in brain mitochondria in old animals[J]. Neurochem Int, 2015, 80: 41-50.

[60] FERNANDEZ-SANZ C, RUIZ-MEANA M, CASTELLANO J, et al. Altered F_1F_0-ATP synthase and susceptibility to mitochondrial permeability transition pore during ischaemia and reperfusion in aging cardiomyocytes[J]. Thromb Haemost, 2015, 113(3): 441-451.

[61] ESCOBALES N, NUÑEZ R E, JANG S, et al. Mitochondria-targeted ROS scavenger improves post-ischemic recovery of cardiac function and attenuates mitochondrial abnormalities in aged rats[J]. J Mol Cell Cardiol, 2014, 77: 136-146.

[62] PICARD M, RITCHIE D, THOMAS M M, et al. Alterations in intrinsic mitochondrial function with aging are fiber type-specific and do not explain differential atrophy between muscles [J]. Aging Cell, 2011, 10(6): 1047-1055.

[63] LIU L, ZHU J, BRINK P R, et al. Age-associated differences in the inhibition of mitochondrial permeability transition pore opening by cyclosporine A[J]. Acta Anaesthesiol Scand, 2011, 55(5): 622-630.

[64] SHEN E Z, SONG C Q, LIN Y, et al. Mitoflash frequency in early adulthood predicts lifespan in Caenorhabditis elegans[J]. Nature, 2014, 508(7494): 128-132.

[65] NOVGORODOV S A, GUDZ T I, MILGROM Y M, et al. The permeability transition in heart mitochondria is regulated synergistically by ADP and cyclosporin A[J]. J Biol Chem, 1992, 267(23): 16274-16282.

[66] WANG W F H, GROOM L, CHENG A, et al. Superoxide flashes in single mitochondria[J]. Cell Calcium, 2008, 134, 279-290.

[67] SCHWARZLANDER M W S, ERMAKOVA YG, BELOUSOV VV, et al. The 'mito-flash' probe cpYFP does not respond to superoxide[J]. Nature, 2014, 514(7523): 12-14.

[68] SHEN EZ S C, LIN Y, ZHANG WH, et al. Mito-flash frequency in early adulthood predicts lifespan in Caenorhabditis elegans[J]. Nature, 2014, 508, 128-132.

[69] PARADIES G, PARADIES V, RUGGIERO F M, et al. Changes in the mitochondrial permeability transition pore in aging and age-associated diseases[J]. Mech Ageing Dev, 2013, 134(1-2): 1-9.

[70] ZULIAN A, SCHIAVONE M, GIORGIO V, et al. Forty years later: Mitochondria as

therapeutic targets in muscle diseases[J]. Pharmacol Res, 2016, 113(Pt A): 563-573.

[71] RIOJAS-HERNANDEZ A, BERNAL-RAMIREZ J, RODRIGUEZ-MIER D, et al. Enhanced oxidative stress sensitizes the mitochondrial permeability transition pore to opening in heart from Zucker Fa/fa rats with type 2 diabetes[J]. Life Sci, 2015, 141: 32-43.

[72] MARTIN L J. Biology of mitochondria in neurodegenerative diseases[J]. Prog Mol Biol Transl Sci, 2012, 107: 355-415.

[73] MARCIL M B K, ASCAH A, BURELLE Y. Exercise training induces respiratory substrate-specific decrease in Ca^{2+}-induced permeability transition pore opening in heart mitochondria.[J]. Am J Physiol Heart Circ Physiol, 2006, 290, 1549-1557.

[74] TOCCHI A, QUARLES E K, BASISTY N, et al. Mitochondrial dysfunction in cardiac aging [J]. Biochim Biophys Acta, 2015, 1847(11): 1424-1433.

[75] GORDAN R, FEFELOVA N, GWATHMEY J K, et al. Involvement of mitochondrial permeability transition pore (mPTP) in cardiac arrhythmias: Evidence from cyclophilin D knockout mice[J]. Cell Calcium, 2016, 60(6): 363-372.

[76] VALASANI K R, SUN Q, FANG D, et al. Identification of a small molecule cyclophilin D inhibitor for rescuing Aβ-mediated mitochondrial dysfunction[J]. ACS Med Chem Lett, 2016, 7(3): 294-299.

[77] RASHEED M Z, TABASSUM H, PARVEZ S. Mitochondrial permeability transition pore: a promising target for the treatment of Parkinson's disease[J]. Protoplasma, 2017, 254(1): 33-42.

[78] QUINTANILLA R A, TAPIA C, PÉREZ M J. Possible role of mitochondrial permeability transition pore in the pathogenesis of Huntington disease[J]. Biochem Biophys Res Commun, 2017, 483(4): 1078-1083.

[79] RASOLA A, BERNARDI P. The mitochondrial permeability transition pore and its adaptive responses in tumor cells[J]. Cell Calcium, 2014, 56(6): 437-445.

[80] ZHEN Y F, WANG G D, ZHU L Q, et al. P53 dependent mitochondrial permeability transition pore opening is required for dexamethasone-induced death of osteoblasts[J]. J Cell Physiol, 2014, 229(10): 1475-1483.

[81] BERNARDI P, DI LISA F. The mitochondrial permeability transition pore: molecular nature and role as a target in cardioprotection[J]. J Mol Cell Cardiol, 2015, 78: 100-106.

[82] PETROSILLO G, MORO N, PARADIES V, et al. Increased susceptibility to Ca^{2+}-induced permeability transition and to cytochrome c release in rat heart mitochondria with aging: effect of melatonin[J]. J Pineal Res, 2010, 48(4): 340-346.

[83] POTTECHER J, KINDO M, CHAMARAUX-TRAN T N, et al. Skeletal muscle ischemia-reperfusion injury and cyclosporine A in the aging rat[J]. Fundam Clin Pharmacol, 2016, 30(3): 216-225.

[84] BOCHATON T, CROLA-DA-SILVA C, PILLOT B, et al. Inhibition of myocardial reperfusion injury by ischemic postconditioning requires sirtuin 3-mediated deacetylation of cyclophilin D[J]. J Mol Cell Cardiol, 2015, 84: 61-69.

[85] ZHU J, REBECCHI M J, GLASS P S, et al. Interactions of GSK-3beta with mitochondrial permeability transition pore modulators during preconditioning: age-associated differences[J]. J Gerontol A Biol Sci Med Sci, 2013, 68(4): 395-403.

[86] SERRANO-POZO A, FROSCH M P, MASLIAH E, et al. Neuropathological alterations in

Alzheimer disease[J]. Cold Spring Harb Perspect Med, 2011, 1(1): a006189.

[87] IRVINE G B, EL-AGNAF O M, SHANKAR G M, et al. Protein aggregation in the brain: the molecular basis for Alzheimer's and Parkinson's diseases[J]. Mol Med, 2008, 14(7-8): 451-464.

[88] MOHANDAS E, RAJMOHAN V, RAGHUNATH B. Neurobiology of Alzheimer's disease [J]. Indian J Psychiatry, 2009, 51(1): 55-61.

[89] GUO C, SUN L, CHEN X, et al. Oxidative stress, mitochondrial damage and neurodegenerative diseases[J]. Neural Regen Res, 2013, 8(21): 2003-2014.

[90] DU H, GUO L, FANG F, et al. Cyclophilin D deficiency attenuates mitochondrial and neuronal perturbation and ameliorates learning and memory in Alzheimer's disease[J]. Nat Med, 2008, 14(10): 1097-1105.

[91] YAO J, DU H, YAN S, et al. Inhibition of amyloid-beta (Abeta) peptide-binding alcohol dehydrogenase – Abeta interaction reduces Abeta accumulation and improves mitochondrial function in a mouse model of Alzheimer's disease[J]. J Neurosci, 2011, 31(6): 2313-2320.

[92] PICONE P, NUZZO D, CARUANA L, et al. Mitochondrial dysfunction: different routes to Alzheimer's disease therapy[J]. Oxid Med Cell Longev, 2014, 2014: 780179.

[93] HANSSON PETERSEN C A, ALIKHANI N, BEHBAHANI H, et al. The amyloid beta-peptide is imported into mitochondria via the TOM import machinery and localized to mitochondrial cristae[J]. Proc Natl Acad Sci USA, 2008, 105(35): 13145-13150.

[94] TILLEMENT L, LECANU L, YAO W, et al. The spirostenol (22R, 25R)-20alpha-spirost-5-en-3beta-yl hexanoate blocks mitochondrial uptake of Abeta in neuronal cells and prevents Abeta-induced impairment of mitochondrial function[J]. Steroids, 2006, 71(8): 725-735.

[95] WALLS K C, COSKUN P, GALLEGOS-PEREZ J L, et al. Swedish Alzheimer mutation induces mitochondrial dysfunction mediated by HSP60 mislocalization of amyloid precursor protein (APP) and beta-amyloid[J]. J Biol Chem, 2012, 287(36): 30317-30327.

[96] RAO V K, CARLSON E A, YAN S S. Mitochondrial permeability transition pore is a potential drug target for neurodegeneration[J]. Biochim Biophys Acta, 2014, 1842(8): 1267-1272.

[97] DU H, YAN S S. Mitochondrial permeability transition pore in Alzheimer's disease: cyclophilin D and amyloid beta[J]. Biochim Biophys Acta, 2010, 1802(1): 198-204.

[98] DU H, YAN S S. Mitochondrial medicine for neurodegenerative diseases[J]. Int J Biochem Cell Biol, 2010, 42(5): 560-572.

[99] SORCE S, STOCKER R, SEREDENINA T, et al. NADPH oxidases as drug targets and biomarkers in neurodegenerative diseases: What is the evidence? [J]. Free Radic Biol Med, 2017, 112: 387-396.

[100] LUSTBADER J W, CIRILLI M, LIN C, et al. ABAD directly links Abeta to mitochondrial toxicity in Alzheimer's disease[J]. SCIENCE, 2004, 304(5669): 448-452.

[101] TAKUMA K, YAO J, HUANG J, et al. ABAD enhances Abeta-induced cell stress via mitochondrial dysfunction[J]. Faseb j, 2005, 19(6): 597-598.

[102] CHEN J X, YAN S D. Amyloid-beta-induced mitochondrial dysfunction[J]. J Alzheimers Dis, 2007, 12(2): 177-184.

[103] REN Y, XU H W, DAVEY F, et al. Endophilin I expression is increased in the brains of Alzheimer disease patients[J]. J Biol Chem, 2008, 283(9): 5685-5691.

[104] RAMJAUN A R, ANGERS A, LEGENDRE-GUILLEMIN V, et al. Endophilin regulates JNK activation through its interaction with the germinal center kinase-like kinase[J]. J Biol Chem, 2001, 276(31): 28913-28919.

[105] RHEIN V, BAYSANG G, RAO S, et al. Amyloid-beta leads to impaired cellular respiration, energy production and mitochondrial electron chain complex activities in human neuroblastoma cells[J]. Cell Mol Neurobiol, 2009, 29(6-7): 1063-1071.

[106] BOBBA A, AMADORO G, VALENTI D, et al. Mitochondrial respiratory chain complexes I and IV are impaired by beta-amyloid via direct interaction and through complex I-dependent ROS production, respectively[J]. Mitochondrion, 2013, 13(4): 298-311.

[107] DU F, YU Q, YAN S, et al. PINK1 signalling rescues amyloid pathology and mitochondrial dysfunction in Alzheimer's disease[J]. Brain, 2017, 140(12): 3233-3251.

[108] YU Q, DU F, DOUGLAS J T, et al. Mitochondrial dysfunction triggers synaptic deficits via activation of p38 MAP kinase signaling in differentiated Alzheimer's disease trans-mitochondrial cybrid cells[J]. J Alzheimers Dis, 2017, 59(1): 223-239.

[109] YASUNO F, KOSAKA J, OTA M, et al. Increased binding of peripheral benzodiazepine receptor in mild cognitive impairment-dementia converters measured by positron emission tomography with[^{11}C]DAA1106[J]. Psychiatry Res, 2012, 203(1): 67-74.

[110] KUMAR A, MUZIK O, SHANDAL V, et al. Evaluation of age-related changes in translocator protein (TSPO) in human brain using (11)C-[R]-PK11195 PET[J]. J Neuroinflammation, 2012, 9: 232.

[111] LIN R, ANGELIN A, DA SETTIMO F, et al. Genetic analysis of dTSPO, an outer mitochondrial membrane protein, reveals its functions in apoptosis, longevity, and Ab42-induced neurodegeneration[J]. Aging Cell, 2014, 13(3): 507-518.

[112] BERMAN S B, HASTINGS T G. Dopamine oxidation alters mitochondrial respiration and induces permeability transition in brain mitochondria: implications for Parkinson's disease[J]. J Neurochem, 1999, 73(3): 1127-1137.

[113] No Authors. A novel gene containing a trinucleotide repeat that is expanded and unstable on Huntington's disease chromosomes. The huntington's disease collaborative research group[J]. Cell, 1993, 72(6): 971-983.

[114] BRUSTOVETSKY N, BRUSTOVETSKY T, PURL K J, et al. Increased susceptibility of striatal mitochondria to calcium-induced permeability transition[J]. J Neurosci, 2003, 23(12): 4858-4867.

[115] KUMAR P, KUMAR A. Neuroprotective effect of cyclosporine and FK506 against 3-nitropropionic acid induced cognitive dysfunction and glutathione redox in rat: possible role of nitric oxide[J]. Neurosci Res, 2009, 63(4): 302-314.

[116] SHIRENDEB U, REDDY A P, MANCZAK M, et al. Abnormal mitochondrial dynamics, mitochondrial loss and mutant huntingtin oligomers in Huntington's disease: implications for selective neuronal damage[J]. Hum Mol Genet, 2011, 20(7): 1438-1455.

[117] KUDRYAVTSEVA A V, KRASNOV G S, DMITRIEV A A, et al. Mitochondrial dysfunction and oxidative stress in aging and cancer[J]. Oncotarget, 2016, 7(29): 44879-44905.

[118] GREK C L, TEW K D. Redox metabolism and malignancy[J]. Curr Opin Pharmacol, 2010, 10(4): 362-368.

[119] CAIRNS R A, HARRIS I S, MAK T W. Regulation of cancer cell metabolism[J]. Nat Rev Cancer, 2011, 11(2): 85-95.

[120] TRACHOOTHAM D, ALEXANDRE J, HUANG P. Targeting cancer cells by ROS-mediated mechanisms: a radical therapeutic approach? [J]. Nat Rev Drug Discov, 2009, 8(7): 579-591.

[121] GORRINI C, HARRIS I S, MAK T W. Modulation of oxidative stress as an anticancer strategy[J]. Nat Rev Drug Discov, 2013, 12(12): 931-947.

[122] RASOLA A, BERNARDI P. Mitochondrial permeability transition in Ca^{2+} - dependent apoptosis and necrosis[J]. Cell Calcium, 2011, 50(3): 222-233.

[123] ADDABBO F, MONTAGNANI M, GOLIGORSKY M S. Mitochondria and reactive oxygen species[J]. Hypertension, 2009, 53(6): 885-892.

[124] ZOROV D B, JUHASZOVA M, SOLLOTT S J. Mitochondrial ROS-induced ROS release: an update and review[J]. Biochim Biophys Acta, 2006, 1757(5-6): 509-517.

[125] LEANZA L, ZORATTI M, GULBINS E, et al. Mitochondrial ion channels as oncological targets[J]. Oncogene, 2014, 33(49): 5569-5581.

[126] NORMAN K G, CANTER J A, SHI M, et al. Cyclosporine A suppresses keratinocyte cell death through MPTP inhibition in a model for skin cancer in organ transplant recipients[J]. Mitochondrion, 2010, 10(2): 94-101.

[127] LEANZA L, HENRY B, SASSI N, et al. Inhibitors of mitochondrial Kv1. 3 channels induce Bax/Bak - independent death of cancer cells[J]. EMBO Mol Med, 2012, 4(7): 577-593.

[128] LEANZA L, TRENTIN L, BECKER K A, et al. Clofazimine, Psora - 4 and PAP - 1, inhibitors of the potassium channel Kv1. 3, as a new and selective therapeutic strategy in chronic lymphocytic leukemia[J]. Leukemia, 2013, 27(8): 1782-1785.

[129] DONADELLI M, DANDO I, FIORINI C, et al. UCP2, a mitochondrial protein regulated at multiple levels[J]. Cell Mol Life Sci, 2014, 71(7): 1171-1190.

[130] ROBBINS D, ZHAO Y. New aspects of mitochondrial uncoupling proteins (UCPs) and their roles in tumorigenesis[J]. Int J Mol Sci, 2011, 12(8): 5285-5293.

[131] AYYASAMY V, OWENS K M, DESOUKI M M, et al. Cellular model of warburg effect identifies tumor promoting function of UCP2 in breast cancer and its suppression by genipin[J]. PLoS One, 2011, 6(9): e24792.

[132] MAILLOUX R J, HARPER M E. Uncoupling proteins and the control of mitochondrial reactive oxygen species production[J]. Free Radic Biol Med, 2011, 51(6): 1106-1115.

[133] ZHANG L Y, WU Y L, GAO X H, et al. Mitochondrial protein cyclophilin-D-mediated programmed necrosis attributes to berberine-induced cytotoxicity in cultured prostate cancer cells [J]. Biochem Biophys Res Commun, 2014, 450(1): 697-703.

[134] RAVIV Z, COHEN S, REISCHER-PELECH D. The anti-cancer activities of jasmonates[J]. Cancer Chemother Pharmacol, 2013, 71(2): 275-285.

[135] JIANG S, ZU Y, WANG Z, et al. Involvement of mitochondrial permeability transition pore opening in 7 - xylosyl - 10 - deacetylpaclitaxel-induced apoptosis[J]. Planta Med, 2011, 77(10): 1005-1012.

[136] HAN W, LI L, QIU S, et al. Shikonin circumvents cancer drug resistance by induction of a necroptotic death[J]. Mol Cancer Ther, 2007, 6(5): 1641-1649.

[137] LENA A, RECHICHI M, SALVETTI A, et al. Drugs targeting the mitochondrial pore act

as cytotoxic and cytostatic agents in temozolomide-resistant glioma cells[J]. J Transl Med, 2009, 7: 13.

[138] QIU Y, YU T, WANG W, et al. Curcumin-induced melanoma cell death is associated with mitochondrial permeability transition pore (mPTP) opening[J]. Biochem Biophys Res Commun, 2014, 448(1): 15-21.

[139] MA X, TIAN X, HUANG X, et al. Resveratrol-induced mitochondrial dysfunction and apoptosis are associated with Ca^{2+} and mCICR-mediated MPT activation in HepG2 cells[J]. Mol Cell Biochem, 2007, 302(1-2): 99-109.

[140] LI L, HAN W, GU Y, et al. Honokiol induces a necrotic cell death through the mitochondrial permeability transition pore[J]. Cancer Res, 2007, 67(10): 4894-4903.

[141] SUH D H, KIM M K, KIM H S, et al. Mitochondrial permeability transition pore as a selective target for anti-cancer therapy[J]. Front Oncol, 2013, 3: 41.

[142] VARBIRO G, VERES B, GALLYAS F, JR., et al. Direct effect of Taxol on free radical formation and mitochondrial permeability transition[J]. Free Radic Biol Med, 2001, 31(4): 548-558.

[143] DRAYTON R M, CATTO J W. Molecular mechanisms of cisplatin resistance in bladder cancer[J]. Expert Rev Anticancer Ther, 2012, 12(2): 271-281.

[144] CHEN B, XU M, ZHANG H, et al. Cisplatin-induced non-apoptotic death of pancreatic cancer cells requires mitochondrial cyclophilin-D-p53 signaling[J]. Biochem Biophys Res Commun, 2013, 437(4): 526-531.

[145] CISCATO F, SCIACOVELLI M, VILLANO G, et al. SERPINB3 protects from oxidative damage by chemotherapeutics through inhibition of mitochondrial respiratory complex I [J]. Oncotarget, 2014, 5(9): 2418-2427.

[146] JOPE R S, JOHNSON G V. The glamour and gloom of glycogen synthase kinase-3[J]. Trends Biochem Sci, 2004, 29(2): 95-102.

[147] JOPE R S, YUSKAITIS C J, BEUREL E. Glycogen synthase kinase-3 (GSK3): inflammation, diseases, and therapeutics[J]. Neurochem Res, 2007, 32(4-5): 577-595.

[148] CHIARA F, RASOLA A. GSK-3 and mitochondria in cancer cells[J]. Front Oncol, 2013, 3: 16.

[149] MIURA T, MIKI T. GSK-3beta, a therapeutic target for cardiomyocyte protection[J]. Circ J, 2009, 73(7): 1184-1192.

[150] PETIT-PAITEL A, BRAU F, CAZARETH J, et al. Involvement of cytosolic and mitochondrial GSK-3beta in mitochondrial dysfunction and neuronal cell death of MPTP/MPP-treated neurons[J]. PLoS One, 2009, 4(5): e5491.

[151] RASOLA A, SCIACOVELLI M, CHIARA F, et al. Activation of mitochondrial ERK protects cancer cells from death through inhibition of the permeability transition[J]. Proc Natl Acad Sci USA, 2010, 107(2): 726-731.

[152] TRABA J, DEL ARCO A, DUCHEN M R, et al. SCaMC-1 promotes cancer cell survival by desensitizing mitochondrial permeability transition via ATP/ADP-mediated matrix Ca^{2+} buffering[J]. Cell Death Differ, 2012, 19(4): 650-660.

[153] DHILLON A S, HAGAN S, RATH O, et al. MAP kinase signalling pathways in cancer[J]. Oncogene, 2007, 26(22): 3279-3290.

[154] MASGRAS I, RASOLA A, BERNARDI P. Induction of the permeability transition pore in cells depleted of mitochondrial DNA[J]. Biochim Biophys Acta, 2012, 1817(10): 1860-1866.

[155] BUCHNER E. Cell-free fermentation[J]. Nobel Lecture, 1907, 9: 103-120.

[156] HARDEN A. The function of phosphate in alcoholic fermentation[J]. Nobel Lecture, 1930, 125, 277-279.

[157] EULER-CHELPIN H V. Fermentation of sugars and fermentative enzymes[J]. Nobel Lecture, 1930, 125: 277-279.

[158] WALLACE D C. Mitochondria and cancer[J]. Nat Rev Cancer, 2012, 12(10): 685-698.

[159] CANTO C, MENZIES K J, AUWERX J. NAD^+ Metabolism and the Control of Energy Homeostasis: A Balancing Act between Mitochondria and the Nucleus[J]. Cell Metab, 2015, 22(1): 31-53.

[160] BELENKY P, RACETTE F G, BOGAN K L, et al. Nicotinamide riboside promotes Sir2 silencing and extends lifespan via Nrk and Urh1/Pnp1/Meu1 pathways to NAD^+[J]. Cell, 2007, 129(3): 473-484.

[161] YANG H, YANG T, BAUR J A, et al. Nutrient-sensitive mitochondrial NAD^+ levels dictate cell survival[J]. Cell, 2007, 130(6): 1095-1107.

[162] CANTO C, GERHART-HINES Z, FEIGE J N, et al. AMPK regulates energy expenditure by modulating NAD^+ metabolism and SIRT1 activity[J]. Nature, 2009, 458(7241): 1056-1060.

[163] DE GUIA R M, AGERHOLM M, NIELSEN T S, et al. Aerobic and resistance exercise training reverses age-dependent decline in NAD^+ salvage capacity in human skeletal muscle[J]. Physiol Rep, 2019, 7(12): e14139.

[164] MITCHELL S J, MADRIGAL-MATUTE J, SCHEIBYE-KNUDSEN M, et al. Effects of Sex, Strain, and Energy Intake on Hallmarks of Aging in Mice[J]. Cell Metab, 2016, 23(6): 1093-1112.

[165] UDDIN G M, YOUNGSON N A, SINCLAIR D A, et al. Head to head comparison of short-term treatment with the NAD^+ precursor nicotinamide mononucleotide (NMN) and 6 weeks of exercise in obese female mice[J]. Front Pharmacol, 2016, 7: 258.

[166] VERDIN E. NAD^+ in aging, metabolism, and neurodegeneration[J]. Science, 2015, 350(6265): 1208-1213.

[167] NAKAGAWA T, GUARENTE L. Sirtuins at a glance[J]. J Cell Sci, 2011, 124(Pt 6): 833-838.

[168] RAMSEY K M, MILLS K F, SATOH A, et al. Age-associated loss of Sirt1-mediated enhancement of glucose-stimulated insulin secretion in beta cell-specific Sirt1-overexpressing (BESTO) mice[J]. Aging Cell, 2008, 7(1): 78-88.

[169] FANG E F, SCHEIBYE-KNUDSEN M, BRACE L E, et al. Defective mitophagy in XPA via PARP-1 hyperactivation and NAD^+/SIRT1 reduction[J]. Cell, 2014, 157(4): 882-896.

[170] ROULEAU M, PATEL A, HENDZEL M J, et al. PARP inhibition: PARP1 and beyond[J]. Nat Rev Cancer, 2010, 10(4): 293-301.

[171] AKSOY P, WHITE T A, THOMPSON M, et al. Regulation of intracellular levels of NAD: a novel role for CD38[J]. Biochem Biophys Res Commun, 2006, 345(4): 1386-1392.

[172] ADEBANJO O A, ANANDATHEERTHAVARADA H K, KOVAL A P, et al. A new function for CD38/ADP-ribosyl cyclase in nuclear Ca^{2+} homeostasis[J]. Nat Cell Biol, 1999, 1(7): 409-414.

[173] ESCANDE C, NIN V, PRICE N L, et al. Flavonoid apigenin is an inhibitor of the NAD^+ ase CD38: implications for cellular NAD^+ metabolism, protein acetylation, and treatment of metabolic syndrome[J]. Diabetes, 2013, 62(4): 1084–1093.

[174] BAI P, CANTO C, OUDART H, et al. PARP–1 inhibition increases mitochondrial metabolism through SIRT1 activation[J]. Cell Metab, 2011, 13(4): 461–468.

[175] BAI P, CANTO C, BRUNYANSZKI A, et al. PARP–2 regulates SIRT1 expression and whole–body energy expenditure[J]. Cell Metab, 2011, 13(4): 450–460.

[176] FANG E F, KASSAHUN H, CROTEAU D L, et al. NAD^+ Replenishment Improves Lifespan and Healthspan in Ataxia Telangiectasia Models via Mitophagy and DNA Repair[J]. Cell Metab, 2016, 24(4): 566–581.

[177] BLACHER E, DADALI T, BESPALKO A, et al. Alzheimer's disease pathology is attenuated in a CD38–deficient mouse model[J]. Ann Neurol, 2015, 78(1): 88–103.

[178] BARBOSA M T, SOARES S M, NOVAK C M, et al. The enzyme CD38 (a NAD glycohydrolase, EC 3.2.2.5) is necessary for the development of diet-induced obesity[J]. Faseb j, 2007, 21(13): 3629–3639.

[179] CAMACHO-PEREIRA J, TARRAGO M G, CHINI C C S, et al. CD38 Dictates age-related NAD decline and mitochondrial dysfunction through an SIRT3–dependent mechanism[J]. Cell Metab, 2016, 23(6): 1127–1139.

[180] MASSUDI H, GRANT R, BRAIDY N, et al. Age-associated changes in oxidative stress and NAD^+ metabolism in human tissue[J]. PLoS One, 2012, 7(7): e42357.

[181] ZHU X H, LU M, LEE B Y, et al. In vivo NAD assay reveals the intracellular NAD contents and redox state in healthy human brain and their age dependences[J]. Proc Natl Acad Sci USA, 2015, 112(9): 2876–2881.

[182] ZHANG H, RYU D, WU Y, et al. NAD^+ repletion improves mitochondrial and stem cell function and enhances life span in mice[J]. Science, 2016, 352(6292): 1436–1443.

[183] FANG E F, LAUTRUP S, HOU Y, et al. NAD^+ in aging: molecular mechanisms and translational implications[J]. Trends Mol Med, 2017, 23(10): 899–916.

[184] BALAN V, MILLER G S, KAPLUN L, et al. Life span extension and neuronal cell protection by Drosophila nicotinamidase[J]. J Biol Chem, 2008, 283(41): 27810–27819.

[185] MOUCHIROUD L, HOUTKOOPER R H, MOULLAN N, et al. The NAD^+/Sirtuin Pathway Modulates Longevity through Activation of Mitochondrial UPR and FOXO Signaling [J]. Cell, 2013, 154(2): 430–441.

[186] YOSHINO J, MILLS K F, YOON M J, et al. Nicotinamide mononucleotide, a key NAD^+ intermediate, treats the pathophysiology of diet– and age-induced diabetes in mice[J]. Cell Metab, 2011, 14(4): 528–536.

[187] DI LISA F, MENABO R, CANTON M, et al. Opening of the mitochondrial permeability transition pore causes depletion of mitochondrial and cytosolic NAD^+ and is a causative event in the death of myocytes in postischemic reperfusion of the heart[J]. J Biol Chem, 2001, 276(4): 2571–2575.

[188] SCHRIEWER J M, PEEK C B, BASS J, et al. ROS-mediated PARP activity undermines mitochondrial function after permeability transition pore opening during myocardial ischemia-reperfusion[J]. J Am Heart Assoc, 2013, 2(2): e000159.

[189] KAHRAMAN S, SIEGEL A, POLSTER B M, et al. Permeability transition pore-dependent and PARP – mediated depletion of neuronal pyridine nucleotides during anoxia and glucose deprivation[J]. J Bioenerg Biomembr, 2015, 47(1－2): 53－61.

[190] LEE C U, SONG E K, YOO C H, et al. Lipopolysaccharide induces CD38 expression and solubilization in J774 macrophage cells[J]. Mol Cells, 2012, 34(6): 573－576.

[191] ANDREYEV A Y, KUSHNAREVA Y E, MURPHY A N, et al. Mitochondrial ROS metabolism: 10 years later[J]. Biochemistry (Mosc), 2015, 80(5): 517－531.

[192] DI LISA F, KALUDERCIC N, CARPI A, et al. Mitochondrial pathways for ROS formation and myocardial injury: the relevance of p66^{Shc} and monoamine oxidase[J]. Basic Res Cardiol, 2009, 104(2): 131－139.

[193] MAUREL A, HERNANDEZ C, KUNDUZOVA O, et al. Age-dependent increase in hydrogen peroxide production by cardiac monoamine oxidase A in rats[J]. Am J Physiol Heart Circ Physiol, 2003, 284(4): 1460－1467.

[194] BIENERT G P, CHAUMONT F. Aquaporin-facilitated transmembrane diffusion of hydrogen peroxide[J]. Biochim Biophys Acta, 2014, 1840(5): 1596－1604.

[195] MARCHISSIO M J, FRANCES D E, CARNOVALE C E, et al. Mitochondrial aquaporin－8 knockdown in human hepatoma HepG2 cells causes ROS-induced mitochondrial depolarization and loss of viability[J]. Toxicol Appl Pharmacol, 2012, 264(2): 246－254.

[196] ZHAO Y, WANG Z B, XU J X. Effect of cytochrome c on the generation and elimination of O_2^- and H_2O_2 in mitochondria[J]. J Biol Chem, 2003, 278(4): 2356－2360.

[197] SHOSHAN-BARMATZ V, DE PINTO V, ZWECKSTETTER M, et al. VDAC, a multi-functional mitochondrial protein regulating cell life and death[J]. Mol Aspects Med, 2010, 31(3): 227－285.

[198] TOMASELLO F, MESSINA A, LARTIGUE L, et al. Outer membrane VDAC1 controls permeability transition of the inner mitochondrial membrane in cellulo during stress-induced apoptosis[J]. Cell Res, 2009, 19(12): 1363－1376.

[199] TAKEYAMA N, MATSUO N, TANAKA T. Oxidative damage to mitochondria is mediated by the Ca^{2+}－dependent inner-membrane permeability transition[J]. Biochem J, 1993, 294 (Pt 3): 719－725.

[200] DAN DUNN J, ALVAREZ L A, ZHANG X, et al. Reactive oxygen species and mitochondria: A nexus of cellular homeostasis[J]. Redox Biol, 2015, 6: 472－485.

[201] TAJEDDINE N. How do reactive oxygen species and calcium trigger mitochondrial membrane permeabilisation? [J]. Biochim Biophys Acta, 2016, 1860(6): 1079－1088.

[202] PETROSILLO G, CASANOVA G, MATERA M, et al. Interaction of peroxidized cardiolipin with rat－heart mitochondrial membranes: induction of permeability transition and cytochrome c release[J]. FEBS Lett, 2006, 580(27): 6311－6316.

[203] PAMPLONA R. Membrane phospholipids, lipoxidative damage and molecular integrity: a causal role in aging and longevity[J]. Biochim Biophys Acta, 2008, 1777(10): 1249－1262.

[204] CHERNYAK B V, BERNARDI P. The mitochondrial permeability transition pore is modulated by oxidative agents through both pyridine nucleotides and glutathione at two separate sites[J]. Eur J Biochem, 1996, 238(3): 623－630.

[205] HURST S, HOEK J, SHEU S S. Mitochondrial Ca^{2+} and regulation of the permeability

transition pore[J]. J Bioenerg Biomembr, 2017, 49(1): 27-47.

[206] TSAI H, HEWITT C W, BUCHHOLZ J N, et al. Intracellular calcium buffering declines in aging adrenergic nerves[J]. Neurobiol Aging, 1997, 18(2): 229-233.

[207] FERNANDEZ-SANZ C, RUIZ-MEANA M, MIRO-CASAS E, et al. Defective sarcoplasmic reticulum-mitochondria calcium exchange in aged mouse myocardium[J]. Cell Death Dis, 2014, 5: e1573.

[208] GANT J C, CHEN K C, KADISH I, et al. Reversal of Aging-Related Neuronal Ca^{2+} Dysregulation and Cognitive Impairment by Delivery of a Transgene Encoding FK506-Binding Protein 12.6/1b to the Hippocampus[J]. J Neurosci, 2015, 35(30): 10878-10887.

[209] ANDERSSON D C, BETZENHAUSER M J, REIKEN S, et al. Ryanodine receptor oxidation causes intracellular calcium leak and muscle weakness in aging[J]. Cell Metab, 2011, 14(2): 196-207.

[210] CALVO-RODRIGUEZ M, GARCIA-DURILLO M, VILLALOBOS C, et al. In vitro aging promotes endoplasmic reticulum (ER)-mitochondria Ca^{2+} cross talk and loss of store-operated Ca^{2+} entry (SOCE) in rat hippocampal neurons[J]. Biochim Biophys Acta, 2016, 1863(11): 2637-2649.

[211] VAZ C V, MARQUES R, MAIA C J, et al. Aging-associated changes in oxidative stress, cell proliferation, and apoptosis are prevented in the prostate of transgenic rats overexpressing regucalcin[J]. Transl Res, 2015, 166(6): 693-705.

[212] ANTONY A N, PAILLARD M, MOFFAT C, et al. MICU1 regulation of mitochondrial Ca^{2+} uptake dictates survival and tissue regeneration[J]. Nat Commun, 2016, 7: 10955.

[213] CHAUDHURI D, ARTIGA D J, ABIRIA S A, et al. Mitochondrial calcium uniporter regulator 1 (MCUR1) regulates the calcium threshold for the mitochondrial permeability transition[J]. Proc Natl Acad Sci USA, 2016, 113(13): E1872-1880.

[214] DONG Z, SHANMUGHAPRIYA S, TOMAR D, et al. Mitochondrial Ca^{2+} uniporter is a mitochondrial luminal redox sensor that augments MCU channel activity[J]. Mol Cell, 2017, 65(6): 1014-1028. e1017.

[215] TOESCU E C, VREUGDENHIL M. Calcium and normal brain ageing[J]. Cell Calcium, 2010, 47(2): 158-164.

[216] PANDYA J D, GRONDIN R, YONUTAS H M, et al. Decreased mitochondrial bioenergetics and calcium buffering capacity in the basal ganglia correlates with motor deficits in a nonhuman primate model of aging[J]. Neurobiol Aging, 2015, 36(5): 1903-1913.

[217] BERNARDI P. Modulation of the mitochondrial cyclosporin A-sensitive permeability transition pore by the proton electrochemical gradient. Evidence that the pore can be opened by membrane depolarization[J]. J Biol Chem, 1992, 267(13): 8834-8839.

[218] SUGRUE M M, TATTON W G. Mitochondrial membrane potential in aging cells[J]. Biol Signals Recept, 2001, 10(3-4): 176-188.

[219] RUNAS K A, MALMSTADT N. Low levels of lipid oxidation radically increase the passive permeability of lipid bilayers[J]. Soft Matter, 2015, 11(3): 499-505.

[220] DOCZI J, TOROCSIK B, ECHANIZ-LAGUNA A, et al. Alterations in voltage-sensing of the mitochondrial permeability transition pore in ANT1-deficient cells[J]. Sci Rep, 2016, 6: 26700.

[221] KLUMPE I, SAVVATIS K, WESTERMANN D, et al. Transgenic overexpression of adenine nucleotide translocase 1 protects ischemic hearts against oxidative stress[J]. J Mol Med (Berl), 2016, 94(6): 645-653.

[222] ROTTENBERG H, MARBACH M. Regulation of Ca^{2+} transport in brain mitochondria. II. The mechanism of the adenine nucleotides enhancement of Ca^{2+} uptake and retention[J]. Biochim Biophys Acta, 1990, 1016(1): 87-98.

[223] LE BRAS M, CLEMENT M V, PERVAIZ S, et al. Reactive oxygen species and the mitochondrial signaling pathway of cell death[J]. Histol Histopathol, 2005, 20(1): 205-219.

[224] PETRONILLI V, COSTANTINI P, SCORRANO L, et al. The voltage sensor of the mitochondrial permeability transition pore is tuned by the oxidation-reduction state of vicinal thiols. Increase of the gating potential by oxidants and its reversal by reducing agents[J]. J Biol Chem, 1994, 269(24): 16638-16642.

[225] AMARA C E, SHANKLAND E G, JUBRIAS S A, et al. Mild mitochondrial uncoupling impacts cellular aging in human muscles in vivo[J]. Proc Natl Acad Sci USA, 2007, 104(3): 1057-1062.

[226] SKULACHEV V P. Uncoupling: new approaches to an old problem of bioenergetics[J]. Biochim Biophys Acta, 1998, 1363(2): 100-124.

[227] MICELI M V, JIANG J C, TIWARI A, et al. Loss of mitochondrial membrane potential triggers the retrograde response extending yeast replicative lifespan[J]. Front Genet, 2011, 2: 102.

[228] GROEBE K, KRAUSE F, KUNSTMANN B, et al. Differential proteomic profiling of mitochondria from Podospora anserina, rat and human reveals distinct patterns of age-related oxidative changes[J]. Exp Gerontol, 2007, 42(9): 887-898.

[229] BASSO E, PETRONILLI V, FORTE M A, et al. Phosphate is essential for inhibition of the mitochondrial permeability transition pore by cyclosporin A and by cyclophilin D ablation[J]. J Biol Chem, 2008, 283(39): 26307-26311.

[230] LAM C K, ZHAO W, LIU G S, et al. HAX-1 regulates cyclophilin-D levels and mitochondria permeability transition pore in the heart[J]. Proc Natl Acad Sci USA, 2015, 112(47): 6466-6475.

[231] GAUBA E, GUO L, DU H. Cyclophilin D promotes brain mitochondrial F_1F_0-ATP synthase dysfunction in aging mice[J]. J Alzheimers Dis, 2017, 55(4): 1351-1362.

[232] ELROD J W, MOLKENTIN J D. Physiologic functions of cyclophilin D and the mitochondrial permeability transition pore[J]. Circ J, 2013, 77(5): 1111-1122.

[233] LEBEDEV I, NEMAJEROVA A, FODA Z H, et al. A novel in vitro CypD-mediated p53 aggregation assay suggests a model for mitochondrial permeability transition by chaperone systems[J]. J Mol Biol, 2016, 428(20): 4154-4167.

[234] VASEVA A V, MARCHENKO N D, JI K, et al. p53 opens the mitochondrial permeability transition pore to trigger necrosis[J]. Cell, 2012, 149(7): 1536-1548.

[235] PRIAMI C, DE MICHELE G, COTELLI F, et al. Modelling the p53/p66[Shc] Aging Pathway in the Shortest Living Vertebrate Nothobranchius Furzeri[J]. Aging Dis, 2015, 6(2): 95-108.

[236] HAFNER A V, DAI J, GOMES A P, et al. Regulation of the mPTP by SIRT3-mediated deacetylation of CypD at lysine 166 suppresses age-related cardiac hypertrophy[J]. Aging (Albany NY), 2010, 2(12): 914-923.

[237] KWON Y, KIM J, LEE C Y, et al. Expression of SIRT1 and SIRT3 varies according to age in mice[J]. Anat Cell Biol, 2015, 48(1): 54-61.

[238] BROWN K, XIE S, QIU X, et al. SIRT3 reverses aging-associated degeneration[J]. Cell Rep, 2013, 3(2): 319-327.

[239] KINCAID B, BOSSY-WETZEL E. Forever young: SIRT3 a shield against mitochondrial meltdown, aging, and neurodegeneration[J]. Front Aging Neurosci, 2013, 5: 48.

[240] FOLDA A, CITTA A, SCALCON V, et al. Mitochondrial thioredoxin system as a modulator of cyclophilin D redox state[J]. Sci Rep, 2016, 6: 23071.

[241] NGUYEN T T, STEVENS M V, KOHR M, et al. Cysteine 203 of cyclophilin D is critical for cyclophilin D activation of the mitochondrial permeability transition pore[J]. J Biol Chem, 2011, 286(46): 40184-40192.

[242] CROMPTON M, VIRJI S, WARD J M. Cyclophilin-D binds strongly to complexes of the voltage-dependent anion channel and the adenine nucleotide translocase to form the permeability transition pore[J]. Eur J Biochem, 1998, 258(2): 729-735.

[243] WOODFIELD K, RUCK A, BRDICZKA D, et al. Direct demonstration of a specific interaction between cyclophilin-D and the adenine nucleotide translocase confirms their role in the mitochondrial permeability transition[J]. Biochem J, 1998, 336 (Pt 2): 287-290.

[244] CROMPTON M, ELLINGER H, COSTI A. Inhibition by cyclosporin A of a Ca^{2+}-dependent pore in heart mitochondria activated by inorganic phosphate and oxidative stress[J]. Biochem J, 1988, 255(1): 357-360.

[245] BAMBRICK L L, CHANDRASEKARAN K, MEHRABIAN Z, et al. Cyclosporin A increases mitochondrial calcium uptake capacity in cortical astrocytes but not cerebellar granule neurons[J]. J Bioenerg Biomembr, 2006, 38(1): 43-47.

[246] JONAS E A, PORTER G A, ALAVIAN K N. Bcl-xL in neuroprotection and plasticity[J]. Front Physiol, 2014, 5: 355.

[247] BABURINA Y, AZARASHVILI T, GRACHEV D, et al. Mitochondrial 2′, 3′-cyclic nucleotide 3′-phosphodiesterase (CNP) interacts with mPTP modulators and functional complexes (I-V) coupled with release of apoptotic factors[J]. Neurochem Int, 2015, 90: 46-55.

[248] HOU Y, GHOSH P, WAN R, et al. Permeability transition pore-mediated mitochondrial superoxide flashes mediate an early inhibitory effect of amyloid beta-42 on neural progenitor cell proliferation[J]. Neurobiol Aging, 2014, 35(5): 975-989.

[249] WANG W, FANG H, GROOM L, et al. Superoxide flashes in single mitochondria[J]. Cell, 2008, 134(2): 279-290.

[250] GAINUTDINOV T, MOLKENTIN J D, SIEMEN D, et al. Knockout of cyclophilin D in ppif (-)/(-) mice increases stability of brain mitochondria against Ca^{2+} stress[J]. Arch Biochem Biophys, 2015, 579: 40-46.

[251] HOM J R, QUINTANILLA R A, HOFFMAN D L, et al. The permeability transition pore controls cardiac mitochondrial maturation and myocyte differentiation[J]. Dev Cell, 2011, 21(3): 469-478.

[252] BERNARDI P, VON STOCKUM S. The permeability transition pore as a Ca^{2+} release channel: new answers to an old question[J]. Cell Calcium, 2012, 52(1): 22-27.

[253] BEUTNER G, RUCK A, RIEDE B, et al. Complexes between porin, hexokinase,

mitochondrial creatine kinase and adenylate translocator display properties of the permeability transition pore. Implication for regulation of permeability transition by the kinases[J]. Biochim Biophys Acta, 1998, 1368(1): 7 – 18.

[254] MNATSAKANYAN N, BEUTNER G, PORTER G A, et al. Physiological roles of the mitochondrial permeability transition pore[J]. J Bioenerg Biomembr, 2017, 49(1): 13 – 25.

[255] JENSEN W A, ARMSTRONG J M, DE GIORGIO J, et al. Stability studies on pig heart mitochondrial malate dehydrogenase: the effect of salts and amino acids[J]. Biochim Biophys Acta, 1996, 1296(1): 23 – 34.

[256] DROGE W. Free radicals in the physiological control of cell function[J]. Physiol Rev, 2002, 82(1): 47 – 95.

[257] OWUSU-ANSAH E, BANERJEE U. Reactive oxygen species prime Drosophila haematopoietic progenitors for differentiation[J]. Nature, 2009, 461(7263): 537 – 541.

[258] ADLER V, YIN Z, TEW K D, et al. Role of redox potential and reactive oxygen species in stress signaling[J]. Oncogene, 1999, 18(45): 6104 – 6111.

[259] WANG X, JIAN C, ZHANG X, et al. Superoxide flashes: elemental events of mitochondrial ROS signaling in the heart[J]. J Mol Cell Cardiol, 2012, 52(5): 940 – 948.

[260] WANG Z, CAI F, HU L, et al. The role of mitochondrial permeability transition pore in regulating the shedding of the platelet GPIbalpha ectodomain[J]. Platelets, 2014, 25(5): 373 – 381.

[261] DE MARCHI E, BONORA M, GIORGI C, et al. The mitochondrial permeability transition pore is a dispensable element for mitochondrial calcium efflux[J]. Cell Calcium, 2014, 56(1): 1 – 13.

[262] DING Y, FANG H, SHANG W, et al. Mitoflash altered by metabolic stress in insulin-resistant skeletal muscle[J]. J Mol Med (Berl), 2015, 93(10): 1119 – 1130.

[263] VEGA-NAREDO I, LOUREIRO R, MESQUITA K A, et al. Mitochondrial metabolism directs stemness and differentiation in P19 embryonal carcinoma stem cells[J]. Cell Death Differ, 2014, 21(10): 1560 – 1574.

[264] INGRAHAM C A, BURWELL L S, SKALSKA J, et al. NDUFS4: creation of a mouse model mimicking a Complex I disorder[J]. Mitochondrion, 2009, 9(3): 204 – 210.

[265] PORTER G A, JR., HOM J, HOFFMAN D, et al. Bioenergetics, mitochondria, and cardiac myocyte differentiation[J]. Prog Pediatr Cardiol, 2011, 31(2): 75 – 81.

[266] CHUNG S, DZEJA P P, FAUSTINO R S, et al. Mitochondrial oxidative metabolism is required for the cardiac differentiation of stem cells[J]. Nat Clin Pract Cardiovasc Med, 2007, 4 Suppl 1: 60 – 67.

[267] CHUNG S, DZEJA P P, FAUSTINO R S, et al. Developmental restructuring of the creatine kinase system integrates mitochondrial energetics with stem cell cardiogenesis[J]. Ann N Y Acad Sci, 2008, 1147: 254 – 263.

[268] BEUTNER G, ELISEEV R A, PORTER G A, JR. Initiation of electron transport chain activity in the embryonic heart coincides with the activation of mitochondrial complex I and the formation of supercomplexes[J]. PLoS One, 2014, 9(11): e113330.

[269] KOKOSZKA J E, WAYMIRE K G, FLIERL A, et al. Deficiency in the mouse mitochondrial adenine nucleotide translocator isoform 2 gene is associated with cardiac noncompaction[J]. Biochim Biophys Acta, 2016, 1857(8): 1203 – 1212.

[270] BAUER M K, SCHUBERT A, ROCKS O, et al. Adenine nucleotide translocase - 1, a component of the permeability transition pore, can dominantly induce apoptosis[J]. J Cell Biol, 1999, 147(7): 1493 - 1502.

[271] TEIXEIRA F K, SANCHEZ C G, HURD T R, et al. ATP synthase promotes germ cell differentiation independent of oxidative phosphorylation[J]. Nat Cell Biol, 2015, 17(5): 689 - 696.

[272] HARAGUCHI Y, CHUNG A B, TORRONI A, et al. Genetic mapping of human heart-skeletal muscle adenine nucleotide translocator and its relationship to the facioscapulohumeral muscular dystrophy locus[J]. Genomics, 1993, 16(2): 479 - 485.

[273] NECKELMANN N, LI K, WADE R P, et al. cDNA sequence of a human skeletal muscle ADP/ATP translocator: lack of a leader peptide, divergence from a fibroblast translocator cDNA, and coevolution with mitochondrial DNA genes[J]. Proc Natl Acad Sci USA, 1987, 84(21): 7580 - 7584.

[274] CHEVROLLIER A, LOISEAU D, REYNIER P, et al. Adenine nucleotide translocase 2 is a key mitochondrial protein in cancer metabolism[J]. Biochim Biophys Acta, 2011, 1807(6): 562 - 567.

[275] KOKOSZKA J E, WAYMIRE K G, LEVY S E, et al. The ADP/ATP translocator is not essential for the mitochondrial permeability transition pore[J]. Nature, 2004, 427(6973): 461 - 465.

[276] HOU Y, OUYANG X, WAN R, et al. Mitochondrial superoxide production negatively regulates neural progenitor proliferation and cerebral cortical development[J]. Stem Cells, 2012, 30(11): 2535 - 2547.

[277] CANDELARIO K M, SHUTTLEWORTH C W, CUNNINGHAM L A. Neural stem/progenitor cells display a low requirement for oxidative metabolism independent of hypoxia inducible factor - 1alpha expression[J]. J Neurochem, 2013, 125(3): 420 - 429.

[278] ARNOLD L W, MCCRAY S K, TATU C, et al. Identification of a precursor to phosphatidyl choline-specific B - 1 cells suggesting that B - 1 cells differentiate from splenic conventional B cells in vivo: cyclosporin A blocks differentiation to B - 1[J]. J Immunol, 2000, 164(6): 2924 - 2930.

[279] DAVIES W R, WANG S, OI K, et al. Cyclosporine decreases vascular progenitor cell numbers after cardiac transplantation and attenuates progenitor cell growth in vitro[J]. J Heart Lung Transplant, 2005, 24(11): 1868 - 1877.

[280] FUJIWARA M, YAN P, OTSUJI T G, et al. Induction and enhancement of cardiac cell differentiation from mouse and human induced pluripotent stem cells with cyclosporin - A[J]. PLoS One, 2011, 6(2): e16734.

[281] KOSUGI A, SHEARER G M. Effect of cyclosporin A on lymphopoiesis. Ⅲ. Augmentation of the generation of natural killer cells in bone marrow transplanted mice treated with cyclosporin A[J]. J Immunol, 1991, 146(5): 1416 - 1421.

[282] HOU Y, MATTSON M P, CHENG A. Permeability transition pore-mediated mitochondrial superoxide flashes regulate cortical neural progenitor differentiation[J]. PLoS One, 2013, 8(10): e76721.

[283] KRISTAL B S, YU B P. Dietary restriction augments protection against induction of the mitochondrial permeability transition[J]. Free Radic Biol Med, 1998, 24(7 - 8): 1269 - 1277.

[284] AMIGO I, MENEZES-FILHO S L, LUEVANO-MARTINEZ L A, et al. Caloric restriction increases brain mitochondrial calcium retention capacity and protects against excitotoxicity[J]. Aging Cell, 2017, 16(1): 73-81.

[285] BENNETT C F, KAEBERLEIN M. The mitochondrial unfolded protein response and increased longevity: cause, consequence, or correlation? [J]. Exp Gerontol, 2014, 56: 142-146.

[286] WEI Y, KENYON C. Roles for ROS and hydrogen sulfide in the longevity response to germline loss in Caenorhabditis elegans[J]. Proc Natl Acad Sci USA, 2016, 113(20): 2832-2841.

[287] LI H, ZHANG C, SUN W, et al. Exogenous hydrogen sulfide restores cardioprotection of ischemic post-conditioning via inhibition of mPTP opening in the aging cardiomyocytes[J]. Cell Biosci, 2015, 5: 43.

[288] WANG W, GONG G, WANG X, et al. Mitochondrial flash: integrative reactive oxygen species and pH signals in cell and organelle biology[J]. Antioxid Redox Signal, 2016, 25(9): 534-549.

[289] BHAMRA G S, HAUSENLOY D J, DAVIDSON S M, et al. Metformin protects the ischemic heart by the Akt-mediated inhibition of mitochondrial permeability transition pore opening[J]. Basic Res Cardiol, 2008, 103(3): 274-284.

[290] GUIGAS B, DETAILLE D, CHAUVIN C, et al. Metformin inhibits mitochondrial permeability transition and cell death: a pharmacological in vitro study[J]. Biochem J, 2004, 382(Pt 3): 877-884.

第 7 章

线粒体基因组与衰老

人类线粒体具有自己的环状双链基因组——mtDNA，其长度为 16569 bp。因为 mtDNA 缺乏组蛋白保护，并且修复 mtDNA 损伤的 DNA 修复酶数量有限，所以 mtDNA 极易受到 ROS 的攻击，造成 mtDNA 氧化损伤和突变，进而促进衰老和肥胖、糖尿病、心血管疾病等多种疾病的发生、发展。在本章中，我们将讨论线粒体基因组在衰老中的核心作用。mtDNA 突变作为衰老的驱动力，既可影响器官功能，又可在多个层面上诱发年龄相关疾病。有趣的是，天然发生和"人造"的 mtDNA 突变影响衰老的途径在各个组织中都不相同，不仅 mtDNA 突变在不同器官中具有不同的外显率，而且每个器官似乎都具有特定的突变特征。多种因素可以解释 mtDNA 突变对器官的不同影响，如 DNA 修复机制及能量需求的差异。此外，干细胞 mtDNA 突变在分化和自我更新方面的不同反应使整个衰老模式更加复杂。每个个体的遗传背景也可影响 mtDNA 突变率，进而影响个体的寿命[1]。

虽然目前人们并不清楚哪种 mtDNA 突变能够导致细胞衰老，或者哪种衰老程度能够引起 mtDNA 突变，但是多个研究结果显示，线粒体基因组在细胞衰老中扮演了关键角色。复制性衰老和细胞衰老均能从分子层面对 mtDNA 产生不利影响。衰老相关细胞增殖的不可逆停滞可以部分归因于电子传递链的功能障碍，这也是 mtDNA 突变积累的结果。目前，线粒体保留一个独立基因组的原因尚不完全清楚。最广泛被认可的理论是 mtDNA 编码的蛋白质能够在调控电子传递链的正常功能中起重要作用。通过对线粒体编码复合物亚基表达的调节，mtDNA 可以在单个线粒体层面上精细调节呼吸速率[2]。因此，线粒体能够通过作用于细胞能量生成参与调控衰老。

p53 和 TERT 均可以从保护作用和损伤作用正反两个层面对 mtDNA 和线粒体功能进行调控。这两个阶段之间的平衡可能是通过 ROS 信号通路来介导的。低剂量的 ROS 具有保护作用，而高水平的 ROS 不仅是突变剂，而且还能通过调控 p53 和 TERT 及相关 miRNA 诱导 mtDNA 的损伤。虽然 ROS-mtDNA 损伤的恶性循环理论仍然存在争议，但研究表明，ROS 还可能参与其他恶性循环，这些恶性循环使衰老细胞中能够保持较为激烈的氧化应激状态，以提高对 ROS 信号的耐受性。例如，当发生自噬缺陷时，ROS 可以同时上调 p53 和脂褐素，形成两种恶性循环。而 miR-210 和 miR-494 是诱导氧化应激并形成另一个恶性循环的典型例子。目前，关于是否还存在其他机制参与 ROS 调控衰老还需要进一步探讨。例如，有研究报道端粒维持蛋白具有维持线粒体内稳态的作用，这提示上述蛋白可能同样参与了 ROS 诱导的细胞衰老。

此外，相关研究显示，线粒体表观遗传学可能是调控线粒体基因组功能，进而参与衰老发生的新方式。首先，在人类和小鼠中线粒体特异性的 DNA 甲基转移酶 1(DNA methyltransferase 1，DNMT1)被发现，并且研究人员发现它能够被 p53 和 PGC-1α 调节[3]。随后，研究人员在线粒体中还发现其他 DNA 甲基转移酶(DNA methy ltransferase，DNMT)和去甲基化酶，包括 DNMT3a[4-6]、DNMT3b[7-8]、TET1 和 TET2[9]，这为 mtDNA 存在甲基化修饰提供了强有力的证据。同时，研究人员发现，mtDNA 在 D 环区域的特定位点能够发生甲基化，在不同组织中具有不同特征[10]。另外的研究显示，mtDNA 的差异甲基化与暴露于污染物中紧密相关[11]。尽管研究人员并没有从年轻和年老个体的血液提取物中发现 mtDNA 的 D 环区域甲基化存在差异，但其他组织或其他 mtDNA 区域的甲基化程度具有显著的年龄相关性[10]。

除了 mtDNA 甲基化之外，另一个令人兴奋的发现来自于对 mtDNA 非编码转录组的研究。线粒体非编码 RNA 由 20～30 个碱基对甚至数百个碱基对组成[12]，目前还不知道是否与细胞核 miRNA 具有类似的转录和加工方式。尽管线粒体非编码 RNA 在线粒体 RNA 翻译中的作用已被证明，但这些分子的其他功能仍有待探究[13]。此外，mtDNA 还能参与包括嵌合体 RNA 在内的其他种类 RNA 分子的转录。这些 RNA 分子是由两种或多种 mtDNA 或核编码 RNA 产生的融合产物，但对其功能的相关研究仍然有限[14]。上述 miRNA 和嵌合体 RNA 是否在衰老中发挥自己独特的作用尚有待进一步阐明。

mtDNA 研究的瓶颈之一是难以对线粒体基因组进行操纵。每个细胞都有多个线粒体拷贝数，一种策略是创建线粒体细胞杂合体，它是去核细胞(线粒体供体)与去线粒体细胞(受体细胞)的融合体。例如，可以使用线粒体细胞杂合体来证明线粒体对细胞的直接作用，并排除细胞核的附加影响[15]。然而，人工操作的 mtDNA 引入仍然具有挑战性，如何将核酸直接传递到线粒体双膜结构内是线粒体转基因领域的又一挑战。与线粒体靶向信号融合的腺相关病毒 VP2 可能为这一领域的发展提供了新的机会。已经证实，该技术能够在 MT-ND4 突变的 mtDNA 中表达正常的 MT-ND4 蛋白，并能恢复 ATP 的产生[16]。另一种可能性是通过纳米粒子载药系统特异性地向细胞内的线粒体提供核酸或药物[17]。未来，上述技术可能用于探索 mtDNA 修饰及靶向线粒体的 miRNA 对细胞衰老的影响。

7.1 线粒体基因组与衰老概述

衰老与身体机能的广泛性和渐进性损害有关，并且常常伴随着疾病发病率的显著升高，进而对所有器官和组织产生影响。尽管研究人员一直在衰老领域不断地进行探索，但产生衰老相关退行性变化的大多数机制仍然未知。细胞群体的生命周期由有限的细胞数目决定,称为 Hayflick 极限[18]。在达到 Hayflick 极限后,细胞进入细胞周期 G_1 期的不可逆停滞,不再对生长因子产生反应,这种状态称为复制性衰老[19]。大多数研究认为,复制性衰老是由染色体末端缩短造成的。衰老的细胞与正常的细胞相比具有不同的形态,往往形状更为平坦,体积更大,并且能够产生特定的生物标志物,例如上调的 β-半乳糖苷酶、asp16、p21 和增加的 ROS 等[20]。

与复制性衰老类似,细胞衰老同样包括以下特征:G_1 期不可逆的细胞周期停滞、β-半乳糖苷酶、p21 和 p16 的过量表达、ROS 的过量产生及 ATP 的合成减少等。细胞衰老的发生通常比达到 Hayflick 极限更早,并且不是由端粒缩短引起的。体内和体外的细胞衰老都受到许多内源因素和外源因素的影响,如 ROS、紫外辐射、电离辐射和 DNA 损伤等。衰老也能发生在体内,并且能够引起一系列衰老相关疾病的发生、发展。事实上,老化的组织中通常携带更多数量的衰老细胞,而转基因小鼠中 p16 驱动的衰老细胞的清除能够显著延长小鼠寿命。细胞的复制对于体内组织的重建及平衡发挥了重要作用,因此,当体细胞和干细胞的复制受到限制时,组织正常功能受损,可严重危害机体的健康。

尽管对导致细胞不可逆性增殖的原因仍在争论之中,但现在科学界普遍认为细胞衰老具有很强的抗肿瘤潜能。事实上,尽管复制性衰老会限制细胞的增殖能力,但从某种程度上也会限制癌症的侵袭与转移,因为细胞衰老将限制上述致突变因子引起的受损 DNA 的增殖。目前,关于复制性衰老和细胞衰老的产生机制已经被广泛研究。令人惊讶的是,两种衰老途径存在部分重叠,而大部分重叠的途径都集中在线粒体和线粒体基因组上。

线粒体是具有双膜结构的细胞器,也是大部分细胞 ATP 的产生场所。线粒体基质中发生的三羧酸循环可以将糖酵解衍生的丙酮酸转化为 NADH 和琥珀酸盐,后者又是线粒体电子传递链氧化磷酸化的底物。线粒体的电子传递链包括五个复合物,其中复合物 I 负责氧化 NADH,复合物 II 负责氧化琥珀酸盐。电子可以从线粒体复合物 I 和 II 转移到复合物 III,并从这里进一步转移到复合物 IV,同时将氧分子还原成 H_2O。在复合物 I、III 和 IV 上,电子的传递与质子的泵出相互偶联,从而形成质子梯度,进一步通过复合物 V 将质子梯度转化为 ATP[21]。

mtDNA 大多为双链环状 DNA,但也有少数呈线性。不同物种的 mtDNA 长度各不相同。哺乳动物的 mtDNA 为 16 kb 左右,酵母为 8~80 kb,草履虫等原生动物为 50 kb,而在植物中,mtDNA 可达到 200~2500 kb。在不同类型的细胞中,mtDNA 的拷贝数也各不相同,一般为 100~10000 个拷贝数。哺乳动物的 mtDNA 由重链(H 链)和轻链(L 链)两条链组成,其外环含鸟嘌呤较多,为 H 链,而内环含胞嘧啶较多,为 L 链。mtDNA 编码 37 个基因,包括 13 个多肽基因(电子传递链复合物 I 的 7 个亚基、复合物 III 的 1 个亚基、复合物 IV 的 3 个亚基和复合物 V 的 2 个亚基),以及 2 个 rRNA(12S rRNA 和 16S rRNA)和 22 个 tRNA,而后者在线粒体翻译中起了重要作用。在这 37 个基因中,H 链编码 12 个多肽、2 个 rRNA 和

14个tRNA，而L链编码1个多肽和8个tRNA。mtDNA的H链和L链详细编码基因名称如表7-1、表7-2以及表7-3所示。mtDNA除了编码37个基因外，还存在一段1 kb左右的非编码区，也被称为D环区。该区域的mtDNA突变较多。人类mtDNA存在三个高突变区(high variable regions，HVR)，分别为HVR-Ⅰ(29~408碱基)、HVR-Ⅱ(15996~16401碱基)及HVR-Ⅲ(438~574碱基)，其中HVR-Ⅰ和HVR-Ⅱ均位于D环区，常用于法医学研究。造成mtDNA突变较高的原因主要有以下几点：第一是mtDNA缺乏组蛋白保护；第二是线粒体内DNA聚合酶缺乏$3'-5'$外切酶校正功能；第三是线粒体内缺乏有效的DNA损伤修复机制。

表7-1 mtDNA编码的13个多肽基因

编码产物	基因名称	位于H链或L链
NADH脱氢酶(复合物Ⅰ)	MT-ND1	H链
	MT-ND2	H链
	MT-ND3	H链
	MT-ND4	H链
	MT-ND4L	H链
	MT-ND5	H链
	MT-ND6	L链
辅酶Q-细胞色素c还原酶/细胞色素b(复合物Ⅲ)	MT-CYTB	H链
细胞色素c氧化酶(复合物Ⅳ)	MT-COX1	H链
	MT-COX2	H链
	MT-COX3	H链
ATP合酶(复合物Ⅴ)	MT-ATP6	H链
	MT-ATP8	H链

表7-2 mtDNA编码的22个tRNA基因

携带氨基酸	基因名称	位于H链或L链
丙氨酸	MT-TA	L链
精氨酸	MT-TR	H链
天冬酰胺	MT-TN	L链
天冬氨酸	MT-TD	H链
半胱氨酸	MT-TC	L链
谷氨酸	MT-TE	L链
谷氨酰胺	MT-TQ	L链
甘氨酸	MT-TG	H链

续表

携带氨基酸	基因名称	位于 H 链或 L 链
组氨酸	MT-TH	H 链
异亮氨酸	MT-TI	H 链
亮氨酸	MT-TL1	H 链
亮氨酸	MT-TL2	H 链
赖氨酸	MT-TK	H 链
蛋氨酸	MT-TM	H 链
苯丙氨酸	MT-TF	H 链
脯氨酸	MT-TP	L 链
丝氨酸	MT-TS1	L 链
丝氨酸	MT-TS2	L 链
苏氨酸	MT-TT	H 链
色氨酸	MT-TW	H 链
酪氨酸	MT-TY	L 链
缬氨酸	MT-TV	H 链

表 7-3 mtDNA 编码的 2 个 rRNA 基因

编码产物	基因名称	位于 H 链还是 L 链
12S rRNA	MT-RNR1	H 链
16S rRNA	MT-RNR2	H 链

mtDNA 的复制方式为不对称 D 环置换复制，H 链和 L 链各有一个复制起点。当 mtDNA 开始复制时，从 H 链的复制起点开始，先解链为单链 DNA，以 H 链为模板复制其互补链，而此时 L 链并不复制，直到 H 链的复制完成约 2/3 时，L 链的复制起点才暴露出来，开始其互补链的合成，最后分离成为两个子代 DNA 分子。此外，线粒体基因的转录也起始于 D 环启动子区，这也是调控 mtDNA 转录的重要区域。与 mtDNA 的不对称复制不同，mtDNA 的转录为对称转录，H 链和 L 链同时转录形成 RNA。mtDNA 编码基因的翻译同样在线粒体中进行，但是 mtDNA 翻译的密码子与 nDNA 的通用密码子存在一定差异。例如，UGA 密码子在 nDNA 中为终止密码子，而在 mtDNA 中编码色氨酸；AGA/AGG 密码子在 nDNA 中编码精氨酸，而在 mtDNA 中为终止密码子；AAA 密码子在 nDNA 中编码赖氨酸，而在 mtDNA 中编码天冬酰胺；AUA 在 nDNA 中编码异亮氨酸，而在 mtDNA 中编码甲硫氨酸；在 nDNA 中编码甲硫氨酸的起始密码子为 AUG，而在 mtDNA 中的起始密码子可以为 AUG、AUA、AUU 和 AUC（表 7-4）。

表 7-4 nDNA 和 mtDNA 编码密码子差异

密码子	nDNA	mtDNA
UGA	终止密码子	色氨酸
AGA/AGG	精氨酸	终止密码子
AAA	赖氨酸	天冬酰胺
AUA	异亮氨酸	甲硫氨酸
起始甲硫氨酸	AUG	AUG、AUA、AUU、AUC

与 nDNA 相比，哺乳动物 mtDNA 具有如下特征（表 7-5）：从结构上来看，mtDNA 为闭合环状双链，无组蛋白保护，而 nDNA 为线状双链，存在组蛋白，并与 nDNA 一起形成核小体；从基因组大小上来看，mtDNA 约为 16 kb，而 nDNA 约为 30 亿 bp；从拷贝数上看，mtDNA 在每个细胞中可以存在 100～10000 个拷贝，而 nDNA 在每个细胞中只有 1 个拷贝；从非编码区来看，mtDNA 不包含内含子，非编码区主要集中在 D 环区域，约为 1 kb，而 nDNA 包含内含子，基因组大部分区域都为非编码区；从遗传方式上来看，mtDNA 为母系遗传，而 nDNA 为父母双方遗传，遵循孟德尔遗传定律；从重组概率上来看，mtDNA 不发生重组，为单倍型遗传，而 nDNA 经常发生重组；从突变率上来看，mtDNA 突变率高，而 nDNA 突变率低。

表 7-5 nDNA 和 mtDNA 特征比较

项目	nDNA	mtDNA
基因组结构	线性双链，有组蛋白	闭合环状双链，无组蛋白
基因组大小	约 30 亿 bp	约 16 kb
拷贝数	1 个	100～10000 个
非编码区	含内含子 基因组大部分为非编码区	不含内含子 集中在 D 环区
遗传方式	孟德尔遗传	母系遗传
重组概率	经常发生重组	基本不发生重组
突变率	低	高

近期，研究人员发现了 mtDNA 的一些新特征，例如 tRNA 衍生的小 RNA 和长链非编码 RNA 的存在，这些 RNA 的功能尚不明确。mtDNA 的复制需要依赖于核编码的相关酶，如 mtDNA 聚合酶 γ（Polγ），它可以从 mtDNA 的两个不同的复制起点开始延伸两条 DNA 链进行复制[22]。研究表明，mtDNA 的复制和转录过程都可以受到非 CpG 岛的胞嘧啶甲基化和羟甲基化的调控[3,10]。

衰老的特征是线粒体的耗氧能力的降低和 ATP 的产生减少。在衰老的多种组织中均存在线粒体功能障碍。此外，包括超氧化物、过氧化氢（H_2O_2）和羟基自由基(OH·)在内的线粒体 ROS 的产生也随着年龄的增长而增多。线粒体电子传递链是细胞中 ROS 的主要来源，ROS 主要由复合物Ⅰ和Ⅲ的电子漏产生。ROS 被看作是引起衰老及相关症状的原因。它不仅在正常和非老年细胞中发挥重要的信号转导功能，而且是致突变的分子，可导致 DNA、蛋白质和脂质的氧化损伤[23]。在本章节的后续内容中，首先，我们将阐述 ROS 是如何诱导 mtDNA 突变并且在衰老过程中发挥关键作用的；其次，我们将介绍细胞增殖和细胞衰老的两个最关键因素，即 p53 和端粒相关因子是如何靶向 mtDNA 发挥调控作用的；再次，我们还将介绍线粒体表观遗传学，主要包括 mtDNA 甲基化修饰在调控线粒体功能和参与衰老中的作用；最后，我们将结合最新研究进展介绍操纵线粒体基因组的相关技术，上述技术有望通过靶向 mtDNA 延缓细胞衰老。

7.2　ROS 诱导的 mtDNA 突变与衰老

7.2.1　ROS 的产生与 mtDNA 突变

正常水平的 ROS 在细胞信号转导中扮演了重要角色。如果 ROS 的水平超过机体抗氧化体系清除 ROS 的能力，则将对细胞产生有害效应。目前，普遍认为 ROS 的主要来源是线粒体内膜呼吸链的复合物Ⅰ和复合物Ⅲ。以前研究人员认为，1%～2%的细胞氧会转化为超氧化物，但随后的研究发现，约 0.1% 的细胞氧就足以转化成超氧化物。如图 7-1 所示，超氧化物形成后，通过线粒体基质中的 SOD2 或膜间隙中的 SOD1 迅速转化为 H_2O_2。一方面，超氧化物和 H_2O_2 似乎都对 DNA 没有高反应性，但在 Fe^{2+} 存在的情况下，H_2O_2 可以通过 Fenton 化学反应转化为具有极强反应性的 OH·，后者会与任何细胞内大分子(包括蛋白质、DNA 等)进行反应。另一方面，线粒体 GPX1 或依赖硫氧还蛋白的过氧化物酶 3(peroxiredoxin-3，PRDX3)可将 H_2O_2 转化为水[24]。BER 机制可以修复 mtDNA 的部分损伤(图 7-1)。此外，必须指出的是，线粒体转录因子 A(mitochondrial transcription factor A，TFAM)可以保护 mtDNA 免受 ROS 的攻击[35]。

目前，多数研究认为，过量 ROS 造成的氧化应激与衰老有关。但也有报道显示，氧化损伤不会随着年龄的增长而增加，并且氧化损伤与寿命之间缺乏明确的关联[26]。一个典型的例子是裸鼹鼠，它们的寿命比普通小鼠长 10～15 倍，但是它们体内氧化损伤的程度较高[27]。此外，缺乏抗氧化酶的小鼠或过表达抗氧化酶基因(*SOD1* 和 *SOD2*)的小鼠尽管在抗氧化损伤的负荷上发生了显著变化，但是它们都具有正常的寿命[28]。在人群试验中，有报道显示，旨在通过使用抗氧化剂来降低氧化应激的试验甚至可能具有有害作用[29]。产生这些不同结果的原因可能是由于 ROS 具有双面性，不仅会破坏 DNA 等大分子，而且在细胞信号转导中也起着至关重要的作用，因此，单纯地清除 ROS 可能会造成负面影响。

研究人员为了确定 ROS 的产生与最大寿命之间关系，采用了各种大小的模式

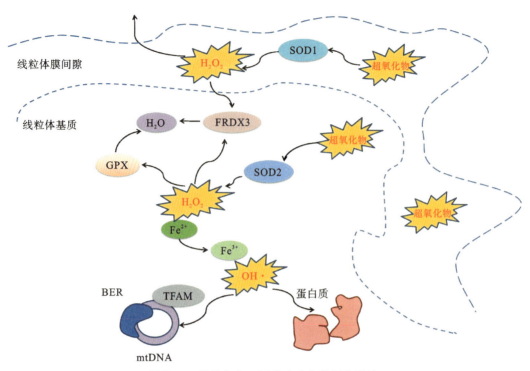

图 7-1 线粒体中 ROS 的产生和抗氧化系统

动物进行研究,从小鼠和豚鼠到大型活畜,如绵羊和猪[30]。他们从动物的心脏分离得到线粒体,并测量 ROS 的产生,发现动物的最大寿命和来源于复合体Ⅰ的 ROS 之间存在紧密的负相关[30],而来源于复合物Ⅲ的 ROS 则对线粒体基质组分影响较小。此外,因为 mtDNA 位于内膜的内部表面,所以复合物Ⅰ与 mtDNA 在位置上相近。研究人员认为,来源于复合物Ⅰ的 ROS 对 mtDNA 的氧化损伤具有最主要的影响[30]。8-氧代-7,8-二氢-2′-脱氧鸟苷(8-oxodG)是由鸟苷氧化引起的丰度最高的突变之一,与 ROS 的产生相类似,心脏和大脑中 mtDNA 8-oxodG 的积累与各种大小哺乳动物的最大寿命呈负相关,同时这种 mtDNA 损伤与寿命的相关曲线不是线性形式的,而是呈指数形式,当 mtDNA 突变呈现高水平时,最大寿命迅速下降。此外,大多数在衰老小鼠心脏和脑中积累的 mtDNA 突变均归因于 ROS 产生的增多[30]。

  mtDNA 中鸟苷氧化损伤的累积速率比 nDNA 中高了 3~9 倍,这表明线粒体基因组更容易受到 ROS 的损伤。研究表明,核基因组的突变积累与最大寿命之间并没有显著相关性,提示 mtDNA 是氧化应激诱导衰老的主要靶点。在电子传递链复合物中,mtDNA 编码亚基的效率更容易随着衰老而降低,这进一步揭示了 mtDNA 突变对氧化磷酸化功能的直接影响。值得注意的是,ROS 诱导的 DNA 突变如果不能及时修复,则将会在每个 mtDNA 复制的过程中被进一步传播扩散。事实上,在 DNA 复制期间,8-oxodG 与腺嘌呤代替胞嘧啶配对,导致发生 G 至 T 的点突变,而氧化胞嘧啶(另一种 ROS 诱导的突变)与 A 错配,导致发生 C 至 A 的点突变。mtDNA 的碱基置换随着年龄的增长而增加，并且具有组织特异性，能够对各种组织、器官产生不同的影响。此外，突变的转基因小鼠模型表明，mtDNA 突变是衰老现象背后的推动力[30]。

目前的研究普遍认为，mtDNA 突变的水平肯定会随着年龄的增长而提升。然而，由于线粒体基因组的丰富性（每个细胞数百至数千个拷贝），使研究人员很难解释为什么少数检测到的 mtDNA 突变能够产生推动衰老的功能效应。实际上，通过高通量测序，研究人员发现，大多数个体存在通过母系遗传的低水平线粒体突变基因组（称为 mtDNA 的异质性），然而这些测序结果所代表的功能学意义尚不清楚[31]。通常认为，任何致病性 mtDNA 突变都需要在特定的细胞或组织中达到超过 60% 甚至更接近 90% 的阈值才能产生可测量的生物能效应[24]。因此，研究人员推测，mtDNA 突变负荷的增加很可能与衰老有关，但它并不是造成衰老表型的主要原因。尽管如此，仍有实验证据表明，mtDNA 突变的种系负荷可以影响随后的衰老速率[32]。

mtDNA 突变作为衰老现象背后的推动力，在早期被一种衰老转基因小鼠证明。该小鼠表达了一种校读功能缺陷的 Polγ，能够在脑、心脏和肝脏的线粒体基因组中以更高的速率积累突变。从表型上来看，这种 mtDNA 突变小鼠在 25 周内就呈现出了明显的早衰表型，包括骨质疏松症、脱发和生育力的降低，大约第一年后出现了心肌肥大和扩张、舒张功能障碍及心肌纤维化。此外，这种小鼠显示出细胞色素 c 氧化酶（线粒体复合物Ⅳ）的缺陷，导致线粒体异常增大，而它的平均寿命仅为 48 周[33]。这种突变小鼠的 mtDNA 突变累积率在 8 周龄时就比野生型小鼠高 3～5 倍，每 10000 bp 就有 15 个突变，同时在大约 30% 的 mtDNA 分子中还存在大量缺失。突变小鼠肝脏 mtDNA 的深度测序数据显示，纯合突变小鼠和杂合突变小鼠在 30～40 周龄时的 mtDNA 突变累积速率分别比野生型小鼠高 8 倍和 2 倍。mtDNA 的突变累积在突变小鼠的线粒体基因组中可以引起截短的复合物亚基的产生，当突变导致无义密码子或者碱基替换时，通常可以导致电子传递链功能障碍和促进早期衰老的表型的出现。事实上，由残基替代引起的蛋白质突变可以改变蛋白质二级结构，进而损害整个复合物的组装。与预期一致，突变小鼠中 mtDNA 编码的复合物Ⅰ、Ⅲ和Ⅳ的功能均显著下降，而复合物Ⅱ由于完全由核编码，其功能并没有显著改变，与自然衰老的数据相似[34]。另一个有趣的例子是，人们逐渐认识到，感染 HIV 的患者通常表现出加速衰老的表型，包括体质虚弱、心血管疾病患病率增加及骨折率的显著提高[35]。尽管这些表型可能与病毒感染所导致的慢性低水平炎症相关，但值得注意的是，一些 HIV 治疗剂具有脱靶效应，包括抑制 Polγ 活性的能力，这可能是造成 HIV 患者与 Polγ 缺陷小鼠在表型方面表现出相似性的主要原因[36]。实际上，研究人员发现，使用这种核苷类似药物治疗后，HIV 患者的 mtDNA 突变水平显著升高，并且与治疗的持续时间呈正相关。

研究人员对衰老过程中线粒体基因组改变的进一步认识来自于另一种参与 mtDNA 复制的关键酶的突变。携带突变的 mtDNA 解旋酶 TWINKLE 的基因编辑小鼠大约 5% 的骨骼肌纤维 mtDNA 中显示出缺失突变[37]。这些小鼠从第二年开始就表现出单个肌纤维的中度线粒体功能障碍，有 12% 的肌纤维在第 18~24 个月出现萎缩，然而大多数突变小鼠在氧化磷酸化活性或耗氧量方面并没有显示出任何明显的表型。该突变小鼠的心肌与野生型小鼠相比并没有显著差异，同时寿命也没有受到影响，这可能是由 mtDNA 缺失突变的外显率不足以引起更严重的表型改变所致[37]。纯合突变型小鼠也没有显示相关的表型，尽管突变率与野生型小鼠相比增加了 2 倍，这些研究一方面表明机体对 mtDNA 突变的耐受性相对较高，另一方面则表明 mtDNA 突变对不同组织和器官具有不同影响。

7.2.2　mtDNA 突变与衰老的临床研究

人在年轻时每个细胞中含有丰富的 mtDNA 分子，随着年龄的增长，mtDNA 的含量不断下降。最近一项针对数百人进行的研究证实了这一结论，但是同时发现在年龄高于百岁的人群中 mtDNA 的含量并没有减少，表明高 mtDNA 含量有利于长寿[38]。临床研究发现，某些单倍型在长寿个体中显著增多。例如，单倍型 J 在百岁老人中的比例明显偏高，尤其是在意大利北部男性中[39]表现更为明显。一项针对超过 2000 名 90 岁以上个体并且包含相同数量对照的临床研究进一步证明了该结论。通过 mtDNA 测序，研究人员证实了某些单倍型与寿命之间的相关性。值得注意的是，单倍型 H1 和 J2 在老年男性中的含量与对照组无显著差异，而 H2 和 T2 与 90 岁以上年龄的女性呈正相关[40]。上述对不同种族的人群进行的研究证实了 mtDNA 对人类寿命的深远影响，同时也强调了单倍型对寿命有益或有害的效应可能不易被推广，因为这在很大程度上取决于核基因组的背景。此外，研究人员还探讨了非同义突变对寿命的影响。他们发现，线粒体复合物 I、III 和 IV 的突变通常会对生命周期产生负面影响，在老年人群出现复合物含量和活性的显著降低，但在芬兰人中得到的结论刚好相反。该研究进一步证实，种族背景差异在 mtDNA 影响寿命中发挥了重要作用[40]。未来的研究可能同时对核基因组和线粒体基因组进行基因分型，利用 GWAS 证实具有类似基因组背景的群体中各种单倍体的差异效应。此外，GWAS 还能够使核基因组的单位点与不同的单倍群反应相关联。

利用突变体 mtDNA 的深度测序，科学家观察到了一些突变热点的存在，这些热点的突变率比预期高 100~1000 倍。在人类 mtDNA 中，突变主要发生在位于 mtDNA 调控区域的热点处。值得注意的是，每个组织都有特异性的突变热点[41]。选择性突变的原因不太可能是通过胚胎共同起源的，因为各种组织在胚胎中并不具有共同起源。反之，组织特异性的环境可能通过选择性压力来促进特定突变位点的形成。与其他器官（如皮肤和肺）相比，mtDNA 突变的总量在不同的组织中似乎也不同，其中骨骼和心肌、肝脏和肾脏都受到体细胞 mtDNA 突变的影响[41]，老年人大脑和心脏线粒体基因组能够以不同的速率显著累积点突变，而大脑似乎更为敏感。另一项深度测序实验表明，小鼠肝脏在生命的前两年内不会累积 mtDNA

突变[42]。

  由氧化应激引起的 DNA 突变可以通过 BER 机制在细胞核及线粒体中发挥作用。在衰老过程中，线粒体 BER 相关蛋白 CSA 和 CSB 的功能逐渐丧失，损害 mtDNA 的修复并导致科凯恩综合征的发生[43]。BER 介导的 mtDNA 修复机制涉及至少四种糖基化酶，它们的活性在不同组织中差异显著。例如，能够识别 8-oxodG 损伤的 8-氧代鸟嘌呤 DNA 糖基化酶（8-oxoguanine DNA glycosylase，OGG1）在大脑和心脏中的活性较低，在肝脏和睾丸中相对较高。此外，修复氧化应激所致 DNA 损伤的能力在相同的组织中也可能发生变化。衰老过程中 BER 的活性会随着年龄的增长急剧下降。衰老大鼠脑中 OGG1、Polβ1 的表达和活性与年轻对照组相比降低了 80%[44]。

  干细胞再生能力在衰老的生物体中受到损害，导致器官功能障碍并引起与年龄相关疾病。研究显示，mtDNA 点突变在胃、结肠隐窝和肝脏的干细胞中积累，导致分化的细胞中发生线粒体复合物Ⅳ缺陷。随着年龄的增长，复合物Ⅳ缺陷的祖细胞数量显著增加[45]，这表明干细胞中 mtDNA 点突变的克隆扩增会导致衰老。研究人员发现，携带 mtDNA 中度突变负荷的 mtDNA 杂合突变小鼠干细胞中表现出与人类衰老相似的克隆扩增点突变模式，导致结肠隐窝中复合物Ⅳ的缺陷[46]。研究人员通过进一步检测纯合 mtDNA 突变小鼠中的干细胞功能证实了 mtDNA 突变与干细胞功能障碍之间的联系。他们发现，组织特异性的祖细胞功能障碍在不同干细胞类型中均广泛存在，而不同的干细胞类型对 mtDNA 的突变具有不同的反应。在 3~7 月龄 mtDNA 突变小鼠的小肠中积累 mtDNA 点突变会导致氧化磷酸化功能障碍和线粒体形态变化，这与衰老小鼠和衰老人群的变化一致。值得注意的是，来自 mtDNA 突变小鼠的小肠无法完全发育，这表明小肠上皮干细胞功能异常[47]。此外，mtDNA 突变小鼠中的造血干细胞在胚胎形成过程中就已经显示出异常的红系谱系分化，而髓样和淋巴谱系似乎并未受到影响。mtDNA 突变小鼠在约 35 周龄时表现出严重的早期红系发育阻滞，这导致 6 月龄后发生严重的进行性贫血[48]。mtDNA 突变成年小鼠大脑中的静止神经元干细胞数量显著减少，并且分离的静止神经元干细胞在体外的自我更新的潜能也显著降低[49]。综上所述，mtDNA 突变小鼠中的多种表型为"mtDNA 突变直接影响干细胞功能"这一假设提供了强有力的支持，而造成该过程的机制可能是由生物能缺乏和（或）ROS 信号通路所致。

  携带高水平单片段大缺失的 mtDNA 会导致儿童多系统疾病及成人慢性眼肌麻痹相关神经、肌肉疾病的发生[50]。有趣的是，这些 mtDNA 片段缺失突变是自发发生的，几乎未遗传给下一代，这可能来源于卵母细胞或早期胚胎中 mtDNA 复制过程中的偶然事件。值得注意的是，同样存在多片段 mtDNA 大量缺失的情况，而这种可遗传的 mtDNA 突变主要是由负责 mtDNA 复制、核苷酸合成或运输所必需的基因发生突变引起的[51]。mtDNA 的片段缺失、突变同样与人类衰老及衰老相关疾病的发生相关。在这种情况下,整个组织中 mtDNA 缺失突变的总量可能很低,但是单个细胞中的突变水平可能很高。mtDNA 缺失突变的水平随年龄的增长而增高,该结论已在大脑、视网膜、肝脏和心脏等组织中得到证实[52]。此外,研究人员已经证明 PD 患者大脑黑质的一些多巴胺能神经元中携带有高水平的 mtDNA 缺失突变。他们发现,尽管在正常衰老的人脑的部分多巴胺能神经元中也存在高水平的 mtDNA 缺失突变,但是其突变水平远不如 PD 患者。有趣的是,高水平 mtDNA 缺失突变细胞的出现并不是所有年龄相关的神经退行性疾病均会出现的特征,例如在老年期痴呆患者中就未发现高水平的 mtDNA 缺失突变[53]。

mtDNA 突变的克隆扩展被称为遗传漂移,即 DNA 复制过程中发生的 DNA 突变的随机扩增。遗传漂移可能会扩大组织特异性突变,并导致呼吸链缺陷的体细胞嵌合。事实上,在各种组织中都报道了由于 mtDNA 缺失突变造成的体细胞嵌合体,包括大脑、心脏和肌肉等。体细胞嵌合体通常也随着年龄的增长而增多,并且与多种神经退行性疾病的发生相关。由于缺失突变的 mtDNA 分子的随机漂移,不同组织之间(甚至特定组织的单个细胞之间)的 mtDNA 缺失量会有所不同。也正是由于这种突变分布的不均一性,基于 PCR 的方法识别出的组织匀浆中 mtDNA 缺失突变的水平都较低(<10%),而基于单细胞的方法识别出的单个细胞中 mtDNA 缺失突变的水平非常高[54]。与上述发现一致,在老年人中,具有最高 mtDNA 缺失水平的肌纤维区域与线粒体复合物缺陷区域及肌肉萎缩区域相互重叠[55]。除了对人类和其他哺乳动物的描述性研究以外,研究人员还开发了具有可诱导表达的线粒体靶向限制性酶的小鼠模型[56]。这些小鼠能够不断累积 mtDNA 缺失,最终导致氧化磷酸化功能降低,这也很好地证明了 mtDNA 缺失突变到足够高的水平时能够产生有害效应。总之,上述结果表明,mtDNA 缺失突变至少是一些年龄相关氧化磷酸化功能障碍发生的驱动力。

mtDNA 突变的积累对于不同器官和细胞类型具有不同的效应,这使衰老的过程更加复杂。事实上,相对较高的 mtDNA 突变率和相对较低的 DNA 修复能力可能是重要器官(如脑和心脏)中与年龄相关的重要功能障碍发生的基础。另一方面,干细胞功能的降低可能与肠和皮肤等器官中的线粒体功能障碍具有相同地位,甚至更为重要。目前,关于 mtDNA 突变是否能诱导突变小鼠早衰尚未明确,但是已有研究证明了 mtDNA 突变与成纤维细胞衰老之间的相关性[57],尽管该研究只是进行初步的相关性分析,并且研究人员也指出了 mtDNA 突变是否引起衰老仍然不清楚,反之亦然。此外,与野生型小鼠相比,来源于突变型小鼠的原代成纤维细胞的增殖速度轻微降低,这可能部分表明了 mtDNA 能够加速衰老[57]。

7.2.3 ROS 的恶性循环理论

ROS 恶性循环理论认为,ROS 诱导的 mtDNA 突变导致线粒体功能障碍和电子传递链的损伤,从而增加 ROS 的产生并引起进一步的 mtDNA 突变和线粒体组分的损伤。这种恶性循环与 ROS 清除酶形成对照，后者的功能随着年龄的增长而下降[58]。这一理论虽然在 10 年前非常流行，但是现在饱受争议，因为研究人员在携带 mtDNA 突变的年轻小鼠的多种组织中发现，大量 ROS 的产生并没有伴随着 mtDNA 突变的进一步积累。因此，该实验虽然为 mtDNA 突变提供了强有力的支持，但也从反面驳斥了 ROS 恶性循环的"反馈环节"。不过，从某种角度来看，该突变小鼠可能并不是验证 ROS 恶性循环理论的合适模型。事实上，尽管 mtDNA 突变小鼠证明了 mtDNA 突变与衰老之间的因果关系，但它可能与自然衰老仍然存在差异，例如它们在 mtDNA 突变累积的量和速率上就存在不同[59]。此外，mtDNA 突变小鼠模型中的 mtDNA 突变是通过 mtDNA 分子随机均匀分布的，而在天然衰老的情况下，mtDNA 的突变可能不会遵循相同的模式。同时，即使在同一个细胞内，线粒体的功能也存在很大差异，在功能异常的线粒体中，mtDNA 的突变率可能达到比转基因 mtDNA 突变小鼠更高的水平，还可能进一步加重 ROS-mtDNA 损伤的恶性循环。

为了进一步明确 ROS 在 mtDNA 突变小鼠中的作用，研究人员构建了线粒体过氧化氢酶（mitochondrial catalase，mCAT，一种 ROS 清除剂）过表达的 mtDNA 突变小鼠模型。与 mtDNA 突变型小鼠相比，该转基因小鼠不存在 mtDNA 突变型小鼠典型的心脏病表型[60]。尽管这些发现既不能支持、也不能反对 ROS 的恶性循环理论，但它们至少可作为氧化应激参与年龄相关心脏病发生的依据。氧化应激通过调控 ROS 的稳态和信号转导间接影响细胞的功能。

ROS 信号通路在衰老中的确切作用仍然存在争议。一方面，ROS 对 DNA 和其他细胞成分的有害作用已被充分证明，抗氧化剂的积极作用已在整个生物体和干细胞上得到证实[49]。另一方面，有人认为，ROS 从某种层面上来说对细胞也有保护作用。事实上，低剂量的 ROS 确实能产生有益效应，可以在较高的氧化应激情况下修复生物体。ROS 一直被认为是压力诱导的信号分子，可以调节生物体适应各种生理情况，如缺氧和衰老[61]。在骨骼肌中，ROS 已被证实能够通过不同的信号通路诱导不同的反应。运动可以诱导轻度 ROS 的产生，进而导致线粒体生成和肌肉的再生及修复，而高水平的 ROS 则导致肌肉萎缩和肌肉修复再生的抑制[62]。

热量限制和运动可以通过短暂的诱导 ROS 的产生来延长寿命，而过度使用抗氧化剂则具有负面影响。研究人员提出了一个"ROS 的渐进反应理论"，该理论揭示了 ROS 在生命早期具有保护作用。在生命的后期，ROS 逐渐积累，其保护效应逐渐被氧化应激造成的毒性效应掩盖，进而推动衰老的发生。我们将在接下来的章节中介绍 ROS 信号是如何与 p53、TERT 及 miRNA 等衰老调节分子相互影响并参与衰老发生进程的（图 7-2）。

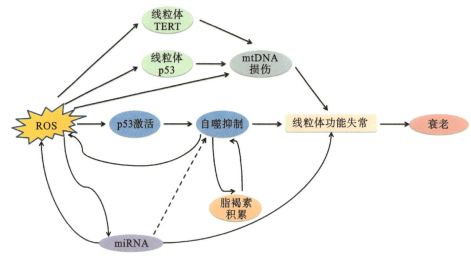

图 7-2 ROS 介导的衰老

7.3 p53、TERT 和 microRNA 等分子对衰老的调控作用

7.3.1 p53 与线粒体

p53 在 20 世纪 70 年代后期被发现，是公认的肿瘤抑制因子，在多种人类肿瘤中均存在突变。p53 在各种 DNA 损伤中发挥着维持基因组完整性的关键作用，包括诱导瞬时细胞周期停滞以修复 DNA 链断裂，以及在细胞衰老和程序性细胞死亡中去除不可逆损伤的细胞[63]。DNA 损伤是细胞生物学中的一个重要事件，能够触发细胞内一系列快速反应。在一般情况下，为了维持细胞和整个生物体基因组的稳态，DNA 修复机制被诱导修复 DNA 的损伤。而当 DNA 损伤程度太高且不可修复时，细胞周期停滞和细胞衰老发生，以防止基因组受损程度的进一步增加。DNA 损伤包括单链和双链的断裂，能够通过细胞内的传感器激活 DNA 损伤反应。激活 DNA 损伤反应的基本传感器主要包括 ATM 和 ATR 2 种，二者均可以触发 DNA 损伤修复或诱导细胞周期的阻滞。此外，ATM 显示出间接和直接的促进 p53 Ser-15 和其他残基磷酸化的活性。p53 可以通过上调不同因子来激活衰老，p21 是 p53 最重要的靶点之一。p53 能够直接与 p21 启动子结合转录，上调 p21 的表达，后者通过抑制细胞周期关键激酶 Cdk4 和 Cdk2 的活性进一步触发 G_1 期细胞周期的停滞[64]。

目前，p53 对线粒体生成和线粒体介导的细胞生物学效应的影响尚不完全清楚。一方面，p53 可以与 PGC-1α 和 PGC-1β 的启动子结合并抑制它们的表达。因为 PGC-1α 和 PGC-1β 是线粒体的关键调节因子，能够调节线粒体内稳态和生物合成过程中关键因子的表达，所以，p53 可以通过抑制线粒体的能量代谢来发挥其促衰老和抗增殖的作用。另一方面，适度的氧化应激和热量限制又可以诱导 p53

依赖性的 PGC-1α 的上调[65]。此外，线粒体是执行 PCD 的重要细胞器，p53 通过转录调控 PCD 相关基因和与定位在线粒体和其他细胞器上的 PCD 相关蛋白的直接作用，促进 PCD 的发生[66]。经典的 PCD 包括细胞凋亡、自噬性细胞死亡和细胞坏死等。在这里，我们以细胞凋亡为例，简要阐述 p53 对 PCD 的调控机制。如图 7-3 所示，p53 在各种细胞压力下被激活，活化的 p53 可以转移到线粒体内，并通过抑制 Mcl1 和激活 Bax/Bak 寡聚化参与调控 MOMP。由细胞压力激活的 p53 同时可以转移到细胞核内，调节凋亡相关因子（包括 Puma、Bax、Bak、Noxa、p53AIP1、Bid、EI24、REEP1 和 REEP2）的转录。此外，p53 还可以转移到与线粒体相关的内质网膜(endoplasmic reticulum，ER)中，通过与肌浆网/内质网钙 ATP 酶(sarcoplasmic/endoplasmic reticulum calcium ATPase，SERCA)的相互作用，诱导 Ca^{2+} 从 ER 进入线粒体，并通过 MOMP 进一步触发凋亡途径。

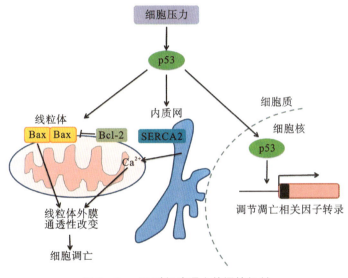

图 7-3　p53 对细胞凋亡的调控机制

7.3.2　p53 与自噬

自噬是维持线粒体正常功能的重要生理过程，因为它能够及时清除功能受损的细胞器。当自噬受到抑制时，受损线粒体的累积将成为 ROS 的主要来源，并诱导脂褐素的积聚，而脂褐素又可以降低溶酶体酶的活性，并进一步抑制自噬，形成一个恶性循环。受损的线粒体可以导致衰老，而脂褐素的含量通常被用作多个物种衰老的标志物。在体外培养的成纤维细胞中，抑制自噬能够导致细胞衰老。自噬缺陷小鼠表现出神经发育障碍和寿命缩短。然而，过量的自噬（例如由饥饿诱导的自噬）也可对细胞产生负面影响，并引起细胞的衰老和死亡。事实上，有报道表明，自噬及其激活基因在衰老期间同样具有活性，因此，自噬的稳态调控可能在细胞衰老和肿瘤发生中同时扮演了重要角色[67]。

p53 对自噬的贡献似乎是双重的，因为它可以同时诱导或者抑制自噬。有趣的是，p53 对自噬的双重调控作用似乎在空间上是独立的：p53 在细胞核中发挥促进自噬的作用，而在细胞质中发挥抑制自噬的作用[68]。核定位的 p53 通过几种机制促进自噬，其中最常见的一种机制是在特定应激条件下，通过组织特异性的转录上调 AMPK 及磷酸酶和张力蛋白同系物（phosphate and tension homology deleted on chromsome ten，PTEN）来激活自噬，而 AMPK 和 PTEN 均为 mTOR 的抑制分子，能够促进自噬，并且发挥抗衰老作用。目前，对 p53 的自噬抑制活性的研究尚不够明确，只知道与 p53 定位于细胞质中相关。此外，与 p53 的自噬促进活性不同，*p53* 基因 DNA 结合区域的缺失并不会干扰其自噬抑制的效果。

受损的自噬可以导致早衰和 ROS 的产生增加，反过来，ROS 在这种情况下可以进一步激活 p53。利用 p53 和 ROS 的清除剂可以部分恢复由自噬缺陷诱导的衰老表型[69]，提示 p53 不仅是自噬的调节剂，而且 p53 的这种对自噬的调节作用可能是通过 ROS 信号引发的。此外，在这种情况下，我们可以假设一个反馈回路，在该回路中 ROS 的过量产生可以触发更多 p53 介导的自噬损伤，从而进一步增加 ROS 产生并导致恶性循环。

7.3.3　p53 与 mtDNA

p53 除了在细胞核和细胞质中调控自噬的活性外，还可能会调控线粒体功能。实际上，p53 存在于线粒体中，并且定位于线粒体的含量随着 mtDNA 损伤的加重而增加。在正常情况下，p53 对 mtDNA 具有保护作用，因为它可以防止由氧化应激引起的 G 向 8-oxod G 的转换和 mtDNA 突变的累积。具体而言，p53 在各个层面均参与 DNA 损伤修复和维持。例如，p53 可以调节 TFAM 与受损 DNA 之间的相互作用，其机制可能是增强顺铂诱导的核苷酸交联相互作用并抑制 TFAM 与 8-oxod G 的相互作用[70]。ChIP 实验表明，p53 能够直接与 mtDNA 关键调控区域 D 环中的 mtDNA 序列相互作用，进而影响 mtDNA 的复制[71]。另一项研究表明，p53 可以调节线粒体 *16S rRNA* 基因的表达，并结合其 5′末端附近的 mtDNA 位点。借助免疫沉淀实验，研究人员还发现 p53 可以通过结合 Polγ 增强其复制和修复 mtDNA 的能力。此外，p53 对单链 DNA 具有 3′-5′核酸外切酶活性，可直接为由 Polγ 介导的 DNA 合成提供校正活性[72]。与 p53 的 mtDNA 保护作用一致，*p53*−/− 小鼠胚胎成纤维细胞中的 mtDNA 含量与野生型相比减少了 50%。能够延缓衰老的运动也被证明可增加线粒体中 p53 的浓度及其与骨骼肌细胞中 mtDNA D 环的相互作用。与此同时，细胞核 p53 的减少可以抑制其靶蛋白 PGC-1 的含量。

p53 同样对 mtDNA 的维持和保护具有直接作用。实际上，p53 可以转录上调 p53R2，后者为核糖核苷酸还原酶（ribonucleotide reductase，RNR）复合物的一部分，可以特异性地合成脱氧核苷酸，用于 mtDNA 的聚合。此外，p53 可以通过诱导核编码基因 *SCO* 细胞色素氧化酶缺陷同系物 2（cytochrome oxidase deficient homolog 2，SCO2）的表达来提高细胞色素 c 氧化酶（复合体Ⅳ）的功能，SCO2 是将

mtDNA 编码的蛋白 COX2 装配到复合物Ⅳ中的重要因子[73]。另一项研究显示，处于基础水平的 p53 可以诱导正常复合物Ⅰ组装所需的 AIF 的表达，而当 AIF 缺乏时，会增加 ROS 和氧化应激的水平[74]。此外，复合物Ⅳ和复合物Ⅰ的还原伴随着增加的氧化应激，而复合物Ⅱ和复合物Ⅲ在此过程中基本上未受影响。

最近，研究人员[21]利用肝细胞系 HepG2 对 p53 的线粒体基因组保护作用进行了研究，该研究使用了重组的 p53，能够排除该蛋白的任何细胞核效应，而专门靶向线粒体。上述实验表明，p53 对 mtDNA 可能同样具有不利影响。事实上，尽管轻度氧化应激对细胞无影响，但高水平的 H_2O_2 能够导致 mtDNA 丢失 50% 和线粒体活性降低 10%，这种情况依赖于线粒体中 p53 的存在。

p53 在调控细胞稳态中的作用是复杂的，因为它能以多种方式在多种亚细胞组分中（包括细胞核和线粒体）发挥其基因组保护功能。首先，在没有 nDNA 损伤的情况下，p53 能通过诱导细胞分解代谢和线粒体生成发挥其细胞保护作用；其次，p53 还参与了 mtDNA 的损伤反应、mtDNA 的复制校对及线粒体电子传递链的装配；最后，热量限制和体育锻炼对寿命的有益影响至少部分是 p53 依赖性的。内源性或外源性应激导致的 DNA 损伤可以激活 p53，后者通过诱导细胞周期停滞和细胞衰老防止损伤的进一步加重。此外，p53 的另一种重要调控作用似乎是通过 ROS 发挥的：尽管由体育锻炼引起的较低程度的氧化应激对细胞和线粒体内稳态具有促进作用，但是高水平的应激环境（例如自噬缺陷）可能会激活 p53 的促衰老功能。值得注意的是，p53 的活性不仅受到蛋白质本身的翻译后修饰的调节，而且受到其细胞定位的调节。尽管如此，目前 p53 在各种细胞组分间穿梭的调控机制尚不完全清楚。例如，p53 向线粒体的转位缺乏典型的线粒体靶向信号，这可能是未来的研究热点之一[21]。

7.3.4 线粒体和端粒的相互作用

端粒缩短和细胞衰老之间的关系在很早之前就已经被科学界认可。脊椎动物的端粒位于染色体外侧，具有 5′-TTAGGG-3′ 的重复结构和一个 3′ 的突出末端。端粒的末端部分弯回形成双螺旋环，称为 t 环，主要通过端粒重复区域中突出的 3′末端结构来稳定，后者可以形成一个三链 DNA 的二级结构，称为 d 环。t 环和 d 环的形成和维持受到 Shelterin 多蛋白复合物的调控。Shelterin 由三个直接与 DNA 相互作用的亚基（TRF1、TRF2、POT1）和另外三个调控因子（TIN2、TPP1、RAP1）组成。通过识别端粒 DNA 双链断裂，Shelterin 复合体能够维持染色体末端和整个染色体的稳定性。值得注意的是，TRF2 和 POT1 能够分别抑制 ATM 和 ATR 介导的损伤反应，而当 TRF2 和 POT1 失活时，会通过非同源末端连接的机制诱导染色体末端连接[75]。

DNA 聚合酶的单向活性能诱导染色体末端富集 G 碱基的 DNA 链合成受损[75]。在人体中，不完全的 DNA 聚合反应可以导致端粒区在每个细胞周期以高达 200 bp

的速率损失,除非端粒的 5′- TTAGGG - 3′重复区域能够一直被端粒酶维持和修复[76]。端粒酶是由 TERT 和非编码 RNA 形成的核糖核蛋白复合物,其活性包括用于合成 TTAGGG 重复序列的模板。端粒的延长可以被 Shelterin 的组分(如 TRF1 和 POT1)阻断,进而调节染色体的末端长度。当端粒酶活性受损时,端粒 t - loop 的二级结构和 Shelterin 不能形成稳定的复合物,进而不能抑制 ATM、ATR 和 p53 介导的 DNA 损伤反应的活化[77]。

近10年来,TERT 的活性已经被广泛研究报道,这些研究显示其活性并不限于端粒延伸。相关数据表明,线粒体相关通路也参与了端粒介导的衰老过程。端粒酶缺陷小鼠($Tert^{-/-}$)在高度增殖的细胞(如造血干细胞)及静息组织(如心脏和肝脏)中,PGC1α、PGC1β 及其相关调控因子表达下调[78]。而这种线粒体生成相关蛋白表达的降低在敲除小鼠的后代中更为明显。第四代 TERT 缺陷小鼠肝脏和心脏中均出现线粒体电子传递链活性、ATP 产生和耗氧能力的减弱[78]。来自 $Tert^{-/-}$ 小鼠的造血干细胞在竞争性反式种植中显示出 ROS 的过量产生和繁殖的缺陷。研究人员给予小鼠 ROS 清除剂后并不能减轻上述表型,这表明 ROS 并不是引起上述线粒体相关表型的主要原因。端粒缺陷引起的线粒体功能障碍部分由 p53 介导,因为 $Tert^{-/-}p53^{-/-}$ 双敲除小鼠 PGC1 信号通路与 $Tert^{-/-}$ 敲除小鼠相比,其部分表型得以恢复[78]。

此外,研究人员提出,细胞核外可能同样存在 TERT。估计 10%～20% 的 TERT 能够定位于线粒体。在正常条件下,TERT 在线粒体中似乎发挥着保护作用,因为它限制了紫外线和溴化乙锭诱导的 mtDNA 损伤,而 TERT 的逆转录酶活性是发挥这种保护作用所必需的[79]。研究显示,TERT 可以结合编码复合物Ⅰ(它是电子传递链中 ROS 的主要来源)的 ND1 和 ND2 亚基区域中的 mtDNA,促进这两个基因的转录。与之一致的是,TERT KO 的动物心脏中复合物Ⅰ的活性显著降低。此外,线粒体 TERT 可以保护细胞核中 H_2O_2 和辐射诱导的 DNA 损伤,而定位于细胞核中的 TERT 则可以加剧这种损伤。研究人员提出,TERT 对 nDNA 的保护活性是由较低剂量的 ROS 介导的。事实上,除了端粒维持和细胞增殖的缺陷外,阻止其从细胞核转位到线粒体的 TERT 突变型同样能够诱导 ROS 过量产生和线粒体功能障碍[79]。

在诸如衰老等氧化应激条件下,TERT 能够从细胞核输出到细胞质,并重新定位于线粒体,这种重定位在 80% 的细胞中都能被观察到。在这种情况下,线粒体 TERT 可能通过影响二价金属离子的稳态,促使线粒体 TERT 对 mtDNA 的保护作用转变为有害作用。当失活线粒体 TERT 或者去除 TERT 定位到线粒体的靶向信号时,TERT 在氧化应激条件下对 mtDNA 的损伤作用被抑制,这从正面证实了 TERT 对线粒体的直接调控作用[80]。总之,上述研究表明,在衰老条件下 TERT 的保护功能转变为有害功能,进而对 mtDNA 产生不利影响。在这种情况下,ROS 可能既作为信号分子影响 TERT 的位置,也作为线粒体和细胞核中 DNA 的损伤剂损伤细胞。

然而，线粒体中 TERT 的确切功能及其在该细胞器中的反应动力学似乎相当复杂，尚需进一步探索。目前并不能排除 TERT 对线粒体的保护作用和有害作用可能通过酶自身的独立功能发挥出来。事实上，研究人员通过使用反向遗传方法，证实 TERT 至少保留了四个独立的生物学活性，即延长端粒、寿命、调节 DNA 损伤反应及细胞增殖[81]。虽然 TERT 在线粒体中的保护作用和有害作用取决于其逆转录酶活性，但 TERC 的存在不是必需条件[82]。有趣的是，TERT 在体外实验中显示出与商业化的逆转录酶一致的 TERC 非依赖性逆转录活性。在线粒体中，TERT 的底物为 tRNA。通过利用免疫沉淀实验，研究人员发现，TERT 与 22 个线粒体 tRNA 中的 14 个相互作用，但不能与线粒体 rRNA 相互作用[82]。其他已报道的 TERT 底物包括核编码的 5.8S rRNA 和线粒体 RNA 内切核糖核酸酶（RMRP）上的 RNA 组分[83]。有趣的是，TERT 与 RMRP 的相互作用发挥了 RNA 依赖性 RNA 聚合酶活性，可以将双链 RNA 加工成小 RNA[83]。那么我们很容易想象到，TERT 对线粒体功能的调节活性可能部分是通过与这些小 RNA 的相互作用来发挥的。

TERT 并不是唯一被报道对线粒体功能具有双重调控作用的端粒蛋白。研究显示，TIN2 作为 Shelterin 复合体的一部分，能够与另一种 Shelterin 蛋白 TPP1 相互作用，然后被转运至细胞核。TIN2 具有 N 末端线粒体信号肽，同样也能被转位至线粒体，该转运过程可以被 TTP1 抑制。在定位到线粒体后，TIN2 被进一步切割并对线粒体产生有害活性。表达 TIN2 的细胞出现与功能降低相关的球形线粒体，以及 ROS 产量的增加和膜电位及 ATP 的减少。当细胞过度表达缺失线粒体靶向信号肽的蛋白质时，TIN2 对线粒体的有害活性被消除，从而证实了该蛋白质对线粒体的直接调控作用。与之一致的是，利用 RNAi 技术敲低 TIN2 可显示出 ATP 产生的增加和 ROS 水平的降低[84]。上述发现清楚地显示了 TIN2 的双重调控作用，尽管 TIN2 对线粒体的保护作用和有害作用之间的转换机制尚需进一步阐明（例如 DNA 损伤、端粒缩短、氧化应激等）。研究人员推测，TIN2 的双重活性可以在不同的情况（如活跃生长期和衰老）中发挥作用。

此外，其他 Shelterin 复合体的成员同样显示出除了端粒维持之外的其他功能。如 RAP1 蛋白，它不仅是 Shelterin 复合体中的 DNA 结合因子，对复合体的组装起重要作用，还能与跨越小鼠基因组的数百个 (TTAGGG)$_2$ 位点相互作用，调控众多基因的转录[85]。在人类基因组中，研究人员发现，RAP1 既可以同 TRF2 形成异源二聚体，与端粒样共有序列 TTAGGG 发生作用，还可以与其他转录因子结合后同不包含 TTAGGG 的其他 DNA 区域相互作用[85]。有趣的是，在 RAP1 结合的整个人类基因组的 63 个区域中，有两个属于 mtDNA 的调控区域，但并没有报道显示 TRF1 和 TRF2 与 mtDNA 存在相互作用[86]。RAP1 缺失的小鼠表现出明显的代谢紊乱和年龄依赖性的肥胖及胰岛素抵抗，与 PGC-1α 突变小鼠具有相似表型。

PGC-1α 的水平在 *RAP1*$^{-/-}$ 突变小鼠中是下调的，这提示 RAP1 对代谢的影响是通过线粒体关键调控分子 PGC-1α 介导的。此外，RAP1 与 mtDNA 的直接作用表明该因子可能在线粒体稳态中具有更直接的调控作用。

7.3.5　MicroRNA（miRNA）与线粒体

miRNA 是很小的（约 22 个碱基）非编码 RNA，在许多生物过程中起着至关重要的作用。它们通过多种转录后机制调节基因表达，包括 mRNA 的切割和翻译过程的抑制。通常，miRNA 来源于双链 RNA 分子（pri-miRNAs），由长度为 70 个碱基并且具有发夹结构的核复合体 Drosha 加工形成 pre-miRNAs。随后，pre-miRNA 被转移到细胞质中并由 Dicer 酶加工成成熟的 miRNA[87]，后者被载入 RNA 诱导沉默复合体（RNA-induced silencing complex，RISC），通过结合 miRNA 同源性的 mRNA 靶序列发挥翻译抑制作用[88]。RISC 复合体的核心是由 miRNA 和 AGO 蛋白组成的，其中 AGO2 被报道存在于线粒体中[89]。与这些发现一致的是，虽然 pre-miRNA 的重要性和（或）效应机制仍有待澄清，但有少数 miRNA 已被证明能够靶向线粒体转录并发挥调控作用[90]。线粒体 miRNA 的存在表明，miRNA 能够调控线粒体相关的生物过程。值得注意的是，线粒体特异性 miRNA 的图谱在不同类型的细胞和组织中有很大程度的差异，这表明这些 RNA 在控制不同细胞的代谢中起了关键作用[89]。因此，正如下文所述，miRNA 在线粒体介导的衰老中发挥核心调控作用并不令人惊讶。有趣的是，miRNA 能够通过调节自噬或者调控参与 ATP 和 ROS 产生基因的表达等多个层面影响衰老。

在上一部分中，我们描述了自噬在调节线粒体功能障碍中的重要性，以及抑制自噬如何引起 ROS 过度生成进而诱导衰老。在本部分我们将介绍 miRNA 如何通过抑制自噬来调节衰老。相关研究显示了 miRNA 在增殖和细胞衰老中的作用。例如，研究人员发现一组 24 个 miRNA 可以参与成纤维细胞复制性衰老的调控[91]，而其中的一部分 miRNA（如 miR-210、miR-376a、miR-486-5p、miR-494 和 miR-542-5p）被进一步研究发现可以作为衰老表型的效应器，因为它们可以诱导 SA-β-gal 染色阳性和氧化应激的发生。雷帕霉素是一种 mTOR 抑制剂，可以部分逆转上述几种 miRNA 诱导的衰老表型，这表明这些 miRNA 介导的衰老依赖于 mTOR 的作用[91]，而这就与细胞自噬的调控紧密相关。此外，越来越多的 miRNA 被报道参与了衰老过程中的自噬抑制。研究表明，miR-101 是自噬的有效抑制剂，能够靶向至少三种已知的促自噬因子，如 Stathmin 1（STMN1）、RAB GTPase 5A（RAB5A）和自噬相关蛋白 4D（ATG4D）[92]。miR-101 在 UV 诱导的人成纤维细胞衰老中被上调，并且用 miRNA 前体进行的细胞转染能够导致细胞生长停滞和 SA-β-gal 染色阳性，这表明 miR-101 能够参与细胞衰老[93]。

miR-34a 可以被 p53 转录上调，与其他 miR34 家族成员一样，在多种细胞类型中调节细胞周期、细胞凋亡和衰老[94]。研究发现，miR-34a 在老年动物和年龄相关疾病中被上调。miR-34a的突变或者缺失可以改善小鼠心肌梗死,并延长秀丽隐杆线虫的寿命[95]。研究显示,miR-34可能通过抑制自噬来诱导衰老。在秀丽隐杆线虫中,利用RNAi敲低Atr9A、Atg4和Beclin 1这三个自噬相关因子,可以显著降低miR-34a突变所造成的寿命延长[14]。值得注意的是,miR-34a介导的自噬抑制机制在高等动物中同样有效,研究人员在HeLa和HEK293细胞中同样观察到了miR-34a能够靶向Atg9A[94]。

此外,研究表明,miR-204是一种强力肿瘤抑制因子,可以成功抑制癌细胞的生长。miR-204能够通过调节促自噬蛋白LC3B的活性和自噬体的成熟来控制自噬,导致癌细胞出现饥饿现象,最终抑制细胞增殖和促使细胞死亡[96]。与其抗肿瘤活性一致,研究人员在衰老内皮细胞中也发现miR-204被高度上调[97],这提示miR-204可能会通过抑制自噬和线粒体更新来诱导衰老。

miR-210在衰老纤维细胞中被诱导上调。该miRNA在多种类型细胞中被发现,能够通过抑制电子传递链的功能来负反馈调节低氧条件下的线粒体呼吸作用。实际上,线粒体复合物Ⅰ和复合物Ⅱ中至少两个成员是miR-210的靶标。此外,ISCU1和ISCU2蛋白也能被低氧诱导的miR-210下调。ISCU1和ISCU2蛋白是正确组装铁硫簇聚合酶所必需的,是线粒体氧化还原反应的重要促进剂[98]。研究显示,miR-210对线粒体功能的影响是通过降低顺序跨膜电位、增加ROS的产生和诱导线粒体凋亡来实现的。另一种与成纤维细胞衰老相关的miRNA是miR-494,它具有比miR-210更强的诱导衰老的能力。相对于细胞质,miR-494能够优先定位于线粒体。通过计算机模拟算法,研究人员确定了miR-494的可能靶点,通过进一步实验揭示了该miRNA可能会参与调控线粒体翻译、细胞周期和ATP合成[89]。有趣的是,miR-210和miR-494的表达能够被氧化应激和DNA损伤诱导,这表明这些分子可能会作为ROS或DNA损伤相关信号的传递者[91]。另外两个受到ROS诱导的是miR-335和miR-34a,它们在老龄啮齿动物的肾脏中均显示出上调。这两种miRNA以线粒体SOD2和硫氧还蛋白还原酶2为靶标,二者的表达降低能够引起氧化应激和线粒体功能障碍的发生[99]。

在衰老个体中观察到的ATP产生减少的现象可能是不同层面的miRNA共同调控的结果。在衰老的人成纤维细胞中,miR-23增加了2.5倍[100]。miR-23的靶标是将谷氨酰胺转化为谷氨酰胺酶,后者可以用于ATP的合成,并作为抗氧化剂谷胱甘肽合成的前体。谷氨酰胺酶水平的下调能够导致ATP产量减少和ROS产生增加[101]。研究人员利用年轻和老年小鼠大脑进一步证实了miRNA在衰老过程中降低线粒体活性的作用。10、18、24和33月龄小鼠脑中的miRNA和蛋白质谱分析显示出70个差异调节的miRNA,其中27个差异调节的miRNA经预测能够靶向电子传递链线粒体复合物Ⅲ和Ⅳ及ATP酶的相关亚基[102]。对小鼠肝脏进行的类似分析显示了差异表达的miRNA可能以线粒体蛋白作为靶点。其中,miR-93的上调与其预测的靶标微粒体谷胱甘肽S-转移酶1 (microsomal glutathione S-transferase，Mgst1)的3倍下调显著相关。而 Mgst1 在保护细胞免受氧化应激中发挥重要作用，Mgst1 的下调能够导致果蝇寿命的减少。miR-709 在衰老肝脏中也上调，通过靶向泛素-细胞色素 c 还原酶复合物蛋白Ⅰ引起衰老动物肝脏中复合物Ⅲ的功能障碍[102]。

当比较来自衰老大脑和肝脏中的数据时，研究人员发现，只有一部分 miRNA 在两个组织中以相似的方式被调节，这些 miRNA 包括 miR-30d、miR-34a、miR-468、miR-669b 和 miR-709，而 miR-22、miR-101a、miR-720 和 miR-721 特异性存在于衰老大脑内，miR-669c、miR-712、miR-214 和 miR-93 特异性存在于衰老肝脏内[102]。上述数据支持这样一个事实，即 miRNA 驱动的线粒体功能障碍和 ROS 产生增多是许多衰老组织和衰老细胞共有的特征。值得注意的是，尽管这些 miRNA 存在上述共同的调控途径，但它们在组织中的分布和功能似乎存在差异。与之一致的是，miR-93 的 miRNA 驱动途径仍然涉及线粒体和 ROS，但是在不同组织中存在特异性蛋白谱，这可能是由不同组织中线粒体代谢和基础 ROS 的产生存在差异造成的。此外，组织特异性的 miRNA 谱可能会部分解释器官特异性的衰老及其相关疾病的发生。

miR-93、miR-214 和 miR-669c 的上调可能与衰老小鼠肝脏中谷胱甘肽 S-转移酶(glutathione S-transferase，GST)的降低相关[103]。研究表明，上述 GST 基因的多态性既与肝脏疾病的发生风险增加有关，也与年龄相关的肝癌易感性有关。反之，组织特异性 miRNA 的诱导也可能具有保护功能，例如老年大脑中特异性的 miR-22 上调能够在神经退行性疾病（如 HD）中发挥神经保护作用[104]。与之相似，miR-101a 可能通过抑制 APP 的产生来推迟 AD 的发生。

7.4 线粒体表观遗传学与衰老

7.4.1 nDNA 胞嘧啶甲基化

DNA 胞嘧啶甲基化是参与调控基因表达的关键表观遗传学过程。近年来，随着甲基化测序技术的发展，研究人员已经可以精准测定特定位点的甲基化程度，鉴别各种类型的组织和细胞中衰老相关甲基化的位点。目前，关于 nDNA 甲基化的研究较多，然而，mtDNA 甲基化的功能及意义尚有待阐明。越来越多的证据表明，mtDNA 甲基化与衰老、氧化应激紧密相关。本部分将对近年来哺乳动物中 nDNA 和 mtDNA 甲基化与衰老相关的研究做一简要介绍。

DNA 甲基化是最重要的表观遗传修饰之一，能够调节基因表达。DNA 甲基化是以 S-腺苷-L-甲硫氨酸(S-adenosyl-L-methionine disulfate，SAM)为甲基供体，将甲基转移到胞嘧啶的第五位碳原子上，这个反应过程形成了 5-甲基胞嘧啶(5-methylcytosine，5mC)和 S-腺苷-L-半胱氨酸。哺乳动物中主要包括 DNMT1、DNMT3a、DNMT3b 和 DNMT3L 这几种胞嘧啶 DNMT。上述所有酶均含有高度保守的 C -末端催化结构域和 N 端调控结构域，其中 N 端的调控结构域可以与其他蛋白质或者染色质相互作用[105]。TET 家族蛋白酶可以催化 5mC 氧化形成 5 -羟甲基胞嘧啶(5 - hydroxymethylcytosine，5hmC)，后者可以进一步氧化形成 5 -醛基胞嘧啶(5 - formylcytosine，5fC)和 5 -羧基胞嘧啶(5 - carboxylcytosine，5caC)[106](图 7 - 4)。

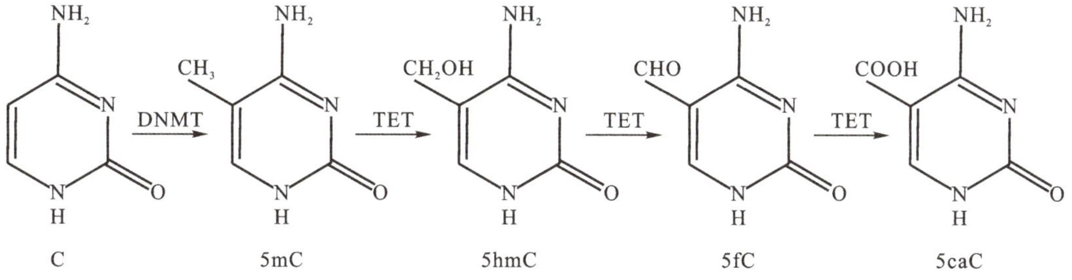

C，cytosine，胞嘧啶；TET，ten - eleven translocation，十-十一易位酶(胞嘧啶双加氧酶)。

图 7 - 4 胞嘧啶甲基化的模式图

DNA 甲基化主要发生在 CpG 序列中，位于具有调控转录活性的基因启动子区的 CpG 岛内。相关研究表明，胞嘧啶甲基化也可能发生在 CpG 二核苷酸之外[107-108]。最初的甲基化模式是由甲基转移酶 DNMT3a 和 DNMT3b 介导的，研究发现，它们在胚胎发育中具有调控活性，而 DNMT3L 主要作为 DNA 甲基化发生中的一个适配体蛋白。DNMT3a 和 DNMT3b 及较少数情况下的 DNMT1 拥有从头催化甲基化的活性，而 DNMT1 主要负责维持和修复复制过程中半甲基化的 DNA 分子的甲基化水平。研究人员提出了一个随机甲基化模型，根据这个模型，每个位点的甲基化程度均由两个相反的过程——甲基化和去甲基化所调控，前者依赖于 DNMT，而后者主要受到 TET 家族蛋白酶的调控[109]。

7.4.2 mtDNA 胞嘧啶甲基化

mtDNA 中的胞嘧啶甲基化在 20 世纪 70 年代被发现。与 nDNA 甲基化相比，mtDNA 甲基化检测丰度较低，同时提取纯化技术具有一定限制，因此一部分研究人员认为，mtDNA 的甲基化可能来自于 nDNA 甲基化的污染。值得注意的是，从动物线粒体中分离出的 DNMT 具有与 nDNA 甲基转移酶不同的特性[110]。随后相关研究进一步证实了 mtDNA 中甲基化的存在，但其具体生物学功能尚有待阐明。还有研究报道，mtDNA 中同样存在 5hmC[3]，初步确定了 mtDNA 的甲基化模式。研究人员发现，在各种组织和细胞类型中均存在 mtDNA 的甲基化，而在几个特定基因区域存在组织特异性的甲基化特征[111]。在 mtDNA 的调控区域，如启动子区域、CSB Ⅱ 和 CSB Ⅲ 等保守区域存在富集的甲基化胞嘧啶，上述区域在与 TFAM 蛋白的结合中发挥了重要作用，负责合成短 RNA 引物用于 mtDNA 复制和 mtDNA 转录过程之间的转化[112]。而在一些 mtDNA 的调控区域上可能存在几个不被甲基化修饰的 CpG 位点，它们主要位于线粒体轻链合成的起始位点，上述这些区域的甲基化可能会影响线粒体基因组的复制和转录[113]。此外，研究人员还发现，许多甲基化的胞嘧啶位于终止相关序列中，调控 7S DNA 的合成终止。7S DNA 是线粒体所必需的，在 mtDNA 中可以形成 D 环，但是并不是所有 mtDNA 分子都存在 D 环，其功能仍然未知。研究人员推测，D 环可能参与调节线粒体的复制和 mtDNA 的转录，提供开放的 mtDNA 构象，以便和各种酶接触，同时可以锚定 mtDNA 到线粒体内膜。调控 D 环合成的机制尚有待阐明，但据推测这个过程可能发生在终止相关序列区[114]。

线粒体中的胞嘧啶甲基化可能由线粒体亚型的 DNMT1 催化（mtDNMT1）而来。这种 DNMT1 的异构体是从相同的基因及其伸长的含有 MTS 的转录本转录而来。该研究还证实了在 mtDNA 中同时存在 5mC 和 5hmC 修饰[3]。随后，DNMT1 最短的亚型也被报道能够进入线粒体发挥催化胞嘧啶甲基化的作用[115]。另外有研究表明，线粒体中不仅存在 DNMT1，还存在 DNMT3a[4-6]、DNMT3b[7-8]、TET1 和 TET2[9]，为 mtDNA 甲基化的存在提供了有力的证据。5mC 与 5hmC 在转录调控中可能发挥相反的作用，前者抑制转录，而后者促进转录，研究人员推测，这种调控作用也存在于 mtDNA 中[116]。但是目前关于 5fC 和 5caC 在 mtDNA 中的调控作用尚无确切的研究。有趣的是，线粒体甲基化并不会仅在 CpG 位点发生，D 环区域还可以发生二核苷酸 CpA、CpC 和 CpT 的甲基化[117]，但上述不同形式的甲基化对应的生物学意义尚不明确。

近年来，随着测序技术的发展，研究人员得到了人脑[6]和人肿瘤细胞系[8]单碱基分辨率的 mtDNA 甲基化图谱，上述两项研究显示，mtDNA 甲基化具有与 nDNA 甲基化不同的分布特征：首先，甲基化主要呈现出不对称性分布，在 mtDNA L 链上频率较高，而在 H 链上频率较低；其次，发生甲基化的胞嘧啶主要分布在非 CpG 模式中。造成上述分布特征的原因可能是线粒体的大多数胞嘧啶碱基都分布在 mtDNA L 链上，但这些胞嘧啶碱基并非都以 CpG 的甲基化模式存在。更为有意义的是，近期的研究显示，mtDNA 甲基化频率与 mtDNA 编码基因的转录水平之间存在显著负相关[8]，这提示线粒体表观遗传学修饰可能是参与线粒体稳态调控的一种新方式。

mtDNA 甲基化模式可能受到多种外界因素的影响[113,118-119]。研究发现，长期暴露于空气污染物的人群中 mtDNA 的 *12S rRNA*、*Phe-tRNA* 及 D 环区域能够发生异常的高甲基化[11]。12S rRNA 是调控线粒体翻译的重要分子，其中一个启动子位于 *Phe-tRNA* 基因中，并且有多种 mtDNA 调控元件集中在 D 环区域中。上述研究提示，环境因素可能通过影响 mtDNA 甲基化调控线粒体基因的表达。另外有研究显示，多种肿瘤的发生可能伴随着 mtDNA 甲基化修饰的改变[120]。mtDNA 甲基化修饰通过改变线粒体编码基因的表达，降低线粒体呼吸链活性，进而推动 Warburg 效应。同时，mtDNA 的甲基化改变可能进一步引起核基因表达谱的改变，从而促进肿瘤发生。在 mtDNMT1 过表达的细胞中，存在以下 mtDNA 编码基因表达水平的改变：由 L 链编码的 *MT-ND6* 的表达减少，而 H 链编码的 *MT-ND1* 的表达增多[3]。有趣的是，转录因子 NRF1 和已知可以被氧化应激激活的 PGC1-α 也可以增加 DNMT1 的表达，提示氧化应激可能通过影响 mtDNA 的甲基化进而调控线粒体基因的表达。此外，DNMT1 介导的 mtDNA 甲基化对于线粒体功能的调控作用还可以通过线粒体基因突变引起的线粒体遗传病来间接证实[105]。

7.4.3　nDNA 与 mtDNA N6 甲基腺嘌呤修饰

胞嘧啶的甲基化（5mC、5hmC、5fC 和 5caC）是真核生物 DNA 中最常见的甲基化修饰类型。而在原核生物中，DNA 甲基化主要发生在腺嘌呤碱基第 6 位上，被称为 N6 甲基腺嘌呤修饰（N6-methyladenine，6mA），DNA 腺嘌呤甲基转移酶（DNA adenine methyltransferase，DAMT）是细菌 DNA 中经典的介导 6mA 修饰的甲基转移酶（图 7-5）。

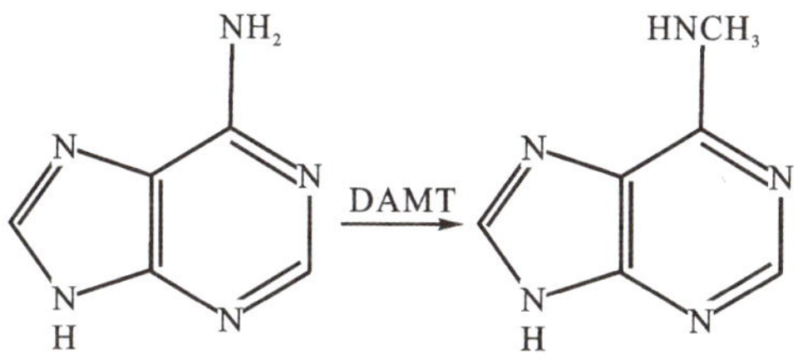

A，adenine，腺嘌呤；6mA，N6-methyladenine，N6 甲基腺嘌呤。

图 7-5　腺嘌呤甲基化模式图

在早期研究中，受技术条件的限制，研究人员并没有在真核生物中检测到 DNA 6mA 修饰，因此在很长一段时间里，大家都普遍认为在包括人类在内的真核生物中不存在 DNA 6mA 修饰。近年来，随着 DNA 纯化技术和 6mA 测序技术的不断发展，研究人员已经陆续在秀丽隐杆线虫、衣藻、真菌、果蝇、斑马鱼、小鼠和猪等真核生物中发现了 DNA 6mA 修饰的存在，并且发现 6mA 修饰在调控基因表达、DNA 错配修复、调控限制修饰系统、参与细胞周期的调节等生物学功能中发挥了重要作用[121]。令人兴奋的是，我国科学家利用第三代测序技术首次揭示了人类 DNA 6mA 修饰图谱，这也是表观遗传学领域的重大突破。在这项研究中，科学家们对亚洲人参考基因组"华夏一号"的测序数据进行了深度处理和分析，首次获得了中国人 DNA 6mA 修饰图谱的分布特征。他们在人类基因组中共发现超过 88 万个 6mA 修饰位点。进一步分析显示，DNA 6mA 修饰在常染色体上的丰度较高，而在性染色体（X 染色体和 Y 染色体）上的丰度则相对较低。同时，他们还发现，这些 6mA 修饰位点主要集中在基因组外显子的编码区。更为重要的是，研究人员发现，基因组外显子区域的 6mA 丰度与 mRNA 的表达水平呈正相关，GO 通路富集分析显示，6mA 修饰与 G 蛋白偶联受体相关通路具有强相关性[122]。

研究人员认为，METTL（methyltransferase like）家族的 METTL3 和 METTL14 可

能是调控真核生物中 DNA 6mA 修饰的关键甲基转移酶。相关研究表明，N6AMT1 和 ALKBH1 可能同样在 6mA 甲基化修饰中扮演了关键角色[122]。目前，关于 DNA 6mA 修饰与疾病发展进程的相关性研究仍然较少。近期的研究显示，6mA 修饰可能参与了肿瘤的发生。与非肿瘤组织相比，肿瘤组织中 6mA 修饰及其甲基转移酶 N6AMT1 的水平显著降低，而去甲基化酶 ALKBH1 的水平显著升高。研究人员进一步发现，N6AMT1 基因的敲除能够有效减少肿瘤细胞中 DNA 6mA 的水平，同时加速肿瘤细胞生长，而过表达 N6AMT1 基因能够反过来抑制肿瘤细胞的生长。与上述结果一致，ALKBH-1 基因的敲除能够显著提升肿瘤细胞中的 DNA 6mA 水平，抑制肿瘤细胞的生长，而过表达 ALKBH-1 基因后显著逆转了上述效应。上述结果表明，DNA 6mA 修饰可能会抑制肿瘤发生，而甲基转移酶 N6AMT1 和去甲基化酶 ALKBH1 可能是治疗肿瘤的两个有效的新型靶点[122]。

研究人员发现，DNA 6mA 修饰还能参与神经系统的功能调节，能够调控果蝇大脑中多组跟神经发育和神经元功能相关基因的表达[123]。另一项研究显示，处于外界环境压力下的小鼠大脑中总体 DNA 6mA 修饰水平显著提高，DNA 6mA 全基因组修饰图谱和转录组图谱联合分析揭示了 6mA 的动态变化与一组上调的神经元基因和下调的 LINE 转座子表达之间存在负相关。更为重要的是，压力诱导相关 6mA 修饰动态改变的基因与精神疾病相关基因显著重叠。上述结果表明，DNA 6mA 修饰在哺乳动物大脑中具有重要的表观遗传学调控作用，并且可能会参与精神疾病的发生[124]。但是 DNA 6mA 修饰能否参与大脑等各个器官的衰老目前尚无报道。

此外，最新的报道揭示了 DNA 6mA 修饰与高血压之间的潜在关联。研究显示，高血压患者外周血白细胞中的总体 DNA 6mA 修饰水平显著降低，而这种降低在高血压得到成功治疗后能够被逆转。进一步分析发现，患者年龄、收缩压、血清总胆固醇和高密度脂蛋白的水平均与白细胞中总体 DNA 6mA 的修饰水平呈现相关性。更为重要的是，研究人员发现，ALKBH1 是介导上述 DNA 6mA 修饰水平动态改变的关键酶，能够通过直接调控 HIF-1α 的表达来响应血管重塑。ALKBH1 基因的敲低能够显著抑制血管紧张素Ⅱ诱导的血管平滑肌细胞的增殖和迁移[125]。

值得注意的是，芝加哥大学何川教授团队的最新研究成果表明，哺乳动物 mtDNA 中可能同样存在 6mA 修饰。他们的研究显示，哺乳动物 mtDNA 中 6mA 修饰的丰度远高于 nDNA，甲基转移酶 METTL4 可能与 mtDNA 存在结合位点，敲低介导 mtDNA 6mA 修饰的 METTL4 后能够显著恢复线粒体编码基因的转录水平，并且增强线粒体复合物Ⅲ的活性和线粒体膜电位[126]，提示 6mA 修饰对线粒体功能具有潜在的调控作用。但是目前尚缺乏对 mtDNA 6mA 修饰的生物学功能的相关研究，mtDNA 6mA 修饰在衰老和各种疾病中的调控机制可能是未来的研究热点。

7.4.4　DNA 甲基化与衰老

40 多年前，研究人员就已经发现了哺乳动物的衰老与 DNA 甲基化水平降低之间的联系。随后，研究人员发现，在哺乳动物成纤维细胞中 DNA 甲基化程度的降低与细胞的数量呈正相关，而永生化细胞中的 DNA 甲基化水平保持不变[127]。基于上述数据，研究人员提出了一个假设，即衰老相关功能障碍与受损的细胞内 DNA 甲基化有关。近几年来，现代基因组学分析方法的飞跃式发展为表观遗传标记的检测提供了坚实基础。研究显示，基因组 DNA 甲基化水平随着年龄的增长而改变，而这些改变是多元化的，在不同的 CpG 区域具有不同的特征，人们很难通过纯粹随机过程来解释这种多元化的改变[128]。

与表观遗传学紧密相关的衰老生物标志物的发现使人们能够确定细胞和组织的生物学年龄，这成为衰老和表观遗传学领域的重大事件[129]。研究人员绘制了几百个与生物学年龄相关的 CpG 甲基化位点，这些位点能够对衰老的不同阶段进行精确映射[129]。慢性炎症是最彻底的一种能够引起 DNA 甲基化水平改变的因素，但这种改变的原因尚不明确。根据"炎症学说"，长期的炎症状态可以引起免疫系统的失衡并促进衰老表型的发展。2006 年，相关研究提出，线粒体在炎症推动的衰老中扮演了重要角色：当细胞 mtDNA 替换为另一种单倍型时，在基础条件和受到 IL-6 刺激时细胞因子的表达都会受到影响。上述研究表明，线粒体与核基因组之间存在逆行信号通路，可以调控炎症相关衰老的发生。

线粒体呼吸链功能紊乱通常伴随着有毒 mtROS 的产生，进而导致各种细胞和组织中氧化应激的发生。mtROS 可以充当炎症反应的信使[130]，几乎任何类型的外源性或内源性氧化应激的发生均伴随着 mtROS 的增多。已有研究表明，过氧化氢诱导的氧化应激可以引起 DNMT1 与染色质的结合增多，进而改变 nDNA 的甲基化水平[131]。目前，一种较为流行的衰老假说指出，哺乳动物衰老的过程是由 mtDNA 突变的积累引起的，它提出了一个所谓的"恶性循环"：mtDNA 突变增加—呼吸链功能障碍—mtROS 产生增多—mtDNA 突变进一步增加[128]。该假说得到了以下证据的支持：①体细胞中 mtDNA 突变的水平高于 nDNA[132]；②mtDNA 修复途径与 nDNA 相比是有限的[133]，ROS 可以引起 8-oxo-dG 的形成，导致 mtDNA 复制中 G：C→T：A 的改变；③DNA 聚合酶 γ 的转基因突变小鼠中 DNA 校对活性受损，mtDNA 突变大量快速累积，致使小鼠迅速衰老，提早进入死亡阶段[33]。

正常情况下，在大多数组织中 mtDNA 突变的总体水平较低，随着 mtDNA 突变的积累，各组织、器官逐渐发生功能障碍[134]。值得注意的是，mtDNA 的修复过程通常被大家低估。研究显示，BER 系统在线粒体中能够有效运转，系统错配修复（mis-match repair，MMR）的组件也同样在线粒体中存在[135]。尽管线粒体缺乏 NER 系统，但该系统的核心成分——蛋白质 CSA 和 CSB 在氧化应激条件下可以转运进入线粒体。研究人员已经报道了 CSB 可以参与调控线粒体转录和 BER 过程[136]。尽管双链 mtDNA 损伤的修复机制还没有被研究，但同源重组的关键酶 Rad51 在氧化应激的条件下可以进入线粒体并参与 mtDNA 的复制[137]。

8-oxo-dG 在 mtDNA 突变中占据的主导地位同样存在争议。G：C→T：A 的转变频率在线粒体中并不随年龄的增长而变化，但过渡的频率增加了。显然，线粒体修复系统能够有效清除 8-oxo-dG 引起的损伤[138]。尽管杂合突变小鼠与衰老野生型小鼠相比多积累了数百倍的 mtDNA 突变，但它们具有正常的寿命[139]。因此，线粒体随机老化理论是存在争议的。

到目前为止，关于 mtDNA 甲基化与衰老的研究较少。mtDNA *12S rRNA* 基因 5mC 水平随着年龄的增长而下降。在小鼠大脑皮层 mtDNA 中 5hmC 的水平随着年龄的增长而提升[9]。线粒体编码基因 *MT-ND2*、*MT-ND4*、*MT-ND4L*、*MT-ND5* 和 *MT-ND6* 的转录水平在大脑皮层中随年龄的增长而提升，而在小脑中没有显著改变。目前，关于 5hmC 的增加与线粒体编码复合体 Ⅰ 基因的转录上调是否存在相关性仍有待阐明。此外，线粒体中 DNA 甲基化和去甲基化酶的表达水平也显示出年龄相关性。衰老小鼠大脑皮层中线粒体 *DNMT1* mRNA 水平降低，而 *TET1-TET3* mRNA 水平不受影响。在衰老小鼠小脑中，*TET2* 和 *TET3* mRNA 水平升高，而 mt*DNMT1* mRNA 没有随着年龄的增长而改变。另一项研究显示，人脑胚胎期 mtDNA *MT-ND6*、*MT-ATP6* 和 *MT-COX1* 区域甲基化水平的升高发生在上述基因表达下调前[111]。

研究发现，在缺乏 mtDNA 的 rho0 细胞中，核基因组 CpG 岛的甲基化程度与正常对照组相比存在差异，而将 mtDNA 导入 rho0 细胞中可以引起甲基化水平的部分恢复[118]。编码线粒体蛋白的核基因甲基化水平具有组织特异性，它与基因表达水平和线粒体活性均具有相关性[140]。J. Hayashi 课题组为表观遗传学机制参与衰老提供了最显著的证据[141]。老年人往往伴随着线粒体呼吸链效率降低，导致耗氧速率减少，形成"衰老"细胞表型。研究人员通过细胞重编程恢复了"衰老"表型的细胞中线粒体呼吸链的正常功能。基因表达分析显示，表观遗传学修饰减少了核基因甘氨酸 C-乙酰基转移酶（glycine C-acetyltransferase，GCAT）的表达，导致线粒体呼吸链功能的改变，因为基因 *GCAT* 编码甘氨酸乙酰转移酶，涉及线粒体中的甘氨酸生物合成。当向具有"衰老"表型的成纤维细胞培养基中加入甘氨酸时，可以部分恢复线粒体的呼吸功能。因为基因丝氨酸羟甲基转移酶 2（serine hydroxymethyl transferase 2，SHMT2）的产物丝氨酸羟甲基转移酶也参与线粒体甘氨酸的生物合成，所以与年轻人相比，老年人 *SHMT2* mRNA 水平在成纤维细胞中也显著降低[141]。

利用 shRNA 和 siRNA 降低年轻患者成纤维细胞中 *GCAT* 和 *SHMT2* 基因表达，同样可以导致呼吸链功能障碍，引起典型的"衰老"表型。因此，表观遗传学修饰可以通过调控负责线粒体代谢的相关基因，特别是 *GCAT* 和 *SHMT2* 等基因的表达，导致年龄相关的线粒体功能障碍[141]。此外，SHMT 依赖的线粒体和细胞质叶酸循环可以与甲硫氨酸循环相偶联，将甲硫氨酸转化为 SAM 甲基化供体，用于线粒体和细胞质 DNA 的甲基化反应。因此，参与甘氨酸合成的酶活性的降低不仅可以显著影响翻译过程，还能影响 DNA 甲基化，进一步调控基因表达的改变，导致"衰老"表型。

如图 7-6 所示，研究人员提出了一个衰老相关表观遗传学改变的机制：线粒体和细胞核中发生年龄相关的表观遗传学改变—线粒体和细胞核编码基因表达水平改变—线粒体代谢改变—形成"衰老"表型。以下因素可能在这个过程中发挥关键作用：①核编码线粒体基因的表观遗传学改变（主要是 DNA 聚合酶 γ、RNA 聚合酶 POLRMT 及其他复制蛋白和转录因子），可能会严重影响线粒体代谢；②多种方式形成的线粒体代谢酶的不同亚型，在细胞核和线粒体中都有活性，这表明许多表观遗传修饰可能还受到其他类型的机制调控，如可变剪接（糖基化酶 OGG1）[142]、从同一个基因的不同启动子转录（DNMT1 和尿嘧啶糖基化酶 UNG）[3,142]、从同一个转录本的不同位置启动翻译（拓扑异构酶 TOP3Amt）[143]、核异构体的有限蛋白水解（拓扑异构酶 TOP2Bmt）[144] 及同时携带核定位和线粒体定位序列（胸腺嘧啶二醇 DNA 糖基化酶 hNTHL1）[142] 等。

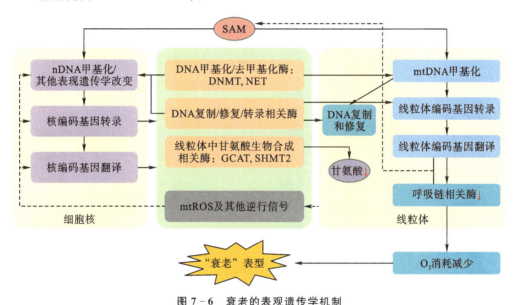

图 7-6 衰老的表观遗传学机制

此外，在氧化应激条件下，一些 nDNA 修复酶可以定位到线粒体。有趣的是，这些酶在线粒体中与细胞核中的功能略有差异。例如，Rad51 是 DNA 双链断裂期间介导同源重组的关键调控分子，在氧化应激条件下同样可以靶向线粒体，参与线粒体复制[137]。氧化应激极大地增加了 AP 核酸内切酶及 NER 组件 CSA 和 CSB 的水平。研究表明，CSB 可能会参与线粒体转录，但并不能修复和加强 POLRMT 的持续合成能力[136]。上述证据提示，氧化应激似乎可能影响线粒体的复制和转录，同时表明线粒体和细胞核基因的表达具有密切联系。DNA 的甲基化可能是调控基因表达的方式之一，同时在衰老中具有一定作用。SAM 和 DNA 甲基化/去甲基化酶 DNMT 和 TET 在细胞核及线粒体中均具有活性。线粒体 DNMT 和 TET 的水平均随着年龄的增长而改变，表明线粒体甲基化过程同样参与了衰老[9]。此外，衰老通常伴随着氧化应激的发生，可进一步激活转录因子 NRF1 和 PGC1-α，诱导线粒体 DNMT1 的表达[3]。目前，虽然我们知道 nDNA 的甲基化可以改变线粒体蛋白的表达，但是线粒体基因组（特别是 mtDNA）的甲基化对核基因表达的影响仍然有待进一步阐明，这也是未来的研究热点之一。

近年来，测序技术的飞跃式发展使人们能够准确检测到 nDNA 单位点甲基化随年龄的改变[129]，揭示表观遗传修饰在细胞衰老过程中的关键作用[141]，进一步支持了 B. F. Vanyushin 教授早期提出的假说。此后，V. P. Skulachev 教授提出了另一种 nDNA 甲基化参与程序性衰老的机制[145]。与此同时，mtDNA 甲基化的逆行信号也可能在这个机制中发挥重要作用。

7.5 操纵线粒体基因组的新技术

近年来，已报道的线粒体疾病患病率已经达到了十分惊人的数量。这些线粒体疾病的发生机制与衰老之间存在许多相似之处，可能都是由 mtDNA 突变与 nDNA 突变的共同作用所引起。nDNA 的突变可以通过将野生型基因转移到宿主细胞中来替代有缺陷的基因，或通过沉默且对宿主有致病性的显性突变等位基因来纠正，但 mtDNA 突变和缺陷的修复到目前为止仍然是一个严峻的挑战。在本节中，我们将介绍基因治疗的新策略，这些策略已被证实在靶向线粒体基因组的病理突变方面具有广阔前景，可能会为衰老和线粒体疾病的治疗提供新思路。

基因治疗是通过将纠正性等位基因传递到宿主细胞中或沉默且对宿主有致病性的显性突变等位基因来替代缺陷基因。因为大量的线粒体疾病根源于 mtDNA 的突变，所以可以通过针对线粒体基因组缺陷的纠正性基因治疗来进行干预。对于大多数线粒体基因治疗方法而言，最重要的步骤之一是构建合适的载体，以容纳目的基因。在众多载体中，腺病毒载体是最为常用的(约占总研究的 23%)，因为与其他病毒载体相比，腺病毒具有更高的转染效率和更大的 DNA 负载能力。腺相关病毒(adeno-associated virus，AAV)载体由于其宿主范围广和毒性小而同样被广泛使用。此外，单纯疱疹病毒、痘病毒和痘苗病毒载体也已成功用于基因治疗。线粒体基因治疗还可以通过体内注射裸质粒 DNA(plasmid DNA)来完成。尽管各种基因治疗方法都具有自己的特征，但所有基因治疗都大致遵循以下三种主要方法(图 7-7)：①在细胞核中异位表达 mtDNA 编码基因；②选择性抑制 mtDNA 突变体；③将野生型 mtDNA 递送至线粒体[146]。下面我们将对这三种方法进行逐一介绍。

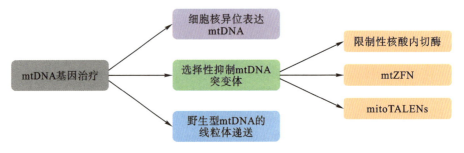

mtZFN，mtDNA‑binding zinc‑finger nucleases，结合 mtDNA 的锌指核酸酶；mitoTALENS，mitochondrially targeted transcription activator‑like effector，线粒体靶向转录激活因子样效应物核酸酶。

图 7-7　mtDNA 基因治疗的常见方法

7.5.1 细胞核异位表达 mtDNA 编码基因

内共生基因从线粒体到细胞核的转移是常见的进化过程之一,具有很高的发生率。研究人员通过模拟此现象,将相应的校正 mtDNA 整合到细胞核中,用于治疗 mtDNA 缺陷。这种异位表达 mtDNA 编码基因的方法首先在携带 mtDNA *MT-ATP 8* 基因缺陷的酿酒酵母中进行了测试。研究人员通过将野生型 mtDNA 整合到细胞核中成功恢复了基因缺陷酿酒酵母线粒体的正常功能[147]。研究人员还利用小鼠模型开发了另一种类似的基因治疗策略。他们将野生型 *MT-ATP 6* 基因克隆到 *pEF/myc/mito* 质粒中,该质粒包含人源 *EF-1α* 的启动子、线粒体靶向肽序列和 3′端的 myc 表位标签。随后,研究人员利用这个 *pEF/myc/mito/MT-ATP 6* 质粒构建了转基因小鼠,并通过电子显微镜技术证实了这种通过细胞核异位表达的校正 MT-ATP6 蛋白与线粒体存在共定位[148]。在另一项实验中,携带 mtDNA 编码 *MT-ATP 8* 基因突变(m.8529G>A 突变)的患者细胞中 MT-ATP 8 蛋白功能缺失,同时伴随 MT-ATP 6 蛋白表达的显著减少。研究人员通过使用 pCMV6 载体在细胞核中异位表达 *MT-ATP 6* 和 *MT-ATP 8* 基因,以纠正缺陷,通过这项基因治疗技术成功恢复了 MT-ATP 6 和 MT-ATP 8 这两种蛋白质的表达和生物学功能[149]。

为了使在细胞核异位表达的线粒体编码基因更加稳定,研究人员还开发了另一种有效的策略,该策略是使用人工合成的包含化学修饰的 mRNA 用于编码需要校正的线粒体蛋白,这种化学修饰能够将尿嘧啶和胞嘧啶替换为假尿嘧啶和 5-甲基胞嘧啶。上述化学修饰能够使异位表达的 mRNA 免受体内先天免疫系统的降解,同时促进目标蛋白的有效翻译[150]。

7.5.2 选择性抑制 mtDNA 突变体

线粒体的异质性与多种线粒体疾病的发生紧密相关。在这种情况下,突变的 *mtDNA* 基因需要达到一定的阈值才能引发相应的疾病。改善此类疾病的有效策略之一是通过选择性抑制突变 mtDNA,减轻线粒体异质性所带来的负面影响。实现此目标的方法之一是针对突变 mtDNA 中独特的突变序列选择合适的限制性核酸内切酶,并将其进行线粒体定位。一个经典的例子是,研究人员在具有异质状态(携带 m.8993T>G 突变)的细胞中瞬时表达了与线粒体靶向肽序列融合的限制性内切酶 SmaⅠ,SmaⅠ能够在 mtDNA m.8993 的鸟嘌呤残基位置(CCCGGG)进行选择性切割,而不会影响野生型 mtDNA m.8993 的胸腺嘧啶残基(CCCTGG),从而实现对突变 mtDNA 的选择性抑制[151]。

尽管线粒体表达限制性核酸内切酶的方法已显示出巨大的成功,但不幸的是,它仅限于少数具有特殊位点的 mtDNA 突变,这些突变位点需要被已有的限制性核酸内切酶识别。为了避免这一缺点,研究人员设计了结合 mtDNA 的锌指核酸酶(mtDNA-binding zinc-finger nucleases,mtZFN),能够对特定 mtDNA 序列具有预设的选择性。mtZFN 是包含锌指蛋白的嵌合酶,该蛋白与 MTS 和限制性内切酶的催化结构域及核输出信号肽相互结合。该策略能够使 mtZFNs 可以特异性定位于线粒体,并且选择性切割突变体 mtDNA。该方法已成功用于抑制携带 m.8993T>G 突变的 mtDNA[152]。

此外,还有另一种有效的基因治疗策略是在线粒体异质性存在的情况下选择性消除突变的 mtDNA。这种策略涉及 mitoTALENs 的设计,这种新型核酸酶可以选择性靶向和切割突变的 mtDNA[152]。研究人员已将该策略成功应用于减少 mtDNA *tRNALys* m.8344A>G 突变和 *ND5* m.13513G>A 突变中[153]。

7.5.3 野生型 mtDNA 递送至线粒体

将包含校正基因的野生型 mtDNA 直接靶向线粒体已经成为纠正致病性 mtDNA 突变的有效策略之一。基于载体的递送系统主要包括与线粒体转录因子 A 相结合的线粒体转导域(mitochondrial transduction domain-mitochondrial transcription factor A,MTD-TFAM)、MITO-porters 和 DQAsomes 等。然而,关于这种策略的最大挑战仍然在于核酸导入线粒体的机制。目前,研究人员已经采用该策略成功解决了多个 mtDNA 突变,例如 m.8993T>G 和 m.11778G>A[154]。

在一项转基因小鼠的体内研究中,研究人员将包含 m.11778G>A 突变的重组人 *MT-ND4* 基因利用含有线粒体靶向肽序列的 AAV 载体成功递送到线粒体,导致突变 MT-ND4 在线粒体复合物I中进行组装,从而造成小鼠视力丧失的表型特征。当用含有野生型小鼠 *MT-ND4* 基因的 AAV 载体治疗患病小鼠时,能够显著恢复小鼠的视力[155]。

另一个典型的例子是通过使用 MITO-porters 将野生型 mtDNA 传递到线粒体。MITO-porters 是基于脂质体的纳米载体,可以通过膜融合机制将核酸、蛋白质或药物选择性地传递到线粒体中。最近的一项研究报道了利用 MITO-porters 技术成功将野生型 *MT-ND4* 基因传递到 HeLa 细胞和 C57BL/6 小鼠线粒体中[156],表明该技术在线粒体基因治疗中具有良好前景。

目前,尽管基因治疗已被证实在线粒体疾病和衰老中具有广阔前景,但是仍然存在一些问题。例如,对不同基因治疗方式的安全性考虑,导入基因在世代中的稳定性问题,以及体外实验能否在体内产生实际功效的问题。基因型与表型关系的复杂性及线粒体随机分离的过程使得基因治疗方案的设计更加复杂。此外,尽管现代医学研究中约有 67% 使用了病毒载体,但是病毒载体由于具有免疫原性和致癌性等副作用,对基因治疗的临床研究造成了巨大挑战。为了规避这些可能的副作用,基于脂质体或纳米颗粒线粒体递送系统的开发与应用迫在眉睫。然而,这些非病毒递送系统的外源 DNA 负载能力有限,同时还存在只能瞬时低表达外源基因的问题[146]。因此,进一步探索负载能力强、能够稳定表达及低副作用的线粒体基因治疗方式是未来的研究热点。

(曹 可 刘健康)

参考文献

[1] YAO Y G, KAJIGAYA S, FENG X, et al. Accumulation of mtDNA variations in human single CD34$^+$ cells from maternally related individuals: effects of aging and family genetic background[J]. Stem Cell Res, 2013, 10(3): 361-370.

[2] ALLEN J F. The function of genomes in bioenergetic organelles[J]. Philos Trans R Soc Lond B Biol Sci, 2003, 358(1429): 19-37.

[3] SHOCK L S, THAKKAR P V, PETERSON E J, et al. DNA methyltransferase 1, cytosine methylation, and cytosine hydroxymethylation in mammalian mitochondria[J]. Proc Natl Acad Sci USA, 2011, 108(9): 3630-3635.

[4] CHESTNUT B A, CHANG Q, PRICE A, et al. Epigenetic regulation of motor neuron cell death through DNA methylation[J]. J Neurosci, 2011, 31(46): 16619-16636.

[5] WONG M, GERTZ B, CHESTNUT B A, et al. Mitochondrial DNMT3A and DNA methylation in skeletal muscle and CNS of transgenic mouse models of ALS[J]. Front Cell Neurosci, 2013, 7: 279.

[6] DOU X, BOYD-KIRKUP J D, MCDERMOTT J, et al. The strand-biased mitochondrial DNA methylome and its regulation by DNMT3A[J]. Genome Res, 2019, 29(10): 1622-1634.

[7] BELLIZZI D, D'AQUILA P, SCAFONE T, et al. The control region of mitochondrial DNA shows an unusual CpG and non-CpG methylation pattern[J]. DNA Res, 2013, 20(6): 537-547.

[8] PATIL V, CUENIN C, CHUNG F, et al. Human mitochondrial DNA is extensively methylated in a non-CpG context[J]. Nucleic Acids Res, 2019, 47(19): 10072-10085.

[9] DZITOYEVA S, CHEN H, MANEV H. Effect of aging on 5-hydroxymethylcytosine in brain mitochondria[J]. Neurobiol Aging, 2012, 33(12): 2881-2891.

[10] BELLIZZI D, D'AQUILA P, GIORDANO M, et al. Global DNA methylation levels are modulated by mitochondrial DNA variants[J]. Epigenomics, 2012, 4(1): 17-27.

[11] BYUN H M, PANNI T, MOTTA V, et al. Effects of airborne pollutants on mitochondrial DNA methylation[J]. Part Fibre Toxicol, 2013, 10: 18.

[12] MERCER T R, NEPH S, DINGER M E, et al. The human mitochondrial transcriptome[J]. Cell, 2011, 146(4): 645-658.

[13] RO S, MA H Y, PARK C, et al. The mitochondrial genome encodes abundant small noncoding RNAs[J]. Cell Res, 2013, 23(6): 759-774.

[14] YANG J, CHEN D, HE Y, et al. MiR-34 modulates caenorhabditis elegans lifespan via repressing the autophagy gene atg9[J]. Age (Dordr), 2013, 35(1): 11-22.

[15] VITHAYATHIL S A, MA Y, KAIPPARETTU B A. Transmitochondrial cybrids: tools for functional studies of mutant mitochondria[J]. Methods Mol Biol, 2012, 837: 219-230.

[16] YU H, KOILKONDA R D, CHOU T H, et al. Gene delivery to mitochondria by targeting modified adenoassociated virus suppresses Leber's hereditary optic neuropathy in a mouse model[J]. Proc Natl Acad Sci USA, 2012, 109(20): 1238-1247.

[17] MARRACHE S, DHAR S. Engineering of blended nanoparticle platform for delivery of mitochondria-acting therapeutics[J]. Proc Natl Acad Sci USA, 2012, 109(40): 16288-16293.

[18] HAYFLICK L, MOORHEAD P S. The serial cultivation of human diploid cell strains[J]. Exp

Cell Res, 1961, 25: 585-621.

[19] SHERWOOD S W, RUSH D, ELLSWORTH J L, et al. Defining cellular senescence in IMR-90 cells: a flow cytometric analysis[J]. Proc Natl Acad Sci USA, 1988, 85(23): 9086-9090.

[20] KUILMAN T, MICHALOGLOU C, MOOI W J, et al. The essence of senescence[J]. Genes Dev, 2010, 24(22): 2463-2479.

[21] LAURI A, POMPILIO G, CAPOGROSSI M C. The mitochondrial genome in aging and senescence[J]. Ageing Res Rev, 2014, 18: 1-15.

[22] WANROOIJ S, FALKENBERG M. The human mitochondrial replication fork in health and disease[J]. Biochim Biophys Acta, 2010, 1797(8): 1378-1388.

[23] STEFANATOS R, SANZ A. The role of mitochondrial ROS in the aging brain[J]. FEBS Lett, 2018, 592(5): 743-758.

[24] KAUPPILA T E S, KAUPPILA J H K, LARSSON N G. Mammalian Mitochondria and Aging: An Update[J]. Cell Metab, 2017, 25(1): 57-71.

[25] KUKAT C, DAVIES K M, WURM C A, et al. Cross-strand binding of TFAM to a single mtDNA molecule forms the mitochondrial nucleoid[J]. Proc Natl Acad Sci USA, 2015, 112(36): 11288-11293.

[26] ANSON R M, SENTURKER S, DIZDAROGLU M, et al. Measurement of oxidatively induced base lesions in liver from Wistar rats of different ages[J]. Free Radic Biol Med, 1999, 27(3-4): 456-462.

[27] LEWIS K N, ANDZIAK B, YANG T, et al. The naked mole-rat response to oxidative stress: just deal with it[J]. Antioxid Redox Signal, 2013, 19(12): 1388-1399.

[28] LEI X G, ZHU J H, CHENG W H, et al. Paradoxical roles of antioxidant enzymes: basic mechanisms and health implications[J]. Physiol Rev, 2016, 96(1): 307-364.

[29] BJELAKOVIC G, NIKOLOVA D, GLUUD L L, et al. Antioxidant supplements for prevention of mortality in healthy participants and patients with various diseases[J]. Sao Paulo Med J, 2015, 133(2): 164-165.

[30] LAMBERT A J, BOYSEN H M, BUCKINGHAM J A, et al. Low rates of hydrogen peroxide production by isolated heart mitochondria associate with long maximum lifespan in vertebrate homeotherms[J]. Aging Cell, 2007, 6(5): 607-618.

[31] PAYNE B A, WILSON I J, YU-WAI-MAN P, et al. Universal heteroplasmy of human mitochondrial DNA[J]. Hum Mol Genet, 2013, 22(2): 384-390.

[32] ROSS J M, STEWART J B, HAGSTROM E, et al. Germline mitochondrial DNA mutations aggravate ageing and can impair brain development[J]. Nature, 2013, 501(7467): 412-415.

[33] KUJOTH G C, HIONA A, PUGH T D, et al. Mitochondrial DNA mutations, oxidative stress, and apoptosis in mammalian aging[J]. Science, 2005, 309(5733): 481-484.

[34] EDGAR D, SHABALINA I, CAMARA Y, et al. Random point mutations with major effects on protein-coding genes are the driving force behind premature aging in mtDNA mutator mice[J]. Cell Metab, 2009, 10(2): 131-138.

[35] VAN EPPS P, KALAYJIAN R C. Human immunodeficiency virus and aging in the era of effective antiretroviral therapy[J]. Infect Dis Clin North Am, 2017, 31(4): 791-810.

[36] SOHL C D, SZYMANSKI M R, MISLAK A C, et al. Probing the structural and molecular basis of nucleotide selectivity by human mitochondrial DNA polymerase gamma[J]. Proc Natl

Acad Sci USA, 2015, 112(28): 8596 - 8601.

[37] TYYNISMAA H, MJOSUND K P, WANROOIJ S, et al. Mutant mitochondrial helicase Twinkle causes multiple mtDNA deletions and a late-onset mitochondrial disease in mice[J]. Proc Natl Acad Sci USA, 2005, 102(49): 17687 - 17692.

[38] HE Y H, LU X, WU H, et al. Mitochondrial DNA content contributes to healthy aging in Chinese: a study from nonagenarians and centenarians [J]. Neurobiol Aging, 2014, 35(7): 1779.

[39] DE BENEDICTIS G, ROSE G, CARRIERI G, et al. Mitochondrial DNA inherited variants are associated with successful aging and longevity in humans[J]. FASEB J, 1999, 13(12): 1532 - 1536.

[40] RAULE N, SEVINI F, LI S, et al. The co-occurrence of mtDNA mutations on different oxidative phosphorylation subunits, not detected by haplogroup analysis, affects human longevity and is population specific[J]. Aging Cell, 2014, 13(3): 401 - 407.

[41] SAMUELS D C, LI C, LI B, et al. Recurrent tissue-specific mtDNA mutations are common in humans[J]. PLoS Genet, 2013, 9(11): e1003929.

[42] AMEUR A, STEWART J B, FREYER C, et al. Ultra-deep sequencing of mouse mitochondrial DNA: mutational patterns and their origins[J]. PLoS Genet, 2011, 7(3): e1002028.

[43] KAMENISCH Y, FOUSTERI M, KNOCH J, et al. Proteins of nucleotide and base excision repair pathways interact in mitochondria to protect from loss of subcutaneous fat, a hallmark of aging[J]. J Exp Med, 2010, 207(2): 379 - 390.

[44] CHEN D, CAO G, HASTINGS T, et al. Age-dependent decline of DNA repair activity for oxidative lesions in rat brain mitochondria[J]. J Neurochem, 2002, 81(6): 1273 - 1284.

[45] TAYLOR R W, BARRON M J, BORTHWICK G M, et al. Mitochondrial DNA mutations in human colonic crypt stem cells[J]. J Clin Invest, 2003, 112(9): 1351 - 1360.

[46] BAINES H L, STEWART J B, STAMP C, et al. Similar patterns of clonally expanded somatic mtDNA mutations in the colon of heterozygous mtDNA mutator mice and ageing humans [J]. Mech Ageing Dev, 2014, 139: 22 - 30.

[47] FOX R G, MAGNESS S, KUJOTH G C, et al. Mitochondrial DNA polymerase editing mutation, PolgD257A, disturbs stem-progenitor cell cycling in the small intestine and restricts excess fat absorption[J]. Am J Physiol Gastrointest Liver Physiol, 2012, 302(9): G914 - G924.

[48] NORDDAHL G L, PRONK C J, WAHLESTEDT M, et al. Accumulating mitochondrial DNA mutations drive premature hematopoietic aging phenotypes distinct from physiological stem cell aging[J]. Cell Stem Cell, 2011, 8(5): 499 - 510.

[49] AHLQVIST K J, HAMALAINEN R H, YATSUGA S, et al. Somatic progenitor cell vulnerability to mitochondrial DNA mutagenesis underlies progeroid phenotypes in Polg mutator mice[J]. Cell Metab, 2012, 15(1): 100 - 109.

[50] GORMAN G S, SCHAEFER A M, NG Y, et al. Prevalence of nuclear and mitochondrial DNA mutations related to adult mitochondrial disease[J]. Ann Neurol, 2015, 77(5): 753 - 759.

[51] AHMED N, RONCHI D, COMI G P. Genes and pathways involved in adult onset disorders featuring muscle mitochondrial DNA instability[J]. Int J Mol Sci, 2015, 16(8): 18054 - 18076.

[52] TAYLOR S D, ERICSON N G, BURTON J N, et al. Targeted enrichment and high-resolution digital profiling of mitochondrial DNA deletions in human brain[J]. Aging Cell, 2014, 13(1): 29 - 38.

[53] BENDER A, KRISHNAN K J, MORRIS C M, et al. High levels of mitochondrial DNA deletions in substantia nigra neurons in aging and Parkinson disease[J]. Nat Genet, 2006, 38(5): 515-517.

[54] BARIS O R, EDERER S, NEUHAUS J F, et al. Mosaic deficiency in mitochondrial oxidative metabolism promotes cardiac arrhythmia during aging[J]. Cell Metab, 2015, 21(5): 667-677.

[55] CAO Z, WANAGAT J, MCKIERNAN S H, et al. Mitochondrial DNA deletion mutations are concomitant with ragged red regions of individual, aged muscle fibers: analysis by laser-capture microdissection[J]. Nucleic Acids Res, 2001, 29(21): 4502-4508.

[56] FUKUI H, MORAES C T. Mechanisms of formation and accumulation of mitochondrial DNA deletions in aging neurons[J]. Hum Mol Genet, 2009, 18(6): 1028-1036.

[57] KUKAT A, EDGAR D, BRATIC I, et al. Random mtDNA mutations modulate proliferation capacity in mouse embryonic fibroblasts[J]. Biochem Biophys Res Commun, 2011, 409(3): 394-399.

[58] BANDY B, DAVISON A J. Mitochondrial mutations may increase oxidative stress: implications for carcinogenesis and aging? [J]. Free Radic Biol Med, 1990, 8(6): 523-539.

[59] WANG C H, WU S B, WU Y T, et al. Oxidative stress response elicited by mitochondrial dysfunction: implication in the pathophysiology of aging[J]. Exp Biol Med (Maywood), 2013, 238(5): 450-460.

[60] DAI D F, CHEN T, WANAGAT J, et al. Age-dependent cardiomyopathy in mitochondrial mutator mice is attenuated by overexpression of catalase targeted to mitochondria[J]. Aging Cell, 2010, 9(4): 536-544.

[61] HEKIMI S, LAPOINTE J, WEN Y. Taking a "good" look at free radicals in the aging process[J]. Trends Cell Biol, 2011, 21(10): 569-576.

[62] BARBIERI E, SESTILI P. Reactive oxygen species in skeletal muscle signaling[J]. J Signal Transduct, 2012, 2012: 982794.

[63] YAMADA K, YOSHIDA K. Mechanical insights into the regulation of programmed cell death by p53 via mitochondria[J]. Biochim Biophys Acta Mol Cell Res, 2019, 1866(5): 839-848.

[64] HE G, SIDDIK Z H, HUANG Z, et al. Induction of p21 by p53 following DNA damage inhibits both Cdk4 and Cdk2 activities[J]. Oncogene, 2005, 24(18): 2929-2943.

[65] AQUILANO K, BALDELLI S, PAGLIEI B, et al. p53 orchestrates the PGC-1alpha-mediated antioxidant response upon mild redox and metabolic imbalance[J]. Antioxid Redox Signal, 2013, 18(4): 386-399.

[66] GREEN D R, KROEMER G. Cytoplasmic functions of the tumour suppressor p53[J]. Nature, 2009, 458(7242): 1127-1130.

[67] LEVINE B. Cell biology: autophagy and cancer[J]. Nature, 2007, 446(7137): 745-747.

[68] MAIURI M C, GALLUZZI L, MORSELLI E, et al. Autophagy regulation by p53[J]. Curr Opin Cell Biol, 2010, 22(2): 181-185.

[69] KANG H T, LEE K B, KIM S Y, et al. Autophagy impairment induces premature senescence in primary human fibroblasts[J]. PLoS One, 2011, 6(8): e23367.

[70] YOSHIDA Y, IZUMI H, TORIGOE T, et al. P53 physically interacts with mitochondrial transcription factor A and differentially regulates binding to damaged DNA[J]. Cancer Res, 2003, 63(13): 3729-3734.

[71] ACHANTA G, SASAKI R, FENG L, et al. Novel role of p53 in maintaining mitochondrial genetic stability through interaction with DNA Pol gamma[J]. EMBO J, 2005, 24(19): 3482-3492.

[72] BAKHANASHVILI M, GRINBERG S, BONDA E, et al. Excision of nucleoside analogs in mitochondria by p53 protein[J]. AIDS, 2009, 23(7): 779-788.

[73] MATOBA S, KANG J G, PATINO W D, et al. p53 regulates mitochondrial respiration[J]. Science, 2006, 312(5780): 1650-1653.

[74] STAMBOLSKY P, WEISZ L, SHATS I, et al. Regulation of AIF expression by p53[J]. Cell Death Differ, 2006, 13(12): 2140-2149.

[75] OGANESIAN L, KARLSEDER J. Telomeric armor: the layers of end protection[J]. J Cell Sci, 2009, 122(Pt 22): 4013-4025.

[76] KONG C M, LEE X W, WANG X. Telomere shortening in human diseases[J]. FEBS J, 2013, 280(14): 3180-3193.

[77] PALM W, DE LANGE T. How shelterin protects mammalian telomeres[J]. Annu Rev Genet, 2008, 42: 301-334.

[78] SAHIN E, COLLA S, LIESA M, et al. Telomere dysfunction induces metabolic and mitochondrial compromise[J]. Nature, 2011, 470(7334): 359-365.

[79] HAENDELER J, DROSE S, BUCHNER N, et al. Mitochondrial telomerase reverse transcriptase binds to and protects mitochondrial DNA and function from damage[J]. Arterioscler Thromb Vasc Biol, 2009, 29(6): 929-935.

[80] SANTOS J H, MEYER J N, VAN HOUTEN B. Mitochondrial localization of telomerase as a determinant for hydrogen peroxide-induced mitochondrial DNA damage and apoptosis[J]. Hum Mol Genet, 2006, 15(11): 1757-1768.

[81] MUKHERJEE S, FIRPO E J, WANG Y, et al. Separation of telomerase functions by reverse genetics[J]. Proc Natl Acad Sci USA, 2011, 108(50): 1363-1371.

[82] SHARMA N K, REYES A, GREEN P, et al. Human telomerase acts as a hTR-independent reverse transcriptase in mitochondria[J]. Nucleic Acids Res, 2012, 40(2): 712-725.

[83] MAIDA Y, YASUKAWA M, FURUUCHI M, et al. An RNA-dependent RNA polymerase formed by TERT and the RMRP RNA[J]. Nature, 2009, 461(7261): 230-235.

[84] CHEN L Y, ZHANG Y, ZHANG Q, et al. Mitochondrial localization of telomeric protein TIN2 links telomere regulation to metabolic control[J]. Mol Cell, 2012, 47(6): 839-850.

[85] MARTINEZ P, THANASOULA M, CARLOS A R, et al. Mammalian Rap1 controls telomere function and gene expression through binding to telomeric and extratelomeric sites[J]. Nat Cell Biol, 2010, 12(8): 768-780.

[86] SIMONET T, ZARAGOSI L E, PHILIPPE C, et al. The human TTAGGG repeat factors 1 and 2 bind to a subset of interstitial telomeric sequences and satellite repeats[J]. Cell Res, 2011, 21(7): 1028-1038.

[87] MACRAE I J, ZHOU K, LI F, et al. Structural basis for double-stranded RNA processing by Dicer[J]. Science, 2006, 311(5758): 195-198.

[88] KAWAMATA T, TOMARI Y. Making RISC[J]. Trends Biochem Sci, 2010, 35(7): 368-376.

[89] BANDIERA S, RUBERG S, GIRARD M, et al. Nuclear outsourcing of RNA interference components to human mitochondria[J]. PLoS One, 2011, 6(6): e20746.

[90] BARREY E, SAINT - AURET G, BONNAMY B, et al. Pre-microRNA and mature microRNA in human mitochondria[J]. PLoS One, 2011, 6(5): e20220.

[91] FARAONIO R, SALERNO P, PASSARO F, et al. A set of miRNAs participates in the cellular senescence program in human diploid fibroblasts[J]. Cell Death Differ, 2012, 19(4): 713-721.

[92] FRANKEL L B, WEN J, LEES M, et al. microRNA - 101 is a potent inhibitor of autophagy [J]. EMBO J, 2011, 30(22): 4628-4641.

[93] GREUSSING R, HACKL M, CHAROENTONG P, et al. Identification of microRNA - mRNA functional interactions in UVB-induced senescence of human diploid fibroblasts[J]. BMC Genomics, 2013, 14: 224.

[94] HE X, HE L, HANNON G J. The guardian's little helper: microRNAs in the p53 tumor suppressor network[J]. Cancer Res, 2007, 67(23): 11099-11101.

[95] BOON R A, IEKUSHI K, LECHNER S, et al. MicroRNA - 34a regulates cardiac ageing and function[J]. Nature, 2013, 495(7439): 107-110.

[96] XIAO J, ZHU X, HE B, et al. MiR - 204 regulates cardiomyocyte autophagy induced by ischemia - reperfusion through LC3 - Ⅱ[J]. J Biomed Sci, 2011, 18: 35.

[97] OLIVIERI F, LAZZARINI R, RECCHIONI R, et al. MiR - 146a as marker of senescence - associated pro-inflammatory status in cells involved in vascular remodelling[J]. Age (Dordr), 2013, 35(4): 1157-1172.

[98] CHAN S Y, ZHANG Y Y, HEMANN C, et al. MicroRNA - 210 controls mitochondrial metabolism during hypoxia by repressing the iron-sulfur cluster assembly proteins ISCU1/2[J]. Cell Metab, 2009, 10(4): 273-284.

[99] BAI X Y, MA Y, DING R, et al. miR - 335 and miR - 34a Promote renal senescence by suppressing mitochondrial antioxidative enzymes[J]. J Am Soc Nephrol, 2011, 22(7): 1252-1261.

[100] DREESEN O, CHOJNOWSKI A, ONG P F, et al. Lamin B1 fluctuations have differential effects on cellular proliferation and senescence[J]. J Cell Biol, 2013, 200(5): 605-617.

[101] GAO P, TCHERNYSHYOV I, CHANG T C, et al. c-Myc suppression of miR - 23a/b enhances mitochondrial glutaminase expression and glutamine metabolism[J]. Nature, 2009, 458(7239): 762-765.

[102] LI N, BATES D J, AN J, et al. Up-regulation of key microRNAs, and inverse down-regulation of their predicted oxidative phosphorylation target genes, during aging in mouse brain [J]. Neurobiol Aging, 2011, 32(5): 944-955.

[103] MAES O C, AN J, SAROJINI H, et al. Murine microRNAs implicated in liver functions and aging process[J]. Mech Ageing Dev, 2008, 129(9): 534-541.

[104] JOVICIC A, ZALDIVAR JOLISSAINT J F, MOSER R, et al. MicroRNA - 22 (miR - 22) overexpression is neuroprotective via general anti-apoptotic effects and may also target specific Huntington's disease-related mechanisms[J]. PLoS One, 2013, 8(1): e54222.

[105] MARESCA A, ZAFFAGNINI M, CAPORALI L, et al. DNA methyltransferase 1 mutations and mitochondrial pathology: is mtDNA methylated? [J]. Front Genet, 2015, 6: 90.

[106] KOHLI R M, ZHANG Y. TET enzymes, TDG and the dynamics of DNA demethylation[J]. Nature, 2013, 502(7472): 472-479.

[107] ARAND J, SPIELER D, KARIUS T, et al. In vivo control of CpG and non-CpG DNA

methylation by DNA methyltransferases[J]. PLoS Genet, 2012, 8(6): e1002750.

[108] GUO J U, SU Y, SHIN J H, et al. Distribution, recognition and regulation of non-CpG methylation in the adult mammalian brain[J]. Nat Neurosci, 2014, 17(2): 215-222.

[109] JELTSCH A, JURKOWSKA R Z. New concepts in DNA methylation[J]. Trends Biochem Sci, 2014, 39(7): 310-318.

[110] KUDRIASHOVA I B, KIRNOS M D, VANIUSHIN B F. DNA-methylase activities from animal mitochondria and nuclei: different specificity of DNA methylation[J]. Biokhim II a, 1976, 41(11): 1968-1977.

[111] GHOSH S, SENGUPTA S, SCARIA V. Comparative analysis of human mitochondrial methylomes shows distinct patterns of epigenetic regulation in mitochondria[J]. Mitochondrion, 2014, 18: 58-62.

[112] AGARONYAN K, MOROZOV Y I, ANIKIN M, et al. Mitochondrial biology. Replication-ranscription switch in human mitochondria[J]. Science, 2015, 347(6221): 548-551.

[113] FERREIRA A, SERAFIM T L, SARDAO V A, et al. Role of mtDNA-related mitoepigenetic phenomena in cancer[J]. Eur J Clin Invest, 2015, 45 Suppl 1: 44-49.

[114] NICHOLLS T J, MINCZUK M. In D-loop: 40 years of mitochondrial 7S DNA[J]. Exp Gerontol, 2014, 56: 175-181.

[115] SAINI S K, MANGALHARA K C, PRAKASAM G, et al. DNA Methyltransferase1 (DNMT1) Isoform3 methylates mitochondrial genome and modulates its biology[J]. Sci Rep, 2017, 7(1): 1525.

[116] LI X, LIU Y, SALZ T, et al. Whole-genome analysis of the methylome and hydroxymethylome in normal and malignant lung and liver[J]. Genome Res, 2016, 26(12): 1730-1741.

[117] JONDEUNG A, KARINTHANYAKIT W. Mitochondrial DNA control region of three mackerels, genus Rastrelliger: structure, molecular diversity and phylogenetic relationship[J]. Mitochondrial DNA A DNA Mapp Seq Anal, 2016, 27(4): 2395-2400.

[118] MINOCHERHOMJI S, TOLLEFSBOL T O, SINGH K K. Mitochondrial regulation of epigenetics and its role in human diseases[J]. Epigenetics, 2012, 7(4): 326-334.

[119] IACOBAZZI V, CASTEGNA A, INFANTINO V, et al. Mitochondrial DNA methylation as a next-generation biomarker and diagnostic tool[J]. Mol Genet Metab, 2013, 110(1-2): 25-34.

[120] SUN C, REIMERS L L, BURK R D. Methylation of HPV16 genome CpG sites is associated with cervix precancer and cancer[J]. Gynecol Oncol, 2011, 121(1): 59-63.

[121] MONDO S J, DANNEBAUM R O, KUO R C, et al. Widespread adenine N6-methylation of active genes in fungi[J]. Nat Genet, 2017, 49(6): 964-968.

[122] XIAO C L, ZHU S, HE M, et al. N(6)-Methyladenine DNA Modification in the Human Genome[J]. Mol Cell, 2018, 71(2): 306-318.

[123] YAO B, LI Y, WANG Z, et al. Active N(6)-methyladenine demethylation by DMAD regulates gene expression by coordinating with polycomb protein in neurons[J]. Mol Cell, 2018, 71(5): 848-857.

[124] YAO B, CHENG Y, WANG Z, et al. DNA N6-methyladenine is dynamically regulated in the mouse brain following environmental stress[J]. Nat Commun, 2017, 8(1): 1122.

[125] GUO Y, PEI Y, LI K, et al. DNA N(6)-methyladenine modification in hypertension[J]. Aging (Albany NY), 2020, 12(7): 6276-6291.

[126] HAO Z, WU T, CUI X, et al. N(6)-deoxyadenosine methylation in mammalian mitochondrial DNA[J]. Mol Cell, 2020, 78(3): 382-395.

[127] WILSON V L, JONES P A. DNA methylation decreases in aging but not in immortal cells[J]. Science, 1983, 220(4601): 1055-1057.

[128] ZINOVKINA L A, ZINOVKIN R A. DNA methylation, mitochondria, and programmed aging[J]. Biochemistry (Mosc), 2015, 80(12): 1571-1577.

[129] HORVATH S. DNA methylation age of human tissues and cell types[J]. Genome Biol, 2013, 14(10): R115.

[130] ZINOVKIN R A, ROMASCHENKO V P, GALKIN Ⅱ, et al. Role of mitochondrial reactive oxygen species in age-related inflammatory activation of endothelium[J]. Aging (Albany NY), 2014, 6(8): 661-674.

[131] O'HAGAN H M, WANG W, SEN S, et al. Oxidative damage targets complexes containing DNA methyltransferases, SIRT1, and polycomb members to promoter CpG Islands[J]. Cancer Cell, 2011, 20(5): 606-619.

[132] KHRAPKO K, COLLER H A, ANDRE P C, et al. Mitochondrial mutational spectra in human cells and tissues[J]. Proc Natl Acad Sci USA, 1997, 94(25): 13798-13803.

[133] BRIERLEY E J, JOHNSON M A, LIGHTOWLERS R N, et al. Role of mitochondrial DNA mutations in human aging: implications for the central nervous system and muscle[J]. Ann Neurol, 1998, 43(2): 217-223.

[134] KHRAPKO K, TURNBULL D. Mitochondrial DNA mutations in aging[J]. Prog Mol Biol Transl Sci, 2014, 127: 29-62.

[135] KAZAK L, REYES A, HOLT I J. Minimizing the damage: repair pathways keep mitochondrial DNA intact[J]. Nat Rev Mol Cell Biol, 2012, 13(10): 659-671.

[136] KAMENISCH Y, BERNEBURG M. Mitochondrial CSA and CSB: protein interactions and protection from ageing associated DNA mutations[J]. Mech Ageing Dev, 2013, 134(5-6): 270-274.

[137] SAGE J M, KNIGHT K L. Human Rad51 promotes mitochondrial DNA synthesis under conditions of increased replication stress[J]. Mitochondrion, 2013, 13(4): 350-356.

[138] KENNEDY S R, SALK J J, SCHMITT M W, et al. Ultra-sensitive sequencing reveals an age-related increase in somatic mitochondrial mutations that are inconsistent with oxidative damage[J]. PLoS Genet, 2013, 9(9): e1003794.

[139] VERMULST M, BIELAS J H, KUJOTH G C, et al. Mitochondrial point mutations do not limit the natural lifespan of mice[J]. Nat Genet, 2007, 39(4): 540-543.

[140] TAKASUGI M, YAGI S, HIRABAYASHI K, et al. DNA methylation status of nuclear-encoded mitochondrial genes underlies the tissue-dependent mitochondrial functions[J]. BMC Genomics, 2010, 11: 481.

[141] HASHIZUME O, OHNISHI S, MITO T, et al. Epigenetic regulation of the nuclear-coded GCAT and SHMT2 genes confers human age-associated mitochondrial respiration defects[J]. Sci Rep, 2015, 5: 10434.

[142] BOESCH P, WEBER-LOTFI F, IBRAHIM N, et al. DNA repair in organelles: Pathways, organization, regulation, relevance in disease and aging[J]. Biochim Biophys Acta, 2011, 1813(1): 186-200.

[143] WANG Y, LYU Y L, WANG J C. Dual localization of human DNA topoisomerase III alpha to mitochondria and nucleus[J]. Proc Natl Acad Sci USA, 2002, 99(19): 12114-12119.

[144] LOW R L, ORTON S, FRIEDMAN D B. A truncated form of DNA topoisomerase II beta associates with the mtDNA genome in mammalian mitochondria[J]. Eur J Biochem, 2003, 270(20): 4173-4186.

[145] SKULACHEV V P. Phenoptosis: programmed death of an organism[J]. Biochemistry (Mosc), 1999, 64(12): 1418-1426.

[146] ARAVINTHA SIVA M, MAHALAKSHMI R, BHAKTA-GUHA D, et al. Gene therapy for the mitochondrial genome: Purging mutations, pacifying ailments[J]. Mitochondrion, 2019, 46: 195-208.

[147] NAGLEY P, FARRELL L B, GEARING D P, et al. Assembly of functional proton-translocating ATPase complex in yeast mitochondria with cytoplasmically synthesized subunit 8, a polypeptide normally encoded within the organelle[J]. Proc Natl Acad Sci USA, 1988, 85(7): 2091-2095.

[148] DUNN D A, PINKERT C A. Nuclear expression of a mitochondrial DNA gene: mitochondrial targeting of allotopically expressed mutant ATP6 in transgenic mice[J]. J Biomed Biotechnol, 2012, 2012: 541245.

[149] BOOMINATHAN A, VANHOOZER S, BASISTY N, et al. Stable nuclear expression of ATP8 and ATP6 genes rescues a mtDNA Complex V null mutant[J]. Nucleic Acids Res, 2016, 44(19): 9342-9357.

[150] CHIN R M, PANAVAS T, BROWN J M, et al. Optimized mitochondrial targeting of proteins encoded by modified mRNAs rescues cells harboring mutations in mtATP6[J]. Cell Rep, 2018, 22(11): 2818-2826.

[151] TANAKA M, BORGELD H J, ZHANG J, et al. Gene therapy for mitochondrial disease by delivering restriction endonuclease SmaI into mitochondria[J]. J Biomed Sci, 2002, 9(6 Pt 1): 534-541.

[152] GAMMAGE P A, GAUDE E, VAN HAUTE L, et al. Near-complete elimination of mutant mtDNA by iterative or dynamic dose-controlled treatment with mtZFNs[J]. Nucleic Acids Res, 2016, 44(16): 7804-7816.

[153] HASHIMOTO M, BACMAN S R, PERALTA S, et al. MitoTALEN: a general approach to reduce mutant mtDNA loads and restore oxidative phosphorylation function in mitochondrial diseases[J]. Mol Ther, 2015, 23(10): 1592-1599.

[154] IYER S, BERGQUIST K, YOUNG K, et al. Mitochondrial gene therapy improves respiration, biogenesis, and transcription in G11778A leber's hereditary optic neuropathy and T8993G Leigh's syndrome cells[J]. Hum Gene Ther, 2012, 23(6): 647-657.

[155] YU H, KOILKONDA R D, CHOU T H, et al. Consequences of zygote injection and germline transfer of mutant human mitochondrial DNA in mice[J]. Proc Natl Acad Sci USA, 2015, 112(42): 5689-5698.

[156] ISHIKAWA T, SOMIYA K, MUNECHIKA R, et al. Mitochondrial transgene expression via an artificial mitochondrial DNA vector in cells from a patient with a mitochondrial disease[J]. J Control Release, 2018, 274: 109-117.

第 8 章

Sirtuin 蛋白家族与衰老

8.1 Sirtuin 蛋白家族的介绍

8.1.1 Sirtuin 蛋白家族的发现

乙酰化作为一种重要的蛋白翻译后修饰方式，可调控多种生理过程，包括 DNA 识别、蛋白质之间的相互作用、蛋白质的催化活性和稳定性。组蛋白赖氨酸残基的乙酰化和去乙酰化过程分别由组蛋白乙酰转移酶（histone acetyltransferase，HAT）和组蛋白去乙酰化酶（histone deacetylase，HDAC）催化完成。组蛋白去乙酰化酶包括四类，即Ⅰ类～Ⅳ类，而 Sirtuin 蛋白家族属于Ⅲ类组蛋白去乙酰化酶。

1979 年，在酿酒酵母交配型研究中发现了第一个 Sirtuin 蛋白——SIRT2。随后，在对 SIRT2 进行研究的过程中发现 SIRT2 具有 Sirtuin 蛋白家族特有的酶活性。在利用 ^{32}P 标记 NAD^+ 的实验中，研究人员发现，SIRT2 可以利用自身的 ADP 核糖基化活性将 ^{32}P 从 NAD^+ 转移至牛血清白蛋白[1]。同时，SIRT2 能催化 NAD^+ 和二甲苯并咪唑反应，生成 NA 和 ADP-核糖-二甲苯并咪唑。该项研究及其随后的一些研究表明，SIRT2 具有组蛋白去乙酰化活性，并且 SIRT2 主要依靠该活性在体内发挥辅酶的功能。在酵母中，除了 SIRT2，还具有其他几种同源蛋白质。此外，研究人员在其他物种中也发现了 SIRT2 同源蛋白的存在。细菌和古细菌的 SIRT2 同源蛋白凭借 NAD^+ 依赖性去乙酰化酶活性和 ADP 核糖基转移酶活性，参与机体多种重要的生理过程。例如，细菌中的 cobB 蛋白和古细菌中的 SIRT2Af1 和 SIRT2Af2 蛋白。

SIRT2 是从古细菌到高等生物都高度保守的基因家族。哺乳动物的 Sirtuin 蛋白家族存在 7 种亚型，分别是 SIRT1～SIRT7，其中 SIRT1 与酵母的 SIRT2 的核心结构域序列具有高度的相似性。Sirtuin 蛋白家族主要分为 5 类（Ⅰ、Ⅱ、Ⅲ、Ⅳ和Ⅴ），见表 8-1。Ⅰ类包括 2 个酵母 Sirtuin 蛋白（SIR2 和 HST）和 3 个哺乳动物 Sirtuin 蛋白（SIRT1、SIRT2 和 SIRT3）；Ⅱ类包括哺乳动物 SIRT4 及少部分其他真核生物和细菌的 Sirtuin 蛋白；Ⅲ类包括哺乳动物 SIRT5 及大多数细菌和古细菌的 Sirtuin 蛋白；Ⅳ类包括哺乳动物的 SIRT6 和 SIRT7；Ⅴ类包含来自革兰氏阳性细菌和海生热球菌的 Sirtuin 蛋白。

表 8-1　Sirtuin 蛋白家族的分类

分类	Sirtuin 蛋白
Ⅰ类	酵母 Sirtuin 蛋白 SIRT2、HST，哺乳动物 Sirtuin 蛋白 SIRT1、SIRT2 和 SIRT3
Ⅱ类	哺乳动物 Sirtuin 蛋白 SIRT4、少部分其他真核生物 Sirtuin 蛋白、少部分细菌 Sirtuin 蛋白
Ⅲ类	哺乳动物 Sirtuin 蛋白 SIRT5、大部分细菌和古细菌 Sirtuin 蛋白
Ⅳ类	哺乳动物 Sirtuin 蛋白 SIRT6 和 SIRT7
Ⅴ类	革兰氏阳性细菌和海生热球菌 Sirtuin 蛋白

8.1.2　Sirtuin 蛋白家族的酶活性

Sirtuin 蛋白家族有相似的基本结构，由一大和一小两个结构域组成。大的结构域主要由 Rossmann 折叠组成，是许多 NAD^+ 和 $NADP^+$（还原型 NADPH 的氧化形式，表示失去电子而带上一个正电荷）结合酶的特征结构域，此结构域保守性较强；另一个小的结构域，包含一个锌指结构和一个螺旋结构，其保守性低于大结构域。这两个结构域之间还存在一个大沟，它们的底物就结合于此并发生酶-底物催化反应。

不同于Ⅰ类和Ⅱ类组蛋白去乙酰化酶，Sirtuin 蛋白的去乙酰化酶活性依赖于 NAD^+[2-3]。而 Sirtuin 蛋白家族所共有的保守催化结构域使它们都具有 ADP 核糖基转移酶和 NAD^+ 依赖性去乙酰化酶活性。Sirtuin 蛋白不仅可使组蛋白去乙酰化，还能使非组蛋白去乙酰化，例如包括 p53、核因子 κB（nuclear factor κB，NF-κB）、FOXO 和 PGC-1α 等。此外，Sirtuin 蛋白除了可以去除乙酰基，还可以去除其他基团，如棕榈酰基、肉豆蔻酰基或丁酰基。因此，从某种意义来讲，Sirtuin 蛋白不是去乙酰基酶，而是去酰基酶。

但总体来说，Sirtuin 蛋白主要负责赖氨酸残基的去乙酰化作用，该过程是一个三步反应。催化反应的第一步需要 NAD^+ 和乙酰化底物，首先是 NAD^+ 的烟酰胺核糖基键断裂，乙酰化底物的乙酰基团的羰基氧攻击其断裂处，形成酶的三元复合物[4]。在第二步反应中，酶的三元复合物去乙酰化，裂解释放出烟酰胺和 1-氧代烷基酰胺中间物（1-O-alkylamidate intermediate），之后 1-氧代烷基酰胺中间物发生 2′-OH 去质子化，导致亲核攻击，将组氨酸残基的 H 键连接到 NR 的 3′-OH 上，继而形成 1′-2′ 环状中间物[5]。在最后的反应中，在 1 分子 H_2O 的作用下，赖氨酸残基的离子基团发生质子化作用，除去赖氨酸的 ε-氨基，使 1′-2′ 环状中间物裂解为 2′-O-乙酰基 ADP 核糖和去乙酰化产物，在生理平衡的条件下，2′-O-乙酰基 ADP 核糖可逆地转换成 3′-O-乙酰基 ADP 核糖[6]。

此外，Sirtuin 蛋白还发挥 ADP 核糖基化活性。ADP 核糖基化指 NAD^+ 中的

ADP 核糖基与某些蛋白质的氨基酸残基发生共价连接反应，该反应受多个蛋白质家族的调控。ADP 核糖基化的细胞靶点包括组蛋白、高迁移率族蛋白、肌动蛋白、α-微管蛋白、β-微管蛋白及谷氨酸脱氢酶等。不同 Sirtuin 蛋白对 ADP 核糖基化的细胞靶点具有不同偏好。SIRT1 优先将 ADP 核糖转移至组蛋白 H1。SIRT2 在体外可以使牛血清白蛋白发生 ADP 核糖基化。SIRT4 可使谷氨酸脱氢酶发生 ADP 核糖基化，从而抑制其活性[7]。SIRT6 可通过分子内反应使自己发生 ADP 核糖基化[8]。

8.1.3 影响 Sirtuin 蛋白活性的因素

由饮食和代谢状态引起的氧化型 NAD^+ 和还原型 NADH 水平或其比例的动态变化可影响体内 Sirtuin 蛋白的生物活性。定位于细胞核内膜的 CD38 可将 NAD^+ 水解为烟酰胺。在 CD38 基因敲除小鼠中，NAD^+ 水平相比于野生型小鼠增加了 10~20 倍[9]。NAD^+ 的合成途径有两种，分别是从头合成途径和补救合成途径。在补救合成途径中，烟酰胺在 NAMPT 的作用下转化为 NMN。随后，NMN 在 NMNAT 的催化下与 ATP 反应生成 NAD^+（图 8-1）。因此，除了 NAD^+ 水平或 NAD^+/NADH 比例，烟酰胺、吡嗪酰胺酶/烟酰胺酶-1（pyrazinamidase/nicotinamidase 1, PNC1）、NAMPT 和 PARP 都可以调节细胞中 Sirtuin 蛋白的活性。

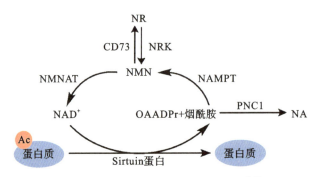

图 8-1　Sirtuin 蛋白的去乙酰化过程[10]

Sirtuin 蛋白将乙酰基从乙酰化蛋白质转移到 NAD^+ 的 ADP-核糖基，形成 2′/3′-O-乙酰基-ADP-核糖（O-Acetyl-ADP-ribose，OAADPr）和烟酰胺。NAD^+ 生物合成途径中的限速酶 NAMPT 将烟酰胺转化为 NMN，然后，通过 NMNAT 将 NMN 转化为 NAD^+。一方面，烟酰胺还可通过 PNC1 转化为 NA。NMN 也可通过细胞外的 CD73 分解为 NR。另一方面，烟酰胺作为 NAD^+ 的前体，可通过截获 ADP-核糖核酸酶-乙酰肽中间体来阻断 NAD^+ 的再生，从而抑制 Sirtuin 蛋白活性。因为烟酰胺在哺乳动物细胞中的浓度为 50~150 mM，所以烟酰胺是 Sirtuin 蛋白的生理抑制剂。烟酰胺可以以小于 50 mM 的 IC50 抑制 SIRT1 活性[11]。PNC1 是编码负责脱氨基烟酰胺的酶，可使烟酰胺转化为 NA，以减少烟酰胺的积累，进而激活 Sirtuin 蛋白[12]。

在不同生理病理条件下，NAMPT 的细胞水平变化明显。过表达 NAMPT 会提

高 NAD^+ 水平并激活 SIRT1，导致某些基因表达发生改变。有趣的是，因为 NAMPT 受生物钟节律因子 Clock/Bmal1 复合物的调控，所以 NAD^+ 的合成还与昼夜节律周期耦合[13]。NAMPT 还与衰老相关，可随着原代细胞的衰老而降低，该过程还伴随着 NAD^+ 水平和 SIRT1 活性的降低。抑制 NAMPT 可诱导早期原代细胞早熟性衰老，而过表达 NAMPT 可延缓晚期原代细胞衰老并增加氧化应激状态下的细胞存活率[14]。

PARP 作为一种 NAD^+ 消耗酶，可参与 DNA 损伤修复，将 NAD^+ 裂解成烟酰胺和 ADP 核糖，并将 ADP 核糖添加到组蛋白和包括 p53 在内的其他核蛋白上。DNA 损伤激活的 PARP 将迅速耗尽细胞内的 NAD^+，导致烟酰胺水平的增加，从而抑制 Sirtuin 蛋白的活性。与野生型小鼠相比，*PARP* 基因敲除小鼠的棕色脂肪和肌肉组织中 SIRT1 活性较高[15]。与体内研究一致，在体外培养的肌管细胞中，敲除 *PARP* 基因可提高 SIRT1 活性[16]。

8.1.4 哺乳动物 Sirtuin 蛋白的生理活性

哺乳动物 Sirtuin 蛋白具有多种生理活性，可调控多种生理、生化过程，如基因表达、细胞代谢、细胞凋亡、DNA 损伤修复、细胞周期、发育、免疫应答和神经保护等（表 8-2）。下面的章节将详细介绍 SIRT1~SIRT7 蛋白的生理活性。

表 8-2 Sirtuin 蛋白的细胞内定位及其生理活性

Sirtuin 蛋白	细胞内定位	生理活性
SIRT1	细胞核和细胞质	去乙酰化
SIRT2	细胞核和细胞质	去乙酰化和去肉豆蔻酰化
SIRT3	线粒体	去乙酰化
SIRT4	线粒体	去乙酰化和 ADP-核糖基化
SIRT5	线粒体	去乙酰化、去琥珀酰化、去丙二酰化和赖氨酸戊二酰化
SIRT6	细胞核	去乙酰化和 ADP-核糖基化
SIRT7	细胞核仁	去乙酰化

1. 哺乳动物 SIRT1 的生理活性

SIRT1 是目前研究最多的 Sirtuin 蛋白，*SIRT1* 基因序列约为 33 kb，位于 10 号染色体，有 9 个外显子，编码 747 个氨基酸，SIRT1 蛋白质相对分子量约 120 kDa，主要分布在细胞核中。SIRT1 有很多底物蛋白，包括组蛋白和非组蛋白。

SIRT1 对胚胎发育至关重要。*SIRT1* 基因缺陷小鼠的出生率只有 50%，其中只有 20% 的个体能够发育成熟。同时，这种小鼠个体较小，发育迟缓，眼睛和心脏发育异常，并且没有生育能力[17]。

SIRT1 主要通过去乙酰化作用与组蛋白和非组蛋白底物相互作用，其中优先去乙酰化组蛋白特定氨基酸残基，如组蛋白 H4 第 16 位赖氨酸（H4K16）、组蛋白 H3

第 9 位赖氨酸(H3K9)、组蛋白 H3 第 56 位赖氨酸(H3K56)和组蛋白 H1 第 26 位赖氨酸(H1K26)，以此促进异染色质(heterochromatin)的形成，导致转录被抑制，影响基因组稳定性。

SIRT1 的非组蛋白底物包括 PGC-1α、PPARα、NF-κB、p53、FOXO、Ku70（一种核蛋白）、肝 X 受体(LXR)、β-catenin、信号转导转录激活因子 3(STAT3)、LKB1(liver kinase B1)和 UCP2。SIRT1 通过作用于 PGC-1α 来调控葡萄糖稳态和线粒体生成[18]；通过作用于 PPARα 来调控脂肪酸 β-氧化[19]和维持禁食期间的脂质稳态[20]；通过作用于 p65 亚基来抑制 NF-κB 信号转导，调控炎症；通过去乙酰化并抑制肿瘤抑制因子 p53 及其相关转录来调控凋亡[21]；通过激活 FOXO 转录因子来增强应激抗性；通过作用于 Ku70 来调控 DNA 损伤修复；通过作用于 LXR 来调控胆固醇和脂质代谢；通过乙酰化 β-catenin 并抑制其转录活性来发挥抗肿瘤作用[22]；通过负调控 STAT3 磷酸化来抑制其表达，介导细胞的呼吸作用[23]；通过去乙酰化 AMPK 的上游激酶 LKB1 来激活 AMPK[24]；通过抑制 UCP2 活性来正向调控胰腺 β 细胞的胰岛素分泌[25]（表 8-3）。

表 8-3　SIRT1 的作用底物及调控的生理过程

SIRT1 的作用底物	调控的生理过程
PGC-1α	葡萄糖稳态和线粒体生成
PPARα	脂肪酸 β-氧化和维持禁食期间的脂质稳态
NF-κB	炎症
p53	凋亡
FOXO	应激抗性
Ku70	DNA 修复
LXR	胆固醇和脂质代谢
β-catenin	抗肿瘤作用
STAT3	细胞的呼吸作用
LKB1	激活 AMPK
UCP2	胰腺 β 细胞的胰岛素分泌

此外，SIRT1 的表达和活性也可在转录水平和翻译后水平被调节。

当 DNA 发生损伤时，两种转录因子，即肿瘤抑制基因高甲基化基因 1(*HIC1*)和细胞周期调节因子 E2F1，可以调节 SIRT1 转录。与野生型小鼠胚胎成纤维细胞相比，*HIC1* 基因敲除的小鼠胚胎成纤维细胞对依托泊苷诱导的双链 DNA 链断裂的耐受程度更高。这表明 HIC1 可负调控 SIRT1。一方面，HIC1 与 SIRT1 形成转录抑制复合物，该复合物可直接结合 SIRT1 启动子并抑制其转录[26]。另一方面，SIRT1 可使 HIC1 去乙酰化，进而发生 SUMO 化修饰，经过修饰的 HIC1 蛋白活性降低，导致 SIRT1 的表达增多[27]。而 E2F1 是响应 DNA 损伤时 SIRT1 表达的激活剂，*E2F1* 基因敲除的小鼠胚胎成纤维细胞中 SIRT1 的表达被抑制。当 DNA 发生损伤时，E2F1 转录因子可促进 SIRT1 转录，提高其表达水平。然而，E2F1 介导的 SIRT1 表达的增加似乎是一个短暂的过程，因为 SIRT1 蛋白过多会引起 E2F1 去乙酰化，导致其自身的转录被抑制[28]。

缺氧是指因组织的氧气供应不足或用氧障碍而导致组织的代谢、功能和形态结构发生异常变化的病理过程，在衰老和衰老相关疾病的发展中起关键作用。在急性缺氧环境下，低氧诱导因子 HIF 可提高 SIRT1 的转录水平和活性。在正常氧环境下，HIF-1 和 HIF-2 被泛素化降解；但在缺氧环境下，HIF 稳定性增强，并逐渐发生累积。而增加的 HIF-1 和 HIF-2 可直接与 SIRT1 启动子上的 HIF 反应元件结合，在转录水平上促进 SIRT1 的表达[29]。

SIRT1 的转录水平还可被具有 SIRT1 启动子结合位点的 cAMP 应答元件结合蛋白（cAMP-response element binding protein，CREB）和糖类应答元件结合蛋白（carbohydrate response element binding protein，ChREBP）调节。具体而言，在禁食状态下，胰高血糖素和去甲肾上腺素激活 CREB，并将 CREB 募集到近端 SIRT1 启动子，促进 SIRT1 表达。相反，在营养过剩状态下，ChREBP 与 CREB 结合，致使 CREB 结合 SIRT1 启动子，从而导致 SIRT1 表达的下调[30]。Fusco 等[31]发现，*CREB* 基因缺陷型小鼠的 SIRT1 表达水平显著降低，而体外培养的 *SIRT1* 基因敲除的神经元 PC12 细胞，依赖 CREB 转录的基因表达水平也显著下调。

此外，在营养正常的条件下，被乙酰转移酶 CBP/p300 磷酸化和乙酰化激活的 p53 可与 *SIRT1* 基因启动子上的两个 p53 结合位点结合，导致 *SIRT1* 基因的转录被抑制。而在营养缺乏的状态下，活化的转录因子 FOXO3a 进入细胞核，竞争性地与 *SIRT1* 基因启动子结合，使 p53 无法与 *SIRT1* 基因启动子结合，从而激活 *SIRT1* 基因的转录。同时，SIRT1 介导的 p53 赖氨酸 382 位点上的去乙酰化也降低了其稳定性和活性，这反过来又阻止了 p53 对 *SIRT1* 基因转录的抑制。除了 FOXO3a，FOXO 家族的另一个成员 FOXO1 被发现也是 *SIRT1* 基因表达的重要调节剂。FOXO1 可以直接结合 *SIRT1* 基因启动子区域，促进 *SIRT1* 基因的转录[32]。

SIRT1 的细胞内定位和酶活性还受翻译后修饰的调控，如磷酸化、SUMO 化、甲基化和 S-亚硝基化。SIRT1 蛋白具有 15 个磷酸化位点，其中 8 个位于 C 端，7 个位于 N 端。SIRT1 的丝氨酸磷酸化位点包括丝氨酸 27、丝氨酸 47、丝氨酸 154、丝氨酸 649、丝氨酸 651、丝氨酸 683、丝氨酸 659 和丝氨酸 661；苏氨酸磷酸化位点包括苏氨酸 530 和苏氨酸 522。另外，SIRT1 还具有 1 个 SUMO 化位点、1 个甲基化位点和 2 个 S-亚硝基化位点。下面详细介绍 SIRT1 的磷酸化、SUMO 化、甲基化和 S-亚硝基化修饰。

JNK1 介导的 SIRT1 丝氨酸 27、丝氨酸 47 和苏氨酸 530 的磷酸化可促进

SIRT1 进入细胞核，提高其活性，这有助于 SIRT1 保护心肌细胞免受氧化应激的损伤[33]。而 JNK2 介导的 SIRT1 丝氨酸 27 的磷酸化与 SIRT1 蛋白稳定性有关[34]。在人癌细胞和猪主动脉内皮细胞中发现，mTOR 信号转导途径和 CDK5 可介导 SIRT1 丝氨酸 47 的磷酸化，而该位点的磷酸化修饰可降低 SIRT1 的去乙酰化活性[35]。CDK1 介导的 SIRT1 苏氨酸 530 和丝氨酸 540 的磷酸化也可影响 SIRT1 的去乙酰化活性。蛋白激酶 2(CK2)作为一种多效激酶，具有抗凋亡和促生长活性，可在 SIRT1 的丝氨酸 154、丝氨酸 649、丝氨酸 651、丝氨酸 683、丝氨酸 659、丝氨酸 661 位点进行磷酸化修饰。在人非小细胞肺癌细胞 H1299 中，CK2 磷酸化 SIRT1，可提高 SIRT1 去乙酰化酶活性和底物结合力，进而使依托泊苷诱导的细胞凋亡减少大约 42%[36]。

SIRT1 的 SUMO 化修饰能够增加其稳定性。人 SIRT1 赖氨酸 734 位点的 SUMO 化修饰可增强 SIRT1 对 p53 和其他靶基因的去乙酰化活性。当紫外辐射导致 DNA 损伤时，SIRT1 发生 SUMO 化修饰，进而去乙酰化 HIC1，促进 SIRT1 的表达，从而保护人类成纤维细胞免受紫外照射的影响[37]。与此同时，SUMO 特异性蛋白酶(SENP)介导的去 SUMO 化可降低 SIRT1 的去乙酰化活性[38]。

由重组人 Set7/9 组蛋白甲基转移酶介导的 SIRT1 赖氨酸的甲基化已在多项研究中被证明可能影响 SIRT1 的生物学活性，但是，该修饰的具体功能尚不清楚。目前认为，甲基化修饰可以通过调节 SIRT1 与其靶蛋白的亲和力来影响 SIRT1 的生物活性。有研究发现，SIRT1 在赖氨酸 233、赖氨酸 235、赖氨酸 236 和赖氨酸 238 位点的甲基化修饰对其去乙酰化活性没有影响，但能够使 SIRT1 和 p53 的复合物解离，从而在 DNA 发生损伤时增加 p53 活性[39]。

S-亚硝基化是另一种影响 SIRT1 活性的翻译后修饰，NO 共价结合至半胱氨酸硫醇/巯基，形成 S-亚硝基硫醇衍生物。亚硝化的 3-磷酸甘油醛脱氢酶(S-nitrosylation-glyceraldehyde-3-phosphate dehydrogenase，SNO-GAPDH)与 SIRT1 相互作用，在 SIRT1 半胱氨酸 387 和 390 位点进行亚硝化修饰。而这些位点位于 SIRT1 的催化域中，因此，它们的亚硝化修饰可减少 SIRT1 对 PGC-1α 等目标蛋白的去乙酰化作用[40](图 8-2)。

2. 哺乳动物 SIRT2 的生理活性

SIRT2 是酵母 HST2 在哺乳动物中的同源蛋白，主要分布在细胞质。SIRT2 蛋白水平随细胞周期波动，在 G_2/M 间期，其表达和磷酸化水平最高。部分 SIRT2 在 G_2/M 间期会从细胞质迁移到细胞核，通过去乙酰化组蛋白 H4 调节染色质的凝聚。SIRT2 可去乙酰化 FOXO 蛋白家族。SIRT2 作用于 FOXO1，促进 FOXO1 与 PPARγ 的结合，降低 PPARγ 活性，抑制脂肪细胞的分化[42]。在细胞发生应激反应时，SIRT2 作用于 FOXO3a，促进抗氧化酶和促凋亡因子的表达[43]。此外，细胞可通过 SIRT2 感知氧化刺激，降低磷酸戊糖途径中的葡萄糖-6-磷酸脱氢酶的乙酰化水平[44]。

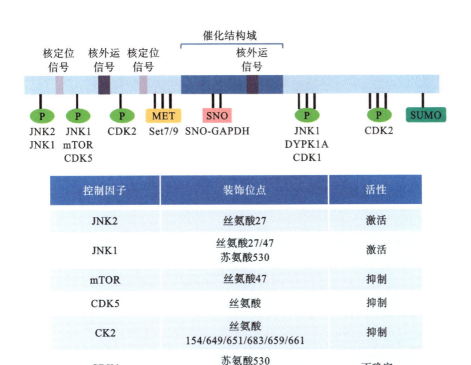

图 8-2　SIRT1 的翻译后修饰及对其活性的调节[41]

P，磷酸化；SNO，S-亚硝基化；MET，甲基化；SUMO，SUMO 化；JNK1，c-Jun N-terminal kinase 1，c-Jun 氨基末端激酶 1；JNK2，c-Jun N-terminal kinase 2，c-Jun 氨基末端激酶 2；CDK5，cyclin dependent kinase 5，细胞周期蛋白依赖性激酶 5；CK2，casein kinase Ⅱ，蛋白激酶 2；CDK1，cyclin dependent kinase 1，细胞周期蛋白依赖性激酶 1；DYRK1A，双底物特异性酪氨酸磷酸化调节激酶 A；Set7/9，重组人 Set7/9 组蛋白甲基转移酶；SNO-GAPDH，3-磷酸甘油醛脱氢酶。

3. 哺乳动物 SIRT3 的生理活性

SIRT3 是分布于线粒体基质中的 Sirtuin 蛋白。早期的研究认为，当细胞受到刺激时，细胞核中具有酶活性的全长 SIRT3 被转运至线粒体。后来的研究证明，SIRT3 只存在于线粒体中，并且在线粒体基质中无活性的 SIRT3 可被线粒体肽酶分解为有活性的形式。SIRT3 具有多个线粒体蛋白底物，其中线粒体乙酰辅酶 A 合成酶 2 是第一个被鉴定出的 SIRT3 底物，它可被 SIRT3 去乙酰化并激活，影响葡萄糖、脂肪和蛋白质的代谢[45]。SIRT3 还可以作用于线粒体呼吸链复合物 Ⅰ 的亚基 NDUFA9，影响线粒体氧化磷酸化。SIRT3 的缺失会增加线粒体呼吸链复合物 Ⅰ 亚基的乙酰化水平，影响线粒体呼吸链负责的氧化磷酸化，致使多个器官的基础 ATP 含量降低[46]。SIRT3 还可去乙酰化并激活线粒体抗氧化酶 SOD2 和三羧酸循环中的限速酶 IDH2，进而抑制 ROS 的积累，发挥抗氧化作用。通过调节 ROS 的产生，SIRT3 还影响 HIF-1α 的转录活性，充当肿瘤抑制因子[47]。此外，SIRT3 可去乙酰化并激活极长链酰基辅酶 A 脱氢酶[48]，该酶的缺乏可引起脂肪酸 β 氧化障碍，导致机体脏器能量供应障碍，严重威胁婴幼儿的生命健康。

4. 哺乳动物 SIRT4 的生理活性

与 SIRT3 一样，SIRT4 也是定位于线粒体基质的 Sirtuin 蛋白，主要发挥 NAD^+ 依赖性 ADP 核糖基转移酶活性。SIRT4 可调节胰岛 β 细胞的胰岛素分泌。SIRT4 使线粒体中催化谷氨酸氧化脱氨的酶谷氨酸脱氢酶发生 ADP 核糖基化，抑制其活性，导致 ATP 局部浓度升高，促进胰岛素的分泌[7]。同时，SIRT4 还可抑制丙酮酸脱氢酶的活性，而该酶在糖酵解和三羧酸循环中都发挥着重要作用[49]。除了 NAD^+ 依赖性 ADP 核糖基转移酶活性，SIRT4 还具有去乙酰化活性。谷氨酰胺作为癌细胞的营养物质，可调控核酸、脂质和蛋白质的合成，通过刺激 mTOR 抑制自噬，通过 NADPH 影响氧化还原平衡。而 SIRT4 通过去乙酰化作用调控谷氨酰胺代谢，抑制肿瘤发生[50]。

5. 哺乳动物 SIRT5 的生理活性

SIRT5 基因位于第 6 号染色体，具有两种蛋白亚型，分为编码 310 和 299 氨基酸的蛋白。SIRT5 蛋白主要位于线粒体中，但还具有其他穿膜序列。值得注意的是，在 SIRT5 蛋白结构中，Zn^{2+} 结构域和 Rossmann 折叠域形成的底物结合位点——苯丙氨酸 223、亮氨酸 227 和缬氨酸 254 三个疏水残基构成酰化赖氨酸基团底物的入口，两个非疏水残基酪氨酸 102 和精氨酸 105 特异性识别带负电荷的酰基赖氨酸结构。因此，SIRT5 与其他 Sirtuin 蛋白相比，具有更大的赖氨酸酰基结合口袋，这使其除了具有去乙酰化酶活性外，还具有较强的去琥珀酰化、去丙二酰化和去戊二酰化酶活性。而 SIRT5 的去琥珀酰化、去丙二酰化和去戊二酰化酶的活性是其去乙酰化酶活性的 1000 倍。

SIRT5 的底物有 10 余种，既可对不同底物发挥相同的酶活性，也可对同一底物发挥不同的酶活性(表 8-4)。SIRT5 参与调控葡萄糖氧化、脂肪酸氧化、氨解毒等物质代谢和 ROS 清除、抗凋亡、炎症反应等多种生理活动。下面将详细介绍 SIRT5 的生理活性及其作用底物。

SIRT5 的去乙酰化酶活性相对较弱。SIRT5 能够去乙酰化氨基甲酰磷酸合成酶 1 和尿素氧化酶并上调其活性，促进尿素循环。氨基甲酰磷酸合成酶 1 是尿素循环的限速酶，而尿素氧化酶可将尿酸转换为尿囊素，最终转化为尿素排出体外。SIRT5 还可以通过去乙酰化作用，调控细胞凋亡。SIRT5 既可去乙酰化转录因子 FOXO3，促进其进入细胞核，调控细胞凋亡[51]，也可以通过去乙酰化细胞色素 c 调控凋亡[52]。

表 8-4 哺乳动物 SIRT5 的生理活性和底物蛋白及其调控的生理功能

生理活性	作用底物	生理活性
去乙酰化活性	氨基甲酰磷酸合成酶 1 和尿素氧化酶	促进尿素循环
	FOXO3 和细胞色素 c	促进凋亡
琥珀酰化活性	3-羟基-3-甲基戊二肽辅酶 A 合成酶 2	促进酮体合成
	铜锌超氧化物歧化酶和 IDH2	提高抗氧化活性
	丝氨酸羟甲基转移酶	促进丝氨酸代谢
	烯酰-COA 水合酶	促进脂肪酸氧化和支链氨基酸分解代谢
	谷氨酰胺酶	抑制谷氨酸合成及氨介导的细胞自噬
	丙酮酸脱氢酶复合物、琥珀酸脱氢酶、M2 型丙酮酸激酶	调控葡萄糖代谢
去丙二酰基酶活性	醛缩酶 B 和 3-磷酸甘油醛脱氢酶	调控葡萄糖代谢
去戊二酰基酶活性	暂无	暂无

在多数情况下，SIRT5 通过降低底物蛋白质的琥珀酰化水平提高底物蛋白活性。除了作为去乙酰化底物，氨基甲酰磷酸合成酶 1 和尿素氧化酶也是 SIRT5 的去琥珀酰化底物。此外，SIRT5 通过去琥珀酰化酮体合成限速酶 3-羟基-3-甲基戊二肽辅酶 A 合成酶 2，促进酮体合成[53]；通过去琥珀酰化 SOD1 和 IDH2，提高机体抗氧化能力，保护机体免受氧化损伤的侵害[54]；通过去琥珀酰化丝氨酸代谢限速酶丝氨酸羟甲基转移酶，促进丝氨酸代谢[55]；通过去琥珀酰化并上调烯酰-COA 水合酶 α 亚基，促进脂肪酸氧化和支链氨基酸分解代谢。但在少数情况下，SIRT5 还可通过去琥珀酰化作用抑制底物蛋白活性。SIRT5 通过去琥珀酰化并抑制谷氨酰胺酶活性，抑制谷氨酸合成[56]；通过去琥珀酰化并下调丙酮酸脱氢酶复合物、琥珀酸脱氢酶[57]、M2 型丙酮酸激酶，调控葡糖糖代谢[58]；而 SIRT5 通过降低 M2 型丙酮酸激酶的琥珀酰化水平，抑制其进入细胞核与 HIF1α 结合形成复合物，进而下调巨噬细胞的炎症反应水平[59]。

除此之外，SIRT5 还具有较强的去丙二酰基酶活性和去戊二酰基酶活性。SIRT5 通过下调醛缩酶 B 和 3-磷酸甘油醛脱氢酶的丙二酰化水平，抑制其活性，调控葡萄糖代谢[60]。

6. 哺乳动物 SIRT6 的生理活性

SIRT6 定位于细胞核，具有组蛋白去乙酰化酶活性和 ADP 核糖转移酶活性。SIRT6 通过作用于不同的底物蛋白发挥不同的生理活性。SIRT6 通过去乙酰化 TNF-α 促进巨噬细胞的分泌[61]；通过影响组蛋白乙酰转移酶的活性间接调节 PGC-1α 的乙酰化，从而影响肝脏糖异生[62]。

SIRT6 在葡萄糖代谢中发挥重要作用。SIRT6 参与葡萄糖代谢的最初的证据来

自 *SIRT6* 基因敲除小鼠。*SIRT6* 基因敲除小鼠出生时表型相对正常，但随着年龄的增长迅速呈现出退行性疾病的表型，包括皮下脂肪完全消失、淋巴细胞减少、骨质减少和驼背畸形，其中最明显的特征是低血糖症，这使得这种小鼠的寿命大概只有 1 个月。这种表型不是由高胰岛素血症引起的，而是由胰岛素超敏性引起的。在营养充足的条件下，SIRT6 与糖酵解基因的启动子结合，使 H3K9 乙酰化水平保持在较低水平。同时，SIRT6 抑制 HIF-1α，避免 *HIF-1α* 靶基因异位激活的发生。这样，SIRT6 可以将葡萄糖代谢方式从糖酵解转为线粒体氧化磷酸化，从而高效地产生 ATP。然而，在营养缺乏的情况下，SIRT6 失活，HIF-1α 被激活，一方面，导致关键的糖酵解基因表达提高，例如，乳酸脱氢酶(LDH)、磷酸丙糖异构酶、葡萄糖转运蛋白 1(GLUT1)和果糖激酶-1，增强糖酵解通量；另一方面，导致 *PDK* 基因表达上调，进而直接抑制线粒体呼吸，使葡萄糖代谢方式从线粒体氧化磷酸化转为糖酵解。在该途径中，葡萄糖摄取和乳酸产生增多，而氧气消耗和 ATP 产生减少。这些细胞呈现出葡萄糖缺乏或营养胁迫的表型，细胞从"生长模式"转换为"存活模式"(图 8-3)。

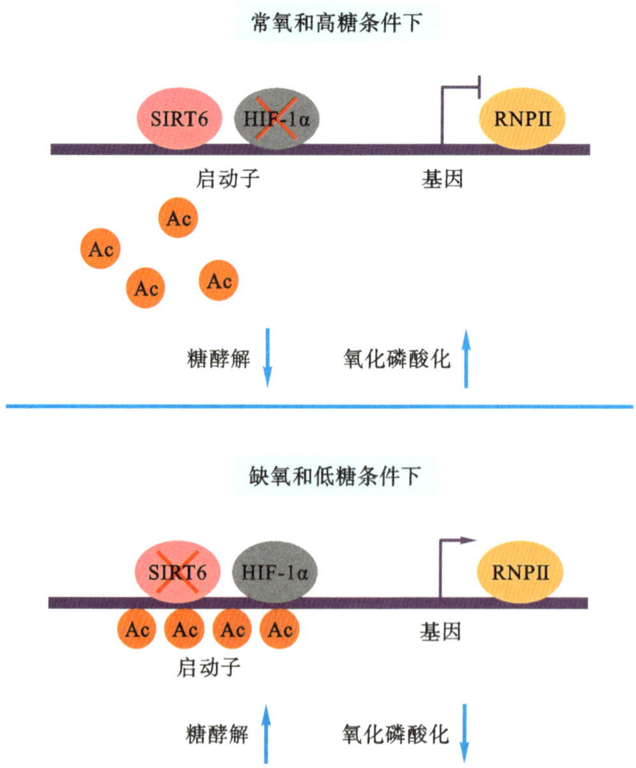

图 8-3 SIRT6 在不同条件下调控葡萄糖代谢的机制[63]

7. 哺乳动物 SIRT7 的生理活性

SIRT7 基因位于第 17 号染色体，基因组序列长度约为 6.2 kb，具有 10 个外显子和 9 个内含子，可翻译成含 400 个氨基酸的蛋白质，蛋白质分子质量约为 44.9 kDa。SIRT7 主要定位于核仁，发挥去乙酰化酶活性和去琥珀酰化酶活性。SIRT7 通过这

两种酶活性作用于多种蛋白,调控多种生理活性。SIRT7 在代谢旺盛的细胞中的含量较高,而在非增殖细胞中的含量很低。SIRT7 可将部分基因[如 40S 核糖体蛋白 S20、40S 核糖体蛋白 S7、40S 核糖体蛋白 S14、非转移细胞 1 和甲状腺受体相互作用蛋白 15 等启动子上组蛋白 H3 第 18 位赖氨酸(H3K18)]去乙酰化。同时,SIRT7 还与各种非组蛋白质相互作用,如牛血小板活化因子 53、GA 结合蛋白转录因子 β1、p53、核仁磷酸蛋白 1 和 RNA 解旋酶 DDX,从而调控 RNA 聚合酶的转录、核糖体合成与组装、维持基因组稳定性,调节泛素化及蛋白质降解,调控病毒感染和细胞应激与代谢。除此之外,SIRT7 具有 NAD$^+$ 依赖的去琥珀酰化酶活性,可去琥珀酰化组蛋白 H3 第 122 位赖氨酸(H3K122),维持基因组稳定性[64]。而双链 DNA 和 rRNA 能与 SIRT7 蛋白的 N 末端和 C 末端相结合,有效地激活 SIRT7 的去乙酰化酶和去琥珀酰化酶活性,提高 SIRT7 的催化效率[65]。

SIRT7 依靠去乙酰化酶活性在转录水平上调控 RNA 聚合酶Ⅲ的表达,并在转录后水平上调控 RNA 聚合酶Ⅰ和 RNA 聚合酶Ⅱ的功能。SIRT7 可去乙酰化 RNA 聚合酶Ⅰ亚基 PAF53,增强 RNA 聚合酶Ⅰ与 DNA 的结合力,促进依赖 RNA 聚合酶Ⅰ的 rRNA 前体的合成[66]。同时,SIRT7 可去乙酰化正性转录延伸因子(P-TEFb)的亚基 CDK9,将正性转录延伸因子从不活跃的 7SK 小核糖核蛋白复合物中释放出来,进而磷酸化 RNA 聚合酶Ⅱ的 C 末端结构域的丝氨酸,激活 RNA 聚合酶Ⅱ介导的转录[67]。

核仁中的 SIRT7 与核糖体的合成密切相关,SIRT7 通过去乙酰化 RNA 聚合酶,调控核糖体 DNA(rDNA)合成和 rRNA 前体加工,促进核糖体的合成。而核糖体的合成促进了蛋白质的翻译,从而为细胞的增殖提供足够的物质基础。SIRT7 通过调控 RNA 聚合酶Ⅰ和 RNA 聚合酶Ⅱ的转录,促进 rRNA 前体的合成及蛋白质翻译所必需的核仁小 RNA(small nucleolar RNA,snoRNA)的转录[68]。SIRT7 与 mTOR 复合体通过转录因子 TFⅢC2(参与 RNA 聚合酶Ⅲ转录的一种转录因子)促进 RNA 聚合酶Ⅲ的转录,增强 rRNA 的表达[69]。此外,SIRT7 使 U3 snoRNP 复合体的核心成分 U3-55k 去乙酰,增强了 U3-55k 与 U3 snoRNA 的结合,这是 rRNA 前体加工的先决条件[70]。

在某些情况下,SIRT7 可维持基因组稳定。SIRT7 的去乙酰化活性可增强 RNA 解旋酶 DDX 的活性,克服 R 环介导的 RNA 聚合酶停滞,保护基因组的完整性[71]。此外,SIRT7 可修复 DNA 双链断裂,维持基因组稳定。当 DNA 发生双链断裂时,SIRT7 将 PARP1 募集到 DNA 双链断裂处,催化 H3K122 去琥珀酰化,促进染色质凝聚并修复 DNA 双链断裂[64]。此外,SIRT7 也可将 PARP1 招募到 DNA 损伤位点,催化 H3K18 去乙酰化,促进 DNA 双链断裂中 53BP1 的合成及非同源末端连接修复(non-homologous end joining,NHEJ)[72]。

细胞核不仅是产生 rRNA 的重要场所,也是监测细胞应激信号的重要场所。因此,SIRT7 对细胞的应激反应(如内质网应激、能量缺乏、缺氧以及线粒体能量代谢)也具有重要的调节作用。

粗糙型内质网上附有核糖体，主要参与蛋白质合成，当细胞内蛋白质合成过快甚至超过蛋白折叠能力的时候，细胞会发生内质网应激。当细胞发生内质网应激时，X 盒结合蛋白-1(XBP1)诱导 SIRT7 的基因表达，而 SIRT7 可作为转录因子 Myc 的互作因子，结合到核糖体蛋白启动子上，从而沉默 rDNA 的表达，最终减弱内质网压力。在能量缺乏的状态下，SIRT7 在其他因子的作用下，通过降低其自身水平来维持细胞的存活。在葡萄糖饥饿状态下，AMPK 磷酸化 SIRT7，将 SIRT7 从细胞核转移至细胞质。在缺氧状态下，SIRT7 直接与 HIF-1α 和 HIF-2α 相互作用，抑制其表达和转录，从而降低其下游基因的表达，降低细胞对缺氧的应激反应[73]。此外，SIRT7 可以去乙酰化线粒体中心调节子 GA 结合蛋白转录因子 β1，促进 GA 结合蛋白转录因子 α/GA 结合蛋白转录因子 β 四聚体的形成，维持线粒体的功能[74]。而 SIRT7 基因敲除小鼠呈现出线粒体功能失调症状，如血液乳酸水平升高、运动减少、心功能障碍、肝小泡型脂肪变性等。

8.2 Sirtuin 蛋白参与调控机体衰老

衰老是生物体在环境危害、遗传缺陷或内源性因素刺激下体现在个体水平、细胞水平和分子水平等各个层次的全身性循序渐进的退化过程。衰老过程伴有组织干细胞耗竭、组织炎症、基质改变、细胞衰老和代谢功能障碍。这些细胞和组织的变化反映了线粒体、蛋白稳态、细胞间通信、营养感应、表观遗传学和 DNA 修复等潜在的分子畸变，导致基因组不稳定和破坏，包括端粒功能障碍。

1999 年的研究发现，过表达 SIRT2 基因可将酵母的寿命延长 70%[75]。在酵母中，SIRT2 蛋白主要通过维持基因组稳定性来发挥生物活性。每个酵母细胞中有 100~200 个 rDNA 拷贝，但其中只有一半具有转录活性。SIRT2 与其他蛋白质一起参与转录沉默，阻止 rDNA 重复序列的重组及染色体外 rDNA 环的形成和积累，减缓酵母衰老。敲低 SIRT2 基因将加速染色体外 rDNA 环的积累，促进酵母衰老，缩短酵母寿命；而过表达 SIRT2 基因会通过 HML/R 沉默基因座抑制染色体外 rDNA 环的形成，延长酵母寿命。之后的研究还发现，过表达 Sirtuin 基因不仅可以延长酵母的寿命，还可以延长其他模式生物(如秀丽隐杆线虫和果蝇)的寿命。自此，Sirtuin 蛋白成为抗衰老研究的热点。而 Sirtuin 蛋白家族的抗衰老活性从酵母到哺乳动物都是保守的，但是其功能的复杂性可随生物的复杂性而增加。

某些组织内的 SIRT1 蛋白水平和生物活性随着年龄的增长而降低，SIRT1 的缺乏会促进衰老相关基因的表达，导致 DNA 损伤不断累积，细胞发生凋亡。在衰老过程中，肝脏中 SIRT1 的水平会随着 NAD^+ 水平的降低而降低[76]。动脉中 SIRT1 水平会也随年龄的增长而下降[77]。有趣的是，在生物寿命期内的细胞中，SIRT1 水平会伴随增殖不断降低，但永生化细胞的 SIRT1 水平不发生改变。在体外的衰老模型中，SIRT1 的表达与活性也存在不同程度的降低。在过氧化氢或遗传毒性诱导的细胞衰老中，PARP1 被激活，耗尽细胞内的 NAD^+ 池，导致 SIRT1 活性降低[78]。激活SIRT1能够延缓正常人脐带成纤维细胞的复制性衰老，并抑制由氧化应激引起的干细胞和分化细胞的复制性衰老和早熟性衰老[79]。这里需要解释的是细胞衰老包括复制性衰老、早熟性衰老和发育性衰老。复制性衰老指细胞分裂达到一定代数后出现的衰老现象。早熟性衰老指细胞经过诱导物处理后在很短时间内出现的衰老现象。此外，SIRT1的内源性水平与年龄相关疾病的发展有关。据报道，高血糖症患者的 SIRT1 基因表达较低，导致血管内皮细胞早熟性衰老[80]。而 SIRT1 基因表达随着小胶质细胞的衰老而减少，大脑中SIRT1的缺乏是导致衰老小鼠认知能力下降和神经退行性病变的因素之一[81]。此外，脐带血内皮细胞加速衰老而引起的SIRT1减少是导致低体重早产儿早期血管功能障碍的原因之一[82]。

尽管关于Sirtuin蛋白家族的大多数研究都集中在SIRT1蛋白上，但是也存在一些对其他家族成员的研究，这些研究有助于进一步了解Sirtuin蛋白在衰老、健康和疾病中的作用。

SIRT2可以作为细胞衰老的生物标志物，但它不是诱导衰老中不可缺少的因素。SIRT2水平的升高不是导致衰老的原因，而是衰老过程伴随的细胞生理功能变化所引起的结果。处于静态的衰老细胞中SIRT2水平升高，但处于凋亡状态的衰老细胞中SIRT2的水平则相反。

SIRT3被证明会影响人类寿命，但目前还存在争议。相比于正常寿命人群，SIRT3 基因的某种多态性在长寿人群中更为常见。SIRT3内含子5号增强子区域的可变数目串联重复可以增强 SIRT3 基因增强子的活性。携带活性最弱的等位基因的人群长寿概率较小。一项针对意大利人群的研究报告显示，90岁以上的男性几乎不存在这种突变[83]。但是，当该项研究扩展到更大人群时，并未得到一致的结果，这似乎又表明SIRT3对寿命可能没有影响。

Sirtuin蛋白家族调控哺乳动物衰老的最初证据来自 SIRT6 基因敲除小鼠。在Sirtuin蛋白家族中，SIRT6 基因敲除引起的小鼠表型变化最明显。SIRT6 基因敲除小鼠不仅体型小，而且寿命较短。它们在出生后3周即表现出退化和早熟性衰老的症状，如皮下脂肪骤减而造成的皮肤变薄、骨密度下降导致的脊椎弯曲、结肠炎、严重的淋巴细胞减少而引起的免疫功能下降及IGF-1和血糖严重降低引起的代谢异常，这些病理改变导致小鼠在第四周死亡。SIRT6 基因敲除小鼠的胚胎成纤维细胞和胚胎干细胞都呈现相似的特征，这些特征包括细胞增殖速率低、基因组不稳定，以及对染色体断裂、着丝粒分离、染色体丢失和易位敏感性的增加。同时，处于衰老状态的人类成纤维细胞的SIRT6水平相比于正常状态的细胞较低[84]，而且从人主动脉分离出的血管平滑肌细胞和内皮细胞的SIRT6水平也会随着衰老而下降。

SIRT7也可参与细胞衰老进程。56周龄衰老小鼠体内SIRT7表达水平相较于24周龄小鼠较低。SIRT7 基因敲除小鼠有时会呈现胚胎致死和早熟性衰老现象，且平均寿命和最长寿命均比野生型小鼠短[72]。老年人的造血干细胞中SIRT7表达量降低，并且衰老干细胞的某些生理特征与 SIRT7 基因敲除小鼠一致，如细胞凋亡增加、自我更新能力降低。在老年人的造血干细胞中，过表达 SIRT7 基因会提高细胞的自我更新能力[85]。

总体来讲，Sirtuin 蛋白家族通过维持正常的染色质凝聚、DNA 修复来调控氧化应激、线粒体生成等生理现象，进而调控机体衰老，下面将详细介绍 Sirtuin 蛋白参与机体衰老的机制。

8.2.1 Sirtuin 蛋白通过影响染色质浓缩和基因表达参与机体衰老

衰老细胞的染色质发生浓缩，基因表达发生改变。而这种染色质结构的改变会影响基因组的稳定性，使 DNA 更易受损。而 Sirtuin 蛋白可通过调控染色质浓缩和基因表达，参与衰老过程。

SIRT1 有助于维持正常的染色质结构及异染色质的形成，导致基因表达沉默。正常情况下，只有 5% 的细胞染色体结构会发生自然损伤；而在 SIRT1 基因敲除小鼠中，40% 的细胞染色体结构受损，呈现染色质断裂或松弛/紊乱。敲除 SIRT1 基因会增加 H3K9 乙酰化水平，抑制其三甲基化，阻碍异染色质蛋白 1-α(HP1α) 的结合，而这种蛋白主要负责维持异染色质[86]。

SIRT1 通过去乙酰化组蛋白来参与异染色质的形成。去乙酰化的组蛋白与 DNA 的亲和力增强，导致转录因子与 DNA 的结合减弱，使基因表达沉默。在异染色质形成的过程中，SIRT1 优先去乙酰化 H4K16、H3K9、H3K56 和 H1K26，之后去乙酰化组蛋白 H1 第 9 位赖氨酸(H1K9) 和组蛋白 H3 第 14 位赖氨酸(H3K14)。

SIRT1 不仅通过去乙酰化组蛋白来影响染色质的缩合，还通过调节组蛋白表达和某些组蛋白修饰酶的活性来影响染色质的缩合。SIRT1 可以通过抑制 p53 结合蛋白同源物(p53 binding protein homolog, MDM2) 对组蛋白甲基转移酶 SUV39H1 的多聚泛素化来抑制 SUV39H1 的降解[87]，进而与 SUV39H1 一起促进 H3K9 的三甲基化[88]。在氧化应激下，SIRT1、SUV39H1 和核甲基共同推动 rDNA 区域上异染色质的形成，导致核糖体形成和蛋白质表达抑制，从而保护细胞免于能量剥夺引起的凋亡，并促进自身修复。除了 SUV39H1，SIRT1 还可以去乙酰化组蛋白乙酰转移酶 p300，进而调控其活性[89]。

除了 SIRT1，其他 Sirtuin 蛋白也参与调控染色质状态和基因表达。SIRT2 通过去乙酰化 H3K16 来参与中期染色体的形成，影响细胞有丝分裂[90]。SIRT3 作为主要的线粒体组蛋白去乙酰化酶，有助于维持线粒体的生理平衡。当细胞受到外界压力刺激时，SIRT3 通过去乙酰化 H3K16 和 H3K9 来参与调节线粒体生成和代谢的基因表达[91]。当细胞 DNA 发生损伤时，SIRT6 可去乙酰化端粒区 H3K9，导致端粒结构的收紧和稳定，防止端粒功能障碍的发生[92]。端粒由短 DNA 重复序列(TTAGGG)组成，位于染色体末端的特殊结构中，其功能是维持染色体的完整性，而端粒是驱动衰老过程及其相关疾病的分子环路的诱因或放大剂。在 SIRT6 基因敲除小鼠的胚胎成纤维细胞和胚胎干细胞中，端粒区 H3K9 发生超乙酰化。这种超乙酰化会降低端粒区 H3K9 三甲基化水平，导致染色质结构松弛[93]。同时，SIRT6

可以维持 ATP 依赖的多功能 DNA 解螺旋酶 Werner 综合征蛋白（Werner syndrome protein，WRN）的稳定，防止 DNA 复制期间发生端粒功能障碍[92]。

8.2.2　Sirtuin 蛋白通过影响 DNA 修复参与机体衰老

电离辐射、紫外线、有毒染料、雾霾等各种外部环境，以及 DNA 复制错误、DNA 自身的不稳定性和机体代谢过程中所产生的 ROS 等内源因素导致的 DNA 组成与结构的变化，称为 DNA 损伤。DNA 损伤一方面可使 DNA 的结构发生永久性改变，即突变；另一方面可导致 DNA 失去作为复制和转录的模板的功能。DNA 损伤的类型包括碱基脱落、碱基结构破坏、嘧啶二聚体形成、DNA 单链或双链断裂和 DNA 共价交联。

DNA 修复是指纠正 DNA 两条单链间错配的碱基、清除 DNA 链上受损的碱基或糖基、恢复 DNA 的正常结构的过程。DNA 修复途径包括低等生物中的修复嘧啶二聚体的光复活修复、高等生物中的修复受损碱基的 BER、修复嘧啶二聚体和改变的 DNA 螺旋结构的 NER、修复复制或重组中的碱基配对错误的一种碱基切除修复的特殊形式即错配修复、修复 DNA 双链断裂的重组修复（recombination repair）和 NHEJ，以及修复大范围损伤的损伤跨越修复。

DNA 损伤的累积被认为是导致细胞衰老的基本原因之一。在酵母中，SIRT2 蛋白可以参与 DNA 损伤修复。在衰老过程中，SIRT2 蛋白胞内定位的改变就是 DNA 损伤的结果。SIRT2 蛋白与沉默 *HM* 基因座解离，转移至 DNA 链断裂处，发挥生物学功能。这将导致两种结果：首先，*HM* 基因表达被诱导，参与 DNA 损伤修复；其次，酵母增殖被抑制，为 DNA 损伤修复提供时间。此外，在 DNA 链断裂处，SIRT2 蛋白还可去乙酰化一些 DNA 损伤反应蛋白，而这些蛋白会募集其他 DNA 修复蛋白，参与修复 DNA 损伤。

在哺乳动物中，Sirtuin 蛋白参与识别和修复 DNA 损伤。在正常情况下，SIRT1 可与小鼠基因组中的数百个基因启动子结合。当 DNA 发生损伤时，这种结合被破坏，SIRT1 移位至 DNA 损伤处时，可募集和激活修复蛋白，修复 DNA 损伤。*SIRT1* 基因敲除小鼠细胞的染色体不仅发生畸变，而且 DNA 修复能力也减弱。SIRT1 可去乙酰化 DNA 解螺旋酶 WRN，使其转运进细胞核，提高同源重组修复的效率。SIRT1 还通过 NER 参与修复单链 DNA 链断裂。UV 辐射诱导 SIRT1 与干性皮肤色素 A 组蛋白相互作用，干性皮肤色素 A 组蛋白是识别 DNA 损伤并募集 DNA 修复蛋白所必不可少的，而这是 SIRT1 通过 NER 修复 UV 辐射诱导的 DNA 链断裂的关键因素。SIRT1 在干性皮肤色素 A 组蛋白的赖氨酸 63 和赖氨酸 67 位点使其发生去乙酰化，促进其与复制因子 A 蛋白 2 相互作用，进而稳定单链 DNA 和保护 DNA 修复系统[94]。SIRT6 可参与重组修复、非同源末端链接修复和 BER。SIRT6 可增强 C-末端结合蛋白（C-terminal binding protein，CtBP）的活性，该蛋白是在重组修复期间负责切除受损的 DNA 片段的酶。在正常条件下，CtBP 被乙酰化，但当 DNA 损伤后，SIRT6 在赖氨酸 432、赖氨酸 526 和赖氨酸 604 位点使其去乙酰化，进而使其可以切除受损 DNA 片段。此外，当细胞发生 DNA 损伤时，SIRT6 动态结合染色质并降低 H3K9 乙酰化水平，进而稳定 DNA 依赖性蛋白激酶 DNA-PKcs 催化亚基与 DNA 的结合，该激酶作为非同源末端链接修复的关键组分，可促进修复蛋白靠近断裂的 DNA 双链进行损伤修复。当细胞发生氧化应激时，SIRT6 可在 PARP1 的赖氨酸 521 位点使其发生 ADP 核糖基化，提高其活性并通过重组修复和非同源末端链接修复促进 DNA 修复[95]。虽然 SIRT6 对于 BER 是必不可少的，但是目前还没有证据支持 SIRT6 能与 BER 中的任何成分相互作用。

SIRT1 与 SIRT6 不仅能直接参与 DNA 修复，还能对参与 DNA 修复的多种蛋白质进行翻译后修饰。SIRT1 可直接与细胞周期检验点蛋白 Nijmegen 断裂综合征蛋白（Nijmegen breakage syndrome 1，NBS1）相互作用，维持其低乙酰化状态，导致丝氨酸 343 位点磷酸化，而该位点的磷酸化是 DNA 修复有效进行和 S 期检查点激活所必需的。当细胞发生 DNA 损伤时，Ku70 在多个赖氨酸位点被乙酰化，乙酰化的 Ku70 与 Bax 解离，后者转移至线粒体诱导凋亡。而 SIRT1 可通过去乙酰化 Ku70，维持其与 Bax 的相互作用，抑制细胞凋亡并促进 Ku70 依赖的 DNA 修复[96]。

Sirtuin 蛋白还可以通过调控葡萄糖和谷氨酰胺的代谢来参与 DNA 损伤修复。谷氨酰胺作为主要的氮供体，用于蛋白质和核苷酸的合成。SIRT4 通过调节线粒体谷氨酰胺代谢来参与 DNA 损伤反应。在 DNA 损伤修复期间，SIRT4 抑制了中间代谢产物流向三羧酸循环，因此，谷氨酰胺中的氮可用于合成对 DNA 损伤修复至关重要的嘌呤核苷酸。同时，SIRT4 也是谷氨酰胺代谢中第一个代谢酶谷氨酸脱氢酶的负向调节剂。

DNA 损伤与 NAD^+ 之间存在负反馈调节，这种相互作用可以促进细胞衰老。损伤的 DNA 可增加 PARP1 活性，而 PARP1 作为 NAD^+ 的消耗酶，它的增加将导致 NAD^+ 水平的降低。反复或长期的 DNA 损伤会导致 NAD^+ 池耗尽和 Sirtuin 蛋白活性降低。这将破坏 DNA 损伤修复系统，导致 DNA 链断裂不断累积，并损害线粒体功能。而受损的线粒体会产生更多的 ROS，进一步损伤 DNA。

8.2.3　Sirtuin 蛋白通过影响氧化应激和能量代谢参与机体衰老

氧化应激是目前普遍认可的细胞衰老的主要外在诱因。高浓度的 ROS 可破坏 DNA 结构，进而引发 DNA 损伤应答，或直接调控衰老相关的信号通路，促进细胞衰老。研究表明，细胞内 ROS 的水平与细胞寿命呈负相关。另外，衰老与 ROS 介导的蛋白质、脂质及 DNA 的氧化损伤水平升高密切相关。同时，线粒体产生的 ROS 还参与了癌基因诱导衰老（oncogene-induced senescence，OIS）与线粒体功能失调。

Sirtuin 蛋白可抵御衰老过程中所伴随的氧化应激。在 Sirtuin 蛋白家族中，SIRT3 具有最强的抗氧化活性。SIRT3 可以去乙酰化线粒体呼吸链复合物Ⅰ和Ⅲ，提高电子传输效率,阻止 ROS 过量产生。Sirtuin 蛋白还可以通过调节抗氧化酶水平来抑制氧化应激。SIRT3 对各组织中 SOD2 的水平和活性起正调控作用。Kong 等[97]发现在骨骼肌细胞中 SIRT3 是 PGC-1α 诱导 SOD2 和 GSH-Px 表达的重要调节因子。SIRT1 使转录因子 FOXO3a 去乙酰化,增加 SOD2 和 CAT 水平[98]。同时,SIRT1 可与 FOXO1 一起募集到 SOD2 基因的启动子区域,共同激活其表达。除了调节抗氧化酶的表达,Sirtuin 蛋白还可以调节其活性。有研究发现,SIRT3 在 IDH 和 SOD2 的赖氨酸 122 位点使其去乙酰化,提高其活性[47]。Sirtuin 蛋白质除了依赖于去乙酰化活性激活抗氧化酶外,还可以依赖于其他活性。例如,SIRT5 的去琥珀酰化作用会提高铜锌超氧化物歧化酶的活性[99]。

Sirtuin 蛋白可能会参与能量代谢的多个阶段(图 8-4)。丙酮酸脱氢酶可被乙酰辅酶 A 乙酰转移酶 1(acetyl-CoA acetyltransferase 1,ACAT1)乙酰化,而 SIRT3 可通过去乙酰化丙酮酸脱氢酶来调控糖酵解。同时,SIRT3 还可去乙酰化并激活三羧酸循环中的 IDH。除了糖酵解,SIRT3 还参与线粒体的氧化磷酸化,线粒体呼吸链复合物 I 的亚基——NADH 脱氢酶 1α 复合体亚基 9(NADH dehydrogenase 1α

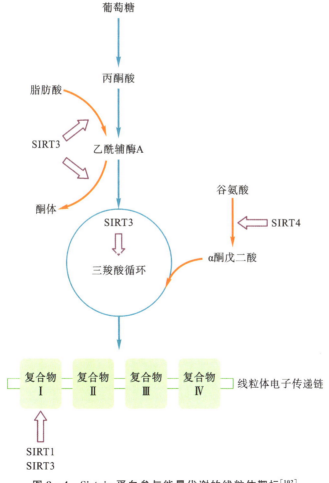

图 8-4 **Sirtuin 蛋白参与能量代谢的线粒体靶标**[102]

subcomplex subunit 9，NDUFA9)可被 SIRT3 去乙酰化并激活[100]。而线粒体呼吸链复合物Ⅱ的亚基——琥珀酸脱氢酶复合体亚基 A(succinate dehydrogenase subunit A，SDHA)也可作为 SIRT3 的底物。有研究还发现，SIRT1 可通过 SIRT3 参与能量代谢。SIRT1 可通过 SIRT3 增强胰岛素抵抗细胞中线粒体复合物Ⅰ的功能。在骨骼肌中，过表达 SIRT1 基因可减弱高脂饮食诱导的胰岛素抵抗，并恢复 SIRT3、线粒体抗氧化酶和 DNA 的水平。除了 SIRT1 和 SIRT3，SIRT4 也可参与调控线粒体解偶联。它通过 AMPK、PGC1α 和乙酰辅酶 A 羧化酶向细胞核传递信号，从而调节线粒体 ATP 的产生，以满足细胞的能量需求[101]。在肝细胞和肌肉细胞中，敲低 SIRT4 基因会导致 ATP 产量减少。

8.2.4　Sirtuin 蛋白通过影响线粒体生成参与机体衰老

线粒体生成是指真核细胞内新的线粒体生成的过程，线粒体的半衰期较短，线粒体生成(即线粒体基因组的复制、转录和翻译)对维持细胞内线粒体的数目具有重要作用。线粒体生成的调节主要在转录水平，且许多核编码基因的表达必须与 13 种线粒体编码基因同步。线粒体生物生成受多种因子调节，其中 PGC-1α 是调节线粒体生成的关键因子。PGC-1α 可直接与核呼吸因子-1(nuclear respiratory factor-1，NRF-1)互相作用，辅助 TFAM 的启动子，还可通过蛋白质的相互作用辅助多种转录因子，最终激活 TFAM 启动子，增加线粒体生成。

线粒体生成对于能量依赖性细胞生理过程是必不可少的。在正常情况下，线粒体的生成与线粒体动态变化(分裂和融合)相协调。线粒体衰老理论认为，线粒体功能障碍是细胞退化和衰老的根本原因，而在该理论中，线粒体生成障碍是主要因素。线粒体生成障碍会减缓特定线粒体成分的更新，导致氧化的脂质、蛋白质和 DNA 的积累，进一步引起线粒体功能衰退，影响生物合成途径、细胞能量代谢、细胞氧化还原稳态、信号转导、钙缓冲，不仅可加速衰老，还可促进衰老相关疾病的发生、发展。

衰老伴随着线粒体生成受损，而线粒体生成受损也会加重衰老相关疾病的发生。在体外高糖诱导的内皮细胞衰老模型中，线粒体生成受损[103]。在动物实验中，老年大鼠肝脏组织的线粒体生成受损[104]。由异常线粒体质量控制(即线粒体生成与线粒体自噬之间的稳态失衡)引发的线粒体应激和功能障碍会导致衰老小鼠动脉僵硬[105]。相反，增强线粒体生成的速率可能会减缓衰老和抑制衰老相关疾病的发生、发展。例如，在骨骼肌特异性过表达 PGC-1α 的胎儿期小鼠中，骨骼肌和心肌组织中线粒体生成增多，这在某种程度上延缓了衰老表型的出现，如衰老相关心肌病[106]。在体外培养的神经细胞中，过表达 PGC-1α 基因可改善线粒体生成，抑制氧化应激所介导的细胞死亡，敲除 PGC-1α 基因可使小鼠对年龄依赖性神经元损伤和神经变性更敏感[107]。

SIRT1 对线粒体生成的促进作用在延缓寿命和衰老相关疾病的发生中起关键作用。SIRT1 激活剂，如白藜芦醇和二甲双胍，可以增加线粒体生成，延缓衰老。

SIRT1 既可通过依赖 PGC-1α 促进线粒体生成，也可不依赖 PGC-1α 促进线粒体生成。在细胞核和细胞质中，SIRT1 通过 PGC-1α 促进线粒体生成。一方面，SIRT1 通过去乙酰化作用激活 PGC-1α，而 PGC-1α 会激活细胞质中的 TFAM，这导致 SIRT1 和 PGC-1α 进入线粒体，与被激活的 TFAM 都被招募到 mtDNA 的 D-Loop 区，形成三蛋白复合物。最终，该复合物驱动 mtDNA 的转录和复制，促进线粒体生成。该机制在 Tarnopolsky 等[108]的研究中得到了证实，他们在小鼠骨骼肌的线粒体组分中发现了一个多蛋白复合物，其中包含 TFAM、SIRT1 和 PGC-1α。另一方面，细胞质 SIRT1 可直接激活 PGC-1α 并易位至细胞核，发挥线粒体生成作用。这一机制在 HeLa 细胞、心脏和骨骼肌细胞的提取物中得到了证实[109]。

SIRT1 还可以通过调控 AMPK 和 FOXO3 来提高 PGC-1α 的活性或表达，进而促进线粒体生成。LKB1 作为 AMPK 激活剂，能够被 SIRT1 激活，活化的 AMPK 可以提高 PGC-1α 的活性或表达。同时，活化的 AMPK 还可以通过 SIRT1-MyoD(myogenic differentiation antigen，成肌分化抗原)-PGC-1α 的复合物提高 PGC-1α 的表达。该复合物可与 PGC-1α 的启动子结合，促进 PGC-1α 的转录。除此之外，FOXO3 对于 SIRT1-PGC-1α 信号转导也是必不可少的。细胞核 SIRT1 去乙酰化并激活 FOXO3，再通过蛋白和蛋白相互作用诱导内皮细胞中 PGC-1α 和 NAMPT 的转录。在因缺血再灌注(ischemia-reperfusion injury，I/R) 而加速衰老的大鼠心脏中，SIRT1 和 FOXO3 的表达下调，ROS 产量增加，线粒体正常功能发生障碍[110-111]。

SIRT3 也可通过 FOXO3、Parkin 和 PINK-1 参与调控线粒体功能。SIRT3 可激活 FOXO3a 及其下游靶点 PINK-1，参与调节细胞氧化还原和线粒体功能。此外，激活的 PINK-1 可以提高 Parkin 蛋白活性，增强线粒体自噬和线粒体的融合，促进线粒体更新。过表达 *SIRT3* 基因会导致细胞 mtDNA 含量显著增加，而利用 shRNA 敲低 *SIRT3* 基因可抑制 PGC-1α 介导的 mtDNA 的升高[112]。

8.2.5 Sirtuin 蛋白通过与其他衰老相关蛋白的相互作用参与机体衰老

Sirtuin 蛋白底物范围较广，从组蛋白到转录调节子都可被 Sirtuin 蛋白修饰。Sirtuin 蛋白通过对衰老过程中多种重要的转录因子进行修饰，例如 p53，FOXO 和 NF-κB，参与调控机体衰老。

1. Sirtuin 蛋白与 p53 相互作用

p53 肿瘤抑制蛋白是一个调控细胞增殖、周期和凋亡的多功能转录因子。当细胞受到损伤而癌变时，p53 能够通过诱导细胞衰老而阻止它们继续恶变为肿瘤细胞，因此，p53 的水平会随着衰老不断升高。

在复制性衰老中，当端粒缩短到临界最小长度时，其保护性结构被破坏，引发 DNA 损伤应答，该过程会伴随组蛋白 H2AX 磷酸化及 DNA 损伤应答蛋白的出现，这些蛋白包括肿瘤蛋白 p53 结合蛋白 1(TP53BP1)、NBS1 和 DNA 损伤检测点介质1（MDC1）。这里需要解释的是，DNA双链断裂后可诱导位于丝氨酸-139位C端保守区域内的H2AX磷酸化，形成γH2AX，组蛋白H2AX在DNA损伤修复、细胞周期检查点调控、基因组稳定的维持和肿瘤抑制中起重要作用。DNA损伤应答通过活化毛细血管扩张性共济失调症突变蛋白（ATM）、共济失调毛细血管扩张Rad3相关蛋白（ATR）等激活p53，引起细胞周期阻滞和细胞衰老。OIS与DNA损伤的出现及DNA损伤应答通路的激活有关，癌基因通过诱导DNA过度复制后激活DNA损伤应答，从而引起细胞衰老。OIS与复制性衰老的共同之处在于，两者均与p53和p16^{INKaa}-Rb通路的激活密切相关。研究发现，p53截短异构体可组成性地高表达p53活性，并表现出一系列衰老相关相关特征，寿命明显缩短。

SIRT1和p53之间存在复杂的相互作用。当细胞受到外界压力时，SIRT1在p53的C端结构域中的赖氨酸320、赖氨酸373和赖氨酸382位点使其去乙酰化，去乙酰化的p53会抑制其依赖性的转录，促进DNA损伤修复，抑制细胞凋亡。

早幼粒细胞白血病蛋白是一个由人类基因*PML*编码的抑癌蛋白。在正常细胞中，PML主要存在于细胞核的亚核区域，称为PML核小体，它是多种蛋白的复合体，参与RNA转录后加工、转录调节及抗病毒防御等重要功能，具有调节细胞分化、诱导细胞凋亡和衰老的重要作用。PML可被SUMO修饰，SUMO修饰的PML核小体能够进一步招募其他蛋白质，如DNA损伤反应中的p53，在PML核小体中，经磷酸化、乙酰化及SUMO化修饰的p53的泛素化被抑制，这使其稳定性增加及与DNA亲和性增强，促进其参与细胞周期和细胞凋亡等过程。在哺乳动物细胞中，过表达*PML*基因可以将SIRT1招募到PML核小体，并去乙酰化PML核小体成员之一的p53，抑制其介导的反式激活。当小鼠胚胎成纤维细胞中高表达*SIRT1*基因时，SIRT1可以抵抗PML诱导的p53乙酰化，并且缓解PML介导的早熟性衰老[113]。同时，SIRT1也可以调节p53的细胞内定位。在小鼠胚胎干细胞中，氧化应激会刺激SIRT1，使p53在赖氨酸379位点发生去乙酰化，从而阻止其入核，导致细胞质中p53水平升高[114]。然而，在*SIRT1*基因敲除动物中，未发现SIRT1调节p53活性的直接证据。这种矛盾可能是由于Sirtuin蛋白家族中其他成员也参与了调控p53的活性，例如SIRT2和SIRT3。SIRT2可抑制p53的活性；而SIRT3作为p53依赖性衰老的调节因子，可通过抑制p53来阻滞细胞周期和促进衰老[115]。

一方面，Sirtuin蛋白可调控p53活性，反过来p53也可影响Sirtuin蛋白的活性。p53可正向调节SIRT6的水平。SIRT1 mRNA的3′UTR片段存在非编码小RNA分子miR-34a的响应元件。p53通过诱导miR-34a的表达，干扰miR-34a对SIRT1表达的抑制。这种相互作用可以部分解释细胞衰老过程中SIRT1水平的降低。此外，SIRT1和p53活性之间也存在间接相互作用。两种蛋白质都依赖NAD$^+$水平，NAD$^+$不仅是Sirtuin蛋白的底物，还可以与p53结合，进而影响其构象，阻止其与DNA结合[116]。

2. Sirtuin 蛋白与 FOXO 家族相互作用

FOX 蛋白质家族由 19 个转录因子组成，分为 FOXA、FOXC、FOXO、FOXP 和 FOXM 5 个亚群，其中 FOXO 包含 FOXO1、FOXO3、FOXO4 和 FOXO6。FOXO 亚家族在肿瘤抑制、能量代谢和寿命延长中起着至关重要的作用，是胰岛素、生长因子、营养物质和氧化应激的重要下游调节靶点。依赖 FOXO 的细胞应答包括糖原异生、神经肽分泌、萎缩、自噬、凋亡、细胞周期停滞和抵抗应激等。当胰岛素和生长因子存在时，FOXO 蛋白从细胞核转移到细胞质中，通过泛素-蛋白酶体途径降解。在缺乏生长因子时，FOXO 蛋白转位到细胞核并且上调一系列靶基因，诱导细胞周期停滞，抵抗应激或者凋亡。

大量的研究都证明，FOXO 转录因子可促进长寿。一方面，FOXO 可充当胰岛素/IGF-1 信号通路的传感器，而该信号通路对于衰老和长寿是至关重要的。在神经内分泌细胞中，JNK 和 FOXO 能够协同作用，通过抑制胰岛素/IGF-1 信号转导通路配体的表达而抑制通路活性，延长寿命。另一方面，FOXO 还可提高抗氧化酶，如 SOD2 和过氧化氢酶的表达，进而提高机体的抗氧化能力，延缓衰老。

Sirtuin 蛋白通过将 FOXO 介导的反应从细胞死亡转向细胞存活而延长寿命。SIRT1 可通过直接去乙酰化 FOXO3、FOXO4 或间接去乙酰化 p300 来调节 FOXO3、FOXO4 的活性。SIRT1 抑制剂烟酰胺及激活剂白藜芦醇可调控 FOXO4 的活性。在氧化应激和热应激下，哺乳动物的 SIRT1 去乙酰化 FOXO3 和（或）FOXO4，抑制 FOXO 诱导的细胞凋亡，增强 FOXO 诱导的细胞周期停滞，同时发挥抗氧化活性，促进 DNA 修复[117]。而在一定条件下，SIRT1 也能下调 FOXO3/FOXO4 因子诱导的细胞凋亡信号通路。此外，FOXO1 还可以结合 SIRT1 基因启动子区域来调节其表达，这样在 Sirtuin 蛋白和 FOXO 转录因子之间就形成了一个反馈环路。除了 SIRT1，SIRT2 也被证明是细胞质 FOXO1 的主要去乙酰化酶。

3. Sirtuin 蛋白与 NF-κB 相互作用

NF-κB 家族由 p50、p52、p65、c-Rel 和 RelB 五个成员组成。它们都具有一个 N 端 Rel 同源结构域（RHD），负责其与 DNA 结合及二聚化。另外，在 p65、c-Rel 和 RelB 中，存在反式激活结构域（trans-activation domain，TAD），可正向调节基因表达。p50 和 p52 不存在 TAD，它们的同型二聚体可以抑制转录。在静息状态下，大部分 NF-κB 抑制蛋白（inhibitor of NF-κB，IκB）的 C 端含有 3～8 个锚蛋白重复基序，IκB 通过该基序与 NF-κB p65 和 p50 结合，覆盖其 Rel 同源结构域的 NLS，抑制 NF-κB 的活性，以失活状态存在于细胞质中。当细胞受到各种胞内刺激后，IκB 激酶（IκB kinase，IKK）被激活，进而泛素化、磷酸化并降解 IκB，使 NF-κB 的两个亚单位从失活状态转为活化状态，并从细胞质转移到细胞核内，与目的基因启动子结合，促进目的基因转录。

NF-κB 复合物的反式调控活性随着年龄的增长而增强，该过程还伴随着 NF-κB 活性增强所引起的慢性炎症与代谢性疾病，如糖尿病、动脉粥样硬化，这揭示 NF-κB 信号的持续激活可促进衰老及衰老相关疾病的发生、发展。Adler 等[118]利用表皮特异性 NF-κB 基因敲除的年轻和年老小鼠证明，在年老小鼠中抑制 NF-κB 信号转导可将组织特征和整体基因表达恢复到年轻小鼠水平。同时，因为 NF-κB 信号转导可激活肌肉特异性环指蛋白 1（MuRF1）的表达，而 MuRF1 是一种肌肉特异性 E3 泛素连接酶，参与 UPS，具有降解活性，因此 NF-κB 途径的激活可以诱导衰老相关的组织萎缩。但是，有研究发现，衰老并未影响参与激活 NF-κB 的 IκB 抑制剂或 IKK 蛋白的水平，但会通过翻译后修饰增加 p52 和 p65 组分的蛋白水平[119]。而 p65 的乙酰化和磷酸化可调节 NF-κB 复合物的活性，增加 NF-κB 转录反应的持续时间和效率，提高靶基因 mRNA 转录本含量。

SIRT1 及 SIRT2 可通过在 p65 的赖氨酸 310 位点使其去乙酰化来抑制 NF-κB 信号转导，从而影响其与 DNA 结合和炎症相关基因的转录，进而抑制炎症反应，延缓衰老[98]。SIRT6 也可以通过直接作用于 NF-κB 的 p65 亚基和 RELA 亚基，使 NF-κB 失活。此外，SIRT6 还可以去乙酰化 NF-κB 靶基因启动子区中的组蛋白 H3 第 9 位赖氨酸，破坏靶基因与转录因子的结合[92]。与 p53 相似，NF-κB 也可以影响 SIRT1 的活性，可以通过调节 miR-34a 表达来降低 SIRT1 的活性[120]。

4. Sirtuin 蛋白与 AMPK 的相互作用

AMPK 是由催化亚基（α1、α2、β1、β2）和调节亚基（γ1、γ2、γ3）组成的异源三聚体复合物。AMPK 的 N 末端起催化作用，含有一个典型的丝/苏氨酸蛋白激酶的催化区域，C 末端主要负责活性的调节及联系 β、γ 亚基。α 亚基中的数个位点均可被磷酸化，其中苏氨酸 172 位点的磷酸化对 AMPK 活性的调节起重要作用。β 亚基 C 末端的保守结构域是形成三聚体的关键。而 N 末端含有 N-异淀粉酶区域，称作糖原结合域，其功能可能与糖原对 AMPK 的调节有关。AMPK 是一种高度保守的细胞能量代谢调控器，对维持细胞内能量平衡具有重要的调节作用。当细胞内 AMP（单磷酸腺苷）/ATP 值升高时，AMPK 可磷酸化激活大量的下游靶分子，从而减少 ATP 的利用（如抑制糖原、脂肪和胆固醇的合成等），增加 ATP 的产生（如促进脂肪酸氧化、糖酵解等），使细胞的分解代谢增加。当 AMP/ATP 值降低时，AMPK 的活性则受到抑制，使细胞的合成代谢增加。

机体衰老伴随着代谢速率的降低、AMPK 活性的逐步下调，因而年轻动物的 AMPK 活性往往高于年老动物。Wan 等[121]发现，老年大鼠骨骼肌 AMPK 活性下降与代谢综合征存在相关性，这表明 AMPK 活性的下降与衰老相关疾病（如心血管疾病、代谢综合征等）密切相关。

AMPK 可通过 CREB 调控转录辅激活因子 1（CRTC-1）/CREB、NF-κB、mTOR、p53 相关信号通路，调控机体衰老。Mair 等[122]研究发现，在线虫中，热量限制和热应激可激活 AMPK/AAK-2，AMPK/AAK-2 再通过磷酸化 CREB 调控转录辅激活因子 1 来阻止其入核，抑制 CREB 转录调节因子 CRH-1 的反式激活，从而延长线虫的寿命。某些植物提取物（如白藜芦醇、内源性激素及糖尿病药物二甲双胍等）均可通过激活 AMPK 来抑制 CREB 调节转录共激活因子，发挥潜在的延长寿命的作用。mTOR 信号通路失调不仅与许多衰老相关重大疾病（如神经退行性病变、代谢综合征、肿瘤、心血管疾病等)的发生、发展密切相关,而且在热量限制所导致的寿命延长和细胞自噬反应过程中发挥作用。AMPK 可通过两种不同的途径抑制 mTOR 信号通路,进而调控衰老相关疾病的发生、发展及热量限制所导致的寿命延长。AMPK 可以通过某些磷酸化位点激活 p53,诱导细胞周期阻滞,而细胞周期停滞被认为是细胞衰老的重要特征之一。Lee 等[123]发现,AMPK 能促进细胞内 p53 活性升高,进而调节细胞衰老的进程。

在热量限制的条件下,激活的 AMPK 和 SIRT1 不仅具有相似的分子靶标和生物学活性,而且他们之间还有紧密的联系。一方面,AMPK 可通过调节 NAD^+ 水平影响细胞能量消耗,进而调控 Sirtuin 蛋白活性。激活的 AMPK 可通过增加 NAMPT 的水平和活性提高 NAD^+ 水平,进而增加 SIRT1 活性,延缓衰老[124]。另一方面,SIRT1 通过去乙酰化肝激酶 B_1 的赖氨酸 48 位点而增加 AMPK 的活性。去乙酰基的肝激酶 B_1 可从细胞核迁移到细胞质,与 STE20 相关的衔接蛋白(STE20 - related adaptor protein,STRAD)和小鼠胚胎支架蛋白(mouse embryo scaffold protein,MO25)结合。后者的相互作用可以激活肝激酶 B_1,进而磷酸化 AMPK[24],从而在 SIRT1 和 AMPK 之间形成了一个反馈环路。SIRT1 还可以通过去乙酰化 NF - κB 来调节其活性[125]。因此,AMPK 可能会通过 AMPK - SIRT1 - NF - κB 信号通路间接调控 NF - κB 的活性,从而在衰老及衰老伴随的慢性炎症中发挥作用。因此,AMPK 和 SIRT1 间的循环调控机制强化了能量代谢平衡在衰老进程中的重要作用。

8.3 通过调控 Sirtuin 蛋白影响机体衰老的措施

组蛋白和 DNA 上发生的表观遗传修饰对基因表达具有非常重要的影响。生活方式、饮食和外源性刺激的改变可通过影响表观遗传而促进衰老。衰老是一个可塑的过程,可采取某些措施延缓衰老。Sirtuin 蛋白具有去酰基活性,可以调控表观遗传修饰,改变许多基因的转录活性,从而通过多种机制改善机体健康,延长寿命并预防年龄相关疾病的发生、发展。许多用于调控健康和寿命的蛋白质靶标和药物已经开始临床测试。目前,延缓衰老的策略包括:①模仿长期饮食限制的饮食干预;②激活 AMPK 或特定 Sirtuin 蛋白的药物;③通过适度体育锻炼干预机体衰老。实际上,以上所有提到的方法都与 Sirtuin 蛋白有关。

8.3.1 通过热量限制延缓机体衰老

衰老生物学的研究表明,热量限制对寿命的影响具有生物普遍性,可延长多种物种的寿命,包括酵母、果蝇、线虫、鱼、大鼠、小鼠、仓鼠和灵长类动物。热量限制也是延长人类平均寿命和最大寿命及改善机体健康状况的最有效的干预措施之一,适度的热量限制可降低年龄相关的功能缺失所致疾病的发病率,预防其发生、发展,如 2 型糖尿病、高血压、心血管疾病、癌症和神经退行性疾病。

热量限制可通过多种机制和细胞因子延缓衰老，延长寿命。热量限制可降低细胞因子水平，包括瘦素、TNF-α和白介素-6(IL-6)，抑制肥胖和胰岛素/IGF-1信号转导，以及增加脂联素(adiponectin)水平。而这些生理改变可激活许多下游信号通路，包括NF-κB，SIRT1、胰岛素/IGF-1/PI3K(phosphatidylinositol 3-kinase，磷脂酰肌醇3-激酶)/Akt、AMPK/mTOR及ERK(extracellular signal-regulated kinase，细胞外信号调节激酶)信号转导途径，进而通过激活自噬、应激防御机制和生存途径来提高细胞适应能力，同时减弱炎症反应和促进细胞存活，最终延长寿命(图8-5)。

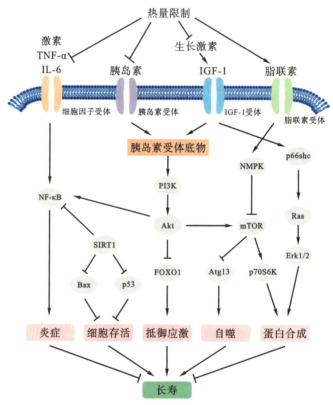

p70S6K，p70核糖体蛋白S6激酶；Erk1/2，extracellular regulated protein kinases 1/2，细胞外调节蛋白激酶1/2。→表示促进，⊥表示抑制。

图8-5 热量限制调节哺乳动物寿命的主要途径[126]

作为延长寿命和改善机体健康的机制之一，热量限制通过提高Sirtuin蛋白活性来调控寿命。在酵母中，热量限制所介导的Sirtuin蛋白活性的提高是由细胞内的PNC1和烟酰胺的改变所引起的，并非是由于NAD^+的改变[127]。Sirtuin蛋白被NAD^+激活后能够使组蛋白去乙酰化，产生烟酰胺。*PNC1*基因可编码烟酰胺的去氨基酶，将烟酰胺转化为NA，从而阻止烟酰胺在细胞质中的聚集，削弱烟酰胺对Sirtuin蛋白的抑制作用，增加Sirtuin蛋白活性，延长酵母的寿命。在高等真核生物中，虽然烟酰胺的清除途径与酵母存在差异，但NAMPT作为烟酰胺合成NAD^+的限速酶，同样具有提高细胞内NAD^+水平及Sirtuin蛋白活性的作用，因此，在高等真核生物中，热量限制可通过影响 NAMPT 和烟酰胺来提高 Sirtuin 蛋白活性。在很多的代谢组织中，热量限制引起 SIRT1 蛋白质水平应答反应增强。*SIRT1* 基因敲除小鼠出生率降低，有的生长发育具有缺陷[17]，存活至成年的小鼠代谢能力低，对热量限制不能表现出适当的代谢应答[128]。相反，*SIRT1* 基因过表达小鼠则表现出一些类似热量限制的小鼠表型，它们更瘦，代谢更活跃[129]。在饲喂高脂饮食的第 2~8 个月，禁食过夜可有效降低小鼠的动脉僵硬度，抑制血管老化，但该措施对 *SIRT1* 基因敲除小鼠无效。同样地，过表达 *SIRT1* 基因或饲喂 SIRT1 激活剂也可达到类似的效果。此外，热量限制可诱导 *SIRT3* 基因的表达，但同时可抑制 *SIRT4* 基因的表达[130]。在低葡萄糖喂养 6 个月的老年小鼠或低葡萄糖条件下培养的细胞中，热量限制可诱导 SIRT6 的表达，从而抑制 NF-κB 信号转导，以延缓衰老[131]。

因为热量限制可通过 Sirtuin 蛋白发挥作用，所以 Sirtuin 蛋白激活剂被认为是模拟热量限制的最好候选药物。而白藜芦醇和姜黄素都是已被证实的天然 Sirtuin 蛋白激活剂。白藜芦醇作为一种植物来源的多酚，具有抗氧化、抗炎和抗肿瘤的特性。白藜芦醇通过激活 SIRT1 来模拟热量限制。白藜芦醇被证实可延长多类物种的寿命，其中包括饲喂高脂饮食的小鼠，这些小鼠在给予白藜芦醇之后，胰岛素敏感性、线粒体功能和存活率都得到改善[132]。除了天然 Sirtuin 蛋白激活剂，合成的 SIRT1 激活剂 SRT1720 也使肥胖小鼠的存活率得到了类似的提高[133]。同时，SRT1720 处理的野生型小鼠同样表现出与热量限制一样的表型[134]。

但是，值得思考的是，人类在进行热量限制时，必须考虑的因素是权衡热量限制对生活质量的影响。长期接受严格热量限制的人群骨密度和肌肉质量降低，会经常感觉饥饿、嗜睡和寒冷。同时，热量限制作为晚期干预措施可能会对体弱和肌肉萎缩的人群产生适得其反的作用，因为充足的热量和蛋白质摄入对于维持骨骼和肌肉质量至关重要。但是，适度运动加上热量限制的策略可以改善其中的一些副作用。这种策略已被证明可以促进人群减重并改善机体健康指数，同时保持或改善骨密度、体重、力量和有氧运动能力。

8.3.2 通过给予天然和人工合成化合物延缓机体衰老

有效的 Sirtuin 蛋白激活剂在促进健康长寿及预防年龄相关慢性疾病方面具有巨大的前景。在前期临床模型中，Sirtuin 蛋白激活剂能有效延缓年龄相关疾病的发生、发展，包括癌症、2 型糖尿病、炎症、心血管疾病、中风和肝脂肪变性。在小鼠模型上，Sirtuin 蛋白激活剂也能有效抑制神经退行性疾病的发生、发展，如 AD 或 PD。

Sirtuin 蛋白激活剂一般分别来源于植物和自身代谢系统的天然化合物、人工合成的 Sirtuin 活化化合物（Sirtuin-activating compound，STAC）及其他已经批准上市的药物。

目前，研究最多的天然化合物是白藜芦醇，它是一种多酚类天然产物，在葡萄、花生、虎杖等植物中含量较高。白藜芦醇通过激活 SIRT1 蛋白来延长某些物种的寿命并改善其健康状况,即具有类似热量限制的抗衰老作用。有研究还发现,白藜芦醇可延迟人类二倍体成纤维细胞衰老[135]。此外,白藜芦醇对衰老相关疾病也具有一定的预防作用。白藜芦醇通过抑制 ROS、NO 产物、脂质过氧化反应来改善内源的抗氧化系统,保护血管免受损伤,防止血管衰老。动脉粥样硬化是由于脂质、单核细胞和动脉壁细胞之间的相互作用引起的长期动脉炎症疾病。白藜芦醇通过减少细胞内黏附分子和血管细胞黏附分子,可减弱粥样硬化病变和动脉脂肪的沉积。此外,白藜芦醇还可以促进血管舒张,减少脂质过氧化反应,有助于减少动脉疾病的发生[136]。AMPK 可增强胰岛素的敏感性,而白藜芦醇可提高 AMPK 活性,增强机体对胰岛素的敏感性。长期给予由链脲霉素诱导的糖尿病小鼠白藜芦醇可明显地增强大动脉对去甲肾上腺素的收缩反应,提高大动脉的反应能力和敏感度,降低对乙酰胆碱的松弛反应,从而改善损伤的血管应答。白藜芦醇通过增加 NOS 活性,增加 NO 含量及减少血管收缩因子内皮素-1 的表达,进而调节血管舒缩功能[137]。给早熟性衰老模型小鼠膳食补充白藜芦醇并结合适度运动可抑制衰老引起的身体机能的衰退[138]。同时,白藜芦醇可通过协同激活 SIRT1 和 PI3K/Akt 信号通路增强 FOXO3 的磷酸化,提高运动对老年大鼠心脏功能的改善作用[110]。

此外,姜黄素也有类似的生理效应。姜黄素是一种来源于香料植物姜黄的天然多酚,在传统医学中已经被使用了数千年。姜黄素已经被证实具有多种生物特性,包括抗氧化、抗炎和抗癌活性,也有一些证据表明,这种化合物具有延缓衰老的活性。

姜黄素具有许多靶蛋白,其中包括 Sirtuin 蛋白。姜黄素能够激活 SIRT1、SIRT3、SIRT5、SIRT6 和 SIRT7,可显著增强 SIRT1 活性并减轻氧化应激。姜黄素通过激活 SIRT1 减轻由心肌缺血再灌注损伤引起的线粒体氧化损伤[139]。同时,姜黄素也可通过相同机制减轻大鼠皮质神经元中 Aβ 所引起的神经毒性[140]。姜黄素还可通过诱导 Sirtuin 蛋白减少顺铂化疗引起的肾毒性[141],并保护肾脏免受庆大霉素所引起的急性肾损伤[142]。

姜黄素能够延长果蝇、线虫和小鼠等模式生物的寿命,并减轻某些年龄相关疾病的症状。姜黄素可以延长秀丽隐杆线虫的寿命,但是对 SIRT2 突变的秀丽隐杆线虫没有作用[143]。而人类相关的研究发现,姜黄素可增加人表皮角质形成细胞在复制性衰老中的分化能力[144],可通过激活 SIRT1 减弱人脐静脉内皮细胞中 H_2O_2 所诱导的早熟性衰老[145]。然而,姜黄素影响细胞衰老的结论目前还存在争议。有研究发现,姜黄素虽然可抑制 DNA 损伤剂阿霉素所诱导的细胞早熟性衰老,但不会延缓复制性衰老的发生。

姜黄素还可减轻年龄相关疾病的症状。许多研究数据支持了姜黄素在心血管系统中的作用。一项动物研究表明,补充姜黄素可显著改善衰老相关的动脉功能障碍和氧化应激[146]。此外,研究人员在体外培养的原代皮层神经元中发现姜黄素的神经保护作用是通过 SIRT1 介导的。谷氨酸作为大脑中最丰富的神经递质,涉及突触可塑性、学习、记忆和其他认知功能,它在突触间隙内的积累会引起神经元损伤。而姜黄素可通过 SIRT1 去乙酰化 PGC-1α,维持线粒体功能,保护大脑皮质神经元免受谷氨酸兴奋性毒性的损害[147]。

值得注意的是,姜黄素的生理效应在很大程度上取决于其浓度。所谓过犹不及,低浓度的姜黄素可能会产生有益作用,而高浓度则是有害的。此外,细胞对姜黄素的敏感性既取决于细胞类型,也取决于细胞所处的细胞周期。在体外,一定浓度范围内的姜黄素对所有类型细胞均具有毒性,而在另一浓度范围内则可抑制细胞周期,在更低浓度下,似乎对细胞无明显作用。较高浓度的姜黄素既可诱导癌细胞的生成,也可诱导血管平滑肌细胞(vascular smooth muscle cells,VSMC)和内皮细胞(endothelial cell,EC)衰老,而该过程与 SIRT1 和 SIRT6 水平降低有关。此外,高浓度的姜黄素还可下调 SIRT7,而 SIRT7 的下调不仅可导致细胞周期阻滞,还可引起核仁应激,从而抑制 rDNA 转录[148]。

与白藜芦醇相似,相比于单独补充姜黄素,姜黄素与运动协同能更有效地上调 *SIRT1* 基因水平[149]。补充姜黄素不但会延长运动大鼠的疲劳时间,还会增强运动的效果,并与运动一起提高肌肉中 AMPK 的磷酸化、$NAD^+/NADH$ 值和 *SIRT1* 基因的表达[150]。而提升运动能力和预防小鼠疲劳是增强对外界压力抵抗力的结果。

除了白藜芦醇和姜黄素,还有一些源自植物的天然 Sirtuin 蛋白激活剂也可以延缓衰老和衰老相关疾病的发生、发展。淫羊藿甙作为淫羊藿的活性成分,能够提高 *SIRT6* 基因的表达水平,发挥抗衰老功能。一种来自山茱萸的多糖可通过增加 *SIRT1* 和 *FOXO1* 基因的表达来减缓年龄相关疾病白内障的发生、发展。奥力高乐,一种从荔枝和绿茶里提取的抗氧化多酚化合物,具有抗炎和抗癌特性,可通过调节 SIRT1-自噬-AMPK 信号转导来延缓衰老。同时,在小鼠模型上,奥力高乐可促进老年小鼠的脾淋巴细胞增殖。在线虫模型上,奥力高乐可延长感染致死霍乱弧菌的秀丽隐杆线虫的寿命[151]。除了源自植物的天然 Sirtuin 蛋白激活剂,一些机体自身代谢所产生的化合物也可作为 Sirtuin 蛋白激活剂,如褪黑素。它是一种由哺乳动物松果体分泌的吲哚类激素,具有调节情绪、睡眠、免疫、性行为、生殖及昼夜节律等多种生理功能。褪黑素在体内的水平随着年龄的增长而降低。褪黑素可通过增加 SIRT1 水平来抑制与神经退行性疾病有关的齿状回颗粒细胞凋亡的年龄相关变化[152]。

目前合成的 Sirtuin 蛋白激活剂,如 SRT1720、SRT2104、SRT1460、SRT2183、STAC-5、STAC-9、STAC-10 等,因为具有较高的可溶性和生物利用率,所以具有很好的应用前景。SRT2104 可以有效地延长野生型雄性小鼠的平均寿命和最大寿命,这种作用与健康状况的改善有关,包括提高运动协调性和减少炎症反应的发生[153]。而二甲双胍作为一种治疗 2 型糖尿病的口服降糖药,也可通过激活 SIRT1 和 FOXO1 来抑制与糖尿病相关的微血管疾病所引起的内皮功能障碍,从而延缓内皮细胞衰老[80]。

8.3.3 通过适度体育锻炼延缓机体衰老

定期进行体育锻炼可以增强机体的抗氧化能力，维持大脑功能，提高生活质量，延缓衰老。但过度的运动会刺激机体产生炎症反应，减弱机体的抗氧化能力，增加 ROS 的产生。中度的运动可引起轻度应激压力，激活机体防御系统并带来有益的效果，包括抑制氧化应激。长期适度运动不仅可通过上调抗氧化酶活性来减轻氧化应激，还可有效激活 Sirtuin 蛋白，进而延缓衰老。在模式动物上的研究发现，36 周的适度运动可提高成年大鼠肌肉、肝脏和心脏的 SIRT1 水平[154]。同时，长期适度运动的成年大鼠肌肉组织中 SIRT1、AMPK 和 FOXO3a 水平升高[149,155-156]。而适度运动对人类也有类似效果。研究表明，对于青年和老年个体，每周 5 d，每天 30 min 的中等强度运动有利于身体健康[157-158]。适度运动可降低血浆中的葡萄糖、胆固醇和甘油三酸酯的水平，还可刺激细胞中线粒体的生成。适度运动还可恢复机体因衰老而丧失的应对轻度氧化应激的能力和几种年龄相关的病理改变，如肌肉减少症、代谢改变、神经退行性疾病和认知丧失。适度运动可提高青年和老年受试者的骨骼肌中 *SIRT1* 和 *AMPK* 的基因表达，以及 NAMPT 的水平[159]。甚至单次运动都会增加年轻个体 *SIRT1* 基因的表达[160]。此外，适度运动还能够减少快餐饮食所带来的有害影响，防止小鼠脂肪组织中早熟性衰老细胞的积累和衰老相关的分泌表型的出现[161]。

8.4 Sirtuin 蛋白参与神经退行性疾病的发生、发展

8.4.1 Sirtuin 蛋白参与 AD 的发生发展

AD 是一种常见的中枢神经系统退行性疾病，其病症包括认知障碍、进行性记忆力丧失、日常生活能力减退，并伴有各种精神症状和行为障碍。AD 的发病率较高，全球已有 3500 万名患者，同时，其发病率与年龄密切相关，65 岁以上人群中 AD 的发生率为 15%，而 85 岁以上人群中 AD 的发生率接近 50%。在正常衰老过程中，大脑中与颞叶神经元相关的记忆和认知功能逐渐衰退，海马体周边区域和海马体区域的神经元受到特异性的损伤，而这些区域恰好是 AD 患者大脑中最先出现损伤的区域。此外，AD 的发生很大程度上也是多年积累的氧化损伤和线粒体功能障碍所导致的，而衰老过程也伴随着这些变化。因此，AD 是一种衰老相关的神经退行性疾病。AD 的发病机制较为复杂，其病理学特征包括氧化应激、线粒体损伤、神经炎症、钙失调、金属稳态、神经原纤维缠结和 Aβ 寡聚化和纤维化等。

Sirtuin 蛋白在 AD 的发病机制中发挥着关键的潜在作用。正电子发射型断层显

像(positron emission tomography，PET)成像显示，AD 患者大脑中出现 Aβ 沉积和病变的区域与健康的年轻人大脑中以有氧糖酵解方式代谢葡萄糖的区域相重叠[162]。Aβ 寡聚化和纤维化可引起一系列 AD 病理级联反应，导致神经元功能障碍，最终导致认知功能下降。值得注意的是，这种病理变化可能与神经元代谢模式转向以有氧糖酵解为主有关，这种方式在存在氧气的情况下将 6-磷酸葡糖糖代谢为丙酮酸和乳酸，对快速增值细胞的生长至关重要。此外，有氧糖酵解还通过氧化磷酸化来增加 NADH 的产生和减少 NAD^+ 的再生，逐渐消耗细胞内的 NAD^+。NAD^+ 的减少会抑制 Sirtuin 蛋白的活性。因此，在上述脑区，神经元可能通过有氧糖酵解产能，导致 NAD^+ 池耗尽，Sirtuin 蛋白活性降低，致使 APP 降解途径转向淀粉样降解途径，淀粉样降解途径是指 APP 经 β-分泌酶和 γ-分泌酶的蛋白水解作用而产生的含有 39~43 个氨基酸的多肽。

尽管 Sirtuin 蛋白与 AD 发病的因果关系仍不确定，它们之间的关系较为复杂，但大量的研究都表明，Sirtuin 蛋白确实参与调控了 AD 的发生、发展，其主要证据来自于 SIRT1 蛋白的相关研究结果。NAD^+ 或白藜芦醇可通过激活 SIRT1 来减少寡聚 Aβ 的浓度[163]和氧化应激的程度[134]。过表达 *SIRT1* 基因可通过抑制 NF-κB 信号转导来减弱小胶质细胞内 Aβ 的毒性作用[164]。同时，来自体内的研究数据也证实了相关发现。*APPswe/PSEN1dE9* 双转基因小鼠和 *SIRT1* 基因过表达小鼠的杂交鼠大脑内 Aβ 的形成显著减少，而 *APPswe/PSEN1dE9* 双转基因小鼠与 *SIRT1* 基因敲除小鼠的杂交鼠大脑则呈现病理改变，同时其行为缺陷更加明显。p25 转基因小鼠呈现微管相关蛋白 tau 过度磷酸化和神经退行性病变，给予白藜芦醇可降低 SIRT1 底物 PGC-1α 和 p53 的乙酰化水平，并抑制海马区域功能退化和认知缺陷[164-166]。然而，其他 Sirtuin 蛋白的相关研究结论却与之相反。有研究发现，在小鼠中，*SIRT3* mRNA 随 Aβ 的积累而上调，而过表达 APP 和早老素 1(presenilin 1，PS1)可减少小鼠模型中 *SIRT3* 基因和蛋白的表达水平[167]。来自人体样本的研究发现，Braak 分期Ⅲ/Ⅵ期 AD 患者的颞皮质中观察到较高水平的 *SIRT3* 基因表达水平。而 SIRT5 在 AD 患者大脑的活化小胶质细胞中也可被诱导表达。体外 Aβ1~42 低聚物的短期处理会提高细胞中 *SIRT4* 基因的表达水平，但长期处理则会影响 *SIRT3*、*SIRT4*、*SIRT5* 基因的表达[168]。

SIRT1 可通过作用于许多蛋白底物来影响多种生理机制，进而调控 AD 的发生、发展。在 AD 患者中，SIRT1 可激活 FOXO3、视黄酸受体-β(RARβ)和 PGC1-α，抑制 p53 和 NF-κB(图 8-6)。SIRT1 通过激活 FOXO3 发挥抗氧化作用。而 FOXO 蛋白家族调控的蛋白质更新和氧化应激对于抑制 Aβ 沉积和毒性至关重要。SIRT1 还通过激活 PGC1-α 促进线粒体生成，清除 ROS[169]；通过激活视黄酸受体-β 蛋白上调 α-分泌酶(α-secretase)的转录和(或)激活 Notch 途径，将 APP 的裂解途径转为非淀粉样裂解途径。一方面视黄酸受体-β 与人解整合素样金属蛋白酶 10(ADAM10)启动子结合，刺激编码 α-分泌酶的人解整合素样金属蛋白酶 10 基因转

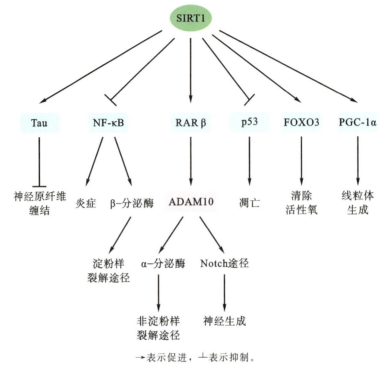

图 8-6 在 AD 中，SIRT1 通过不同机制参与神经细胞的退化和死亡[179-180]

录，进而促进 α-分泌酶的转录[170]。另一方面，人解整合素样金属蛋白酶 10 还可通过切割跨膜受体蛋白 Notch 激活 Notch 信号通路，进而释放 Notch 胞内结构域（Notch intracellular domain，NICD），该结构域可形成转录复合物并上调神经发生相关基因的转录[171]。Notch 信号通路是新生细胞应对病理损伤而进行的神经发生和分化的必要要素，并且该途径对于突触可塑性、学习和记忆及神经突触的产生相关基因的表达至关重要。同时，SIRT1 通过抑制 p53 发挥抗细胞凋亡作用。SIRT1 通过抑制 NF-κB 不仅发挥抗炎作用[172]，还下调 β-分泌酶 BACE1 的表达[173-175]。此外，异常磷酸化的 tau 的聚集是 AD 研究和治疗中另一个非常有希望的靶点。SIRT1 可去乙酰化 tau 蛋白，减轻 p300 对 tau 蛋白降解的抑制作用，促进 tau 降解[176]。SIRT1 和 tau 还具有共同的上游调节机制，它们是 microRNA-132 和 AMPK 的共同靶点，AMPK 可抑制关键 tau 激酶糖原合成酶激酶-3β（glycogen synthase kinase-3β，GSK-3β）并以复杂的方式调节 SIRT1 信号转导[177-178]，这表明 AD 中 tau 蛋白沉积与 SIRT1 mRNA 和蛋白质水平之间可能呈负相关。

不同于 SIRT1，SIRT2 以相反的方式参与调控 AD 的发生、发展，在神经退行性疾病中发挥有害作用。SIRT2 的小分子抑制剂 AK-7 和 AGK-2 可改变 α-分泌酶和 β-分泌酶之间的平衡，减少 Aβ 沉积并改善 AD 转基因小鼠模型的认知能力。AGK-2 还可抑制 Aβ1~42 对神经胶质细胞的激活。因此，SIRT1 和 SIRT2 似乎以相反的方式影响着 APP 的切割。

8.4.2 Sirtuin 蛋白参与 PD 的发生、发展

PD 是一种常见于中老年人群的运动障碍型神经退行性疾病，其病理特征主要是黑质多巴胺能神经元变性缺失和存活神经元内路易小体（lewy body，LB）形成，临床特征为静止性震颤、运动迟缓、肌强直和姿势平衡障碍。路易小体包含许多异常积聚的蛋白质和脂类，其主要成分为 α-突触核蛋白（α-synuclein，α-syn）。体外研究发现，不稳定的病理性 α-突触核蛋白由单体聚集为单聚体并成为稳定状态的中间体、中间体寡聚物、α-突触核蛋白纤维核，直至形成 α-突触核蛋白纤维性聚集，需要长达 100 h 的漫长过程，这个过程需要消耗很多的能量。因此，PD 的具体病理可归结为两点，即线粒体功能障碍与氧化应激和蛋白质错误折叠和聚集。

一方面，Sirtuin 蛋白通过影响线粒体功能和抗氧化系统，在 PD 中发挥神经保护作用。SIRT1 通过激活 PGC-1α 参与调控线粒体功能和抗氧化防御系统，延缓 PD 的发生、发展。SIRT3 通过调控 FOXO3、Parkin 和 PINK-1 参与调控线粒体功能，影响 PD 的发生、发展。SIRT3 激活 FOXO3a 及其下游靶点 PINK-1，参与调节细胞氧化还原平衡和线粒体功能。同时，激活的 PINK-1 可以提高 Parkin 蛋白的活性，增强线粒体自噬和线粒体融合，促进线粒体更新。另一方面，Sirtuin 蛋白通过干预蛋白质错误折叠和聚集，在 PD 中发挥神经保护作用。白藜芦醇主要通过 SIRT1 诱导的 α-突触核蛋白降解保护 SH-SY5Y 细胞免受鱼藤酮的侵害[181]。此外，分子伴侣可起到补救蛋白质错误折叠和重建细胞稳态的作用，而高表达分子伴侣热休克蛋白 70（heat shock protein，Hsp70）基因可以使 α-突触核蛋白成为无毒的非聚集形式。因此，Hsp70 是抑制 α-突触核蛋白所引起毒性的一个有效的靶点。在正常情况下，Hsp70 与热休克转录因子-1（heat shock transcription factor-1，HSF-1）具有相互拮抗作用。而过表达 SIRT1 基因，SIRT1 的去乙酰化作用可激活 HSF-1，提高 Hsp70 基因和蛋白表达水平，从而干预 α-突触核蛋白聚集和其所介导的神经毒性。

SIRT1 的激活剂具有神经保护功能。氧化白藜芦醇通过抑制 SIRT1 的降低保护多巴胺能人成神经细胞瘤细胞免受 6-羟基多巴胺诱导的神经毒性；而白藜芦醇可通过激活 SIRT1 在 6-羟基多巴胺和 MPTP（1-甲基-4-苯基-1,2,3,6-四氢吡啶）诱导的小鼠 PD 模型中发挥神经保护作用。与之激活 SIRT1 相反，抑制 SIRT2 可发挥神经保护功能。SIRT2 的抑制剂 AK-7 可减少 MPTP 诱导的转 PD 模型小鼠中多巴胺能神经元的丢失，改善小鼠的神经和行为缺陷。SIRT2 的抑制剂 AGK-2 还可抑制 α-突触核蛋白对转 PD 原代神经元细胞的毒性，改变 α-突触核蛋白及其相互作用伴侣 synphilin-1 共转染细胞中 α-突触核蛋白聚集体的模式。

8.5 Sirtuin 蛋白参与血管衰老

血管衰老是内皮细胞和血管平滑肌细胞的衰老。内皮细胞和血管平滑肌细胞增

殖到一定数量后即停止增殖，细胞停止分裂会导致细胞生长停滞，这种衰老被称为复制性衰老，是端粒缩短的结果。氧化应激和 DNA 损伤等某些刺激可在短短几天内引起内皮细胞和血管平滑肌细胞生长停滞，这种衰老称为应激诱导性早熟性衰老。而端粒缩短对于早熟性衰老并不是必需的。大量研究证明，内皮细胞和血管平滑肌细胞的衰老与心血管疾病的发生密切相关。衰老的内皮细胞和血管平滑肌细胞的形态和基因表达模式发生改变，细胞功能被破坏。这些改变引起血管功能障碍，炎症反应增强，血栓形成和动脉粥样硬化，损害血管舒张，血管生成和血管再生，所有这些都参与心血管疾病的发生发展。Sirtuin 蛋白可参与调控啮齿动物和人类的血管衰老及其引起的心血管疾病。一些数据表明，Sirtuin 蛋白的活性与健康和患病人群的心血管疾病发病率和死亡率之间存在直接的因果关系。

8.5.1 SIRT1 参与血管衰老

在 Sirtuin 蛋白质家族中，SIRT1 被认为是影响血管稳态和相关疾病发生发展的最重要因素。SIRT1 的调控对血管功能必不可少。

1. SIRT1 干预内皮细胞衰老

SIRT1 在内皮细胞中高表达，并且它可在细胞核和细胞质之间穿梭。SIRT1 可延缓内皮细胞衰老，抑制血管老化、血管损伤和相关脏器损伤。第一篇研究 SIRT1 在内皮细胞中功能的文献表明，内皮型一氧化氮合酶（endothelial nitric oxide synthase，eNOS）可正向调控 SIRT1 的表达[182]。随后的研究表明，SIRT1 在细胞质中可去乙酰化并激活 NOS[183]，这表明 SIRT1 和 NOS 之间存在一个正反馈环路。众所周知，NOS 生成 NO，引起血管舒张，抑制血管平滑肌细胞增殖，发挥抗血栓形成和抗氧化作用。研究表明，衰老可降低小鼠内皮细胞中 SIRT1 的表达和 NOS 的活性，抑制内皮依赖性血管舒张，而在内皮细胞中过表达 *SIRT1* 基因可恢复这些表型[184-185]。

内皮特异性 *SIRT1* 基因敲除小鼠进一步证明了 SIRT1 在内皮细胞中的作用，该模型通过敲除外显子 4 使 SIRT1 丧失去乙酰化酶活性。这些突变小鼠不仅呈现出内皮早熟性衰老和内皮依赖性血管舒张功能缺失[186]，而且其他脏器的功能也出现了一定程度的衰退。突变小鼠在衰老过程中心脏舒张功能障碍和心脏微血管病变加剧[187]。心脏特异性中度过表达 *SIRT1* 基因可减轻衰老相关的心脏功能障碍和肥大，而高度过表达 *SIRT1* 基因则会加剧这些表型[188]，这是由于高水平的 SIRT1 消耗并耗尽 NAD^+ 池，但线粒体呼吸需要 NAD^+，这便导致 ATP 生成缺乏和随后的细胞死亡。

内皮 SIRT1 可通过负调控 p53、FOXO1、Notch 胞内结构域和血浆纤溶酶原激活物抑制剂-1（plaminogen activator inhibitor-1，PAI-1）影响内皮细胞衰老。以上这些因子均会破坏血管生成并诱导内皮细胞衰老，SIRT1 对它们的负调控作用有助于抑制内皮细胞衰老。此外，SIRT1 还可通过去乙酰化并抑制 NF-κB 来降低内皮黏附分子的表达，如细胞间黏附分子-1（CAM-1）和血管细胞间黏附分子-1

(VCAM-1)，使得 SIRT1 在内皮细胞中发挥抗炎作用。SIRT1 对内皮细胞中 NF-κB的抑制作用还可以干预由凝血因子Ⅲ引起的动脉血栓的形成，进而参与抑制缺血性心脏病的发病[189]（图 8-7）。

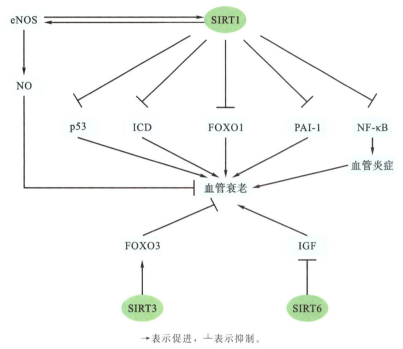

→表示促进，⊥表示抑制。

图 8-7　Sirtuin 蛋白调控血管衰老的机制[208]

多种内源性刺激和调节剂可通过影响 SIRT1 来诱导内皮细胞发生复制性衰老和早熟性衰老。在内皮细胞中，氧化应激会导致溶酶体膜功能异常和通透性增强，从而触发溶酶体蛋白酶和组织蛋白酶的渗漏，导致组织蛋白酶对 SIRT1 的裂解和降解。在体外，microRNA-34a 和 microRNA-217 被发现可通过抑制 SIRT1 诱导内皮细胞衰老[190-191]。炎症小体激活的蛋白酶 caspase-1 能够切割并激活白介素 1β 原蛋白和白介素 18 原蛋白，分泌有活性的炎症因子白介素 1β 和白介素 18。白介素 1β 和白介素 18 可作用于邻近的免疫细胞，激活整个免疫系统，以清除入侵的病原体。而炎症激活的 caspase-1 可以裂解内皮细胞 SIRT1。CDK5 通过磷酸化 SIRT1，使其转位出细胞核并诱导内皮衰老。然而，这些内源性 SIRT1 抑制剂是否也调控其他 Sirtuin 蛋白还有待进一步探究。

2. SIRT1 参与血管平滑肌细胞衰老

SIRT1 可以参与血管平滑肌细胞的衰老。一项针对人体样本的研究表明，血管平滑肌细胞的衰老相关表型是 SIRT1 缺失减弱细胞应激反应和促进细胞衰老[192]。在血管平滑肌细胞中特异性过表达 *SIRT1* 基因可抑制血管平滑肌细胞的增殖和迁移，以及动脉损伤后的高血压和新内膜的形成，从而防止动脉粥样硬化[193-194]。而另一项针对血管平滑肌特异性 *SIRT1* 基因敲除小鼠的研究表明，SIRT1 可以防止 DNA 损伤、血管平滑肌细胞早熟性衰老和动脉粥样硬化[195]。NAMPT 活性的显著下降可促进血管平滑肌细胞的复制性衰老，而在衰老的血管平滑肌细胞中过表达 NAMPT 基因会提高细胞对氧化应激的抗性，并通过 SIRT1 去乙酰化 p53 延缓衰老[196]。

8.5.2 其他 Sirtuin 蛋白参与血管衰老

除了 SIRT1，其他 Sirtuin 蛋白也可从不同方面参与血管衰老，但其机制仍需进一步探究。某些体外研究发现，SIRT2 可加剧心血管疾病，而抑制 SIRT2 会阻止过氧化氢诱导的内皮细胞死亡[197]。尽管有研究表明 SIRT2 可延长小鼠的寿命，但 SIRT2 在血管衰老中的作用仍需进一步研究。

SIRT3 可以防止啮齿动物和人类的血管老化。在 SIRT3 基因敲除小鼠中，尽管线粒体蛋白过度乙酰化，但在正常条件下机体仍呈现正常的表型。然而，当受到各种刺激后，SIRT3 基因敲除小鼠便出现心肌肥大的症状，并伴有间质纤维化[198]，这是因为 SIRT3 可去乙酰化并激活 FOXO3，促进抗氧化基因的转录，提高 SOD2 和过氧化氢酶的水平，抑制 ROS 的生成，从而发挥抗氧化作用。同时，体外研究还发现，SIRT3 还通过去乙酰化 FOXO3 来保护内皮细胞免受过氧化氢或血管紧张素Ⅱ所诱导的早熟性衰老的侵害[199-200]。在体外培养的内皮细胞中，低氧环境可刺激 SIRT3 表达和激活 SIRT3 依赖性抗氧化信号转导，维持线粒体功能及内皮细胞的存活[201]。此外，研究人员从啮齿动物和人类的样本中发现，SIRT3 的缺乏会促进伴有线粒体功能障碍的肺动脉平滑肌细胞的增殖，导致血管重塑和肺动脉高压[202]。SIRT3 缺失还可促进代谢综合征的发展，而代谢综合征也是导致心血管疾病的危险因素之一。

虽然 SIRT4、SIRT5 及 SIRT3 都是线粒体 Sirtuin 蛋白，但是 SIRT4 和 SIRT5 对血管稳态影响较小。SIRT4 或 SIRT5 基因敲除小鼠发育正常，血管未见异常。在体外培养的内皮细胞中，过表达 SIRT4 基因可抑制 NF-κB 核易位，刺激白介素 1β、白介素 6 和钙调蛋白 1 的表达[203]。但是现有的研究尚不能完全阐明 SIRT4 和 SIRT5 是否对血管衰老具有保护作用。

SIRT6 和 SIRT7 被报道对血管衰老具有预防作用。在内皮细胞中，高表达 SIRT6 基因或敲除 SIRT6 基因都会加速复制性衰老。SIRT6 可通过在染色质水平上调控应激反应转录因子 c-Jun 来控制 IGF-1/Akt 信号转导，抑制心脏肥大和心力衰竭[204]。SIRT6 还通过抑制前蛋白转化酶枯草杆菌蛋白酶 kexin 9 型（proprotein convertase subtilisin/kexin type 9，PCSK9）基因的转录，参与小鼠肝脏低密度脂蛋白（low density lipoprotein，LDL）受体降解并降低血浆低密度脂蛋白水平[205]，而这可能会抑制动脉粥样硬化的发生。人体研究表明，SIRT6 对糖尿病患者动脉粥样硬化斑块的形成有负调节作用[206]。SIRT7 基因敲除小鼠的寿命较短，并出现明显的心肌间质纤维化和心肌肥大。同时，该小鼠后肢受到缺血损伤后，血管生成能力减弱[207]。在体外，敲除 SIRT7 基因会损害内皮细胞功能[207]。有研究表明，SIRT7 可通过增强抗逆性来抵抗血管衰老，但仍需进一步研究以确认 SIRT7 对血管衰老的保护作用。

8.6 Sirtuin 蛋白参与年龄相关的恶性肿瘤的发生、发展

恶性肿瘤是一种衰老疾病，因为随着突变的积累，大多数恶性肿瘤的发病率会随着年龄的增长而增加。此外，年龄相关的生理改变可能会改变机体内部的微环境，使其有利于肿瘤的发生、发展。随着全球人口老龄化的深入发展，有效地预防和治疗恶性肿瘤对于提高人类的寿命和机体健康状况至关重要。

癌前病变是一类具有细胞不典型性和分化异常的增生性病变。癌前病变具有和肿瘤相类似的生物学特征，如基因异常改变、细胞凋亡功能失常和细胞表型异常，因此，它有发展成肿瘤细胞的潜在趋势。但是，与恶性肿瘤不同，癌前病变仍然属于良性病变，并且可以停止发展甚至逆转。癌前病变可被癌基因诱导的细胞衰老抑制，细胞衰老可能成为肿瘤形成的天然屏障。而当机体发展到恶性肿瘤后，似乎衰老已经无能为力。因此，对癌前病变中细胞衰老的研究尤为重要，对肿瘤的防治将有深远意义。

细胞除了可以通过凋亡或自杀来抑制肿瘤形成外，还可以通过衰老阻止细胞分裂，进而抑制肿瘤。细胞衰老主要通过两个途径抑制肿瘤的发生、发展：一个是端粒途径，主要依赖于 p53 信号通路；另一个是以积累性应激损伤为主的 p16-RB 通路及非端粒途径的 p53 通路。在衰老机制中，端粒的作用仅是一方面，除此之外尚存在其他多种非端粒信号通路，如应激引起的信号通路、癌基因及有丝分裂原通路等。其中癌基因诱导细胞衰老与肿瘤的关系成为研究者关注的热点。

在癌前病变或低度恶性肿瘤组织中有衰老标志物的表达，而高度恶性的肿瘤组织则没有表达。内源性癌基因 *Ras* 相关肿瘤的癌前病变中存在衰老细胞，而相应的恶性肿瘤中几乎没有衰老细胞。同时，用基因芯片检测发现衰老相关分子标记有 $p15^{INK4a}$、$p15^{INK4b}$、Dec1、Dcr2 及经典的细胞衰老标志物衰老相关-β-半乳糖苷酶（SA-β-Gal）和异染色质蛋白（HP1-γ）。因此，癌基因活化后可诱导癌前病变中的细胞衰老，进而阻止癌前病变向恶性肿瘤发展。

衰老在早期可以保护机体免于发生肿瘤恶性转变，而到晚期则可促使肿瘤形成。细胞分裂达到一定限度时，就进入衰老阶段。尽管衰老的细胞不能像正常细胞一样增殖，但是它们仍然保持着代谢活性，并且产生具有抑制或促进肿瘤生长的活性蛋白质。衰老细胞随着年龄的增长而积累，产生胞外基质重构酶、炎性细胞因子及上皮生长因子等。这些因子能够破坏局部组织的微环境，刺激邻近细胞增殖和肿瘤恶性转变。

8.6.1 SIRT1 参与肿瘤的发生、发展的两面性

SIRT1 具有两面性：一方面可以促进早期肿瘤的恶性转变；另一方面可以抑制晚期肿瘤的生长。

许多研究已经证明，肿瘤细胞可能会倾向于过表达 *Sirtuin* 基因，使细胞过度

增殖并失去细胞周期检查点，进而使细胞在 DNA 突变累积的情况下还能持续繁殖。在某些情况下，SIRT1 似乎是某些肿瘤细胞的关键存活因子。研究发现，在急性髓性白血病患者的原代细胞中，*SIRT1* 基因高表达[209]。SIRT1 和其他去乙酰化酶基因的过表达可能会使关键的抑癌基因沉默，成为细胞恶性转化中的早期事件。这些抑癌基因沉默可以消除肿瘤细胞对复制性衰老的限制，并使肿瘤细胞在没有正常检查点的情况下连续增殖。用 siRNA 敲低 *SIRT1* 基因后，多种肿瘤细胞停止生长并发生凋亡[210-211]。

因此，有理由相信 SIRT1 抑制剂可以在一定程度上通过影响 SIRT1 的非组蛋白和组蛋白靶标来抑制依赖于 SIRT1 存活的肿瘤。Cambinol 作为一种 SIRT1 抑制剂，可通过恢复 Burkitt 淋巴瘤细胞中 BCL6 的乙酰化水平来导致 BCL6 失活，诱导细胞凋亡的发生[212]。而在异种移植小鼠模型中，Cambinol 也能有效抑制表达 BCL6 的肿瘤的生长[212]。

Sirtuin 蛋白会通过调控 DNA 损伤和抑制氧化应激或防止突变积累和基因组的不稳定性来影响复制性衰老。抑制 *Sirtuin* 基因表达或蛋白活性可使细胞绕开复制性衰老，持续进行细胞分裂而无适当的 DNA 修复，导致 DNA 突变的积累和基因组的不稳定性，从而引起肿瘤的发生、发展。

前列腺癌的发病率随年龄增长的速度比其他任何类型的癌症都快，这表明导致前列腺癌风险因素增加的机制可能与调控寿命的机制密切相关。前列腺癌的发展取决于雄激素受体(AR)的活性，它发挥着癌基因的作用，而抗雄激素疗法在初期较为有效，但是在治疗后期，大多数患者会复发。有趣的是，预测低度前列腺癌患者的肿瘤复发的唯一指标是整体组蛋白乙酰化和甲基化水平的改变。包括二氢睾丸激素在内的激素可通过促进雄激素受体乙酰化将其激活，从而通过增加与辅助激活子的缔合作用，提高其反式激活活性，进而 SIRT1 可去乙酰化雄激素受体。过表达 *SIRT1* 基因可阻断雄激素受体的激活，抑制表达雄激素受体的前列腺癌细胞的体外生长和增殖[213]。因此，有理由相信白藜芦醇和其他 SIRT1 激活剂可能是抑制前列腺癌发展和复发的化学预防剂。SIRT1 与它的几个靶标(包括雄激素受体)的相互作用可能受四个半 LIM 结构域蛋白 2(FHL2)的调控。FHL2 与 CBP/p300 和 SIRT1 的相互作用可影响 SIRT1 的靶标与雄激素受体的相互作用。在正常前列腺细胞中，FHL2 定位于细胞质，但当前列腺癌细胞中 *Ras* 同源基因家族成员 A (RhoA)被激活时，FHL2 则易位至细胞核，而 FHL2 的蛋白水平与前列腺癌的侵略性相关。FHL2 与雄激素相互作用，通过促进 FOXO1 与雄激素受体的相互作用来抑制 FOXO1 的活性[214]。FHL2 与 SIRT1 相互作用可促进其与 FOXO 的相互作用，并减弱前列腺癌细胞中促凋亡基因对 FOXO 的依赖性表达[214]。因为 FHL2 在正常前列腺细胞中定位于细胞质，而在前列腺癌细胞中定位于细胞核，所以破坏 SIRT1 及其底物相互作用的小分子可能会促进肿瘤细胞的凋亡。

8.6.2　SIRT2 通过调节有丝分裂检查点参与肿瘤的发生、发展

在有丝分裂期间，被磷酸化修饰的 SIRT2 转位至细胞核，与染色质共定位，

使其更稳定。在 G_2/M 过渡期中，SIRT2 通过去乙酰化作用使组蛋白 H4 第 16 位赖氨酸（H4K16）乙酰化水平降低，这有助于染色质浓缩，因此，SIRT2 可能作为有丝分裂检查点蛋白防止 DNA 损伤情况下的细胞分裂的发生。神经胶质瘤细胞不表达 SIRT2，这导致该细胞基因组不稳定，易引起肿瘤发生[215-217]。

微管既是一种动态的细丝状细胞骨架蛋白，也是中心粒的主体分子。微管纤维有序的动态变化是细胞有丝分裂的重要保证。近年来，以其为靶的药物紫杉醇、长春碱等在肿瘤临床治疗中的有效性，使微管靶向药物的研究成为抗肿瘤药物研究的新热点。有研究发现，SIRT2 可与细胞质中的微管共定位并使 α-微管蛋白去乙酰化[218]。微管蛋白乙酰化的后果尚不明确，但可能会影响微管蛋白的稳定性。

8.6.3　SIRT3 和 SIRT4 作为线粒体 Sirtuin 蛋白参与肿瘤的发生、发展

蛋白质组学研究表明，20% 的线粒体蛋白可被乙酰化，特别是那些寿命和代谢的相关蛋白[219]。因为线粒体参与能量代谢，是产生 ROS 的主要场所，所以该细胞器是决定寿命和衰老的关键。乙酰辅酶 A 和 NAD^+ 是细胞能量状态的关键指标，乙酰辅酶 A 是组蛋白乙酰转移酶的底物，而 NAD^+ 是 Sirtuin 蛋白的辅因子。因此，线粒体 Sirtuin 蛋白可能会通过调控对氧化应激的应答反应和能量代谢来参与肿瘤的发生、发展。

SIRT3 在棕色脂肪组织中高表达，在热量限制和低温环境下其表达进一步增加[220]。SIRT3 作为组蛋白去乙酰化酶，可靶向线粒体蛋白 ACSS2 的赖氨酸 642 位点，使其去乙酰化，进而激活该酶并促进乙酰辅酶 A 的产生[221-222]。

虽然热量限制可上调 SIRT1 和 SIRT3 的活性，但会下调 SIRT4 的活性[223]。目前，SIRT4 唯一已知的线粒体蛋白靶标是谷氨酸脱氢酶，它是一种将谷氨酸转化为 α-酮戊二酸的线粒体酶。SIRT4 的 ADP-核糖基化作用可抑制谷氨酸脱氢酶的活性。*SIRT4* 基因敲除小鼠的胰岛可分泌更多的胰岛素，这提示 SIRT4 可通过抑制谷氨酸脱氢酶活性来抑制胰岛素分泌，进而预防糖尿病和衰老[223]。*SIRT4* 基因的缺失不仅会导致糖尿病，也是癌症的主要危险因素之一。评估衰老的 *SIRT4* 基因敲除小鼠癌症发病率的研究可能会为 SIRT4 在预防癌症发展中的作用提供依据。

8.6.4　SIRT6 通过调控基因组不稳定性参与肿瘤的发生、发展

在大脑和骨骼肌等一些组织中，SIRT6 因无法检测到其去乙酰化酶活性而被推测不发挥去乙酰化酶活性。但 SIRT6 却显示出强大的 ADP-核糖基转移酶活性。目前，SIRT6 的 ADP-核糖基化靶标尚待鉴定，但组蛋白和 DNA 损伤修复蛋白可能是其靶标。

虽然 *SIRT6* 基因过表达的正常人成纤维细胞的复制寿命没有被延长，但 *SIRT6* 基因敲除的小鼠胚胎成纤维细胞和胚胎干细胞的增殖率却降低了[224-225]，同时，它们对辐射的敏感性增加。*SIRT6* 基因敲除细胞由于 BER 缺陷而表现出多种染色体缺陷，包括片段化、中心体脱落、缺口和易位[225]。通过用野生型和无催化

活性的 SIRT6 重建 *SIRT6* 基因敲除小鼠胚胎干细胞的研究发现，完整的 SIRT6 去乙酰化酶结构域对于维持 BER 正常运作和基因组的稳定性是必需的[225]。因此，*SIRT6* 可能是一种抑癌基因，其丢失会导致基因突变的累积和基因组不稳定性的增加，而适当调节基因组的稳定性可防止肿瘤恶性转变。*SIRT6* 基因敲除小鼠因为基因组不稳定性而呈现出早熟性衰老症状，并在出生数周后死亡[225]。

8.6.5　SIRT7 通过调控 rRNA 转录参与肿瘤的发生、发展

SIRT7 定位于核仁，与有丝分裂过程中染色体的浓缩相关，并在增殖的小鼠组织（如肝脏、睾丸和脾脏）中高表达，而在不增殖的组织（如心脏、脑和骨骼肌）中低表达。SIRT7 与 RNA 聚合酶 I 相互作用并促进 rRNA 的转录，该活性依赖于野生型催化结构域的作用[226]。

SIRT7 在人甲状腺乳头状癌中高表达[227-228]。同时，与非恶性乳腺癌组织相比，恶性乳腺癌中 SIRT7 表达较高，与淋巴结阴性乳腺癌相比，淋巴结阳性的 SIRT7 表达更高。敲除 *SIRT7* 基因可诱导人骨肉瘤细胞（human osteosarcoma cell，U2OS）凋亡，这表明 SIRT7 是癌细胞存活所必需的[226]。SIRT7 的功能是调节 rRNA 的转录，因此，其对于原代细胞和转化细胞的存活和增殖至关重要。虽然肿瘤增殖率的提高需要增加 rRNA 的转录，但尚不清楚高水平的 SIRT7 与细胞绕过衰老而发生恶性转变的因果关系。但是，目前的研究都表明，SIRT7 在驱动恶性肿瘤生长中的潜在作用与其在增生和非增生组织中的高表达相吻合。肿瘤细胞可能会依赖于 SIRT7 以维持快速增殖，但是 SIRT7 在原代细胞中的重要作用可能会阻碍 SIRT7 抑制剂的使用。

（崔玉婷）

参考文献

[1] FRYE R A. Characterization of five human cDNAs with homology to the yeast SIR2 gene：Sir2-like proteins (sirtuins) metabolize NAD and may have protein ADP-ribosyltransferase activity[J]. Biochemical and Biophysical Research Communications，1999，260(1)：273-279.

[2] LONGO V D, KENNEDY B K. Sirtuins in aging and age-related disease[J]. Cell，2006，126(2)：257-268.

[3] NORTH B J, VERDIN E. Sirtuins：Sir2-related NAD-dependent protein deacetylases[J]. Genome Biology，2004，5(5)：224.

[4] DENU J M. Linking chromatin function with metabolic networks：Sir2 family of NAD^+-dependent deacetylases[J]. Trends in Biochemical Sciences，2003，28(1)：41-48.

[5] BORRA M T, O'NEILL F J, JACKSON M D, et al. Conserved enzymatic production and biological effect of O-acetyl-ADP-ribose by silent information regulator 2-like NAD^+-dependent deacetylases[J]. Journal of Biological Chemistry，2002，277(15)：12632-12641.

[6] BORRA M T, LANGER M R, SLAMA J T, et al. Substrate specificity and kinetic mechanism of the Sir2 family of NAD^+-dependent histone/protein deacetylases[J]. Biochemistry, 2004, 43(30): 9877-9887.

[7] HAIGIS M C, MOSTOSLAVSKY R, HAIGIS K M, et al. SIRT4 inhibits glutamate dehydrogehase and opposes the effects of calorie restriction in pancreatic beta cells[J]. Cell, 2006, 126(5): 941-954.

[8] LISZT G, FORD E, KURTEV M, et al. Mouse Sir2 homolog SIRT6 is a nuclear ADP-ribosyltransferase[J]. Journal of Biological Chemistry, 2005, 280(22): 21313-21320.

[9] AKSOY P, ESCANDE C, WHITE T A, et al. Regulation of SIRT 1 mediated NAD dependent deacetylation: A novel role for the multifunctional enzyme CD38[J]. Biochemical and Biophysical Research Communications, 2006, 349(1): 353-359.

[10] POULOSE N, RAJU R. Sirtuin regulation in aging and injury[J]. Biochimica et biophysica acta-molecular basis of disease, 2015, 1852(11): 2442-2455.

[11] BITTERMAN K J, ANDERSON R M, COHEN H Y, et al. Inhibition of silencing and accelerated aging by nicotinamide, a putative negative regulator of yeast Sir2 and human SIRT1[J]. Journal of Biological Chemistry, 2002, 277(47): 45099-45107.

[12] GALLO C A, SMITH D L, SMITH J S. Nicotinamide clearance by pnc1 directly regulates Sir2-mediated silencing and longevity[J]. Molecular and Cellular Biology, 2004, 24(3): 1301-1312.

[13] NAKAGAWA T, GUARENTE L. Sirtuins at a glance[J]. Journal of Cell Science, 2011, 124(6): 833-838.

[14] VAN DER VEER E, HO C, O'NEIL C, et al. Extension of human cell lifespan by nicotinamide phosphoribosyltransferase[J]. Journal of Biological Chemistry, 2007, 282(15): 10841-10845.

[15] BAI P, CANTO C, OUDART H, et al. PARP-1 inhibition increases mitochondrial metabolism through SIRT1 activation[J]. Cell Metabolism, 2011, 13(4): 461-468.

[16] BAI P, CANTO C, BRUNYANSZKI A, et al. PARP-2 regulates SIRT1 expression and whole-body energy expenditure[J]. Cell Metabolism, 2011, 13(4): 450-460.

[17] CHENG H L, MOSTOSLAVSKY R, SAITO S, et al. Developmental defects and p53 hyperacetylation in Sir2 homolog (SIRT1)-deficient mice[J]. Proc Natl Acad Sci USA, 2003, 100(19): 10794-10799.

[18] NEMOTO S, FERGUSSON M M, FINKEL T. SIRT1 functionally interacts with the metabolic regulator and transcriptional coactivator PGC-1 alpha[J]. Journal of Biological Chemistry, 2005, 280(16): 16456-16460.

[19] PURUSHOTHAM A, SCHUG T T, XU Q, et al. Hepatocyte-specific deletion of SIRT1 alters fatty acid metabolism and results in hepatic steatosis and inflammation[J]. Cell Metabolism, 2009, 9(4): 327-338.

[20] PICARD F, KURTEV M, CHUNG N J, et al. Sirt1 promotes fat mobilization in white adipocytes by repressing PPAR-gamma[J]. Nature, 2004, 429(6993): 771-776.

[21] LUO J Y, NIKOLAEV A Y, IMAI S, et al. Negative control of p53 by Sir2 alpha promotes cell survival under stress[J]. Cell, 2001, 107(2): 137-148.

[22] KABRA N, LI Z, CHEN L, et al. SirT1 is an inhibitor of proliferation and tumor formation in colon cancer[J]. Journal of Biological Chemistry, 2009, 284(27): 18210-18217.

[23] BERNIER M, PAUL R K, MARTIN-MONTALVO A, et al. Negative regulation of STAT3 protein-mediated cellular respiration by SIRT1 protein[J]. Journal of Biological Chemistry, 2011, 286(22): 19270-19279.

[24] WANG P, XU T-Y, GUAN Y-F, et al. Nicotinamide phosphoribosyltransferase protects against ischemic stroke through SIRT1 - dependent adenosine monophosphate-activated kinase pathway[J]. Annals of Neurology, 2011, 69(2): 360-374.

[25] BORDONE L, MOTTA M C, PICARD F, et al. Sirt1 regulates insulin secretion by repressing UCP2 in pancreatic beta cells[J]. Plos Biology, 2006, 4(2): 210-220.

[26] CHEN W Y, WANG D H, YEN R W C, et al. Tumor suppressor HIC1 directly regulates SIRT1 to modulate p53 - dependent DNA-damage responses[J]. Cell, 2005, 123(3): 437-448.

[27] STANKOVIC-VALENTIN N, DELTOUR S, SEELER J, et al. An acetylation/deacetylation-SUMOylation switch through a phylogenetically conserved psi KXEP motif in the tumor suppressor HIC1 regulates transcriptional repression activity[J]. Molecular and Cellular Biology, 2007, 27(7): 2661-2675.

[28] WANG C, CHEN L, HOU X, et al. Interactions between E2F1 and SirT1 regulate apoptotic response to DNA damage[J]. Nature Cell Biology, 2006, 8(9): U1025-U1109.

[29] CHEN R, DIOUM E M, HOGG R T, et al. Hypoxia Increases Sirtuin 1 Expression in a Hypoxia-inducible Factor-dependent Manner[J]. Journal of Biological Chemistry, 2011, 286(16): 13869-13878.

[30] NORIEGA L G, FEIGE J N, CANTO C, et al. CREB and ChREBP oppositely regulate SIRT1 expression in response to energy availability[J]. Embo Reports, 2011, 12(10): 1069-1076.

[31] FUSCO S, RIPOLI C, PODDA M V, et al. A role for neuronal cAMP responsive-element binding (CREB)-1 in brain responses to calorie restriction[J]. Proc Natl Acad Sci USA, 2012, 109(2): 621-626.

[32] XIONG S, SALAZAR G, PATRUSHEV N, et al. FoxO1 mediates an autofeedback loop regulating SIRT1 expression[J]. Journal of Biological Chemistry, 2011, 286(7): 5289-5299.

[33] VINCIGUERRA M, SANTINI M P, MARTINEZ C, et al. mIGF - 1/JNK1/SirT1 signaling confers protection against oxidative stress in the heart[J]. Aging Cell, 2012, 11(1): 139-149.

[34] FORD J, AHMED S, ALLISON S, et al. JNK2 - dependent regulation of SIRT1 protein stability[J]. Cell Cycle, 2008, 7(19): 3091-3097.

[35] BAI B, LIANG Y, XU C, et al. Cyclin-dependent kinase 5 - mediated hyperphosphorylation of sirtuin - 1 contributes to the development of endothelial senescene and atherosclerosis[J]. Circulation, 2012, 126(6): 729-740.

[36] DIXIT D, SHARMA V, GHOSH S, et al. Inhibition of casein kinase - 2 induces p53 - dependent cell cycle arrest and sensitizes glioblastoma cells to tumor necrosis factor (TNF alpha)- induced apoptosis through SIRT1 inhibition[J]. Cell Death & Disease, 2012, 3(2): e271.

[37] DEHENNAUT V, LOISON I, DUBUISSEZ M, et al. DNA double-strand breaks lead to activation of hypermethylated in cancer 1 (HIC1) by SUMOylation to regulate DNA repair[J]. Journal of Biological Chemistry, 2013, 288(15): 10254-10264.

[38] TONG C, MORRISON A, MATTISON S, et al. Impaired SIRT1 nucleocytoplasmic shuttling in the senescent heart during ischemic stress[J]. Faseb Journal, 2013, 27(11): 4332-4342.

[39] LIU X, WANG D, ZHAO Y, et al. Methyltransferase Set7/9 regulates p53 activity by

interacting with Sirtuin 1 (SIRT1)[J]. Proceedings of the National Academy of Sciences of the United States of America, 2011, 108(5): 1925-1930.

[40] KORNBERG M D, SEN N, HARA M R, et al. GAPDH mediates nitrosylation of nuclear proteins[J]. Nature Cell Biology, 2010, 12(11): U1094-U1089.

[41] YUAN Y, CRUZAT V F, NEWSHOLME P, et al. Regulation of SIRT1 in aging: roles in mitochondrial function and biogenesis[J]. Mechanisms of Ageing and Development, 2016, 155: 10-21.

[42] WANG F, TONG Q. SIRT2 suppresses adipocyte differentiation by deacetylating FOXO1 and enhancing FOXO1's repressive interaction with PPAR gamma[J]. Molecular Biology of the Cell, 2009, 20(3): 801-808.

[43] WANG F, NGUYEN M, QIN F X-F, et al. SIRT2 deacetylates FOXO3a in response to oxidative stress and caloric restriction[J]. Aging Cell, 2007, 6(4): 505-514.

[44] WANG Y-P, ZHOU L-S, ZHAO Y-Z, et al. Regulation of G6PD acetylation by SIRT2 and KAT9 modulates NADPH homeostasis and cell survival during oxidative stress[J]. Embo Journal, 2014, 33(12): 1304-1320.

[45] SCHWER B, BUNKENBORG J, VERDIN R O, et al. Reversible lysine acetylation controls the activity of the mitochondrial enzyme acetyl-CoA synthetase 2[J]. Proc Natl Acad Sci USA, 2006, 103(27): 10224-10229.

[46] AHN B-H, KIM H-S, SONG S, et al. A role for the mitochondrial deacetylase Sirt3 in regulating energy homeostasis[J]. Proc Natl Acad of Sci USA, 2008, 105(38): 14447-14452.

[47] BELL E L, EMERLING B M, RICOULT S J H, et al. SirT3 suppresses hypoxia inducible factor 1 alpha and tumor growth by inhibiting mitochondrial ROS production[J]. Oncogene, 2011, 30(26): 2986-2996.

[48] HIRSCHEY M D, SHIMAZU T, GOETZMAN E, et al. SIRT3 regulates mitochondrial fatty-acid oxidation by reversible enzyme deacetylation[J]. Nature, 2010, 464(7285): 121-137.

[49] MATHIAS R A, GRECO T M, OBERSTEIN A, et al. Sirtuin 4 Is a Lipoamidase Regulating Pyruvate Dehydrogenase Complex Activity[J]. Cell, 2014, 159(7): 1615-1625.

[50] JEONG S M, XIAO C, FINLEY L W S, et al. SIRT4 has tumor-suppressive activity and regulates the cellular metabolic response to DNA damage by inhibiting mitochondrial glutamine metabolism[J]. Cancer Cell, 2013, 23(4): 450-463.

[51] WANG Y, ZHU Y, XING S, et al. SIRT5 prevents cigarette smoke extract-induced apoptosis in lung epithelial cells via deacetylation of FOXO3[J]. Cell Stress & Chaperones, 2015, 20(5): 805-810.

[52] SCHLICKER C, GERTZ M, PAPATHEODOROU P, et al. Substrates and regulation mechanisms for the human mitochondrial Sirtuins Sirt3 and Sirt5[J]. Journal of Molecular Biology, 2008, 382(3): 790-801.

[53] RARDIN M J, HE W, NISHIDA Y, et al. SIRT5 regulates the mitochondrial lysine succinylome and metabolic networks[J]. Cell Metabolism, 2013, 18(6): 920-933.

[54] ZHOU L, WANG F, SUN R, et al. SIRT5 promotes IDH2 desuccinylation and G6PD deglutarylation to enhance cellular antioxidant defense[J]. Embo Reports, 2016, 17(6): 811-822.

[55] YANG X, WANG Z, LI X, et al. SHMT2 desuccinylation by SIRT5 drives cancer cell proliferation[J]. Cancer Research, 2018, 78(2): 372-386.

[56] POLLETTA L, VERNUCCI E, CARNEVALE I, et al. SIRT5 regulation of ammonia-induced autophagy and mitophagy[J]. Autophagy, 2015, 11(2): 253 - 270.

[57] PARK J, CHEN Y, TISHKOFF D X, et al. SIRT5 - mediated lysine desuccinylation impacts diverse metabolic pathways[J]. Molecular Cell, 2013, 50(6): 919 - 930.

[58] YE X, NIU X, GU L, et al. Desuccinylation of pyruvate kinase M2 by SIRT5 contributes to antioxidant response and tumor growth[J]. Oncotarget, 2017, 8(4): 6984 - 6993.

[59] WANG F, WANG K, XU W, et al. SIRT5 desuccinylates and activates pyruvate kinase M2 to block macrophage IL - 1 beta production and to prevent DSS-induced colitis in mice[J]. Cell Reports, 2017, 19(11): 2331 - 2344.

[60] NISHIDA Y, RARDIN M J, CARRICO C, et al. SIRT5 regulates both cytosolic and mitochondrial protein malonylation with glycolysis as a major target[J]. Molecular Cell, 2015, 59(2): 321 - 332.

[61] JIANG H, KHAN S, WANG Y, et al. SIRT6 regulates TNF-alpha secretion through hydrolysis of long-chain fatty acyl lysine[J]. Nature, 2013, 496(7443): 110 - 113.

[62] DOMINY J E, JR., LEE Y, JEDRYCHOWSKI M P, et al. The deacetylase sirt6 activates the acetyltransferase GCN5 and suppresses hepatic gluconeogenesis[J]. Molecular Cell, 2012, 48(6): 900 - 913.

[63] ZHONG L, MOSTOSLAVSKY R. SIRT6: a master epigenetic gatekeeper of glucose metabolism[J]. Transcription, 2010, 1(1): 17 - 21.

[64] LI L, SHI L, YANG S, et al. SIRT7 is a histone desuccinylase that functionally links to chromatin compaction and genome stability[J]. Nature Communications, 2016, 7: 12235.

[65] TONG Z, WANG M, WANG Y, et al. SIRT7 is an RNA-activated protein lysine deacylase [J]. Acs Chemical Biology, 2017, 12(1): 300 - 310.

[66] CHEN S, SEILER J, SANTIAGO-REICHELT M, et al. Repression of RNA polymerase iupon stress is caused by inhibition of RNA-dependent deacetylation of PAF53 by SIRT7[J]. Molecular Cell, 2013, 52(3): 303 - 313.

[67] BLANK M F, CHEN S, POETZ F, et al. SIRT7 - dependent deacetylation of CDK9 activates RNA polymerase II transcription[J]. Nucleic Acids Research, 2017, 45(5): 2675 - 2686.

[68] TSAI Y-C, GRECO T M, BOONMEE A, et al. Functional proteomics establishes the interaction of SIRT7 with chromatin remodeling complexes and expands its role in regulation of RNA polymerase I transcription[J]. Molecular & Cellular Proteomics, 2012, 11(5): 60 - 76.

[69] TSAI Y-C, GRECO T M, CRISTEA I M. Sirtuin 7 Plays a pole in ribosome biogenesis and protein synthesis[J]. Molecular & Cellular Proteomics, 2014, 13(1): 73 - 83.

[70] CHEN S, BLANK M F, IYER A, et al. SIRT7 - dependent deacetylation of the U3 - 55k protein controls pre-rRNA processing[J]. Nature Communications, 2016, 7: 10734.

[71] SONG C, HOTZ-WAGENBLATT A, VOIT R, et al. SIRT7 and the DEAD-box helicase DDX21 cooperate to resolve genomic R loops and safeguard genome stability[J]. Genes & Development, 2017, 31(13): 1370 - 1381.

[72] VAZQUEZ B N, THACKRAY J K, SIMONET N G, et al. SIRT7 promotes genome integrity and modulates non-homologous end joining DNA repair[J]. Embo Journal, 2016, 35(14): 1488 - 1503.

[73] HUBBI M E, HU H, KSHITIZ, et al. Sirtuin - 7 Inhibits the Activity of Hypoxia-inducible

Factors[J]. Journal of Biological Chemistry, 2013, 288(29): 20768-20775.

[74] RYU D, JO Y S, LO SASSO G, et al. A SIRT7-dependent acetylation switch of GABP beta 1 controls mitochondrial function[J]. Cell Metabolism, 2014, 20(5): 856-869.

[75] KAEBERLEIN M, MCVEY M, GUARENTE L. The SIR2/3/4 complex and SIR2 alone promote longevity in Saccharomyces cerevisiae by two different mechanisms[J]. Genes & Development, 1999, 13(19): 2570-2580.

[76] BRAIDY N, GUILLEMIN G J, MANSOUR H, et al. Age related changes in NAD^+ metabolism oxidative stress and SIRT1 activity in wistar rats[J]. Plos One, 2011, 6(4): e19194.

[77] BAI B, VANHOUTTE P M, WANG Y. Loss-of-SIRT1 function during vascular ageing: Hyperphosphorylation mediated by cyclin-dependent kinase 5[J]. Trends in Cardiovascular Medicine, 2014, 24(2): 81-84.

[78] FURUKAWA A, TADA-OIKAWA S, KAWANISHI S, et al. H2O2 accelerates cellular senescence by accumulation of acetylated p53 via decrease in the function of SIRT1 by NAD^+ depletion[J]. Cellular Physiology and Biochemistry, 2007, 20(1-4): 45-54.

[79] BROWN K, XIE S, QIU X, et al. SIRT3 reverses aging-associated degeneration[J]. Cell Reports, 2013, 3(2): 319-327.

[80] ARUNACHALAM G, SAMUEL S M, MAREI I, et al. Metformin modulates hyperglycaemia-induced endothelial senescence and apoptosis through SIRT1[J]. British Journal of Pharmacology, 2014, 171(2): 523-535.

[81] CHO S-H, CHEN J A, SAYED F, et al. SIRT1 deficiency in microglia contributes to cognitive decline in aging and neurodegeneration via epigenetic regulation of IL-1 beta[J]. Journal of Neuroscience, 2015, 35(2): 807-818.

[82] VASSALLO P F, SIMONCINI S, LIGI I, et al. Accelerated senescence of cord blood endothelial progenitor cells in premature neonates is driven by SIRT1 decreased expression[J]. Blood, 2014, 123(13): 2116-2126.

[83] BELLIZZI D, ROSE G, CAVALCANTE P, et al. A novel VNTR enhancer within the SIRT3 gene, a human homologue of SIR2, is associated with survival at oldest ages[J]. Genomics, 2005, 85(2): 258-263.

[84] SHARMA A, DIECKE S, ZHANG W Y, et al. The role of SIRT6 protein in aging and reprogramming of human induced pluripotent stem cells[J]. Journal of Biological Chemistry, 2013, 288(25): 18439-18447.

[85] WRIGHTON K H. SIRT7, the UPR and HSC ageing[J]. Nature Reviews Molecular Cell Biology, 2015, 16(5): 266-267.

[86] WANG R-H, SENGUPTA K, LI C, et al. Impaired DNA damage response, genome instability, and tumorigenesis in SIRT1 mutant mice[J]. Cancer Cell, 2008, 14(4): 312-323.

[87] VAQUERO A, SCHER M, ERDJUMENT-BROMAGE H, et al. SIRT1 regulates the histone methyl-transferase SUV39H1 during heterochromatin formation[J]. Nature, 2007, 450(7168): 440-444.

[88] BOSCH-PRESEGUE L, VAQUERO A. The dual role of sirtuins in cancer[J]. Genes & cancer, 2011, 2(6): 648-662.

[89] BOURAS T, FU M F, SAUVE A A, et al. SIRT1 deacetylation and repression of p300

involves lysine residues 1020/1024 within the cell cycle regulatory domain 1[J]. Journal of Biological Chemistry, 2005, 280(11): 10264-10276.

[90] VAQUERO A, SCHER M B, LEE D H, et al. SirT2 is a histone deacetylase with preference for histone H4 Lys 16 during mitosis[J]. Genes & Development, 2006, 20(10): 1256-1261.

[91] SCHER M B, VAQUERO A, REINBERG D. SirT3 is a nuclear NAD^+-dependent histone deacetylase that translocates to the mitochondria upon cellular stress[J]. Genes & Development, 2007, 21(8): 920-928.

[92] GERTLER A A, COHEN H Y. SIRT6, a protein with many faces[J]. Biogerontology, 2013, 14(6): 629-639.

[93] CARDUS A, URYGA A K, WALTERS G, et al. SIRT6 protects human endothelial cells from DNA damage, telomere dysfunction, and senescence[J]. Cardiovascular Research, 2013, 97(3): 571-579.

[94] FAN W, LUO J. SIRT1 regulates UV-induced DNA repair through deacetylating XPA[J]. Molecular Cell, 2010, 39(2): 247-258.

[95] BENEKE S. Regulation of chromatin structure by poly(ADP-ribosyl)ation[J]. Frontiers in Genetics, 2012, 3: 169.

[96] QIU X, BROWN K, HIRSCHEY M D, et al. Calorie restriction reduces oxidative stress by SIRT3-mediated SOD2 activation[J]. Cell Metabolism, 2010, 12(6): 662-667.

[97] KONG X, WANG R, XUE Y, et al. Sirtuin 3, a new target of PGC-1 alpha, plays an important role in the suppression of ROS and mitochondrial biogenesis[J]. Plos One, 2010, 5(7): e11707.

[98] CHUNG S, YAO H, CAITO S, et al. Regulation of SIRT1 in cellular functions: role of polyphenols[J]. Archives of Biochemistry and Biophysics, 2010, 501(1): 79-90.

[99] LIN Z-F, XU H-B, WANG J-Y, et al. SIRT5 desuccinylates and activates SOD1 to eliminate ROS[J]. Biochemical and Biophysical Research Communications, 2013, 441(1): 191-195.

[100] KIDA Y, GOLIGORSKY M S. Sirtuins, cell senescence, and vascular aging[J]. Canadian Journal of Cardiology, 2016, 32(5): 634-641.

[101] LINH H, TITUS A S, BANERJEE K K, et al. SIRT4 regulates ATP homeostasis and mediates a retrograde signaling via AMPK[J]. Aging-Us, 2013, 5(11): 835-849.

[102] JESKO H, WENCEL P, STROSZNAJDER R P, et al. Sirtuins and their roles in brain aging and neurodegenerative disorders[J]. Neurochemical Research, 2017, 42(3): 876-890.

[103] XU Q, XIA P, LI X, et al. Tetramethylpyrazine ameliorates high glucose-induced endothelial dysfunction by increasing mitochondrial biogenesis[J]. Plos One, 2014, 9(2): e88243.

[104] PICCA A, PESCE V, FRACASSO F, et al. Aging and calorie restriction oppositely affect mitochondrial biogenesis through TFAM binding at both origins of mitochondrial DNA replication in rat liver[J]. Plos One, 2013, 8(9): e74644.

[105] LAROCCA T J, HEARON C M, JR., HENSON G D, et al. Mitochondrial quality control and age-associated arterial stiffening[J]. Experimental Gerontology, 2014, 58: 78-82.

[106] DILLON L M, WILLIAMS S L, HIDA A, et al. Increased mitochondrial biogenesis in muscle improves aging phenotypes in the mtDNA mutator mouse[J]. Human Molecular Genetics, 2012, 21(10): 2288-2297.

[107] ST-PIERRE J, DRORI S, ULDRY M, et al. Suppression of reactive oxygen species and neurodegeneration by the PGC-1 transcriptional coactivators[J]. Cell, 2006, 127(2): 397-408.

[108] LITTLE J P, SAFDAR A, WILKIN G P, et al. A practical model of low-volume high-intensity interval training induces mitochondrial biogenesis in human skeletal muscle: potential mechanisms[J]. Journal of Physiology-London, 2010, 588(6): 1011-1022.

[109] ZHONG L, MOSTOSLAVSKY R. Fine tuning our cellular factories: sirtuins in mitochondrial biology[J]. Cell Metabolism, 2011, 13(6): 621-626.

[110] LIN C-H, LIN C-C, TING W-J, et al. Resveratrol enhanced FOXO3 phosphorylation via synergetic activation of SIRT1 and PI3K/Akt signaling to improve the effects of exercise in elderly rat hearts[J]. Age, 2014, 36(5): 9705.

[111] PENG C, MA J, GAO X, et al. High glucose induced oxidative stress and apoptosis in cardiac microvascular endothelial cells are regulated by FoxO3a[J]. Plos One, 2013, 8(11): e79739.

[112] TAO R, COLEMAN M C, PENNINGTON J D, et al. SIRT3-mediated deacetylation of evolutionarily conserved lysine 122 regulates MnSOD activity in response to stress[J]. Molecular Cell, 2010, 40(6): 893-904.

[113] LANGLEY E, PEARSON M, FARETTA M, et al. Human SIR2 deacetylates p53 and antagonizes PML/p53-induced cellular senescence[J]. Embo Journal, 2002, 21(10): 2383-2396.

[114] HAN M-K, SONG E-K, GUO Y, et al. SIRT1 regulates apoptosis and nanog expression in mouse embryonic stem cells by controlling p53 subcellular localization[J]. Cell Stem Cell, 2008, 2(3): 241-251.

[115] LI S, BANCK M, MUJTABA S, et al. p53-induced growth arrest is regulated by the mitochondrial SIRT3 deacetylase[J]. Plos One, 2010, 5(5): e10486.

[116] MCLURE K G, TAKAGI M, KASTAN M B. NAD^+ modulates p53 DNA binding specificity and function[J]. Molecular and Cellular Biology, 2004, 24(22): 9958-9967.

[117] GIANNAKOU M E, PARTRIDGE L. The interaction between FOXO and SIRT1: tipping the balance towards survival[J]. Trends in Cell Biology, 2004, 14(8): 408-412.

[118] ADLER A S, SINHA S, KAWAHARA T L A, et al. Motif module map reveals enforcement of aging by continual NF-kappa B activity[J]. Genes & Development, 2007, 21(24): 3244-3257.

[119] HELENIUS M, KYRYLENKO S, VEHVILAINEN P, et al. Characterization of aging associated up-regulation of constitutive nuclear factor-kappa B binding activity[J]. Antioxidants & Redox Signaling, 2001, 3(1): 147-156.

[120] KAUPPINEN A, SUURONEN T, OJALA J, et al. Antagonistic crosstalk between NF-kappa B and SIRT1 in the regulation of inflammation and metabolic disorders[J]. Cellular Signalling, 2013, 25(10): 1939-1948.

[121] QIANG W, WEIQIANG K, QING Z, et al. Aging impairs insulin-stimulated glucose uptake in rat skeletal muscle via suppressing AMPK alpha[J]. Experimental and Molecular Medicine, 2007, 39(4): 535-543.

[122] MAIR W, MORANTTE I, RODRIGUES A P C, et al. Lifespan extension induced by AMPK and calcineurin is mediated by CRTC-1 and CREB[J]. Nature, 2011, 470(7334): 404-179.

[123] LEE D-H, LEE T H, JUNG C H, et al. Wogonin induces apoptosis by activating the AMPK and p53 signaling pathways in human glioblastoma cells[J]. Cellular Signalling, 2012, 24

(11): 2216-2225.

[124] CANTO C, GERHART-HINES Z, FEIGE J N, et al. AMPK regulates energy expenditure by modulating NAD$^+$ metabolism and SIRT1 activity[J]. Nature, 2009, 458(7241): 1056-1140.

[125] YEUNG F, HOBERG J E, RAMSEY C S, et al. Modulation of NF-kappa B-dependent transcription and cell survival by the SIRT1 deacetylase[J]. Embo Journal, 2004, 23(12): 2369-2380.

[126] BARZILAI N, HUFFMAN D M, MUZUMDAR R H, et al. The critical role of metabolic pathways in aging[J]. Diabetes, 2012, 61(6): 1315-1322.

[127] GERLAND L M, PEYROL S, LALLEMAND C, et al. Association of increased autophagic inclusions labeled for beta-galactosidase with fibroblastic aging[J]. Experimental Gerontology, 2003, 38(8): 887-895.

[128] CHEN D, STEELE A D, LINDQUIST S, et al. Increase in activity during calorie restriction requires Sirt1[J]. Science, 2005, 310(5754): 1641-1641.

[129] BORDONE L, COHEN D, ROBINSON A, et al. SIRT1 transgenic mice show phenotypes resembling calorie restriction[J]. Aging Cell, 2007, 6(6): 759-767.

[130] SHI T, WANG F, STIEREN E, et al. SIRT3, a mitochondrial sirtuin deacetylase, regulates mitochondrial function and thermogenesis in brown adipocytes[J]. Journal of Biological Chemistry, 2005, 280(14): 13560-13567.

[131] ZHANG N, LI Z, MU W, et al. Calorie restriction-induced SIRT6 activation delays aging by suppressing NF-kappa B signaling[J]. Cell Cycle, 2016, 15(7): 1009-1018.

[132] BAUR J A, PEARSON K J, PRICE N L, et al. Resveratrol improves health and survival of mice on a high-calorie diet[J]. Nature, 2006, 444(7117): 337-342.

[133] MINOR R K, BAUR J A, GOMES A P, et al. SRT1720 improves survival and healthspan of obese mice[J]. Scientific Reports, 2011, 1: 70.

[134] FEIGE J N, LAGOUGE M, CANTO C, et al. Specific SIRT1 activation mimics low energy levels and protects against diet-induced metabolic disorders by enhancing fat oxidation[J]. Cell Metabolism, 2008, 8(5): 347-358.

[135] HUANG J, GAN Q, HAN L, et al. SIRT1 overexpression antagonizes cellular senescence with activated ERK/S6k1 signaling in human diploid fibroblasts[J]. Plos One, 2008, 3(3): e1710.

[136] DO G-M, KWON E-Y, KIM H-J, et al. Long-term effects of resveratrol supplementation on suppression of atherogenic lesion formation and cholesterol synthesis in apo E-deficient mice[J]. Biochemical and Biophysical Research Communications, 2008, 374(1): 55-59.

[137] SILAN C. The effects of chronic resveratrol treatment on vascular responsiveness of streptozotocin-induced diabetic rats[J]. Biological & Pharmaceutical Bulletin, 2008, 31(5): 897-902.

[138] MURASE T, HARAMIZU S, OTA N, et al. Suppression of the aging-associated decline in physical performance by a combination of resveratrol intake and habitual exercise in senescence-accelerated mice[J]. Biogerontology, 2009, 10(4): 423-434.

[139] YANG Y, DUAN W, LIN Y, et al. SIRT1 activation by curcumin pretreatment attenuates mitochondrial oxidative damage induced by myocardial ischemia reperfusion injury[J]. Free Radical Biology and Medicine, 2013, 65: 667-679.

[140] SUN Q, JIA N, WANG W, et al. Activation of SIRT1 by curcumin blocks the neurotoxicity of amyloid-beta(25-35) in rat cortical neurons[J]. Biochemical and Biophysical Research Communications, 2014, 448(1): 89-94.

[141] UGUR S, ULU R, DOGUKAN A, et al. The renoprotective effect of curcumin in cisplatin-induced nephrotoxicity[J]. Renal Failure, 2015, 37(2): 332-336.

[142] HE L, PENG X, ZHU J, et al. Protective effects of curcumin on acute gentamicin-induced nephrotoxicity in rats[J]. Canadian Journal of Physiology and Pharmacology, 2015, 93(4): 275-282.

[143] LIAO V H-C, YU C-W, CHU Y-J, et al. Curcumin-mediated lifespan extension in Caenorhabditis elegans[J]. Mechanisms of Ageing and Development, 2011, 132(10): 480-487.

[144] BERGE U, KRISTENSEN P, RATTAN S I S. Hormetic modulation of differentiation of normal human epidermal keratinocytes undergoing replicative senescence in vitro[J]. Experimental Gerontology, 2008, 43(7): 658-662.

[145] SUN Y, HU X, HU G, et al. Curcumin attenuates hydrogen peroxide-induced premature senescence via the activation of SIRT1 in human umbilical vein endothelial cells[J]. Biological & Pharmaceutical Bulletin, 2015, 38(8): 1134-1141.

[146] FLEENOR B S, SINDLER A L, MARVI N K, et al. Curcumin ameliorates arterial dysfunction and oxidative stress with aging[J]. Experimental Gerontology, 2013, 48(2): 269-276.

[147] JIA N, SUN Q, SU Q, et al. SIRT1-mediated deacetylation of PGC1 alpha attributes to the protection of curcumin against glutamate excitotoxicity in cortical neurons[J]. Biochemical and Biophysical Research Communications, 2016, 478(3): 1376-1381.

[148] LEWINSKA A, WNUK M, GRABOWSKA W, et al. Curcumin induces oxidation-dependent cell cycle arrest mediated by SIRT7 inhibition of rDNA transcription in human aortic smooth muscle cells[J]. Toxicology Letters, 2015, 233(3): 227-238.

[149] SAHIN K, PALA R, TUZCU M, et al. Curcumin prevents muscle damage by regulating NF-kappa B and Nrf2 pathways and improves performance: an in vivo model[J]. Journal of Inflammation Research, 2016, 9: 147-154.

[150] HAMIDIE R D R, YAMADA T, ISHIZAWA R, et al. Curcumin treatment enhances the effect of exercise on mitochondrial biogenesis in skeletal muscle by increasing cAMP levels[J]. Metabolism-Clinical and Experimental, 2015, 64(10): 1334-1347.

[151] PARK S-K, SEONG R-K, KIM J-A, et al. Oligonol promotes anti-aging pathways via modulation of SIRT1-AMPK-Autophagy Pathway[J]. Nutrition Research and Practice, 2016, 10(1): 3-10.

[152] KIREEV R A, VARA E, TRESGUERRES J A F. Growth hormone and melatonin prevent age-related alteration in apoptosis processes in the dentate gyrus of male rats[J]. Biogerontology, 2013, 14(4): 431-442.

[153] MERCKEN E M, MITCHELL S J, MARTIN-MONTALVO A, et al. SRT2104 extends survival of male mice on a standard diet and preserves bone and muscle mass[J]. Aging Cell, 2014, 13(5): 787-796.

[154] BAYOD S, DEL VALLE J, LALANZA J F, et al. Long-term physical exercise induces changes in sirtuin 1 pathway and oxidative parameters in adult rat tissues[J]. Experimental Gerontology, 2012, 47(12): 925-935.

[155] FERRARA N, RINALDI B, CORBI G, et al. Exercise training promotes SIRT1 activity in aged rats[J]. Rejuvenation Research, 2008, 11(1): 139-150.

[156] HUANG C-C, WANG T, TUNG Y-T, et al. Effect of exercise training on skeletal muscle SIRT1 and PGC-1 alpha expression levels in rats of different age[J]. International Journal of Medical Sciences, 2016, 13(4): 260-270.

[157] ROLLAND Y, VAN KAN G A, VELLAS B. Healthy brain aging: role of exercise and physical activity[J]. Clinics in Geriatric Medicine, 2010, 26(1): 75.

[158] SLENTZ C A, BATEMAN L A, WILLIS L H, et al. Effects of aerobic vs. resistance training on visceral and liver fat stores, liver enzymes, and insulin resistance by HOMA in overweight adults from STRRIDE AT/RT[J]. American Journal of Physiology-Endocrinology and Metabolism, 2011, 301(5): E1033-E1039.

[159] COSTFORD S R, BAJPEYI S, PASARICA M, et al. Skeletal muscle NAMPT is induced by exercise in humans[J]. American Journal of Physiology-Endocrinology and Metabolism, 2010, 298(1): 117-126.

[160] BORI Z, ZHAO Z, KOLTAI E, et al. The effects of aging, physical training, and a single bout of exercise on mitochondrial protein expression in human skeletal muscle[J]. Experimental Gerontology, 2012, 47(6): 417-424.

[161] SCHAFER M J, WHITE T A, EVANS G, et al. Exercise prevents diet-induced cellular senescence in adipose tissue[J]. Diabetes, 2016, 65(6): 1606-1615.

[162] VLASSENKO A G, VAISHNAVI S N, COUTURE L, et al. Spatial correlation between brain aerobic glycolysis and amyloid-beta (A beta) deposition[J]. Proceedings of the National Academy of Sciences of the United States of America, 2010, 107(41): 17763-17767.

[163] WANG J, FIVECOAT H, HO L, et al. The role of Sirt1: At the crossroad between promotion of longevity and protection against Alzheimer's disease neuropathology[J]. Biochimica Et Biophysica Acta-Proteins and Proteomics, 2010, 1804(8): 1690-1694.

[164] CHEN J, ZHOU Y G, MUELLER-STEINER S, et al. SIRT1 protects against microglia-dependent amyloid-beta toxicity through inhibiting NF-kappa B signaling[J]. Journal of Biological Chemistry, 2005, 280(48): 40364-40374.

[165] CRUZ J C, TSENG H C, GOLDMAN J A, et al. Aberrant Cdk5 activation by p25 triggers pathological events leading to neurodegeneration and neurofibrillary tangles[J]. Neuron, 2003, 40(3): 471-483.

[166] KIM D, NGUYEN M D, DOBBIN M M, et al. SIRT1 deacetylase protects against neurodegeneration in models for Alzheimer's disease and amyotrophic lateral sclerosis[J]. Embo Journal, 2007, 26(13): 3169-3179.

[167] YANG W, ZOU Y, ZHANG M, et al. Mitochondrial SIRT3 expression is decreased in APP/PS1 double transgenic mouse model of alzheimer's disease[J]. Neurochemical Research, 2015, 40(8): 1576-1582.

[168] CIESLIK M, CZAPSKI G A, STROSZNAJDER J B. The molecular mechanism of amyloid beta 42 peptide toxicity: the role of sphingosine kinase-1 and mitochondrial sirtuins[J]. Plos One, 2015, 10(9): e0137193.

[169] WANG J, FIVECOAT H, HO L, et al. The role of Sirt1: at the crossroad between promotion of longevity and protection against Alzheimer's disease neuropathology[J]. Biochim

Biophys Acta, 2010, 1804(8): 1690 – 1694.

[170] TIPPMANN F, HUNDT J, SCHNEIDER A, et al. Up-regulation of the alpha-secretase ADAM10 by retinoic acid receptors and acitretin[J]. Faseb j, 2009, 23(6): 1643 – 1654.

[171] XIAO M J, HAN Z, SHAO B, et al. Notch signaling and neurogenesis in normal and stroke brain[J]. Int J Physiol Pathophysiol Pharmacol, 2009, 1(2): 192 – 202.

[172] YEUNG F, HOBERG J E, RAMSEY C S, et al. Modulation of NF-kappaB-dependent transcription and cell survival by the SIRT1 deacetylase[J]. Embo j, 2004, 23(12): 2369 – 2380.

[173] MARWARHA G, RAZA S, MEIERS C, et al. Leptin attenuates BACE1 expression and amyloid – β genesis via the activation of SIRT1 signaling pathway[J]. Biochim Biophys Acta, 2014, 1842(9): 1587 – 1595.

[174] GUO P, WANG D, WANG X, et al. Effect and mechanism of fuzhisan and donepezil on the sirtuin 1 pathway and amyloid precursor protein metabolism in PC12 cells[J]. Mol Med Rep, 2016, 13(4): 3539 – 3546.

[175] GAO R, WANG Y, PAN Q, et al. Fuzhisan, a chinese herbal medicine, suppresses beta-secretase gene transcription via upregulation of SIRT1 expression in N2a – APP695 cells[J]. Int J Clin Exp Med, 2015, 8(5): 7231 – 7240.

[176] MIN S W, CHO S H, ZHOU Y, et al. Acetylation of tau inhibits its degradation and contributes to tauopathy[J]. Neuron, 2010, 67(6): 953 – 966.

[177] SALMINEN A, KAARNIRANTA K. AMP-activated protein kinase (AMPK) controls the aging process via an integrated signaling network[J]. Ageing Res Rev, 2012, 11(2): 230 – 241.

[178] KIM H S, MOON S, PAIK J H, et al. Activation of the 5′– AMP – activated protein kinase in the cerebral cortex of young senescence-accelerated P8 mice and association with GSK3β – and PP2A – dependent inhibition of p-tau$_{396}$ expression[J]. J Alzheimers Dis, 2015, 46(1): 249 – 259.

[179] BONDA D J, LEE H G, CAMINS A, et al. The sirtuin pathway in ageing and Alzheimer disease: mechanistic and therapeutic considerations[J]. Lancet Neurol, 2011, 10(3): 275 – 279.

[180] JĘŚKO H, WENCEL P, STROSZNAJDER R P, et al. Sirtuins and their roles in brain aging and neurodegenerative disorders[J]. Neurochem Res, 2017, 42(3): 876 – 890.

[181] WU Y, LI X, ZHU J X, et al. Resveratrol-activated AMPK/SIRT1/autophagy in cellular models of Parkinson's disease[J]. Neurosignals, 2011, 19(3): 163 – 174.

[182] NISOLI E, TONELLO C, CARDILE A, et al. Calorie restriction promotes mitochondrial biogenesis by inducing the expression of eNOS[J]. Science, 2005, 310(5746): 314 – 317.

[183] MATTAGAJASINGH I, KIM C S, NAQVI A, et al. SIRT1 promotes endothelium-dependent vascular relaxation by activating endothelial nitric oxide synthase[J]. Proc Natl Acad Sci USA, 2007, 104(37): 14855 – 14860.

[184] DONATO A J, MAGERKO K A, LAWSON B R, et al. SIRT – 1 and vascular endothelial dysfunction with ageing in mice and humans[J]. J Physiol, 2011, 589(Pt 18): 4545 – 4554.

[185] ZHANG Q J, WANG Z, CHEN H Z, et al. Endothelium-specific overexpression of class Ⅲ deacetylase SIRT1 decreases atherosclerosis in apolipoprotein E-deficient mice[J]. Cardiovasc Res, 2008, 80(2): 191 – 199.

[186] VASKO R, XAVIER S, CHEN J, et al. Endothelial sirtuin 1 deficiency perpetrates nephrosclerosis through downregulation of matrix metalloproteinase – 14: relevance to fibrosis

of vascular senescence[J]. J Am Soc Nephrol, 2014, 25(2): 276-291.

[187] MAIZEL J, XAVIER S, CHEN J, et al. Sirtuin 1 ablation in endothelial cells is associated with impaired angiogenesis and diastolic dysfunction[J]. Am J Physiol Heart Circ Physiol, 2014, 307(12): H1691-H1704.

[188] ALCENDOR R R, GAO S, ZHAI P, et al. Sirt1 regulates aging and resistance to oxidative stress in the heart[J]. Circ Res, 2007, 100(10): 1512-1521.

[189] BREITENSTEIN A, STEIN S, HOLY E W, et al. Sirt1 inhibition promotes in vivo arterial thrombosis and tissue factor expression in stimulated cells[J]. Cardiovasc Res, 2011, 89(2): 464-472.

[190] MENGHINI R, CASAGRANDE V, CARDELLINI M, et al. MicroRNA 217 modulates endothelial cell senescence via silent information regulator 1[J]. Circulation, 2009, 120(15): 1524-1532.

[191] ITO T, YAGI S, YAMAKUCHI M. MicroRNA-34a regulation of endothelial senescence[J]. Biochem Biophys Res Commun, 2010, 398(4): 735-740.

[192] THOMPSON A M, WAGNER R, RZUCIDLO E M. Age-related loss of SIRT1 expression results in dysregulated human vascular smooth muscle cell function[J]. Am J Physiol Heart Circ Physiol, 2014, 307(4): H533-H541.

[193] LI L, ZHANG H N, CHEN H Z, et al. SIRT1 acts as a modulator of neointima formation following vascular injury in mice[J]. Circ Res, 2011, 108(10): 1180-1189.

[194] GAO P, XU T T, LU J, et al. Overexpression of SIRT1 in vascular smooth muscle cells attenuates angiotensin Ⅱ-induced vascular remodeling and hypertension in mice[J]. J Mol Med (Berl), 2014, 92(4): 347-357.

[195] GORENNE I, KUMAR S, GRAY K, et al. Vascular smooth muscle cell sirtuin 1 protects against DNA damage and inhibits atherosclerosis[J]. Circulation, 2013, 127(3): 386-396.

[196] VAN DER VEER E, HO C, O'NEIL C, et al. Extension of human cell lifespan by nicotinamide phosphoribosyltransferase[J]. J Biol Chem, 2007, 282(15): 10841-10845.

[197] LIU J, WU X, WANG X, et al. Global gene expression profiling reveals functional importance of SIRT2 in endothelial cells under oxidative stress[J]. Int J Mol Sci, 2013, 14(3): 5633-5649.

[198] LOMBARD D B, ALT F W, CHENG H L, et al. Mammalian Sir2 homolog SIRT3 regulates global mitochondrial lysine acetylation[J]. Mol Cell Biol, 2007, 27(24): 8807-8814.

[199] TSENG A H, SHIEH S S, WANG D L. SIRT3 deacetylates FOXO3 to protect mitochondria against oxidative damage[J]. Free Radic Biol Med, 2013, 63: 222-234.

[200] LIU H, CHEN T, LI N, et al. Role of SIRT3 in Angiotensin Ⅱ-induced human umbilical vein endothelial cells dysfunction[J]. BMC Cardiovasc Disord, 2015, 15: 81.

[201] TSENG A H, WU L H, SHIEH S S, et al. SIRT3 interactions with FOXO3 acetylation, phosphorylation and ubiquitinylation mediate endothelial cell responses to hypoxia[J]. Biochem J, 2014, 464(1): 157-168.

[202] PAULIN R, DROMPARIS P, SUTENDRA G, et al. Sirtuin 3 deficiency is associated with inhibited mitochondrial function and pulmonary arterial hypertension in rodents and humans[J]. Cell Metab, 2014, 20(5): 827-839.

[203] TAO Y, HUANG C, HUANG Y, et al. SIRT4 Suppresses inflammatory responses in human

[204] SUNDARESAN N R, VASUDEVAN P, ZHONG L, et al. umbilical vein endothelial cells[J]. Cardiovasc Toxicol, 2015, 15(3): 217-223.

[204] SUNDARESAN N R, VASUDEVAN P, ZHONG L, et al. The sirtuin SIRT6 blocks IGF-Akt signaling and development of cardiac hypertrophy by targeting c-Jun[J]. Nat Med, 2012, 18(11): 1643-1650.

[205] TAO R, XIONG X, DEPINHO R A, et al. FoxO3 transcription factor and Sirt6 deacetylase regulate low density lipoprotein (LDL)-cholesterol homeostasis via control of the proprotein convertase subtilisin/kexin type 9 (Pcsk9) gene expression[J]. J Biol Chem, 2013, 288(41): 29252-29259.

[206] BALESTRIERI M L, RIZZO M R, BARBIERI M, et al. Sirtuin 6 expression and inflammatory activity in diabetic atherosclerotic plaques: effects of incretin treatment[J]. Diabetes, 2015, 64(4): 1395-1406.

[207] ARAKI S, IZUMIYA Y, ROKUTANDA T, et al. SIRT7 contributes to myocardial tissue repair by maintaining transforming growth factor-β signaling pathway[J]. Circulation, 2015, 132(12): 1081-1093.

[208] KIDA Y, GOLIGORSKY M S. Sirtuins, cell senescence, and vascular aging[J]. Can J Cardiol, 2016, 32(5): 634-641.

[209] BRADBURY C A, KHANIM F L, HAYDEN R, et al. Histone deacetylases in acute myeloid leukaemia show a distinctive pattern of expression that changes selectively in response to deacetylase inhibitors[J]. Leukemia, 2005, 19(10): 1751-1759.

[210] FORD J, JIANG M, MILNER J. Cancer-specific functions of SIRT1 enable human epithelial cancer cell growth and survival[J]. Cancer Res, 2005, 65(22): 10457-10463.

[211] ABDELMOHSEN K, PULLMANN R, JR., LAL A, et al. Phosphorylation of HuR by Chk2 regulates SIRT1 expression[J]. Mol Cell, 2007, 25(4): 543-557.

[212] HELTWEG B, GATBONTON T, SCHULER A D, et al. Antitumor activity of a small-molecule inhibitor of human silent information regulator 2 enzymes[J]. Cancer Res, 2006, 66(8): 4368-4377.

[213] FU M, LIU M, SAUVE A A, et al. Hormonal control of androgen receptor function through SIRT1[J]. Mol Cell Biol, 2006, 26(21): 8122-8135.

[214] YANG Y, HOU H, HALLER E M, et al. Suppression of FOXO1 activity by FHL2 through SIRT1-mediated deacetylation[J]. Embo j, 2005, 24(5): 1021-1032.

[215] DRYDEN S C, NAHHAS F A, NOWAK J E, et al. Role for human SIRT2 NAD-dependent deacetylase activity in control of mitotic exit in the cell cycle[J]. Mol Cell Biol, 2003, 23(9): 3173-3185.

[216] HIRATSUKA M, INOUE T, TODA T, et al. Proteomics-based identification of differentially expressed genes in human gliomas: down-regulation of SIRT2 gene[J]. Biochem Biophys Res Commun, 2003, 309(3): 558-566.

[217] INOUE T, HIRATSUKA M, OSAKI M, et al. SIRT2, a tubulin deacetylase, acts to block the entry to chromosome condensation in response to mitotic stress[J]. Oncogene, 2007, 26(7): 945-957.

[218] NORTH B J, MARSHALL B L, BORRA M T, et al. The human Sir2 ortholog, SIRT2, is an NAD+-dependent tubulin deacetylase[J]. Mol Cell, 2003, 11(2): 437-444.

[219] KIM S C, SPRUNG R, CHEN Y, et al. Substrate and functional diversity of lysine

acetylation revealed by a proteomics survey[J]. Mol Cell, 2006, 23(4): 607-618.

[220] SHI T, WANG F, STIEREN E, et al. SIRT3, a mitochondrial sirtuin deacetylase, regulates mitochondrial function and thermogenesis in brown adipocytes[J]. J Biol Chem, 2005, 280 (14): 13560-13567.

[221] HALLOWS W C, LEE S, DENU J M. Sirtuins deacetylate and activate mammalian acetyl-CoA synthetases[J]. Proc Natl Acad Sci USA, 2006, 103(27): 10230-10235.

[222] SCHWER B, BUNKENBORG J, VERDIN R O, et al. Reversible lysine acetylation controls the activity of the mitochondrial enzyme acetyl-CoA synthetase 2[J]. Proc Natl Acad Sci USA, 2006, 103(27): 10224-10229.

[223] HAIGIS M C, MOSTOSLAVSKY R, HAIGIS K M, et al. SIRT4 inhibits glutamate dehydrogenase and opposes the effects of calorie restriction in pancreatic beta cells[J]. Cell, 2006, 126(5): 941-954.

[224] MICHISHITA E, PARK J Y, BURNESKIS J M, et al. Evolutionarily conserved and nonconserved cellular localizations and functions of human SIRT proteins[J]. Mol Biol Cell, 2005, 16(10): 4623-4635.

[225] MOSTOSLAVSKY R, CHUA K F, LOMBARD D B, et al. Genomic instability and aging-like phenotype in the absence of mammalian SIRT6[J]. Cell, 2006, 124(2): 315-329.

[226] FORD E, VOIT R, LISZT G, et al. Mammalian Sir2 homolog SIRT7 is an activator of RNA polymerase I transcription[J]. Genes Dev, 2006, 20(9): 1075-1080.

[227] DE NIGRIS F, CERUTTI J, MORELLI C, et al. Isolation of a SIR-like gene, SIR-T8, that is overexpressed in thyroid carcinoma cell lines and tissues[J]. Br J Cancer, 2002, 86(6): 917-923.

[228] FRYE R. "SIRT8" expressed in thyroid cancer is actually SIRT7[J]. Br J Cancer, 2002, 87 (12): 1479.

第 9 章
延缓衰老的药物研发

9.1 抗衰老药物研究

在自然状态下人类的预估寿命只有大约 30 年,随着生活水平、医疗水平的提高,发达国家的人均寿命可以达到 80 岁[1]。但是伴随长寿而来的是与衰老相关的疾病,人们无法健康老去的原因是一些年轻时机体用以最大化产出的机制在年老时成了有害的过程。细胞衰老就是这样的一个过程,通过细胞衰老机体可以避免癌细胞的增殖,但与此同时衰老的细胞也会在组织中堆积。年轻时这些衰老的细胞会被机体很快清除掉,但是随着年龄的增加,衰老的细胞不能被及时处理,这些功能异常的衰老细胞就会成为健康的一大隐患[2]。

虽然死亡是不可避免的,但长期以来人类一直在寻求改变衰老过程的方法。事实证明,衰老是可以改变的:通过干预生物系统,如营养感应、细胞衰老、系统环境和肠道微生物群,可以减缓衰老的表型,延缓与年龄相关的功能性衰退的进程。在动物模型中,这些干预措施还可以延缓许多致残、慢性疾病的发生,包括癌症、心血管疾病(cardiovascular disease,CVD)和神经退行性变[3]。随着相关研究的展开,研究人员逐渐开发出许多可能作为延缓衰老的干预措施,其中包括雷帕霉素、二甲双胍、阿卡波糖、亚精胺、NAD$^+$ 激活剂和锂[4-7]。今后研究的重点将可能聚焦于干预措施的潜力以及用这些药物进行临床试验的可行性上,总的目标是在生命结束前保持更长久的健康期。

与成熟研究领域相比,老龄化研究,其中包括专注于年龄相关疾病的研究,仍然是一个小研究领域。有关癌症、心血管疾病和 AD 的研究文章已大大超过了有关老龄化和老年医学的相关文章[8-10]。然而年龄增长是这些疾病的主要危险因素,近年来一些社会因素促使老龄化研究领域迅速扩大。第一,全球人口年龄结构的变化。由于寿命延长和出生率下降,65 岁以上的人口数量逐渐多于 5 岁以下的人口数量,而且这一趋势将持续下去,许多国家将面临人口老龄化的问题。因为老龄化是大多数慢性病的主要危险因素,所以老年人口数量增多日益威胁经济的增长和可持续性,医疗保健部门将面临严峻挑战。第二,制药部门花费了大量的时间和资源来开发与年龄相关的慢性病的治疗方法,但收效甚微。例如,神经退行性疾病在很大程度上仍然难以治疗,而大多数其他年龄相关疾病充其量仅可以延缓。第三,动物模型(包括哺乳动物)的研究表明,保持机体健康能够延缓衰老和延长寿命。如果能在人类身上达到类似的效果，通过保持机体功能不受年龄增长的影响，减少年龄相关疾病的负担，从而改善生活质量，这将大大节省医疗费用[11-12]。

"延缓衰老策略"即延缓衰老的机制以预防疾病的策略，目前包括运动、饮食和生活方式等方面的措施。然而，光靠这些措施还不足以预防老年病，人们正加紧努力解决导致衰老的根本问题[13]。这些过程包括对遗传物质及其包装和表达的损害、细胞衰老、蛋白质稳态失调、线粒体功能、营养感应、细胞间通信和干细胞功能等。这些过程相互作用后可产生与衰老相关的病变[14]。目前，最有前景的老年人保护策略包括：适度降低营养敏感网络的活性，特别是调控雷帕霉素蛋白复合物1（mTORC1）靶点的活性；清除衰老细胞，利用系统环境中的天然代谢物使干细胞恢复活力；移植微生物群；增加自噬作用；减少年龄相关性炎症。近年来，很多机构加入了这场延缓衰老策略的竞争，数十家机构正在探索针对这些衰老机制的靶向措施。一个重要的方法是开发能够对抗衰老机制起到保护作用的小分子药物和天然产物。这里的一个主要目的是将抗衰老保护因子的范围扩大，即具有良好安全性的小分子和制剂，以及先前被鉴定为其他性质的药物，都可被重新用作衰老保护因子[15]。

对衰老的研究正进入一个新的火热阶段，延长健康寿命的干预措施也将很快进行临床研究，如果验证有效，那么人类的衰老也许就可以改变。在这里我们根据实验研究的成熟度和临床试验的贴合度将这些抗衰老药物分为两类（表9-1）：第一类药物在衰老领域研究中比较成熟，也符合临床研究的很多标准；第二类药物尽管在衰老领域的研究较少，缺乏与临床研究的贴合度，但是从抗衰老药物研发的角度来看有很好的开发前景。

表9-1 延缓衰老药物纳入标准

纳入标准	具体要求
主要纳入标准	可以延长动物模型寿命；能够改善人类衰老的生物标记
	治疗剂量下的副作用较小；毒性在可接受范围内
次要纳入标准	对多个物种和（或）哺乳动物的不同品系中的作用具有可重复性
	有靶向衰老相关途径的证据（最好是针对人体）
	增强抗应激能力；预防多种衰老相关疾病

在这一部分，我们除了讨论一些精选药物进行的临床试验外，还将讨论一些候选药物对人类衰老影响的潜在途径，以及如果这些方法成功，如何利用这些方法来提高人类的健康寿命。

9.2 第一类抗衰老药物

9.2.1 雷帕霉素和mTOR抑制剂

近年来，对多种生物模型（如酵母、线虫、果蝇及小鼠）的研究均表明[16]，通过基因敲除、雷帕霉素处理或饮食限制等手段抑制 mTOR/S6K 信号通路可延缓衰老。饮食限制还可增加线粒体生成并改善呼吸链活性，减少内质网应激（ER stress），促进自噬作用清除细胞内的受损结构[17-18]。增加 mTORC1 的活性也会抑制胰岛素的敏感性，导致胰岛素抵抗。有研究表明，通过雷帕霉素抑制 mTOR 信号通路对胰岛素抵抗、记忆功能降低及老年痴呆等都具有重要的保护和改善作用[17]。

线粒体在细胞能量稳态中发挥着至关重要的作用，线粒体功能紊乱导致自由基生成增加的自由基学说是衰老调控机制之一。线粒体功能受损、数量减少及诸多年龄相关疾病都与 mTOR 密切相关。它是线粒体氧化呼吸功能的维护者，通过上调 PPARr 及 PGC1 水平来促进线粒体相关基因表达、线粒体生成及增加组织氧耗。mTORC1 受抑制后可使发挥保护功能的基因群活化，通过限制线粒体呼吸、减少自由基造成的损伤，从而延长机体寿命。饮食限制可活化果蝇体内的 4EBP1，从而促进线粒体电子传递链组分进行转录，最终改善线粒体呼吸功能，并减少 ROS 对细胞的损伤[19]。线粒体自噬是清除细胞内受损线粒体、避免细胞死亡的自我保护行为，该功能受损与 *PINK1*、*Park* 等基因突变引起的 PD 及 AD 等神经退行性病变的发病机制有关[20]。

雷帕霉素是于 1960 年发现的一种大环内酯类化合物，是从复活节岛土壤样本中分离出的一种抗真菌剂。研究人员后来发现，它在哺乳动物细胞中具有免疫抑制和抗增殖的特性。雷帕洛斯（西罗莫司及其衍生物）可以在器官移植中用作免疫调节剂，以防止排斥反应，也可以作为癌症化疗药物，还可以防止心脏手术后再狭窄[21-22]。雷帕霉素与 FK-506 结合蛋白 12（FKBP12）结合后再与 mTOR 形成三组分复合物而发挥作用。雷帕霉素与 FKBP12 结合会导致生理条件下细胞和组织中枢调节器 mTORC1 结构的稳定性降低，从而抑制 mTORC1 的生物活性。mTORC1 可以响应生长因子、营养、应激等多种刺激，使下游许多靶蛋白磷酸化，从而调节细胞生长和各种细胞生理过程，包括自噬、核糖体生物合成、蛋白质合成和转运，以及脂质、核苷酸和葡萄糖的代谢。通过基因操作或者药物处理抑制 mTORC1 的活性，可以延长酵母、秀丽隐杆线虫和果蝇的寿命[23-25]。令人意想不到的是，即使在 20 个月时（根据动物的剩余寿命计算，相当于人类 65 岁左右）开始雷帕霉素药物干预，也可以延长寿命，在 20 至 23 个月进行 3 个月的治疗可以延长 60% 的寿命[26]。

雷帕霉素不仅能延长寿命，还能延长寿命健康期。作为一种有效的抗癌药物[27]，雷帕霉素曾被认为仅仅通过抗肿瘤机制来延长寿命。然而，近年来关于雷帕霉素作用的广泛试验得出了一个共同的结论：雷帕霉素对健康影响深远[28]。据报道，雷帕霉素对健康寿命有广泛影响（图 9-1），可减慢甚至"逆转"许多衰老相关病变，比如动脉结构与功能的改变、认知缺陷、心肌肥大与舒张功能障碍、牙周炎、卵巢功能衰退、免疫衰老、肝脏多灶大泡性脂肪沉积、心肌核大小与染色质构象异常、子宫内膜囊性增生、肾上腺肿瘤、自发活动性下降及肌腱弹性丧失等[29-32]。此外，给予任一年龄段（年轻、中年或老年）小鼠雷帕霉素处理均可延长其寿命，并改善衰老相关的学习、记忆和探索能力的衰退，但很多其他衰老特征并不受雷帕霉素的影响，甚至会引起恶化，如有研究表明，它可能会加剧白内障的发生和睾丸功能退化[33]。除癌症外，雷帕霉素还能改善不同小鼠模型包括代谢性疾病（如 2 型糖尿病）、神经系统性疾病（如 AD、PD、HD 及 Leigh 综合征）、肺部疾病、心血管综合征等多种衰老相关疾病的发生和发展[34]。

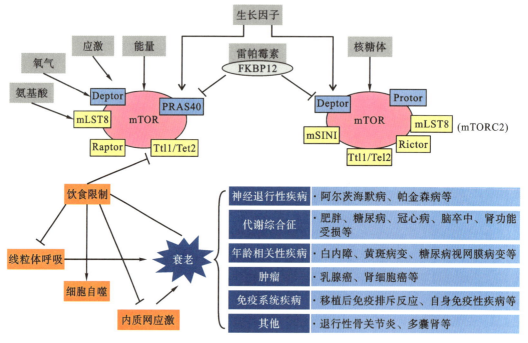

→表示促进，⊥表示抑制。

图 9-1 mTOR 信号通路与功能

此外，研究人员在两种非典型动物模型中也对雷帕霉素延缓衰老的作用效果进行了研究。犬衰老项目[35]是一项随机和双盲的兽医学临床实验，为期 10 周，通过健康中年犬（经过初步健康状态筛选）评估非免疫抑制性和低剂量雷帕霉素治疗的安全性及效果。实验表明，雷帕霉素具有极佳的耐受性，且无明显的不良反应，并能很好地改善左心室收缩和舒张功能，这些表现与雷帕霉素治疗中年小鼠的报道结果相似[36-37]，且对于心脏功能较差的犬，雷帕霉素的改善效果则更为明显。未来将在认知、心脏功能、免疫力及癌症发生率等更大范围内探索雷帕霉素在犬模型中的作用效果。为了在衰老相关的病理学特征与人类相似的非人类的灵长类动物狨猴中探究雷帕霉素的作用效果，研究人员评估了雷帕霉素长期（14 个月）治疗的效果，结果发现狨猴的体重、活动、血脂浓度及葡萄糖代谢指标没有受到显著影响，而蛋白质稳态网络的各组分发生了组织特异性上调[36,38-39]。mTORC1 复合体是具有多个上游调节信号和下游靶标的细胞中枢传感器和调节器（图 9-2）。因此，一些细胞可能会通过抑制 mTORC1 分子的机制来延长寿命。mTORC1 靶基因 $S6K1$ 的缺失可以延长雌性小鼠的寿命[40],其中抑制 S6K1 激酶活性对于雷帕霉素延长果蝇寿命是必要的[41],但下游的具体机制在这两种模式生物中尚未阐明。宏自噬的增加在延缓衰老中(图 9-3)也起到重要作用,在果蝇中使用雷帕霉素会促进宏自噬的发生,并延长个体寿命[42]。雷帕霉素还可以改善小鼠造血干细胞、气管和肌肉干细胞,以及小鼠和果蝇的肠道中发生的干细胞功能障碍[43]。

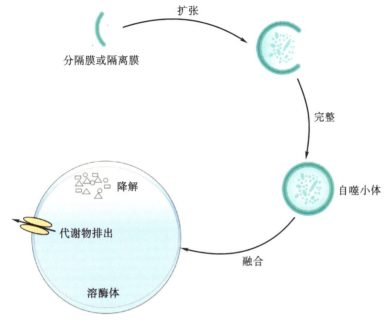

图 9-2 mTORC1 的上下游靶标分子

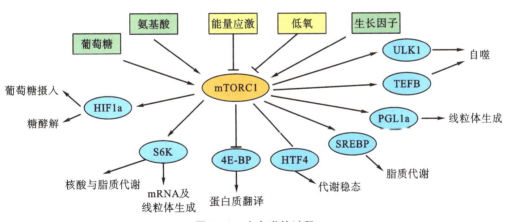

图 9-3 宏自噬的过程

目前,雷帕霉素的临床应用受到其毒副作用的限制[44-45],包括引起高血糖、高脂血症、肾毒性、伤口愈合受损、血小板减少和免疫抑制等诸多因素。在某些依赖 FKBP12 表达的细胞和组织中[46],除了显著抑制 mTORC1 外,长期使用雷帕霉素还可以间接抑制 mTORC2 复合体,这可能是由雷帕霉素抑制了 mTORC1 形成有活性功能的 mTORC2 复合物,从而影响控制细胞存活、胰岛素分泌和 AKT 信号通路所致。因此，抑制 mTORC2 可通过阻断胰岛素介导的肝糖异生抑制小鼠的葡萄糖稳态失衡。

受损的细胞器和其他细胞成分积聚在双膜封闭的自噬体中，自噬体与溶酶体融合并释放其内含物，以进行降解和再循环。雷帕霉素作为移植手术的免疫抑制剂，是因为它可以通过阻断 T 淋巴细胞活化来抑制淋巴细胞增殖。相关动物研究和人体试验均表明[47]，通过药物抑制 mTORC1 具有抗衰老作用且副作用很少，是更加安全有效的抗衰老策略。与临床应用的抑制剂相比，具有延缓衰老作用的 mTORC 抑制剂作用弱且短暂，副作用也更小。免疫衰老是老年人的主要问题，既会增加感染（尤其是呼吸道感染），又会降低对疫苗的免疫反应[48]。这种衰老相关的免疫功能减退可部分归因于造血干细胞分化为淋巴细胞的能力降低。雷帕霉素预处理 6 周可以恢复再生的造血干细胞的功能，并提升新生淋巴细胞的水平及增强免疫反应[49]。因为可以在相对较短的时间范围内评估改善效果，所以阻碍衰老相关的免疫衰老是临床试验中的一个可实践的目标。一项双盲临床试验研究了 mTOR 抑制剂 RAD001（雷帕霉素的类似物）治疗 6 周后对老年志愿者流感疫苗接种反应的影响[46]，发现 RAD001 处理尤其在较低剂量条件下具有良好的耐受性。受试群体中有 2/3 流感毒株抗体的几何平均滴度提高了 1.2 倍，其增加的程度同流感患病率降低有关。对于那些流感滴度水平低的志愿者，抗体滴度的增加更为显著，这表明 RAD001 对感染风险高的个体具有保护作用。检测发现，他们体内淋巴细胞百分比虽然未发生变化，但 RAD001 治疗免疫后人群的 PD1 阳性 CD4 和 CD8 T 细胞的百分比较低，而这些细胞会随着衰老而积累，并降低抗原刺激的反应性。目前，针对 mTORC1 通路作为一种改善衰老的策略，具有很全面的临床前和临床证据[50]。降低 mTORC1 副作用发生率的策略包括改进当前雷帕霉素的给药方案，将雷帕洛类药物与激酶抑制剂结合，开发具有改变 mTORC1/mTORC2 特异性的新型雷帕霉素突变体，还需要大量的临床研究。

9.2.2 清除衰老细胞的药物 Senolytic

衰老细胞是正常增殖的细胞应对各种应激反应的一种永久性细胞周期停滞状态，包括复制衰竭和 DNA 损伤。我们目前大部分关于衰老细胞的研究是在培养的细胞中进行的，这主要是因为衰老细胞在组织和器官中很难识别并收集。衰老细胞的一个关键特征是它们处于永久性细胞周期停滞状态，通常由 p53-p21-视网膜母细胞瘤及 p16-RB 肿瘤抑制途径引发和维持。多种应激条件可以诱导这种状态，包括氧化和基因毒性胁迫、端粒的缩短、过量的有丝分裂信号、DNA 复制错误、有丝分裂缺陷和线粒体功能障碍等。此外，衰老细胞可以产生具有生物活性的"分泌组"，简称为衰老相关的分泌表型（senescence-associated secretory phenotype, SASP）[51-52]。它以多种多样的机制破坏正常组织的结构和功能，包括募集炎症免疫细胞、重塑 ECM、诱导纤维化及抑制干细胞功能。矛盾的是，虽然细胞衰老已经发展成为预防肿瘤发展的机制，但是 SASP 可以刺激肿瘤细胞生长、肿瘤血管生成和转移，从而促进晚期癌症的发展。消除衰老细胞可以减少小鼠肿瘤形成，这提示针对清除衰老细胞的疗法很有可能在癌症治疗中起作用。衰老细胞对凋亡产生抗性，并分泌一系列促炎分子和蛋白酶。细胞衰老参与发育过程中的组织重塑和伤口愈合，随后衰老细胞通常被巨噬细胞清除。这也是一种有效的抗癌机制，因为在发生应激反应的过程中，细胞很容易发生恶性转化。然而，NF-κB 信号转导和促炎细胞因子 IL-6、IL-8 的表达上调是 SASP 最保守和最经典的特征，可以促进细胞迁移、生长和侵袭、血管生成，最终导致转移[53-55]。衰老既可以促进癌症发生，又可以预防癌症。在小鼠衰老的过程中，SASP 会招募炎症细胞，这些细胞可重塑 ECM，引发非正常的细胞死亡，诱导纤维化，并抑制干细胞功能[56-57]。这些衰老细胞存在于多个组织中，可进一步导致组织损伤。衰老细胞与多种年龄相关的疾病相关，包括骨质疏松症、动脉粥样硬化、肝脂肪变性、纤维化肺疾病和骨关节炎[58-60]。衰老细胞的 SASP 蛋白质组特征分析也为人类衰老提供了潜在的血浆标志物。已经有越来越多的制药公司开始注意到这一点，并着手开发清除衰老细胞的药物，人们将这一类药统称为 Senolytics，将对应的疗法称为 Senolytic therapies。这类药物将主要用来攻击和清除体内的已经衰老的细胞，从而维持机体正常的功能[61-62]。

研究发现的 Senolytics 包括达沙替尼（dasatinib）、槲皮素（quercetin）、荜茇酰胺（piperolongumine）及非瑟酮（fisetin）等，它们以衰老细胞的抗凋亡通路为靶点，通过不依赖于 $p16^{Ink4a}$ 基因的方法选择性地清除衰老细胞[63-64]。敲除小鼠中衰老细胞表达的 p16 基因可以改善衰老的特征，包括肾脏、心脏和脂肪相关的功能，对肾小球、心脏保护性钾离子通道和脂肪细胞的功能均有保护作用[65]。p16 基因的敲除同时也可以增加小鼠的平均寿命[66]。敲除肥胖小鼠衰老细胞可改善代谢功能，减少外周循环的炎症标志物，减少巨噬细胞对白色脂肪组织的侵袭。衰老细胞的数量并不是很多，即使在衰老的组织中也是如此，最多只有 15% 的细胞衰老，而基因敲除只是在一定范围内减少了衰老细胞的数量[67]。衰老细胞具有自分泌和旁分泌效应，并能在一定距离内作用于其他类型的细胞，这也许可以用来解释为什么适度减少衰老细胞的数量是有益的。

通过化学清除衰老细胞或通过破坏 SASP 的衰老药物是治疗各种与年龄相关疾病的潜在策略。抑制 SASP 需要持续治疗，因为衰老细胞会持续存在。SASP 的组成会有所不同，具体取决于原始细胞类型和诱导衰老的应激性质，因此，可能会靶向特定的衰老细胞亚型。这类药物清除衰老细胞治疗的方法很简便，其优点是在伤口愈合过程中不损害细胞的衰老。衰老细胞表达多种标志物，并通过多种机制抵抗凋亡，这为清除衰老细胞药物的特异性提供了进一步的基础。

衰老细胞对凋亡具有抗性。其促生存途径包括 BCL-2 家族成员、PI3K/AKT、p53/FOXO4、HSP90 和 HIF1α 介导的途径。对 BCL-2 家族成员进行药物靶向治疗可以清除小鼠肺部和老年小鼠中辐射诱发的衰老细胞（图 9-4）。衰老细胞中这些蛋白的水平升高会抑制线粒体的凋亡激活，但同时也会使得血小板的含量降低[68]。

如果采用槲皮素和达沙替尼联合抑制 BCL-2，则可以抑制多种酪氨酸激酶，减少白色脂肪和肝脏中衰老细胞的数量，增加老年小鼠的心脏射血分数和血管内皮功能，并可以降低多个组织中衰老细胞的负荷，以及早衰小鼠的健康期。间歇性服用这两种药物可以改善老年小鼠的血管舒缩功能，从而改善心血管功能和运动耐力，并减轻骨质疏松症的症状和减弱易骨折的倾向[69]。将达沙替尼和槲皮素联合口服给年龄大于 24 月龄的小鼠，可使其剩余寿命延长 36%，且不会导致延长其晚年发病率[70]。

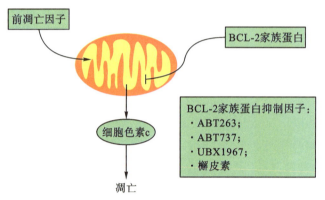

图 9-4　BCL-2 蛋白在衰老细胞中的作用

因为达沙替尼和槲皮素可影响多种蛋白质的活性，所以确定它们在体内对非衰老细胞的作用及它们的衰老细胞清除的活性是很重要的。在辐射诱导的成纤维细胞衰老过程中，转录因子 FOXO4 的表达上调，抑制它的表达则会导致细胞凋亡。使用 FOXO4 多肽干扰 FOXO4 与 p53 的相互作用，会引起衰老细胞中 p53 向核外转运，从而发生凋亡。多柔比星（doxorubicin）通过上调 FOXO4 的表达来诱导小鼠和人体肝脏的细胞衰老，清除 FOXO4 的增加可以降低阿霉素诱导的衰老和肝脏毒性。抑制 p53 和 FOXO4 之间的相互作用既可以抑制早衰小鼠模型中的细胞衰老和一些衰老表型（图 9-5），也可以延缓自然衰老小鼠肾功能的丧失[71]，这为清除衰老细胞药物的研发提供了一个潜在靶点。

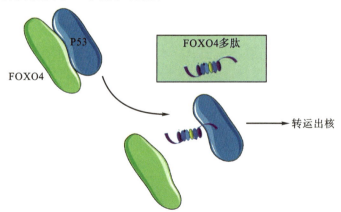

图 9-5　FOXO4 肽破坏 FOXO4 与 p53 的结合

在 DNA 修复能力降低的小鼠胚胎成纤维细胞中进行的化学筛选显示,两种 HSP90 抑制剂可特异性诱导衰老细胞凋亡。使用 HSP90 抑制剂 17-DMAG 治疗人类早期衰老综合征小鼠模型 $Ercc1^{-/\Delta}$ 小鼠,可以延长其健康期,并延缓一些与衰老相关症状的出现,同时 p16INK4a 表达下调[72-73](图 9-6)。HSP90 在蛋白折叠、稳定和蛋白酶体降解及细胞应激反应中发挥重要作用。目前为止还没有针对 HSP90 的许可药物成为癌症的靶向药物。HSP90 有多种异构体,可以被不同的 HSP90 抑制剂靶向结合,从而特异性地靶向衰老细胞。

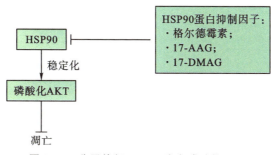

图 9-6 分子伴侣 HSP90 稳定磷酸化 AKT

除槲皮素外,另一种天然产物菲西汀被证实也具有抗衰老特性。最近的研究发现[74],给小鼠注射非西汀可以延缓与年龄相关的病理变化,延长平均寿命和最大寿命。与其他抗衰老化合物相比,非西汀可能具有更小的毒性,是更具吸引力的替代品[75]。然而与其他天然产物一样,菲西汀具有许多活性靶点,因此,很难将它的作用仅仅归因于衰老细胞的清除。

黄酮类化合物能够清除自由基,具有显著的抗氧化活性及生物学效应,并且可以有效增强凋亡信号通路,抑制癌细胞增殖。非瑟酮存在于各种水果和蔬菜中,属于多酚类黄酮,具有抗肿瘤、抗氧化、抗炎、抗血管生成、降血脂和神经保护等多种生物活性,这些多用途的特性使非瑟酮成为一种优秀的抗癌药物[76]。非瑟酮可通过多种途径引发癌细胞凋亡,如诱导 DNA 片段化,增加 caspase-3、caspase-8 和 PARP 裂解,减少抗凋亡蛋白(Bcl-2 和 Mcl-1)的表达,增加促凋亡蛋白(Bax、Bim 和 Bad)的表达,降低 AKT 和 mTOR 的磷酸化水平,并提高乙酰辅酶 A 羧化酶的表达。2017 年,研究首次发现非瑟酮可通过激活 PI3K/AKT 信号抑制 caspase 级联反应,选择性诱导衰老的人脐静脉内皮细胞凋亡,但对增殖的 HUVECs 无影响[77]。在其他衰老的细胞(如 IMR-90 细胞、人 WI-38 肺成纤维细胞或原代人前脂肪细胞)中不具有 Senolytics 活性[75]。使用非瑟酮对早衰和自然衰老小鼠进行急性或间歇性治疗,可降低多种组织中衰老标志物的水平。非瑟酮可以延缓小鼠和人类脂肪组织中部分细胞的衰老,这表明其具有细胞类型的特异性[78]。野生型小鼠在老年时喂养非瑟酮能恢复组织代谢稳态,进而减少与年龄有关的病理变化,并延长中位寿命和最大寿命[79]。

最近,有报道指出强心苷是一种高效特异性的抗衰老药物[80]。这些化合物(包括地高辛和哇巴因)可靶向 Na^+/K^+-ATPase 泵,打破细胞电化学梯度的平衡,从而导致细胞酸化(图 9-7)。衰老细胞具有酸性的 pH，这也许可以用来解释它们在接受强心苷治疗时会发生选择性的凋亡。这些化合物选择性地杀死由多种诱导剂导致衰老的细胞，并与其他化疗药物结合，抑制异种移植肿瘤生长，杀死衰老的癌前细胞，延缓小鼠衰老相关的表型。目前，可以选择性杀死衰老细胞的抗衰老药物 UBX0101 治疗骨关节炎[81]和达沙替尼和槲皮素治疗特发性肺纤维化的临床试验已经在进行中[82]。

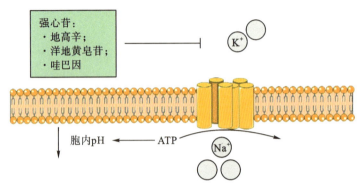

图 9-7　心脏苷破坏质膜中的 Na^+/K^+-ATPase 泵

9.2.3　二甲双胍

二甲双胍是一种广泛用于 2 型糖尿病治疗的双胍类药物[83]，1957 年问世。因具有良好的降糖作用，同时又安全、经济，故二甲双胍已作为一线治疗药物，被广泛应用于 2 型糖尿病的治疗。

降糖作用外，二甲双胍还能够推迟机体老化并延长寿命。在自发性高血压(SHR)雌性小鼠的饮食中长期加入二甲双胍能延长雌性杂交小鼠近 40% 的寿命[85,86]。随后研究发现[87]，二甲双胍应用的时间越早，发挥的作用越大。在雌性 SHR 小鼠中分别于 3、9、15 月龄开始应用二甲双胍，从 3 月龄开始应用的小鼠平均寿命延长了 14%，最大寿命延长了 1 个月；从 9 月龄开始应用的小鼠平均寿命仅延长了 6%，而从 15 月龄开始应用的小鼠，平均寿命没有发生改变；使用二甲双胍处理 3 月龄小鼠，其平均无瘤期限增加 21%，9 月龄小鼠无瘤期限增加 7%，而 15 月龄小鼠则减小 13%。这说明在生命早期使用二甲双胍进行干预好处会更多。

二甲双胍的临床前研究表明，其可用于延缓衰老。二甲双胍能使秀丽隐杆线虫的寿命延长 36%[88]，这一效果可能归因于 AMP 激酶 AMPK 的激活、线粒体低毒兴奋效应、溶酶体途径和微生物组的代谢改变。相关研究表明[89-90]，微生物组的改变也可能介导了二甲双胍改善机体糖尿病的过程。在果蝇中，二甲双胍的确可以激活 AMPK 并减少脂质储存，但并没有延长果蝇的寿命[91]。最初的一些研究表明了二甲双胍与衰老相关，但这些研究均是在短寿命的小鼠模型中进行的，这些模型下的小鼠很容易发生癌症[92]。

二甲双胍与几种已知的延长寿命途径相互作用。它的作用与饮食限制相似，包括增加胰岛素敏感性和类似的mRNA图谱[93-94]。从机理上讲，最有力的证据是二甲双胍抑制电子传递链的复合物Ⅰ，导致ATP水平降低和AMPK激活。虽然与二甲双胍给药相关的许多表型依赖于AMPK，但并非所有表型均是如此。与在秀丽隐杆线虫中的实验结果一致，二甲双胍还可能以抗炎作用的方式改变小鼠和人类的微生物菌群[95-96]。二甲双胍可以独立于AMPK和线粒体的方式抑制TNF依赖的IκB的降解和炎症细胞因子的表达。这一特性可能是其抑制衰老细胞SASP能力的基础。二甲双胍还可以结合HMGB1蛋白并抑制其促炎活性。对二甲双胍处方患者数据的回顾性流行病学分析表明，使用二甲双胍与降低心血管疾病的发生率和死亡率、癌症发生率、总体死亡率、抑郁症和体弱相关疾病的发病率均相关[97]。

二甲双胍干预衰老（targeting aging with metformin）计划旨在探究二甲双胍对美国多个区域的3000名65～79岁非糖尿病患者的影响。在药物延长健康寿命并预防多种衰老相关疾病的前提下，可以通过检测衰老相关的多种指标[98]，包括心血管疾病、癌症、痴呆和死亡率来评估二甲双胍的影响。此外，研究人员还对健康受试者进行了一项小规模的短期干预[99]，发现二甲双胍可以诱导非糖尿病受试者（平均年龄为70岁）衰老相关代谢与非代谢途径。二甲双胍具有良好的安全性，二甲双胍干预衰老计划将作为开发二甲双胍（可能还有其他抗衰老药）的基准，用于人类抵抗衰老。不过，也有实验研究表明[97]，二甲双胍会降低有氧运动训练，提高老年人的全身胰岛素敏感性，并抑制骨骼肌线粒体呼吸，且存在明显的个体反应差异。因此，阐明二甲双胍在有无运动干预的情况下影响肌肉生理和功能机制，明确个体对于反应的表现差异程度，以及确定预测阳性反应者的生物标志物，对于二甲双胍延缓衰老的研究至关重要。

9.2.4 阿卡波糖

阿卡波糖是一种细菌产物，可抑制肠道中的α-葡萄糖苷酶，广泛用于糖尿病和糖尿病前期治疗。阿卡波糖可通过竞争性地抑制α-葡萄糖苷酶，减慢肠道内的淀粉分解成葡萄糖的速度，降低餐后血糖水平和改善胰岛素敏感性[100]，因此也可被视为热卡限制模拟物。相比其他抗糖尿病药物，阿卡波糖具有如下优点：减少低血糖的发生率，降低血清总胆固醇、低密度脂蛋白、胆固醇和甘油三酯，稳定颈动脉斑块，保护心脑血管。

研究发现，阿卡波糖能够预防糖尿病、高血压及心血管等疾病[101]。在人类衰老过程中经常观察到代谢功能障碍，2型糖尿病是其他几种与年龄相关的疾病的危险因素，包括心血管疾病、肾病、癌症和痴呆。在衰老过程中维持血糖平衡可以带来多种健康益处。临床上用阿卡波糖预防餐后高血糖症，在血糖控制得到改善的同时患者的体重也会减轻。阿卡波糖可以挽救大鼠年龄相关的葡萄糖不耐受症状，是一种潜在的饮食限制的替代物[102]。

有研究发现，阿卡波糖可使雄性小鼠的平均寿命增加22%，而对雌性小鼠的影响很小（5%），但雌、雄小鼠的最大寿命都显著增加（雌性9%，雄性11%）[103]；可使小鼠体重降低(雌性比雄性降低的更多);可使雌、雄小鼠的空腹血糖水平和血浆胰岛素样生长因子1水平均降低,且仅使雄性的空腹胰岛素水平降低。研究也发现,阿卡波糖能够增加小鼠的健康寿命,降低雄性小鼠的肺部肿瘤发生率,减缓两性小鼠的肝脏功能退化,缓解雌性小鼠的肾小球硬化[104]。在雄性小鼠中,阿卡波糖还减少了衰老小鼠肝脏退化、脂质沉积和下丘脑炎症的发生,并消除了雄性特异性胰岛素不敏感性和葡萄糖不耐受,这些作用都可能导致该药物对雄性寿命的影响更大。阿卡波糖处理的小鼠微生物群的组成和发酵产物及肠道中短链脂肪酸的组成发生了变化。阿卡波糖和饮食限制可能通过部分不同的机制延长寿命,因为饮食限制能降低循环中的FGF21水平并增加其活性水平,而阿卡波糖对这些表型则有相反作用[105]。总之,虽然阿卡波糖有一些不良的消化副作用,但有充分的理由在临床中继续深入研究这种小分子,因为它可能是迄今为止鉴定出的最有效的抗衰老因子。

9.2.5 亚精胺

亚精胺(spermidine)属于多胺家族,包括腐胺、亚精胺、精胺,是一类带正电荷的烷基胺类聚合阳离子,极易与带负电荷的分子(包括DNA、RNA和脂质等)结合发生反应,可参与许多重要的生命过程,如维持DNA稳定性,细胞生长、增殖和死亡。随着年龄的增长,细胞内多胺的水平会下降,有研究发现,寿命在60～80岁的人群的亚精胺水平低于50岁以下的人群,但是90岁以上人群的亚精胺水平接近50岁以下的人群,这些结果表明,在衰老过程中维持亚精胺水平或许能促进长寿[106]。

亚精胺是一种天然存在的多胺,在控制基因表达、细胞凋亡和自噬的过程中起关键作用,对细胞生长和增殖也至关重要。亚精胺被视为抗衰老因子,因为在饮食中补充亚精胺可以延长酵母、秀丽隐杆线虫、果蝇和小鼠的寿命,并且添加到培养基中可以增加人类免疫细胞的存活率。在果蝇中,亚精胺生成量增加会通过抑制胰岛素/IGF信号通路来延长寿命[107]。亚精胺可能会通过不止一种机制发挥其抗衰老作用:研究表明,亚精胺在哺乳动物体内可以增强自噬反应,并且可以起到保护心脏和免疫功能的作用[108]。亚精胺喂养可使老年小鼠的血清游离硫醇水平提高到青壮年时期水平,这可能是由于氧化应激减少所致。在酵母和哺乳动物细胞中,补充亚精胺会降低组蛋白H_3乙酰化,可能会对基因表达产生功能性影响。亚精胺可抑制EP300的乙酰转移酶活性,进而抑制自噬反应,因为EP300通常使自噬相关蛋白中的赖氨酸残基乙酰化。

在小鼠中,补充膳食亚精胺可延长寿命,延缓与年龄相关的心血管功能下降。增加饮食中的亚精胺可上调心脏中的自噬反应、线粒体自噬和线粒体生物功能,并改善体内心肌细胞功能。如果自噬的增加被阻断,那么这些益处就会消失。此外,人体饮食中高水平的亚精胺与血压降低和心血管疾病的发生率降低有关[108]。亚精胺也可以增强免疫力,使衰老小鼠的B淋巴细胞和T淋巴细胞中自噬功能下降,而为期 6 周的亚精胺治疗可起到延缓作用并改善 B 淋巴细胞的功能[108]。此外，亚精胺可促进翻译因子 eIF5A 的羟基化，该因子对于自噬转录因子 TFEB 的合成是必需的。而补充亚精胺则可激活该途径并逆转人类 B 细胞的衰老。研究人员在老年和骨关节炎软骨中发现，亚精胺可以逆转多胺合成和自噬的减少[109]，因此它也是预防骨关节炎的候选分子。亚精胺还可以改善衰老小鼠肌肉中的干细胞功能[110]，对果蝇和小鼠具有神经保护作用[111-112]。因此，可以考虑使用亚精胺进行临床试验，但需要考虑到在癌症的化疗和化学预防中多以多胺代谢作为靶点[113]。作为抗衰老剂，亚精胺的主要功能就是增加自噬，因此研究的重点应放在它的下游保护机制和诱导自噬增加的最有效途径上。

9.2.6 NAD$^+$ 的激活剂

NAD$^+$ 作为脱氢酶的辅酶，可通过细胞氧化还原反应催化多种细胞代谢功能，并通过氧化还原反应转化为 NADH。这些反应存在于糖酵解途径、三羧酸循环和 β-脂肪酸氧化等细胞功能中[6]。NAD$^+$ 还充当 Sirtuin 蛋白、聚 ADP 核糖聚合酶和 CD38 反应的底物，从而被代谢消耗。随着哺乳动物的衰老，NAD$^+$ 水平降低，从而导致 Sirtuin 蛋白活性降低。通过补充 NAD$^+$ 含量可以增加小鼠的健康寿命，然而这种小分子与众多细胞的相互作用使得很难将表型与其特定的生化作用对应起来。

线粒体是细胞内能量合成和 ROS 产生的主要场所，过量的 ROS 可导致线粒体功能障碍，这可能是 NAD$^+$ 水平降低的原因。过量的 ROS 可直接攻击线粒体内的 DNA、核酸和蛋白质等生物大分子，损伤线粒体呼吸链。细胞中的研究发现，线粒体呼吸链复合物 I（NADH 还原酶）极易受到 ROS 的攻击而产生功能缺陷，使 NAD$^+$ 与 NADH 之间的相互转换受阻、细胞内 NAD$^+$ 水平降低(图 9-8)。

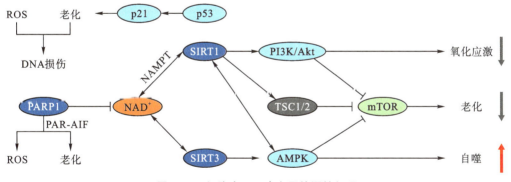

图 9-8 细胞内 NAD$^+$ 水平的调控机理

而 NAD$^+$ 水平下降也可导致细胞内 ROS 水平升高。作为维持氧化还原平衡的关键因素，细胞内 NAD$^+$ 水平下降可降低 SIRT3 活性，使 SOD 等线粒体蛋白去乙酰化，细胞抗氧化能力降低，导致线粒体和细胞功能受损。

细胞不能直接吸收 NAD$^+$，因此不直接补充 NAD$^+$。可以利用合成途径通过添加其前体物来提高体内的 NAD$^+$ 水平。最常用的两种是 NR 和 NMN，两者都已在无脊椎动物和鼠类衰老研究中得到了测试。NR 可以增加酵母的复制寿命，NR 和 NMN 都可以增加线虫寿命[114]。在小鼠中，补充 NR 有很多益处，如可以适当延长其寿命[115-116]。给小鼠补充 NMN 也能在衰老中产生一系列有益的表型，如提供卵母细胞质量，但能否延长寿命还未有报道[117-118]。在许多年龄相关疾病模型中，NR 和 NMN 都具有保护作用。

NR 和 NMN 都是天然产物，两者都已在人体中进行试验，它们的生物利用率和稳定性存在一些差异[119]，两种分子中哪一种可能更有效还存在一定的争议。NMN 正在临床研究中进行测试，但结果尚未公布[120-121]。有几项 NR 的相关研究已完成，尽管试验规模较小，但这些试验的共同结论是 NR 在体内具有生物利用性与安全性，可以提高 NAD^+ 水平。最近的一项研究表明，老年男性服用 NR 3 周就可以降低炎症细胞因子水平[122]。但在另一项研究中，肥胖、胰岛素抵抗的男性中没有发现 NR 对代谢有改善作用，需要进一步的研究来确定 NR 和 NMN 在人体内是否具有有利的特性[123]。鉴于 NAD^+ 前体是已经上市的天然产物，更好地确定它们对健康的影响至关重要。目前尚不明确 NAD^+ 及其前体物质在机体内的相互转化效率，未来的研究除继续着重探索 NAD^+ 在生物体内的作用靶点和调控机制外，还应阐明 NAD^+ 及其前体物质的药代动力学，明确其在机体衰老的关键过程中的最佳给药方案，为衰老相关疾病的预防和临床治疗提供一个安全有效的新途径。

9.2.7 锂

19 世纪中叶，碳酸锂已被用于治疗包括癌症在内的多种疾病，而现在它主要用于治疗抑郁狂躁型抑郁症。裂殖酵母、秀丽隐杆线虫和果蝇的寿命随锂的剂量依赖性延长，但较高剂量的锂对它们的存活具有毒性。补充锂还可以维持秀丽隐杆线虫和果蝇衰老过程中的运动能力，但锂对哺乳动物寿命的影响尚未有报道[124]。在人类中锂治疗作用与白细胞端粒增长相关[124]。此外，日本部分地区饮用水中锂的天然含量相对较高，这与该地区自杀率较低、总括性死亡率低有关[125]。衰老的人间充质干细胞显示肌源性分化受损，这是一种与 Wnt/β-连环蛋白信号受损相关的缺陷，可通过锂的补充挽救[126-128]。锂具有神经保护作用，可以改善包括 AD、HD 和中风等疾病动物模型的病理表型[129-131]。

锂有多个靶点，作为药物在人体内的作用模式尚不完全清楚。在培养的哺乳动物细胞中，锂可以通过抑制肌醇单磷酸酶来诱导自噬。秀丽隐杆线虫寿命的延长伴随着自噬的增加及线粒体基因拷贝数的增加和能量的增加。在果蝇中，寿命的延长是由抑制 GSK3 介导的，可通过激活帽-n-环转录因子 CncC（哺乳动物 NRF2 的果蝇直系同源物）来介导，并伴随着对锂本身和外来物的刺激应答[132]。

目前没有证据表明锂可以延长哺乳动物的寿命，并且锂的治疗范围较为局限是其作为长期治疗手段的一个缺陷。如果锂可以介导自噬的激活，那么可以使用其他自噬诱导剂，或者可以将锂与 mTORC1 抑制剂结合，以达到使用更低剂量锂且副作用更少的目的[133]。如果在哺乳动物中明确锂的作用靶点，那么就可能得到更具特异性的延长寿命的药物。

靶向衰老过程中的衰老细胞是很有前景的发展方向，但还有一些悬而未决的重要问题。到目前为止，大多数类型的衰老药物也可能影响非衰老细胞。衰老治疗的时机也很重要，因为它可能导致干细胞衰竭。最后未能完全清除凋亡、衰老的细胞也可能是个问题。研发精准靶向特定衰老细胞类型的抗衰老药物可能有助于规避这些潜在的问题。

在这一部分中，我们综述了几种具有清除衰老细胞的药物活性的化合物，这些化合物经过研究验证都具有靶向清除衰老细胞的作用，且清除衰老细胞的药物联合使用可产生更佳效果。为更好地探究抗衰老化合物的作用，还需对以下问题进行深入研究：①靶向衰老细胞首先就需要从衰老细胞的特征入手，因此，需要精确的标记来鉴定衰老细胞；②大多清除衰老细胞的化合物发挥清除作用的确切机制尚不清楚，它们的分子靶点没有被明确地阐述，也无法对其进行修饰，以提高杀伤活性；③清除衰老细胞的药物多数为天然产物，具有多种生物活性，探索这些药物的靶点将有助于深入了解天然产物的作用机制；④大多数化合物的作用是通过体外实验证明的，还未涉及动物模型及临床研究，迫切需要在体内研究中进行更加深入的验证；⑤除了已被验证的抗凋亡通路靶点，其他的衰老细胞清除方法及干扰措施还有待研究。利用动物模型深入探究延缓衰老相关疾病的药物及其机制，将为预防和治疗人类年龄依赖的疾病提供重要的参考价值。

9.3 第二类抗衰老药物

9.3.1 非甾体抗炎药

非甾体抗炎药(nonsteroidal anti-inflammatory drug，NSAID)用于治疗轻度至中度疼痛，在较高剂量下可以用于减轻炎症。这类药物(包括阿司匹林和布洛芬)的主要靶标是环氧化酶(COX1 和 COX2)。尽管非甾体抗炎药也具有抗血栓形成和抗氧化活性，这些活性可能是通过不同的机制发挥作用的。阿司匹林是一种还原型环氧合酶抑制剂，已成为疼痛、发烧和炎症等治疗中应用最广泛的药物。除了抗炎作用，长期使用阿司匹林也能改善其他许多方面的健康状况。流行病学和临床研究表明，长期使用阿司匹林能显著减少多种癌症(如结肠直肠癌、肺癌和乳腺癌)的风险。研究发现，阿司匹林可以延长秀丽隐杆线虫、果蝇和雄性小鼠的寿命[134]。在秀丽隐杆线虫中，阿司匹林并非通过 SIRT1 延长寿命，而是通过 DAF16/FOXO、AMPK 和 LKB1 等的作用延长寿命[135]。在哺乳动物中，阿司匹林的环氧化酶依赖性和非环氧化酶依赖性效应(包括激活 AMPK 和抑制 mTORC1，进而抑制 IKKβ 和 Wnt/β-catenin 多种机制)可能有助于改善衰老[136-138]。

据报道，布洛芬可以通过色氨酸转运蛋白降解机制(至少在酵母中)延长酵母、线虫和果蝇的寿命[139]。该机制通过减少细胞内的氨基酸来抑制 mTOR 的功能。第三种非甾体抗炎药塞来昔布也能够通过胰岛素-IGF依赖机制延长秀丽隐杆线虫的寿命[140]。布洛芬、阿司匹林和塞来昔布三者是否通过相同的机制延长寿命尚未进行直接比较。另一种非甾体抗炎药氟比洛芬的亚硝酰化变体则对小鼠的寿命没有影响。

流行病学证据表明,非甾体抗炎药与预防各种慢性衰老疾病相关。例如,长期服用阿司匹林的人降低了33%的结肠直肠癌发病率和死亡率[141]。在一组肿瘤细胞系中,阿司匹林通过AMPK依赖和非AMPK依赖机制降低了mTORC1靶标分子p70S6K和S6的磷酸化,从而显著抑制细胞的大小和生长[142]。阿司匹林也可能通过血小板介导的机制抑制转移扩散[143]。通过对中风、心肌梗死/冠状动脉硬化和心血管死亡等多项疾病进行流行病学研究得出结论[144-145],在无心血管疾病史的人群中,阿司匹林可适度减少非致命性心肌梗死/冠状动脉硬化和大部分的心血管疾病,并且在每日剂量低于100毫克时,可降低中风的发生率,两种效应均随着年龄的增长而增加。然而,阿司匹林也增加了许多消化道出血风险,从而使它的利弊关系结论复杂化。同样,也有报道称,布洛芬可降低AD和PD的发病风险,但这些发现存在争议[146-147]。

不幸的是,在前期预防中使用阿司匹林的临床试验在很大程度上未能证实相关的流行病学发现。对健康老年人的试验中并没有得到阿司匹林可以预防心血管疾病的证据,并且还观察到胃肠道出血的发生率增加了[148]。尽管在成年人中阿司匹林对2型糖尿病有一定的预防作用,但这种预防作用可被胃肠道出血的副作用掩盖[149]。一项试验发现阿司匹林对无病存活率没有影响,总括性死亡率显著增加,主要归因于癌症发病率的增加[150]。尽管非甾体抗炎药具有某些保护性药物的特征,但目前的临床证据对其对人类衰老研究的作用提出了重大质疑。

9.3.2 逆转录酶抑制剂

转座子(transposable elements,TE)又称可移动基因、跳跃基因,是一种可在基因组内插入和切离并能改变自身位置的DNA序列。人类基因组中分布着大量的重复元件,其中以长散在核元件(LINE)最为普遍,约占小鼠和人类基因组的20%[151-152]。6 kb长的散在核元件的一个子集是具有完全功能的逆转录转座元件,依赖于一个编码的逆转录酶从基因组中删除并重新插入其他位置,因此它也是基因组不稳定性的主要来源。

自主性反转座子即长散在核元件(long interspersed nuclear element,LINE),主要成员是LINE1(L1);非自主性反转座子有短散在核元件(short interspersed nuclear element,SINE)、可变数目串联重复序列(variable number tandem repeat,VNTR)和SVA(SINE/VNTR/Alu)。*L1*基因全长6500 bp,包含900 bp的5′UTR、两个开放阅读框架(ORF1和ORF2)和一个短的3′UTR。L1转录本移至细胞质,其开放阅读框架编码两个蛋白质ORF1p和ORF2p。ORF1p是RNA结合蛋白,连接L1转录本并将它们移回细胞核,ORF2p具有核酸内切酶(endonuclease,

EN)和逆转录酶活性区域,逆转录转座主要由它们完成。L1-ORF2p 的 EN(L1-EN)在特定位点破坏 DNA 形成 DNA 链断裂,并将利用逆转录酶自我复制形成的 DNA 序列插入该裂口中,完成逆转录转座过程。L1 通过促进序列的复制、散布和重组,保持着真核生物基因组的流动性,作为进化的主要动力。并且由于基因组的流动性保证了细胞核和细胞质这两个不同遗传区域遗传信息的持续交换,从多个方面塑造和重塑着真核生物基因组。

LINE-1 的激活与年龄相关疾病有关,并且在早衰类模型 $Sirt6^{-/-}$ 中也很普遍。SIRT6 酶活性是细胞抑制 LINE-1 激活的几个机制之一[153-154]。一些核苷逆转录酶抑制剂(nucleoside reverse transcriptase inhibitor, NRTI)能够抑制与 LINE-1、ORF2 相关的逆转录酶活性,已经在临床上用于抑制 HIV 逆转录酶。最近的两项研究报道,逆转录酶抑制剂可以改善小鼠衰老相关的病理表型[155]。在这两项研究中,LINE-1 元件(仅在晚期衰老细胞中特异性表达)并不局限于细胞核,同时也在细胞质中聚集,从而激活了 I 型干扰素应答,这可能是诱导 SASP 和一些与衰老相关的慢性炎症的基础。在一个报道中[155],逆转录酶抑制剂拉米夫定和司他夫定可以减少 DNA 损伤,抑制小鼠体内病理表型并延长 $Sirt6^{-/-}$ 小鼠的寿命。此外,这项研究也发现了与衰老相关的 LINE-1 元件的激活。一份同期报告[156]聚焦于细胞衰老,并报告拉米夫定可以降低衰老小鼠的 SASP 和炎症反应。尽管有报道称逆转录酶抑制剂治疗可减少衰老生物标志物 DNA 甲基化衰老,但尚未证实逆转录酶抑制剂治疗可延长小鼠寿命[157]。

LINE-1 在细胞衰老的过程中扮演着重要角色。一方面,LINE-1 能够使细胞核和细胞质这两个不同遗传区域的遗传信息进行交换,保持了真核细胞生物基因的流动性,同时也增加了细胞对各种应激的抵抗能力,促进生物进化;另一方面,尽管生物体对于 DNA 损伤有高效的修复机制,但修复时仍有一定的缺陷性修复风险,从而产生点突变、基因重组、核染色质损害并随着时间逐渐累积,DNA 链断裂和错配修复能够随着年龄的增长而累积,最终激活 p16/pRb 和 p53 细胞衰老通路,进而影响细胞增殖。这些发现使逆转录酶抑制剂成为一个新兴的抗衰老药物候选分子。然而任何使用逆转录酶抑制剂作为提高人类健康期的策略都必须考虑到它们在临床中的相关副作用。

9.3.3 系统性循环因子

细胞间通信失调是衰老的一个标志,其特征是与年龄相关的无菌炎症,通常被称为"炎症",以及系统环境恶化,损害多个组织的功能[158-159]。因此,在衰老过程中改变血液中特定代谢物的浓度以改善健康状况的可能性正受到越来越多的关注。

异时异种共生,即不同年龄小鼠的循环系统是共享的,衰老小鼠的肌肉、肝脏、脊髓和大脑的干细胞再生能力通过年轻小鼠的系统环境得到改善[160-161]。异种共生为测试某种动物血液中的循环因子在进入其他动物体内时做了什么提供了一个难得的机会。针对异种共生的啮齿类动物开展的试验带来了内分泌学、肿瘤生物学和免疫学领域的众多突破[162-163]。研究发现，年轻小鼠的血液可以逆转年龄相关的影响，如小鼠肾脏功能退化和相关分子的改变、β细胞复制功能下降、骨修复和再生能力下降[164-165]。另外，如果给免疫缺陷小鼠输入人脐带血浆，则可以诱导海马体中基因的表达，以增加长时程记忆，改善衰老小鼠的认知功能[166]。

关于损伤衰老的系统环境机制和分子研究已经取得了部分进展。例如，输入年轻小鼠血液可以改善衰老小鼠的认知功能、树突棘密度和海马神经元突触可塑性，部分功能是通过激活环腺苷酸反应元件结合蛋白（cAMP responsive element binding protein，CREB）介导的[167]。β2-微球蛋白是主要组织相容性复合体Ⅰ（major histocompatibility complex Ⅰ，MHC Ⅰ）分子的一种成分，在衰老过程中表达增加，并对衰老小鼠的认知功能和海马体再生能力产生负调节作用。此外，甲基胞嘧啶双加氧酶TET2可以催化5-羟甲基胞嘧啶（5hmC）的生成，而在衰老过程中小鼠海马体的TET2和5hmC表达水平都会降低。在年轻小鼠中抑制TET2的表达会损伤神经元再生和认知功能，而在衰老小鼠中过表达TET2则会改善这些生物学功能和5hmC的表达水平[168]。

小鼠血液生长分化因子11（growth differentiation factor 11，GDF11）的表达水平随着年龄的增长而降低。老年小鼠的年龄相关性心肌肥大可通过输入年轻小鼠血液而得到改善，蛋白质组学筛选确定GDF11为相关的介导因子[169]。通过异时异种共生或直接补充GDF11可以恢复干细胞功能和结构，增加衰老小鼠的力量和耐力运动能力，并增加脑血流量、神经干细胞增殖及嗅觉神经的再生和功能[170]。还有研究报道[171]，大鼠和人血清中的GDF11水平会随着年龄的增长而增加，并且使用GDF11会抑制小鼠的肌肉再生和干细胞分裂，这些不同的结果可能是由于GDF11检测的特异性导致的。

除了上述分子外，年轻小鼠的血液可以通过调节β-连环蛋白的信号转导来改善衰老小鼠骨折修复能力和成骨细胞分化能力[172]。通过蛋白质组学分析衰老过程中人脐带血浆和小鼠血浆的变化，可以筛选出一系列可以用于逆转衰老小鼠海马再生的候选蛋白质。其中之一是金属蛋白酶抑制剂2（TIMP2），直接给药可以改善衰老小鼠的学习和记忆能力[173]。血管细胞黏附蛋白1（VCAM1）是免疫球蛋白超家族的成员，在小鼠和人体的血浆中的表达水平随衰老的过程而增加。在内皮细胞中，炎症会诱导VCAM1表达，并促进白细胞结合。使用VCAM1抑制剂或在大脑内皮细胞中特异性敲除VCAM1，会消除衰老小鼠血浆对年轻小鼠的小胶质细胞活化、神经祖细胞活性和认知功能的不利影响[174]。

鉴别血液中可以促进年轻化或改善衰老的系统性循环因子，是实现临床转化的契机。一项临床前研究表明，在AD小鼠模型中，对其进行异时异种共生或直接给予年轻小鼠血浆可改善海马分子缺陷和记忆损伤[175]。最近的一项随机临床试验得出结论[176]：对轻度至中度AD痴呆患者给予正常年轻人的血浆是安全、可耐受和可行的。

9.3.4 肠道微生物

人体肠道中存在着 500~1000 种流行细菌物种，这些细菌可与人体形成互利共生的状态。在正常成年人肠道中，主要菌群是厚壁菌门和拟杆菌门，其数量占肠道菌群总数量的 90% 以上[177]。肠道菌群按其作用分为有益菌、中性菌和有害菌三大类，这些菌群受宿主性别、年龄、种族、饮食习惯、卫生条件和遗传等因素影响，其种类和数量处于动态变化中。肠道菌群在人的整个生命中扮演着重要角色，从婴儿到成年、再到老年及百岁老人，其种类和数量处于动态变化中，而且和人体达到共生的状态，对机体稳态起着重要作用。

人体肠道微生物群是一个巨大的生态系统。宿主发育、正常免疫系统的形成、新陈代谢均需要菌群的参与。肠道微生物群与许多疾病有关，包括人类代谢疾病、肠道相关疾病和神经系统疾病等[178-179]。然而，很少有研究指出肠道微生物与疾病互作的分子机制，宿主和微生物组之间的联系仍有待探明。

肠道微生物群是一个大的群落，在人类和啮齿动物中均存在，为更好地研究和治疗疾病，全世界研究人员都开始了基因组计划，探索未知世界的奥秘。肠道微生物群被称为"第二基因组"，因为它包括微生物、基因组 DNA、蛋白质和代谢物。老年人肠道微生物群的多样性降低、有益菌减少而兼性厌氧菌增多、AD 等在内的退行性疾病的发病率增加，使得老年人认知和记忆功能下降[180]。益生菌的干预有助于改善这些疾病的症状。因此，我们认为肠道微生物群对于维持体内平衡和多样性，以及预防胃肠道相关疾病和改善老年人群的健康具有重要意义。

现代研究表明，机体衰老伴随着肠道菌群的变化。而其中宿主和肠道微生物群之间的关系受到年龄等众多因素的影响，包括随着年龄变化相关嗜好和生活方式的改变。不同年龄阶段的人群肠道微生物的种类和数量处于动态变化之中，现代药理学研究证明，年龄小于 70 岁的人的肠道微生物多样性构成相对相似，但与百岁老人之间的差异非常明显，百岁老人肠道菌群的主要变化表现为厚壁菌门的重建和变形菌门的富集[181]。这种现象主要与百岁老人体内一系列炎症标志物的增加有关，百岁老人微生物群的变化伴随着普拉梭菌的减少，而普拉梭菌具有很强的抗炎活性。此外，双歧杆菌被认为是预测长寿的标志。研究表明[179]，双歧杆菌在长寿老人的肠道微生物群中占比很大。肠道微生物可导致小鼠体内产生相关炎症或过早死亡。衰老小鼠肠道微生物的失调可导致肠道渗漏，释放出引起机体炎症的细菌产物，从而损害免疫系统功能，使寿命缩短[182]。

人们逐渐认识到，与动物相关的大量微生物在生物学上起着重要作用。在秀丽隐杆线虫、果蝇、小鼠和人体中，肠道微生物群的数量和组成会随着年龄的增长而变化[179]。饮食限制可以广泛改善多种生物体的健康状况。在小鼠中，将饮食限制受试者肠道微生物群转移到无菌受试者体内，可以使体重增加减少、葡萄糖耐量增加、胰岛素敏感性和白色脂肪葡萄糖摄取能力增加，进而导致白色脂肪褐化[183]。

这些结果表明，饮食限制的某些益处可能是由微生物组组分的变化引起的。将年轻绿松石鳉鱼肠道微生物群转移到衰老受试鱼体内，延缓了微生物群组成中与年龄相关的表型，提高了游泳能力，并延长了衰老受试鱼的寿命[184]。因此，确定这些代谢物的变化对于理解下游的生物学效应及确定这是否能提供一种更标准的干预措施来改善衰老过程中的健康状况是很重要的。

肠道不仅是人体消化吸收的重要器官，同时也是最大的免疫器官，在维持正常免疫防御功能中发挥着重要作用。正常情况下，肠道菌群和肠道和平共处，二者处于动态平衡中，但在衰老或人体免疫功能下降时，致病微生物就会逃脱免疫系统的监管，打破肠道菌群平衡，促进炎症发生。研究表明[185]，老年人肠道中革兰氏阴性菌增多，其细胞壁可以产生脂多糖（lipopolysaccharide，LPS），从而导致肠道中LPS增加，而LPS又通过肠道进入血液循环，导致慢性炎症因子被激活。炎症可能会导致更高水平的ROS产生，从而使严格厌氧性厚壁菌失活，进而加剧炎症反应。另外，Ouwehand等[186]发现，双歧杆菌与TNF之间呈负相关，表明增加双歧杆菌微生物群可以降低炎症反应。此外，与衰老相关的肠道微生物群改变会损害宿主免疫稳态，促进炎症反应，形成恶性炎症循环，并可能导致老年疾病的发生。一方面，病原体侵入人体后，巨噬细胞将病原体吞噬，并释放出抗原信息，然后肠道上皮细胞将抗原呈递给$CD4^+$T细胞，使其转化为具有促炎作用的$CD4^+$T辅助细胞（Th1、Th2和Th17），并引发抗炎反应（IL-10、TNF）；另一方面，肠道上皮细胞将抗原呈递给B淋巴细胞，成熟的B淋巴细胞向浆细胞过渡，分泌大量的IgA抗体，从而发挥重要的免疫作用。老年人胃肠蠕动变慢或者便秘等都会减少肠道细菌排出体外的比例，从而使病原微生物在肠道内蓄积，造成肠道细菌超载。此外，Kim等[187]的研究表明，模式生物中年龄相关的肠道稳态失调可引发先天性免疫反应和慢性低度炎症，从而导致退行性病变和不健康的衰老。同时，Thevaranjan等[188]的研究表明，小鼠体内促炎因子（如TNF和IL-6）水平的升高会增加肠壁的通透性，而老年小鼠肠道微生物组成失衡则会加剧肠道渗漏，向体内释放细菌产物，引发炎症，进而损害免疫功能、影响寿命。由此可见，拥有一个健康的肠道不仅能够丰富肠道菌群的种类，还能够预防衰老。

肠道菌群在生命过程的不同阶段存在明显差异，为衰老相关研究开辟了新的道路。正常情况下，肠道微生物与机体之间处于一种动态平衡，随着年龄增长，饮食、生活改变，以及机体免疫系统下降等都会引起肠道菌群失调，进而使肠道通透性增加，促使一些有害毒素产生，引起炎症水平升高和抗炎水平下降，导致一系列与衰老相关疾病的发生，影响人体健康。采用高膳食纤维饮食、益生菌补充、菌群移植等方法可以有效改善肠道菌群失调，并增强机体免疫能力。通过了解肠道微生物影响衰老及衰老性认知障碍的机制，可为衰老相关疾病的诊治及预防提供新的方向。

9.3.5 氨基葡萄糖

氨基葡萄糖几乎分布于人体所有组织，参与构造人体组织和细胞膜，是蛋白多糖大分子合成的中间物质，可合成黏多糖、糖蛋白和蛋白聚糖，特别是合成那些关节软骨及滑液分子的中间物。氨基葡萄糖是人体及动物体内关节组织中糖蛋白的天然成分，在动物和人体内由葡萄糖氨基化内源性生物合成。氨基葡萄糖是一种由葡萄糖衍生出来的内生氨基单糖，是生物合成葡萄糖胺聚糖（glycosaminoglycan, GAG）的必需品。GAG 是一种重要的物质，在动物机体内应用可结合水，形成缓冲剂、润滑和保护透明软骨质。通常情况下，葡萄糖可通过氨基己糖生物合成途径在体内生成氨基葡萄糖。

氨基葡萄糖是糖蛋白、蛋白聚糖和糖胺聚糖的必需氨基单糖成分，广泛用作骨关节炎患者的补充剂。但有研究发现[189]，它对包括癌症、皮肤病和心血管疾病在内的多种慢性疾病有潜在的益处。氨基葡萄糖可以延长秀丽隐杆线虫的寿命，对于衰老小鼠，它可以适度延长寿命。在线虫中，葡萄糖胺可以通过类似于低碳水化合物饮食的机制不依赖于己糖胺途径的方式延长寿命，该过程中 AMPK 被激活，线粒体生物合成能力增强。有趣的是，氨基葡萄糖可刺激 ROS 的产生，即在某些情况下，线虫体内 ROS 产生的增加可以激活 AMPK 以延长寿[190]。用氨基葡萄糖处理的小鼠的研究结论与上述结果一致[191]。

氨基葡萄糖在哺乳动物中有很多其他作用可能与衰老相关，包括作为抗炎剂，抑制 mTOR 和诱导自噬，但矛盾的是，氨基葡萄糖作为抗氧化剂可以转化为尿苷二磷酸 N-乙酰氨基葡萄糖（UDP-GlcNAc），它也可以作为蛋白质的 O-GlcNAc 修饰的底物，其本身与许多慢性疾病的保护作用相关。对氨基葡萄糖及其相关分子需要进一步评估，以确定它们的作用机制，并验证它们作为抗衰老药物的有效性。

9.3.6 甘氨酸

有研究表明，补充甘氨酸可以延长雌、雄两种性别小鼠的平均寿命和最大寿命。此外，甘氨酸在啮齿动物中也有抗癌和抗炎作用。在有限的人体临床研究中，补充甘氨酸可能对代谢疾病有保护作用。当然，这需要更多的实验证据去佐证。在以往的营养研究中，氨基酸减少与寿命延长是相关的，这使得甘氨酸的结果可能自相矛盾。然而，甘氨酸具有独特的性质，因为它是甘氨酸 N-甲基转移酶分解代谢甲硫氨酸的甲基受体，所以在肝脏甲硫氨酸清除中有重要作用。已有研究证明[192]，甲硫氨酸摄入限制可以延长几种模式生物的寿命，但这种摄入限制很难实现，因此，补充甘氨酸可能是一个更好的选择。

然而，甘氨酸延长寿命的机制可能更复杂，因为在秀丽隐杆线虫中补充甘氨酸可能会影响单碳代谢和 s-腺苷甲硫氨酸的产生，通过表观遗传机制影响转录水平。丝氨酸也可参与单碳代谢，并通过类似的机制延长寿命。秀丽隐杆线虫在氨基酸补充和寿命延长方面可能与哺乳动物有很大差别。总之，甘氨酸在调节衰老方面有很大的前景，需要深入了解其作用机制。

9.3.7 17α-雌二醇

17α-雌二醇是一种对雌激素受体亲和力较低的非女性化雌激素。对于雄性特有的益处（包括胰岛素敏感性和葡萄糖耐受性的提高）与代谢相关[193]。代谢益处与肝内 mTORC2 和 AKT 信号增强有关，并伴随 FOXO1A 的磷酸化。在年轻小鼠中，17α-雌二醇可以降低整体体重，增加瘦脂肪质量比。然而，在衰老小鼠中，这种激素可以维持雄性小鼠的体重和肌肉力量[194]。几项研究将 17α-雌二醇的有益作用与对脑功能的影响联系起来。首先，17α-雌二醇是啮齿动物脑中雌二醇的主要存在形式，具有神经保护作用[195]。在动物模型中，它还可以保护其免受与 AD 和 PD 相关的氧化应激和 Aβ 毒性[196]。此外，17α-雌二醇对于代谢和寿命的益处可能归因于其对下丘脑的作用，因为 17α-雌二醇处理过的小鼠食物摄入减少，这可能是由于激活了下丘脑厌食症通路所致[197]。17α-雌二醇在脂肪组织和下丘脑中有高效的抗炎作用[198]。总之，17α-雌二醇可以减少食物摄入（这可能与饮食限制类似），从而改善代谢功能，并减少与衰老相关的炎症，但其赋予的这些作用机制需要进一步研究。

9.3.8 天然抗氧化剂

抗氧化剂的作用是消除体内过多的氧自由基，延缓细胞氧化损伤。除前文提及的白藜芦醇和姜黄素外，还有许多天然抗氧化剂可作用于延缓衰老。茶多酚作为一种多酚类复合体，是茶叶中主要的抗氧化物质，与果蝇寿命的延长相关。有研究表明，茶多酚既可延长用基础培养基饲养的果蝇的平均寿命，也可改善高脂饮食引起的寿命缩短效应。其单体可以显著延长在热应激及氧化应激条件下秀丽隐杆线虫的寿命[199]。Yazaki 等初步研究了虾青素对秀丽隐杆线虫衰老的影响，发现野生型线虫和长寿命突变株的平均寿命延长了 16%～30%[200-201]。但天然产物具有多效应靶点，要明确单一有效成分达到延缓衰老的目的还需要更深入的研究。

9.4 人体干预衰老的途径

通过动物模型筛选出的健康期干预措施非常成功，有许多在哺乳动物中可以发挥作用，但这引起了许多研究人员的质疑。我们应该考虑的是，如何在人体中验证这些干预措施（表 9-2），并推进它们的广泛应用，以延长我们的健康期。人类的寿命使得直接验证几乎是不可行的。取而代之的是已经被证实的几种主要方法，其中前 2 种已经在前面的章节进行了说明。

最广泛使用的第一种方法是在疾病适应证背景下验证长寿干预措施，包括在银屑病和溃疡性结肠炎的临床研究中评估 Sirtuin 激活分子。这些疾病与衰老并无直接联系，而Sirtuin激活化合物还尚未得到临床批准。尽管这可能是最直接的方法，但是改善衰老和治疗疾病的过程是不一样的，而且抗衰老药物可能更多的是起到预防作用，而不是治疗与年龄相关的疾病。还有最近的与衰老更密切相关的疾病，包括治疗骨关节炎和特发性肺纤维化的抗衰老药物，以及评估使用雷帕霉素逆转免疫衰老。这些研究显示出了它们在临床应用方面的发展前景。然而，这种方法是否可以作为健康人群初级预防的有效途径，以使他们更长时间地保持无疾病和健康状态仍有待确定。

表 9-2 延长寿命的干预措施

干预	作用途径	主要作用
雷帕霉素	mTOR	在小鼠与犬中有抗衰老特性，雷帕霉素的临床试验正在开展
衰老细胞清除剂	细胞衰老	可预防小鼠中衰老相关疾病，与人类相关的临床研究正在进行，包括关节炎和眼睛功能退化的治疗
NAD^+激活剂	NAD^+代谢	在动物模型中有预保护作用；可供人体食用，但尚无临床试验报告
Sirtuin激活剂	Sirtuin蛋白	对啮齿类和非人类灵长类动物有保护作用。SRT2104除可以减轻一些年龄相关疾病外，还有其他一些作用
二甲双胍	线粒体呼吸	可以延长糖尿病患者的寿命，降低患癌风险
运动	未知	可以降低衰老相关疾病的发生，延长健康期
热量限制	包括mTOR等多个靶标	可延长线虫、果蝇、小鼠和非人类灵长类动物的寿命，并与降低人体患病风险相关

第二种方法即二甲双胍干预衰老，它可以预防多种慢性疾病。美国食品和药物管理局现在允许以衰老本身为指征进行临床测试，WHO 2018年版《国际疾病分类》首次纳入了与衰老相关疾病的扩展码"与衰老相关"（XT9T），从而承认衰老是一个主要的风险因素。这种方法如果成功，那么在高危人群中广泛使用就有很大的前景。不利的一面是这项研究的成本和持续时间，这项研究将对3000多人进行长达3年的跟踪，这种方法对于大量干预措施的研究来说成本过高，而且在目前阶段只需确认哪种方法效果最好，同时其他方法也是合理的。二甲双胍治疗人体衰老试验可能是老龄化研究的突破；但是，在人类干预衰老研究开始之初，应该尝试多种干预措施，以期得到最好的方法。

第三种有前景的方法现在才变得可行。直到近年来，对衰老的评价主要局限于生理或功能的测试，包括行走速度、脉搏波速度、最大摄氧量和器官功能的测试。然而，使用人工智能策略可以分析深层数据集，如使用非侵入性或微创策略产生的分子生物标记来测量生物年龄。其中有表观分子生物钟，它整合了基因组中300多个位点的甲基化数据，可以在包括外周血单核细胞的多种组织中进行测量。在小鼠中也存在类似的分子生物钟，抗衰老干预可以延缓分子生物钟的进程。近年来，其他生物标志物也逐渐被开发，包括血液的转录组学和代谢组学图谱、全血细胞计数，甚至面部模式识别。这些生物标记都没有被完全验证，但是它们提供了广阔的研究前景。目前，仍然有几个主要问题值得我们思考：这些生物标志物将如何应答长寿干预措施？它们是动态的吗？干预会减缓分子生物钟进程，还是逆转分子生物钟？不同的分子生物钟是如何相互关联的？不同的生物标记物代表着衰老过程的不同方面？是否有可能检测不同衰老机制进程中的个体差异，从而制订出个性化的保护性干预措施？尽管有许多悬而未决的问题，生物标志物和分子生物钟的发现是一个重大突破，这为将生物标志物和分子生物钟与临床结果的变化联系起来提供了可能，最终可将其用于临床。这些发现可能会为相对短期的、规模较小的研究开辟道路，以确定哪些干预会改变分子生物钟。

最后一个方法是完全避免使用药物，开发天然化合物，以延缓衰老。与药物相比，白藜芦醇、姜黄素、茶多酚、虾青素等天然化合物受到的监管更为宽松，一些化合物已经合法地作为治疗多种疾病的药物上市，但通常没有明确的临床证据支撑。在抗衰老药物研发的进程中，两种调节 NAD^+ 和 Sirtuin 活性的化合物正在市场上销售，并且已经进行了部分范围的临床试验。这种方法的优点是可以迅速覆盖到大量人群，但也引出了如何对上市产品进行安全性测试和实验验证的重要问题。因此，天然产品市场是一把"双刃剑"——上市更快，但监管更少。对这些化合物应该在科学严格的安慰剂对照试验中进行测试，以证明补充剂的益处超过消费者的任何风险和成本。可以使用非侵入性生物标志物进行公共研究吗？同样，尽管许多未经验证的产品都是作为"抗衰老"产品出售，但就现有的、经过验证的产品而言，我们还处于早期阶段。对模式生物的遗传研究表明，根据不同途径的组合干预在改善衰老方面最有效，药理学干预可能也是如此。酵母、秀丽隐杆线虫和果蝇的组合治疗比单剂给药更有效。动物研究和我们对人类衰老的理解表明，改善衰老影响的多种方法应该同时进行。尽管人类在衰老方面的转化研究还处于早期阶段，但它们代表了衰老研究的一大进步。

9.5　抗衰老药物的研发展望

大部分人都会遭受年龄相关疾病的困扰。随着平均寿命的增加，老龄化越发成为全球需要共同面对的问题和挑战。目前，发达国家国民的平均寿命比 20 世纪 70 年代增加了 10 年。我国人的平均寿命则由 1970 年的稍高于 60 岁，增至 2023 年的 78.6 岁。我国已然进入老龄化社会，并且即将步入超级老龄化社会。若要缓解社会压力、提高老年人的生活质量，除了依赖相关政策的调整外，还必须加快对衰老相关机制及对抗衰老相关疾病的治疗方案的研究和应用进程（表 9-3）。

表 9-3 人类衰老的生理特征

分类	衰老理论	具体内容
原发性特征	基因组不稳定	衰老过程伴随着基因组损伤，人为诱导基因组损伤则会加速衰老
	端粒缩短	正常衰老过程伴随着端粒损耗，病理性端粒功能紊乱会加速衰老
	表观遗传改变	表观遗传学改变会终身影响到所有的细胞和组织，包括DNA甲基化模式改变、组蛋白转录后修饰等
	蛋白内稳态失衡	与衰老和增龄性疾病相关，所有细胞都需要通过一系列质控机制来维持蛋白质组的稳定和功能
拮抗性特征	营养感应异常	合成代谢信号会加速衰老，降低营养素信号可延长寿命
	线粒体功能异常	线粒体为细胞的供能场所，可参与细胞凋亡过程
	细胞衰老	细胞衰老最初是对抗损伤的良性代偿反应，若组织再生能力因此耗竭，则细胞衰老可具有危害性
整合性特征	干细胞衰竭	有效的干细胞数量会随着衰老相应减少且逐渐丧失再生的能力，无法有效控制蛋白质和潜在的有毒营养素的积累
	细胞间通讯异常	包括内分泌、神经内分泌和神经方面的改变，易导致炎症反应增强，对抗病原体及免疫监视功能下降

鉴于该领域发表了一系列备受瞩目的研究结果，研究人员认为通过靶向清除衰老细胞，以对抗机体老化的模式是可行的。从传说中的徐福出海为秦始皇寻找不老神药，到近代的二甲双胍等被人发现具有延长机体寿命的功能，研究人员对于抗衰老的兴趣从未消减，对抗衰老的研究也从未中断，但是人们几乎还没能发明一种可以通过靶向清除衰老细胞来促进健康的药物。随着现代研究工作的开展和深入，在衰老相关机制和抗衰老研究方面还是有不少前所未有的进展。这些进展包括：构建适用于衰老研究的各种动物模型；筛选药物，以靶向清除衰老细胞、恢复组织活力；针对不同的衰老诱因来设计治疗方案，以清除衰老细胞等。

在对衰老过程的基本驱动因素进行了长期而艰苦的研究后，许多小分子已经成为延缓人类衰老、预防疾病发作或进展及维持人类老年时期功能的候选物。虽然不同科学家有自己认为最有效的候选分子，但对于最佳的方法正在形成共识。营养素感测网络（特别是 mTORC1 的活性的轻度抑制）是一种有前途的策略。面临的主要挑战将是确定改善健康的最有效的靶标，这可能是组织特异性的，因此需要进一步开发副作用最低的药物，包括需要微调剂量和给药时间。抗衰老药物也是很有前景的策略，需要在动物和临床试验中进行进一步的实验验证，以确定这些方法在人类中的安全性和有效性及其潜在副作用。例如，对关节炎患者来说，针对特定部位的特异性治疗可能比全身给药更安全、更有效。关于微生物组的研究工作也处于起步阶段，但前景广阔。随着研究的深入，研究人员也有可能会出现比我们今天所了解的更好的新干预措施。随着干预措施开始在临床进行验证,研究人员的关注度也越来越高,普遍希望至少有一些干预措施可能在短期内证明有效。尽管存在许多挑战,包括监管障碍、临床设计问题、人类衰老生物标志物验证不完全及将新干预措施推向市场的商业挑战,但很可能在不久的将来会出现有力的证据,证明延缓人类衰老确实存在可行的策略。以安全的方式实施这些干预措施,可以将医疗从"生病"护理转向广谱预防,这是一项重大进步,可以最大程度地提高生活质量,减轻与年龄相关的慢性疾病的高昂费用。

从目前的研究来看,衰老细胞能在何种程度上将周围的细胞锁定在干细胞样状态及靶向清除衰老细胞能否影响组织再生都将变得明确。在未来的研究中,科学界有可能建立起对抗衰老的一整套疗法。这套疗法将包括衰老细胞的示踪定位,抗衰老药物的筛选,基于不同疾病、不同信号转导途径设计特异性抗衰老策略等。毫无疑问,未来将会出现更令人兴奋的研究成果。

(吕伟强)

参考文献

[1] VAN DEURSEN J M. Senolytic therapies for healthy longevity[J]. Science,2019,364(6441):636-637.

[2] PARTRIDGE L,FUENTEALBA M,KENNEDY B K. The quest to slow ageing through drug discovery[J]. Nat Rev Drug Discov,2020,19(8):513-532.

[3] HE S,SHARPLESS N E. Senescence in Health and Disease[J]. Cell,2017,169(6):1000-1011.

[4] 黄秀姬,吴木潮. 二甲双胍抗炎、抗癌和抗衰老作用及其机制的研究进展[J]. 国际医药卫生导报,2018,24(22):3370-3373.

[5] 童晶晶. 阿卡波糖和1-脱氧野尻霉素延缓小鼠脑衰老相关行为改变实验研究[D]. 合肥:安徽医科大学,2015.

[6] 王洁,刘琳,宋关斌. NAD$^+$ 与细胞衰老[J]. 中国细胞生物学学报,2020,42(01):130-135.

[7] HUISMAN M,KLOKGIETERS S S,BEEKMAN A T F. Successful ageing, depression and resilience research: a call for a priori approaches to investigations of resilience[J]. Epidemiol Psychiatr Sci,2017,26(6):574-578.

[8] NICCOLI T,PARTRIDGE L. Ageing as a risk factor for disease[J]. Curr Biol,2012,22(17):741-752.

[9] NICCOLI T,PARTRIDGE L,ISAACS A M. Ageing as a risk factor for ALS/FTD[J]. Hum Mol Genet,2017,26(R2):105-113.

[10] PARTRIDGE L,DEELEN J,SLAGBOOM P E. Facing up to the global challenges of ageing[J]. Nature,2018,561(7721):45-56.

[11] ROBERTS M N,WALLACE M A,TOMILOV A A,et al. A ketogenic diet extends longevity and healthspan in adult mice[J]. Cell Metab,2017,26(3):539-546.

[12] YOUSEFZADEH M J,ZHU Y,MCGOWAN S J,et al. Fisetin is a senotherapeutic that

extends health and lifespan[J]. EBioMedicine, 2018, 36: 18-28.

[13] DODIG S, ČEPELAK I, PAVIĆ I. Hallmarks of senescence and aging[J]. Biochem Med (Zagreb), 2019, 29(3): 030501.

[14] DE MAGALHÃES J P, STEVENS M, THORNTON D. The business of anti-aging science [J]. Trends Biotechnol, 2017, 35(11): 1062-1073.

[15] ARRIOLA APELO S I, LAMMING D W. Rapamycin: an inhibiTOR of aging emerges from the soil of easter island[J]. J Gerontol A Biol Sci Med Sci, 2016, 71(7): 841-849.

[16] I A A S, W L D. Rapamycin: an inhibiTOR of aging emerges from the soil of easter island[J]. The journals of gerontology Series A, Biological sciences and medical sciences, 2016, 71(7): 841-849.

[17] EVANS W J. Drug discovery and development for ageing: opportunities and challenges[J]. Philos Trans R Soc Lond B Biol Sci, 2011, 366(1561): 113-119.

[18] LAPLANTE M, SABATINI D M. mTOR signaling in growth control and disease[J]. Cell, 2012, 149(2): 274-293.

[19] LI J, KIM S G, BLENIS J. Rapamycin: one drug, many effects[J]. Cell Metab, 2014, 19 (3): 373-379.

[20] MEIJER A J, CODOGNO P. Signalling and autophagy regulation in health, aging and disease [J]. Mol Aspects Med, 2006, 27(5-6): 411-425.

[21] HARRISON D E, STRONG R, SHARP Z D, et al. Rapamycin fed late in life extends lifespan in genetically heterogeneous mice[J]. Nature, 2009, 460(7253): 392-395.

[22] KAEBERLEIN M, POWERS R W, 3RD, STEFFEN K K, et al. Regulation of yeast replicative life span by TOR and Sch9 in response to nutrients[J]. Science, 2005, 310(5751): 1193-1196.

[23] BITTO A, ITO T K, PINEDA V V, et al. Transient rapamycin treatment can increase lifespan and healthspan in middle-aged mice[J]. Elife, 2016, 5: e16351.

[24] GRABINER B C, NARDI V, BIRSOY K, et al. A diverse array of cancer-associated MTOR mutations are hyperactivating and can predict rapamycin sensitivity[J]. Cancer Discov, 2014, 4 (5): 554-563.

[25] KAPAHI P, ZID B M, HARPER T, et al. Regulation of lifespan in drosophila by modulation of genes in the TOR signaling pathway[J]. Curr Biol, 2004, 14(10): 885-890.

[26] BLAGOSKLONNY M V. Progeria, rapamycin and normal aging: recent breakthrough[J]. Aging (Albany NY), 2011, 3(7): 685-691.

[27] WILKINSON J E, BURMEISTER L, BROOKS S V, et al. Rapamycin slows aging in mice [J]. Aging Cell, 2012, 11(4): 675-682.

[28] REIFSNYDER P C, FLURKEY K, TE A, et al. Rapamycin treatment benefits glucose metabolism in mouse models of type 2 diabetes[J]. Aging (Albany NY), 2016, 8(11): 3120-3130.

[29] RICHARDSON A, GALVAN V, LIN A L, et al. How longevity research can lead to therapies for Alzheimer's disease: The rapamycin story[J]. Exp Gerontol, 2015, 68: 51-58.

[30] SARKAR S, KRISHNA G, IMARISIO S, et al. A rational mechanism for combination treatment of Huntington's disease using lithium and rapamycin[J]. Hum Mol Genet, 2008, 17 (2): 170-178.

[31] BOADA C, ZINGER A, TSAO C, et al. Rapamycin-loaded biomimetic nanoparticles reverse vascular inflammation[J]. Circ Res, 2020, 126(1): 25-37.

[32] KAEBERLEIN M, CREEVY K E, PROMISLOW D E. The dog aging project: translational geroscience in companion animals[J]. Mamm Genome, 2016, 27(7-8): 279-288.

[33] DAI D F, KARUNADHARMA P P, CHIAO Y A, et al. Altered proteome turnover and remodeling by short-term caloric restriction or rapamycin rejuvenate the aging heart[J]. Aging Cell, 2014, 13(3): 529-539.

[34] FLYNN J M, O'LEARY M N, ZAMBATARO C A, et al. Late-life rapamycin treatment reverses age-related heart dysfunction[J]. Aging Cell, 2013, 12(5): 851-862.

[35] URFER S R, KAEBERLEIN T L, MAILHEAU S, et al. A randomized controlled trial to establish effects of short-term rapamycin treatment in 24 middle-aged companion dogs[J]. Geroscience, 2017, 39(2): 117-127.

[36] BJEDOV I, TOIVONEN J M, KERR F, et al. Mechanisms of life span extension by rapamycin in the fruit fly Drosophila melanogaster[J]. Cell Metab, 2010, 11(1): 35-46.

[37] SELMAN C, TULLET J M, WIESER D, et al. Ribosomal protein S6 kinase 1 signaling regulates mammalian life span[J]. Science, 2009, 326(5949): 140-144.

[38] CHEN C, LIU Y, LIU Y, et al. mTOR regulation and therapeutic rejuvenation of aging hematopoietic stem cells[J]. Sci Signal, 2009, 2(98): 75.

[39] SCHREIBER K H, ARRIOLA APELO S I, YU D, et al. A novel rapamycin analog is highly selective for mTORC1 in vivo[J]. Nat Commun, 2019, 10(1): 3194.

[40] WARDEN B A, KAUFMAN T, MINNIER J, et al. Use of PCSK9 Inhibitors in solid organ transplantation recipients[J]. JACC Case Rep, 2020, 2(3): 396-399.

[41] DE OLIVEIRA M A, MARTINS E M F, WANG Q, et al. Clinical presentation and management of mTOR inhibitor-associated stomatitis[J]. Oral Oncol, 2011, 47(10): 998-1003.

[42] SCHREIBER K H, ORTIZ D, ACADEMIA E C, et al. Rapamycin-mediated mTORC2 inhibition is determined by the relative expression of FK506-binding proteins[J]. Aging Cell, 2015, 14(2): 265-273.

[43] AUGUSTINE J J, BODZIAK K A, HRICIK D E. Use of sirolimus in solid organ transplantation[J]. Drugs, 2007, 67(3): 369-391.

[44] GOODWIN K, VIBOUD C, SIMONSEN L. Antibody response to influenza vaccination in the elderly: a quantitative review[J]. Vaccine, 2006, 24(8): 1159-1169.

[45] MURPHY S L, XU J, KOCHANEK K D. Deaths: final data for 2010[J]. Natl Vital Stat Rep, 2013, 61(4): 1-117.

[46] MANNICK J B, DEL GIUDICE G, LATTANZI M, et al. mTOR inhibition improves immune function in the elderly[J]. Sci Transl Med, 2014, 6(268): 268.

[47] DOCHERTY M H, O'SULLIVAN E D, BONVENTRE J V, et al. Cellular senescence in the kidney[J]. J Am Soc Nephrol, 2019, 30(5): 726-736.

[48] PALMER A K, GUSTAFSON B, KIRKLAND J L, et al. Cellular senescence: at the nexus between ageing and diabetes[J]. Diabetologia, 2019, 62(10): 1835-1841.

[49] CALCINOTTO A, KOHLI J, ZAGATO E, et al. Cellular senescence: aging, cancer, and injury[J]. Physiol Rev, 2019, 99(2): 1047-1078.

[50] SELVARANI R, MOHAMMED S, RICHARDSON A. Effect of rapamycin on aging and

age-related diseases-past and future[J]. Geroscience, 2021, 43(3): 1135-1158.

[51] DEMARIA M, O'LEARY M N, CHANG J, et al. Cellular senescence promotes adverse effects of chemotherapy and cancer relapse[J]. Cancer Discov, 2017, 7(2): 165-176.

[52] YANAI H, FRAIFELD V E. The role of cellular senescence in aging through the prism of Koch-like criteria[J]. Ageing Res Rev, 2018, 41: 18-33.

[53] CHILDS B G, GLUSCEVIC M, BAKER D J, et al. Senescent cells: an emerging target for diseases of ageing[J]. Nat Rev Drug Discov, 2017, 16(10): 718-735.

[54] FARR J N, XU M, WEIVODA M M, et al. Targeting cellular senescence prevents age-related bone loss in mice[J]. Nat Med, 2017, 23(9): 1072-1079.

[55] VAN DEURSEN J M. The role of senescent cells in ageing[J]. Nature, 2014, 509(7501): 439-446.

[56] AL-NAGGAR I M A, KUCHEL G A, XU M. Senolytics: targeting senescent cells for age-associated diseases[J]. Curr Mol Biol Rep, 2020, 6(4): 161-172.

[57] SCHAFER M J, WHITE T A, IIJIMA K, et al. Cellular senescence mediates fibrotic pulmonary disease[J]. Nat Commun, 2017, 8: 14532.

[58] KANG C. Senolytics and Senostatics: A two-pronged approach to target cellular senescence for delaying aging and age-related diseases[J]. Mol Cells, 2019, 42(12): 821-827.

[59] SHIMIZU I, MINAMINO T. Cellular senescence in cardiac diseases[J]. J Cardiol, 2019, 74(4): 313-319.

[60] 苏路路, 管博文, 樊飞跃, 等. 衰老细胞清除剂研究进展[J]. 中国药理学通报, 2019, 35(10): 1333-1337.

[61] 马兴杰, 欧金磊, 王垚. 细胞衰老与抗衰老药物senolytics的研究进展[J]. 中国细胞生物学学报, 2020, 42(10): 1901-1908.

[62] BAKER D J, WIJSHAKE T, TCHKONIA T, et al. Clearance of p16Ink4a-positive senescent cells delays ageing-associated disorders[J]. Nature, 2011, 479(7372): 232-236.

[63] BAKER D J, CHILDS B G, DURIK M, et al. Naturally occurring p16(Ink4a)-positive cells shorten healthy lifespan[J]. Nature, 2016, 530(7589): 184-189.

[64] COPPÉ J P, PATIL C K, RODIER F, et al. Senescence-associated secretory phenotypes reveal cell-nonautonomous functions of oncogenic RAS and the p53 tumor suppressor[J]. PLoS Biol, 2008, 6(12): 2853-2868.

[65] ZHU Y, TCHKONIA T, PIRTSKHALAVA T, et al. The Achilles' heel of senescent cells: from transcriptome to senolytic drugs[J]. Aging Cell, 2015, 14(4): 644-658.

[66] XU M, PIRTSKHALAVA T, FARR J N, et al. Senolytics improve physical function and increase lifespan in old age[J]. Nat Med, 2018, 24(8): 1246-1256.

[67] BAAR M P, BRANDT R M C, PUTAVET D A, et al. Targeted apoptosis of senescent cells restores tissue homeostasis in response to chemotoxicity and aging[J]. Cell, 2017, 169(1): 132-147.

[68] FUHRMANN-STROISSNIGG H, LING Y Y, ZHAO J, et al. Identification of HSP90 inhibitors as a novel class of senolytics[J]. Nat Commun, 2017, 8(1): 422.

[69] FUHRMANN-STROISSNIGG H, NIEDERNHOFER L J, ROBBINS P D. Hsp90 inhibitors as senolytic drugs to extend healthy aging[J]. Cell Cycle, 2018, 17(9): 1048-1055.

[70] KASHYAP D, GARG V K, TULI H S, et al. Fisetin and quercetin: promising flavonoids

with chemopreventive potential[J]. Biomolecules, 2019, 9(5): 174.

[71] MIN K J, NAM J O, KWON T K. Fisetin induces apoptosis through p53 - mediated up - regulation of DR5 expression in human renal carcinoma caki cells[J]. Molecules, 2017, 22(8): 1285.

[72] GUERRERO A, HERRANZ N, SUN B, et al. Cardiac glycosides are broad-spectrum senolytics[J]. Nat Metab, 2019, 1(11): 1074 - 1088.

[73] SINGH S, GARG G, SINGH A K, et al. Fisetin, a potential caloric restriction mimetic, attenuates senescence biomarkers in rat erythrocytes[J]. Biochem Cell Biol, 2019, 97(4): 480 - 487.

[74] KIRKLAND J L, TCHKONIA T. Cellular senescence: a translational perspective[J]. EBioMedicine, 2017, 21: 21 - 28.

[75] JUSTICE J N, NAMBIAR A M, TCHKONIA T, et al. Senolytics in idiopathic pulmonary fibrosis: Results from a first-in-human, open-label, pilot study[J]. EBioMedicine, 2019, 40: 554 - 563.

[76] KULKARNI A S, GUBBI S, BARZILAI N. Benefits of metformin in attenuating the hallmarks of aging[J]. Cell Metab, 2020, 32(1): 15 - 30.

[77] SHARMA M, NAZARETH I, PETERSEN I. Trends in incidence, prevalence and prescribing in type 2 diabetes mellitus between 2000 and 2013 in primary care: a retrospective cohort study[J]. BMJ Open, 2016, 6(1): e010210.

[78] MARSHALL S M. 60 years of metformin use: a glance at the past and a look to the future[J]. Diabetologia, 2017, 60(9): 1561 - 1565.

[79] WU H, ESTEVE E, TREMAROLI V, et al. Metformin alters the gut microbiome of individuals with treatment-naive type 2 diabetes, contributing to the therapeutic effects of the drug[J]. Nat Med, 2017, 23(7): 850 - 858.

[80] NATHAN D M, BUSE J B, DAVIDSON M B, et al. Medical management of hyperglycemia in type 2 diabetes: a consensus algorithm for the initiation and adjustment of therapy: a consensus statement of the American Diabetes Association and the European Association for the Study of Diabetes[J]. Diabetes Care, 2009, 32(1): 193 - 203.

[81] CABREIRO F, AU C, LEUNG K Y, et al. Metformin retards aging in C. elegans by altering microbial folate and methionine metabolism[J]. Cell, 2013, 153(1): 228 - 239.

[82] ONKEN B, DRISCOLL M. Metformin induces a dietary restriction-like state and the oxidative stress response to extend C. elegans Healthspan via AMPK, LKB1, and SKN - 1[J]. PLoS ONE, 2010, 5(1): e8758.

[83] RENA G, HARDIE D G, PEARSON E R. The mechanisms of action of metformin[J]. Diabetologia, 2017, 60(9): 1577 - 1585.

[84] STRONG R, MILLER R A, ANTEBI A, et al. Longer lifespan in male mice treated with a weakly estrogenic agonist, an antioxidant, an α - glucosidase inhibitor or a Nrf2 - inducer[J]. Aging Cell, 2016, 15(5): 872 - 884.

[85] SLACK C, FOLEY A, PARTRIDGE L. Activation of AMPK by the putative dietary restriction mimetic metformin is insufficient to extend lifespan in Drosophila[J]. PLoS ONE, 2012, 7(10): e47699.

[86] STEIN B D, CALZOLARI D, HELLBERG K, et al. Quantitative in vivo proteomics of metformin response in liver reveals AMPK-dependent and - independent signaling networks[J]. Cell Rep, 2019, 29(10): 3331 - 3348.

[87] FORSLUND K, HILDEBRAND F, NIELSEN T, et al. Corrigendum: disentangling type 2 diabetes and metformin treatment signatures in the human gut microbiota[J]. Nature, 2017, 545(7652): 116.

[88] SHIN N R, LEE J C, LEE H Y, et al. An increase in the Akkermansia spp. population induced by metformin treatment improves glucose homeostasis in diet-induced obese mice[J]. Gut, 2014, 63(5): 727-735.

[89] ZHANG X, ZHAO Y, XU J, et al. Modulation of gut microbiota by berberine and metformin during the treatment of high-fat diet-induced obesity in rats[J]. Sci Rep, 2015, 5: 14405.

[90] CHECK HAYDEN E. Anti-ageing pill pushed as bona fide drug[J]. Nature, 2015, 522(7556): 265-266.

[91] ZHOU Z Y, REN L W, ZHAN P, et al. Metformin exerts glucose-lowering action in high-fat fed mice via attenuating endotoxemia and enhancing insulin signaling[J]. Acta Pharmacol Sin, 2016, 37(8): 1063-1075.

[92] JUSTICE J N, NIEDERNHOFER L, ROBBINS P D, et al. Development of clinical trials to extend healthy lifespan[J]. Cardiovasc Endocrinol Metab, 2018, 7(4): 80-83.

[93] BARZILAI N, CRANDALL J P, KRITCHEVSKY S B, et al. Metformin as a tool to target aging[J]. Cell Metab, 2016, 23(6): 1060-1065.

[94] KULKARNI A S, BRUTSAERT E F, ANGHEL V, et al. Metformin regulates metabolic and nonmetabolic pathways in skeletal muscle and subcutaneous adipose tissues of older adults[J]. Aging Cell, 2018, 17(2): e12723.

[95] KONOPKA A R, LAURIN J L, SCHOENBERG H M, et al. Metformin inhibits mitochondrial adaptations to aerobic exercise training in older adults[J]. Aging Cell, 2019, 18(1): e12880.

[96] YAMAMOTO M, OTSUKI M. Effect of inhibition of alpha-glucosidase on age-related glucose intolerance and pancreatic atrophy in rats[J]. Metabolism, 2006, 55(4): 533-540.

[97] SADAGURSKI M, CADY G, MILLER R A. Anti-aging drugs reduce hypothalamic inflammation in a sex-specific manner[J]. Aging Cell, 2017, 16(4): 652-660.

[98] KULKARNI A S, BRUTSAERT E F, ANGHEL V, et al. Metformin regulates metabolic and nonmetabolic pathways in skeletal muscle and subcutaneous adipose tissues of older adults[J]. Aging Cell, 2018, 17(2): e12723.

[99] BARZILAI N, CRANDALL J P, KRITCHEVSKY S B, et al. Metformin as a tool to target aging[J]. Cell Metab, 2016, 23(6): 1060-1065.

[100] HARRISON D E, STRONG R, ALLISON D B, et al. Acarbose, 17-α-estradiol, and nordihydroguaiaretic acid extend mouse lifespan preferentially in males[J]. Aging Cell, 2014, 13(2): 273-282.

[101] ROSAK C, MERTES G. Critical evaluation of the role of acarbose in the treatment of diabetes: patient considerations[J]. Diabetes Metab Syndr Obes, 2012, 5: 357-367.

[102] GARRATT M, BOWER B, GARCIA G G, et al. Sex differences in lifespan extension with acarbose and 17-α estradiol: gonadal hormones underlie male-specific improvements in glucose tolerance and mTORC2 signaling[J]. Aging Cell, 2017, 16(6): 1256-1266.

[103] HARRISON D E, STRONG R, ALAVEZ S, et al. Acarbose improves health and lifespan in aging HET3 mice[J]. Aging Cell, 2019, 18(2): e12898.

[104] WAHL D, CAVALIER A N, SMITH M, et al. Healthy aging interventions reduce repetitive

element transcripts[J]. J Gerontol A Biol Sci Med Sci, 2021, 76(5): 805-810.

[105] FERNANDEZ E, ROSS C, LIANG H, et al. Evaluation of the pharmacokinetics of metformin and acarbose in the common marmoset[J]. Pathobiol Aging Age Relat Dis, 2019, 9(1): 1657756.

[106] EISENBERG T, ABDELLATIF M, SCHROEDER S, et al. Cardioprotection and lifespan extension by the natural polyamine spermidine[J]. Nat Med, 2016, 22(12): 1428-1438.

[107] TAIN L S, JAIN C, NESPITAL T, et al. Longevity in response to lowered insulin signaling requires glycine N-methyltransferase-dependent spermidine production[J]. Aging Cell, 2020, 19(1): e13043.

[108] WANG J, LI S, WANG J, et al. Spermidine alleviates cardiac aging by improving mitochondrial biogenesis and function[J]. Aging (Albany NY), 2020, 12(1): 650-671.

[109] ZHANG H, ALSALEH G, FELTHAM J, et al. Polyamines control eIF5A hypusination, TFEB translation, and autophagy to reverse B cell senescence[J]. Mol Cell, 2019, 76(1): 110-125.

[110] NORO T, NAMEKATA K, KIMURA A, et al. Spermidine promotes retinal ganglion cell survival and optic nerve regeneration in adult mice following optic nerve injury[J]. Cell Death Dis, 2015, 6(4): e1720.

[111] MAGLIONE M, KOCHLAMAZASHVILI G, EISENBERG T, et al. Spermidine protects from age-related synaptic alterations at hippocampal mossy fiber-CA3 synapses[J]. Sci Rep, 2019, 9(1): 19616.

[112] MADEO F, EISENBERG T, PIETROCOLA F, et al. Spermidine in health and disease[J]. Science, 2018, 359(6374): eaan2788.

[113] GHOSH I, SANKHE R, MUDGAL J, et al. Spermidine, an autophagy inducer, as a therapeutic strategy in neurological disorders[J]. Neuropeptides, 2020, 83: 102083.

[114] BELENKY P, RACETTE F G, BOGAN K L, et al. Nicotinamide riboside promotes Sir2 silencing and extends lifespan via Nrk and Urh1/Pnp1/Meu1 pathways to NAD^+ [J]. Cell, 2007, 129(3): 473-484.

[115] MOUCHIROUD L, HOUTKOOPER R H, MOULLAN N, et al. The NAD^+/Sirtuin Pathway Modulates Longevity through Activation of Mitochondrial UPR and FOXO Signaling [J]. Cell, 2013, 154(2): 430-441.

[116] ZHANG H, RYU D, WU Y, et al. NAD^+ repletion improves mitochondrial and stem cell function and enhances life span in mice[J]. Science, 2016, 352(6292): 1436-1443.

[117] RAMSEY K M, MILLS K F, SATOH A, et al. Age-associated loss of SIRT1-mediated enhancement of glucose-stimulated insulin secretion in beta cell-specific SIRT1-overexpressing (BESTO) mice[J]. Aging Cell, 2008, 7(1): 78-88.

[118] ZHU X H, LU M, LEE B Y, et al. In vivo NAD assay reveals the intracellular NAD contents and redox state in healthy human brain and their age dependences[J]. Proc Natl Acad Sci USA, 2015, 112(9): 2876-2881.

[119] TRAMMELL S A, SCHMIDT M S, WEIDEMANN B J, et al. Nicotinamide riboside is uniquely and orally bioavailable in mice and humans[J]. Nat Commun, 2016, 7: 12948.

[120] AIRHART S E, SHIREMAN L M, RISLER L J, et al. An open-label, non-randomized study of the pharmacokinetics of the nutritional supplement nicotinamide riboside (NR) and its

effects on blood NAD⁺ levels in healthy volunteers[J]. PLoS ONE, 2017, 12(12): e0186459.

[121] DELLINGER R W, SANTOS S R, MORRIS M, et al. Erratum: author correction: repeat dose NRPT (nicotinamide riboside and pterostilbene) increases NAD⁺ levels in humans safely and sustainably: a randomized, double-blind, placebo-controlled study[J]. NPJ Aging Mech Dis, 2018, 4: 8.

[122] CONZE D B, CRESPO-BARRETO J, KRUGER C L. Safety assessment of nicotinamide riboside, a form of vitamin B(3)[J]. Hum Exp Toxicol, 2016, 35(11): 1149-1160.

[123] ELHASSAN Y S, KLUCKOVA K, FLETCHER R S, et al. Nicotinamide riboside augments the aged human skeletal muscle NAD⁺ metabolome and induces transcriptomic and anti-inflammatory signatures[J]. Cell Rep, 2019, 28(7): 1717-1728.

[124] MARTINSSON L, WEI Y, XU D, et al. Long-term lithium treatment in bipolar disorder is associated with longer leukocyte telomeres[J]. Transl Psychiatry, 2013, 3(5): e261.

[125] SCHULLEHNER J, PAKSARIAN D, HANSEN B, et al. Lithium in drinking water associated with adverse mental health effects[J]. Schizophr Res, 2019, 210: 313-315.

[126] FORLENZA O V, DE-PAULA V J, DINIZ B S. Neuroprotective effects of lithium: implications for the treatment of Alzheimer's disease and related neurodegenerative disorders[J]. ACS Chem Neurosci, 2014, 5(6): 443-450.

[127] QUIROZ J A, MACHADO-VIEIRA R, ZARATE C A, et al. Novel insights into lithium's mechanism of action: neurotrophic and neuroprotective effects[J]. Neuropsychobiology, 2010, 62(1): 50-60.

[128] BRUNT K R, ZHANG Y, MIHIC A, et al. Role of WNT/β-catenin signaling in rejuvenating myogenic differentiation of aged mesenchymal stem cells from cardiac patients[J]. Am J Pathol, 2012, 181(6): 2067-2078.

[129] ZHANG X, HENG X, LI T, et al. Long-term treatment with lithium alleviates memory deficits and reduces amyloid-β production in an aged Alzheimer's disease transgenic mouse model[J]. J Alzheimers Dis, 2011, 24(4): 739-749.

[130] CHIU C T, CHUANG D M. Molecular actions and therapeutic potential of lithium in preclinical and clinical studies of CNS disorders[J]. Pharmacol Ther, 2010, 128(2): 281-304.

[131] FARINA F, LAMBERT E, COMMEAU L, et al. The stress response factor daf-16/FOXO is required for multiple compound families to prolong the function of neurons with Huntington's disease[J]. Sci Rep, 2017, 7(1): 4014.

[132] CASTILLO-QUAN J I, LI L, KINGHORN K J, et al. Lithium promotes longevity through GSK3/NRF2-dependent hormesis[J]. Cell Rep, 2016, 15(3): 638-650.

[133] RENNA M, JIMENEZ-SANCHEZ M, SARKAR S, et al. Chemical inducers of autophagy that enhance the clearance of mutant proteins in neurodegenerative diseases[J]. J Biol Chem, 2010, 285(15): 11061-11067.

[134] STRONG R, MILLER R A, ASTLE C M, et al. Nordihydroguaiaretic acid and aspirin increase lifespan of genetically heterogeneous male mice[J]. Aging Cell, 2008, 7(5): 641-650.

[135] WAN Q L, ZHENG S Q, WU G S, et al. Aspirin extends the lifespan of caenorhabditis elegans via AMPK and DAF-16/FOXO in dietary restriction pathway[J]. Exp Gerontol, 2013, 48(5): 499-506.

[136] HAWLEY S A, FULLERTON M D, ROSS F A, et al. The ancient drug salicylate directly activates AMP-activated protein kinase[J]. Science, 2012, 336(6083): 918-922.

[137] YIN M J, YAMAMOTO Y, GAYNOR R B. The anti-inflammatory agents aspirin and salicylate inhibit the activity of I(kappa)B kinase-beta[J]. Nature, 1998, 396(6706): 77-80.

[138] BOS C L, KODACH L L, VAN DEN BRINK G R, et al. Effect of aspirin on the Wnt/beta-catenin pathway is mediated via protein phosphatase 2A[J]. Oncogene, 2006, 25(49): 6447-6456.

[139] HE C, TSUCHIYAMA S K, NGUYEN Q T, et al. Enhanced longevity by ibuprofen, conserved in multiple species, occurs in yeast through inhibition of tryptophan import[J]. PLoS Genet, 2014, 10(12): e1004860.

[140] CHING T T, CHIANG W C, CHEN C S, et al. Celecoxib extends C. elegans lifespan via inhibition of insulin-like signaling but not cyclooxygenase-2 activity[J]. Aging Cell, 2011, 10(3): 506-519.

[141] CAO Y, NISHIHARA R, WU K, et al. Population-wide impact of long-term use of aspirin and the risk for cancer[J]. JAMA Oncol, 2016, 2(6): 762-769.

[142] SUN D, LIU H, DAI X, et al. Aspirin disrupts the mTOR-Raptor complex and potentiates the anti-cancer activities of sorafenib via mTORC1 inhibition[J]. Cancer Lett, 2017, 406: 105-115.

[143] PM R, M W, CE E, et al. 长期服用阿司匹林对结直肠癌发病率和死亡率的影响：5 个随机临床试验的 20 年随访结果[J]. 消化肿瘤杂志(电子版), 2010, 2(3): 180.

[144] PALLIKADAVATH S, ASHTON L, BRUNSKILL N J, et al. Aspirin for the primary prevention of cardiovascular disease in individuals with chronic kidney disease: a systematic review and meta-analysis[J]. Eur J Prev Cardiol, 2022, 28(17): 1953-1960.

[145] ROTHWELL P M, WILSON M, PRICE J F, et al. Effect of daily aspirin on risk of cancer metastasis: a study of incident cancers during randomised controlled trials[J]. Lancet, 2012, 379(9826): 1591-1601.

[146] VLAD S C, MILLER D R, KOWALL N W, et al. Protective effects of NSAIDs on the development of Alzheimer disease[J]. Neurology, 2008, 70(19): 1672-1677.

[147] ETMINAN M, GILL S, SAMⅡ A, et al. 非甾体类抗炎药对阿尔茨海默病患病风险的影响：观察性研究的系统性综述及汇总分析[J]. 英国医学杂志(中文版), 2004, (2): 127.

[148] MCNEIL J J, WOLFE R, WOODS R L, et al. Effect of aspirin on cardiovascular events and bleeding in the healthy elderly[J]. N Engl J Med, 2018, 379(16): 1509-1518.

[149] BOWMAN L, MAFHAM M, WALLENDSZUS K, et al. Effects of aspirin for primary prevention in persons with diabetes mellitus[J]. N Engl J Med, 2018, 379(16): 1529-1539.

[150] MCNEIL J J, NELSON M R, WOODS R L, et al. Effect of aspirin on all-cause mortality in the healthy elderly[J]. N Engl J Med, 2018, 379(16): 1519-1528.

[151] LANDER E S. Initial impact of the sequencing of the human genome[J]. Nature, 2011, 470(7333): 187-197.

[152] WATERSTON R H, LINDBLAD-TOH K, BIRNEY E, et al. Initial sequencing and comparative analysis of the mouse genome[J]. Nature, 2002, 420(6915): 520-562.

[153] MOSTOSLAVSKY R, CHUA K F, LOMBARD D B, et al. Genomic instability and aging-like phenotype in the absence of mammalian SIRT6[J]. Cell, 2006, 124(2): 315-329.

[154] VAN METER M, KASHYAP M, REZAZADEH S, et al. SIRT6 represses LINE1 retrotransposons by ribosylating KAP1 but this repression fails with stress and age[J]. Nat

Commun, 2014, 5: 5011.

[155] SIMON M, VAN METER M, ABLAEVA J, et al. LINE1 derepression in aged wild-type and SIRT6 - deficient mice drives inflammation[J]. Cell Metab, 2019, 29(4): 871-885.

[156] DE CECCO M, ITO T, PETRASHEN A P, et al. Author correction: L1 drives IFN in senescent cells and promotes age-associated inflammation[J]. Nature, 2019, 572(7767): E5.

[157] MARGOLIS A M, HEVERLING H, PHAM P A, et al. A review of the toxicity of HIV medications[J]. J Med Toxicol, 2014, 10(1): 26-39.

[158] FRANCESCHI C, GARAGNANI P, PARINI P, et al. Inflammaging: a new immune-metabolic viewpoint for age-related diseases[J]. Nat Rev Endocrinol, 2018, 14(10): 576-590.

[159] HOTAMISLIGIL G S. Inflammation, metaflammation and immunometabolic disorders[J]. Nature, 2017, 542(7640): 177-185.

[160] RUCKH J M, ZHAO J W, SHADRACH J L, et al. Rejuvenation of regeneration in the aging central nervous system[J]. Cell Stem Cell, 2012, 10(1): 96-103.

[161] CONBOY I M, CONBOY M J, WAGERS A J, et al. Rejuvenation of aged progenitor cells by exposure to a young systemic environment[J]. Nature, 2005, 433(7027): 760-764.

[162] VILLEDA S A, LUO J, MOSHER K I, et al. The ageing systemic milieu negatively regulates neurogenesis and cognitive function[J]. Nature, 2011, 477(7362): 90-94.

[163] BRACK A S, CONBOY M J, ROY S, et al. Increased Wnt signaling during aging alters muscle stem cell fate and increases fibrosis[J]. Science, 2007, 317(5839): 807-810.

[164] BAHT G S, SILKSTONE D, VI L, et al. Erratum: exposure to a youthful circulation rejuvenates bone repair through modulation of β - catenin[J]. Nat Commun, 2015, 6: 7761.

[165] HUANG Q, NING Y, LIU D, et al. A young blood environment decreases aging of senile mice kidneys[J]. J Gerontol A Biol Sci Med Sci, 2018, 73(4): 421-428.

[166] CASTELLANO J M, MOSHER K I, ABBEY R J, et al. Human umbilical cord plasma proteins revitalize hippocampal function in aged mice[J]. Nature, 2017, 544(7651): 488-492.

[167] VILLEDA S A, PLAMBECK K E, MIDDELDORP J, et al. Young blood reverses age-related impairments in cognitive function and synaptic plasticity in mice[J]. Nat Med, 2014, 20(6): 659-663.

[168] GONTIER G, IYER M, SHEA J M, et al. Tet2 rescues age-related regenerative decline and enhances cognitive function in the adult mouse brain[J]. Cell Rep, 2018, 22(8): 1974-1981.

[169] LOFFREDO F S, STEINHAUSER M L, JAY S M, et al. Growth differentiation factor 11 is a circulating factor that reverses age - related cardiac hypertrophy[J]. Cell, 2013, 153(4): 828-839.

[170] KATSIMPARDI L, LITTERMAN N K, SCHEIN P A, et al. Vascular and neurogenic rejuvenation of the aging mouse brain by young systemic factors[J]. Science, 2014, 344(6184): 630-634.

[171] C H A, M P J, GUIZHEN L, et al. Lack of evidence for GDF11 as a rejuvenator of aged skeletal muscle satellite cells[J]. Aging Cell, 2016, 15(3):

[172] YOUSEF H, CZUPALLA C J, LEE D, et al. Aged blood impairs hippocampal neural precursor activity and activates microglia via brain endothelial cell VCAM1[J]. Nat Med, 2019, 25(6): 988-1000.

[173] MIDDELDORP J, LEHALLIER B, VILLEDA S A, et al. Preclinical assessment of young

blood plasma for alzheimer disease[J]. JAMA Neurol, 2016, 73(11): 1325 – 1333.

[174] SHA S J, DEUTSCH G K, TIAN L, et al. Safety, tolerability, and feasibility of young plasma infusion in the plasma for alzheimer symptom amelioration study: a randomized clinical trial[J]. JAMA Neurol, 2019, 76(1): 35 – 40.

[175] CLARK R I, SALAZAR A, YAMADA R, et al. Distinct shifts in microbiota composition during drosophila aging impair intestinal function and drive mortality[J]. Cell Rep, 2015, 12 (10): 1656 – 1667.

[176] LANGILLE M G, MEEHAN C J, KOENIG J E, et al. Microbial shifts in the aging mouse gut[J]. Microbiome, 2014, 2(1): 50.

[177] KE S, MITCHELL S J, MACARTHUR M R, et al. Gut microbiota predicts healthy late-life aging in male mice[J]. Nutrients, 2021, 13(9): 3290.

[178] 李娜丽, 闫俊卿, 魏锦, 等. 肠道菌群与衰老相关疾病关系的研究进展[J]. 中国全科医学, 2019, 22(27): 3298 – 3301.

[179] 兰兴成, 杨擎, 陈锡俊, 等. 肠道菌群与衰老相关疾病研究进展[J]. 吉林中医药, 2020, 40 (03): 410 – 413.

[180] 刘爱玲, 吕红, 钱家鸣. 衰老及衰老相关疾病与肠道菌群的关系研究进展[J]. 现代消化及介入诊疗, 2019, 24(04): 329 – 333, 337.

[181] 周佳雯, 靳建亮. 衰老机制及其干预研究进展[J]. 医学研究生学报, 2021, 34(05): 524 – 529.

[182] 孙扬, 韩辉. 肠道菌群与衰老相关疾病[J]. 国际老年医学杂志, 2020, 41(06): 413 – 416.

[183] NI Y, YANG X, ZHENG L, et al. Lactobacillus and bifidobacterium improves physiological function and cognitive ability in aged mice by the regulation of gut microbiota[J]. Mol Nutr Food Res, 2019, 63(22): e1900603.

[184] FANTINI M C, ONALI S, GASBARRINI A, et al. Immune system and gut microbiota senescence in elderly IBD patients[J]. Minerva Gastroenterol (Torino), 2021, 70(1): 59 – 67.

[185] 周峰, 李佳琪, 周玉枝, 等. 肠道微生物与衰老[J]. 中国药学杂志, 2019, 54(10): 761 – 765.

[186] OUWEHAND A C, BERGSMA N, PARHIALA R, et al. Bifidobacterium microbiota and parameters of immune function in elderly subjects[J]. FEMS Immunol Med Microbiol, 2008, 53(1): 18 – 25.

[187] KIM S, JAZWINSKI S M. The gut microbiota and healthy aging: a mini-review[J]. Gerontology, 2018, 64(6): 513 – 520.

[188] THEVARANJAN N, PUCHTA A, SCHULZ C, et al. Age-associated microbial dysbiosis promotes intestinal permeability, systemic inflammation, and macrophage dysfunction[J]. Cell Host Microbe, 2018, 23(4): 570.

[189] DALIRFARDOUEI R, KARIMI G, JAMIALAHMADI K. Molecular mechanisms and biomedical applications of glucosamine as a potential multifunctional therapeutic agent[J]. Life Sci, 2016, 152: 21 – 29.

[190] YANG W, HEKIMI S. A mitochondrial superoxide signal triggers increased longevity in Caenorhabditis elegans[J]. PLoS Biol, 2010, 8(12): e1000556.

[191] HWANG A B, RYU E A, ARTAN M, et al. Feedback regulation via AMPK and HIF – 1 mediates ROS-dependent longevity in Caenorhabditis elegans[J]. Proc Natl Acad Sci USA, 2014, 111(42): 4458 – 4467.

[192] WANG W, WU Z, DAI Z, et al. Glycine metabolism in animals and humans: implications

[193] STOUT M B, STEYN F J, JURCZAK M J, et al. 17α-estradiol alleviates age-related metabolic and inflammatory dysfunction in male mice without inducing feminization[J]. J Gerontol A Biol Sci Med Sci, 2017, 72(1): 3-15.

[194] GREEN P S, BISHOP J, SIMPKINS J W. 17 alpha-estradiol exerts neuroprotective effects on SK-N-SH cells[J]. J Neurosci, 1997, 17(2): 511-515.

[195] GREEN P S, GRIDLEY K E, SIMPKINS J W. Estradiol protects against beta-amyloid (25-35)-induced toxicity in SK-N-SH human neuroblastoma cells[J]. Neurosci Lett, 1996, 218(3): 165-168.

[196] CORDEY M, GUNDIMEDA U, GOPALAKRISHNA R, et al. The synthetic estrogen 4-estren-3 alpha, 17 beta-diol (estren) induces estrogen-like neuroprotection[J]. Neurobiol Dis, 2005, 19(1-2): 331-339.

[197] MYRIAM C, USHA G, RAYUDU G, et al. The synthetic estrogen 4-estren-3 alpha, 17 beta-diol (estren) induces estrogen-like neuroprotection[J]. Neurobiology of disease, 2005, 19(1-2): 331-339.

[198] GÉLINAS S, BUREAU G, VALASTRO B, et al. Alpha and beta estradiol protect neuronal but not native PC12 cells from paraquat-induced oxidative stress[J]. Neurotox Res, 2004, 6(2): 141-148.

[199] 赵保路. 氧自由基和天然抗氧化剂[M]. 北京: 科学出版社, 1999.

[200] MANABE E, HANDA O, NAITO Y, et al. Astaxanthin protects mesangial cells from hyperglycemia-induced oxidative signaling[J]. J Cell Biochem, 2008, 103(6): 1925-1937.

[201] YAZAKI K, YOSHIKOSHI C, OSHIRO S, et al. Supplemental cellular protection by a carotenoid extends lifespan via Ins/IGF-1 signaling in Caenorhabditis elegans[J]. Oxid Med Cell Longev, 2011, 2011: 596240.

第 10 章

生物学衰老的研究设计与方法

衰老作为人类必经的生理过程(图 10-1),其发生、发展的机制一直是生命科学的热门研究领域,因此,针对生物学衰老的研究技术也在过去的几十年间得到了迅速发展。在种类繁多的研究方法中,许多研究人员不会将他们的研究限定于一种技术,而是将其中一些方法组合起来使用。只有在现存研究手段上不断进行创新设计,才能推动生物学衰老研究的持续高速进展。本章简要介绍了生物学衰老的分子检测、细胞衰老的诱导与干预方法、个体衰老与寿命研究的动物模型、组学技术在衰老研究中的应用及群体衰老的研究方法,旨在为研究生物学衰老提供一些最为常用的工具和方法,以利于探究生物学衰老的机制及诸多衰老相关的生理过程。

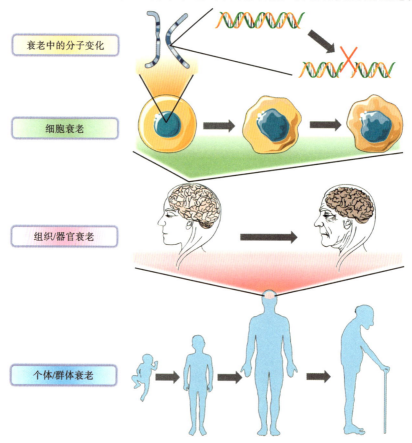

图 10-1　不同层面的衰老现象及其关联

10.1 生物学衰老的分子检测

如何通过衰老相关的分子变化来检测衰老进程，一直是现代生命科学中备受关注的研究领域。早期时，人们曾试图通过对衰老时细胞 DNA 复制能力的检测或衰老时差异表达的基因来识别生物学衰老，但针对这些特征的检测特异性差，而且冗长耗时。例如，DNA 复制检测无法区分衰老细胞与静止期细胞或终末分化细胞；而静止期和终末分化细胞也表现出与细胞老化时相似的增殖相关基因功能的下调及生长抑制基因水平的上调。随着分子生物学的发展，更多生物学衰老的分子特征被逐渐发现，如 β-半乳糖苷酶表达量改变、DNMT 表达量改变和端粒长度缩短等[1]。本节将介绍目前生物学衰老研究领域的一些最为常用的分子检测手段，以利于我们从分子生物学及遗传学角度更加深入地理解生物学衰老在分子层面的过程与机制。

10.1.1 衰老相关 β-半乳糖苷酶检测

1961 年，Leonard Hayflick 提出，人的正常体细胞在一定次数的分裂后，或受潜在致癌损伤（如直接 DNA 损伤或特定癌基因表达）等的刺激后，将进入不可逆的生长停止状态，这一过程被称作细胞衰老[2]。然而，细胞复制的正常进行对于机体组织、器官的稳态和平衡具有重要意义，衰老细胞在器官组织中的积累会促进增龄相关的病理过程[3]，因此，清除体内衰老细胞可以显著延长寿命，并缓解衰老相关器官退行性变化[4]。此外，细胞衰老现在被看作是一种肿瘤抑制机制，使用药物诱导肿瘤细胞衰老有助于癌症的治疗[5]。因此，如何在实验研究中识别和鉴定衰老细胞就显得尤为重要[1]。

一些研究人员偶然发现，衰老细胞表达出的 β-半乳糖苷酶活性可以在 pH 值为 6.0 时用组织化学方法检测[6]。他们进一步发现，β-半乳糖苷酶只在衰老细胞中表达，而不在衰老前或静止期的成纤维细胞中表达，也不在终末分化的角质形成细胞中表达[6]。从不同年龄的供者身上取得皮肤样品后发现，真皮成纤维细胞和上皮角质形成细胞中的 β-半乳糖苷酶活性随供体年龄的增加而增强[6]。这些结果提示衰老相关 β-半乳糖苷酶活性升高（senescence-associated β-galactosidase，SA-β-gal）是细胞衰老的特征之一，可以用于鉴别实验室中培养的或体内的衰老细胞。一些后续的研究再次证实，SA-β-gal 可作为比较可靠的用于检测啮齿类和灵长类动物体内衰老细胞的生物标志物[7-8]。

然而，也有少量证据表明，在一些非衰老细胞中，如肾脏和颌下腺上皮细胞中，也具有较高的 β-半乳糖苷酶表达[9-10]。但可以确定的是，β-半乳糖苷酶与衰老表型紧密相关，而且它的活性在衰老组织中会升高，这与体内衰老细胞随年龄增长而积累的现象相一致，因此，其仍然是个较可靠的区别衰老细胞和正常增殖细胞的标志物。同时因其具有简单、易操作的特点，故已被广泛应用于细胞样本或组织样本中衰老细胞的检测和鉴别。

10.1.2 DNMT 检测

表观遗传学的变化在基因表达和功能的决定上具有重要作用，其中胞嘧啶 5 位的 DNA 甲基化被认为是哺乳动物基因组中最为普遍的修饰[11]。而胞嘧啶的甲基化模式对多种细胞进程具有调控作用，包括染色质结构[12]、发育[13]、癌变[14]和细胞衰老[15]。

DNMT 可以催化甲基从 SAM 到 CpG 二核苷酸中胞嘧啶 5 位的转移[16]。其中 DNMT1 是哺乳动物细胞中含量最丰富的甲基转移酶，其功能主要与维持新合成的 DNA 中已形成的甲基化模式相关[13]。甲基化模式在胚胎发育过程中已表现出其不可或缺性，例如在非洲蟾蜍胚胎发育早期，针对 DNMT1 的单克隆抗体会使胚胎中的细胞分裂停止，形态学分析和生物化学数据均表明细胞停滞在分裂间期[17]；而 DNMT1 敲除小鼠为胚胎致死，带有 DNMT1 突变的小鼠会在大约 4 周龄时死亡[18-19]。

很多研究显示，DNMT 在衰老过程中发挥重要作用，而这一作用可被在细胞衰老和衰老组织中发生的显著的低甲基化现象证实[20]。因此，通过聚合酶链式反应（polymerase chain reaction，PCR）检测衰老过程中 DNMT1 的转录水平变化，能够有效地区分衰老细胞和正常细胞。

同时，除了 DNMT 的转录水平改变以外，随着细胞衰老的发生，DNMT 的蛋白质水平也表现出变化[21-22]。通常，蛋白质在翻译后要进行包括磷酸化、乙酰化、泛素化等多种翻译后修饰过程。有研究显示，DNMT 的活性也会被多种翻译后修饰过程调控[23]，这提示我们在蛋白质水平研究 DNMT 的重要性。免疫印迹（Western blot）是一种对蛋白质表达进行半定量测定的常用方法，很多研究应用免疫印记技术研究蛋白质的表达水平及翻译后修饰作用[24-25]。因此，也可利用免疫印迹分析方法检测 DNMT1 蛋白表达水平，进而区分衰老细胞和正常细胞。

10.1.3 端粒长度分析

端粒是一种位于真核细胞线性染色体末端顶部的核蛋白结构，由富含鸟嘌呤的 DNA 重复序列组成，并且以 3′末端富含鸟嘌呤的突出端为特征，能够折回并侵入端粒的双链区域，形成 T-loop 结构[26]。正常人体细胞的端粒在经历多次细胞分裂后都会逐渐缩短，导致端粒重复片段渐进性的损耗[27]。作为一种染色体末端的保护结构，端粒可以防止染色体末端被识别为 DNA 损伤并被当作损伤处理。因此，端粒过度缩短或功能丧失会引起 DNA 损伤应激反应，从而导致细胞周期阻滞或凋亡的发生[28-30]。

端粒酶是一种能够重新合成端粒重复序列的酶，一些细胞可以通过表达端粒酶来弥补分裂过程中端粒缩短的问题[31]。因为大多数长寿物种的组织稳态是通过细胞分裂来维持的,所以在缺乏端粒酶的情况下,机体细胞端粒的渐进性缩短会导致端粒功能丧失,最终危及正常的组织功能[32]。通常,高度增殖的组织细胞中端粒酶活性的表达会处于适宜的水平,但其依然会经历端粒的缩短[33-36];与之相反,端粒的缩短在增殖较低的组织中几乎不发生,例如骨骼肌[37],或是端粒酶活性高的细胞中也几乎不发生,例如精子细胞[38]。

研究发现,严重缩短的端粒与增龄相关疾病具有密切关联,例如血管性痴呆、动脉硬化和癌症等[39-41]。因此,端粒酶缺陷型的小鼠模型(Terc$^{-/-}$)作为一种研究端粒缩短的有效工具,已被广泛用于相关研究中[42]。Terc$^{-/-}$小鼠随着代数增长表现出渐进性的端粒缩短,而且由于端粒的耗尽和染色体末端融合的增多,只能繁殖得到有限数量的后代[42-43]。同时,Terc$^{-/-}$小鼠体内会发生多种与端粒功能紊乱相关联的病理过程,进而影响许多组织和器官,而这些病理过程均以增殖细胞的减少和衰老细胞的增加为特征[43-45]。

因此,端粒的长度可能是衰老及其相关病理过程中的一个重要的标志物。目前,使用最为广泛的端粒长度分析方法是端粒限制性片段分析(telomere restricted fragment,TRF)。近年来,其他测量端粒长度的新方法不断出现,如基于荧光的原位杂交(fluorescence in situ hybridization,FISH)、杂交保护检测、杂交检测和引物原位杂交[46-48],同时还有基于PCR技术的单链端粒长度分析法(single telomere length analysis,STELA)[49]。下面我们对TRF和FISH这两种应用较为广泛的方法进行简要介绍。

1. 端粒限制性片段分析

端粒限制性片段分析也称端粒的Southern印迹法,依赖于限制性酶对基因组DNA的差异消化[50-51]。因为限制性酶对端粒的重复序列没有酶解作用,所以通过多次使用限制性酶将基因组DNA消化为短的片段,并留下大批完好的端粒,即所谓的端粒限制性片段;接下来,通过凝胶电泳分离基因组片段,并利用带有端粒探针的Southern印迹法鉴定含有端粒的片段;最终通过所得TRF数值的平均大小来判断样品端粒的平均长度。此外,为了将此技术应用于带有长端粒的生物体样品中,例如近交小鼠,需要将其细胞样本嵌入加有蛋白酶和限制酶的琼脂糖胶块中进行消化,并用脉冲场凝胶电泳解析TRF[52]。

目前,TRF分析已经成为最标准且最普遍的端粒长度分析方法。TRF分析的优点在于:第一,它是得到广泛认可且被广泛应用的实验技术;第二,对试剂和仪器无特殊要求;第三,可以作用于多种多样的样品,包括DNA样本、培养细胞和动物组织等;第四,可测量的端粒长度范围较大;第五,还可用于测量端粒的G链突出端[53]。

与此同时,TRF分析也有一些缺陷,例如:第一,耗时较长,难于量化,并且需要大量细胞(10^5个以上);第二,只能获得整个样品端粒长度的平均值,既不能分辨单个端粒,也不能分辨单个细胞内端粒的平均长度;第三,因为短片段在电泳迁移中不集中且杂交信号弱,无法检测到短端粒,所以短端粒在衰老研究中尤为重要;第四,TRF 不但包含端粒,还有一些亚端粒的序列,其长度多样,因此会增加 TRF 的差异性,并掩盖 TTAGGG 重复序列的真实长度。

2. 荧光原位杂交法

虽然应用 TRF 分析端粒长度多年来已成为衰老研究中的基本技术,但这项技术的一系列缺点也促使 FISH 及其他更多在衰老体系中测定端粒长度的新方法迅速发展起来[54]。与 TRF 相比,FISH 有更高的灵敏度和特异性,可对单细胞水平的单独染色体的端粒长度进行测量,且在自然组织样本和组织切片上均可应用。

FISH 是更为精确的方法,其原理基于荧光肽核酸(PNA)寡核苷酸探针的特异性标记[54]。PNA 探针是 DNA 同源的合成肽链,其中 DNA 带负电荷的磷酸戊糖骨架被不带电的 N-2 胺乙基甘氨酸骨架取代[55],这样的修饰产生了非常稳定、高效的针对靶 DNA 的特异性杂交[56]。因为与特定端粒杂交的端粒 PNA 探针发出的荧光信号强度与端粒长度直接相关,所以这种方法可相对精准地测量端粒长度[57]。

目前,测量端粒长度的 FISH 大致分为两种,分别为定量 Q-FISH 及 Flow-FISH。

Q-FISH 测量端粒长度基于数字化荧光显微技术的应用,是用荧光 PNA 端粒探针杂交中期细胞之后测定端粒荧光的方法[58-59]。通过捕捉单个端粒荧光信号,Q-FISH 测量中期细胞的所有端粒的长度,从而获得所有端粒长度的分布频率。因为中期细胞的端粒(使用 Cy3 标记的端粒 PNA 探针)和染色体(使用 DAPI 染色)都可以被染色,所以分析获得的图像可以得到每对染色体和染色体臂上端粒长度分布的信息[57]。因此,其与 TRF 不同,Q-FISH 可用于测量每个单独的染色体末端的端粒长度。其检测值下限能够低至 0.15 kb 以下,并可以对"无信号末端",即带有极短端粒(<0.15 kb)的染色体末端的数量进行定量[54,57]。这种方法特别适用于衰老研究,因为它可更加清晰地显示出严重缩短端粒(即无信号末端)的频率,而不仅仅是端粒的平均长度,对端粒功能紊乱、细胞生存力丧失和继发的增龄相关的病理过程的发生、发展具有决定性意义[60-62]。此外,Q-FISH 比 TRF 需要更少的样品。一般而言,分析 20 个中期细胞就足以提供精确的端粒长度测量,而 TRF 需要至少 10^5 个细胞。

同时,Q-FISH 也具有一定的缺陷:第一,现有形式耗时较长且工作强度大;第二,需要昂贵且技术要求较高的荧光显微成像系统;第三,它获取的是直接读出的单位值(整合荧光强度值),如果要获得端粒的绝对长度值,则还需要使用带有确定长度的克隆端粒重复序列的质粒,或可以稳定维持已知的确定端粒长度分布的细胞系,进行外部校准[63-64];第四,其依赖于中期细胞,因此只能用于增殖活跃的培养细胞,而不能应用于终末不分裂细胞或已分化细胞。

Flow-FISH 对端粒的定量基于流式细胞荧光分选技术(fluorescence activated

cell sorting，FACS)对单个间期细胞内端粒荧光的捕获[65-66]。在 Flow-FISH 技术中，细胞悬液与端粒的荧光素-FITC 结合 PNA 探针杂交，并复染 DNA，将 DNA 含量归一化。用流式细胞术获取样品，通过每个被计数的细胞中的任意荧光单位得出端粒长度。根据细胞群的周期分布，得到两个端粒荧光信号，一个来自处于 G_2/M 期(4N DNA 含量)的细胞，一个来自处于 G_0/G_1 期(2N DNA 含量)的细胞。使用 G_0/G_1 期的细胞群将 DNA 归一化，以补偿不同样品间 DNA 含量的变化。与 Q-FISH 一样，为了获得端粒长度的绝对值，需要使用可以稳定维持一个已知的确定端粒长度分布的细胞系进行外部校准。

Flow-FISH 是强大的大规模分析端粒长度的方法，拥有潜在的临床应用价值。第一，FACS 简便且可实现自动化，拥有高通量技术的所有特质；第二，这项技术是定量的、可重复的、精确的；第三，Flow-FISH 端粒分析可与细胞表面标志物的检测相结合[67-68]。同时，Flow-FISH 也具有一定的限制性：第一，它的应用局限于分离的细胞；第二，大多数现成的 Flow-FISH 实验方案都集中在对血液细胞的分析上；第三，这项技术需要专门的昂贵设备(流式细胞仪和分选机)；第四，与可以给出短端粒存在信息的 Q-FISH 相异，Flow-FISH 测量仅给出每个细胞中全部端粒长度的平均值；第五，染色体内的端粒信号的存在可能会引起对端粒长度的高估偏差。

总的来说，本节简要介绍了三种较为常用的衰老相关分子变化及其检测手段。其中，SA-β-gal 技术能准确可靠地区分衰老和未衰老的细胞，因其具有原理简单、易于操作、无须特殊仪器设备等特点，故现已被广泛应用于衰老相关的研究中。衰老过程中的表观遗传学改变在很大程度上由 DNMT 介导，因此，基于 PCR 和免疫印迹技术的 DNMT1 表达水平检测已成为目前较为常见的衰老检测方法之一。端粒缩短被认为是生物学衰老相关的重要变化，可通过 TRF、Q-FISH 和 Flow-FISH 等方法对端粒长度进行分析。其中，TRF 因其简单易操作的特点已成为端粒长度分析中的"金标准"；而 Q-FISH 和 Flow-FISH 具有更高的特异性和灵敏性，进一步提升了端粒长度分析的精度和准度。在实际应用中，可根据不同需求选择不同的检测方法，并将多种方法结合起来对衰老进程进行探索。随着分子生物学技术的不断发展和完善，相信未来会有更多的新型分析技术出现，进一步推动我们对生物学衰老进程的探索。

10.2 细胞衰老的诱导方法

伴随着细胞生物学技术的进步，20 世纪 60 年代首次实现了连续培养细胞直至其衰老的目标，这为生物学衰老的研究带来了深刻变革。后续研究发现，除了细胞的自然衰老，一些外源性因素的刺激或一些基因表达的异常改变也会诱导细胞"提前"发生衰老现象。本节将简要介绍目前诱导细胞衰老的常见方法，具体包括：第一，对体外培养的细胞进行连续传代培养，进而诱导其衰老，这也是最常见的方法；第二，DNA 损伤或氧化应激等外源性因素诱导细胞衰老，如 X 射线、DNA 损伤类化疗药物、过氧化氢等；第三，原癌基因或抑癌基因的过度表达诱导细胞衰老，如原癌基因 *RAS*、*RAF*、*E2F1* 或 *ETS2* 过度表达产生的促有丝分裂刺激，或抑癌基因 *ARF*、*p16* 或 *PML* 过度表达引起的增殖抑制等。

10.2.1 衰老细胞的培养

有研究发现，来自不同物种的多种类型的细胞在连续传代培养后都会经历复制性衰老[69]。通常认为，复制性衰老由端粒缩短介导，而人们很早就了解到端粒这一防止染色体融合、维持基因组稳定的重要结构[70-71]。当端粒酶缺失时，细胞的每次分裂均会伴随着 30~150 bp 端粒 DNA 的损失，在多次分裂后就会出现端粒的严重缩短[72]。在端粒缩短的不断累积过程中，当细胞获得一个或多个严重缩短的端粒时，就会进入复制性衰老[73]。此外，端粒酶的异位表达能够阻止一些人体细胞的端粒缩短和复制性衰老，也进一步证明了端粒缩短是连续传代导致复制性衰老的主要机制[74]。时至今日，将正常体细胞连续传代培养以得到衰老细胞，已经是一种较为成熟的模型系统，被广泛应用于模拟发育和衰老相关的细胞和分子变化过程。

衰老是一个复杂的过程，由环境因素和遗传因素两部分原因引起，而细胞培养体系可以很好地模拟出衰老过程中相关的分子变化。已有证据表明，培养的衰老细胞与体内衰老细胞具有高度一致的特征，包括染色质改变、分裂能力的丧失、迁移能力的丧失、细胞体积变大及对生长因子的响应能力降低等。同时，培养细胞的复制性衰老也伴随着一些形态学上的改变，包括细胞核及核仁增大、细胞核数量增加、高尔基体凸出、内质网和细胞质中空泡数量增加、细胞质微丝增多及溶酶体增大等[75]。这些衰老细胞也表现出接触敏感性提高的现象[75]，这可能是与 ECM 相互作用变化或分泌蛋白的表达改变有关[76]，进而导致细胞的饱和密度降低[77]。此外，尽管大分子的合成随年龄的增长而减少，但细胞内的 RNA 和蛋白质的含量会随着衰老的发生不断增加。这一现象可能是由蛋白酶体介导的蛋白质降解功能减弱，以及细胞分裂与细胞生长不再偶联所致。

但这样的研究方法同时也存在一些争议，争议的焦点在于这样的衰老细胞模型是否能够准确反映机体衰老时发生的变化。体外培养的细胞与机体内的细胞在代谢需求、生长条件等方面都有很大的不同，且体外培养要求细胞连续进行分裂增殖，而这在机体内并不会发生。同时，尽管人们将连续培养中细胞生长能力的下降与衰老联系起来，但是并没有直接证据显示人类衰老与体细胞丧失分裂能力有关[78-79]。支持复制性衰老与原位体细胞衰老有直接关系的证据是体外培养的皮肤成纤维细胞的复制寿命会因供体增龄而缩短[80]。然而，并没有一致的研究结果可以证实供体年龄和复制寿命之间存在反向关系，这是确定细胞培养模型与整个机体老化之间关系时的问题所在[81]。事实上，应用细胞模型研究衰老机制并不要求建立二者间的直接关联，培养的成纤维细胞可以表现出人体遗传、代谢和调控行为，使得细胞能够在一个可预知和可重现的稳定环境中经历一系列变化[81]。只要把观察到的现象和整个机体的生理状态正确关联，体细胞有限的增殖能力也可以是一种较为有效的研究人类衰老的系统。因此，正常成纤维细胞的传代培养进而诱导衰老细胞模型已经成为生物学衰老研究中重要方法，其广泛应用提升了我们对于衰老中涉及的分子事件的认知。

10.2.2 外源性因素诱导细胞衰老

除了连续传代所致的复制性衰老，衰老表型的显现也可以不经历多次增殖，而通过特定的外源性因素诱导实现，这个现象也从侧面说明了细胞衰老是增殖活跃的细胞在信号转导失调或代谢失衡时共同的最终途径。

有研究表明，多种外源性因素（如 DNA 损伤[82-84]、破坏异染色质的试剂[85]及强促有丝分裂信号[86-88]等）均能在早期传代细胞中诱导衰老表型。目前较为广泛应用的有两种：第一，通过引发 DNA 损伤应答机制诱导细胞衰老，例如放射性物质或 DNA 损伤类化疗药物引起的 DNA 损伤；第二，氧化应激因素导致的 ROS 积累，例如暴露于高氧（40%～50%氧气）或过氧化氢之下，或抑制 SOD 等清除 ROS 的酶来诱导细胞衰老。

其中，氧化应激诱导的细胞衰老一直被视为衰老研究中优秀的模型之一。广为人知的自由基衰老理论指出，细胞正常代谢产生的 ROS 会对多种生物大分子造成损害，引起组织功能下降并最终导致衰老[89]。ROS 是以氧原子为中心的自由基，如超氧阴离子自由基和羟自由基，以及其他如过氧化氢和单线态氧的活性非自由基等[90]。许多证据支持衰老的自由基理论[91]，因而衰老过程中氧化应激的作用也得到了广泛研究[92]。目前，多种氧化应激已用来诱导早衰，包括过氧化氢[93]、紫外线[94]、叔丁基氢过氧化物[95]及高氧等[96]，其中过氧化氢是最常用的诱导剂。这些氧化应激因素的刺激可造成 ROS 在细胞内的大量积累，通常在数天内即可诱导细胞早衰，并且不伴随明显的端粒缩短[97]。然而，轻度的氧化应激也会导致端粒依赖型的细胞早衰[96,98]，这是因为轻度氧化应激可造成端粒区域单链断裂，从而加速了端粒缩短[99-100]。

值得注意的是，这些可用于诱导衰老表型的外源性因素均有潜在致癌性，因此，细胞衰老可能是一种肿瘤抑制机制，在外源性致癌因素刺激时用以阻止细胞的恶性增殖和癌变[101]。

10.2.3 转基因技术诱导细胞衰老

如前文所述，在将体外培养的细胞连续传代的过程中，端粒的不断缩短会导致复制性衰老的发生。此外，正常细胞也可以响应原癌基因（如激活的 *Ras* 或 *Raf*）、促有丝分裂信号（如过表达的促分裂原活化蛋白激酶 MAPK 或 E2F1 转录因子）等而发生不依赖端粒的衰老[88,102]。研究表明，不论端粒长短，Ras/Raf/MEK/MAPK 通路的过度激活都会引起早衰，且该早衰和端粒缩短导致的复制性衰老具有共同的表型和形态特征。此外，一些肿瘤抑制因子也可以诱导细胞衰老的发生，包括 p16 细胞周期蛋白依赖性激酶抑制剂[103]、MDM2 的 p14/ARF 调节剂[88]及早幼粒细胞白血病蛋白等[104]。通过构建基因载体，通过质粒、腺病毒或慢病毒等多种途径均可有效地将这些基因导入细胞内，进而诱导细胞的衰老，这一技术现已广泛应用于细胞衰老模型的构建中。

无论何种机制诱导的细胞衰老（图 10-2），都可以被描述为一种细胞仍然存活、但基因和蛋白表达模式均发生改变的生长停滞状态[105-106]，其具有共同的特征，包括细胞变大、溶酶体合成增加及 β-半乳糖苷酶的表达等[6]。此外，所有类型的衰老细胞在生长停滞的同时，均显示出特定的形态和代谢变化，以及分化功能的紊乱[105,107]。而在这些伴随着衰老出现的表型改变中，p53 似乎都起到了不可或缺的作用。研究表明，原代人成纤维细胞中，早衰程序可以激活 p53[102]；而抑制野生型 p53 的表达，可以使衰老细胞从衰老表型中恢复[108]；与此相反，过表达 Ras 或 p16 可以强制永生化细胞进入衰老[109]。这些现象表明，p53 在对端粒缩短、DNA 损伤、癌基因及促有丝分裂信号的衰老响应中至关重要，再次证明了细胞衰老可能是一种抑制肿瘤发生的响应机制[86]。

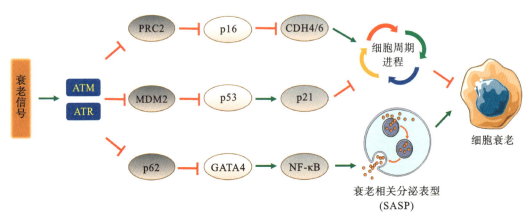

图 10-2　细胞衰老相关信号通路[110]

在本节所述的三大类衰老细胞模型的构建方法中，通过将体外培养的细胞连续传代以诱导其复制性衰老，是衰老相关研究中应用最为广泛且认同度最高的方法。然而这种方法耗时较长，因此，后续逐渐出现了利用外源性因素刺激或将外源基因转入细胞，以诱导细胞"提前"发生衰老的一系列方法，从而可以更快得到用于实验研究的衰老细胞。当然，这些方法仅仅是一种模拟衰老过程的近似手段，因为细胞衰老与机体衰老之间的复杂关系仍是备受争议的话题。尽管如此，通过体外培养衰老细胞，我们仍可以深入探究导致衰老的过程及其分子机制，这些方法已被广泛应用于衰老研究中。

10.3　细胞衰老的干预方法

衰老领域的研究发展至今，人们已经对生物学衰老的过程有了一定的认知，因此，在一定程度上控制生物学衰老已经成为目前老年学研究的重要目标之一。在以衰老细胞模型为基础所进行的研究中，除了前文所述诱导和检测细胞衰老的基本方法，许多干预衰老过程的技术也逐渐应用到实验研究中，用于确定调控生物学衰老的主要因素。本节提供了一些目前最为可靠且有效的干预细胞衰老的基本方法，包括热量限制模拟、外源性端粒酶过表达、核移植技术和核酶在细胞衰老干预中的应用等。

10.3.1　热量限制模拟

目前有许多干预手段可以延长人类的平均寿命，比如医疗技术的不断进步降低了人类的早期死亡率，并提升了整体健康水平，从而使人类的平均寿命显著增加，但最大寿命仍保持在固定的120岁左右。热量限制是一种有效的非遗传学干预衰老的方法，不仅可增加平均寿命，也可延长多种物种的最大寿命。可以说，影响平均寿命的干预手段是通过改变与增龄相关的病理过程来实现的，而像热量限制这样同时增加平均寿命和最大寿命的干预手段，则是从根本上改变了生物衰老的基础。因此，热量限制模拟不仅是延迟衰老和延长寿命中最强大的干预手段，近年来也逐渐成为探索衰老机制的一种重要工具。

最初，人们因为一些现象注意到了热量限制可能与延缓人类衰老有关联。在对西班牙疗养院居住者的观察中发现，减少热量摄入与死亡率的显著降低相关，而且热量供给最低一组的死亡率最低[111]；日本冲绳岛上的居民热量摄入比全国的平均值低20%~40%，但这里百岁以上老人的比例更高，整体死亡率更低，且死于血管疾病和癌症的人数更少[112]。这些研究提示了热量摄入与疾病、长寿之间可能存在着密切的关联。

使用恒河猴所进行的研究发现，热量限制可使猴子产生很多生理上的变化（表10-1），例如体重减轻、肥胖率下降、空腹葡萄糖和胰岛素水平降低及血清胆固醇和甘油三酯的变化等，且热量限制可能对增龄相关疾病有积极影响，并降低相关疾病的发病率甚至死亡率[113]。此外，一些针对男性的研究也证明了热量限制和人类衰老之间的联系。研究发现，在非热量限制的正常人群中，空腹胰岛素水平和体温的降低与更高的生存率相关联，而短期热量限制即可以观察到空腹胰岛素水平和体温降低的现象[114]。这些发现很好地预示了热量限制可能确实有延年益寿并延缓很多增龄相关病理过程的作用。

表 10-1　恒河猴中热量限制对形态学、生理学、衰老和疾病相关参数的影响[113]

分类	参数	变化
身体成分	体重	降低
	体脂肪比	降低
	腿部脂肪比	降低
发育	性成熟时间	提前
	骨骼成熟时间	提前
新陈代谢	代谢率（短期）	降低
	代谢率（长期）	不变
	代谢率（夜间、长期）	降低
	体温	降低
	三碘甲状腺原氨酸	降低
	甲状腺素	不变
	促甲状腺激素	不变
	瘦素	降低
内分泌	空腹血糖/胰岛素	降低
	IGF-1/生长激素	降低
	胰岛素敏感性	升高
	年龄相关褪黑素	升高
	睾酮、雌二醇	不变
心血管参数	血压收缩压	降低
	心率	降低
	血清甘油三酯	降低
	血清 HDL2B	升高
	LDL 与蛋白多糖的相互作用	降低
	脂蛋白	降低
免疫学参数	IL-6	降低
	IL-10	降低
	干扰素	升高
氧化应激	骨骼肌的氧化损伤	降低
细胞生物学	成纤维细胞的增殖能力	升高
	糖化作用产物	降低
功能评测	运动能力	不变
	听觉反应	升高

时至今日，虽然人们已经注意到热量限制对于衰老和寿命的重要影响，但大多数人也不太可能保持减少 30%～40% 的食物摄入，以符合这种干预方法的要求。因

此，一些研究者提出了"模拟热量限制效应"的策略，即通过改变细胞能量代谢，"诱骗"身体在不减少食物摄入的情况下转变到一种类似热量限制的存活模式[115]。研究表明，在神经中毒和缺血的啮齿动物模型中，葡萄糖类似物 2-脱氧-D-葡萄糖表现出与热量限制类似的神经保护性[116-117]，证实了在不减少食物摄入的情况下"模拟"热量限制的代谢效果是可能的。

因为热量限制是针对整个机体而言，所以很难在分子和细胞水平进行重现。而近年来对于热量限制模拟相关化合物分子的进一步探究则有效解决了这个问题，使在细胞水平上通过模拟热量限制来延缓细胞衰老成为可能。目前，已经有多种热量限制模拟的方法被报道，它们均以细胞能量代谢相关的通路作为靶点，例如抗氧化剂的处理能够显著提高细胞的平均寿命[118]；Sirtuin 蛋白调控剂也被报道通过模拟热量限制所产生的代谢改变，进而在减缓短寿命生物体的衰老和寿命延长中起到了重要作用[119]；胰岛素敏感性的提升是对营养干预的最迅速、最强大的响应之一，因此，胰岛素增敏剂也可通过模拟热量限制来延缓细胞衰老。

因为代谢通路及其在不同组织中调控方式繁多，所以以单独通路为靶点的热量限制模拟似乎不太可能产生热量限制全部的有益效果。例如，如果同时以葡萄糖和脂肪代谢通路为靶点，则可以在不减少食物摄入的情况下尽可能获得更多的热量限制益处。可以想象，如果运用含有多种候选热量限制模拟方法组合而成的"鸡尾酒"方法，则有望实现更全面地复制热量限制的效果[120]，并对寿命和衰老产生更为显著的影响。

10.3.2 外源性端粒酶过表达

尽管细胞衰老的具体分子机制还有待确定，但众所周知的是，端粒的长度限制了正常细胞的复制[121]。端粒是位于染色体两端的侧翼六元重复序列，对维持细胞基因组的稳定至关重要[122]。端粒酶主要由 TERT 和 hTR(RNA 模板)构成，是一种核糖核蛋白复合体。由于末端复制的问题，在端粒酶缺失的情况下，端粒往往随着 DNA 的复制而逐渐缩短[72,123]。

研究证实，TERT 的表达水平可显著影响端粒酶的活性。在多种类型的正常人细胞中，仅通过 TERT 的异位过表达就能显著恢复端粒酶的活性，从而延长细胞的复制寿命[124-125]，如人二倍体成纤维细胞[126]、成肌细胞[127]、前脂肪细胞[128]、淋巴细胞[129]和角质形成细胞等[130]。因此，以质粒、慢病毒或腺病毒作为载体，将 *TERT* 基因导入受体细胞，即可显著延长细胞复制寿命。目前，这种干预细胞衰老的方法已广泛应用于各种衰老相关的研究中。

尽管，TERT 的过表达可延长细胞复制寿命，但并不一定会导致细胞的永生化，这一点还要由细胞类型来决定。例如，有文献报道，TERT 的异位表达使人二倍体成纤维细胞永生化，而人角质形成细胞的永生化则需要另外对 p16$^{INK4A/pRb}$ 肿瘤抑制通路进行抑制。同时也有研究表明，TERT 过表达导致人二倍体成纤维细胞永生化这一现象，也会发生在许多细胞死亡或永久性复制停滞的阶段[126]。此外，在对 TERT 过表达的人二倍体成纤维细胞的长期培养中,发现其永生化特性与 $p16^{INK4A}$ 和 $p53$ 肿瘤抑制基因的改变具有高度关联性[131],且细胞表现出显著的表型转化[132]。这些结果表明,尽管端粒酶的高活性是永生化所必需的,但端粒缩短并不是限制人体细胞寿命的唯一因素。

10.3.3 核移植技术在细胞衰老干预中的应用

在女性及很多其他长寿物种的雌性中,均可观察到生育能力随年龄下降的现象[133],而卵母细胞质量下降则是生育能力随年龄增长而下降的主要诱因[134]。究其原因,可能在于老年女性的卵母细胞中染色体的排列及纺锤体的结构发生了显著变化,导致减数分裂异常,进而产生非整倍体的高患病率[135-137]。减数分裂区别于有丝分裂的独特性,在于两个连续的分裂期之间没有产生配子(卵子或精子)的间期。而减数第一次分裂(MI)中的每个同源染色体和减数第二次分裂(MⅡ)中每个姐妹染色单体都必须在赤道板上规则排列,并通过纺锤体的牵拉作用确保遗传物质的平均分配。大部分与母体增龄相关的非整倍体患病,均被认为源于减数第一次分裂时期染色体不分离及其他减数分裂中的异常[137-139]。

通常认为,这些减数分裂异常的调控因素可能源于细胞核或细胞质,或二者兼有。一些证据表明,减数分裂异常可能源于细胞核。例如,染色体在 MI 期调控纺锤体的形成并指导纺锤体行为[140],其排列异常可能会导致染色体分离不均,从而造成非整倍体患病[136,141-142]。而另一些证据表明,染色体不分离和减数分裂错误是由细胞质产生的。例如,细胞质中线粒体功能障碍和 mtDNA 突变,可能会增加自由基的产生并降低 ATP 水平,从而影响染色体分离及纺锤体组装,造成非整倍体患病。同时,线粒体功能障碍被证实与唐氏综合征的发病机制和病因有关[143],一些动物研究也证实了线粒体在减数分裂中的作用[144],这些证据进一步证实了减数分裂异常可能由细胞质产生。此外,母体年龄不仅与减数分裂异常有关,同样也会影响受精后早期胚胎的发育[145]。然而,目前对于衰老导致染色体不分离和减数分裂错误的机制仍不完全清楚[146-147]。

过去数十年中,核移植技术作为研究细胞核与细胞质相互作用的工具,广泛应用于研究衰老过程中减数分裂缺陷的分子机制。在衰老加速小鼠模型(senescence accelerated mouse,SAM)中,其表现出的生殖衰老与人类女性类似,且会出现减数分裂中期染色体错位、纺锤体结构异常等现象[148]。一些研究者在 SAM 小鼠模型中使用生发泡(germinal vesicle,GV)核移植方法发现,细胞核相关的缺陷似乎是生殖衰老中减数分裂异常的一个主要因素[149-150]。据报道,GV 核移植方法本身并不影响减数分裂期间的纺锤体结构和染色体排列[149],且对减数分裂进程中其他正常过程无影响[151-153],同时几乎未产生细胞质线粒体的转移。因此,运用该技术可对生殖衰老中导致减数分裂异常的细胞质与细胞核因素进行深入探究,从而有助于了解并治疗人类衰老相关不孕症。

此外,核移植技术也可用来研究其他细胞生命进程中细胞核与细胞质的相互作用，比如凋亡过程中细胞核与细胞质的相互作用[154]。在小鼠受精卵中，凋亡潜力确实可以通过细胞质转移，其原因可能是线粒体在介导细胞周期停滞和细胞凋亡中起到了核心作用[154]。此外，核移植使基因组免于端粒功能障碍，并通过与含有功能性线粒体的细胞质重构而促进细胞存活，这表明健康的细胞质能够在凋亡初期改变细胞的命运[155]。

10.3.4 核酶在细胞衰老干预中的应用

核酶是一种存在于病毒中的催化性 RNA，包括两个结构域：底物结合区域和催化核心。其内在的催化特性使得它能够很容易地在体外 NUX 三元序列位置（N 为任何碱基，X＝A，C 或 U）切割目标基因。锤头状核酶发现于破坏经济作物的类病毒中，是已知最小的"RNA 剪刀"之一。自从核酶的发现获得了诺贝尔生理学或医学奖，使用核酶沉默致病基因而达到治疗疾病效果的"基因治疗药物"获得了广泛关注。此外，实验室中也广泛使用核酶对 mRNA 进行序列特异性切割，进而影响某个特定基因的表达。

在多数动物模型中，核酶体内基因沉默的效率很低。但核酶调控的基因沉默仍是一个非常有用的基因研究工具，其优点也非常明显：不会在哺乳动物细胞中诱发干扰素反应；特异性强，可有效避免"偏离目标"；可以灵活地设计核酶的结构，使其具有特定功能，如在一个"大"核酶上结合变构可控的"智能"传感器手臂[156]；无须酶即可切割序列；可以像"弹性"核酶一样在生物条件下甚至非理想的工业条件下发挥作用[157]；不需要事先知道目标序列就可以沉默基因，因而适合使用随机核酶发现基因[158-159]；具有临床应用的潜力，例如抗 HIV-1 核酶和抗 VEGF 核酶正在分别进行第一阶段和第二阶段人体试验[160-161]。

目前，随机杂交核酶库已广泛应用于基因功能研究中，包括转移、侵染、分化、凋亡、内质网应激等细胞进程的相关基因，同时也已用于探索人类细胞中某些基因在先天或诱导的衰老中起到的作用。通过质粒、慢病毒或腺病毒载体介导的核酶转染，可筛选出由核酶调控的基因敲除而产生的逃脱衰老的细胞群，从而确定参与细胞衰老的基因[158,162]。这一技术的出现和广泛应用显著推动了对细胞衰老机制的研究和探索。

综上所述，本节内容介绍了四种从细胞层面干预衰老的常用技术。在实际研究应用中，可通过这些技术来确定生物学衰老的主要调控因素。在这四种技术中，热量限制是公认的最为有效的延缓衰老、延长寿命的方法，但其干预衰老的机制未完全明确，且影响的信号通路众多。后续出现的热量限制模拟方法则较为有效地改善了这些缺点，其通过改变产能相关的代谢途径，以期在不显著减少食物摄入的情况下获得热量限制延缓衰老的效果。而运用外源性端粒酶过表达、核移植技术或核酶，可以更为明确地靶向细胞衰老中某一个具体的分子或生理过程，从而有效地延缓细胞衰老进程。

10.4 个体衰老与寿命研究的动物模型

利用前文所述的基本工具和方法可在体外对衰老过程进行深入探究，与此同时，如何分析整个机体的衰老及其过程中发生的变化也非常重要。然而，测量人类等生存期较长生物的寿命极其耗时费力，因此，研究者们逐渐开始利用寿命较短的或更简单的生物体，以理解衰老过程并鉴别可能调控衰老过程的基因和小分子。单细胞的酿酒酵母是一种能够为衰老的人类遗传学和分子生物学提供洞见的简单模型体系，本节将首先介绍确定酵母寿命的一些方法。黑腹果蝇是另一个研究增龄相关生理变化的常用模型，接下来本节将简单介绍如何利用果蝇探索营养物质对衰老和寿命产生影响的机制。抗衰老药物的开发对干预衰老有重要意义，本节最后将从药理学角度出发，简述如何检测药物对小鼠（*Mus musculus*）的衰老和寿命的影响。

10.4.1 酵母细胞模型在寿命研究中的应用

单细胞的酿酒酵母作为衰老研究中一种简单有效的真核细胞模型系统，具有诸多优点，最关键的是酵母具有相对短的寿命并可以直接利用遗传学和基因组学技术进行干预研究。目前有两种常用的确定酵母寿命的途径：一个是培养处于稳定期的酵母，考察其维持活力的天数，这称为年代寿命[163]；另一个则是根据单个酵母细胞的分裂次数来确定的复制寿命[164]。就复制寿命而言，酵母衰老的原因是染色体外 rDNA 环（ERCs）的形成所诱导发生的[165]。当酵母分裂时，高度重复的 rDNA 基因座倾向于发生重组，这导致含有起始复制点的环状 DNA 被切除[166]。这个含有复制起始点的游离 DNA 接着可以自主复制到超出细胞基因组的水平，最终导致细胞死亡的发生。此外，细胞分裂时 ERC 不对称地分离，从而被局限在母细胞中，使子细胞逃离同样的死亡命运[167]。

与更高等的真核生物相似，酵母的年代寿命是测量一个群体的酵母生物体在非分裂条件下保持活力的时长。在酵母年代寿命的测量中，酵母细胞被培养在含葡萄糖的培养基中，随后进入后分裂相（生长期之后的新陈代谢水平极高的时期）和稳定相（接下来的低代谢时期），直到失去分裂能力或死亡。与后分裂相细胞相比，稳定期细胞也具有对细胞应激的高抗逆性和糖类的累积等特征，但新陈代谢水平较后分裂相细胞更低[168]。通常，在野生环境的生长条件下，大多数酵母细胞不得不在后分裂相和稳定相中生存，只有少部分进入休眠芽孢期，即一种新陈代谢水平更低且存活期非常长的状态[168]。因此，取决于不同的生存条件，酵母可以以至少三种不同的时相存活和生长，即高代谢水平的后分裂相、低代谢水平的稳定相及极低代谢水平的芽孢期。而这三个时相都受 Ras/PKA、Tor 和 Sch9 通路的影响，进而对年代寿命进行调控[169]。

在早期的实验应用中，通常是通过在丰富培养基（yeast extract peptone dextrose medium，YPD）中生长的酵母细胞群直到状态饱和，随后仍将这些细胞维持在同一个培养基内,而不补给任何营养,以诱导进入稳定期。在这样的情况下,酵母在含葡萄糖的培养基中迅速生长,随后停止生长并从发酵代谢转变为呼吸性代谢,最终经历细胞周期停滞并进入低代谢稳定期[168]。正常情况下,低代谢稳定期的进入大约发生在生长停滞之后的 3～6 d,随后可能存活长达 3 个月的时间[170]。尽管 YPD 普遍用于年代寿命的测量[171],但这种培养基诱导细胞存活率呈现很大的波动,其原因可能在于随着时间推移,一部分生长停滞的酵母细胞利用死去酵母的营养重新进入细胞周期。因此,为了检测酵母的年代寿命,目前大多使用合成的完全培养基(synthetic dextrose complete medium,SDC),它只有在绝大多数细胞群体已经死亡后才表现出促进停滞细胞再生长的现象。在一些遗传背景下,在 SDC 中孵育会促进一个更短但大多是高代谢的生存期出现(5～6 d),在这之后酵母会迅速死亡[172]。

前文已述,热量限制的饮食方式可以延长啮齿动物的寿命约 40%。有研究人员发现,秀丽隐杆线虫中进化出一种类似的长期应对极端饥饿状态的策略,即进入持久幼虫状态,且该现象由调节寿命的相关通路进行调控[173]。因此,我们或许可以假设寿命调控机制最初是在微生物体中进化出来的,目的在于推迟繁殖、延缓生长,以应对饥饿等紧急状态。近年来,酿酒酵母已成为理解热量限制作用机制的主要研究模型之一,目前主要通过酵母的年代存活实验对热量限制进行模拟,即在 SDC 上培养酵母细胞达饱和后,再将细胞转移到水中进行培养。水孵育法模拟了极度饥饿的情况,这对于酵母来说在自然生存条件下会经常遇到,例如当它们被雨水从果实上冲下去后没有营养可供使用,就会进入这样的极度饥饿状态。与孵育在 YPD 上的酵母相似,从 SDC 转移到水里的酵母会进入稳定期,表现出比维持在 SDC 上时更低的代谢水平和更长的存活时间。这种热量限制的极端形式能够作为一种强有力的模型,用于探究热量限制在生物体上延长寿命的机制[174]。

10.4.2 果蝇模型在营养基因组学和寿命研究中的应用

有研究者曾报道过这样的现象,母亲甚至外祖母的饮食习惯都可能对子宫中胎儿未来肥胖的发生有一定的影响[175]。为了解释这种现象,后来提出了"代谢印迹(metabolic imprinting)"的假设,即饮食中的一些成分能够诱导长期的染色质结构的改变,进而改变多个基因的表达状态,最终引起机体代谢状态的改变[176-177]。即使当饮食中诱导性的成分去除之后,染色质的改变也将长期存在,甚至可能通过基因的可遗传性表观遗传改变,将该代谢模式遗传给后代。进一步的证据表明,肥胖在代与代之间的遗传可能由一些表观遗传学修饰所调控,如 DNA 甲基化和组蛋白乙酰化。例如,有肥胖倾向的克隆小鼠往往会将肥胖遗传给后代[178]。

营养基因组学旨在探索营养物质与基因表达之间的相互作用,并探索该相互作用对机体健康和新陈代谢的影响,其研究成果有助于分析各种饮食方式引起的长期代谢印迹效应(metabolic imprinting effect)。研究证实,不良的饮食方式是诱发衰老和多种疾病的危险因素[179-180],因此,通过将营养基因组学与寿命研究结合在一起，有希望鉴定出营养物质影响衰老过程和寿命的机制，进一步理解人类衰老过程中发生的相关变化。同时，营养基因组学手段也可用于鉴定衰老标志物，从而预测饮食中某些营养物质可能引起的衰老和疾病发生。通常可通过全基因组微阵列技术研究营养物质与基因的相互作用，目前已经可以检测出当一个特定的营养成分加入饮食中时基因组中每一个基因的 mRNA 表达情况的改变。

作为营养基因组学研究的优秀模式动物，黑腹果蝇具有很多优势[181]。不同于酵母或线虫等低等生物，果蝇有脂肪细胞构成的脂肪体，且具有保守的糖脂代谢途径和相关信号通路，如胰岛素信号等，因此与哺乳动物更为类似[181-182]。同时，果蝇的优势还表现在其较小的基因组、繁殖力强、成本低和世代时间短等遗传学特点上。有研究表明，超过 76% 的人类疾病基因在果蝇上是保守的[183-184]，这进一步证实了果蝇应用于营养基因组学和寿命研究的可行性。通过全基因组 DNA 微阵列技术，可全面分析在食物摄入改变或环境改变时果蝇基因表达的变化[185]。而除了果蝇外，越来越多的昆虫和其他动物的全基因组测序也在进行之中，以便于将这些生物作为模式动物应用于未来的营养基因组学研究中，相信未来研究中将获得更多与人类的基因与营养相互作用相关的线索和机制[186]。

同时，用果蝇作为研究营养基因组学和寿命研究的模型仍然存在一些争议。比如说，有人提出这样一个观点，如果在研究中使用各种非天然来源的食物（如棕榈酸、大豆、牛肉等），则发现它们可能会减缓果蝇发育并缩短成虫寿命。然而这种研究可能忽略的是，野生果蝇的食物主要为发酵水果中的酵母，大豆和牛肉不是这个物种的天然食品，因而在用这些非天然来源的食物饲喂时有一定程度的营养不良是不足为奇的。但什么是天然的人类食物呢？Elaine Morgan 在她的《水生猿：人类进化的理论》中认为，人类祖先同海豚和鲸鱼一样，最初都是主要吃鱼的水生动物。支持这一假说的证据是，现代人类必须摄入足够的花生酸和其他主要存在于鱼类中的 ω-3 脂肪酸，以供大脑和身体的正常发育[187-189]。不管这些关于人类进化的假设是否正确，对人类和果蝇而言，大豆和牛肉几乎肯定属于非天然食物。目前，许多人类食物是非天然的，尤其是当下较为流行的一些快餐饮食，这说明了对天然和非天然食物区分开进行营养基因组学研究的必要性。

因此，我们将果蝇营养基因组学的研究结果应用于人类身上时应当小心谨慎。人类和果蝇的饮食需求有很大不同，这种区别甚至在两种昆虫或两种哺乳动物物种之间都是很大的。不过，我们相信在果蝇模型上的发现会促进营养基因组学领域的研究，并将有助于识别连结饮食、代谢和衰老在进化上保守的机制。

10.4.3　小鼠模型在抗衰老药物开发中的应用

随着人口老龄化问题的逐渐加剧，新型抗衰老药物的开发越来越受到关注。因为哺乳动物的生物学特性与人类最为相似，所以从管理、成本、寿命上来说，哺乳动物中的小鼠是最佳的抗衰老药物实验模型。而测试药物时，小鼠品系的选择是最重要的问题之一。例如，C57BL/6J 小鼠是最常用来进行延寿研究的小鼠品系[190]，然而，因为C57BL/6J小鼠的松果体具有基因依赖性褪黑素分泌不足的特点[191]，所以这一品系并不是一个非常完善的模型。为得到有基因多样性并与人类接近的病理范围的品系，一些研究人员提出了应用四交小鼠的方法[192]。解决这一问题的另一个可能方法是在同一研究中使用多种不同的品系。目前有几种小鼠在衰老研究中应用较为广泛，分别是远系繁殖的小鼠（SHR或NMRI）、同系繁殖的CBA小鼠、衰老加速型SAM小鼠、半乳糖诱导的衰老模型小鼠和转基因HER-2/neu小鼠等[193-195]。

一些评论表明，很多抗衰老药物的研究结论并不可靠。原因在于，通常实验中都使用很少数目的动物（10只～20只）来验证被测药物的效果且一些研究是在动物老年才开始治疗，那时很多体弱的动物将会死亡，而强壮的小鼠则继续生存；此外，有些观察止于死亡率达到50%或其他随意的时间，而不是在最后一只动物自然死亡的时候；有时并未实行尸体解剖和正确的病理形态学检查、没有记录体重增长和食物消耗等。因此，有必要制订检测这类药物及评估其延寿潜力和其他远期效应（如致癌或防癌效果）的标准指导方针，应用之一是化学品安全国际项目（International Programme for Chemical Safety）。美国国家衰老研究所也讨论了检测促进健康衰老的生物学干预中的一些原则[192]。检测的指导方针需要包括动物模型、检测方法、生物标志/检测终点等关键点，检测方法应当无毒、简便、不产生应激并可应用于人类。

在目前的大部分研究中，通常对存活率和生存期进行检测，还对体重、体温、摄食量与饮水量、身体活动度和肌肉力量进行记录，并对发情功能进行估计，同时，也可以针对一系列衰老相关的生物标志物进行检测（表10-2），如视力功能评估、认知功能评估、检测氧化应激的生物标志、激素、代谢参数、用微阵列技术检测基因表达谱等。此外，为评估药物的远期效应，也可以进行包括肿瘤诊断在内的病理形态学检测。最后，应使用合适的数学和统计学模型来评估药物在衰老、寿命、致癌等方面的效果。

表10-2　小鼠中衰老相关生物标志检测方案

分类	参数
视力功能评估	裂隙灯检查白内障
认知功能评估	迷宫学习
氧化应激	共轭二烯
	席夫碱
	马龙二醛
	超氧化物歧化酶
	过氧化氢酶
	谷胱甘肽过氧化物酶

续表

分类	参数
激素	糖皮质激素
	性激素
	促性腺激素
	促泌乳素
	胰岛素
	IGF-1
	生长激素
	瘦素
	甲状腺素
	三碘甲状腺素
代谢参数	血糖
	胆固醇
	脂蛋白
	甘油三酯
	游离脂肪酸

此外，为了研究潜在的抗衰老药物靶点，一些老年病学研究中也引入了自发或诱导的基因修饰、基因敲除及转基因小鼠模型[196-197]。值得注意的是，一些基因操纵在胚胎发育时期及整个成年阶段都发挥作用，因此并不在动物生命中的特定时间表达出来，这给解释获得的数据时带来了很大的局限性[198-199]。另外，某个基因的活性或通路带来的代偿性作用或反馈调控机制可能会改变动物的生理，从而导致对基因功能的错误结论。此外，还有研究人员注意到[198]，过表达某个基因可能产生与其他基因及外部或内部环境的相互作用，因而可能对寿命或其他衰老参数的影响与预期不一致。尽管如此，只要在应用时全面考虑这些可能存在的局限性，转基因小鼠仍是目前较为有效的动物模型，可广泛应用于研究一些药物分子或药物靶点对衰老和寿命的作用[193-195]。

本节对3种常用于衰老研究的模式生物进行了简要介绍，其在实际的研究应用中各有侧重。酿酒酵母和果蝇因繁殖速度较快、子代数量较多，故被广泛应用于探索饮食方式、基因改变及其他多种因素对衰老和寿命的影响。但这两种模式生物的基因背景与人类有很大不同，将其研究结果应用于人类时应非常谨慎。而小鼠作为一种哺乳动物，其基因背景和生物学特性与人类相似度更高，因而在抗衰老药物靶点及分子的相关研究中具有更高的应用价值。因此，在研究应用中，选择更为合适的模式生物进行实验，将有助于获得更有价值的研究结论。

10.5 组学技术在衰老研究中的应用

组学技术能够对生物样品(如血清、尿液、组织等)中的小分子进行系统的检测,进而提供传统生物学衰老研究方法无法获取的有价值的数据。本节将介绍一些利用组学技术(如基因组、转录组、蛋白质组及代谢组)对生物学衰老中分子变化进行分析的常见方法,其可应用于从酵母到人类等多种生物、多种样本的检测中。

10.5.1 酵母模型中抗衰老基因的筛选

常规的寻找衰老相关基因的方法,一般是将体外培养的细胞暴露在各种应激刺激下,然后分选出存活的细胞进行组学筛选,进而得到一些发生改变的基因进行后续研究。然而,这样的方法有一定的局限性,因为我们无法区分这些基因表达水平的改变是由于应激处理,还是对衰老过程的直接反映。

酵母是衰老研究中最受欢迎的模型之一[200-201],其优势在于酵母细胞与哺乳动物细胞有相似的生理变化,且酵母中含有多种与人类疾病基因相对应的基因[202],因此可以在酵母细胞模型中对这些疾病相关基因的功能和机制进行探索[203-204]。

酵母在生长过程中,每一次细胞分裂都会在母细胞表面分裂的位置留下一个环形的芽痕,因此可以通过对母细胞表面的芽痕进行计数来确定其寿命。同时,小麦胚凝集素(wheat germ agglutinin,WGA)介导的荧光标记能够对芽痕的主要成分几丁质进行特异性染色,进而使芽痕显现。因此,有研究人员开发了一种新的筛选系统,即基于芽痕的分选方法,根据 WGA 特异性标记的芽痕数量,使用流式细胞仪分离出分裂数高于平均值的酵母母细胞[203]。该方法提供了另外一种直接搜寻长寿基因的途径,通过在更加自然、低应激生长的条件下分选出长寿酵母细胞,进而筛选出有潜在抗衰老作用的基因。

此外,ROS 主要在线粒体中产生,衰老过程中氧化损伤逐渐增强[205]。所有的证据都表明,长寿物种产生的 ROS 较少,而非对氧化损伤的保护加强。因此,这些研究在单细胞酵母中更易进行,基于芽痕的分选方法也可以用于筛选减少 ROS 产生的相关基因。

总的来说,基于芽痕的分选方法是一种有效、敏感、迅速、可靠的长寿酵母高通量筛选方法,被筛选出的基因有助于后续的衰老机制和相关疾病的药物设计及开发。

10.5.2 DNA 微阵列技术在衰老研究中的应用

微阵列技术作为高通量基因筛选的新工具,它的出现使得生物医学领域取得了重大进展[206]。在一些老年学的研究中,DNA 微阵列被证实是一个强大的高通量基因表达分析工具。其中,一些研究将重点集中于确定衰老的基本生理机制上[207-208],而其他一些研究旨在揭示抗衰老药物生物作用的分子机制[209-211]。通过 DNA 微阵列的应用，越来越多的衰老相关的预后标志和治疗靶点被发现，极大地促进了对衰老机制的理解。

尽管尚未建立对微阵列类型的分类，普遍接受的观点是 DNA 微阵列可以分成两类：cDNA 微阵列和基于寡核苷酸的 DNA 微阵列。具体来说，cDNA 微阵列通常依靠收集含有 500~2000 个核苷酸插入的细菌克隆，而寡核苷酸微阵列则依靠印在固体表面的 20~80 个核苷酸长度的合成分子。这两种 DNA 阵列形式都有各自的优、缺点：寡核苷酸阵列依靠生物物理学优化的序列，其克隆以恒定浓度点在阵列膜两侧，可以提供重复性好且准确的量化数据；而在 cDNA 微阵列中，长 cDNA 序列的使用可减少无关序列中交叉杂交的出现，尽管耗费了更多人力、物力，但其在某些应用中也可能是更加适合的方案。此外，放射性标记和荧光标记也都有各自的优、缺点：放射性标记效率高、价格低，而且可将薄膜剥去进行重新标记使用；荧光标记能够同时执行双色杂交且比放射性标记更为安全，因而得到了更广泛的应用。

在短短的几年中，DNA 微阵列技术得到了飞速发展。之前的 DNA 微阵列只含有数百个 DNA 材料点，而现在包含了数以万计的 DNA 材料点，达到了真正的基因组规模[212-213]。目前，市场上已有多种 DNA 微阵列平台可供使用，并且可以根据具体需求进行定制设计，为研究人员提供更为多元化的选择[214]。

10.5.3 消减杂交技术在衰老基因筛选中的应用

细胞、组织或整个机体的衰老现象，目前主要有两个理论影响比较广泛。第一种理论是程序性衰老，它认为衰老是遗传程序的结果，一种生物学时钟决定了导致细胞、器官或整个机体死亡的生化事件的发生；第二种理论认为衰老是一种磨损现象，由称为自由基的不稳定分子产生的随机错误积累造成。然而，不论衰老过程是类似磨损现象的损伤积累过程，还是像发育过程一样为有序的程序性过程，都可以通过比较每个系统中全局基因表达来确认和研究过程中的分子变化。

若干旨在确定衰老过程中表达增强的基因的技术已经发表，主要包括示差筛选[215-216]、消减杂交[217]、差异显示技术[218-220]、cDNA 技术[221]和抑制性消减杂交[222-223]。如前文所述，DNA 微阵列和传统的基因芯片技术已应用于在模式生物中确定差异表达基因。然而，一些物种的微阵列的缺乏及成本的限制，使得抑制性消减杂交（suppression subtractive hybridization，SSH）成为首选方法[224]。

SSH 是一种能够在多种体系中确定并分离差异表达基因的强大方法，其包括两个主要步骤：首先要归一化步骤，即在目标组群中消减，以使 cDNA 的丰度相等；其次是消减步骤，以消除目标组群和驱动群体之间的共同序列。通过 SSH 能够比较两个组群的 mRNA，并确定差异表达的基因。同时，可以用这两个组群的 mRNA 制备 cDNA，一个组群的 cDNA 被指定为"测试者"，是含有特定副本的 cDNA 组群；另一个是"驱动组群"，即 cDNA 组群的参考。对测试和驱动 cDNA 进行杂交，除去生成的杂交序列，余下的未杂交的 cDNA 克隆则代表了测试组群中优先表达的基因。SSH 方法与其他消减方法相比的主要优势在于对不丰富的差异表达基因的选择性扩增及对丰富基因的抑制。因此，稀有的基因与丰富的基因同样都能够表现出来。在衰老植物细胞中，研究人员已成功制备了含有大量稀有且丰富的 cDNA 克隆文库，证明了这一方法可以广泛用于确定细胞衰老过程中差异表达的基因。

10.5.4 二维凝胶蛋白质组学在衰老研究中的应用

作为传统分子生物学中的常用技术，二维凝胶电泳（two-dimensional gel electrophoresis，2DE）技术具有很长的应用历史[225]。而将 2DE 和质谱（mass spectrum，MS）技术联合应用，则大幅增进了蛋白电泳在现代生物医学研究中的影响。现代计算机技术的融入，使得研究人员能够将 MS 技术与多种蛋白或肽段的分离结合起来，以实现高通量分析，从而鉴定生物样本中的多肽、蛋白水解片段及修饰产物。通过蛋白质组学的方法，帮助我们了解衰老等生物过程中有关蛋白的表达和修饰发生的变化。

蛋白氧化和蛋白-蛋白相互作用的分析与衰老相关研究具有特殊的关联性，这是因为氧化应激与发生改变的蛋白质相互作用可能是衰老相关疾病的主要诱因。因此，通过检测、定量生物样品中蛋白质氧化水平的蛋白质印迹技术，以及用于鉴定涉及氧化过程的氨基酸残基的 MS 方法，可以很好地分析衰老过程中所发生的分子变化。此外，二维非变性电泳技术实现了对于蛋白复合物的分离，通过第一维非变性分离和第二维变性电泳来分析复合物中不同的组分[226-227]。此外，有综述[228-229]讨论了其他分离技术，如多维蛋白鉴定技术（multidimensional protein identification technology，MUDPIT）[230]、稳定的同位素标记方法[231-232]，以及其他的质谱方法，包括由顶向下法（top-down analysis method）和傅里叶变换离子回旋共振（fourier transform ion cyclotron resonance，FTICR）[233-235]。

需要注意的是，质谱技术产生的数据量很大，很少进行平行实验，这导致蛋白的肽链质量和氨基酸序列的匹配未必完全正确，因此，需要对这些数据进行详细的检视与校正。而且就衰老研究的蛋白质组数据来说，这些与衰老现象相关的差异都是不同蛋白质差异的混合，其中一些可能会影响衰老进程；另一些可能是真正的差异，但与衰老并没有因果关系；还有一些可能是系统试图对抗衰过程而产生的差异。

由于蛋白质组学方法昂贵且需要大量人力，研究衰老过程的蛋白质组学实验中应注意一些问题，包括减少蛋白质组复杂性和增加生物特异性等。前者如上所述，可以通过各种亚分离方式实现；而生物特异性的增加，可通过预先确定在哪些特定的年龄进行蛋白质组学分析以检测差异。有时，通过检验同一器官内部功能不同的区域，如大脑的海马区和小脑区，也可以提高蛋白质组学实验的生物特异性。

10.5.5 代谢组学在衰老研究中的应用

代谢组学能够对生物样品（如血清、血浆及尿液等）中的小分子进行系统的、理论性的全面研究，并常常和其他组学方法（如基因组学、转录组学及蛋白质组学）联合使用，从而为衰老机制研究提供一些新的思路和策略[236]。这种方法首先同时测量系统中尽可能多的代谢产物，然后通过分析采集到的大规模数据集来了解这些生物过程中分子水平发生的变化。目前已知的主要分析方法包括核磁共振、质谱及基于高效液相色谱的分离与基于库伦电极阵列的检测偶联等。实际上，如今有多种技术方法能够分析各式各样的代谢产物，也有多种信息学方法从生成的大量数据中找出差异和意义。因此，组学方法往往会指明意想不到的方向，并让现象更完整地展现出来。

除了在探索衰老机制中的应用，代谢组学同时也具有很重要的临床意义[237]。随着各个国家老龄化程度的不断增加，衰老相关疾病的发病率不断上升，老年人群遭受了诸如神经退行性疾病和肿瘤等衰老相关疾病的痛苦。老年人群疾病症状较难诊断，且有可能在治疗中使用了多种可能产生有害作用的药物。因此，老年人群也是最有可能从改进的疾病诊断、预后和发展指标中获益的人群。通过代谢组学的方法，可有效改进临床上的药物应用方案（即个性化治疗），从而提高针对这一人群的医疗水平。从根本上来看，代谢组学方法将确定导致衰老疾病的生化危险因子，并发现减少或消除这些危险因子的方法，从而从根本上降低衰老相关疾病的发病率。

与其他组学方法类似，代谢组学的缺点也在于数据集的规模较大，以及分析这些数据集的统计学方法的固有局限性导致的假阳性和（或）假阴性结果。此外，为了捕获成百上千种代谢产物的信息而进行的技术优化，以及为了聚焦于单个代谢物而进行的分析方法优化造成固有的分析局限性（如偏差、精度丧失、灵敏度下降和信噪比等），也会导致假阳性和（或）假阴性结果。而随着相关技术的发展，相信该方法将日臻完善。

10.5.6 基于 lacZ 报告位点的体细胞突变分析

基因突变是衰老、癌症和多种遗传病的主要诱因之一[238]。通常，严重的基因突变所造成的损伤是不可逆的，只能通过清除细胞的方式修复。其中，大型染色体突变可显著改变正常的基因表达模式，导致大量基因功能发生障碍[239]。目前，高等生物中的体细胞突变主要通过一些已知的目标基因来分析，例如外周血淋巴细胞或其他增殖活性高的细胞中的 *HPRT* 基因。这些研究有力证明了白细胞中的体细胞突变积累随年龄的增长而增加，是癌症的一个重要的风险因素。值得注意的是，在 Werner's 综合征（一种阶段性早衰综合征）患者的淋巴细胞中，基因重组的频率明显升高[240]；而在肝脏、心脏、大脑等非增殖性组织的细胞中，则无法检测到随机突变。

为探究这一问题，研究人员开发出了一种带有细菌 *lacZ* 报告基因的转基因小鼠模型，可以从整合状态回收报告基因，转入大肠杆菌中，通过测序或其他组学技术检测突变情况，并可进一步研究该突变的特性和功能[241]。该模型以含有 *lacZ* 报告基因的质粒为基础，能够检测大范围的体细胞突变，包括大型基因重组[242]。研究可贯穿实验动物的一生,其结果表明,衰老过程中不同的器官和组织中都有突变的积累,但积累的速率有很大的差别,且积累的突变类型在各个器官中也有所不同[243-244]。这一发现也进一步支持了基因突变随年龄增大而积累的假说[245]。值得注意的是,随着年龄的增长,积累在心脏和肝脏中的突变很大一部分是大型基因重组[246]。此类突变的一个断点在质粒集群的 *lacZ* 报告基因上,而另一个断点在小鼠基因组的其他位置时,能够作为缺失、颠倒或易位被 lacZ 报告系统检测到。

此外,在该模型的应用中也逐渐发现,尽管看起来大部分回收的 lacZ 突变都源于小鼠,但一部分突变很可能是假象[247]。比如,来自于 Hind Ⅲ 限制酶在回收步骤中消化基因组 DNA 时的星活性(star Activity),其发生频率约为 1.1×10^{-5}。这种星活性导致低频率的错误删除突变。目前,所有的星位点都已知,因此这种假阳性在对突变的限制性分析时可以被识别。再比如,*galK* 和 *galT* 基因中的自发突变能够产生半乳糖不敏感的大肠杆菌宿主细胞。这些突变发生在准备感受态细胞中,因而每一次半乳糖不敏感细胞出现的频率会有所不同。因此,可以时常使用从未成为小鼠基因一部分的"模拟回收"质粒来评估 lacZ 质粒系统的这些背景突变频率,以去除假阳性情况的发生。

总的来说,本节介绍的多种组学技术均可通过高通量方法在短时间内获得大量传统分子生物学方法无法获得的数据,从而为衰老研究提供宝贵的信息。这些技术在衰老领域中的应用,极大地推动了生物学衰老研究的进展。但每种组学技术均是基于衰老进程中某一种物质(如 DNA、RNA、蛋白质、代谢物等)的变化进行探索,因此,在实际应用中应将多种组学方法相结合,从而获取更为全面的信息,这也是目前衰老研究中应用较为广泛的一种有效策略。

10.6 群体衰老的研究方法

除了在分子、细胞、个体水平上对生物学衰老进行探究外,如何从群体水平探究影响人群衰老与健康状况的因素已经逐渐成为老年学和人类学研究中必不可少的部分。与传统衰老研究不同的是,群体衰老研究是从人群角度而非个人角度着手研究某一因素对该人群衰老的影响。可以根据研究结果制订防治对策,以期有效延缓该人群的衰老速度,提高其健康水平,应对社会老龄化加剧的现状。

10.6.1 基于 WGCNA 分析的种群寿命研究

人类寿命受基因和环境因素共同调控,其中基因所起到的作用约占 1/4,且随着年龄增长,基因对寿命的影响逐渐增大[248-249]。长寿个体所具有的家庭聚集现象也部分说明了遗传因素对寿命的影响作用[250]。长久以来,研究者致力于寻找长寿个体与一般寿命者之间的基因差异,以期未来能够通过分析基因表达来预测个体寿命,并尽力延缓和改变衰老进程。随着转录组测序技术(RNA-seq)的广泛应用,目前多种长寿相关的差异表达基因已被发现,如 *SIRT1*、*AKT1* 和 *IGF-2R*

等[251-253]。然而，这些针对单一基因的研究结果重复性不够理想，原因可能在于这些处于基因拓扑网络中的基因以共表达的方式存在，且基因间的相互作用会改变某个单一基因的生物学功能及其影响[254-255]。因此，我们需要一种更为有效的分析方法用于筛选长寿及衰老相关的差异表达基因。

权重基因共表达网络分析法（weighted gene co-expression network analysis，WGCNA）的出现很好地解决了这个问题，其可以综合分析基因特性及其表达水平等多种信息，是一个能较好鉴定出基因及其复杂特征间关系的分析方法[256-257]。作为系统生物学分析方法之一的 WGCNA，可分析符合无标度网络特性的基因共表达网络中基因间的相互作用，并能解析基因与外部特征表型间的相关关系[258-259]，目前已广泛应用于寻找疾病生物标志物和候选基因中[260]。WGCNA 的基本方法流程如下[258,261]：第一，基于基因表达数据构建符合无尺度特性的基因共表达网络；第二，根据基因相互间的关系和生物学相似性，把基因聚类至不同的模块；第三，引入外部特征信息，如年龄、体重、疾病状态等，并分析基因模块与特征的关联程度；第四，找到关联程度高的模块及其中的关键基因，分析基因与外部特征的关系。

因此，我们可以将 WGCNA 分析与种群寿命研究结合起来，以期寻找到和种群寿命相关性较高的差异基因。有研究人员以广西壮族自治区人群为研究对象[261]，通过 WGCNA 方法分析出该人群中 NFATC1 基因启动子区域部分位点的甲基化水平可能与广西壮族自治区人群的长寿相关，而 DNA 甲基化模式是可逆的表观遗传学改变，因此可以通过有针对性地改善该地区环境及人群的生活方式来改变 NFATC1 甲基化水平，以期提高该地区人群的平均寿命和健康水平。这些研究让我们看到了延缓群体衰老、提高群体健康水平的希望，期待未来更多的研究为延长不同群体的健康寿命提供更有力的支持。

10.6.2 生理-心理-社会三维人体衰老度评价

近年来，对于人体衰老程度的检测，前文所述分子、细胞水平上的方法已渐趋成熟。然而，对于大面积人群的衰老测量，这些微观检测方法技术要求高、价格昂贵，因而不太适用于群体衰老的探索和研究。因此，研究人员陆续从生理学、心理学、社会学等不同学科、不同角度进行探索，逐渐形成了一些对于人群衰老度检测的宏观方法[262]。

在老年人衰老度的宏观检测中，生物学年龄是最具有代表性的一类。目前对于生物学年龄的研究众多，不同学者依据其研究目的，在构建生物学年龄模型时采取的方法和纳入的指标各有侧重。有韩国研究者针对 20~90 岁人群，以腰臀比、身高、腰围、瘦体重百分比等作为参数，通过多元回归分析构建了体型生物年龄（body shape biological age）预测模型[263]。而日本学者针对 60 岁以上的老年人，以单腿闭目站立时间、垂直跳跃、握力等指标作为参数，构建了身体素质年龄（physical fitness age）预测模型[264]。同时，我国研究人员以遗传、心功能、肾功能、脑功能、氧化应激和炎症指数等方面筛选生物标志物，从而构建了 BA 方程，用于评价衰老指数[265]。此外，还有研究人员通过时序年龄、颈动脉舒张期最大前向血流速度、脉压等指标构建 BA 方程[266]。这些研究促进了人群衰老度检测中宏观方法的开发和应用。

同时，某个体潜在的不健康测量指标占所有健康测量指标的比例，被定义为虚弱指数（frailtyindicator，FI）。FI 也是衰老度检测中的重要部分[267]。有研究人员以认知、残疾、长期服药、症状、慢性病、抑郁症、社会支持和握力等作为参数，通过计算异常指标个数占总指标个数的比例获得 FI 分数，用以评价老年人的虚弱状态[268]。而 Schuurmans 以躯体、认知、社会和心理 4 个维度共 15 项问题为指标，建立了格罗宁根虚弱指数（groningen frailty indicator），该指数被学术界广泛引用[269-272]。我国研究人员则以融合认知功能、心理状态、自理能力和身体健康状况等多个维度共 62 个问题为指标，建立了 FI 评价体系[273]。目前，FI 已较为广泛地应用于老年健康评估等方面，但其过于强调健康缺失的累计数量，而忽视个体的特殊缺陷，因而具有一定的局限性[262]。

此外，量表作为医学评价方面应用较为广泛的一种工具，可以将事物变化的普遍规律通过条目或问题的方式合理化、规范化地展示出来，具有简便易行、概括性强、操作性好、无伤害、易接受等优势[274]。医学领域应用量表较为成功的先例包括世界卫生组织生存质量老年人量表（world health organization quality of life-old，WHOQOL-OLD）、症状自评量表（symptom check list - 90，SCL - 90）等[275]，也因此引导了研究人员对于人体衰老度评价量表的探索和构建。我国学者梁志学提出了包括 4 个领域、13 个方面、39 个条目的衰老度测量量表[276]，而黄河浪等则以现代生物医学、社会学、心理学等领域的更多问题为指标，构建了更为精密的人体衰老测量体系和量表[277-279]。近年来，随着"互联网＋"技术的迅猛发展，大数据技术为衰老度评价量表的构建提供了大量数据，大大提高了量表研制的精度和准度，使其得到进一步的发展和应用。

总的来说，大力发展从生理、心理、社会等多学科领域开展的衰老度评价指标和量表，对我国快速老龄化的社会现实的需求具有重要意义。通过这些指标和量表快速开展中老年人群的衰老评价，可以使其更好地把握自身健康状况和预防慢性病的发生，更好地选择生活和工作方式；同时，衰老度评价体系也为保健品、抗衰老食品、药品的效果评价提供了新的测量指标和参考依据。此外，也可通过衰老度评价拓展老年保健服务领域，为临床保健服务工作增添新的服务项目[262]。

过去的几十年间，关于生物学衰老的研究几乎呈指数级增长。研究人员对衰老这一研究领域的极大兴趣也推动了更多新型研究技术和方法的出现和应用。本章内容从分子、细胞、个体和群体等不同角度，对目前生物学衰老研究中使用最为广泛的一些方法和技术进行了简要介绍。期待未来更多新型技术在衰老研究中的应用，推动更多令人兴奋的研究成果的出现。

（彭柯峥　王　钊）

参考文献

[1] KUILMAN T, MICHALOGLOU C, MOOI W J, et al. The essence of senescence[J]. Genes Dev, 2010, 24(22): 2463-2479.

[2] HAYFLICK L, MOORHEAD P S. The serial cultivation of human diploid cell strains[J]. Exp Cell Res, 1961, 25: 585-621.

[3] JEYAPALAN J C, SEDIVY J M. Cellular senescence and organismal aging[J]. Mech Ageing Dev, 2008, 129(7-8): 467-474.

[4] BAKER D J, WIJSHAKE T, TCHKONIA T, et al. Clearance of p16Ink4a-positive senescent cells delays ageing-associated disorders[J]. Nature, 2011, 479(7372): 232-236.

[5] CAMPISI J. Cellular senescence as a tumor-suppressor mechanism[J]. Trends Cell Biol, 2001, 11(11): S27-831.

[6] DIMRI G P, LEE X, BASILE G, et al. A biomarker that identifies senescent human cells in culture and in aging skin in vivo[J]. Proc Natl Acad Sci USA, 1995, 92(20): 9363-9367.

[7] KRISHNAMURTHY J, TORRICE C, RAMSEY M R, et al. Ink4a/Arf expression is a biomarker of aging[J]. J Clin Invest, 2004, 114(9): 1299-1307.

[8] CHOI J, SHENDRIK I, PEACOCKE M, et al. Expression of senescence-associated beta-galactosidase in enlarged prostates from men with benign prostatic hyperplasia[J]. Urology, 2000, 56(1): 160-166.

[9] BURSUKER I, RHODES J M, GOLDMAN R. Beta-galactosidase-an indicator of the maturational stage of mouse and human mononuclear phagocytes[J]. J Cell Physiol, 1982, 112(3): 385-390.

[10] BOLON B. Whole mount enzyme histochemistry as a rapid screen at necropsy for expression of beta-galactosidase (LacZ)-bearing transgenes: considerations for separating specific LacZ activity from nonspecific (endogenous) galactosidase activity[J]. Toxicol Pathol, 2008, 36(2): 265-276.

[11] YEIVIN A, RAZIN A. Gene methylation patterns and expression[J]. Exs, 1993, 64: 523-568.

[12] ADAMS R L. DNA methylation. The effect of minor bases on DNA-protein interactions[J]. Biochem J, 1990, 265(2): 309-320.

[13] LEI H, OH S P, OKANO M, et al. De novo DNA cytosine methyltransferase activities in mouse embryonic stem cells[J]. Development, 1996, 122(10): 3195-3205.

[14] WARNECKE P M, BESTOR T H. Cytosine methylation and human cancer[J]. Curr Opin Oncol, 2000, 12(1): 68-73.

[15] COONEY C A. Are somatic cells inherently deficient in methylation metabolism? A proposed mechanism for DNA methylation loss, senescence and aging[J]. Growth Dev Aging, 1993, 57(4): 261-273.

[16] ADAMS R L, MCKAY E L, CRAIG L M, et al. Mouse DNA methylase: methylation of native DNA[J]. Biochim Biophys Acta, 1979, 561(2): 345-357.

[17] HASHIMOTO H, SUETAKE I, TAJIMA S. Monoclonal antibody against dnmt1 arrests the cell division of xenopus early-stage embryos[J]. Exp Cell Res, 2003, 286(2): 252-262.

[18] HANSEN R S, WIJMENGA C, LUO P, et al. The DNMT3B DNA methyltransferase gene is mutated in the ICF immunodeficiency syndrome[J]. Proc Natl Acad Sci USA, 1999, 96(25): 14412-14417.

[19] XU G L, BESTOR T H, BOURC'HIS D, et al. Chromosome instability and immunodeficiency syndrome caused by mutations in a DNA methyltransferase gene[J]. Nature, 1999, 402(6758): 187-191.

[20] LIU L, WYLIE R C, ANDREWS L G, et al. Aging, cancer and nutrition: the DNA methylation connection[J]. Mech Ageing Dev, 2003, 124(10-12): 989-998.

[21] LOPATINA N, HASKELL J F, ANDREWS L G, et al. Differential maintenance and de novo methylating activity by three DNA methyltransferases in aging and immortalized fibroblasts[J]. J Cell Biochem, 2002, 84(2): 324-334.

[22] CASILLAS M A, JR., LOPATINA N, ANDREWS L G, et al. Transcriptional control of the DNA methyltransferases is altered in aging and neoplastically-transformed human fibroblasts[J]. Mol Cell Biochem, 2003, 252(1-2): 33-43.

[23] FANG M Z, WANG Y, AI N, et al. Tea polyphenol (一)-epigallocatechin-3-gallate inhibits DNA methyltransferase and reactivates methylation-silenced genes in cancer cell lines[J]. Cancer Res, 2003, 63(22): 7563-7570.

[24] FENG L, LIN T, URANISHI H, et al. Functional analysis of the roles of posttranslational modifications at the p53 C terminus in regulating p53 stability and activity[J]. Mol Cell Biol, 2005, 25(13): 5389-5395.

[25] VAGHEFI H, NEET K E. Deacetylation of p53 after nerve growth factor treatment in PC12 cells as a post-translational modification mechanism of neurotrophin-induced tumor suppressor activation[J]. Oncogene, 2004, 23(49): 8078-8087.

[26] DE LANGE T. T-loops and the origin of telomeres[J]. Nat Rev Mol Cell Biol, 2004, 5(4): 323-329.

[27] BLACKBURN E H. Switching and signaling at the telomere[J]. Cell, 2001, 106(6): 661-673.

[28] SMOGORZEWSKA A, DE LANGE T. Different telomere damage signaling pathways in human and mouse cells[J]. Embo j, 2002, 21(16): 4338-4348.

[29] D'ADDA DI FAGAGNA F, REAPER P M, CLAY-FARRACE L, et al. A DNA damage checkpoint response in telomere-initiated senescence[J]. Nature, 2003, 426(6963): 194-198.

[30] TAKAI H, SMOGORZEWSKA A, DE LANGE T. DNA damage foci at dysfunctional telomeres[J]. Curr Biol, 2003, 13(17): 1549-1556.

[31] SHAY J W, WRIGHT W E. Senescence and immortalization: role of telomeres and telomerase[J]. Carcinogenesis, 2005, 26(5): 867-874.

[32] COLLINS K, MITCHELL J R. Telomerase in the human organism[J]. Oncogene, 2002, 21(4): 564-579.

[33] ALLSOPP R C, VAZIRI H, PATTERSON C, et al. Telomere length predicts replicative capacity of human fibroblasts[J]. Proc Natl Acad Sci USA, 1992, 89(21): 10114-10118.

[34] KITADA T, SEKI S, KAWAKITA N, et al. Telomere shortening in chronic liver diseases[J]. Biochem Biophys Res Commun, 1995, 211(1): 33-39.

[35] OKUDA K, KHAN M Y, SKURNICK J, et al. Telomere attrition of the human abdominal aorta: relationships with age and atherosclerosis[J]. Atherosclerosis, 2000, 152(2): 391-398.

[36] JEANCLOS E, KROLEWSKI A, SKURNICK J, et al. Shortened telomere length in white blood cells of patients with IDDM[J]. Diabetes, 1998, 47(3): 482-486.

[37] DECARY S, MOULY V, HAMIDA C B, et al. Replicative potential and telomere length in human skeletal muscle: implications for satellite cell-mediated gene therapy[J]. Hum Gene Ther, 1997, 8(12): 1429-1438.

[38] WRIGHT W E, PIATYSZEK M A, RAINEY W E, et al. Telomerase activity in human germline and embryonic tissues and cells[J]. Dev Genet, 1996, 18(2): 173-179.

[39] VON ZGLINICKI T, SERRA V, LORENZ M, et al. Short telomeres in patients with vascular dementia: an indicator of low antioxidative capacity and a possible risk factor?[J]. Lab Invest, 2000, 80(11): 1739-1747.

[40] SAMANI N J, BOULTBY R, BUTLER R, et al. Telomere shortening in atherosclerosis[J]. Lancet, 2001, 358(9280): 472-473.

[41] WU X, AMOS C I, ZHU Y, et al. Telomere dysfunction: a potential cancer predisposition factor[J]. J Natl Cancer Inst, 2003, 95(16): 1211-1218.

[42] BLASCO M A, LEE H W, HANDE M P, et al. Telomere shortening and tumor formation by mouse cells lacking telomerase RNA[J]. Cell, 1997, 91(1): 25-34.

[43] LEE H W, BLASCO M A, GOTTLIEB G J, et al. Essential role of mouse telomerase in highly proliferative organs[J]. Nature, 1998, 392(6676): 569-574.

[44] RUDOLPH K L, CHANG S, LEE H W, et al. Longevity, stress response, and cancer in aging telomerase-deficient mice[J]. Cell, 1999, 96(5): 701-712.

[45] SAMPER E, FERNÁNDEZ P, EGUÍA R, et al. Long-term repopulating ability of telomerase-deficient murine hematopoietic stem cells[J]. Blood, 2002, 99(8): 2767-2775.

[46] NAKAMURA Y, HIROSE M, MATSUO H, et al. Simple, rapid, quantitative, and sensitive detection of telomere repeats in cell lysate by a hybridization protection assay[J]. Clin Chem, 1999, 45(10): 1718-1724.

[47] FREULET-MARRIERE M A, POTOCKI-VERONESE G, DEVERRE J R, et al. Rapid method for mean telomere length measurement directly from cell lysates[J]. Biochem Biophys Res Commun, 2004, 314(4): 950-956.

[48] THERKELSEN A J, NIELSEN A, KOCH J, et al. Staining of human telomeres with primed in situ labeling (PRINS)[J]. Cytogenet Cell Genet, 1995, 68(1-2): 115-118.

[49] BAIRD D M, ROWSON J, WYNFORD-THOMAS D, et al. Extensive allelic variation and ultrashort telomeres in senescent human cells[J]. Nat Genet, 2003, 33(2): 203-207.

[50] MOYZIS R K, BUCKINGHAM J M, CRAM L S, et al. A highly conserved repetitive DNA sequence, (TTAGGG)n, present at the telomeres of human chromosomes[J]. Proc Natl Acad Sci USA, 1988, 85(18): 6622-6626.

[51] ALLSHIRE R C, GOSDEN J R, CROSS S H, et al. Telomeric repeat from T. thermophila cross hybridizes with human telomeres[J]. Nature, 1988, 332(6165): 656-659.

[52] KIPLING D, COOKE H J. Hypervariable ultra-long telomeres in mice[J]. Nature, 1990, 347(6291): 400-402.

[53] HEMANN M T, GREIDER C W. G-strand overhangs on telomeres in telomerase-deficient mouse cells[J]. Nucleic Acids Res, 1999, 27(20): 3964-3969.

[54] LANSDORP P M, VERWOERD N P, VAN DE RIJKE F M, et al. Heterogeneity in telomere

length of human chromosomes[J]. Hum Mol Genet, 1996, 5(5): 685 – 691.

[55] NIELSEN P E, EGHOLM M, BERG R H, et al. Sequence-selective recognition of DNA by strand displacement with a thymine-substituted polyamide[J]. Science, 1991, 254(5037): 1497 – 1500.

[56] EGHOLM M, BUCHARDT O, CHRISTENSEN L, et al. PNA hybridizes to complementary oligonucleotides obeying the Watson-Crick hydrogen-bonding rules[J]. Nature, 1993, 365(6446): 566 – 568.

[57] POON S S, MARTENS U M, WARD R K, et al. Telomere length measurements using digital fluorescence microscopy[J]. Cytometry, 1999, 36(4): 267 – 278.

[58] ZIJLMANS J M, MARTENS U M, POON S S, et al. Telomeres in the mouse have large inter-chromosomal variations in the number of T2AG3 repeats[J]. Proc Natl Acad Sci USA, 1997, 94(14): 7423 – 7428.

[59] MARTENS U M, ZIJLMANS J M, POON S S, et al. Short telomeres on human chromosome 17p[J]. Nat Genet, 1998, 18(1): 76 – 80.

[60] SAMPER E, FLORES J M, BLASCO M A. Restoration of telomerase activity rescues chromosomal instability and premature aging in Terc$^{-/-}$ mice with short telomeres[J]. EMBO Rep, 2001, 2(9): 800 – 807.

[61] HEMANN M T, STRONG M A, HAO L Y, et al. The shortest telomere, not average telomere length, is critical for cell viability and chromosome stability[J]. Cell, 2001, 107(1): 67 – 77.

[62] ZOU Y, SFEIR A, GRYAZNOV S M, et al. Does a sentinel or a subset of short telomeres determine replicative senescence?[J]. Mol Biol Cell, 2004, 15(8): 3709 – 3718.

[63] HANISH J P, YANOWITZ J L, DE LANGE T. Stringent sequence requirements for the formation of human telomeres[J]. Proc Natl Acad Sci USA, 1994, 91(19): 8861 – 8865.

[64] MCILRATH J, BOUFFLER S D, SAMPER E, et al. Telomere length abnormalities in mammalian radiosensitive cells[J]. Cancer Res, 2001, 61(3): 912 – 915.

[65] RUFER N, DRAGOWSKA W, THORNBURY G, et al. Telomere length dynamics in human lymphocyte subpopulations measured by flow cytometry[J]. Nat Biotechnol, 1998, 16(8): 743 – 747.

[66] HULTDIN M, GRÖNLUND E, NORRBACK K, et al. Telomere analysis by fluorescence in situ hybridization and flow cytometry[J]. Nucleic Acids Res, 1998, 26(16): 3651 – 3656.

[67] BATLIWALLA F M, DAMLE R N, METZ C, et al. Simultaneous flow cytometric analysis of cell surface markers and telomere length: analysis of human tonsilar B cells[J]. J Immunol Methods, 2001, 247(1 – 2): 103 – 109.

[68] BAERLOCHER G M, LANSDORP P M. Telomere length measurements in leukocyte subsets by automated multicolor flow – FISH[J]. Cytometry A, 2003, 55(1): 1 – 6.

[69] CAMPISI J. Cancer, aging and cellular senescence[J]. In Vivo, 2000, 14(1): 183 – 188.

[70] MCCLINTOCK B. The stability of broken ends of chromosomes in zea mays[J]. Genetics, 1941, 26(2): 234 – 282.

[71] BLACKBURN E H, CHIOU S S. Non-nucleosomal packaging of a tandemly repeated DNA sequence at termini of extrachromosomal DNA coding for rRNA in Tetrahymena[J]. Proc Natl Acad Sci USA, 1981, 78(4): 2263 – 2267.

[72] HARLEY C B, FUTCHER A B, GREIDER C W. Telomeres shorten during ageing of human fibroblasts[J]. Nature, 1990, 345(6274): 458 – 460.

[73] LEVY M Z, ALLSOPP R C, FUTCHER A B, et al. Telomere end-replication problem and cell aging[J]. J Mol Biol, 1992, 225(4): 951-960.

[74] BODNAR A G, OUELLETTE M, FROLKIS M, et al. Extension of life-span by introduction of telomerase into normal human cells[J]. Science, 1998, 279(5349): 349-352.

[75] CRISTOFALO V J, PIGNOLO R J. Replicative senescence of human fibroblast-like cells in culture[J]. Physiol Rev, 1993, 73(3): 617-638.

[76] CRISTOFALO V J, LORENZINI A, ALLEN R G, et al. Replicative senescence: a critical review[J]. Mech Ageing Dev, 2004, 125(10-11): 827-848.

[77] CRISTOFALO V J. Cellular biomarkers of aging[J]. Exp Gerontol, 1988, 23(4-5): 297-307.

[78] MACIEIRA-COELHO A. Ups and downs of aging studies in vitro: the crooked path of science [J]. Gerontology, 2000, 46(2): 55-63.

[79] SCHNEIDER E L, MITSUI Y. The relationship between in vitro cellular aging and in vivo human age[J]. Proc Natl Acad Sci USA, 1976, 73(10): 3584-3588.

[80] MARTIN G M, SPRAGUE C A, EPSTEIN C J. Replicative life-span of cultivated human cells. Effects of donor's age, tissue, and genotype[J]. Lab Invest, 1970, 23(1): 86-92.

[81] CRISTOFALO V J, BECK J, ALLEN R G. Cell senescence: an evaluation of replicative senescence in culture as a model for cell aging in situ[J]. J Gerontol A Biol Sci Med Sci, 2003, 58(9): B776-779; discussion 779-781.

[82] DI LEONARDO A, LINKE S P, CLARKIN K, et al. DNA damage triggers a prolonged p53-dependent G1 arrest and long-term induction of Cip1 in normal human fibroblasts[J]. Genes Dev, 1994, 8(21): 2540-2551.

[83] CHEN Q, FISCHER A, REAGAN J D, et al. Oxidative DNA damage and senescence of human diploid fibroblast cells[J]. Proc Natl Acad Sci USA, 1995, 92(10): 4337-4341.

[84] ROBLES S J, ADAMI G R. Agents that cause DNA double strand breaks lead to p16INK4a enrichment and the premature senescence of normal fibroblasts[J]. Oncogene, 1998, 16(9): 1113-1123.

[85] OGRYZKO V V, HIRAI T H, RUSSANOVA V R, et al. Human fibroblast commitment to a senescence-like state in response to histone deacetylase inhibitors is cell cycle dependent[J]. Mol Cell Biol, 1996, 16(9): 5210-5218.

[86] SERRANO M, LIN A W, MCCURRACH M E, et al. Oncogenic ras provokes premature cell senescence associated with accumulation of p53 and p16INK4a[J]. Cell, 1997, 88(5): 593-602.

[87] ZHU J, WOODS D, MCMAHON M, et al. Senescence of human fibroblasts induced by oncogenic Raf[J]. Genes Dev, 1998, 12(19): 2997-3007.

[88] DIMRI G P, ITAHANA K, ACOSTA M, et al. Regulation of a senescence checkpoint response by the E2F1 transcription factor and p14(ARF) tumor suppressor[J]. Mol Cell Biol, 2000, 20(1): 273-285.

[89] HARMAN D. Aging: overview[J]. Ann N Y Acad Sci, 2001, 928: 1-21.

[90] DRÖGE W. Free radicals in the physiological control of cell function[J]. Physiol Rev, 2002, 82(1): 47-95.

[91] BECKMAN K B, AMES B N. The free radical theory of aging matures[J]. Physiol Rev, 1998, 78(2): 547-581.

[92] BOKOV A, CHAUDHURI A, RICHARDSON A. The role of oxidative damage and stress in

aging[J]. Mech Ageing Dev, 2004, 125(10-11): 811-826.

[93] CHEN Q, AMES B N. Senescence-like growth arrest induced by hydrogen peroxide in human diploid fibroblast F65 cells[J]. Proc Natl Acad Sci USA, 1994, 91(10): 4130-4134.

[94] RODEMANN H P, BAYREUTHER K, FRANCZ P I, et al. Selective enrichment and biochemical characterization of seven human skin fibroblasts cell types in vitro[J]. Exp Cell Res, 1989, 180(1): 84-93.

[95] TOUSSAINT O, HOUBION A, REMACLE J. Aging as a multi-step process characterized by a lowering of entropy production leading the cell to a sequence of defined stages. II. Testing some predictions on aging human fibroblasts in culture[J]. Mech Ageing Dev, 1992, 65(1): 65-83.

[96] VON ZGLINICKI T, SARETZKI G, DÖCKE W, et al. Mild hyperoxia shortens telomeres and inhibits proliferation of fibroblasts: a model for senescence?[J]. Exp Cell Res, 1995, 220(1): 186-193.

[97] BEN-PORATH I, WEINBERG R A. When cells get stressed: an integrative view of cellular senescence[J]. J Clin Invest, 2004, 113(1): 8-13.

[98] DUAN J, DUAN J, ZHANG Z, et al. Irreversible cellular senescence induced by prolonged exposure to H_2O_2 involves DNA-damage- and -repair genes and telomere shortening[J]. Int J Biochem Cell Biol, 2005, 37(7): 1407-1420.

[99] VON ZGLINICKI T, PILGER R, SITTE N. Accumulation of single-strand breaks is the major cause of telomere shortening in human fibroblasts[J]. Free Radic Biol Med, 2000, 28(1): 64-74.

[100] VON ZGLINICKI T. Oxidative stress shortens telomeres[J]. Trends Biochem Sci, 2002, 27(7): 339-344.

[101] LINSKENS M H, HARLEY C B, WEST M D, et al. Replicative senescence and cell death[J]. Science, 1995, 267(5194): 17.

[102] LIN A W, BARRADAS M, STONE J C, et al. Premature senescence involving p53 and p16 is activated in response to constitutive MEK/MAPK mitogenic signaling[J]. Genes Dev, 1998, 12(19): 3008-3019.

[103] MCCONNELL B B, STARBORG M, BROOKES S, et al. Inhibitors of cyclin-dependent kinases induce features of replicative senescence in early passage human diploid fibroblasts[J]. Curr Biol, 1998, 8(6): 351-354.

[104] FERBEYRE G, DE STANCHINA E, QUERIDO E, et al. PML is induced by oncogenic ras and promotes premature senescence[J]. Genes Dev, 2000, 14(16): 2015-2027.

[105] LINSKENS M H, FENG J, ANDREWS W H, et al. Cataloging altered gene expression in young and senescent cells using enhanced differential display[J]. Nucleic Acids Res, 1995, 23(16): 3244-3251.

[106] GOLDSTEIN S. Replicative senescence: the human fibroblast comes of age[J]. Science, 1990, 249(4973): 1129-1133.

[107] SHERWOOD S W, RUSH D, ELLSWORTH J L, et al. Defining cellular senescence in IMR-90 cells: a flow cytometric analysis[J]. Proc Natl Acad Sci USA, 1988, 85(23): 9086-9090.

[108] DIRAC A M, BERNARDS R. Reversal of senescence in mouse fibroblasts through lentiviral suppression of p53[J]. J Biol Chem, 2003, 278(14): 11731-11734.

[109] HARADA H, NAKAGAWA H, OYAMA K, et al. Telomerase induces immortalization of human esophageal keratinocytes without p16INK4a inactivation[J]. Mol Cancer Res, 2003, 1

(10): 729 - 738.

[110] KANG C, XU Q, MARTIN T D, et al. The DNA damage response induces inflammation and senescence by inhibiting autophagy of GATA4[J]. Science, 2015, 349(6255): aaa5612.

[111] ARIAS VALLEJO E. Hunger diet on alternate days in the nutrition of the aged[J]. Rev Clin Esp, 1956, 63(1): 25 - 27.

[112] KAGAWA Y. Impact of Westernization on the nutrition of Japanese: changes in physique, cancer, longevity and centenarians[J]. Prev Med, 1978, 7(2): 205 - 217.

[113] LANE M A, MATTISON J, INGRAM D K, et al. Caloric restriction and aging in primates: Relevance to humans and possible CR mimetics[J]. Microsc Res Tech, 2002, 59(4): 335 - 338.

[114] ROTH G S, LANE M A, INGRAM D K, et al. Biomarkers of caloric restriction may predict longevity in humans[J]. Science, 2002, 297(5582): 811.

[115] ROTH G S, INGRAM D K, LANE M A. Slowing ageing by caloric restriction[J]. Nat Med, 1995, 1(5): 414 - 415.

[116] DUAN W, MATTSON M P. Dietary restriction and 2 - deoxyglucose administration improve behavioral outcome and reduce degeneration of dopaminergic neurons in models of Parkinson's disease[J]. J Neurosci Res, 1999, 57(2): 195 - 206.

[117] LEE J, BRUCE-KELLER A J, KRUMAN Y, et al. 2 - Deoxy - D - glucose protects hippocampal neurons against excitotoxic and oxidative injury: evidence for the involvement of stress proteins[J]. J Neurosci Res, 1999, 57(1): 48 - 61.

[118] BERGER M M. Can oxidative damage be treated nutritionally? [J]. Clin Nutr, 2005, 24(2): 172 - 183.

[119] GUARENTE L, PICARD F. Calorie restriction—the SIR2 connection[J]. Cell, 2005, 120(4): 473 - 482.

[120] ROTH G S, LANE M A, INGRAM D K. Caloric restriction mimetics: the next phase[J]. Ann N Y Acad Sci, 2005, 1057: 365 - 371.

[121] KARLSEDER J, SMOGORZEWSKA A, DE LANGE T. Senescence induced by altered telomere state, not telomere loss[J]. Science, 2002, 295(5564): 2446 - 2449.

[122] KARLSEDER J, BROCCOLI D, DAI Y, et al. p53 - and ATM-dependent apoptosis induced by telomeres lacking TRF2[J]. Science, 1999, 283(5406): 1321 - 1325.

[123] GREIDER C W, BLACKBURN E H. Identification of a specific telomere terminal transferase activity in Tetrahymena extracts[J]. Cell, 1985, 43(2 Pt 1): 405 - 413.

[124] MEYERSON M, COUNTER C M, EATON E N, et al. hEST2, the putative human telomerase catalytic subunit gene, is up-regulated in tumor cells and during immortalization[J]. Cell, 1997, 90(4): 785 - 795.

[125] COUNTER C M, MEYERSON M, EATON E N, et al. Telomerase activity is restored in human cells by ectopic expression of hTERT (hEST2), the catalytic subunit of telomerase[J]. Oncogene, 1998, 16(9): 1217 - 1222.

[126] MACKENZIE K L, FRANCO S, MAY C, et al. Mass cultured human fibroblasts overexpressing hTERT encounter a growth crisis following an extended period of proliferation[J]. Exp Cell Res, 2000, 259(2): 336 - 350.

[127] DI DONNA S, MAMCHAOUI K, COOPER R N, et al. Telomerase can extend the proliferative capacity of human myoblasts, but does not lead to their immortalization[J]. Mol

Cancer Res, 2003, 1(9): 643-653.

[128] DARIMONT C, MACÉ K. Immortalization of human preadipocytes[J]. Biochimie, 2003, 85(12): 1231-1233.

[129] MIGLIACCIO M, AMACKER M, JUST T, et al. Ectopic human telomerase catalytic subunit expression maintains telomere length but is not sufficient for CD8$^+$ T lymphocyte immortalization[J]. J Immunol, 2000, 165(9): 4978-4984.

[130] DICKSON M A, HAHN W C, INO Y, et al. Human keratinocytes that express hTERT and also bypass a p16(INK4a)-enforced mechanism that limits life span become immortal yet retain normal growth and differentiation characteristics[J]. Mol Cell Biol, 2000, 20(4): 1436-1447.

[131] NOBLE J R, ZHONG Z H, NEUMANN A A, et al. Alterations in the p16(INK4a) and p53 tumor suppressor genes of hTERT-immortalized human fibroblasts[J]. Oncogene, 2004, 23(17): 3116-3121.

[132] MILYAVSKY M, SHATS I, EREZ N, et al. Prolonged culture of telomerase-immortalized human fibroblasts leads to a premalignant phenotype[J]. Cancer Res, 2003, 63(21): 7147-7157.

[133] KEEFE D L. Reproductive aging is an evolutionarily programmed strategy that no longer provides adaptive value[J]. Fertil Steril, 1998, 70(2): 204-206.

[134] NAVOT D, BERGH P A, WILLIAMS M A, et al. Poor oocyte quality rather than implantation failure as a cause of age-related decline in female fertility[J]. Lancet, 1991, 337(8754): 1375-1377.

[135] PLACHOT M, VEIGA A, MONTAGUT J, et al. Are clinical and biological IVF parameters correlated with chromosomal disorders in early life: a multicentric study[J]. Hum Reprod, 1988, 3(5): 627-635.

[136] HASSOLD T, CHIU D. Maternal age-specific rates of numerical chromosome abnormalities with special reference to trisomy[J]. Hum Genet, 1985, 70(1): 11-17.

[137] BATTAGLIA D E, GOODWIN P, KLEIN N A, et al. Influence of maternal age on meiotic spindle assembly in oocytes from naturally cycling women[J]. Hum Reprod, 1996, 11(10): 2217-2222.

[138] ANGELL R. First-meiotic-division nondisjunction in human oocytes[J]. Am J Hum Genet, 1997, 61(1): 23-32.

[139] VOLARCIK K, SHEEAN L, GOLDFARB J, et al. The meiotic competence of in-vitro matured human oocytes is influenced by donor age: evidence that folliculogenesis is compromised in the reproductively aged ovary[J]. Hum Reprod, 1998, 13(1): 154-160.

[140] MCKIM K S, HAWLEY R S. Chromosomal control of meiotic cell division[J]. Science, 1995, 270(5242): 1595-1601.

[141] HASSOLD T, HUNT P. To err (meiotically) is human: the genesis of human aneuploidy[J]. Nat Rev Genet, 2001, 2(4): 280-291.

[142] WOLSTENHOLME J, ANGELL R R. Maternal age and trisomy—a unifying mechanism of formation[J]. Chromosoma, 2000, 109(7): 435-438.

[143] ARBUZOVA S, HUTCHIN T, CUCKLE H. Mitochondrial dysfunction and Down's syndrome[J]. Bioessays, 2002, 24(8): 681-684.

[144] BEERMANN F, HUMMLER E, FRANKE U, et al. Maternal modulation of the inheritable meiosis I error Dipl I in mouse oocytes is associated with the type of mitochondrial DNA[J].

Hum Genet, 1988, 79(4): 338-340.

[145] JANNY L, MENEZO Y J. Maternal age effect on early human embryonic development and blastocyst formation[J]. Mol Reprod Dev, 1996, 45(1): 31-37.

[146] NICOLAIDIS P, PETERSEN M B. Origin and mechanisms of non-disjunction in human autosomal trisomies[J]. Hum Reprod, 1998, 13(2): 313-319.

[147] PETERSEN M B, MIKKELSEN M. Nondisjunction in trisomy 21: origin and mechanisms [J]. Cytogenet Cell Genet, 2000, 91(1-4): 199-203.

[148] LIU L, KEEFE D L. Ageing-associated aberration in meiosis of oocytes from senescence-accelerated mice[J]. Hum Reprod, 2002, 17(10): 2678-2685.

[149] LIU L, KEEFE D L. Nuclear origin of aging-associated meiotic defects in senescence-accelerated mice[J]. Biol Reprod, 2004, 71(5): 1724-1729.

[150] CUI L B, HUANG X Y, SUN F Z. Transfer of germinal vesicle to ooplasm of young mice could not rescue ageing-associated chromosome misalignment in meiosis of oocytes from aged mice[J]. Hum Reprod, 2005, 20(6): 1624-1631.

[151] LIU H, WANG C W, GRIFO J A, et al. Reconstruction of mouse oocytes by germinal vesicle transfer: maturity of host oocyte cytoplasm determines meiosis[J]. Hum Reprod, 1999, 14(9): 2357-2361.

[152] TAKEUCHI T, ERGÜN B, HUANG T H, et al. A reliable technique of nuclear transplantation for immature mammalian oocytes[J]. Hum Reprod, 1999, 14(5): 1312-1317.

[153] LIU H, ZHANG J, KREY L C, et al. In-vitro development of mouse zygotes following reconstruction by sequential transfer of germinal vesicles and haploid pronuclei[J]. Hum Reprod, 2000, 15(9): 1997-2002.

[154] LIU L, KEEFE D L. Cytoplasm mediates both development and oxidation-induced apoptotic cell death in mouse zygotes[J]. Biol Reprod, 2000, 62(6): 1828-1834.

[155] LIU L, TRIMARCHI J R, SMITH P J, et al. Mitochondrial dysfunction leads to telomere attrition and genomic instability[J]. Aging Cell, 2002, 1(1): 40-46.

[156] KUWABARA T, WARASHINA M, TANABE T, et al. A novel allosterically trans-activated ribozyme, the maxizyme, with exceptional specificity in vitro and in vivo[J]. Mol Cell, 1998, 2(5): 617-627.

[157] RAMASWAMY K, SAITO H, MURAKAMI H, et al. Designer ribozymes: programming the tRNA specificity into flexizyme[J]. J Am Chem Soc, 2004, 126(37): 11454-11455.

[158] WADHWA R, YAGUCHI T, KAUR K, et al. Use of a randomized hybrid ribozyme library for identification of genes involved in muscle differentiation[J]. J Biol Chem, 2004, 279(49): 51622-51629.

[159] SUYAMA E, KAWASAKI H, NAKAJIMA M, et al. Identification of genes involved in cell invasion by using a library of randomized hybrid ribozymes[J]. Proc Natl Acad Sci USA, 2003, 100(10): 5616-5621.

[160] AMADO R G, MITSUYASU R T, ROSENBLATT J D, et al. Anti-human immunodeficiency virus hematopoietic progenitor cell-delivered ribozyme in a phase I study: myeloid and lymphoid reconstitution in human immunodeficiency virus type-1-infected patients[J]. Hum Gene Ther, 2004, 15(3): 251-262.

[161] WENG D E, USMAN N. Angiozyme: a novel angiogenesis inhibitor[J]. Curr Oncol Rep,

2001, 3(2): 141-146.

[162] WADHWA R, DEOCARIS C C, WIDODO N, et al. Imminent approaches towards molecular interventions in ageing[J]. Mech Ageing Dev, 2005, 126(4): 481-490.

[163] FABRIZIO P, LONGO V D. The chronological life span of saccharomyces cerevisiae[J]. Aging Cell, 2003, 2(2): 73-81.

[164] BARTON A A. Some aspects of cell division in saccharomyces cerevisiae[J]. J Gen Microbiol, 1950, 4(1): 84-86.

[165] SINCLAIR D A, GUARENTE L. Extrachromosomal rDNA circles—a cause of aging in yeast [J]. Cell, 1997, 91(7): 1033-1042.

[166] PETES T D. Unequal meiotic recombination within tandem arrays of yeast ribosomal DNA genes[J]. Cell, 1980, 19(3): 765-774.

[167] BITTERMAN K J, MEDVEDIK O, SINCLAIR D A. Longevity regulation in Saccharomyces cerevisiae: linking metabolism, genome stability, and heterochromatin[J]. Microbiol Mol Biol Rev, 2003, 67(3): 376-399.

[168] WERNER-WASHBURNE M, BRAUN E, JOHNSTON G C, et al. Stationary phase in the yeast Saccharomyces cerevisiae[J]. Microbiol Rev, 1993, 57(2): 383-401.

[169] GRAY J V, PETSKO G A, JOHNSTON G C, et al. "Sleeping beauty": quiescence in Saccharomyces cerevisiae[J]. Microbiol Mol Biol Rev, 2004, 68(2): 187-206.

[170] LILLIE S H, PRINGLE J R. Reserve carbohydrate metabolism in Saccharomyces cerevisiae: responses to nutrient limitation[J]. J Bacteriol, 1980, 143(3): 1384-1394.

[171] PEDRUZZI I, BÜRCKERT N, EGGER P, et al. Saccharomyces cerevisiae Ras/cAMP pathway controls post-diauxic shift element-dependent transcription through the zinc finger protein Gis1[J]. Embo j, 2000, 19(11): 2569-2579.

[172] FABRIZIO P, LIOU L L, MOY V N, et al. SOD2 functions downstream of Sch9 to extend longevity in yeast[J]. Genetics, 2003, 163(1): 35-46.

[173] DORMAN J B, ALBINDER B, SHROYER T, et al. The age-1 and daf-2 genes function in a common pathway to control the lifespan of Caenorhabditis elegans[J]. Genetics, 1995, 141(4): 1399-1406.

[174] LONGO V D, FINCH C E. Evolutionary medicine: from dwarf model systems to healthy centenarians? [J]. Science, 2003, 299(5611): 1342-1346.

[175] FINCH C E, LOEHLIN J C. Environmental influences that may precede fertilization: a first examination of the prezygotic hypothesis from maternal age influences on twins[J]. Behav Genet, 1998, 28(2): 101-106.

[176] LEVIN B E. Metabolic imprinting on genetically predisposed neural circuits perpetuates obesity [J]. Nutrition, 2000, 16(10): 909-915.

[177] LEVIN B E. The obesity epidemic: metabolic imprinting on genetically susceptible neural circuits[J]. Obes Res, 2000, 8(4): 342-347.

[178] INUI A. Obesity—a chronic health problem in cloned mice? [J]. Trends Pharmacol Sci, 2003, 24(2): 77-80.

[179] JENKINS D J, KENDALL C W, MARCHIE A, et al. Effects of a dietary portfolio of cholesterol-lowering foods vs lovastatin on serum lipids and C-reactive protein[J]. Jama, 2003, 290(4): 502-510.

[180] JENKINS D J, KENDALL C W, MARCHIE A, et al. Too much sugar, too much carbohydrate, or just too much？[J]. Am J Clin Nutr, 2004, 79(5)：711-712.

[181] RUDEN D M, DE LUCA M, GARFINKEL M D, et al. Drosophila nutrigenomics can provide clues to human gene-nutrient interactions[J]. Annu Rev Nutr, 2005, 25：499-522.

[182] ARRESE E L, CANAVOSO L E, JOUNI Z E, et al. Lipid storage and mobilization in insects：current status and future directions[J]. Insect Biochem Mol Biol, 2001, 31(1)：7-17.

[183] PARKS A L, COOK K R, BELVIN M, et al. Systematic generation of high-resolution deletion coverage of the Drosophila melanogaster genome[J]. Nat Genet, 2004, 36(3)：288-292.

[184] BIER E. Drosophila, the golden bug, emerges as a tool for human genetics[J]. Nat Rev Genet, 2005, 6(1)：9-23.

[185] SUN L V, CHEN L, GREIL F, et al. Protein-DNA interaction mapping using genomic tiling path microarrays in Drosophila[J]. Proc Natl Acad Sci USA, 2003, 100(16)：9428-9433.

[186] MEHTA T, TANIK M, ALLISON D B. Towards sound epistemological foundations of statistical methods for high-dimensional biology[J]. Nat Genet, 2004, 36(9)：943-947.

[187] BOURRE J M. Dietary omega-3 Fatty acids and psychiatry：mood, behaviour, stress, depression, dementia and aging[J]. J Nutr Health Aging, 2005, 9(1)：31-38.

[188] BOURRE J M. Roles of unsaturated fatty acids (especially omega-3 fatty acids) in the brain at various ages and during ageing[J]. J Nutr Health Aging, 2004, 8(3)：163-174.

[189] BOURRE J M, DUMONT O. Dietary oleic acid not used during brain development and in adult in rat, in contrast with sciatic nerve[J]. Neurosci Lett, 2003, 336(3)：180-184.

[190] SPROTT R L, RAMIREZ I. Current inbred and hybrid rat and mouse models for gereontological research[J]. Ilar j, 1997, 38(3)：104-109.

[191] GOTO M, OSHIMA I, TOMITA T, et al. Melatonin content of the pineal gland in different mouse strains[J]. J Pineal Res, 1989, 7(2)：195-204.

[192] WARNER H R, INGRAM D, MILLER R A, et al. Program for testing biological interventions to promote healthy aging[J]. Mech Ageing Dev, 2000, 115(3)：199-207.

[193] ANISIMOV V N, ALIMOVA I N, BATURIN D A, et al. The effect of melatonin treatment regimen on mammary adenocarcinoma development in HER-2/neu transgenic mice[J]. Int J Cancer, 2003, 103(3)：300-305.

[194] ANISIMOV V N, ALIMOVA I N, BATURIN D A, et al. Dose-dependent effect of melatonin on life span and spontaneous tumor incidence in female SHR mice[J]. Exp Gerontol, 2003, 38(4)：449-461.

[195] ANISIMOV V N, ZAVARZINA N Y, ZABEZHINSKI M A, et al. Melatonin increases both life span and tumor incidence in female CBA mice[J]. J Gerontol A Biol Sci Med Sci, 2001, 56(7)：B311-323.

[196] INGRAM D K, JUCKER M. Developing mouse models of aging：a consideration of strain differences in age-related behavioral and neural parameters[J]. Neurobiol Aging, 1999, 20(2)：137-145.

[197] ANISIMOV V N. Aging and cancer in transgenic and mutant mice[J]. Front Biosci, 2003, 8：s883-s902.

[198] JAZWINSKI S M. Longevity, genes, and aging：a view provided by a genetic model system [J]. Exp Gerontol, 1999, 34(1)：1-6.

[199] MORGAN W W, RICHARDSON A, SHARP Z D, et al. Application of exogenously regulatable promoter systems to transgenic models for the study of aging[J]. J Gerontol A Biol Sci Med Sci, 1999, 54(1): B30-40; discussion B41-B32.

[200] GUARENTE L, KENYON C. Genetic pathways that regulate ageing in model organisms[J]. Nature, 2000, 408(6809): 255-262.

[201] TISSENBAUM H A, GUARENTE L. Model organisms as a guide to mammalian aging[J]. Dev Cell, 2002, 2(1): 9-19.

[202] LONGO V D, FINCH C E. Genetics of aging and diseases: from rare mutations and model systems to disease prevention[J]. Arch Neurol, 2002, 59(11): 1706-1708.

[203] DESMYTER L, DEWAELE S, REEKMANS R, et al. Expression of the human ferritin light chain in a frataxin mutant yeast affects ageing and cell death[J]. Exp Gerontol, 2004, 39(5): 707-715.

[204] SHERMAN M Y, MUCHOWSKI P J. Making yeast tremble: yeast models as tools to study neurodegenerative disorders[J]. Neuromolecular Med, 2003, 4(1-2): 133-146.

[205] BALABAN R S, NEMOTO S, FINKEL T. Mitochondria, oxidants, and aging[J]. Cell, 2005, 120(4): 483-495.

[206] CHOUDHURI S. Microarrays in biology and medicine[J]. J Biochem Mol Toxicol, 2004, 18(4): 171-179.

[207] HAMATANI T, FALCO G, CARTER M G, et al. Age-associated alteration of gene expression patterns in mouse oocytes[J]. Hum Mol Genet, 2004, 13(19): 2263-2278.

[208] PARK S K, PROLLA T A. Lessons learned from gene expression profile studies of aging and caloric restriction[J]. Ageing Res Rev, 2005, 4(1): 55-65.

[209] ANISIMOV S V, BOKHELER K R, KHAVINSON V, et al. Studies of the effects of Vilon and Epithalon on gene expression in mouse heart using DNA-microarray technology[J]. Bull Exp Biol Med, 2002, 133(3): 293-299.

[210] ANISIMOV S V, KHAVINSON V, ANISIMOV V N. Elucidation of the effect of brain cortex tetrapeptide Cortagen on gene expression in mouse heart by microarray[J]. Neuro Endocrinol Lett, 2004, 25(1-2): 87-93.

[211] JERVIS K M, ROBAIRE B. The effects of long-term vitamin E treatment on gene expression and oxidative stress damage in the aging Brown Norway rat epididymis[J]. Biol Reprod, 2004, 71(4): 1088-1095.

[212] SCHENA M, SHALON D, DAVIS R W, et al. Quantitative monitoring of gene expression patterns with a complementary DNA microarray[J]. Science, 1995, 270(5235): 467-470.

[213] TRUCKENMILLER M E, VAWTER M P, CHEADLE C, et al. Gene expression profile in early stage of retinoic acid-induced differentiation of human SH-SY5Y neuroblastoma cells[J]. Restor Neurol Neurosci, 2001, 18(2-3): 67-80.

[214] ENDERS G. Gene profiling—chances and challenges[J]. Acta Neurochir Suppl, 2004, 89: 9-13.

[215] DRAKE R, JOHN I, FARRELL A, et al. Isolation and analysis of cDNAs encoding tomato cysteine proteases expressed during leaf senescence[J]. Plant Mol Biol, 1996, 30(4): 755-767.

[216] PARK J H, OH S A, KIM Y H, et al. Differential expression of senescence-associated mRNAs during leaf senescence induced by different senescence-inducing factors in Arabidopsis[J]. Plant Mol Biol, 1998, 37(3): 445-454.

[217] BUCHANAN-WOLLASTON V, AINSWORTH C. Leaf senescence in Brassica napus: cloning of senescence related genes by subtractive hybridisation[J]. Plant Mol Biol, 1997, 33(5): 821-834.

[218] FUJIKI Y, YOSHIKAWA Y, SATO T, et al. Dark-inducible genes from Arabidopsis thaliana are associated with leaf senescence and repressed by sugars[J]. Physiol Plant, 2001, 111(3): 345-352.

[219] HAJOUJ T, MICHELIS R, GEPSTEIN S. Cloning and characterization of a receptor-like protein kinase gene associated with senescence[J]. Plant Physiol, 2000, 124(3): 1305-1314.

[220] YOSHIDA S, ITO M, NISHIDA I, et al. Isolation and RNA gel blot analysis of genes that could serve as potential molecular markers for leaf senescence in Arabidopsis thaliana[J]. Plant Cell Physiol, 2001, 42(2): 170-178.

[221] PAGE T, GRIFFITHS G, BUCHANAN-WOLLASTON V. Molecular and biochemical characterization of postharvest senescence in broccoli[J]. Plant Physiol, 2001, 125(2): 718-727.

[222] HINDERHOFER K, ZENTGRAF U. Identification of a transcription factor specifically expressed at the onset of leaf senescence[J]. Planta, 2001, 213(3): 469-473.

[223] GEPSTEIN S, SABEHI G, CARP M J, et al. Large-scale identification of leaf senescence-associated genes[J]. Plant J, 2003, 36(5): 629-642.

[224] DIATCHENKO L, LAU Y F, CAMPBELL A P, et al. Suppression subtractive hybridization: a method for generating differentially regulated or tissue-specific cDNA probes and libraries[J]. Proc Natl Acad Sci USA, 1996, 93(12): 6025-6030.

[225] O'FARRELL P H. High resolution two-dimensional electrophoresis of proteins[J]. J Biol Chem, 1975, 250(10): 4007-4021.

[226] BROOKES P S, PINNER A, RAMACHANDRAN A, et al. High throughput two-dimensional blue-native electrophoresis: a tool for functional proteomics of mitochondria and signaling complexes[J]. Proteomics, 2002, 2(8): 969-977.

[227] VENKATRAMAN A, LANDAR A, DAVIS A J, et al. Modification of the mitochondrial proteome in response to the stress of ethanol-dependent hepatotoxicity[J]. J Biol Chem, 2004, 279(21): 22092-22101.

[228] BERNARD K R, JONSCHER K R, RESING K A, et al. Methods in functional proteomics: two-dimensional polyacrylamide gel electrophoresis with immobilized pH gradients, in-gel digestion and identification of proteins by mass spectrometry[J]. Methods Mol Biol, 2004, 250: 263-282.

[229] KIM H, PAGE G P, BARNES S. Proteomics and mass spectrometry in nutrition research[J]. Nutrition, 2004, 20(1): 155-165.

[230] WASHBURN M P, WOLTERS D, YATES J R, 3RD. Large-scale analysis of the yeast proteome by multidimensional protein identification technology[J]. Nat Biotechnol, 2001, 19(3): 242-247.

[231] GYGI S P, RIST B, GERBER S A, et al. Quantitative analysis of complex protein mixtures using isotope-coded affinity tags[J]. Nat Biotechnol, 1999, 17(10): 994-999.

[232] YAO X, FREAS A, RAMIREZ J, et al. Proteolytic 18O labeling for comparative proteomics: model studies with two serotypes of adenovirus[J]. Anal Chem, 2001, 73(13): 2836-2842.

[233] KELLEHER N L, TAYLOR S V, GRANNIS D, et al. Efficient sequence analysis of the six

gene products (7 – 74 kDa) from the Escherichia coli thiamin biosynthetic operon by tandem high-resolution mass spectrometry[J]. Protein Sci, 1998, 7(8): 1796 – 1801.

[234] COMISAROW M B, MARSHALL A G. The early development of fourier transform ion cyclotron resonance (FT-ICR) spectroscopy[J]. J Mass Spectrom, 1996, 31(6): 581 – 585.

[235] SENKO M W, HENDRICKSON C L, PASA-TOLIĆ L, et al. Electrospray ionization Fourier transform ion cyclotron resonance at 9.4 T[J]. Rapid Commun Mass Spectrom, 1996, 10(14): 1824 – 1828.

[236] EVERETT J R. Pharmacometabonomics: the prediction of drug effects using metabolic profiling[J]. Handb Exp Pharmacol, 2019, 260: 263 – 299.

[237] NEWGARD C B. Metabolomics and metabolic diseases: where do we stand?[J]. Cell Metab, 2017, 25(1): 43 – 56.

[238] VIJG J. Somatic mutations and aging: a re-evaluation[J]. Mutat Res, 2000, 447(1): 117 – 135.

[239] VIJG J, DOLLÉ M E. Large genome rearrangements as a primary cause of aging[J]. Mech Ageing Dev, 2002, 123(8): 907 – 915.

[240] FUKUCHI K, MARTIN G M, MONNAT R J, JR. Mutator phenotype of Werner syndrome is characterized by extensive deletions[J]. Proc Natl Acad Sci USA, 1989, 86(15): 5893 – 5897.

[241] GOSSEN J A, DE LEEUW W J, TAN C H, et al. Efficient rescue of integrated shuttle vectors from transgenic mice: a model for studying mutations in vivo[J]. Proc Natl Acad Sci USA, 1989, 86(20): 7971 – 7975.

[242] BOERRIGTER M E, DOLLÉ M E, MARTUS H J, et al. Plasmid-based transgenic mouse model for studying in vivo mutations[J]. Nature, 1995, 377(6550): 657 – 659.

[243] DOLLÉ M E, GIESE H, HOPKINS C L, et al. Rapid accumulation of genome rearrangements in liver but not in brain of old mice[J]. Nat Genet, 1997, 17(4): 431 – 434.

[244] DOLLÉ M E, SNYDER W K, GOSSEN J A, et al. Distinct spectra of somatic mutations accumulated with age in mouse heart and small intestine[J]. Proc Natl Acad Sci USA, 2000, 97(15): 8403 – 8408.

[245] SZILARD L. On the nature of the aging process[J]. Proc Natl Acad Sci USA, 1959, 45(1): 30 – 45.

[246] DOLLÉ M E, VIJG J. Genome dynamics in aging mice[J]. Genome Res, 2002, 12(11): 1732 – 1738.

[247] DOLLÉ M E, SNYDER W K, VAN ORSOUW N J, et al. Background mutations and polymorphisms in lacZ-plasmid transgenic mice[J]. Environ Mol Mutagen, 1999, 34(2-3): 112 – 120.

[248] HERSKIND A M, MCGUE M, HOLM N V, et al. The heritability of human longevity: a population-based study of 2872 Danish twin pairs born 1870 – 1900[J]. Hum Genet, 1996, 97(3): 319 – 323.

[249] V B H J, IACHINE I, SKYTTHE A, et al. Genetic influence on human lifespan and longevity[J]. Hum Genet, 2006, 119(3): 312 – 321.

[250] WILLCOX B J, WILLCOX D C, HE Q, et al. Siblings of okinawan centenarians share lifelong mortality advantages[J]. J Gerontol A Biol Sci Med Sci, 2006, 61(4): 345 – 354.

[251] DONLON T A, MORRIS B J, HE Q, et al. Association of polymorphisms in connective

tissue growth factor and epidermal growth factor receptor genes with human longevity[J]. J Gerontol A Biol Sci Med Sci, 2017, 72(8): 1038-1044.

[252] LI N, LUO H, LIU X, et al. Association study of polymorphisms in FOXO3, AKT1 and IGF-2R genes with human longevity in a Han Chinese population[J]. Oncotarget, 2016, 7(1): 23-32.

[253] DEELEN J, UH H W, MONAJEMI R, et al. Gene set analysis of GWAS data for human longevity highlights the relevance of the insulin/IGF-1 signaling and telomere maintenance pathways[J]. Age (Dordr), 2013, 35(1): 235-249.

[254] BROWN A A, BUIL A, VIÑUELA A, et al. Genetic interactions affecting human gene expression identified by variance association mapping[J]. Elife, 2014, 3: e01381.

[255] BLOOM J S, KOTENKO I, SADHU M J, et al. Genetic interactions contribute less than additive effects to quantitative trait variation in yeast[J]. Nat Commun, 2015, 6: 8712.

[256] CHESLER E J, LU L, SHOU S, et al. Complex trait analysis of gene expression uncovers polygenic and pleiotropic networks that modulate nervous system function[J]. Nat Genet, 2005, 37(3): 233-242.

[257] HUBNER N, WALLACE C A, ZIMDAHL H, et al. Integrated transcriptional profiling and linkage analysis for identification of genes underlying disease[J]. Nat Genet, 2005, 37(3): 243-253.

[258] LANGFELDER P, HORVATH S. WGCNA: an R package for weighted correlation network analysis[J]. BMC Bioinformatics, 2008, 9: 559.

[259] GHAZALPOUR A, DOSS S, ZHANG B, et al. Integrating genetic and network analysis to characterize genes related to mouse weight[J]. PLoS Genet, 2006, 2(8): e130.

[260] MORROW J D, ZHOU X, LAO T, et al. Functional interactors of three genome-wide association study genes are differentially expressed in severe chronic obstructive pulmonary disease lung tissue[J]. Sci Rep, 2017, 7: 44232.

[261] 李春宏. 人类长寿与衰老差异表达基因挖掘及广西长寿人群差异甲基化基因研究[D]. 南宁: 广西医科大学, 2018.

[262] 贺子强. 人体生理—心理—社会三维度衰老指标体系及量表构建和衰老测量实证研究[D]. 南昌: 南昌大学, 2018.

[263] BAE C Y, KANG Y G, SUH Y S, et al. A model for estimating body shape biological age based on clinical parameters associated with body composition[J]. Clin Interv Aging, 2013, 8: 11-18.

[264] KIMURA M, MIZUTA C, YAMADA Y, et al. Constructing an index of physical fitness age for Japanese elderly based on 7-year longitudinal data: sex differences in estimated physical fitness age[J]. Age (Dordr), 2012, 34(1): 203-214.

[265] ZHANG W G, ZHU S Y, BAI X J, et al. Select aging biomarkers based on telomere length and chronological age to build a biological age equation[J]. Age (Dordr), 2014, 36(3): 9639.

[266] BAI X, HAN L, LIU Q, et al. Evaluation of biological aging process—a population-based study of healthy people in China[J]. Gerontology, 2010, 56(2): 129-140.

[267] ROCKWOOD K. Frailty and its definition: a worthy challenge[J]. J Am Geriatr Soc, 2005, 53(6): 1069-1070.

[268] SEARLE S D, MITNITSKI A, GAHBAUER E A, et al. A standard procedure for creating a

frailty index[J]. BMC Geriatr, 2008, 8: 24.

[269] MITNITSKI A B, MOGILNER A J, ROCKWOOD K. Accumulation of deficits as a proxy measure of aging[J]. ScientificWorldJournal, 2001, 1: 323-336.

[270] SCHUURMANS H, STEVERINK N, LINDENBERG S, et al. Old or frail: what tells us more? [J]. J Gerontol A Biol Sci Med Sci, 2004, 59(9): M962-M965.

[271] GOBBENS R J, VAN ASSEN M A, LUIJKX K G, et al. Determinants of frailty[J]. J Am Med Dir Assoc, 2010, 11(5): 356-364.

[272] DE WITTE N, GOBBENS R, DE DONDER L, et al. The comprehensive frailty assessment instrument: development, validity and reliability[J]. Geriatr Nurs, 2013, 34(4): 274-281.

[273] WOO J, GOGGINS W, SHAM A, et al. Public health significance of the frailty index[J]. Disabil Rehabil, 2006, 28(8): 515-521.

[274] AUNAN J R, WATSON M M, HAGLAND H R, et al. Molecular and biological hallmarks of ageing[J]. Br J Surg, 2016, 103(2): e29-e46.

[275] CHRISTENSEN K, THINGGAARD M, OKSUZYAN A, et al. Physical and cognitive functioning of people older than 90 years: a comparison of two Danish cohorts born 10 years apart[J]. Lancet, 2013, 382(9903): 1507-1513.

[276] 梁治学, 胡燕, 李其忠, 等. 衰老评估量表的条目筛选[J]. 中国老年学杂志, 2015, 35(9): 2502-2504.

[277] 黄河浪, 刘星, 李翔, 等. 人体衰老认识与测试指标(量表)构建的理论思维与方法[J]. 中华疾病控制杂志, 2018, 22(1): 85-88, 103.

[278] 胡寒春, 邓云龙, 范华, 等. 中老年人衰老自评问卷的初步编制[J]. 中国临床心理学杂志, 2010, 18(1): 18-20.

[279] 曾妮, 邓鹏飞, 林菲, 等. 我国健康人社会功能衰老测量量表构建研究[J]. 中华疾病控制杂志, 2017, 21(4): 383-386.

索 引

（按汉语拼音排序）

5-甲基胞嘧啶　5-methylcytosine，5mC　/294
5-羟甲基胞嘧啶　5-hydroxymethylcytosine，5hmC　/295
5-醛基胞嘧啶　5-formylcytosine，5fC　/295
5-羧基胞嘧啶　5-carboxylcytosine，5caC　/295
8-羟基-2-脱氧鸟苷　8-hydroxy-2-deoxyguanosine，8-OHDG　/19
8-氧代鸟嘌呤DNA糖基化酶　8-oxoguanine DNA glycosylase，OGG1　/283
DNA甲基转移酶　DNA methyltransferase，DNMT　/274
β-淀粉样蛋白　amyloid β-protein，Aβ　/25

A

癌基因诱导衰老　oncogene-induced senescence，OIS　/330

B

病原体相关分子模式　pathogen-associated molecular pattern，PAMP　/78
哺乳动物雷帕霉素靶蛋白　mammalian target of rapamycin，mTOR　/5

C

长散在核元件　long interspersed nuclear element，LINE　/382
超氧化物歧化酶　superoxide dismutase，SOD　/15
超氧炫　superoxide flash，so-flash　/250
成纤维细胞生长因子　fibroblast growth factor，FGF　/104
成纤维细胞生长因子受体　fibroblast growth factor receptor，FGFR　/13
程序性细胞死亡　programmed cell death，PCD　/93
处理增强蛋白　processing enhancing protein，PreP　/188
促肾上腺皮质激素　adreno cortico tropic hormone，ACTH　/14
促肾上腺皮质激素释放激素　corticotropin releasing hormone，CRH　/14
错配修复　mismatch repair，MMR　/170

D

单胺氧化酶B　monoamine oxidase B，MAO-B　/16

单链端粒长度分析法　single telomere length analysis，STELA　/407
淀粉样前体蛋白　amyloid precusor protein，APP　/25
电子顺磁共振　electron paramagnetic resonance，EPR　/53
电子自旋共振　electron spin resonance，ESR　/53
凋亡诱导因子　apoptosis inducing factor，AIF　/76
端粒酶逆转录酶　telomerase reverse transcriptase，TERT　/66
端粒限制性片段分析　telomere restricted fragment，TRF　/407
短散在核元件　short interspersed nuclear element，SINE　/382

F

发动蛋白相关蛋白1　dynamin-related protein 1，DRP1　/198
反式激活结构域　trans-activation domain，TAD　/335
泛素-蛋白酶体系统　ubiquitin-proteasome system，UPS　/170
泛素结合结构域　ubiquitin-binding domain，UBD　/155
非同源末端连接修复　non-homologous end joining，NHEJ　/325
辅酶Q　coenzyme Q，CoQ　/174

G

甘氨酸C-乙酰基转移酶　glycine C-acetyltransferase，GCAT　/300
谷胱甘肽　glutathione，GSH　/15
谷胱甘肽过氧化物酶　glutathione peroxidase，GPX　/58
过氧化氢酶　catalase，CAT　/7

H

核定位序列　nuclear localization signal，NLS　/106
核苷逆转录酶抑制剂　nucleoside reverse transcriptase inhibitor，NRTI　/383
核苷酸切除修复　nucleotide excision repair，NER　/69
核呼吸因子-1　nuclear respiratory factor 1，NRF-1　/332
核酸内切酶G　endonuclease G，EndoG　/95
核糖核苷酸还原酶　ribonucleotide reductase，RNR　/288
核因子κB　nuclear factor κB，NF-κB　/315
琥珀酸脱氢酶复合体亚基A　succinate dehydrogenase subunit A，SDHA　/332
环磷酸鸟苷　cyclic guanosine monophosphate，cGMP　/24
环磷酸腺苷　cyclic adenosine monophosphate，cAMP　/24
环氧化酶　cyclooxygenase，COX　/27
黄素腺嘌呤二核苷酸　flavin adenine dinucleotide，FAD　/74
活性氧　reactive oxygen species，ROS　/6

J

激活蛋白1　activator protein 1，AP1　/213
基于荧光的原位杂交　fluorescence in situ hybridization，FISH　/407
甲基磺酸甲酯　methyl methanesulfonate，MMS　/119
碱基切除修复　base excision repair，BER　/69
解偶联蛋白-2　uncoupling protein-2，UCP-2　/236
静息代谢率　resting metabolic rate，RMR　/5
聚合酶链式反应　polymerase chain reaction，PCR　/406

K

可变数目串联重复序列　variable number tandem repeat，VNTR　/382
库欣综合征　Cushing syndrome，CS　/24

L

蓝斑核　locus coeruleus，LC　/27
老年性黄斑病变　age-related macular degeneration，AMD　/123
离子肽酶1　lon peptidase 1，LONP1　/187
磷脂酰丝氨酸　phosphatidylserine，PS　/110
流式细胞荧光分选技术　fluorescence activated cell sorting，FACS　/408

M

膜间隙　intermembrane space，IMS　/74
模式识别受体　Pattern-recognition receptor，PRR　/78

N

内皮型一氧化氮合酶　endothelial nitric oxide synthase，eNOS　/346
内质网　endoplasmic reticulum，ER　/204
鸟氨酸转氨甲酰酶　ornithine carbamoyltransferase，OTC　/213

P

吡嗪酰胺酶/烟酰胺酶-1　pyrazinamidase/nicotinamidase 1，PNC1　/316
葡萄糖胺聚糖　glycosaminoglycan，GAG　/387

Q

前蛋白转化酶枯草杆菌蛋白酶 kexin 9型　proprotein convertase subtilisin/kexin type 9，PCSK9　/348
亲环蛋白-D　cyclophilin-D，CyP-D)　/227
去甲肾上腺素　norepinephrine，NE　/10

全基因组关联分析　genome-wide association study，GWAS　/168
权重基因共表达网络分析法　weighted gene co-expression network analysis，WGCNA　/435
缺氧诱导因子-1　hypoxia inducible factor-1，HIF-1　/192

R

热休克转录因子-1　heat shock transcription factor-1，HSF-1　/345
人神经母细胞瘤　human neuroblastoma cell，SH-SY5Y　/152

S

神经前体细胞　neural progenitor cell，NPC　/251
生长分化因子 11　growth differentiation factor 11，GDF11　/384
生长素反应因子　auxin response factors，ARF　/72
视神经萎缩蛋白 1　opticatrophy 1，OPA1　/109
衰老相关的分泌表型　senescence-associated secretory phenotype，SASP　/34
丝氨酸羟甲基转移酶 2　serine hydroxymethyl transferase 2，SHMT2　/300
死亡受体　death receptor，DR　/94
损伤相关分子模式　damage-associated molecular pattern，DAMP　/95

T

通透性转换　permeability transition，PT　/108
脱氢异雄酮　dehydroepiandrosterone，DHEA　/24
脱氧核糖核酸　deoxyribonucleic acid，DNA　/2

X

细胞程序性死亡　programed cell death，PCD　/93
细胞凋亡蛋白抑制剂　inhibiors of apoptosis protein，IAP　/103
细胞核 DNA　nuclear DNA，nDNA　/56
细胞色素 c 氧化酶Ⅰ　cytochrome c oxidaseⅠ，COXⅠ　/74
细胞外基质　extracellular matrix，ECM　/97
细胞周期蛋白依赖性激酶 5　cyclin-dependent kinase 5，CDK5　/321
线粒体 DNA　mitochondrial DNA，mtDNA　/29
线粒体靶向的过氧化氢酶　mitochondrial catalase，mtCAT　/225
线粒体靶向序列　mitochondrial targeting sequence，MTS　/104
线粒体凋亡诱导通道　mitochondrial apoptosisinduced channel，MAC　/101
线粒体钙单向转运体　mitochondrial calcium uniporter，MCU　/245
线粒体过氧化氢酶　mitochondrial catalase，mtCAT　/285
线粒体加工肽酶　mitochondrial processing peptidases，MPP　/186
线粒体膜间隙　mitochondrial intermembrane space，IMS　/74

线粒体膜通透性转换孔　mitochondrial permeability transition pore，MPTP　/76
线粒体膜通透性转换　mitochondrial permeability transition，MPT　/226
线粒体前导肽信号　mitochondrial targeting sequence，MTS　/188
线粒体外膜通透性　mitochondrial outer membrane permeability，MOMP　/97
线粒体外膜上的蛋白质转运体　translocase of the outer mitochondrial membrane，TOM　/143
线粒体未折叠蛋白反应　mitochondrial unfolded protein response，mtUPR　/195
线粒体炫　mitochondrial flash，mito-flash　/250
线粒体中间肽酶　mitochondrial intermediate peptidase，MIP　/188
线粒体转录因子 A　mitochondrial transcription factor A，TFAM　/279
线粒体自由基　mitochondrial ROS，mtROS　/225
腺嘌呤核苷酸转位酶　adenine nucleotide translocator，ANT　/99
腺相关病毒　adeno-associated virus，AAV　/302
小鼠胚胎成纤维细胞　mouse embryonic fibroblast，MEF　/108
星形孢菌素　staurosporine，STS　/102
虚弱指数　frailty indicator，FI　/429
血管平滑肌细胞　vascular smooth muscle cells，VSMC　/119
血浆纤溶酶原激活物抑制剂-1　plaminogen activator inhibitor-1，PAI-1　/346

Y

胰岛素样生长因子-1　insulin-like growth factors-1，IGF-1　/5
烟酰胺核糖　nicotinamide riboside，NR　/34
氧化型谷胱甘肽　glutathione oxidized，GSSG　/59
一氧化氮合酶　nitric oxide synthase，NOS　/17
乙酰辅酶 A 乙酰转移酶 1　acetyl-CoA acetyltransferase 1，ACAT1　/331
异柠檬酸脱氢酶　isocitrate dehydrogenase，IDH　/238

Z

早老素 1　presenilin 1，PS1　/343
早衰相关的菱形样蛋白酶　presenilin-associatiated rhomboid-like，PARL　/186
脂多糖　lipopolysaccharide，LPS　/386
脂质转移蛋白 7　steroidogenic acute regulatory protein 7，STARD7　/189
质量控制系统　quality control system，QCS　/206
肿瘤坏死因子　tumor necrosis factor，TNF　/13
转座子　transposable elements，TE　/382
自由基衰老理论　free radical theory of aging，FRTA　/6
组蛋白去乙酰化酶　histone deacetylase，HDAC　/314
组蛋白乙酰转移酶　histone acetyltransferase，HAT　/314
组织相容性复合体Ⅰ　major histocompatibility complexⅠ，MHCⅠ　/384